中文翻译版

哈里森胃肠及肝病学

Harrison's Gastroenterology and Hepatology

原书第2版

原　　著　Dan L. Longo
Anthony S. Fauci

主　　译　钱家鸣

副 主 译　李景南　杨　红　李　玥　吴　东　吕　红　李晓青

常务编译　（以姓氏汉语拼音为序）
费贵军　冯云路　郭　涛　蒋青伟　赖雅敏
李　骥　芦　波　鲁　佳　罗涵青　舒慧君
谭　蓓　唐晓燕　王　强　王　曦　徐　蕙
杨晓鸥　张晟瑜　郑威扬

译　　者　（以姓氏汉语拼音为序）
陈　丹　陈雪琪　董旭旸　何　昆　胡珊珊
金　梦　李　攀　李文彬　刘爱玲　刘芳宜
栾子健　马　莉　阮戈冲　孙　静　孙颖昊
唐　颢　王春赛尔　王淑君　王聪玲
辛　玉　徐天铭　张慧敏　赵一晓　周　颖

主编助理　杨晓鸥

科 学 出 版 社

北　京

图字：01-2017-7080

内 容 简 介

本书为世界级权威经典教科书《哈里森内科学》胃肠及肝病学分册。全书分为11部分60章，介绍了消化系统疾病的诊断，各类疾病的病因、检查、诊断、治疗以及危重症的治疗方法，临床营养，肥胖与进食疾病，临床相关的重要实验室检查参考值和自测题，书末附有全书彩图。本书将病理生理学机制与临床密切结合，并配以大量总结性图表，使读者快速掌握临床诊治切入点。

本书适合消化内科医师、全科医师，医学专业研究生、医学院校学生学习参考，亦可作为内科系统医学继续教育参考用书。

图书在版编目（CIP）数据

哈里森胃肠及肝病学：原书第2版 /（美）丹·隆戈（Dan L.Longo）著；钱家鸣主译．—北京：科学出版社，2018.6

书名原文：Harrison's Gastroenterology and Hepatology

ISBN 978-7-03-056078-0

Ⅰ．①哈…　Ⅱ．①丹…　②钱…　Ⅲ．①胃肠病学　②肝疾病－诊疗　Ⅳ．① R57

中国版本图书馆 CIP 数据核字（2017）第 315444 号

责任编辑：于　哲 / 责任校对：樊雅琼　孙婷婷

责任印制：徐晓晨 / 封面设计：龙　岩

Dan L. Longo, Anthony S. Fauci
Harrison's Gastroenterology and Hepatology
ISBN 978-0-07-181488-1

科 学 出 版 社 出版
北京东黄城根北街 16 号
邮政编码：100717
http://www.sciencep.com

北京建宏印刷有限公司 印刷
科学出版社发行　各地新华书店经销

*

2018 年 6 月第　一　版　开本：889 × 1194　1/16
2021 年 2 月第三次印刷　印张：38　1/4
字数：1 206 600

定价：239.00 元

（如有印装质量问题，我社负责调换）

2nd Edition

HARRISON'S™ GASTROENTEROLOGY AND HEPATOLOGY

EDITORS

Dan L. Longo, MD
Professor of Medicine, Harvard Medical School;
Senior Physician, Brigham and Women's Hospital;
Deputy Editor, New England Journal of Medicine
Boston, Massachusetts

Anthony S. Fauci, MD
Chief, Laboratory of Immunoregulation;
Director, National Institute of Allergy and Infectious
Diseases, National Institutes of Health
Bethesda, Maryland

ASSOCIATE EDITOR

Carol A. Langford, MD, MHS
Harold C. Schott Chair
Associate Professor of Medicine
Cleveland Clinic, Cleveland, Ohio

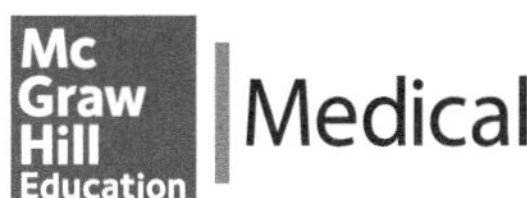

New York Chicago San Francisco Lisbon London Madrid Mexico City
Milan New Delhi San Juan Seoul Singapore Sydney Toronto

CONTRIBUTORS

原著者

John C. Atherton, MD, FRCP
Nottingham Digestive Diseases Centre Biomedical Research Unit (NDDC BRU), University of Nottingham and Nottingham University Hospitals NHS Trust, Nottingham, United Kingdom [26]

Evelyn Attia, MD
Professor of Clinical Psychiatry, Columbia College of Physicians and Surgeons; Weill Cornell Medical College, New York, New York [59]

Bruce R. Bacon, MD
James F. King, MD Endowed Chair in Gastroenterology; Professor of Internal Medicine, St. Louis University Liver Center, St. Louis University School of Medicine, St. Louis, Missouri [42, 44]

Peter A. Banks, MD
Professor of Medicine, Harvard Medical School; Senior Physician, Division of Gastroenterology, Brigham and Women's Hospital, Boston, Massachusetts [47, 48]

Miriam J. Baron, MD
Assistant Professor of Medicine, Harvard Medical School; Associate Physician, Brigham and Women's Hospital, Boston, Massachusetts [25]

Robert C. Basner, MD
Professor of Clinical Medicine, Division of Pulmonary, Allergy, and Critical Care Medicine, Columbia University College of Physicians and Surgeons, New York, New York [Appendix]

Jean Bergounioux, MD, PhD
Pediatric Intensive Care Unit, Hôpital Necker-Enfants Malades, Paris, France [28]

Atul K. Bhan, MBBS, MD
Professor of Pathology, Harvard Medical School; Director of Immunopathology, Department of Pathology, Massachusetts General Hospital, Boston, Massachusetts [43]

Henry J. Binder, MD
Professor Emeritus of Medicine; Senior Research Scientist, Yale University, New Haven, Connecticut [15, 16]

Bruce R. Bistrian, MD, PhD
Professor of Medicine, Harvard Medical School; Chief, Clinical Nutrition, Beth Israel Deaconess Medical Center, Boston, Massachusetts [56]

Martin J. Blaser, MD
Frederick H. King Professor of Internal Medicine; Chair, Department of Medicine; Professor of Microbiology, New York University School of Medicine, New York, New York [26, 29]

Richard S. Blumberg, MD
Chief, Division of Gastroenterology, Brigham and Women's Hospital, Boston, Massachusetts [17]

Cynthia D. Brown, MD
Assistant Professor of Medicine, Division of Pulmonary and Critical Care Medicine, University of Virginia, Charlottesville, Virginia [Review and Self-Assessment]

Stephen B. Calderwood, MD
Morton Swartz MD Academy Professor of Medicine (Microbiology and Molecular Genetics), Harvard Medical School; Chief, Division of Infectious Diseases, Massachusetts General Hospital, Boston, Massachusetts [23]

Michael Camilleri, MD
Atherton and Winifred W. Bean Professor; Professor of Medicine and Physiology, Mayo Clinic College of Medicine, Rochester, Minnesota [6]

Brian I. Carr, MD, PhD, FRCP
Professor of Oncology and Hepatology, IRCCS De Bellis Medical Research Institute, Castellana Grotte, Italy [50]

Irene Chong, MRCP, FRCR
Clinical Research Fellow, Royal Marsden NHS Foundation Trust, London and Sutton, United Kingdom [51]

Raymond T. Chung, MD
Associate Professor of Medicine, Harvard Medical School; Director of Hepatology; Vice Chief, Gastrointestinal Unit, Massachusetts General Hospital, Boston, Massachusetts [46]

Darwin L. Conwell, MD
Associate Professor of Medicine, Harvard Medical School; Associate Physician, Division of Gastroenterology, Brigham and Women's Hospital, Boston, Massachusetts [47, 48]

Kathleen E. Corey, MD, MPH
Clinical and Research Fellow, Harvard Medical School; Fellow, Gastrointestinal Unit, Massachusetts General Hospital, Boston, Massachusetts [9]

David Cunningham, MD, FRCP
Professor of Cancer Medicine, Royal Marsden NHS Foundation Trust, London and Sutton, United Kingdom [51]

John Del Valle, MD
Professor and Senior Associate Chair of Medicine, Department of Internal Medicine, University of Michigan School of Medicine, Ann Arbor, Michigan [14]

Jules L. Dienstag, MD
Carl W. Walter Professor of Medicine and Dean for Medical Education, Harvard Medical School; Physician, Gastrointestinal Unit, Department of Medicine, Massachusetts General Hospital, Boston, Massachusetts [38-40, 43, 46]

David F. Driscoll, PhD
Associate Professor of Medicine, University of Massachusetts Medical School, Worchester, Massachusetts [56]

Samuel C. Durso, MD, MBA
Mason F. Lord Professor of Medicine; Director, Division of Geriatric Medicine and Gerontology, Johns Hopkins University School of Medicine, Baltimore, Maryland [2, 3]

Johanna Dwyer, DSc, RD
Professor of Medicine (Nutrition), Friedman School of Nutrition Science and Policy, Tufts University School of Medicine; Director, Frances Stern Nutrition Center, Tufts Medical Center, Boston, Massachusetts [53]

Robert H. Eckel, MD
Professor of Medicine, Division of Endocrinology, Metabolism and Diabetes, Division of Cardiology; Professor of Physiology and Biophysics, Charles A. Boettcher, II Chair in Atherosclerosis, University of Colorado School of Medicine, Anschutz Medical Campus, Director Lipid Clinic, University of Colorado Hospital, Aurora, Colorado [60]

Andrew J. Einstein, MD, PhD
Assistant Professor of Clinical Medicine, Columbia University College of Physicians and Surgeons; Department of Medicine, Division of Cardiology, Department of Radiology, Columbia University Medical Center and New York-Presbyterian Hospital, New York, New York [Appendix]

Jeffrey S. Flier, MD
Caroline Shields Walker Professor of Medicine and Dean, Harvard Medical School, Boston, Massachusetts [57]

Lawrence S. Friedman, MD
Professor of Medicine, Harvard Medical School; Professor of Medicine, Tufts University School of Medicine; Assistant Chief of Medicine, Massachusetts General Hospital, Boston, Massachusetts; Chair, Department of Medicine, Newton-Wellesley Hospital, Newton, Massachusetts [9]

Sonia Friedman, MD
Assistant Professor of Medicine, Harvard Medical School, Boston, Massachusetts [17]

Susan L. Gearhart, MD
Assistant Professor of Colorectal Surgery and Oncology, The Johns Hopkins University School of Medicine, Baltimore, Maryland [19, 20]

Dale N. Gerding, MD
Professor of Medicine, Loyola University Chicago Stritch School of Medicine; Associate Chief of Staff for Research and Development, Edward Hines, Jr. VA Hospital, Hines, Illinois [24]

Marc G. Ghany, MD, MHSc
Staff Physician, Liver Diseases Branch, National Institute of Diabetes and Digestive and Kidney Diseases, National Institutes of Health, Bethesda, Maryland [35]

Roger I. Glass, MD, PhD
Director, Fogarty International Center, Bethesda, Maryland [31]

Norton J. Greenberger, MD
Clinical Professor of Medicine, Harvard Medical School; Senior Physician, Division of Gastroenterology, Brigham and Women's Hospital, Boston, Massachusetts [45, 47, 48]

William L. Hasler, MD
Professor of Internal Medicine, Division of Gastroenterology, University of Michigan Health System, Ann Arbor, Michigan [5, 11]

Douglas C. Heimburger, MD, MS
Professor of Medicine; Associate Director for Education and Training, Vanderbilt Institute for Global Health, Vanderbilt University School of Medicine, Nashville, Tennessee [55]

Anna R. Hemnes, MD
Assistant Professor, Division of Allergy, Pulmonary, and Critical Care Medicine, Vanderbilt University Medical Center, Nashville, Tennessee [Review and Self-Assessment]

Ikuo Hirano, MD
Professor of Medicine, Division of Gastroenterology and Hepatology, Department of Medicine, Northwestern University Feinberg School of Medicine, Chicago, Illinois [4, 13]

Jay H. Hoofnagle, MD
Director, Liver Diseases Research Branch, National Institute of Diabetes, Digestive and Kidney Diseases, National Institutes of Health, Bethesda, Maryland [35]

J. Larry Jameson, MD, PhD
Robert G. Dunlop Professor of Medicine; Dean, University of Pennsylvania School of Medicine; Executive Vice President of the University of Pennsylvania for the Health System, Philadelphia, Pennsylvania [10]

Robert T. Jensen, MD
Digestive Diseases Branch, National Institute of Diabetes; Digestive and Kidney Diseases, National Institutes of Health, Bethesda, Maryland [52]

Stuart Johnson, MD
Associate Professor of Medicine, Loyola University Chicago Stritch School of Medicine; Staff Physician, Edward Hines, Jr. VA Hospital, Hines, Illinois [24]

Peter J. Kahrilas, MD
Gilbert H. Marquardt Professor in Medicine, Division of Gastroenterology, Department of Medicine, Northwestern University Feinberg School of Medicine, Chicago, Illinois [4, 13]

Marshall M. Kaplan, MD
Professor of Medicine, Tufts University School of Medicine, Boston, Massachusetts [8, 36]

Dennis L. Kasper, MD, MA (Hon)
William Ellery Channing Professor of Medicine and Professor of Microbiology and Molecular Genetics, Harvard Medical School; Director, Channing Laboratory, Department of Medicine, Brigham and Women's Hospital, Boston, Massachusetts [25]

Alexander Kratz, MD, PhD, MPH
Associate Professor of Pathology and Cell Biology, Columbia University College of Physicians and Surgeons; Director, Core Laboratory, Columbia University Medical Center, New York, New York [Appendix]

Robert F. Kushner, MD, MS
Professor of Medicine, Northwestern University Feinberg School of Medicine, Chicago, Illinois [58]

Loren Laine, MD
Professor of Medicine, University of Southern California Keck School of Medicine, Los Angeles, California [7]

Regina C. LaRocque, MD
Assistant Professor of Medicine, Harvard Medical School; Assistant Physician, Massachusetts General Hospital, Boston, Massachusetts [23]

Mark E. Mailliard, MD
Frederick F. Paustian Professor; Chief, Division of Gastroenterology and Hepatology, Department of Internal Medicine, University of Nebraska College of Medicine, Omaha, Nebraska [41]

Eleftheria Maratos-Flier, MD
Associate Professor of Medicine, Harvard Medical School; Division of Endocrinology, Beth Israel Deaconess Medical Center, Boston, Massachusetts [57]

Robert J. Mayer, MD
Stephen B. Kay Family Professor of Medicine, Harvard Medical School, Boston, Massachusetts [49]

Samuel I. Miller, MD
Professor of Genome Sciences, Medicine, and Microbiology, University of Washington, Seattle, Washington [27]

Joseph A. Murray, MD
Professor of Medicine, Departments of Internal Medicine and Immunology, Mayo Clinic, Rochester, Minnesota [6]

Thomas B. Nutman, MD
Head, Helminth Immunology Section; Head, Clinical Parasitology Unit, Laboratory of Parasitic Diseases, National Institutes of Health, Bethesda, Maryland [34]

Chung Owyang, MD
H. Marvin Pollard Professor of Internal Medicine; Chief, Division of Gastroenterology, University of Michigan Health System, Ann Arbor, Michigan [11, 18]

Umesh D. Parashar, MBBS, MPH
Lead, Viral Gastroenteritis Epidemiology Team, Division of Viral Diseases, National Center for Immunization and Respiratory Diseases, Centers for Disease Control and Prevention, Atlanta, Georgia [31]

Gustav Paumgartner, MD
Professor Emeritus of Medicine, University of Munich, Munich, Germany [45]

David A. Pegues, MD
Hospital Epidemiologist, David Geffen School of Medicine, University of California, Los Angeles, Los Angeles, California [27]

Michael A. Pesce, PhD
Professor Emeritus of Pathology and Cell Biology, Columbia University College of Physicians and Surgeons; Columbia University Medical Center, New York, New York [Appendix]

Daniel S. Pratt, MD
Assistant Professor of Medicine, Harvard Medical School; Massachusetts General Hospital, Boston, Massachusetts [8, 36]

Russell G. Robertson, MD
Vice President for Medical Affairs, Rosalind Franklin University of Medicine and Science; Dean, Chicago Medical School, Chicago, Illinois [10]

Robert M. Russell, MD
Professor Emeritus of Medicine and Nutrition, Tufts University, Boston, Massachusetts; Office of Dietary Supplements, National Institutes of Health, Bethesda, Maryland [54]

Edward T. Ryan, MD, DTM&H
Associate Professor of Medicine, Harvard Medical School; Associate Professor of Immunology and Infectious Diseases, Harvard School of Public Health; Director, Tropical and Geographic Medicine, Massachusetts General Hospital, Boston, Massachusetts [23, 30]

Philippe Sansonetti, MD, MS
Professor, Collège de France; Institut Pasteur, Paris, France [28]

William Silen, MD
Johnson and Johnson Professor Emeritus of Surgery, Harvard Medical School, Auburndale, Massachusetts [1, 21, 22]

Michael F. Sorrell, MD
Robert L. Grissom Professor of Medicine, University of Nebraska Medical Center, Omaha, Nebraska [41]

Samuel L. Stanley, Jr., MD
President, Stony Brook University, Stony Brook, New York [32]

Paolo M. Suter, MD, MS
Professor, Clinic and Policlinic of Internal Medicine, University Hospital, Zurich, Switzerland [54]

Mark Topazian, MD
Professor of Medicine, Mayo Clinic, Rochester, Minnesota [12]

Matthew K. Waldor, MD, PhD
Edward H. Kass Professor of Medicine, Channing Laboratory, Brigham and Women's Hospital; Harvard Medical School and Howard Hughes Medical Institute, Boston, Massachusetts [30]

B. Timothy Walsh, MD
Professor, Department of Psychiatry, College of Physicians and Surgeons, Columbia University; New York State Psychiatric Institute, New York, New York [59]

Peter F. Weller, MD
Chief, Infectious Disease Division; Chief, Allergy and Inflammation Division, Beth Israel Deaconess Medical Center, Boston, Massachusetts [33, 34]

Charles M. Wiener, MD
Dean/CEO Perdana University Graduate School of Medicine, Selangor, Malaysia; Professor of Medicine and Physiology, Johns Hopkins University School of Medicine, Baltimore, Maryland [Review and Self-Assessment]

Allan W. Wolkoff, MD
Professor of Medicine and Anatomy and Structural Biology; Associate Chair of Medicine for Research; Chief, Division of Gastroenterology and Liver Diseases, Albert Einstein College of Medicine and Montefiore Medical Center, Bronx, New York [37]

Louis Michel Wong Kee Song, MD
Associate Professor, Division of Gastroenterology and Hepatology, Mayo Clinic, Rochester, Minnesota [12]

Bechien U. Wu, MD
Instructor of Medicine, Harvard Medical School; Associate Physician, Division of Gastroenterology, Brigham and Women's Hospital, Boston, Massachusetts [48]

Janet A. Yellowitz, DMD, MPH
Associate Professor; Director, Geriatric Dentistry, University of Maryland Dental School, Baltimore, Maryland [3]

译者前言

分支于经典医学教科书《哈里森内科学》的《哈里森胃肠及肝病学》是一部以科学严谨性和权威保证著称的胃肠病学和肝病学临床和教学指导用书。

全书共 11 部分 60 章，理论性和实用性兼具，整合了胃肠病学和肝病学知识，更新了消化系统的前沿理论和新进展，对胃肠病和肝病发病机制的阐述简明、清晰。总论部分讲解了胃肠病和肝病的主要表现、消化道疾病的诊断方法；各论部分讲述了消化道疾病、消化道感染、肝脏和胆道疾病、肝脏移植、胰腺疾病、胃肠系统肿瘤、营养，以及肥胖和进食障碍等方面的内容。本书同时涵盖了遗传学、细胞生物学、病理生理学和治疗方面的最新进展，将病理生理学与临床紧密结合，同时提供了重要的实验室参考数值及复习和自测题目。

第 2 版原著译本的问世，将推动我国胃肠病学和肝病学的医学研究进展，促进消化内科医师及时更新专业知识和临床技能，同时也可给医学生提供重要参考。因此，本书对于消化内科医生、医学生均具临床和教学指导意义。

感谢出版社对我和北京协和医院消化内科翻译团队的信任，参加翻译的有青年医生和研究生，每篇译稿均请副教授以上的专家进行了校对，译稿几经修改，力求为广大读者提供一部既准确呈现原著内容又保持原著风格的译本。在译本诞生之际，对翻译中不尽人意之处，我们真诚地祈望广大读者不吝指正。

北京协和医院　钱家鸣

PREFACE

原著前言

一直以来，《哈里森内科学》是医务工作者和医学生在医疗实践和学习过程中最主要的参考用书。但是，因其涵盖了内科系统的所有内容，全书厚度超过 3000 页而导致其不便携带。如今又有多种不同媒介的衍生子产品面市。全书及大量图文附录内容作为“哈里森在线”成为 McGraw-Hill 网上医学资源数据库的一个部分；第 18 版《哈里森内科学》现在也提供了 iPad 版本；作为精简版本的《哈里森医学手册》已经出版，纸质版的印刷尺寸使之能够轻松地放入白大衣口袋；同时还有适用于掌上电脑、黑莓手机及苹果手机的多种电子版本可供选择；《哈里森内科学自测与要点》强调了书中的重点内容，是很好的教辅材料。所有这些产品都包含了《哈里森内科学》的全部章节，只是在内容深浅上有所区别。

2006 年，哈里森内科学编委们首次实验性地将书中个别章节抽提出来分别独立成书，形成了《哈里森内分泌学》《哈里森风湿病学》《哈里森神经病学》，得到了相应专业领域从业人员的良好反馈。于是在 2009 年，又相继出版其他专业领域丛书，其中包括基于第 17 版《哈里森内科学》之上的《哈里森胃肠及肝病学》。这套丛书很好地满足了不同专业读者的需要。因此，我们将继续出版针对不同专业的“哈里森”系列丛书。

美国国家卫生研究院的糖尿病、消化和肾病研究所一项报告指出，每 100 个美国居民中，就有 35 人因消化系统疾病于门诊就诊，5 人需住院治疗。2004 年，因消化系统疾病死亡的患者超过 236 000 人。因此，胃肠病学与肝病学治疗原则的培训，对于家庭医生、全科医生甚至其他专业领域的内科医生来说是非常必要的。

本书旨在将现有章节与第 18 版《哈里森内科学》中胃肠病学与肝病学相关内容整合在一起，形成一本尺寸适中，可供专业领域重点学习的参考书籍。其中共包括 11 个部分 60 章，分别为：①胃肠疾病的主要表现；②消化道疾病的诊断；③消化道疾病；④消化道感染；⑤肝病患者的评估；⑥肝和胆疾病；⑦肝移植；⑧胰腺疾病；⑨消化系统肿瘤；⑩营养；⑪肥胖与进食疾病。

本书所呈现的内容归功于那些在各自专业领域为医学事业的发展做出过卓越贡献的医师和作者们。各章节展现了诸多学者的权威分析，以及在遗传学、细胞生物学、病理生理学及治疗学等方面的大量新信息，描绘了过去 20 年来医学的发展。此外，为了体现该书的教学意义，每个章节后还提供了问题与解答，以帮助读者更好地学习内容及应对考试。

胃肠病学和肝病学，如同医学中的其他领域一样，知识更新的速度很快。新影像技术的使用、新药的研发应用，以及利用分子检测技术实现疾病的早期诊断和高危人群的预防等就是几项对消化病学临床实践产生了深远影响的进步。内科医生现在可以使用内镜实现之前难以想象的操作，包括对曾经需要开刀的患者进行无创性手术治疗。所以，这种快节奏的发展要求医师必须不断地学习。希望此书能够助医师们一臂之力。

感谢来自密歇根大学的 Chung Owyang 博士、来自美国国立卫生院的 Jay Hoofnagle 博士和来自哈佛医学院的 DennisKasper 博士对本书提出的宝贵意见。

Dan L.Longo，MD
Anthony S.Fauci，MD

CONTENTS

目 录

第一部分　胃肠疾病的主要表现

第1章

Chapter 1

腹　　痛

William Silen

正确诊断急性腹痛的原因极具挑战性。极其细微的症状和迹象常常可以提示危重疾病，不能疏忽任何临床表现，诊断难度大。详细地询问病史，严格的查体至关重要。其病因学分类（表1–1）尽管尚不全面，仍可为评估腹痛病因提供有益的参考。

不建议使用“急性或外科急腹症”的诊断，这一诊断经常具有误导性，表达错误的涵义。绝大多数明显的“急腹症”并不需要手术干预，极其轻微的腹痛却常提

表1–1　腹痛的主要病因

腹源性疼痛	
膜壁炎症	血管紊乱
细菌感染	栓塞或血栓形成
阑尾穿孔或其他内脏穿孔	血管破裂
盆腔炎症疾病	压力或扭转闭塞
化学刺激	镰状细胞性贫血
穿孔性溃疡	腹壁
胰腺炎	肠系膜扭曲或牵拉
痛经	肌肉创伤或感染
空腔脏器机械性梗阻	内脏脏面肿胀，如出血等
小肠或大肠梗阻	肝或肾栓塞
胆道梗阻	内脏炎症
输尿管梗阻	阑尾炎
	伤寒
	盲肠炎
腹外来源的牵扯痛	
心胸疾病	胸膜痛
急性心肌梗死	气胸
心肌炎，心内膜炎，心包炎	脓胸
充血性心力衰竭	食管疾病，痉挛，破裂，炎症
肺炎	生殖器
肺栓塞	睾丸扭转
代谢性病因	
糖尿病	急性肾上腺功能不全
尿毒症	家族性地中海热
高脂血症	卟啉病
甲状旁腺功能亢进	酯酶抑制剂缺乏（急性血管神经性水肿）
神经病学/精神病学原因	
带状疱疹	脊髓或神经根压迫
脊髓痨	功能性失调
灼痛	精神疾病
感染或关节炎所致脊神经根炎	
中毒	
铅中毒	
昆虫或动物毒液螯入	
黑寡妇毒蛛	
毒蛇咬伤	
不明原因	
麻醉药戒断	
中暑	

示危急的损伤。因此需要对每一位近期有腹痛发作的患者进行彻底的检查并准确诊断。

起源于腹部的疼痛的相关机制

腹膜壁层炎症

腹膜壁层炎症的疼痛特点为持续性，并直接发生于炎症部位上方。由支配腹膜壁层的躯体神经传输可获得疼痛的准确部位。在特定时间内，作用于腹膜表面炎症物质的类型和数量决定了疼痛的强度。例如少量的胃酸突然渗入腹腔造成的疼痛远较等量的大量细菌污染的中性粪便为著。具有酶活性的胰液和炎症导致的疼痛远比等量不具酶活性的无菌胆汁造成的疼痛强烈。血液和尿液与腹膜接触时不会引起突发和强烈的疼痛。在诸如盆腔细菌感染的炎症疾病状态下，在细菌繁殖造成的刺激性物质大量聚集前，疼痛的强度往往相对较轻。

刺激性物质作用于腹腔的频率相当重要。溃疡病穿孔可有不同的临床表现，取决于胃液进入腹腔的速度。

触诊或由于咳嗽或打喷嚏造成的腹膜活动可引起腹膜张力的改变，进而加重腹膜炎症导致的疼痛。腹膜炎患者表现为在床上静卧避免活动，与腹疝患者不断扭动以减轻疼痛形成了鲜明对比。

腹膜刺激征的另一个特点是腹肌的反射肌肉痉挛会累及全腹。伴随腹膜炎症发生的肌肉痉挛的强度依赖于炎症发生的部位和速度及神经系统的完整性。肌肉痉挛可减轻盲肠阑尾的穿孔引起的疼痛，或者当溃疡进入小腹膜囊时将疼痛减弱或消失，起到“保护”作用。炎症缓慢的发展往往极大地削弱了肌肉痉挛的程度。发生于慢性的、病重的、虚弱的老年患者或有精神症状患者的危重腹部急症，如溃疡穿孔发生，疼痛极弱或不易察觉，肌肉痉挛较轻。

空腔脏器梗阻

腹部空腔脏器梗阻而导致的疼痛，传统意义上认为是间歇性的，或腹部绞痛。由于空腔脏器肿胀极少伴发严重持续的疼痛，即缺乏痉挛特点的疼痛，这一点对于避免误诊十分重要。另外，空腔脏器梗阻疼痛远不及腹膜炎症所致腹痛容易定位。

小肠梗阻产生的绞痛好发于脐周或脐上，且定位困难。小肠持续扩张而失去肠鸣音，绞痛的特点随之消失。同时合并绞窄性肠梗阻，由于肠系膜根部被牵引，其疼痛会辐射至腰部以下。结肠梗阻的疼痛强度较小肠弱，并常发生于脐下部位。疼痛辐射至腰椎常见于结肠梗阻。

胆道系统的突然扩张引发持续性疼痛区别于绞痛；因此，“胆绞痛”这一术语有一定的误导性。急性胆囊扩张通常引起右上腹疼痛并辐射至右后肩胛区，或右肩胛骨上部，也可至中线。胆总管扩张通常与上腹部并辐射至腰上部的疼痛相关。疼痛的变异相对大，但也可能消失，因此，鉴别诊断非常重要。可以没有典型的肩胛下或腰部放射痛。不同部位的胆道系统的扩张导致疼痛可以不同，如胰头癌，有可能并无痛觉，或只产生上腹部或右上腹的轻微痛觉。胰管扩张引起类似于胆总管扩张的疼痛，另外，斜卧位会频繁加重疼痛，而直立位疼痛可缓解。

膀胱梗阻引起耻骨弓上钝性疼痛，强度较轻。在病情较轻的患者中，坐立不安且无特殊疼痛主诉可能会是膀胱膨胀的主要表现。相反，输尿管内的急性梗阻引发特异性的耻骨弓上和侧腹部痛，并辐射至阴茎、阴囊及大腿内侧。肾盂输尿管连接部梗阻会在肋椎角感觉到疼痛，而输尿管其余部位的梗阻与侧腹部痛相关并发展到同侧腹部。

血管障碍

尽管大量的临床经验并不提示腹腔内血流障碍相关的疼痛是突发和危重的，但总是被误认为其疼痛是突发和危重的。肠系膜上动脉血栓或血栓形成或腹部大动脉瘤在先兆破裂导致的疼痛显然非常严重，并且是弥散性的。然而单纯肠系膜上动脉堵塞的患者，只在血管破裂或腹腔炎症，或破裂的前2~3d才有轻微持续、弥散性痉挛疼痛。在初期，一般只有轻微的不适，是由蠕动增强所致，而不是腹腔炎症造成的。肠系膜上动脉阻塞的临床特点是腹痛常常不伴有腹肌反跳痛及肌紧张。腹痛辐射至骶区、侧腹部或生殖器应该始终认为是腹部动脉瘤破裂可能发生的征兆。疼痛在血管或血管瘤破裂前会持续数天。

腹壁

源于腹壁的疼痛往往持续而剧烈。活动、长时间站立和压力可加重不适和肌肉痉挛。目前绝大多数腹直肌鞘的血肿是由于抗凝治疗造成的，下腹部可发现包块。如同时累及其他部位的肌肉通常有助于鉴别诊断腹壁肌炎与同一部位腹腔内可能导致疼痛的疾病。

腹部疾病牵涉痛

由于上腹的疾病，如急性胆囊炎或溃疡穿孔，通常与胸腔内并发症相关，因此，胸腔、脊椎或生殖器引发的腹部牵涉痛使临床诊断受到干扰。一个至关重要、常常被忽略的问题是，对于每一位腹痛患者都应该考虑到胸腔疾病的可能性，特别在上腹疼痛时。针对心力衰竭、肺栓塞、肺炎、心包炎或食管疾病（经常被误诊为急腹症的胸腔内疾病）的系统询问病史和体格检查可以提供充分的线索以明确诊断。由于肺炎或肺栓塞继发的胸隔膜炎可造成右上腹和锁骨上部疼痛，辐射至锁骨上部的疼痛，需要与由肝外胆道系统急性扩张继发的肩胛下牵涉痛相鉴别。腹痛的病因需经数小时的细致观察和综合考虑才获得最终诊断，在上述时间内的反复询问病情和体格检查为确保得到正确的诊断提供证据。

胸源性疼痛往往是伴随着一侧胸部的移动受限及呼吸节律的延迟或停顿。上述疼痛的程度往往比腹腔内疾病造成的腹痛来得更明显。另外，牵涉痛造成的腹部肌肉痉挛在吸气相时减弱，如果是胸源性疼痛无论是吸气相还是呼气相，痉挛均持续存在。触诊于腹部牵涉痛部位一般不会加重疼痛，多数情况下反而有所缓解。胸部疾病和腹部疾病经常同时存在，鉴别诊断更为困难。例如，患者已知胆道疾病，常伴发心肌梗死引起的上腹部疼痛；或是早先罹患心绞痛的患者，其胆绞痛发作时，往往有心前区和左肩的牵涉痛。

来源于脊椎的牵涉痛往往累及神经根的压迫和刺激，其特点是当某种活动如咳嗽、打喷嚏或用力时，疼痛加重；并与受累神经节段的感觉过敏相关。来源于睾丸或精囊的牵涉痛，即使对上述器官最轻微的压力也会加重疼痛。

腹部代谢性危象

代谢性来源的疼痛易于与几乎任意一种腹内疾病相混淆。这是由多种因素造成的。在某些情况下，代谢性疾病如高脂血症，本身也可伴发诸如胰腺炎一类不必要手术的腹内疾病。酯酶缺乏相关血管神经性水肿往往伴发严重腹痛。无论何时，腹痛原因不明时，都应考虑代谢性疾病的可能性。腹痛也是家族型地中海热的重要指征。

有些疼痛的鉴别诊断比较困难。卟啉病疼痛和铅绞痛经常很难与肠梗阻区分，原因在于上述疾病的突出特征均为肠蠕动增强。尿毒症和糖尿病的疼痛是非特异性的，疼痛和压痛经常发生位移和强度的变化。糖尿病性酸中毒常突发急性阑尾炎或肠梗阻，因此，如果纠正代谢异常不能迅速缓解腹痛，就应高度怀疑潜在的器质性问题。黑寡妇毒蛛叮咬产生强烈疼痛，并使腹部肌肉及其背面僵硬，这是一个不常见的累及腹部的疾病。

神经性因素

灼痛可能发生于感觉神经受累的疾病。其特征是灼痛并局限于周围神经的分布。患者在静止状态，诸如触摸或温度变化等的正常刺激往往可导致此类疼痛。对于不规则、间断点状皮肤疼痛，是陈旧性神经损伤的表现。即使轻微触诊也可引发强烈的疼痛，腹部肌肉未见痉挛，与呼吸有关。腹胀较为少见，疼痛与进食无关。

由脊神经或脊神经根引起的疼痛来去突然，属于刺痛类型。造成此类疼痛的原因可能是带状疱疹、关节炎侵犯、肿瘤、椎间盘突出、糖尿病或梅毒。疼痛与进食、腹胀和呼吸的变化无关。脊髓痨引起严重的肌肉痉挛在似严重胃痉挛时常见到，但腹部触诊可缓解或不加重疼痛。脊椎移动加重疼痛，通常只限于某些神经节段。感觉过敏较为常见。

功能性病因造成的疼痛不符合上述任一类型。其机制尚不明确。肠易激综合征（IBS）是一种以腹痛和排便习惯改变为特征的功能性胃肠失调。IBS的诊断依靠临床标准（参见第18章）并排除结构异常。疼痛常由紧张所致，疼痛的类型和部位变化相当大。恶心和呕吐少见。局限性疼痛和肌肉痉挛常不持续或未见。IBS或相关的功能性失调的病因尚不明。

对患者的处置　腹痛

无论患者病状如何，几乎没有急腹症需要立即急诊手术，而放弃术前常规处置的。只有那些腹腔出血的患者（如动脉瘤破裂）急需立即手术，然而此种情况下，评估疾病临床特征的时间极为有限，立即建立静脉通路保持足量的补液输入，然后开始手术。很多此类急腹症患者因等待不是必不可少的的心电图或CT检查，而死于放射科室或是死于急诊室，因为腹腔大量出血，无任何手术的禁忌证。幸运的是，此种状况相对少见。消化道出血通常可通过其他手段控制，因此，上述处置策略不适合消化道出血。

详细而严谨地探究病史比实验室和影像学检查更具价值，并且不可替代。尽管探究病史耗时费力，绝大多数病例只是藉由病史就可获得相当准确的诊断。腹痛采用计算机辅助诊断，并不比医生独立的临床评估有优势。多数情况下，急性腹痛较易确诊，慢性腹痛则不然。临床医生应时刻记住IBS是腹痛的常见病因（参见第18章）。尽管疼痛的定位有助于疾病的鉴别诊断（表1–2）但患者病史中按时间顺序出现的临床事件比强调疼痛的定位更为重要。如果检查者能够全面和有条不紊地询问病史，并善于倾听患者主诉，患者本人通常会给出诊断的答案。要特别关注非腹腔脏器导致腹痛。女性准确询问其月经史至关重要。明确诊断前或治疗方案确定前，应禁止使用麻醉药或镇痛药；通过缓解疼痛的药物来协助诊断是不可行的。

对患者进行查体时，首先要快速观察那些重要体征，如面容、卧床体位和呼吸活动等，这些可能会提

表1-2　不同部位腹痛的鉴别诊断

右上腹	**上腹**	**左上腹**
胆囊炎	消化性溃疡疾病	脾梗死
胆管炎	胃炎	脾破裂
胰腺炎	胃食管反流病	脾脓肿
肺炎/脓胸	胰腺炎	胃炎
胸膜炎/胸膜痛	心肌梗死	胃溃疡
膈下脓肿	心包炎	胰腺炎
肝炎	主动脉瘤破裂	膈下脓肿
巴德-吉亚利综合征	食管炎	
右下腹	**脐周**	**左下腹**
阑尾炎	早期阑尾炎	憩室炎
输卵管炎	胃肠炎	输卵管炎
腹股沟疝	肠梗阻	腹股沟疝
异位妊娠	主动脉瘤破裂	异位妊娠
肾结石		肾结石
炎症性肠病		肠易激综合征
肠系膜淋巴结炎		炎症性肠病
盲肠炎		
弥漫不固定性腹痛		
胃肠炎	疟疾	
肠系膜缺血	家族性地中海热	
肠梗阻	代谢性疾病	
肠易激综合征	精神性疾病	
腹膜炎		
糖尿病		

供有价值的线索。收集信息的数量与检查者的轻柔和全面查体直接成正比。初诊医生草率完成患腹膜炎症患者的查体，下一位检查者想要准确评估疾病几乎是不可能的。对疑诊腹膜炎的患者施以深触诊并突然松开以引发腹膜刺激征的行为会造成患者较大的痛苦且完全没有必要。对腹部施以温和的叩诊（轻微的反跳痛）能够获得同样的信息，此种诊断方法的选择更为精确和易于定位。让患者咳嗽，避免用手施压于腹部，就可引发腹膜刺激征。此外，对焦虑紧张的患者强迫引发腹膜刺激征会引发保护性痉挛，真正的腹膜刺激征却没有出现。如果触诊生硬，非自主的肌肉僵硬会造成自主的肌肉痉挛叠加，而使得可触及的漏掉胆囊。

和病史采集一样，需要充足时间来进行查体。腹部体征不明显时，如果伴发其他明显症状，对于诊断也至关重要。盆腔腹膜炎的腹膜体征往往几乎无法探及，因此要对每一位腹痛患者进行仔细的盆腔和直肠检查。在其他腹部体征不明时，具有手术适应证的穿孔性阑尾炎、憩室炎、卵巢肿瘤蒂扭转以及很多其他疾病可引发盆腔和直肠检查时的触痛。

应特别关注肠鸣音的有无、性质和节律。腹部听诊是对腹痛患者查体获取最少的检查手段。危急重症如绞窄性小肠梗阻或穿孔性阑尾炎发作时，肠鸣音也是正常的。相反，梗阻近端小肠显著扩张和水肿，肠鸣音会失去其原有特性，肠鸣音减弱或消失，此种体征也常见于腹膜炎发生时。突发严重的化学性腹膜炎时，肠鸣音常完全消失。同时要对患者的全身情况如容量状态进行评估。

实验室检查对于评估腹痛患者有一定价值，然而要认识到仅凭实验室检查常常无法确诊，鲜有例外。对于决定是否采取手术，白细胞增多始终不能作为唯一的决定性因素。内脏穿孔时，白细胞总数可>20×10^9/L（20 000/μl），胰腺炎、急性胆囊炎、盆腔炎性疾病和肠梗阻发生时，白细胞计数会更显著升高。腹腔脏器穿孔时，白细胞计数正常也不少见。相对于白细胞计数，贫血的发现往往更有助于诊断，特别是结合其他病史时。

尿液分析可以揭示容量状态，排除严重的肾疾病、糖尿病或尿路感染。血尿素氮、葡萄糖和血清胆红素水平也有助于诊断。除了胰腺炎，血清淀粉酶升高也常见于其他多种疾病，如溃疡穿孔、绞窄性肠梗阻和急性胆囊炎；基于此，血清淀粉酶升高不能排除手术的可能。血清脂肪酶测定的准确性往往高于淀粉酶。

立位或侧位的腹部X线片的影像学检查，为肠梗阻、溃疡穿孔等多种疾病提供有价值的信息。急性阑尾炎或绞窄性腹外疝发作时通常不需要腹部影像学检查。极少数情况下，钡剂或水溶性对比造影剂就可显示消化道上段的局部肠梗阻，而无须采用其他检查手段。如果任何有关结肠梗阻的问题发生，应避免口服硫酸钡。另一方面，怀疑结肠梗阻（无穿孔）时，对比灌肠造影有助于诊断。

在无创伤的情况下，超声、CT和腹腔镜已经替代了腹腔灌洗。超声波扫描术已被证明在发现胆囊和胰腺扩张、胆石、增大的卵巢及输卵管妊娠非常实用。腹腔镜探查特别有助于诊断盆腔疾病，如卵巢囊肿、输尿管妊娠、输卵管炎和急性阑尾炎。乙酰苯胺亚氨二醋酸肝胆显像有助于急性胆囊炎和急性胰腺炎的鉴别诊断。CT扫描可显示增粗的胰腺、破裂的脾、结肠肠壁增厚和阑尾增粗，以及憩室炎和阑尾炎时结肠系膜的条纹和阑尾系膜的特征。

有时，即使在各种辅助手段都齐备，临床技术最好的医务人员在场的情况下，在检查刚刚开始的时候也难以明确诊断。虽然如此，尽管缺乏明确的解剖诊断，对于有经验和思维缜密的内科和外科医生也可以准确地判断手术指征。若对临床判断存疑，观察等待的同时，反复地询问病情和查体通常可以最终明确疾病的本质，并进一步采取适当的治疗措施。

（杨晓鸥　译　钱家鸣　校）

第2章

Chapter 2

疾病的口腔表现

Samuel C. Durso

作为初级保健医生和顾问，内科医生常常需要评估患者口腔软组织、牙齿和咽的病变。认识口腔环境及独特结构对指导疾病的预防和了解口腔局部病变或者系统性疾病的口腔表现很有必要（参见第3章）。此外，为了更好地护理患有多种可能影响口腔卫生疾病的患者或可能增加相关并发症的牙科患者，内科医生要经常与牙科医生合作。

牙齿及牙周结构的疾病

牙齿和牙周结构

牙齿形成开始于胚胎形成的第6周并且持续生长到17岁。牙齿发育从子宫开始并持续至牙齿萌出。正常情况下，所有20颗乳牙在3岁时全部长齐并在13岁前脱落。恒牙每侧共计2颗，从6岁萌出到14岁长齐，而第3磨牙（智齿）的萌出可能较迟。

萌出的牙齿由可见的牙冠和覆盖其表面的牙釉质和在牙龈线以下的由牙骨质覆盖的牙根组成。牙本质，一种密度比骨更为致密的物质，对疼痛极为敏感，组成了牙齿的绝大部分。牙本质包含黏浆样的由血管和神经供应的核心。牙齿被牙周组织紧密地固定在牙槽窝内，是由牙龈、牙槽骨、牙骨质、牙周韧带组成的支撑组织。牙周韧带紧密地将牙骨质固定在牙槽骨上。韧带上面是附着的龈下冠。几毫米的游离龈（1~3mm）叠在牙冠基底部，沿着牙龈–牙齿缘形成一条浅沟。

龋齿、牙髓病和根尖周病及并发症

龋齿是牙齿表面坚硬物质的破坏过程，起病初是没有症状的。菌斑主要是由变形链球菌及其他细菌定植在牙齿有机质成分表面产生。如果不通过刷牙或唾液和口腔软组织的自然清洁作用将其清除，细菌生长产生的酸即会侵蚀牙釉质。牙齿被侵蚀最常见的表现是在完整的牙齿表面出现裂隙和凹陷。牙体修复表面和暴露的牙根也很脆弱，尤其是老年人的牙齿。随着时间的推移，龋齿延伸至牙本质的底部，在牙釉质处形成空洞并且最终浸润至牙体牙髓，引起急性牙髓炎。在早期阶段，牙髓感染是局限的，牙齿对叩击及热、冷变得敏感，当刺激移除后疼痛缓解明显。如果感染在牙髓扩散，则会发生不可逆性牙髓炎，引起牙髓坏死。在晚期阶段，严重的疼痛往往有尖锐的或跳动的自主神经反射，并且在平躺时变得更加严重。一旦牙髓完全坏死，疼痛可能是持续或间歇性的，但对冷的感觉将会丧失。

龋齿的治疗包括去除软化和感染的硬组织；封闭暴露的牙本质；通过银汞、复合树脂、金或瓷充填进行牙体修复。一旦发生不可逆牙髓炎时，则必须进行根管治疗，牙髓腔和根管需要被去除，同时进行彻底地清洗、消毒，并用惰性材料填充。或者拔除病变的牙齿。

如果牙髓感染局限于龋牙釉质，它将导致根尖周脓肿形成，引起咀嚼时疼痛。如果感染是轻度和慢性的，则会形成根尖肉芽肿或直接形成根尖囊肿，表现为根尖部位形成透过放射线的病灶。若不进行检查，根尖周脓肿可侵蚀到牙槽骨引起骨髓炎，穿透并进入牙龈（龈脓肿、齿龈脓肿），或沿着深筋膜，引起颌下间隙和口腔底部的致命蜂窝织炎（路德维希心绞痛）。老年人、糖尿病及服用糖皮质激素的患者在出现这些并发症之前可能仅有轻微甚至没有疼痛和发热的症状。

牙周病

牙周病与龋齿相比，会引起更多的牙齿缺失，尤其是在老年患者。同龋齿类似，牙龈和锚定结构的慢性感染开始也与菌斑的形成有关。该过程开始于牙龈线以上的牙龈沟内。斑块，包括矿化斑块（结石），可通过适当的牙齿卫生进行预防，包括定期的专业清洁。如果不及时处理，慢性炎症会产生无痛的牙龈充血（牙龈炎），典型表现为刷牙时出血。如果不处理则引起严重的牙周炎发生，将会导致生理沟的加深和牙周韧带的破坏。在牙周将会形成囊袋并充满脓性物质和碎片。当牙周组织被损害，牙齿松动和脱落。最终，引起牙槽骨破坏。有研究报道，慢性牙周疾病引起的慢性炎症可促进冠心病和脑卒中的发生。流行病学研究表明，慢性牙周炎症与动脉粥样硬化有统计学上的中度相关性，尽管因果关系尚未得到证实。与慢性起病（如上文描述）的牙周病相比，急性和侵袭性起病的牙周病更少见。然而，如果宿主处于应激状态或接触到新的病原体，则可引起迅速进展和破坏性的牙周疾病。一个致死性的例子是急性坏死性溃疡性龈炎（ANUG）或称为文森特感染。应激、口腔不良卫生习惯、吸烟喝酒是其高危因素。其临床表现包括突发牙龈发炎、溃疡、出血、齿间牙龈坏死和口腔恶臭。局限性的青少年牙周炎，常发生在青少年中，极具破坏性且似乎与中性粒细胞趋化作用受损相关。在一些患者中，艾滋病相关的牙周炎同急性坏死性溃疡性龈炎（ANUG）类似，在另一些患者中其甚至引起更具有破坏性的成年人慢性牙周炎。也可能引起坏疽样的口腔软组织和骨的破坏，同发生在发展中国家重度营养不良的儿童的坏疽性口炎类似。

龋齿和牙周感染的预防

龋齿和牙周疾病的发病率在美国较前降低，这大部分归功于氟化水和牙科护理的改进。然而，这两种疾病仍是全世界以及某些特定人群的主要公共卫生问题。内科医生应该把促进口腔预防卫生保健作为卫生防护的一部分。龋齿和牙周疾病高危人群包括口干症、糖尿病、酗酒、吸烟、唐氏综合征和牙龈增生。此外，缺乏牙齿护理（低社会经济地位）和生活自理能力低下的人群（如疗养院居民和痴呆症患者或上肢残疾）牙科疾病的发病率明显增高。对此，以下几点是很重要的，包括定期进行口腔卫生和专业清洁，使用含氟牙膏，专业氟治疗方法的咨询服务，为活动受限的患者提供电动牙刷，对护理人员进行指导。内科医生需意识到在美国留学的国际学生龋齿的患病率很高。高花费、恐惧牙科护理以及语言和文化差异可能对寻求预防性牙科医疗造成障碍。

影响牙齿和牙周组织的发育性和系统性疾病

错殆畸形是最常见的发育问题，除了影响美观，还可以引起咀嚼功能障碍，除非通过正畸技术进行纠正。迟发第三磨牙很常见，偶尔也会被感染。由于肢端肥大症引起的获得性凸颌也可能引起错殆畸形，同样的情况可发生在由于佩吉特骨病引起的上颌骨和下颌骨畸形。牙齿延迟萌出、下巴后退和舌头突出是克汀病和垂体功能低下的少见特征。先天梅毒常导致前牙逐渐变细，出现缺口（哈钦森）和细结节（桑树）的磨牙冠。

釉质发育不全导致牙冠缺损，表现可以从凹陷到深裂缝不等，且既可发生在乳牙，也可出现在恒牙。宫内感染（梅毒、风疹）、维生素（A，C或D）缺乏症、钙代谢障碍（吸收不良、维生素D抵抗佝偻病、甲状旁腺功能减退症）、早产、高热或者罕见的遗传缺陷（釉质发育不全）都是可引起牙齿和牙周组织病变的原因。连续8年给予足够的大剂量四环素可能会产生釉质发育不全和变色。内源性色素物质可以影响牙齿颜色的发育，如胎儿有核红细胞增多症（绿色或蓝黑色）、先天性肝疾病（绿色或黄褐色）和卟啉病（用紫外线照射时显红色或棕色的荧光）。如果在发育过程中过度摄入氟，会出现斑驳的牙釉质。随着年龄的增长，磨牙症或过度酸暴露（如慢性胃食管反流或暴食症）会使牙釉质不断磨损。

中性粒细胞减少症、掌跖角化-牙周病综合征、先天性白细胞颗粒异常综合征与白血病可引起牙周炎造成牙齿过早脱落。牙齿过快松动最常见的原因是感染，其他少见的原因包括郎汉斯细胞组织增生症、尤因肉瘤、骨肉瘤或伯基特淋巴瘤。过早的乳牙缺失是低磷酸酯酶症（一种罕见的先天性代谢缺陷）的特点。

妊娠可能产生严重的牙龈炎和局灶的化脓性肉芽肿。在唐氏综合征和糖尿病的患者会出现严重的牙周疾病。苯妥英、钙通道受体阻滞药（如硝苯地平）、环孢素可引起牙龈增生。特发性家族性牙龈纤维瘤病和一些综合征相关异常表现相似。停药通常可以逆转药物引起的病变，但两者通常需要手术治疗。线状牙龈红斑常常见于进展期HIV感染的患者，可能提示免疫缺陷和中性粒细胞活性的降低。弥漫性或局限性牙龈肿胀可能是早期或晚期急性粒-单核细胞白血病（急性单核细胞性白血病）以及其他淋巴组织增生性疾病的特点。一种罕见的特定的韦格纳肉芽肿病的表现为紫红色的颗粒状牙龈炎（草莓状牙龈）。

口腔黏膜疾病

感染

大部分口腔疾病同微生物相关（表2-1）。

色素性病变

见表2-2。

皮肤病

见表2-1~表2-3。

舌病

见表2-4。

HIV和艾滋病

见表2-1~表2-3和表2-5。

溃疡

溃疡是最常见的口腔黏膜病变。虽然引起溃疡的病因很多，但根据病史和病变的形态表现，包括系统疾病独有的特征性表现，有助于缩小鉴别诊断的范围（表2-1）。绝大部分急性溃疡表现为疼痛并且是自

表2-1　口腔黏膜水泡，大疱或者溃疡病

情况	常见部位	临床特点	病程
病毒性疾病			
原发急性疱疹性龈口炎（单纯疱疹病毒1型，极少为2型）	唇和口腔黏膜（颊、龈和舌黏膜）	唇水泡，局破裂，结痂，口腔内水泡，容易溃疡；极度疼痛；急性龈口炎，发热，乏力，污泥气味和颈部淋巴结肿；常发生在婴儿、儿童和老年患者	10～14d内痊愈倾向，除外是继发感染，持续大于3周的病变一般不能用原发的疱疹病毒解释
复发性疱疹性唇炎	唇和口周皮肤黏膜交界处	成簇水泡融合然后破裂并结痂；辛辣食物或者压力刺激会感到疼痛	持续一般是1周左右，但如果是继发感染病程可能延长。如果病变较为严重，口服抗病毒药物或局部用药可能缩短愈合时间
反复的口腔内单纯疱疹病毒感染	上腭和牙龈	角化上皮上的小水泡破裂融合，疼痛	1周左右自愈，如果病变严重，口服或者局部应用抗病毒可能可以缩短愈合之间
水痘（水痘-带状疱疹病毒）	牙龈和口腔黏膜	皮肤病变作为的口腔黏膜小水泡破裂形成浅溃疡；也可能融合形成溃疡性大疱，黏膜可能出现广泛的红斑	病变一般在2周内自愈
带状疱疹（带状疱疹病毒再活化）	颊，舌，牙龈或腭	在三叉神经或其分支的感觉分布区中单侧性分布的成簇水泡和溃疡	如果没有继发感染，病变将逐步愈合；后遗神经痛较为常见。口服阿昔洛韦、泛昔洛韦或者伐昔洛韦可以减少愈合时间和后遗神经痛
传染性单核细胞增多症（EB病毒）	口腔黏膜	乏力，咽痛，发热，颈部淋巴结肿；通常在淋巴结肿大前几天出现较多小溃疡，牙龈出血和软硬腭交界处多发的出血点	在恢复期，口腔病变逐渐消失。如果扁桃体肿胀影响气道，可考虑糖皮质激素治疗，不然不需要治疗
疱疹性咽峡炎（柯萨奇病毒A，也可能柯萨奇病毒B和埃可病毒）	口腔黏膜，咽，舌	咽痛，发热和口咽部水泡，在夏季，4岁以下的儿童多发；弥漫的咽部充血和水泡（1～2mm），中间灰白，外周红晕；水泡变大和溃烂	潜伏期2～9d，发热1～4d，恢复后无后遗症
手足口病（最常见柯萨奇A16病毒）	口腔黏膜，咽，手和足底	发热，乏力，浅溃疡，高度传染性，通常发病为10岁以下的儿童	潜伏期2～18d，病变在2～4周内自限
原发的HIV感染	牙龈，腭和咽部	急性牙龈炎和口咽部溃疡合并引起发热的疾病如传染性单核细胞增多症和淋巴瘤	起发生在急性感染期、无症状期和艾滋病相关综合征期之后
细菌或真菌性疾病			
急性坏死性溃疡性牙龈炎（“坏死性溃疡性龈炎”，淋病感染）	牙龈	牙龈疼痛、出血，伴牙龈乳头和边缘坏死和溃疡形成，同时有淋巴结肿大和恶臭	24h内进行清创和稀释的双氧水1∶3冲洗；对急性发病的患者应用抗生素；容易复发
先天性梅毒	腭，颌，舌和牙	腭，颌面骨树胶肿样改变，哈钦森门牙，桑葚样磨牙，舌炎，黏膜斑和口角开裂	对恒牙期的牙齿造成不可逆的牙齿破坏
初期梅毒（下疳）	损伤出现在病毒的机体部位，包括唇、舌或扁桃体区域	小的丘疹迅速进展成为大的无痛性溃疡，边界清楚，单侧淋巴结肿大；下疳和淋巴结中含有梅毒螺旋体，3～4周后血清学检测阳性	1～2周后下疳愈合，6～8周后进入2期梅毒

续表

情况	常见部位	临床特点	病程
细菌或真菌性疾病			
2期梅毒	口腔黏膜受累，常表现为黏膜斑，常出现在腭、口角	口腔黏膜斑丘疹，直径5~10mm，中心溃疡覆浅灰色的膜，大面积黏膜和皮肤表面的爆发常伴有发热、乏力、咽痛	病变持续数周到1年不等
3期梅毒	腭和舌	腭和舌树胶肿样浸润以溃疡和纤维化为表现；舌乳头萎缩引起特征性镜面舌和颌炎	树胶肿的破坏引起腭部完全性的穿孔
淋病	病变出现在口腔，通过接种或原发部位的血行播散	大部分咽部感染是无症状的，可能有烧灼感或瘙痒，口咽和扁桃体溃疡和红肿，唾液较黏且有恶臭	较泌尿生殖系统感染难消除，虽然咽炎通常在应用合适的抗生素后能得到缓解
结核	舌、扁桃体、软腭	无痛，单发，1~5cm，不规则的溃疡伴随持续渗出，溃疡通常有清楚的边界	通常来自肺部感染，通过适当的抗生素治疗可好转
颈和颊面部放线菌病	面、颈、口腔底部肿胀	渗出，颌部骨折，磨牙出疹，其急性过程类似急性化脓性脓肿，但含有黄色“硫磺颗粒”（革兰阳性菌和菌丝）	典型表现包括硬性和无痛性肿胀，多发脓肿引流道形成，首选青霉素治疗，必要时外科手术干预
组织胞浆菌病	口腔任何部位，尤其是舌、牙龈或腭	结节状的、疣状或肉芽肿样溃疡；溃疡是硬性和痛性的，通常是血源性肺转移，也可能是原发的	需要系统性抗真菌治疗
念珠菌病（表2–3）			
皮肤病			
黏膜类天疱疮	典型的表现为边界清晰的红斑和溃疡，口腔的其他部位，食管和阴道都可能受累	痛性、灰白塌陷的水泡或大泡，在厚壁的上皮，周围红斑，脱屑牙龈病变，溃疡	迁延病程，包含复发和缓解，不同部位受累出现缓慢，运用糖皮质激素可能暂时减少症状，但不能控制疾病
多形性红斑（Stevens Johnson 综合征）	病变在口腔黏膜和手足皮肤	口腔内破裂的大疱，周围炎症，唇角血疱，蝶形或靶征是特征性表现，患者可能有严重的重度症状	发展迅速，常呈特发性，但可能与有一定的诱因如药物反应，病程持续5~6周，如果不治疗死亡率可能5%~15%
寻常型天疱疮	口腔黏膜和皮肤；机械创伤（软/硬腭，系带，唇，颊黏膜）	>70%口腔病变，大部分发生在老年人	病变出现大疱恶病变，感染和2年内死亡，应用糖皮质激素通常能控制
扁平苔藓	口腔黏膜和皮肤	口腔白纹，在皮肤摩擦区域紫色结节样病变，通常引起口腔黏膜溃疡和糜烂性牙龈炎	常纯白纹是无症状的；糜烂性病变通常难以治疗，但可能应用糖皮质激素有效
其他情况			
反复阿弗他溃疡	通常位于口腔半角化黏膜（颊、唇黏膜、口腔底部软腭、舌外侧和肠部）	单发或成簇的痛性溃疡，周围有红斑，病变直径1~2mm，疱疹样的，最小1~5mm，或5~15mm（最大）	病变通常1~2周痊愈，但可能每月或1年多次复发，保护性的口腔基质和局部激素可以缓解症状；严重的病例可能需要系统性糖皮质激素

续表

情况	常见部位	临床特点	病程
其他情况			
白塞综合征	口腔黏膜，眼睛，生殖器，胃和中枢神经系统	多发口腔阿弗他样溃疡，眼部炎症改变，生殖器溃疡，炎症性肠病和中枢神经系统病变	口腔病变通常持续数周，愈合后无瘢痕
创伤性溃疡	口腔黏膜任何部位，常引起前庭溃疡	局限，不连续溃疡病变边界发红，可以由黏膜意外叮咬，异物的穿通或者假牙的慢性刺激	当刺激物移除后，病变通常在7~10d愈合，除外继发感染
斛状细胞癌	口腔任何部位，最常见为下唇，舌和口腔底部	溃疡，伴有稍高硬化的边界；较难愈合，疼痛不突出，病变常引起黏膜红斑或白斑，镜面舌	侵袭和破坏下面组织，常转移至区域淋巴结

表 2-2　口腔黏膜，色素沉着性病变

情况	常见部位	临床特点	病程
口腔黑斑	口腔任何部位	不连续或连续的局部棕到黑色瘢痕	通常持续存在，没有生长
广泛黑色素沉着	口腔任何部位	连续的黑棕色色素沉着，可能是生理性（种族）或由于吸烟	通常持续存在
痣	口腔任何部位	不连续的局部棕黑色的色素沉着	持续存在
恶性黑色素瘤	口腔任何部位	扁平，连续，无痛，棕色到黑色，或呈结节样隆起	在早期易扩散和侵犯，转移引起死亡
艾迪生病	口腔任何部位，但最常见的是颊黏膜	在病变早期，蓝黑色至棕黑色点状色素沉着伴随连续的皮肤色素沉着，伴随其他肾上腺皮质功能缺乏的表现	病变可通过激素替代控制
P–J综合征	口腔黏膜	唇，颊黏膜上棕黑色素，伴唇、鼻、眼和手口，持续性分布的色素沉着；合并肠息肉病	口腔色素沉着，病变持续存在，胃肠息肉病可恶变
药物摄入（安定类药物，口服避孕药，米诺环素，齐多夫定，奎宁衍生物）	口腔黏膜	棕，黑，或灰色的色素沉着	在药物治疗后逐渐消失
汞合金	牙龈和肺黏膜	小的蓝黑色色素沉着区域伴汞颗粒在软组织植入，在一些病例中，它们可在影像学上显影	持续存在
重金属性色素沉着（铋，汞，铅）	龈缘	齿龈部分的蓝–黑色素沉着，儿童很少见，除外接触过含铅的油漆	全身蓄积的征象；对口腔卫生没有特殊意义
黑毛舌	舌背	丝状舌乳头伸长，可能被咖啡、茶、烟草、含色素的细菌所着色	如果是由于菌群紊乱引起的，在给予刷舌或停止抗生素使用后，1~2周内可好转
福代斯斑点	唇颊黏膜	大量小的黄的斑点在黏膜表面以下，没有症状，由于脂质腺体增生	良性，常没有变化
卡波西肉瘤	腭部最常见，但可发生在其他任何部位	表现为红或蓝斑块或有各自形状，常增大，呈结节样或形成溃疡	通常是HIV感染或非霍奇金淋巴瘤，很少致命，但可能需对症治疗
黏液潴留囊肿	唇和颊黏膜	由于受损的小唾液腺外渗，淡蓝色液体充满囊肿	良性，无痛的，除非有创伤，可外科手术切除

表2-3　口腔黏膜白色病变

情况	常见部位	临床特点	病程
扁平苔藓	颊黏膜，舌，龈和唇，皮肤	白条纹斑，红色区域，口腔溃疡，皮肤上的紫色皮疹，可能是无症状，痛性的，苔藓样的药物不良反应可能看起来差不多	对局部糖皮质激素治疗有效
白色海绵痣	口腔黏膜，阴道和咽部黏膜	上皮无痛性的白色增厚；青年或早发成人起病，家族性	良性和持续存在
吸烟者白斑和无烟烟草损伤	口腔黏膜任何部位，有时候与吸烟习惯有关	坚固粗糙或红色裂痕或溃疡性的白斑，可以是痛性，也可以是无痛的	在戒烟以后可能消失也可能不消失，2%可能会继发斛状细胞癌，必要时早期治疗
黏膜红斑病，伴或不伴白斑	男性中口腔底部较为常见，在女性中，舌和颊粘膜	天鹅绒般的红色斑块，偶然同白斑或光滑红色区域相混	斛状细胞癌高危，必要时早期治疗
念珠菌病	口腔任何部位	假膜“鹅口疮”，乳白色斑，刮擦后表现为鲜血的表面，在患病的婴儿，免疫低下的老年患者接受大剂量激素或广谱抗生素或艾滋病患者	抗真菌治疗有效，在可能的情况下纠正诱因
		红斑类型：高平，发红，有时部分患者表现是痛性的	病程同伪膜型
		念珠菌性白斑，由真菌感染引起的上皮非移动性增厚	对长期抗真菌治疗有效
		咽炎，咽痛性裂纹	局部抗真菌治疗有效
毛白斑	常在舌头侧面，很少在口腔其他部位	白色区域有小的，有又小又平的，也有呈大范围垂直褶皱，见于HIV携带者，AIDS高危人群	由EB病毒引起，对大剂量阿昔洛韦有效，易复发；很少引起不适，除外继发真菌感染
疣（乳头瘤病毒）	在皮肤和口腔黏膜任何部位	单发或乳头状病变，可能有较厚的角化表面，有许多点状的突起，花椰菜样病变，应与正常颜色的黏膜或多个粉红色或苍白的凸起，局限上皮增生	病变发展扩散迅速，需警惕鳞状细胞癌，除外需行活检，可能切除或激光治疗，在HIV患者中抗逆转录药物可好转

表2-4　舌的改变

病变类型	临床表现
形态改变类型	
巨舌症	巨舌可能继发于发育障碍疾病如Down's 综合征，Simpson-Golabi-Eehmel 综合征，或Beckwith-Wiedemann 综合征；也可能继发于肿瘤（血管瘤或淋巴管瘤），代谢性疾病（如原发性淀粉样变性）或内分泌障碍（如肢大症或呆小症）
裂纹舌	舌体背部和侧面被覆无痛性浅或深的裂纹，它们可能收纳残渣和变成刺激性的
中位菱形的舌尖	舌体先天性异常，伴中线偏后卵圆形裸露区域，可能同念珠菌病有关，抗真菌治疗有效
颜色改变	
舌咽舌(良性、迁移的舌尖）	舌体无症状炎症状态，伴丝状乳头迅速丢失、脱落和再生，引起舌体表面淤质裸露红斑
多毛舌	背侧丝状乳头的伸长，它是由于舌乳头角质层无法正常脱落引起。棕黑色可能由于烟草、食物或产色素的生物
草莓舌	猩红热的舌体表现，由于丝状乳头的肿大和内部改变引起的
镜面舌	舌萎缩同干燥症，恶性贫血，缺铁性贫血，糙皮病或梅毒；可能伴烧灼样疼痛；可能是红斑性念珠菌病表现，抗真菌治疗有效

表2–5 HIV感染引起的口腔病变

病变形态	病因
丘疹，结节，斑块	念珠菌病（异常增生和假膜）
	尖锐湿疣（人乳头瘤病毒感染）
	斛状细胞癌（癌前和癌变）
	非霍奇金淋巴瘤
	毛状白斑
溃疡	反复阿弗他溃疡
	咽炎
	斛状细胞癌
	急性坏死性溃疡性牙龈炎
	坏死性溃疡性牙周炎
	坏死性溃疡性口腔炎
	非霍奇金淋巴瘤
	病毒感染（单纯性疱疹病毒，带状疱疹病毒，巨细胞病毒）
	结核分枝杆菌，分枝杆菌
	真菌感染
	药物反应（单个或多个溃疡）
色素沉着	卡波西肉瘤
	杆菌性血管瘤病（皮肤和内脏病变较口腔病变常见）
	齐多夫定色素沉着（皮肤，指甲和偶发口腔黏膜）
	艾迪生病
混杂的	线样齿龈红斑
代表与HIV感染关系密切	

限性的。口疮样溃疡和单纯疱疹病毒感染是主要原因。持续和较深的口腔溃疡可以是特发性的或与HIV/艾滋病相关。口腔溃疡常常是贝赫切特综合征的常见表现。相似的情况也会在反应性关节炎的患者出现（以前称为Reiter综合征），但疼痛程度相对较轻。此外，其在盘状红斑或者系统性红斑狼疮中也偶尔出现。克罗恩病中也可看到类似溃疡（参见第17章）。但不同于常见的口腔溃疡，他们在组织学上可能会有肉芽肿性炎症表现。有报道称，在一些腹腔疾病的患者中，反复发作的口腔溃疡会随着腹腔疾病的好转而好转。

需要引起重点关注的是慢性的持续2周以上的相对无痛溃疡和混合红/白色斑块（红斑和外阴白斑）。首先应考虑鳞状细胞癌和不典型增生并做诊断性活检。这一方面应重点强调，因为早期恶性肿瘤比晚期更容易治愈。高危发病部位包括下嘴唇、口腔底部、腹侧和侧面舌头，以及软腭和扁桃体交汇之处。在西方国家，有统计学意义的口腔癌危险因素包括阳光照射（下嘴唇）、烟草和乙醇的使用。在印度和其他一些亚洲国家，混合有槟榔、石灰和香料的无烟烟草是常见的口腔癌致癌因素。其他少见的病因包括梅毒、Plummer–Vinson综合征（缺铁性吞咽困难）。

慢性口腔溃疡罕见的原因包括结核、真菌感染、肉芽肿性多血管炎（韦格纳肉芽肿），且中线肉芽肿与癌类似。明确诊断需结合其他临床表现和病变处活检病理。梅毒硬下疳通常是无痛溃疡，因而很容易漏诊。一般都会有区域性淋巴结肿大。确诊需要依靠特异的细菌培养和血清学试验。

黏膜脆性病变常引起痛性口腔溃疡，且在2周内不易愈合。黏膜类天疱疮和寻常型天疱疮是主要的相关性疾病。虽然它们临床特点往往比较特异，但确诊仍需免疫组化检查并除外扁平苔藓和药物反应。

血液系统和营养障碍性疾病

内科医生更多遇到后天性而非先天性出血性疾病。正常情况下，轻微创伤后出血应在15min内停止，拔牙后如果给予适当的局部压力，出血应在1h内停止。若出血时间延长，除外进一步损伤发生或大血管破裂，需警惕凝血功能障碍。此外，在血小板功能障碍或血小板减少症的患者中，更容易在软硬腭之间的振动区域发现瘀点、瘀斑。

所有形式的白血病，尤其是急性粒–单核细胞白血病，可引起牙龈出血、溃疡和牙龈肿大。口腔溃疡是粒细胞缺乏症的特征性表现，溃疡和黏膜炎是血液系统和其他恶性肿瘤放化疗和放疗后的严重并发症。Plummer–Vinson综合征（缺铁、角口腔炎、舌炎、吞咽困难）增加环状软骨后组织发生口腔鳞癌和食管癌风险。恶性贫血可能会出现舌乳头萎缩以及杨梅舌。B族维生素缺乏会引起许多与口腔溃疡、唇干裂相似的表现。此外，坏血病可引起牙龈肿胀、出血，溃疡和牙齿松动。

非齿源性的口腔疼痛

并非所有的口腔疼痛是由于牙体牙髓或牙周组织的炎症或者损伤引起。非齿源性口腔疼痛往往被人们忽视。在大多数情况下，牙痛容易诊断，并且疼痛与刺激明确相关，相关检查可以发现明确的病变（如龋齿、脓肿）。局部麻醉可缓解起源于牙齿或牙周疾病的疼痛，但不能缓解牵涉痛。最常见的非齿源性疼痛是来自于咀嚼肌的牵涉至肌筋膜的疼痛，随着咀嚼疼痛加重。许多患者的磨牙（通常在睡眠时出现的磨牙）与压力和焦虑有关。颞下颌关节紊乱与其密切相关。在女性的发病率更高。其特点包括疼痛、下颌运动受限以及颞下颌关节的弹响。其病因较为复杂，虽然曾将其归因于错颌畸形，但并不是主要原因。骨关节炎是引起下颌关节疼痛的常见原因。抗炎药物、下颌骨休息、软食、热敷有利于缓解病情。50%的类风湿关节炎患者有颞下颌关节受累且往往提示病情较重。双侧耳前疼痛，特别是在上午，使关节运动受限。

偏头痛也可能引起口腔疼痛。周期性的疼痛发作和缓解、病因不明、局部麻醉药物使用后疼痛不缓解是重要线索。三叉神经痛可能累及第Ⅴ对脑神经的全部或者部分上颌支和下颌支，可引起一个或几个牙齿疼痛。疼痛可能自发出现或因触碰嘴唇、牙龈或刷牙或咀嚼诱发。由第Ⅸ对脑神经引起的舌咽神经痛在其分布区域可以产生类似的急性神经痛。吞咽、打喷嚏、咳嗽或对耳屏加压会触发舌底部、咽部和软腭的疼痛，疼痛可能放射至颞下颌关节。累及三叉神经上颌支和下颌支的神经炎（如上颌窦炎、神经瘤和白血病浸润）可以通过其神经痛的性质与普通的牙痛相鉴别。有时候，拔牙后会有幻觉痛。贝尔麻痹最早期的症状是疼痛和耳后或侧面部的痛觉过敏，它可以在面部无力不适之前或同时出现。

同样，类似的症状可能在带状疱疹病毒感染第Ⅶ对脑神经（拉姆齐-狩猎综合征）或三叉神经出现典型表现之前出现。带状疱疹后遗神经痛可有以上类似的表现。冠状动脉缺血可仅表现为面部和下颌的疼痛，如典型的心绞痛一样，是随着心肌耗氧量的增加间断出现。不能通过麻醉缓解的上磨牙或前磨牙的疼痛，需警惕上颌窦炎。

巨细胞动脉炎的典型表现是头痛，但也可以只出现面部疼痛或喉咙痛。咀嚼或者谈话时间歇性下颌和舌头功能障碍是比较常见的症状。舌梗死比较罕见。亚急性甲状腺炎在甲状腺出现压痛和暂时性甲状腺功能亢进出现前可有放射至面部或下巴的疼痛。

目前灼口综合征（舌痛）缺乏一个明确的原因（如维生素B_{12}缺乏、缺铁、糖尿病、低级别念珠菌感染、食物不耐受或潜在的口干症），主要见于绝经后女性。病因可能是神经性的。氯硝西泮、α-硫辛酸以及认知行为疗法对部分患者有效。一些使用ACEI的患者停药后病情可以缓解。

涎腺疾病

涎液对口腔卫生很重要。它的缺失会引起牙齿的破坏和缺失。涎液的主要成分是水和黏蛋白，具有清洁和润滑作用的液体。此外，它包含抗菌成分（如溶菌酶、乳过氧化物酶、分泌IgA）、表皮生长因子、矿物质和缓冲系统。大部分涎腺受自主神经刺激间断分泌，用餐时高分泌，其他时间处于低水平分泌。在唇颊部数百个小腺体持续分泌黏液。当涎液分泌功能减少时，口腔功能亦受损。当涎液流率减少50%时，患者会感口干（口干症）。最常见的病因是药物，尤其是抗胆碱能药物，此外还包括α和β受体阻滞药、钙通道阻滞药和利尿药。其他原因包括干燥综合征、慢性腮腺炎、涎腺导管阻塞、糖尿病、HIV/AIDS和影响涎腺的放疗（霍奇金淋巴瘤和头面部肿瘤）。治疗方面包括停用或较少使用引起口干的药物，预防性的牙科护理及补充口腔液体。如果涎腺受损比较轻，无糖薄荷糖或咀嚼口香糖可以刺激涎腺分泌。研究显示，当有足够的正常外分泌组织时，毛果芸香碱或西维美林可以促进其分泌。商业药用唾液替代品或凝胶可缓解干燥不适，但必须补充氟预防龋齿的发生。

涎石病最常见的表现是肿痛，但在某些情况下可以只有肿胀或疼痛。非手术治疗包括局部加热、按摩和水化。用薄荷糖或柠檬水促进涎液分泌可能会冲走小结石。当怀疑合并细菌感染时需要应用抗生素治疗。对于成年人，急性细菌性腮腺炎常累及单侧，最常发生在术后、脱水和衰弱的患者。耐甲氧西林金黄色葡萄球菌和厌氧菌是最常见的致病菌。慢性细菌性涎腺炎因涎液分泌减少和反复细菌感染引起。当抗细菌感染治疗效果不佳时，需鉴别有无良性和恶性肿瘤、淋巴组织增生性疾病、干燥综合征、结节病、肺结核、淋巴结炎、放线菌病和韦格纳肉芽肿性多血管炎。双侧无痛性腮腺肿大常见于糖尿病、肝硬化、暴食症、HIV/AIDS和服用某些药物的患者（如碘、丙硫氧嘧啶）。

多形性腺瘤占所有涎腺肿瘤的2/3。腮腺是主要受累的涎腺，肿瘤表现为缓慢生长的固定的包块。虽然病理是良性，若切除不干净，仍会复发。恶性肿瘤如黏液表皮样癌、囊性腺样癌和腺癌生长相对较快，速度取决于不同病理分级。他们可能引起溃疡并侵犯神经，引起面部麻木和面瘫。手术切除是主要的治疗方法。当无法进行手术切除时可以应用放射治疗（特别是中子束治疗）。当然放射治疗也可用于术后某些有高复发风险的组织学类型。恶性涎腺肿瘤5年生存率约为68%。

复杂疾病的牙科护理

常规牙科护理（如清洗、牙石去除和洗牙、牙齿修复、根管治疗）是非常安全的。对于内科疾病的患者进行牙科护理最常见问题包括抗凝患者的过度出血，心脏瓣膜和假肢患者通过口腔菌群血源性播散引起的感染以及由于牙科治疗局部麻醉时升压药使用引起的心血管事件。实践证实这些并发症的风险是非常低的。

接受拔牙或牙槽牙龈手术的患者很少出现不可控

制的出血，虽然在围术期间使用预防静脉血栓、心房颤动或机械瓣剂量的华法林抗凝。然而，有报道称在小剂量抗凝期间仍会发生栓塞并发症和死亡。因此，在牙科处理期间治疗性抗凝需继续应用。同样，低剂量阿司匹林（如81~325mg）继续使用是安全的。对于同时使用阿司匹林和其他抗血小板药物（如氯吡格雷）的患者，是否继续合并使用另一种抗血小板药物应根据患者血栓和出血发生风险进行权衡。

细菌性心内膜炎高危患者应保持理想的口腔卫生，包括用牙线清洁牙齿，并定期专业清洁。目前，指南推荐预防性抗生素仅限于细菌性心内膜炎高风险患者进行牙科和口腔手术时使用，这些手术需涉及牙龈或根尖周组织或口腔黏膜深层。如果出现意外出血，抗生素应在术后2h内给予以提供有效的预防。

从口腔感染引起的血源性细菌播散无疑会引起迟发的人工关节感染，因而需要清除感染的组织（如引流、清洗和根管治疗）和合适的抗生素治疗。然而，目前尚没有证据表明迟发的人工关节感染发生在常规牙科治疗后。因此，并不推荐对有骨科销、螺钉和钢板的患者在牙科手术前预防性使用抗生素。然而，对于2年内因炎性关节病行关节置换、使用免疫抑制药、1型糖尿病、有人工关节感染病史、血友病或营养不良的患者，进行牙科手术仍需预防性使用抗生素。

对高血压和心脏病的患者是否使用缩血管药一直是一个问题。缩血管药物可以增强局部麻醉药物作用的深度和持续时间，从而减少麻醉剂量和潜在毒性。如果避免血管内注射，2%利多卡因和1∶100 000肾上腺素（限于共计0.036mg肾上腺素）可以安全地应用于控制良好的高血压和稳定的冠心病、心律失常或慢性心力衰竭的患者。对于服用三环类抗抑郁药和非选择性β受体阻滞药的患者需采取预防措施，因为这些药物能增强肾上腺素的作用。

择期牙科治疗至少需要在心肌梗死1个月后方能进行，因为这个时间如果患者的病情控制稳定（如稳定心律、稳定心绞痛、无心力衰竭），其再梗死的风险很低。对于发生脑卒中的患者，择期牙科手术需推迟6个月。无论以上哪种情况，均需要减少术中应激，因此，很好的镇痛措施，包括小剂量的使用缩血管药物以提供很好的稳态和局部麻醉是必要的。

双膦酸盐治疗与下颌骨的骨坏死相关。然而，口服双膦酸盐治疗的风险很低。发生的大部分患者都接受了大剂量的双膦酸盐以治疗多发性骨髓瘤或转移性乳腺癌并同时进行拔牙或牙科手术。当暴露的黄-白硬骨累及上颌或者下颌时，口腔病变就会出现。2/3的患者疼痛明显。用监测实验来评估骨坏死的风险并不是有效方法。对于使用氨基双膦酸盐治疗的患者，建议接受预防性牙科护理以减少感染和未来牙槽手术的风险。

口臭

口臭通常来自于口腔或鼻腔通道。从细菌腐烂食品和细胞碎片产生的挥发性硫化合物是引起恶臭的主要原因。牙周疾病、龋齿、急性牙龈炎、不合适的义齿、口腔脓肿及舌苔是常见病因。治疗包括纠正卫生不良习惯、治疗感染、刷舌。口干症能产生和加剧口臭。腐烂食物在扁桃体隐窝、食管憩室的滞留，食管淤滞（如贲门失弛缓症、狭窄）、鼻窦炎和肺脓肿在某些情况也可引起口臭。一些系统疾病能产生特有气味：如肾衰竭（氨臭味）、肝病（鱼腥味）和酮症酸中毒（水果味）。幽门螺杆菌感染引起的胃炎也能产生氨的气味。如果没有检测到气味，则需警惕假性口臭甚至口臭恐惧症。这些情况一般提示有不同程度的心理疾病。

年龄和口腔卫生

尽管牙齿脱落和牙齿疾病并不是衰老的正常进程，但一系列随着衰老出现的结构和功能改变可以影响口腔卫生。牙齿结构的微妙变化（如减少的牙髓腔空间、牙本质小管的硬化、牙髓内神经和血管含量的改变）能引起对疼痛敏感度的下降或改变、修复能力的降低和牙齿脆性的增加。此外，年龄相关的脂肪替代涎腺腺泡可降低生理储备，因此增加口干症的风险。

当视力下降或患者失去手的灵巧性和上肢灵活性时，往往引起不良的口腔卫生。这在家庭护理时特别常见，必须要着重强调，因为定期的口腔清洁和口腔护理已被证明在这些人群中可以减少肺炎发生率和人口死亡率。其他牙科疾病的风险包括有限的终身氟暴露和老年人当味觉和嗅觉逐渐衰退时偏好甜味食品。这些因素所占比例在75岁以上的人群中比例明显增加，这些老年人的牙齿往往经过大量修复且有暴露的牙根。没有积极的护理，牙齿的破坏可以进展迅速且没有明显症状。因此，当被发现前，大量或全部的牙齿可能已经被破坏了。

牙周病，作为导致牙齿脱落的主要原因，可通过牙槽骨高度下降进行预测。超过90%美国人在年满50岁时都有一定程度的牙周病变。对于年满60岁仍没有出现显著的牙槽骨缺失的健康老年人，其不会随着年龄增长再出现典型的病情加重。

随着年龄增长出现完全无牙殆这一现象，虽然比过去的几十年减少，仍发生于约50%的年龄≥85岁的美国人。说话、咀嚼以及面部轮廓都受到显著影响。无牙殆也可能加重阻塞性睡眠呼吸暂停，特别是对于那些没有症状又同时带着义齿的患者。义齿可以提高语音清晰度和恢复面部轮廓。咀嚼功能恢复是不可预测的。这对那些认为义齿可以改善口腔吸收功能的医生可能要失望了。义齿需要定期调整以适应塑形，以便减少牙槽的塑形。疼痛可以由松动义齿的摩擦或创伤引起。身体状况虚弱和口腔卫生不佳可能引起念珠菌病发展。它可以是无症状或引起疼痛，表现为与义齿区域一致的红色光滑或颗粒状的组织。

（何　昆　译　李景南　校）

第3章

Chapter 3

疾病的口腔表现图谱

Samuel C.Durso　Janet A.Yellowitz

口腔健康状态与心血管疾病、糖尿病和其他系统性疾病相关。因此，检查口腔有无疾病表现是体格检查的重要部分。本章节呈现了大量优质临床照片（图3-1~图3-27），展示了诸多“第2章疾病的口腔表现”中讨论的疾病。以下图片展示了累及牙齿、牙周组织和口腔黏膜的病变。

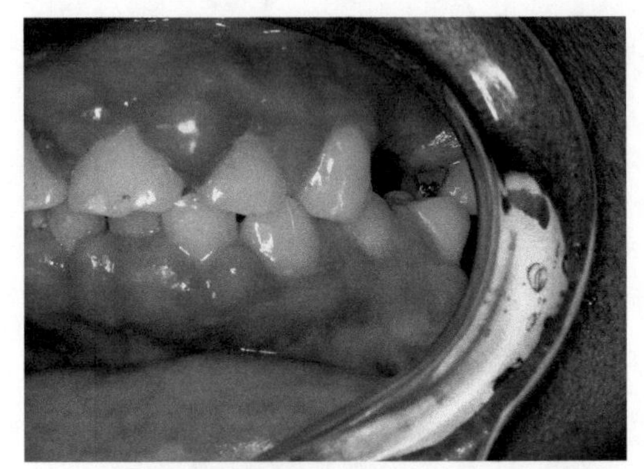

图3-1　继发于钙通道阻滞药的牙龈增生

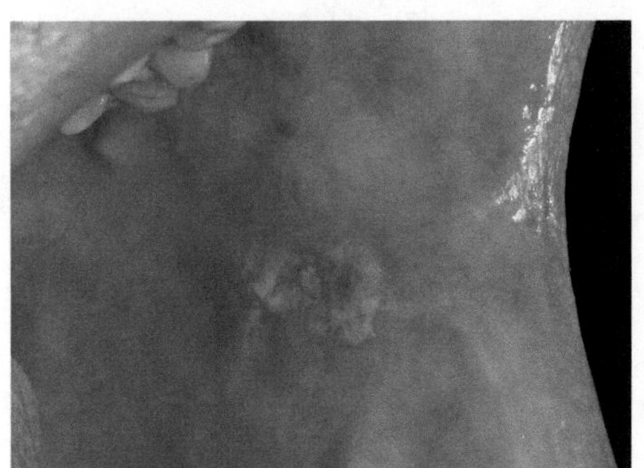

图3-2　口腔扁平苔藓

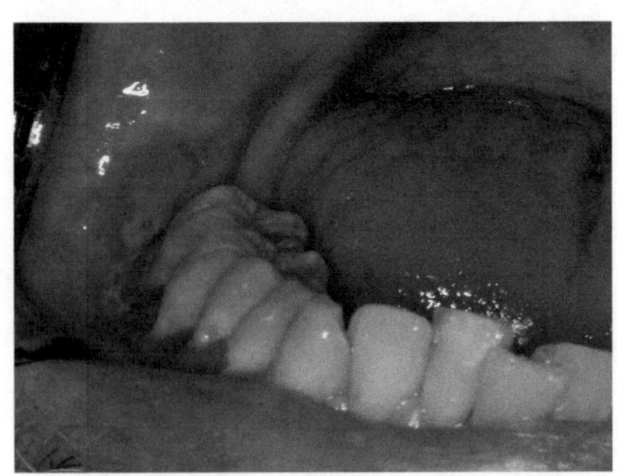

图3-3　糜烂性扁平苔藓

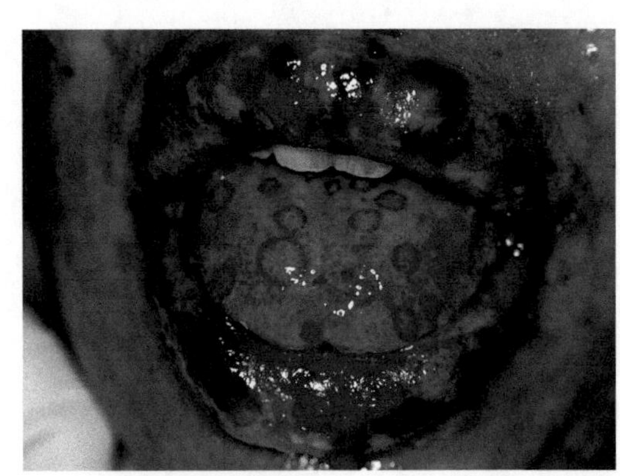

图3-4　史蒂文斯-约翰逊综合征——奈韦拉平的用药反应

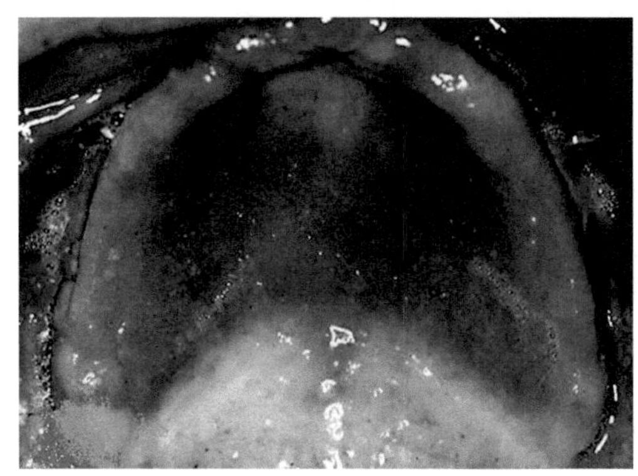

图3–5　牙托下的红斑性念珠菌病（即该患者应接受抗真菌治疗）

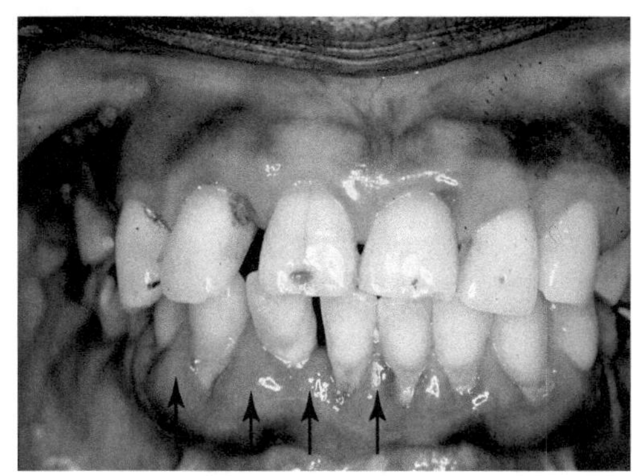

图3–6　重度牙周炎

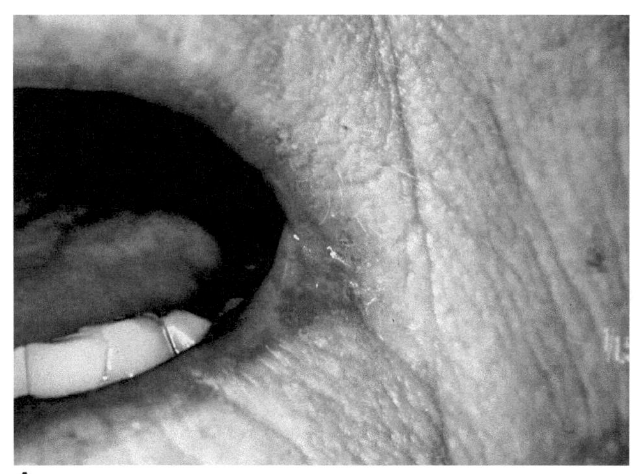

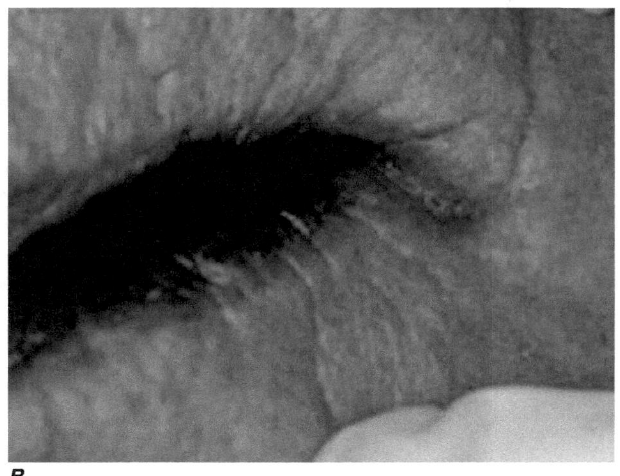

图3–7　口角干裂

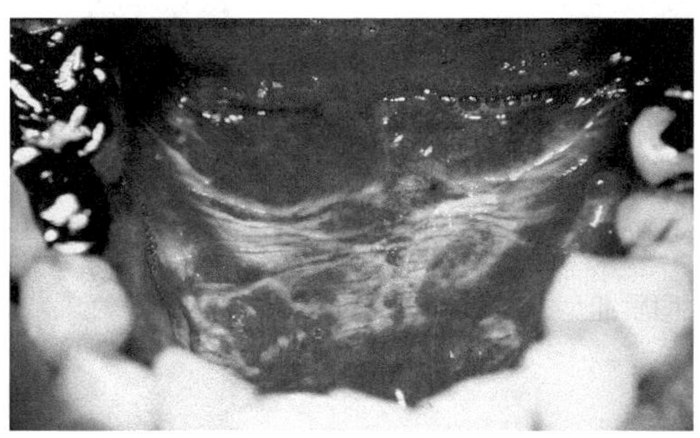

图3–8　舌下黏膜白斑病

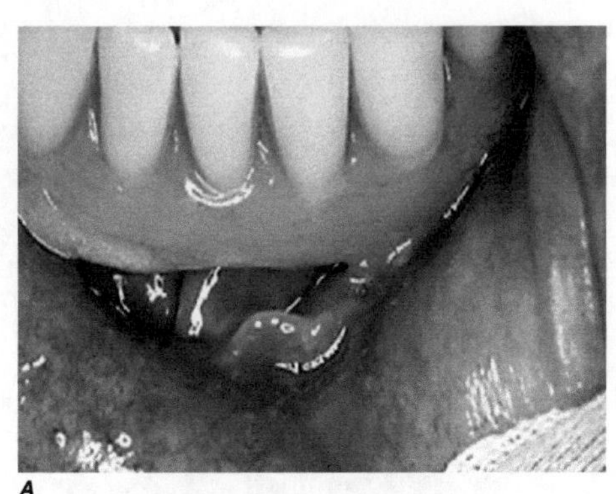

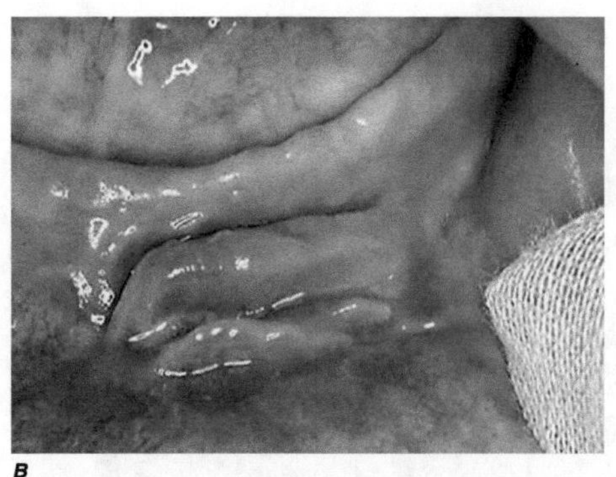

图3-9　A.牙托下龈瘤（牙龈增生）；B.缝龈瘤

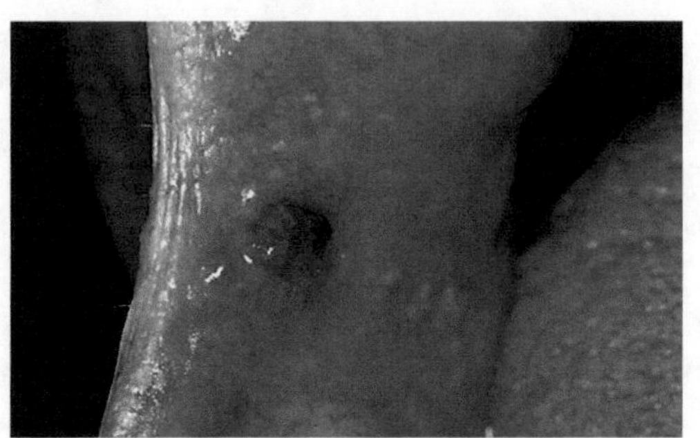

图3-10　颊内侧外伤性病灶

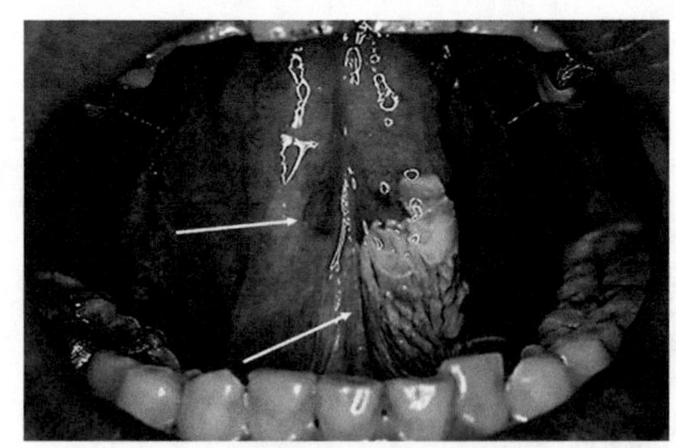

图3-11　口腔黏膜白斑病，均质亚型

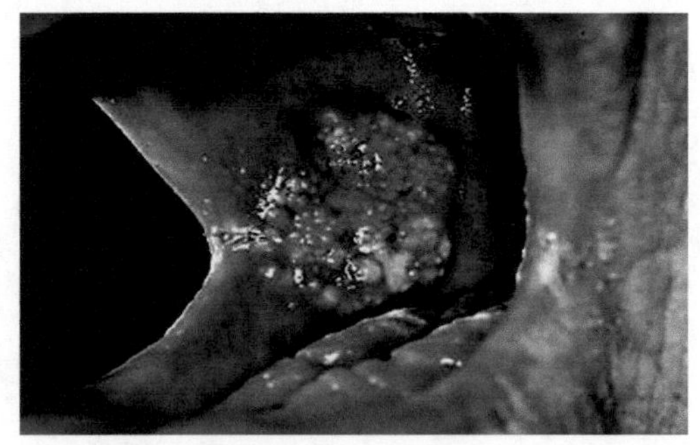

图3-12　口腔癌

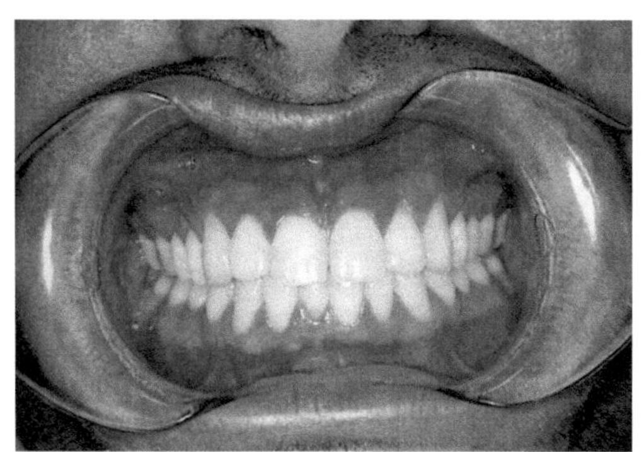

图3-13　健康口腔

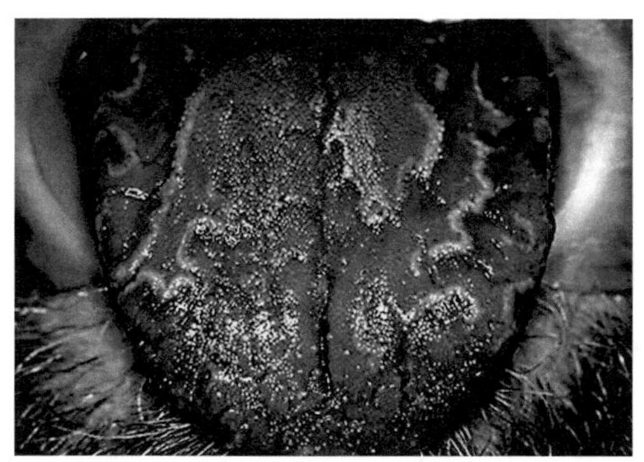

图3-14　地图样舌

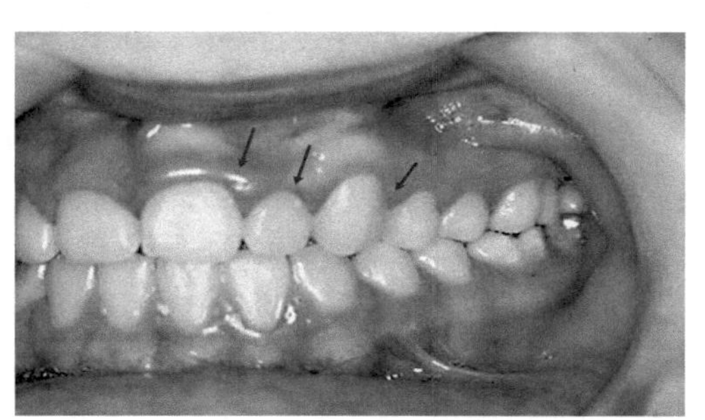

图3-15　中度牙龈炎

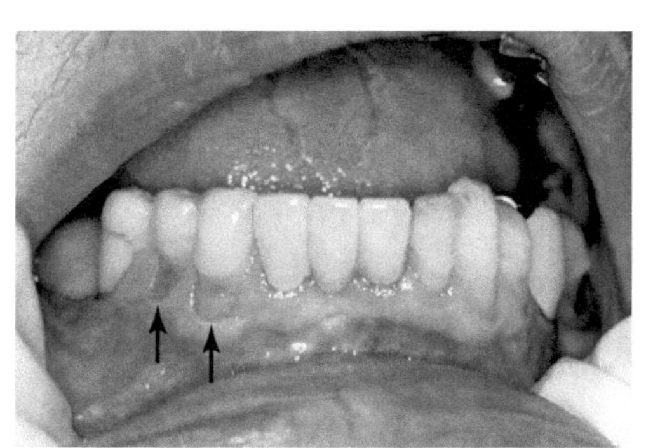

图3-16　牙龈萎缩

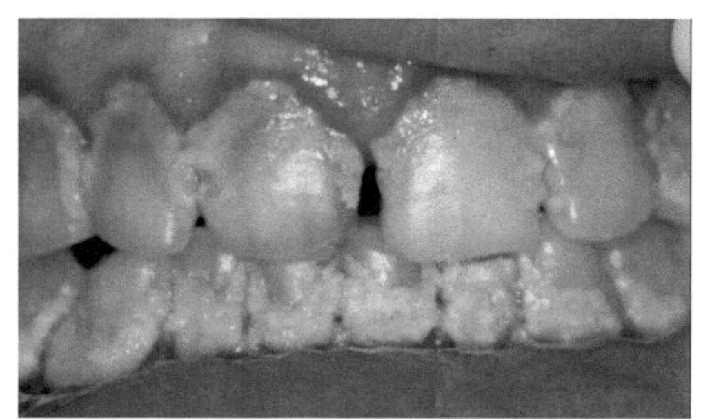

图3-17　严重牙石和牙龈炎症

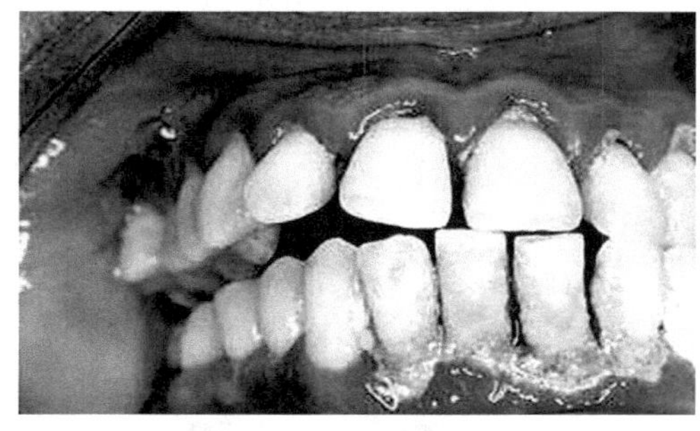

图3-18　重度牙龈炎症和严重牙石

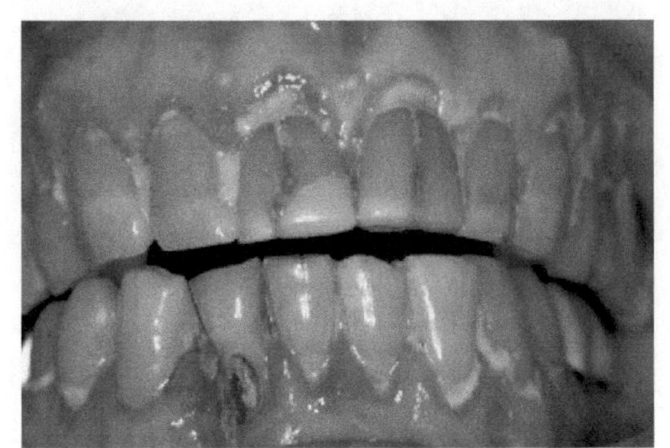

图3-19 重度牙周疾病下的牙根腔

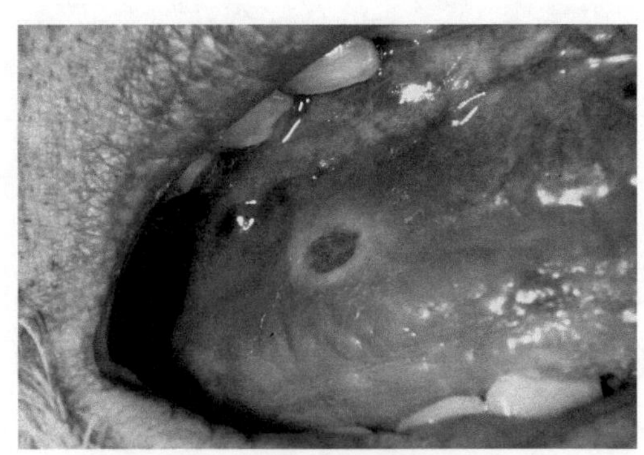

图3-20 舌侧边上的溃疡——潜在癌

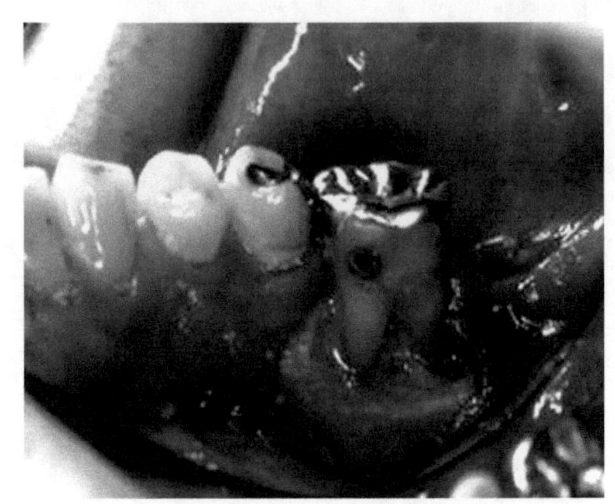

图3-21 骨坏死

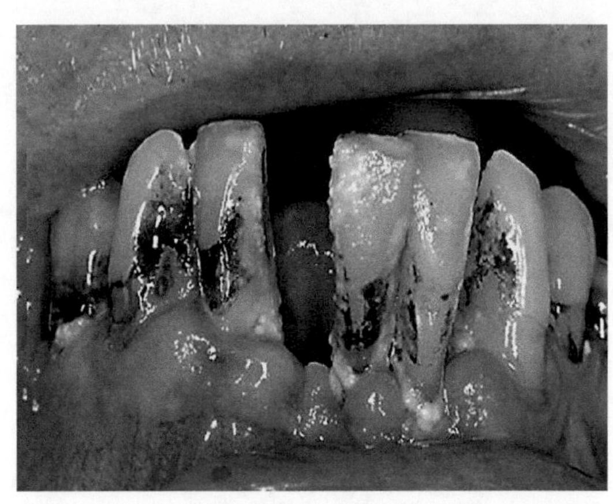

图3-22 严重牙周疾病、牙缺失、牙齿严重松动

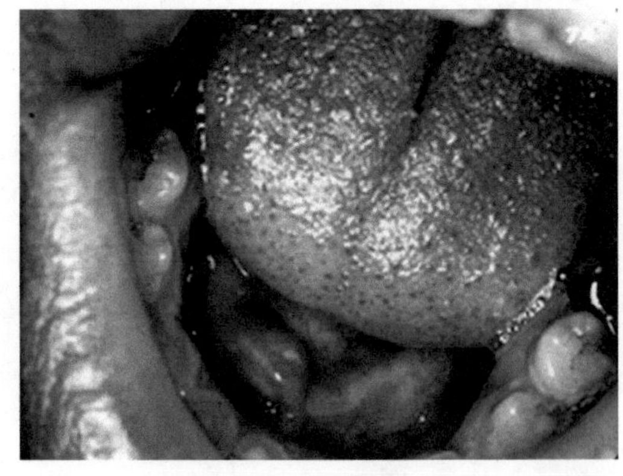

图3-23 涎石

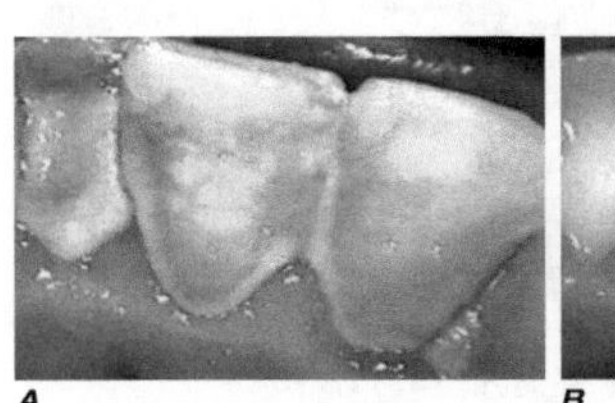

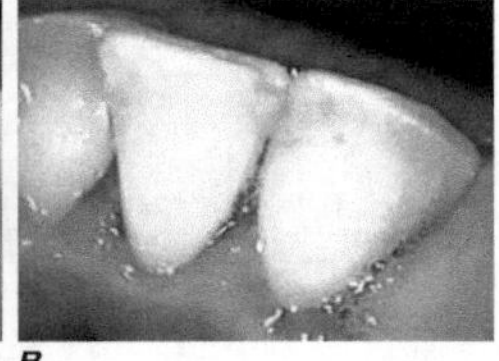

图3-24 A.牙石; B.清洁后的牙齿

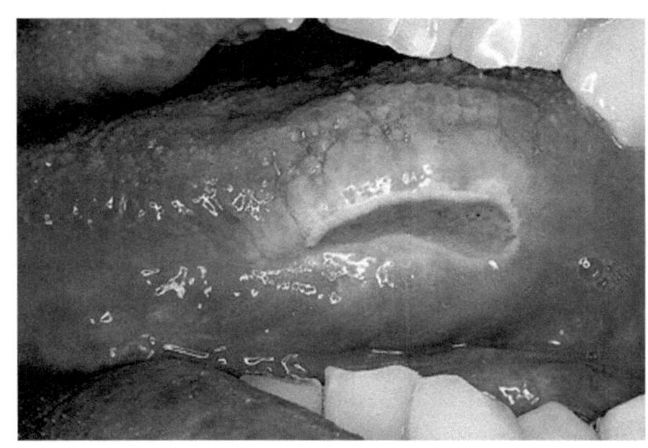

图3-25　创伤性溃疡

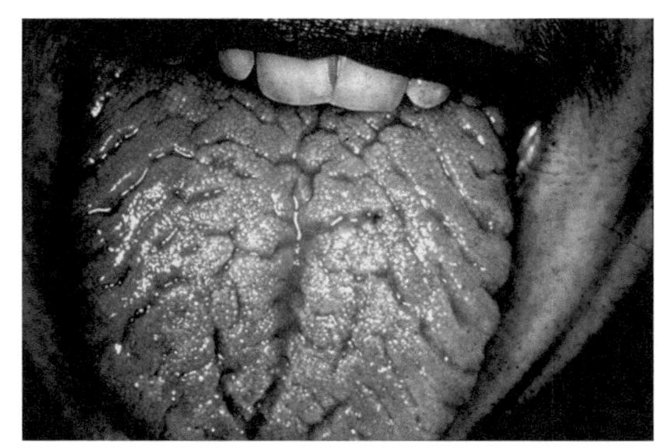

图3-26　裂纹舌

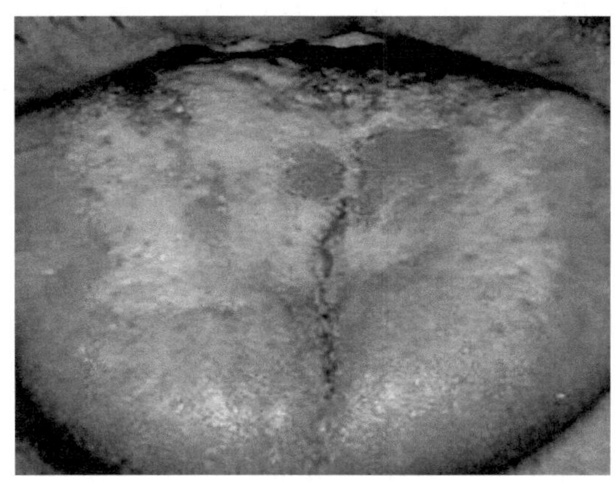

图3-27　舌白苔——念珠菌病可能

(周　颖　译　李景南　校)

第4章

Chapter 4

吞咽困难

Ikuo Hirano　Peter J. Kahrilas

吞咽困难指食物或水由口腔至咽喉部或通过食管困难。严重的吞咽困难可致营养不良、误吸、降低生活质量。与吞咽困难有关的术语有以下几个：吞咽障碍（aphagia）指食管完全梗阻，常见的是大块食团梗阻或外部肿物压迫。吞咽痛指咽下疼痛，多因口咽或食管黏膜溃疡所致，多伴吞咽困难，但吞咽困难却不一定伴吞咽疼痛。咽下异感症是指并不妨碍吞咽的颈部异物感，有时可通过吞咽缓解。传输性咽下困难在吞咽时常导致鼻反流、肺吸入，以口咽性咽下困难为特征。恐食症（害怕吞咽）和拒绝吞咽可能是精神性的，或与对食团梗阻、吞咽痛、误吸的预期焦虑相关。

吞咽的生理

吞咽开始于口腔期，包括食物咀嚼和与涎液混合。随后是传输期，食团被舌推送入咽部。食团进入下咽部启动咽喉的吞咽反应，这主要由中枢控制，包括一系列复杂的动作，将食团由咽部推送入食管，避免食团进入气管。为完成这一过程，咽喉上抬并向前凸出，食管上括约肌（UES）舒张。舌运动推进食团通过UES，随后蠕动性收缩清除从咽部至通过食管的食物残渣。当食团进入食管，食管下括约肌（LES）舒张，持续至蠕动性收缩将食团推送入胃。由吞咽引发的蠕动性收缩称为原发性蠕动，包括整个食管肌肉的收缩及随后抑制收缩导致的松弛。在蠕动性收缩前的抑制称为吞咽抑制。食管局部的扩张可能与胃食管反流相关，引起继发性蠕动，并向远处推进。三级食管收缩是非蠕动性的，在荧光镜下，可见自发出现的紊乱的食管收缩。

口腔、咽、食管上括约肌、颈段食管的肌肉为骨骼肌，直接受脑神经的下运动神经元支配（图4–1）。口腔肌肉由第Ⅴ对（三叉神经）和第Ⅶ对（面神经）脑神经支配；舌肌肉由第Ⅻ对（舌下神经）脑神经支配；咽部肌肉

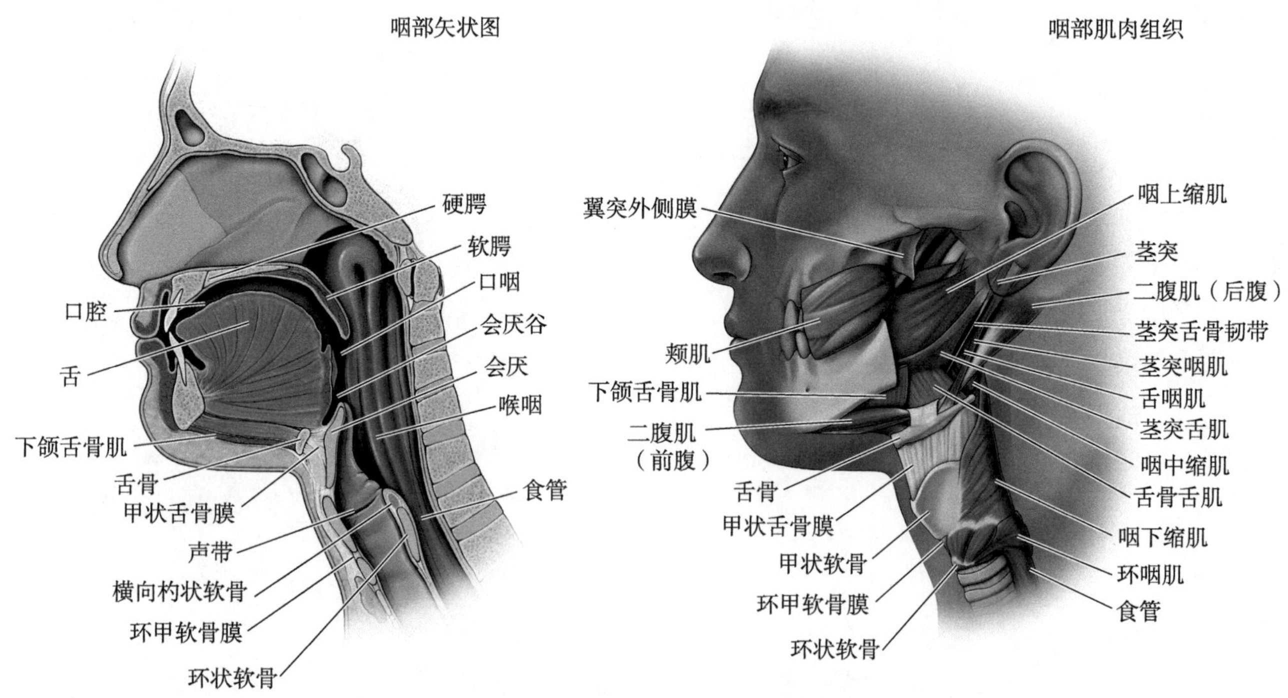

图4–1　与吞咽相关的肌肉组织的矢状图和图解

注意矢状面上舌占据很大部分，且与喉（气道）和食管的关系密切。在未吞咽时，食管入口是关闭的；吞咽时，食管入口打开

由第Ⅸ对（舌咽神经）和第Ⅹ对（迷走神经）脑神经支配。

生理上，食管上括约肌包括环咽肌、相邻的咽下缩肌、颈段食管的近段。食管上括约肌的神经支配来自迷走神经，而吞咽时支配UES舒张的神经来自第Ⅴ对、第Ⅶ对和第Ⅻ对脑神经。休息时UES仍关闭，因其内在的收缩性及神经介导的环咽肌收缩。吞咽时UES开放因支配环咽肌的迷走神经兴奋停止，同时舌骨上肌、颏舌骨肌同时收缩，使UES开放，同时喉部上抬和前移。

引发蠕动的食管近端和远端部分的神经肌肉是特殊的。颈段食管，与咽部肌肉一样，由骨骼肌构成，由迷走神经的下运动神经元支配。食管近端的蠕动由疑核中迷走神经元顺序激发。相比之下，食管远端和LES由平滑肌构成，由食管的肌间神经丛的兴奋和抑制神经元控制。在原发性蠕动中，迷走神经的背侧运动神经元来源的脊髓节前神经元通过节神经元引发蠕动。兴奋性节神经元的神经递质为乙酰胆碱和P物质，抑制性神经元的神经递质为血管活性肠肽和一氧化氮。蠕动起始于抑制性节神经元的兴奋，随后为兴奋性节神经元兴奋，远端抑制性神经元逐渐占主导。同样，LES舒张在吞咽抑制后开始，持续至蠕动结束。LES在休息时收缩是因兴奋性节神经元刺激和内在的血管肌源性收缩，血管肌源性收缩使LES区别于相邻的食管。右横膈周围的肌肉加强了LES的功能，在吸气、咳嗽或腹部紧张时作为外括约肌起作用。

吞咽困难的病理生理

吞咽困难可根据部位及发生情况分类。根据部位可分为口、咽、食管吞咽困难。整个食团的正常输送取决于食团的稠度和大小、管腔的口径、蠕动性收缩的完整性、UES和LES在吞咽时被抑制。因过大的食团或狭窄的管腔所致的吞咽困难称为结构性吞咽困难。而由蠕动异常或括约肌舒张功能受损所引起吞咽困难称为推进或动力性吞咽困难。在吞咽困难的患者中，不止一种机制起作用。硬皮病的患者常缺乏食管蠕动，且LES功能减退，从而形成消化道狭窄。同样，头颈部肿瘤的放疗可引起口咽的吞咽功能减退，引起颈段食管狭窄。

口咽吞咽困难

口腔期吞咽困难与食团形成及控制不良相关，导致食物长期在口腔中滞留，可能从口腔中漏出。流口水或起始吞咽困难是其特点。食团控制不良可致食团未进入下咽部而过早漏出，伴吸入气道或反流至鼻腔。咽期吞咽困难与食物滞留在咽部相关，因舌及咽喉推进能力差或UES梗阻。声音嘶哑和脑神经受损可能与口咽吞咽困难相关。

口咽吞咽困难可能因神经、肌肉、结构性、医源性、感染和代谢原因所致。医源性、神经及结构性病因多见。医源性因素包括手术和放射治疗，常有头颈肿瘤的病史。神经性吞咽困难源于脑血管意外、帕金森病，肌萎缩性脊髓侧索硬化症是误吸和营养不良的主要病因。延髓核直接支配口咽。单侧的咽吞咽困难提示结构性咽病变或选择性同侧脑干神经核或脑神经的病变。先进的功能性大脑成像技术显示了大脑皮质在吞咽及吞咽困难中的重要作用（咽部皮质代表区的不对称性对单侧皮质的脑血管意外也可引起吞咽困难给出了答案）。

引起吞咽困难的口咽结构性病变包括Zenker憩室、环咽肌压迹和肿瘤。Zenker憩室多发生于老年人，发生率在1∶1000至1∶10 000。除了吞咽困难，患者可能有食物残渣的反流、误吸和口臭。发病机制与环咽肌狭窄、UES开放迟缓相关，使吞咽时下咽部压力增加，迅速在薄弱处，如Killian裂开处形成推进式憩室。环咽肌压迹是在第3环状软骨后的凹陷压迹，与Zenker憩室相关。环咽肌压迹限制了环咽肌的扩张性，可导致Zenker憩室形成。环咽肌压迹是常见的影像学表现，多数患者一过性环咽肌压迹是非对称性的，治疗前应排除导致吞咽困难的其他病因。另外，环咽肌压迹可能继发于其他神经肌肉病变。

因吞咽的咽期<1s，快速的荧光镜检查对于评估功能是否正常十分必要。充分的荧光镜检查需患者清醒并且能够配合。检查需要记录摄入食物和液体后的吞咽动作。检查咽部是为了探查是否有食团阻滞、鼻反流、误吸等。需分析吞咽时咽喉收缩、UES开放的时间及完整性，以评估误吸的风险及治疗的可能性。口咽结构性病变，特别是需要活检的部位，也应经喉镜检查评估。

食管吞咽困难

成年人的食管长18~26cm，解剖上可分为颈段食管（即从咽食管接合处至胸骨上切迹的部分）和向下一直进入至横膈裂孔的胸段食管。当食管扩张时，管腔的前后径约2cm，左右径约3cm。当管腔狭窄至<13mm，或遇到难以咀嚼的食物或动力异常时，虽然管腔直径大一些，也会发生固体食物的吞咽困难。全食管管壁病变较区域管壁病变更有可能引起吞咽困难。最常见的结构性吞咽困难的病因为Schatzki环、嗜酸细胞性食管炎、消化道狭窄。吞咽困难也发生在无狭窄的胃食管反流性疾病中，因食管感觉、扩张或动力异常而发生。

导致食管吞咽困难的动力性异常包括蠕动障碍和（或）吞咽抑制，可能影响颈段或胸段食管。因为口咽和颈段食管的肌肉为骨骼肌，主要表现为口咽吞咽困难。胸段食管和LES的肌肉为平滑肌。平滑肌病变的主要临床表现为缺乏蠕动，指吞咽不能引发肌肉收缩或无蠕动存在或无节律的收缩。无蠕动和吞咽时LES

舒张障碍是失弛缓症的主要特征。在弥漫性食管痉挛(DES)中,LES功能是正常的,但食管体部动力异常。无蠕动和LES功能障碍是硬皮病患者常见的非特异性类型。

吞咽困难(临床建议)

图4-2是吞咽困难的病因分类。

1.病史 患者的病史对于做出假设性诊断十分重要,至少可限定大部分患者的鉴别诊断。病史的关键是了解吞咽困难的部位,什么情况下发生吞咽困难,与吞咽困难相伴随的症状、病情进展情况。胸骨上切迹以上的吞咽困难提示口咽或食管病变,30%的食管远端病变导致的吞咽困难表现为近端的异常。定位在胸部的吞咽困难为食管来源。吞咽时鼻反流和气道吸入是口咽吞咽困难和气管食管瘘的特点。声音嘶哑是另一个重要的诊断线索。声音嘶哑在吞咽困难之前,原发病灶通常在喉部;而声音嘶哑在吞咽困难之后可能因恶性肿瘤反复侵犯喉神经所致。引起吞咽困难的食物类型是重要的细节。仅在吞咽固体食物时出现间歇性吞咽困难提示结构性吞咽困难,而吞咽固体及液体食物时持续性吞咽困难提示动力异常。尽管有动力异常,硬皮病患者通常仅对固体食物有轻度的吞咽困难,而口咽吞咽困难的患者常对液体食物吞咽困难的程度大于固体食物。在数周至数月时间内吞咽困难逐渐进展需警惕肿瘤。数年来间断对固体食物吞咽困难提示良性疾病,如Schatzki环或嗜酸细胞性食管炎。固体食团甚至液体食物长期不能通过为结构性吞咽困难的典型表现。不管是动力异常、结构异常或反流性疾病,吞咽困难常伴有胸痛。长期在吞咽困难前出现胃灼热感提示消化道狭窄或少见的食管腺癌。如有长期鼻饲管置入,食管或头颈部手术,摄入腐蚀性制剂或药片,既往放疗或化疗史或有相关的皮肤黏膜疾病,可帮助明确吞咽困难的病因。吞咽困难如伴随吞咽痛,常提示溃疡,但也应考虑感染或药物引起的食管炎。在艾滋病或其他免疫异常的患者中,应考虑机会性感染引起的食管炎,如白念珠菌、单纯性疱疹病毒、巨细胞病毒,或考虑肿瘤,如Kaposi肉瘤、淋巴瘤。有特异反应性的病史需考虑嗜酸细胞性食管炎。

2.体格检查 查体对于评估口腔及咽喉吞咽困难很重要,因吞咽困难常常仅是疾病过程的多种表现之一。延髓麻痹或假性延髓麻痹的体征,包括构音困难、发音困难、上睑下垂、舌萎缩、极度活跃的下颌反射,还有常见神经肌肉疾病的表现需要明确。需检查颈部是否有甲状腺肿大。需仔细检查口咽以发现阻碍食物通过的病灶。体格检查在评估食管吞咽困难中帮

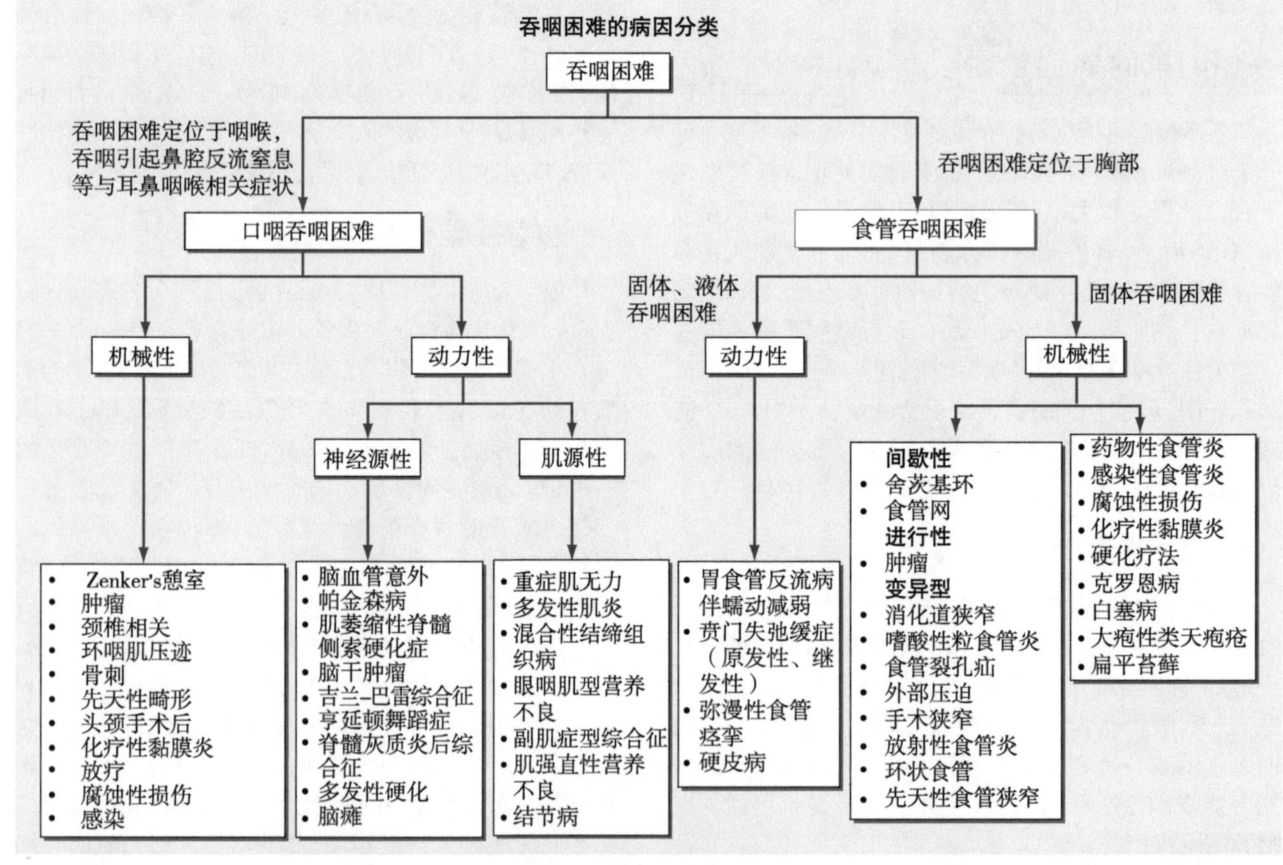

图4-2 吞咽困难的病因分类

助不大，因病变局限在食管。查体在皮肤病导致的吞咽困难中非常重要，皮肤改变可能提示硬皮病或皮肤黏膜疾病，如类天疱疮、大疱性表皮松懈，这些都可累及食管。

3.诊断过程 尽管大部分吞咽困难都为良性疾病，但吞咽困难也可能是某些恶性肿瘤的主要表现，所以需重点评估。引起吞咽困难的疾病即使不是恶性肿瘤，也可能是一种可确诊和治疗的疾病，所以评估此症状对患者有利，也可满足医师的要求。特定的治疗方法由病史决定。如怀疑口腔及咽喉吞咽困难，通常采用荧光镜行吞咽检查。根据病情行口腔咽喉镜检查和神经系统评估也很重要。对怀疑食管吞咽困难的患者，内镜是最重要的检查。内镜比钡剂造影更清楚地看到黏膜病变位置，同时可取黏膜活检。另外，必要时可行食管扩张治疗。嗜酸细胞性食管炎已成为成年人吞咽困难的常见病因，因此推荐在评估难以解释的吞咽困难时，即使内镜下并无明显的病灶，也应把食管黏膜活检作为常规。对于怀疑食管动力异常的患者，因肿瘤和炎症病变可引起失迟缓或食管痉挛，故内镜仍是主要的检查。如内镜不能明确吞咽困难的病因，需行食管测压，以明确是否有食管动力异常。对于轻度或复杂的食管狭窄、食管憩室或食管旁疝，钡剂可提供有用的信息。在特殊情况下，CT和超声内镜可能有用。

4.治疗 吞咽困难的治疗取决于病变部位及特定的病因。口咽吞咽困难常因神经系统疾病所致的功能障碍引起。在这种情况下，治疗的重点是在有经验的医师指导下，利用体位和方法清除咽部的食物残渣和加强气道保护。改变摄入食物和液体的稠度可减少误吸风险。因脑血管意外所致的吞咽困难通常可在事后几周自行好转，但并不总是如此。病情严重且顽固的患者可能需要胃造口术和肠内营养。治疗原发性神经肌肉疾病的药物对重症肌无力和多发性肌炎的患者有效。除特殊疾病，如先天的环咽肌切迹、Zenker憩室、环咽肌营养障碍外，环咽肌切开术通常无效。慢性神经系统疾病，如帕金森病、肌萎缩性脊髓侧索硬化症可能有严重的口咽吞咽困难。为给予营养支持，可考虑鼻饲管或内镜放置胃造口管，但这些方法并不能防止分泌的涎液及反流的胃内容物引起误吸。

食管吞咽困难的治疗可见第13章。大部分引起食管吞咽困难的疾病可通过探条和气球进行食管扩张得到有效的治疗。尽管内镜技术可用于缓解症状和基础治疗，但肿瘤和失弛缓症的患者常行手术治疗。感染性疾病可用抗生素或治疗基础免疫抑制性疾病。最后，嗜酸细胞性食管炎是吞咽困难的重要病因，治疗上可清除食物中的过敏源或局部使用激素。

（刘爱玲 译 李景南 校）

第5章

Chapter 5

恶心、呕吐和消化不良

William L.Hasler

恶心是想要呕吐的主观感受。呕吐是由于胃肠道和胸腹壁肌肉组织的收缩而使胃肠道内容物从口腔中排出的过程。反流与呕吐不同，为胃内容物可轻易地反流入口腔。反刍指胃内容可反复返回口腔再次咀嚼和再次吞咽。与呕吐不同，这些现象常可受意志控制。消化不良是一个非特异性术语，泛指多种上胃肠的不适症状，包括恶心、呕吐、胃灼热感、反流和消化不良（这些症状被认为起源于胃十二指肠区域）。一些消化不良患者主诉有明显的上腹部灼烧感、啃噬感或疼痛感。另一些消化不良患者主诉一系列不适症状包括餐后饱胀、早饱（指未达到正常进食量即产生"饱"的感觉）、腹胀、打嗝（嗳气）和厌食。

恶心和呕吐

[发病机制]

呕吐是由脑干控制而使胃肠道、咽部及胸腹壁产生反应的过程。恶心的机制还不甚明确，但被认为可能与大脑皮质有关，因其只发生在患者神志清醒时。脑电图显示恶心发生时有颞额部脑区激活，也支持以上观点。

呕吐的调控机制

脑干核团——包括孤束核，背侧迷走神经和膈神经核，控制呼吸的延髓及控制咽部、面部和舌运动的核团——共同控制了呕吐的发生。参与调控的神经递质还不清楚，但可能包括神经激肽（NK_1）、5–羟色胺（$5–HT_3$）、血管加压素系统等。

在呕吐过程中，骨骼肌与脏腑肌呈现出典型表现。吸气肌群和腹壁肌群收缩，产生的胸腔和腹腔内高压有利于胃内容物的排出。贲门向上脱出膈孔以及喉头上抬促进了呕吐物排出口腔。在正常情况下，肠道肌电节律控制的推进性收缩，为胃3/min和十二指肠11/min的慢波。而且呕吐发生时，慢波节律消失，由口腔起始的强烈痉挛激发了逆行性收缩使胃肠内容物进入口腔。

呕吐的激发物

催吐刺激物可作用于不同的部位。由不适的念头或气味引起的呕吐起源于大脑皮质。而刺激发生咽反射后可由脑神经介导呕吐。晕动症和内耳功能失调是由于内耳迷路器异常引发的呕吐。胃内刺激物和细胞毒性物质如顺铂通过刺激胃、十二指肠迷走神经传入神经导致呕吐。非胃内脏传入神经可因肠梗阻或肠系膜缺血激活。延髓后区可对血源性呕吐刺激物做出反应而被称为"化学感受器触发区（催吐化学感受区）"。许多催吐药物可作用于最后区，细菌毒素以及尿毒症、缺氧及酮症酸中毒时产生的代谢因子也可作用于该部位。

介导呕吐发生的神经递质在不同的解剖位置是有选择性的。迷路功能失调可激活前庭毒蕈碱型M_1受体和组胺H_1受体，而迷走传入神经兴奋则可激活$5–HT_3$受体。延髓最后区处的神经也富含$5–HT_3$，M_1，H_1及多巴胺D_2亚型等受体。大脑皮质中的神经递质目前还不甚清楚，目前认为大麻素（CB_1）通路可能参与其中。只有清楚了解呕吐相关的通路才能更好地选择止吐的药物。

[鉴别诊断]

恶心和呕吐的诱因可分为肠内因素、肠外因素以及药物或循环毒素（表5–1）。

腹膜内疾病

内脏的梗阻以及空腔或实质脏器的感染可以是呕吐的诱因。溃疡或恶性肿瘤可能引起胃部的梗阻，而粘连、良恶性肿瘤、肠扭转、肠套叠以及炎性疾病如克罗恩病则可能引起小肠或大肠的梗阻。减重或长期卧床所继发的肠系膜上动脉综合征，可导致肠系膜上动脉压迫十二指肠。腹部辐射可破坏肠运动神经元而导致肠腔狭窄。胆绞痛可因刺激内脏传入神经而引起呕吐。胰腺炎、胆囊炎和阑尾炎可因内脏神经或空肠激惹而引发呕吐。病毒或细菌如金黄色葡萄球菌、腊样芽胞杆菌感染引起的结肠炎常发生呕吐，尤以儿童多见。巨细胞病毒或单纯疱疹病毒造成的机会感染常在免疫功能低下的患者中引起呕吐。

表5-1　恶心与呕吐的病因

腹膜内因素	腹膜外因素	药物性/代谢性疾病
梗阻性疾病	心肺疾病	药物
幽门梗阻	心肌病	化疗药物
小肠梗阻	心肌梗死	抗生素
结肠梗阻	迷路疾病	抗心律失常药
肠系膜上动脉综合征	晕动症	地高辛
肠道感染	迷路炎	口服降糖药
病毒感染	恶性肿瘤	口服避孕药
细菌感染	脑内疾病	内分泌/代谢性疾病
炎性疾病	恶性肿瘤	怀孕
胆囊炎	出血	尿毒症
胰腺炎	脓肿	酮症酸中毒
阑尾炎	脑水肿	甲状腺和甲状旁腺疾病
肝炎	精神疾病	肾上腺功能不全
感觉运动神经功能改变	神经性厌食/贪食症	毒物
胃轻瘫	抑郁	肝衰竭
假性肠梗阻	术后呕吐	酒精
胃食管反流		
慢性特发性恶心		
功能性呕吐		
周期性呕吐综合征		
胆绞痛		
腹部辐射		

肠感觉运动神经功能异常常导致恶心和呕吐的发生。胃轻瘫被定义为胃的排空延迟，常继发于迷走神经切断术、胰腺内分泌肿瘤、肠系膜血管缺血性疾病，以及糖尿病、硬皮病和淀粉样变性等系统性疾病。没有任何系统疾病基础上发生的特发性胃轻瘫是最常见的形式，其可能表现出的病毒感染前驱症状提示可能与感染相关。假性肠梗阻是指肠壁肌肉的运动功能紊乱，进而导致肠道排空和分泌功能停滞、细菌过度生长、营养吸收不良、恶心、呕吐、腹痛、腹胀及排便习惯改变。假性肠梗阻可为特发性或继发性，继发性因素包括家族性内脏肌病、内脏神经病、系统性疾病或小细胞肺癌的副肿瘤综合征。胃食管反流患者可主诉恶心与呕吐，一些肠易激综合征患者也可有此主诉。

成年人中还有一些功能性疾病。慢性特发性恶心是指1周数次的恶心发作，不伴随呕吐。而功能性呕吐定义为1周内1次以上的呕吐发作，不伴随进食障碍或心理障碍。周期性呕吐综合征是一个病因不明的罕见疾病，表现为周期性、发作性不间断地恶心和呕吐。发作与偏头痛有很强的关联性，提示一部分患者的症状有可能是偏头痛的变异表现。周期性呕吐综合征常发生在孩童时期，但也有成年人病例被报道与胃排空过快或长期使用大麻相关。

腹膜外疾病

心肌梗死和充血性心力衰竭可能引起恶心与呕吐。25%的手术患者术后可能发生呕吐，且最常发生于接受开腹手术和整形手术的患者，女性患病率更高。肿瘤、出血、脓肿或脑脊液流出道梗阻所导致的颅内压升高，可引起明显的呕吐，伴或不伴恶心。晕动症、迷路炎和梅尼埃综合征通过迷路途径诱导呕吐。精神性疾病如神经性厌食、贪食症，焦虑、抑郁症患者也可主诉明显的恶心，可能与胃排空延迟相关。

药物和代谢性疾病

致吐药可作用于胃（如镇痛药、红霉素）或延髓后区（如地高辛、阿片类药物和抗帕金森病药物）。致吐药物包括抗生素、抗心律失常药、抗高血压药、口服降血糖药和避孕药。化疗所导致的呕吐可分为急性（用药后数小时内）、迟发性（用药后1d以上）或预期性。急性呕吐是由于高浓度的致吐成分（如顺铂）通过5-HT_3通路诱发的，而迟发性则是5-HT_3非依赖性的。预期性呕吐对使用抗焦虑药治疗的效果往往好于使用止吐药。

一些代谢性疾病也可引起恶心和呕吐。妊娠是导致呕吐最常见的内分泌原因，70%的女性可在妊娠的前

3个月内发生呕吐。妊娠剧吐可导致严重的体液流失和电解质平衡紊乱。尿毒症、酮症酸中毒和肾上腺皮质功能不全，以及甲状旁腺和甲状腺疾病等均可引起呕吐。

循环毒素也可作用延髓后区而诱发呕吐。内源性毒素可来源于暴发性肝衰竭，而外源性肠毒素可来源于肠道细菌感染。乙醇中毒是常见的引起恶心、呕吐的原因。

患者的处理 恶心、呕吐

［病史和体格检查］ 病史有助判断恶心、呕吐的诱因。药物、毒素和胃肠道感染是引起急性症状最常见的原因，而有的疾病常导致慢性症状。幽门梗阻和胃轻瘫引起的呕吐发生在进食后1h内，而肠梗阻引起的呕吐发生得晚。严重的胃轻瘫患者，可呕出几小时甚至几天前未消化的食物残渣。呕血提示溃疡、恶性肿瘤或贲门黏膜撕裂，而带有恶臭味的呕吐物提示可能存在远端小肠或结肠梗阻。呕出胆汁可排除胃梗阻，而呕出未消化食物提示存在Zenker憩室或贲门失弛缓。呕吐后腹痛缓解是肠梗阻的特征，而呕吐不能缓解胰腺炎或胆囊炎的腹痛。出现明显的体重降低需要考虑恶性肿瘤或梗阻。发热提示感染的存在；如果出现头痛或视野改变需要考虑颅内原因。眩晕或耳鸣提示迷路的疾病。

体格检查完善了病史信息。直立性低血压和皮肤弹性减退提示有循环血量减少。肺部体检异常要警惕合并了呕吐物的吸入。腹部听诊可出现与空肠相关的肠鸣音消失。高亢肠鸣音可能提示肠梗阻，而有横向运动的振水音提示胃轻瘫或幽门梗阻。触痛和腹壁紧张提示感染存在，而粪便带血提示溃疡合并的黏膜损伤、缺血或肿瘤。神经系统疾病常同时存在视盘水肿、视野消失和局灶性神经异常。触诊包块和淋巴结肿大提示肿瘤。

［诊断性试验］ 选择合适的筛查试验可以帮助复杂症状的鉴别诊断。电解质检查可以提示低血钾和代谢性碱中毒。缺铁性贫血提示需要寻找黏膜的损伤。异常的胰腺或肝生化指标提示胰胆管疾病，而激素和血清学检查的异常可能与内分泌疾病、风湿性疾病或副肿瘤性疾病相关。如果怀疑肠梗阻存在，需要完善卧立位腹部X线片检查，可见气–液平面及结肠内气体减少。

如果筛查试验不能够帮助做出明确诊断，可以进行进一步检查。胃镜能够发现溃疡、肿瘤；小肠钡剂造影能够诊断部分的肠梗阻。结肠镜或气钡双重造影可发现结肠梗阻。超声和CT可提示腹腔内的炎症过程。头部的CT和MRI可以帮助确定颅内疾病。腹部的CT和MRI检查对于诊断肠道炎症，如克罗恩病有明显的优势。肠系膜血管造影、CT和MRI有利于缺血的诊断。

胃肠动力检查有助于无器质性改变的动力性疾病的诊断。胃轻瘫主要可通过胃核素显像检查诊断，检查时患者食用核素标记的试餐并记录胃排空的情况。放射性核素呼气试验和无线动力胶囊检查方法已经被验证并可能在日后成为重要的替代胃核素显像法诊断胃轻瘫的方法。假性肠梗阻在气钡双重造影时常表现为钡剂通过异常及肠腔扩张。小肠传输减慢也可由无线胶囊技术检测。小肠测压的收缩图形可以帮助诊断肠道动力异常并对其进行分型确定为神经性或肌性。这项检查可以避免以往为确定是平滑肌还是神经退行性原因所需进行的肠道开放活检。

治疗 恶心、呕吐

一般原则

呕吐的治疗原则为通过药物或手术尽可能进行纠正。重度脱水的患者，尤其是口服补液不能够维持的患者建议住院治疗。一旦口服补液能够耐受，需要同时补充低脂营养物，因为单纯口服补液容易造成胃排空延迟。食物应尽量避免含有难消化的成分，因其也会造成胃动停滞。

止吐药物

常用止吐药物在中枢神经系统的作用部分如表5–2所示。抗组胺药物如美克洛嗪、茶苯海明和抗胆碱能药物东莨菪碱作用于迷路通路，对晕动症和内耳功能失调有效。多巴胺受体D_2拮抗药可抑制延髓后区的兴奋，对药物、毒素和代谢原因引起的呕吐有效。多巴胺受体拮抗药能够自由通过血–脑脊液屏障，可导致焦虑、肌张力减退、高泌乳素血症（溢乳和性功能障碍）和不可逆的迟发性运动障碍。

其他种类的药物也具有止吐功能。5–HT_3受体拮抗药如奥坦西隆和格拉司琼对抑制术后呕吐、放疗后呕吐和预防化疗引起的呕吐具有一定作用，但对其他原因引起呕吐作用不佳。低剂量三环类抗抑郁药对慢性特发性呕吐、功能性呕吐患者的症状，以及对病程较长的糖尿病患者的恶心、呕吐症状有一定缓解作用。

促胃肠动力药

对胃轻瘫可以使用促进胃排空药物（表5–2）。甲氧氯普胺是5–HT_4受体激动药和D_2受体拮抗药，对胃轻瘫有一定作用，但也存在抗多巴胺的不良反应，尤其是迟发性运动障碍，所以限制了其的使用。红霉素（一种大环内酯类抗生素）可通过作用胃动素受体加快胃十二指肠的蠕动，胃动素是一种内源性促动力物质。静脉使用红霉素对难治性胃轻瘫患者具有一定

表5-2 恶心与呕吐的治疗

治疗方法	作用机制	药物举例	临床指征
止吐药物	抗组胺药	茶苯海明、美克洛嗪	晕动症、内耳疾病
	抗胆碱能药	东莨菪碱	晕动症、内耳疾病
	抗多巴胺药	丙氯拉嗪、硫乙哌丙嗪	药物、毒物或代谢性因素引起的呕吐
	5-HT_3受体拮抗药	奥坦西隆、格拉司琼	化疗、放疗引起的呕吐，术后呕吐
	NK_1受体拮抗药	阿瑞吡坦	化疗引起的恶心和呕吐
	三环类抗抑郁药	阿米替林、去甲替林	慢性特发性恶心、功能性呕吐、周期性呕吐综合征、？胃轻瘫
	其他抗抑郁药	米氮平	？功能性呕吐、？胃轻瘫
促动力药物	5-HT_4受体激动药和抗多巴胺药	甲氧氯普胺	胃轻瘫
	胃动素受体激动药	红霉素	胃轻瘫、？假性肠梗阻
	外周抗多巴胺药	多潘立酮	胃轻瘫
	生长抑素类似物	奥曲肽	假性肠梗阻
	乙酰胆碱酯酶抑制物	吡啶斯的明	？小肠动力紊乱/假性肠梗阻
特殊药物	苯二氮䓬类药物	劳拉西泮	化疗相关的预期性恶心和呕吐
	糖皮质激素	甲泼尼龙、地塞米松	化疗引起的呕吐
	大麻素	四氢大麻酚	化疗引起的呕吐

注：？不确定

作用，口服剂型也有部分作用。多潘立酮（一种未在美国上世的D_2受体拮抗药）具有促动力和止吐的作用，但不会与其他脑区发生交叉反应，所以很少发生焦虑和运动障碍等不良反应。多潘立酮的主要不良反应是其能透过血-脑脊液屏障作用于垂体区域引起高泌乳素血症。

难治性上胃肠动力障碍在治疗方面比较具有挑战性。液态的促动力药比片剂更具有优势，因为液体的胃排空更快。甲氧氯普胺可以在监测下皮下给药。生长抑素类似物奥曲肽对假性肠梗阻有作用，因其能够诱导推进性的小肠复合运动。乙酰胆碱酯酶抑制药如吡斯的明被认为对部分小肠动力障碍患者有作用。非对照试验报道向幽门注射肉毒菌素对胃轻瘫患者有作用。放置空肠营养管能够减少部分药物难治性胃轻瘫患者的住院需要和增强他们的一般情况。置入胃电起搏器能够减少药物难治性胃轻瘫患者的症状，提高生活质量，减少医疗费用支出，尽管小样本的对照试验只报告了中等的效果。

选择性临床治疗

一些肿瘤化疗药物如顺铂是强烈的致吐剂。预防性地给予5-HT_3受体拮抗药能够防止大部分患者化疗引起的急性呕吐（表5-2）。5-HT_3受体拮抗药与糖皮质激素的联合使用常能够达到止吐的最佳效果。苯二氮䓬类如劳拉西泮能够减少预期性恶心和呕吐。但对化疗后1~5d的迟发性呕吐的治疗效果往往不佳。神经激肽NK_1受体拮抗药（如阿瑞吡坦）对化疗后的急性和迟发性恶心、呕吐具有一定效果。一直以来被建议用于肿瘤相关呕吐的大麻素如四氢大麻酚，有明显的不良反应，且没有表现出优于抗多巴胺药物的效果。大多数的止吐方案对呕吐的缓解作用优于恶心。

临床医师对妊娠呕吐患者的管理要特别小心。对目前止吐药物致畸作用的研究结果还存在分歧。少数对照试验在有妊娠恶心的患者中进行过，抗组胺药如美克洛嗪和抗多巴胺药如丙氯拉嗪的效果优于安慰剂。一些妇产科医师建议患者使用其他方法，如维生素B_6及穴位按摩或生姜。

治疗周期性呕吐综合征也是有难度的。在多数患者中，预防性地使用三环类抗抑郁药、赛庚啶或β肾上腺素能受体拮抗药能够减少发作的频率。静脉使用5-HT_3受体拮抗药联合有镇静效果的苯二氮䓬类如劳拉西泮是治疗急性症状的主要方法。小样本研究报告了抗偏头痛治疗也有效果，包括5-HT_1受体激动药如舒马曲坦和选择性抗惊厥药如唑尼沙胺、左乙拉西坦。

消化不良

[发病机制]

消化不良最主要的原因是胃食管反流和功能性消化不良。其他情况可能是某些更严重疾病的继发表现。

胃食管反流

胃食管反流可由多种生理性缺陷导致。下食管括约肌压力下降是硬皮病和妊娠反流的重要原因；也是无其他系统性疾病患者反流的原因。许多患者频繁地出现一过性下食管括约肌松弛表现，而松弛期间胃酸或非酸液体反流入食管。暴饮暴食和吞气症能够短暂破坏下食管括约肌的屏障功能，而受损的食管体运动功能和减少的涎液分泌延长了反流液对食管的刺激。食管裂孔疝的作用目前仍存在争议——尽管大多数反流患者存在食管裂孔疝，但是大多数食管裂孔疝患者没有过多的胃灼热感症状。

胃动力功能紊乱

胃动力紊乱是一部分患者胃食管反流的原因。25%～50%的功能性消化不良患者存在胃排空减慢。这些异常与症状发生之间的关系尚未明确；研究发现，症状的严重程度与动力紊乱程度之间存在弱相关。餐后胃底舒张功能受损可能是腹胀、恶心和早饱等症状发生的基础。

内脏传入神经高敏感

胃感觉功能异常是功能性消化不良的发病机制之一。内脏高敏感最早在肠易激综合征患者中被描述，这些患者在直肠球囊充气试验中表现出感觉阈值的降低，但不存在直肠顺应性改变。同样，消化不良患者对胃扩张引起不适的感觉阈值低于正常对照者。一些存在胃灼热感症状的患者并没有酸性或非酸反流的增加。这些功能性胃灼热感患者被认为是因为对正常食管内pH和容积的敏感性增高。

其他因素

幽门螺杆菌是引起消化性溃疡的明确病因，但溃疡只导致少数患者发生消化不良症状。幽门螺杆菌被认为可能是引起功能性消化不良的小部分因素。相比之下，功能性消化不良被发现与不良的身心状态有关，应激可加重其症状。镇痛药可导致消化不良，而硝酸盐、钙离子通道抑制药、茶碱、孕酮能够增加胃食管反流。其他刺激物如乙醇、烟草和咖啡因还能够通过松弛下食管括约肌增加反流发生。遗传因素可能加速反流的发生发展。

［鉴别诊断］

胃食管反流病（GERD）

胃食管反流病是西方国家的常见病。40%和7%～10%的美国人分别报告了每月1次和每日1次的胃灼热感症状。大多数病例的胃灼热感症状是过度酸反流导致的，尽管非酸反流也能够引起相似的症状。碱反流性食管炎可产生与GERD相似的症状，并最常见于消化性溃疡术后患者。约10%的胃灼热感患者食管酸暴露正常，也无增加的非酸反流。

功能性消化不良

约25%的民众1年中会出现至少6次的消化不良症状，但是只有10%～20%的人去看医生。功能性消化不良占消化不良患者中的60%以上，定义为超过3个月的餐后饱胀、早饱，或上腹痛、胃灼热感症状在诊断前6个月内持续出现，且已排除器质性疾病。大多数患者的病程为良性，但一些合并幽门螺杆菌感染或服用非甾体抗炎药的患者可能出现溃疡。与特发性胃轻瘫一样，前期的胃肠道感染可能是一些功能性消化不良病例的原因。

溃疡性疾病

在大多数GERD患者中，食管并未受到损伤。但是约有5%的患者出现食管溃疡，一些形成狭窄。仅凭症状并不能够将非腐蚀性食管炎与腐蚀性食管炎或溃疡性食管炎区别开。15%～25%的消化不良患者由胃或十二指肠溃疡发展而来。导致溃疡病最主要的原因是幽门螺杆菌感染和非甾体抗炎药的使用。其他导致胃十二指肠溃疡的少见因素包括克罗恩病（参见第17章）和胃泌素瘤（参见第14章），后者是一种由内分泌肿瘤引起胃泌素过度分泌的情况。

恶性肿瘤

消化不良患者常因害怕得肿瘤而就医，但仅有＜2%的患者真正存在胃食管恶性肿瘤。食管鳞状细胞癌常发生在有长期吸烟和饮酒史的患者中。其他的高危因素包括腐蚀性物质的摄入、贲门失弛缓症和遗传性胼胝症。食管腺癌通常由长期酸反流造成。8%～20%的GERD患者存在食管的肠化生，称为Barrett化生。这种化生有形成食管腺癌的倾向（参见第49章）。胃恶性肿瘤包括腺癌和淋巴瘤，其中前者在某些亚洲国家的患病率很高。

其他原因

食管的机会性真菌或病毒感染可能引起胃灼热感或胸部不适的症状，但更常引起的症状为吞咽痛。其他食管炎包括嗜酸性粒细胞性食管炎和药物性食管炎。胆绞痛需要与消化不良相鉴别，但是大多数真正胆绞痛的患者主诉为右上腹或上腹部发作性痛，而非慢性烧灼感、恶心和腹胀。肠乳糖酶缺乏可导致进食乳糖后肠道产气增加，表现为腹胀、腹部不适和腹泻。乳糖酶缺乏症在高加索人群（北欧血统的白种人群）中的发生率为15%～25%，在黑种人和亚裔人群中的患病率更高。其他糖类（如果糖、山梨醇）的不耐受也能够产生类似的症状。小肠细菌过度生长也能够导致消化不良，常合并肠功能紊乱、腹胀和吸收不良。在一些消化不良患者的十二指肠黏膜活检中可见嗜酸性粒细胞浸润。胰腺疾病（慢性胰腺炎和胰腺癌）、肝细胞肝癌、乳糜泻、巨大肥厚性胃炎、浸润性疾病（结节病和嗜酸性粒细胞性胃肠炎）、肠系膜缺血、甲状腺和甲状旁腺疾病，以及腹壁强直均可引起消化不良。可能引起消化不良的腹膜外原因包括充血性心力衰竭和肺结核。而功能性消化不良的易感基因目前正在研究中。

表5-3　胃食管反流病的报警症状

吞咽痛
不明原因的体重下降
反复呕吐
粪隐血或消化道出血
黄疸
可触及的肿块或淋巴结肿大
胃肠道恶性肿瘤家族史

患者的处理　消化不良

［病史和体格检查］　消化不良患者需要进行全面的问诊和评估。GERD患者的典型症状是胃灼热感，表现为上腹部自下向上移动的胸骨后灼热感。胃灼热感常可由进餐加重，甚至能使患者从睡梦中醒来。伴随的症状包括酸或非酸液体反流、胃灼热以反馈性的咸涎液分泌。不典型症状包括咽炎、哮喘、咳嗽、支气管炎、声音嘶哑和类似心绞痛的胸痛。一些食管pH监测显示有酸反流的患者并没有胃灼热感的主诉，但报告了腹痛或其他症状。

一些消化不良患者主诉有间歇性和固定性的明显上腹痛或烧灼感。一些患者有以餐后饱胀感为特点的餐后不适综合征和早饱感，伴随腹胀、嗳气或恶心。功能性消化不良可重叠其他功能性疾病如肠易激综合征。

胃食管反流病和功能性消化不良患者的体格检查通常无阳性表现。在不典型GERD患者中可见咽红斑和哮鸣音。反复的酸反流可导致牙列不良。功能性消化不良可能有上腹部触痛或腹部膨隆。

对于功能性和器质性消化不良的鉴别，要求排查一些特定的病史和体格检查特征。吞咽疼痛提示食管感染，而吞咽困难则需要考虑是否存在良性或恶性肿瘤造成了食管的梗阻。其他的报警征象包括不明原因的体重减轻，反复呕吐，便隐血阳性或消化道出血、黄疸、可触及的包块或肿大淋巴结，以及有消化道肿瘤家族史。

［诊断性试验］

因为消化不良很常见且绝大多数患者的病因是胃食管反流病或功能性消化不良，所以检查的一般原则是对于特定的病例只进行有限的直接的诊断性试验。

当报警征象（表5-3）被排除后，有典型GERD表现的患者不再需要进一步检查，而可以直接开始经验性治疗。对于不典型症状、症状不能够被抑酸药控制以及有高危因素的患者，可通过胃镜排除黏膜损伤。对于胃灼热感病程超过5年，尤其是年龄>50岁的患者，应通过胃镜排除Barrett食管化生。但是对于此检查的临床收益及性价比，仍没有被对照试验所验证。使用导管或置入性食管胶囊装置的便携式食管pH监测，可对有药物难治性症状或不典型症状如不明原因胸痛的患者应用。食管压力测定最常用于考虑接受手术治疗的胃食管反流病患者。下食管括约肌压力低预示患者对药物治疗的反应可能不好，需要进行手术治疗。如果有食管体部蠕动功能紊乱的表现可能影响到手术可行性及术式选择。高分辨食管测压能够帮助增强对无效食管蠕动的特征描述，在一些GERD患者中，这种无效蠕动是食管廓清功能受损的原因。测压合并激发试验能够帮助症状不典型的患者明确诊断。盲法交替灌注生理盐水或食管酸灌注试验（Bernstein试验）能够明确酸反流是否是胸痛的原因。核素反流扫描或食管阻抗-pH监测能够提示或诊断非酸反流，与单纯pH监测相比，阻抗和pH的联合监测能够提高15%的诊断率。便携式食管胆红素水平监测对碱性反流的诊断有重要帮助。

胃镜是年龄>55周岁或有报警征象的不明原因消化不良患者首要的诊断性检查项目，因为该人群是发生恶性肿瘤或溃疡的高危人群。对于年龄<55周岁且没有报警征象的患者，处理取决于当地幽门螺杆菌感染的患病率。如果该患者所处地区的感染率低（<10%），建议给予4周的试验性抑酸药如质子泵抑制药治疗。如果试验性治疗失败，下一步最常用的方法为“检测和治疗”。幽门螺杆菌的感染情况可以使用尿素呼气试验、粪便抗原检查或血清学方法进行检测。对于感染阳性的患者，可以给予杀菌治疗。如果杀菌方案能够改善症状，则不需要给予进一步的干预。对于生活在高感染率（>10%）地区的患者，推荐直接进行检测和治疗，对于杀菌失败或没有感染的患者在治疗后可继续给予抑酸药物。在每一组患者中，如果症状没有缓解都需要进行胃镜检查。

如果同时存在其他情况就需要进行进一步检查。如果有出血，需要通过血常规检查排除贫血。代谢性疾病需进行甲状腺功能和钙离子浓度检查，乳糜泻需进行血清学抗体检查。如果存在胰胆管问题，需行胰腺和肝生化检查。超声和CT检查能够为一些异常的表现提供很多重要的信息以帮助诊断。对于那些症状类似餐后不适综合征但药物治疗无效的患者，可行胃排空检查以排除胃轻瘫可能。对于GERD患者，胃核素显像也可用于评估胃轻瘫，尤其可用于考虑进行手术干预的患者。在进食糖类后行呼吸试验能够帮助发现乳糖酶缺乏症或对其他糖类不耐受或小肠细菌过度生长。

［治疗］

1.一般原则 对于轻度消化不良的患者，仅需要再次确认不存在严重器质性疾病即可。如果可能，应停用可能引起反流或消化不良的药物。GERD患者应限制乙醇、咖啡因、巧克力摄入和吸烟，因为这些因素都可降低下食管括约肌的压力。其他针对GERD的措施包括低脂饮食、避免睡前进食、提高枕头高度等。

对于器质性疾病给予针对性治疗。如胆绞痛可以考虑手术治疗，乳糖酶缺乏症或乳糜泻可进行饮食调整。一些疾病如消化性溃疡可经药物治愈。大多数的消化不良由胃食管反流或功能性消化不良引起，所以可以给予抑酸、促动力和降低胃肠敏感程度等治疗。

2.抑酸或胃酸中和药物 对GERD患者常给予减少或中和胃酸的药物治疗。组胺H_2受体拮抗药如西咪替丁、雷尼替丁、法莫替丁和尼扎替丁可用于治疗轻中度的GERD。对于症状严重或有腐蚀性或溃疡性食管炎的多数患者，可以使用质子泵抑制药如奥美拉唑、兰索拉唑、雷贝拉唑、泮托拉唑、埃索美拉唑或右旋兰索拉唑。质子泵抑制药可抑制H^+-K^+-ATP酶，抑酸作用强于H_2受体拮抗药。有1/3的GERD患者质子泵抑制药治疗效果不好；其中1/3患者存在非酸反流，10%存在持续性酸相关疾病。抑酸药物可根据症状严重程度选择持续性服用或按需服用。长期服用质子泵抑制药的潜在不良反应包括感染、小肠细菌过度生长、营养不良（维生素B_{12}及铁、钙缺乏）、骨质脱矿和影响其他药物吸收（如氯吡格雷）。许多起始服用质子泵抑制药的患者可随症状缓解降级使用H_2受体拮抗药继续治疗。一些难治性患者可联合使用质子泵抑制药和H_2受体拮抗药。

抑酸药也可用于一些功能性消化不良患者。对于8个对照试验的Meta分析研究计算出的危险因子为0.86，95%可信区间为0.78～0.95，说明质子泵抑制药的治疗效果优于安慰剂。但是一些较弱的抑酸治疗药物如H_2受体拮抗药的效果还未被证实。

液体抑酸药可以用于轻度GERD患者的短期控制，但是对重度患者没有效果，哪怕给予能够产生不良反应（含镁成分导致腹泻，含铝成分导致便秘）的高剂量。直立时有症状的患者可给予海藻酸和抗酸药的联合使用，因其可形成浮动性的屏障抑制酸反流。硫糖铝是一种八硫酸蔗糖的氢氧化铝盐，能够中和胃酸，吸附胃蛋白酶和胆汁酸盐，对胃食管反流病的作用效果与H_2受体拮抗药相当。

3.幽门螺杆菌根除 只有消化性溃疡和黏膜相关淋巴组织淋巴瘤患者明确需要进行幽门螺杆菌根除。根除治疗对功能性消化不良患者的作用中还不明确，但是<15%的病例与幽门螺杆菌感染有关。对13项对照试验的Meta分析显示，危险因子为0.91，95%可信区间为0.87～0.96，说明根除治疗优于安慰剂治疗。几种药物的联合使用能够有效根除幽门螺杆菌（参见第14章）；常用的根除方案包括质子泵抑制药或胶体铋剂联合两种抗生素，连续使用10～14d。幽门螺杆菌感染与GERD呈负相关，尤其在老年人群中。但是幽门螺杆菌的根除不会加重GERD的症状。到目前为止，是否要对GERD患者进行幽门螺杆菌根除治疗尚无一致的定论。

4.胃肠动力药物 促胃肠动力药如甲氧氯普胺、红霉素和多潘立酮对GERD的治疗效果有限。一些研究发现，促胃肠动力药对功能性消化不良有效果，但没有确凿有说服性的证据。一些医师建议有类似餐后不适综合征症状的患者可以使用促胃肠动力药。γ-氨基丁酸B（GABA-B）激动药巴氯芬可通过抑制下食管括约肌一过性舒张减少食管的酸或非酸暴露，这种药物可用于难治性酸或非酸反流。

5.其他方法 抗反流手术（胃底折叠术）最常用于年轻，需要终身治疗，有典型胃灼热感反流症状和对质子泵抑制药治疗有效的GERD患者。手术治疗对一些非酸反流患者同样有效。具有不典型症状和有食管体部动力障碍的患者的手术治疗效果可能不好。胃底折叠术可以通过腹腔镜操作，分为Nissen和Toupet术式，近端胃被部分或全部缠绕于远端食管以增加LES压力。吞咽困难，产气腹胀综合征和胃轻瘫可能是胃底折叠术的远期并发症。对于难治性GERD患者，增强胃食管连接处屏障功能的内镜治疗方法，包括射频术和胃折术的效果和安全性还没有得到全面的评估。

一些对一般治疗方法反应不佳的功能性胃灼热感或功能性消化不良患者，给予对小剂量抗抑郁药可能有效。具体机制还不明确但可能与降低大脑对内脏痛的感知能力有关。产气和腹胀是消化不良患者最难治疗的症状。避免食用产气的食物如豆类，以及使用西甲硅油或活性炭可能对部分患者有效。调节肠道菌群的治疗，如抗生素和含有活菌的益生菌制剂，对细菌过度生长和功能性下消化道功能紊乱的患者有效，但对功能性消化不良的效果还不明确。对于难治性功能性消化不良患者可给予心理治疗，但效果还没有被证实。

（刘芳宜 译 钱家鸣 校）

第6章

Chapter 6

腹泻和便秘

Michael Camilleri　Joseph A.Murray

腹泻和便秘极为常见，两者的发病率、病死率、引起的社会不便、社会生产力降低、药物资源消耗增加等带来了巨大的问题。在世界范围内，每年超过10亿人经历1次以上急性腹泻。在美国，这些每年受腹泻困扰的人群中，几乎50%的患者不得不限制其社会活动，其中有10%的患者咨询医生，约25万需要住院，约5000人（主要是老年人）因此而死亡。因而每年的经济负担超过200亿美元。在发展中国家，急性感染性腹泻仍然是常见死亡原因之一，尤其是儿童，每年有200万~300万儿童因此死亡。与之相反，便秘在发达国家常见，极少引起死亡。便秘患者往往自行用药，其中1/3的患者引起药物资源浪费。慢性腹泻和便秘的人群数据目前尚无定论，可能与不同的定义和报道有关，但这两者的发生率很高。美国人群调查数据显示，慢性腹泻的发生率为2%~7%，慢性便秘发生率12%~19%，女性的发生率是男性的2倍。腹泻和便秘是患者在内科和初级保健医师中是最常见的主诉，在消化科就诊的患者主诉中几乎占50%。

腹泻和便秘症状较轻时，仅为困扰生活的事情，严重时可能危及生命。即使症状轻微，也可能潜在严重消化道病变，如结直肠癌或全身性疾病，如甲状腺疾病的先兆。腹泻和便秘可由多种疾病引起，也可能是严重疾病的先兆，理解这两种症状的病理生理，病因分类，诊断方法和治疗原则很必要。以便于采用疗效价格合理的医护干预。

正常生理

小肠的主要功能是消化和吸收食物中的营养物质。小肠和结肠共同调节水和电解质的吸收和分泌、储存并将肠腔内容物运至远端，将小肠内未吸收的糖类通过细菌分解为营养物质。主要的运动功能见表6-1。水和电解质处理功能异常主要引起腹泻。结肠运动和感觉功能异常导致常见的症状，如肠易激综合征（IBS）、慢性腹泻和慢性便秘。

表6-1　消化道正常运动：不同解剖部位的功能

胃和小肠
空腹时同步的移行性复合运动
储存、研磨、混合和运输
胃~3h
小肠~3h
回肠储存排空食物
结肠：不规则的混合、发酵、吸收和转运
升结肠、横结肠：储存
降结肠：传输
乙状结肠/直肠：意向性储存

控制肠道的神经系统

小肠和结肠有内在的和外来的神经支配。内源性神经支配也称为肠神经系统，由肠肌间神经元层、黏膜下层神经元和黏膜神经元层组成。肠神经系统由肠神经元通过胺类或肽类神经递质调节。这些神经递质包括乙酰胆碱、血管活性肠肽、阿片类物质、去甲肾上腺素、5-羟色胺、三磷腺苷和一氧化氮。肌间神经丛调节平滑肌功能，黏膜下层神经元调节分泌、吸收和黏膜血流量。

小肠和结肠的外部神经属于自主神经系统的一部分，也可调节运动和分泌功能。副交感神经将内脏感觉和兴奋冲动传递给结肠。副交感神经纤维沿肠系膜上动脉分支通过迷走神经到达小肠和近端结肠。远端结肠由骶副交感神经（$S_{2\sim4}$）通过盆腔神经丛传递兴奋。这些神经纤维穿过结肠壁，沿升结肠内神经纤维分布，某些情况下也包括近端结肠。控制运动功能的主要兴奋性神经递质是乙酰胆碱和速激肽，如P物质。交感神经系统与相应的动脉系统伴行到达小肠和结肠，调节肠道运动功能。肠道内的交感神经使括约肌兴奋，并抑制非括约肌的功能。内脏传入神经将肠道感觉传入中枢神经系统。该过程刚开始沿着交感神经纤维，到达脊髓后这些神经纤维分开，在根神经节处有细胞体，并进入脊髓背角线。传入信号沿着脊髓丘脑束和疼痛背柱通路传输，然后越过丘脑和脑岛投射到大脑皮质。其他的传入神经纤维突触位于椎前神经节肠道蠕动。

肠道液体吸收和分泌

每天约有9 L液体进入消化道，最终约1 L剩余的液体进入结肠，最终排出的粪便约0.2 L/d。结肠容量较大，在肠道液体流速能保证重吸收的情况下，其储存功能最多可达平时储存量的4倍，即0.8L/d。因此，当小肠吸收和分泌功能异常时，结肠可以吸收进入结肠的过多液体。

在结肠，钠离子的吸收主要是电荷作用，重吸收发生在膜顶端；基底膜的钠泵提供钠离子的输出功能。一些神经递质或非神经递质，如胆碱能介质、肾上腺素能介质以及血清素介质可调节结肠液体和电解质平衡。血管紧张素和醛固酮也可影响结肠的吸收，表明胚胎时期远端结肠上皮和肾小管有着共同发展过程。

小肠运动功能

空腹时，小肠的运动是一种周期性运动称为移行性复合运动（MMC），为了清除小肠未消化的食物残渣（小肠的“清道夫”）。这种机械性的传输运动发生在整个小肠，每60～90分钟产生1次，每次平均持续4min。消化食物期间，除了末端回肠产生更有力的间歇性的推送运动促进空回肠排空，其余小肠则产生不规则的、相对低幅度的混合性收缩运动。

回结肠储存和再利用

末端回肠通过间歇地推送运动排空内容物，充当储存库的作用。这种运动间期肠道可重吸收液体、电解质和营养物质。结肠袋具有分隔肠腔内容物并促进在肠腔混合，保存未吸收的残余物并形成固体粪便。结肠功能和肠腔内生态环境之间有密切关系。在健康人，结肠内固有的细菌在消化到达结肠的未被吸收的糖类中发挥重要作用，是肠黏膜营养物质的重要来源。正常结肠菌群也通过各种机制使病原体无法侵入肠道。在健康人中，升结肠和横结肠作为储存库（平均传输时间为15h），降结肠充当传输功能（平均传输时间为3h）。结肠具有很强的保存钠盐和水的功能。该功能在仅靠小肠无法维持钠平衡的钠耗竭患者中尤为重要。腹泻或便秘可能由近端结肠的储存功能或左半结肠的推进功能异常所致。便秘也可由直肠或乙状结肠储存功能紊乱造成，通常由骨盆异常、肛门括约肌功能障碍或排便的协调功能异常所致。

结肠的运动和张力

小肠的移行性复合运动（MMC）极少连续至结肠。一般来说，短时间的或阶段性收缩具有混合结肠内容物的作用，而有时通过结肠高振幅（>75mmHg）的传输收缩（HAPCs）促进大量肠内容物的运动，该运动每天发生5次左右，通常在早上清醒时和餐后出现。HAPCs的频率增加，可能会导致腹泻或里急后重。在结肠中，主要的阶段性收缩是不规则的、非传输性的，主要功能是“混合”作用。

结肠的张力是指在结肠收缩运动的基础上叠加肠道节段性的收缩运动（通常收缩运动的时间持续<15s）。这是与结肠容纳和感觉能力（音量调节）共同相关的重要辅助因子。

进食后的结肠运动

进食后，结肠阶段性和增强的收缩时间段增加至约2h。初始相位（约10min）是由迷走神经对胃的机械扩张介导的。随后结肠的反应需要热量刺激，并至少部分通过激素（如胃泌素和血清素）介导。

排便

耻骨直肠肌的紧张性收缩形成了围绕直肠肛门的吊挂结构，该结构对于控制排便功能有重要作用；排便时，骶副交感神经松弛该肌肉，促使直肠肛门角度的拉直（图6-1）。直肠充盈，通过固有神经和交感神经反射，肛门内括约肌一过性松弛。由于乙状结肠和直肠收缩增加了直肠内的压力，直肠乙状结肠角度增大>15°。直肠扩张产生便意，允许粪便排出，肛门外括约肌自主放松（横纹肌由阴部神经支配）；通过Valsalva动作，腹腔内压力增加，排便过程进一步加强。排便过程也可因肛门外括约肌的收缩而自主延迟。

腹泻

定义

腹泻可广义定义为异常的液体状粪便或不成形粪便排便频率增加。如进食西方饮食，成年人粪便的重量>200g/d一般可以认为是腹泻。腹泻根据时间进一步分为急性腹泻：腹泻时间< 2周，持续性腹泻：腹泻持续时间2～4周和慢性腹泻：腹泻持续时间>4周。

通常与粪便总量<200g/d相关的有两种常见情况，因诊断和治疗方法不同，必须与腹泻区分。一种是假性腹泻，排便次数多但每次排便量很少，往往有直肠紧迫感并与肠易激综合征或直肠炎相伴。另一种是大便失禁，是不自主的排出直肠内容物，这种情况最常见于由神经肌肉疾病或肛肠结构异常所致。腹泻和排便紧迫，如果特别严重，可使症状加重或引起大小便失禁。在患病率等于或高于慢性腹泻地区，当患者以“腹泻”为主诉时，应考虑到与假性腹泻和大便失禁相鉴别。因粪便嵌塞引起的溢出性腹泻，可发生在养老院中

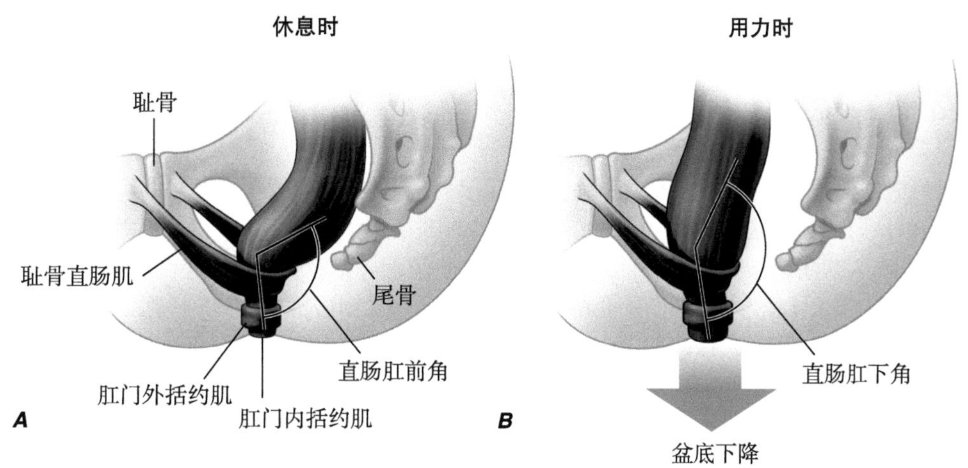

图6-1　肛门直肠在静息（A）和努力排便（B）的过程中矢状图

控制排便是由正常的直肠感觉和肛门内括约肌和耻骨直肠肌的强直收缩维持，这两组肌肉环绕肛门直肠，维持肛肠角在80°和110°之间。排便时，盆底肌肉（包括耻骨直肠肌）松弛，从而使肛门直肠角度拉直至少15°，而后会阴下降1~3.5cm。肛门外括约肌也放松，并降低对肛管压力（图文内容来源于A Lembo，M Camilleri，N Engl J Med，2003，349：1360.）

的老年患者中，通过直肠指检很容易检测。详细的病史和体格检查可将这些与真正的腹泻相鉴别。

急性腹泻

超过90%的急性腹泻病例是由感染源引起的；这些腹泻的患者常伴有呕吐、发热和腹痛。其余约10%病例是由药物、摄入有毒物质、缺血及其他原因引起。

感染源

大多数感染性腹泻通过粪-口途径传播，或者更常见的是，通过摄入感染患者或动物粪便污染的食物或水。在免疫功能正常的人，居民粪便含有500种以上不同的菌群，这些菌群极少作为腹泻的来源，而且可以抑制摄入的病原体生长。滥用抗生素可干扰肠道菌群，可通过降低消化功能或导致病原体如难辨梭菌（参见第24章）过度生长而导致腹泻。

当摄入过量致病菌或感染逃避宿主的黏膜免疫功能和非免疫（胃酸、消化酶、黏液分泌、蠕动、定植菌群受抑制）防御，就会发生急性感染或损伤。特异的肠道病原体可产生特定的临床表现，可为确诊提供线索。

在美国，需识别5种常见的高危人群。

（1）旅行者：几乎40%到拉丁美洲、非洲和亚洲这些疫区旅游的游客发生感染称为旅行者腹泻，该病最常见的病原菌是产生肠毒素的凝聚性大肠埃希菌，以及弯曲杆菌、志贺菌、产气单胞菌、诺如病毒、冠状病毒和沙门菌。到俄罗斯（尤其是圣彼得堡）旅行的游客可能患贾第虫相关性腹泻的风险增加；到尼泊尔旅行的游客可能感染环孢子虫症。露营、背包并在野外游泳者可能会感染贾第鞭毛虫。游轮上的旅客可能感染如诺瓦克病毒等引起胃肠炎暴发。

（2）某些食物的消费者：户外野餐、宴会或餐厅食物的消费者常常发生腹泻，常见的感染源是来源于鸡肉的沙门菌、弯曲杆菌或志贺菌；来自未烹饪熟汉堡的肠出血性大肠埃希菌（O157：H7）；来源于炒饭或其他再加热食物的蜡样芽胞杆菌；来源于蛋黄酱或奶油类食物的金黄色葡萄球菌或沙门菌；沙门菌还可来自鸡蛋；来自未煮熟的食物或软奶酪的利斯特菌；以及来自海鲜尤其是生海鲜的弧菌属、沙门菌或急性甲型肝炎病毒。

（3）免疫力低下者：有腹泻风险的个体包括原发性免疫缺陷（如IgA缺陷的患者、普通型变异型低丙球蛋白血症、慢性肉芽肿病）或更常见的继发性免疫缺陷状态（如艾滋病、老年、服用免疫抑制药者）。常见的肠道致病菌可引起更严重和长期的腹泻，尤其在AIDS病患者、机会性感染如分枝杆菌属、某些病毒（如巨细胞病毒、腺病毒和单纯疱疹病毒）和原虫（如隐孢子虫、贝氏孢子球虫、微孢子虫和致病性人酵母菌）也可引起腹泻。在艾滋病患者，通过性病或直肠传播的病原体（如淋病奈瑟球菌、梅毒螺旋体、衣原体）可导致直肠结肠炎。血色病患者较易感染侵入性的甚至是致死的肠道感染菌如弧菌属和耶尔森菌，这些患者应避免食用生鱼。

（4）白天托儿所护理员和他们的家人：志贺菌、贾第鞭毛虫、隐孢子虫、轮状病毒和其他感染源很常见，这些人群发生腹泻应考虑到这些病原体。

（5）院内或疗养院工作者：在许多医院和疗养院，感染性腹泻是一种常见的院内感染，病原体可为多种微生物，但最常见的是难辨梭菌。难辨梭菌感染可见于既往未用过抗生素者，也可为社区获得性感染。

传染性病原体引起急性腹泻的不同临床表现取决于病理生理的不同，这些临床表现可有助于诊断（表6-2）。摄入产毒素的病原菌、肠产毒性细菌和肠道聚集性病原体后，小肠分泌增加导致大量的水样泻。在摄入前两种病原体几小时后，可出现腹泻伴严重的呕吐，而不伴或极少伴发热；这两种类型中，第二种呕吐通常会少一些，腹部绞痛或腹胀更明显，发热时体温较高。产细胞毒素和侵入性微生物均可引起高热和腹痛。侵入性细菌和阿米巴虫常引起血性腹泻（简称痢疾）。耶尔森菌可侵入回肠末端和近端结肠黏膜，并引起腹部剧烈疼痛与压痛，类似急性阑尾炎。

最后，感染性腹泻可有全身性表现。感染沙门菌、弯曲杆菌、志贺菌和耶尔森菌后可能发生反应性关节炎（原称为瑞特综合征）、关节炎、尿道炎和结膜炎。耶尔森鼠疫杆菌也可能会导致自身免疫型甲状腺炎、心包炎和肾小球肾炎。肠出血性大肠埃希菌（O157: H7）和志贺菌可导致溶血性尿毒症综合征，溶血性尿毒症综合征病死率很高。感染后肠易激综合征现已确认为感染性腹泻的并发症。急性腹泻也可能是病毒性肝炎、利斯特菌、军团菌病和中毒性休克综合征等全身性感染的一个主要症状。

其他病因

药物的不良反应很可能是急性腹泻最常见的非感染性病因。用药和症状出现时间的关联性有助于诊断。尽管很多药物的不良反应为腹泻，但抗生素、抗心律失常药、抗高血压药、非甾体类抗炎药（NSAIDS）、某些抗抑郁药、化疗药物、支气管扩张药、抗酸药和通便药更易导致腹泻。闭塞性或非闭塞性缺血性结肠炎通常发生在50岁以上人群；常在水样便之前表现为急性下腹痛，然后为血便；可导致乙状结肠或左半结肠的急性炎症，少数情况下累及直肠。急性腹泻可伴随结肠憩室炎和移植物抗宿主病。急性腹泻往往伴有全身炎症反应，急性腹泻可发生在摄入一些毒物，包括有机磷杀虫剂、毒蕈碱和其他毒蘑菇类、砷剂和海鲜类食物的前毒素如雪卡毒素和鲭鱼。摄入食物后的急性过敏反应可有相似的临床表现。引起慢性腹泻的疾病在病程早期也可与急性腹泻混淆。炎症性

表6-2 急性感染性腹泻的致病源和临床特征之间的关系

病理生理/致病源	前驱期	呕吐	腹痛	发热	腹泻
产毒性					
前毒素					
蜡样芽胞杆菌、金黄色葡萄球菌、	1~8h	3~4+	1~2+	0~1+	3~4+，水样泻
产气荚膜梭菌	8~24h				
肠毒素					
霍乱弧菌、产肠毒素	8~72h	2~4+	1~2+	0~1+	3~4+，水样泻
大肠埃希菌、克雷伯杆菌					
肺炎球菌、产气单胞菌属					
肠黏附素					
肠致病性和肠黏附素	1~8d	0~1+	1~3+	0~2+	1~2+，水样便，糊状便
大肠埃希菌、贾第鞭毛虫属					
隐孢子虫、寄生虫					
产生细胞毒素					
难辨梭菌	1~3d	0~1+	3~4+	1~2+	1~3+，往往水样便，偶尔血便
出血性大肠埃希菌	12~72h	0~1+	3~4+	1~2+	1~3+，起始水样便，迅速转为血性便
侵袭性微生物					
轻度炎症					
轮状病毒和诺如病毒	1~3d	1~3+	2~3+	3~4+	1~3+，水样便
炎症程度可变					
沙门菌、弯曲杆菌和产气单胞菌属、副溶血弧菌、耶尔森菌	12h至11d	0~3+	2~4+	3~4+	1~4+，水样便或血便
重度炎症					
志贺菌属、肠侵袭性大肠埃希菌、溶组织性阿米巴虫	12h至8d	0~1+	3~4+	3~4+	1~2+，血便

摘自 DW Powell, T Yamada (ed).Textbook of Gastroenterology and Hepatology, 4th ed. Philadelphia, Lippincott Williams & Wilkins, 2003.

肠病和其他一些炎症性慢性腹泻也可突然起病，而不是隐袭起病，临床表现也可与感染性疾病相似。

面对患者 急性腹泻

急性腹泻的治疗取决于其严重程度和病程，在不同人群也有不同表现（图6–2）。多数急性腹泻症状轻微且为自限性，不能明确治疗费用与潜在的患病率和药物治疗之间的关系。评估指标包括导致脱水的大量腹泻、严重血便、发热≥38.5℃（≥101℉），持续时间>48h而无改善、近期使用抗生素、首次出现的社区暴发，50岁以上患者出现剧烈的腹痛，以及老年人（≥70岁）或免疫功能低下患者。在某些伴中、重度发热的腹泻且大便白细胞增多（或粪便白细胞蛋白质水平增加）或严重血便时，应首先给予经验性抗生素治疗，然后再考虑确诊。

严重的急性感染性腹泻的确诊方法是粪便的微生物检测，包括细菌、病毒病原体的检测，直接显微镜下检验寄生虫及寄生虫卵，免疫学方法检测某些细菌毒素（如难辨梭菌）、病毒抗原（轮状病毒）和原生动物抗原（如贾第鞭毛虫、溶组织内阿米巴虫）。结合疾病的临床和流行病学调查可协助诊治。如果疑诊某种特定的或相关的病原体，则无须对粪便进行全部的培养检测，或者在某些情况下，特定的培养结果可用于诊断肠出血性大肠埃希菌和其他类型的大肠埃希菌、弧菌属、耶尔森菌引起的腹泻。粪便的分子生物学可鉴定独特的DNA序列，不断发展的微阵列技术可能会建立更快速、灵敏、特异的检查方法，并可能在将来使效价比更优化。

持续的腹泻多见于贾第鞭毛虫（参见32章），病因方面还应想到难辨梭菌（尤其是使用过抗生素后出现的腹泻）、溶组织内阿米巴、隐孢子虫、弯曲杆菌等。如果粪检测未能查出病原体，乙状结肠镜下活检和胃镜十二指肠活检可能检查出病因。布雷纳德腹泻目前已被越来越多人知晓，其特征是突然发作的持续至少4周的腹泻，但也可能持续1~3年。这种腹泻以往认为是病原体引起的，它可能与远端小肠或近端结肠的轻度炎症相关。

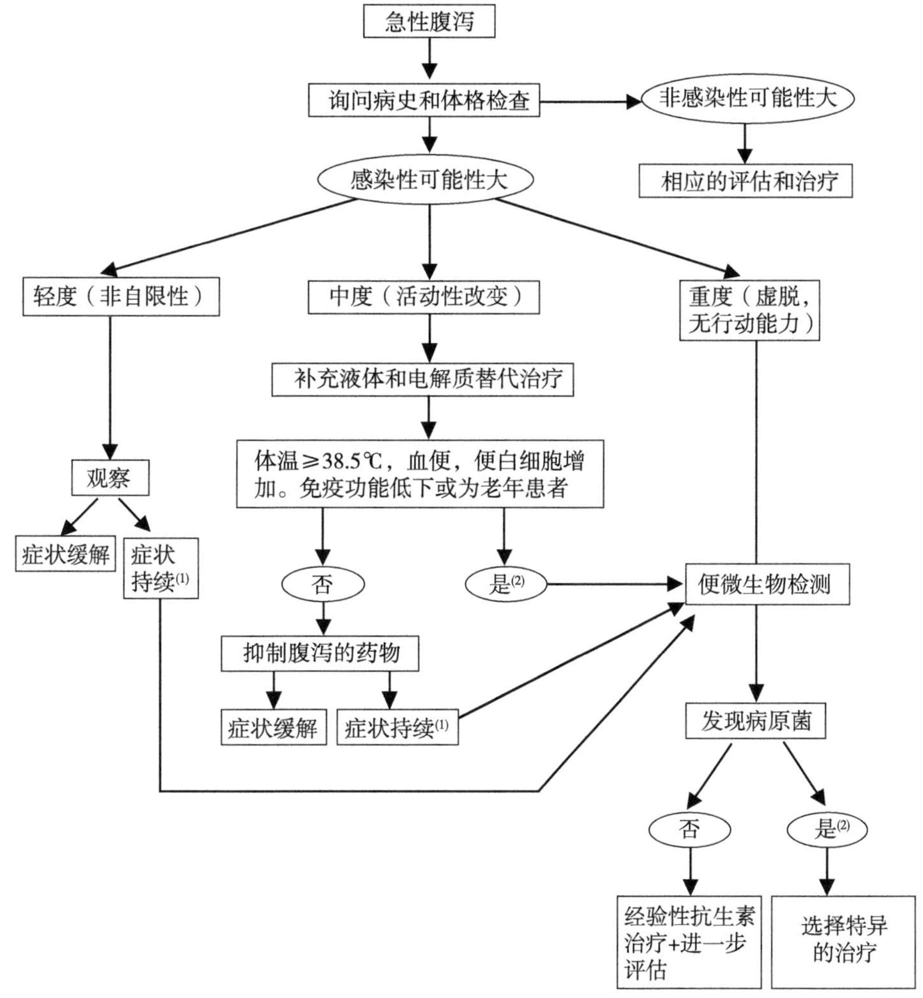

图6–2 急性腹泻的处理流程

（1）症状出现时，往往已经经验性应用抗生素如甲硝唑；（2）症状时经验性用喹诺酮类

在无明显特征的持续性腹泻患者，用乙状结肠镜、结肠镜或腹部CT（或其他影像学方法）进行形态结构检查，以排除炎性肠病，或作为疑诊非感染性急性腹泻如缺血性结肠炎、憩室炎或不完全性肠梗阻患者的初始检查方法。

治疗

不管急性腹泻的种类，治疗关键是补充液体和电解质的替代治疗。轻度患者，可单独用补液疗法。严重腹泻患者，应立刻使用糖-电解质溶液（运动饮料或专用的溶液配方）以限制脱水，在这些患者中，脱水是患者主要的死因。重度脱水的患者，尤其是婴幼儿和老年人，应静脉补液。

在中度严重的不伴发热的腹泻和血便患者，抑制动力和分泌的药物如洛哌丁胺，在控制症状时可能比较有效。这些药物在伴有发热的痢疾患者应避免使用，因其可能加重病情或延长病程。碱式水杨酸铋可减少呕吐和腹泻的症状，但不应该用于治疗免疫力低下的患者或有肾功能损害的患者，因为这些患者有发生铋剂脑病的风险。

在某些急性腹泻患者，合理使用抗生素可降低其严重性并缩短病程（图6-2）。治疗中到重度伴发热的痢疾杆菌感染的患者时，确诊前许多医生经验性用喹诺酮类抗生素如环丙沙星（500mg，2/d，服用3~5d）。对疑诊贾第鞭毛虫感染的患者，经验性治疗也可以应用甲硝唑（250mg，4/d，用7d）。抗生素的选择和用药方案是由特异的病原体、抗生素耐药的地域情况决定（参见第23章和第27章）。不论是否发现病原体，在免疫功能低下、机械心脏瓣膜置换或近期行血管移植术，或者是老年患者中，均有使用抗生素指征。碱式水杨酸铋可降低旅行者腹泻的频率。预防性使用抗生素仅适用于某些去腹泻发生率较高的国家旅行且腹泻发生的可能性较大或较严重的人群，包括免疫功能低下患者、炎性肠病患者、血色病或胃酸缺乏者。使用环丙沙星或利福昔明可降低90%的细菌引起的旅行者腹泻。虽然利福昔明不适合治疗侵袭性疾病，但可用来治疗无并发症的旅行者腹泻。最后，医生应警惕流行性的腹泻并及时提醒公共卫生部门。这可能会降低腹泻最终影响的人数。

慢性腹泻

腹泻持续时间>4周应评价病情，以除外严重的潜在疾病。与急性腹泻不同，大多数慢性腹泻的原因是非感染性的。慢性腹泻按照病理生理机制分类有利于合理管理，虽然许多疾病引起腹泻的发病机制不止一种（表6-3）。

1.分泌性腹泻的病因　分泌性腹泻是由于液体和电解质在肠黏膜转运发生障碍所致。其临床特征是大量水样便，通常是无痛的，禁食后腹泻并不减轻。由于没有未被消化吸收的溶质，大便渗透压主要由正常的内源性电解质组成，因而粪便渗透压差并不增大。

（1）药物：日常摄入的药物和毒素的不良反应是慢性腹泻的最常见的原因。上百种处方药和非处方药物（见“其他原因的急性腹泻”）可能会产生腹泻。偶尔或习惯性使用的刺激性泻药（如番泻叶、鼠李糖、比沙可啶、蓖麻酸或蓖麻油）也须考虑。长期慢性饮酒可因肠上皮细胞受损，水钠吸收障碍以及快速转运和物质交换障碍而导致分泌型腹泻。某些环境毒物（如砷）的无意摄取会导致慢性腹泻而非急性腹泻。某些细菌感染可能会持续一段时间，与分泌型腹泻有关。

（2）肠道切除术、肠黏膜病变或小肠结肠瘘：这些情况可导致分泌型腹泻是因为肠道表面积不足，无法充分重吸收分泌的液体和电解质。与其他的分泌型腹泻不同，这种腹泻进食后加重。由于原发疾病（如克罗恩病的回肠炎）或末端回肠切除长度<100cm，二羟胆酸无法被肠道吸收，并可刺激结肠分泌（高氯性腹泻）。该机制也可导致特发性分泌性腹泻，在特发性分泌性腹泻中，肠黏膜表面正常的末端回肠中，胆汁酸出现功能性吸收不良。特发性胆汁酸吸收障碍在原因不明的慢性腹泻病因中约占40%。由肠细胞产生的成纤维生长因子19在负反馈调节降低胆酸合成中，在某种程度可导致胆汁酸的合成超过正常回肠重吸收的容量，因而产生胆汁酸腹泻。

不完全性肠梗阻、出口狭窄或粪便嵌入，使粪便难以排出而积聚，反过来也加重由于液体高分泌而导致的便量增加。

（3）激素：虽然激素介导的分泌型腹泻并不常见，但典型的分泌型腹泻是由激素介导的。转移性胃肠道类癌或少见的主支气管类癌可以是水样泻的独立病因，或作为类癌综合征的一部分，同时还包括周期性的面部潮红、喘息、呼吸困难和右侧瓣膜性心脏病。腹泻是由于肠道分泌的一些有活性的激素包括5-羟色胺、组胺、前列腺素和各种激肽释放到循环系统中所致。高水平5-羟色胺和烟酸不足很少产生糙皮病样皮损。胃泌素瘤是最常见的神经内分泌肿瘤之一，其典型表现为难治性消化性溃疡，但高达1/3病例发生腹泻，其中10%病例中腹泻可能是唯一的临床表现。虽然包括胃泌素等促分泌激素在腹泻中起重要作用，但腹泻最常见的原因是由于十二指肠腔内较低pH导致胰酶失活，进而导致脂肪消化不良。水样泻、低血钾、胃

表6–3 根据主要的病理生理机制区分慢性腹泻主要的原因

分泌性腹泻病因	**炎性腹泻的病因**
外源性刺激性泻药	炎性肠病（克罗恩病、溃疡性结肠炎）
慢性乙醇摄入	淋巴细胞性和胶原性结肠炎
其他药物和毒素	免疫相关的黏膜疾病（1度或2度免疫缺陷病、食物过敏、嗜酸性粒细胞胃肠炎，移植物抗宿主病）
内源性通便物质（二羟胆酸）	感染（侵袭性细菌、病毒和寄生虫、布雷纳德腹泻）
特发性分泌性腹泻	辐射伤害
某些细菌感染	胃肠道恶性肿瘤
肠切除、疾病或瘘管（降低肠道吸收功能）	**动力性腹泻病因**
不完全性肠梗阻或粪便嵌塞	肠易激综合征（包括感染后肠易激综合征）
产生激素的肿瘤（类癌、VIP瘤、甲状腺髓样癌、肥大细胞增多症、胃泌素瘤、结直肠绒毛状腺瘤）	内脏神经性肌病
艾迪生病	甲状腺功能亢进症
先天性电解质吸收缺陷	药物（促动力药）
渗透性腹泻的病因	迷走神经切断术后
渗透性泻药（Mg^{2+}, PO_4^{-3}, SO_4^{-2}）	**个体原因**
乳糖酶等双糖酶缺乏	夸大病情
不可吸收的糖素（山梨糖醇、乳果糖、聚乙二醇）	饮食失调
脂肪泻的原因	**医源性原因**
腔内消化不良（胰腺外分泌功能不全、细菌过度生长、减肥手术、肝疾病）	胆囊切除术
黏膜吸收不良（乳糜泻、Whipple病、感染、无β–脂蛋白血症、缺血）	回肠切除
黏膜后梗阻（1度或2度淋巴阻塞）	减肥手术
	迷走神经切断、胃底折叠术

酸缺乏综合征，也称胰性霍乱，是由于胰腺非B细胞腺瘤，称作VIP瘤（血管活性肠肽瘤），分泌VIP和许多其他肽类激素，包括胰多肽、促胰液素、胃泌素、胃泌素抑制肽（也称为葡萄糖依赖性促胰岛素肽）、神经降压素、降钙素和前列腺素所致。VIP瘤导致的分泌性腹泻往往腹泻量大，大便总量>3L/d；有报道每天总量可高达20L。可出现危及生命的严重脱水；并可伴有与低钾血症相关的神经肌肉功能异常、低镁血症、高钙血症、面色潮红和高血糖。甲状腺髓样癌可由于分泌降钙素、其他分泌型肽类或前列腺素引起水样泻。严重的腹泻往往与肿瘤转移和预后差相关联。全身性肥大细胞增多症引起的分泌型腹泻可能与皮肤损伤有关的色素性荨麻疹相关，或与组胺或由于肥大细胞浸润肠道引起的炎症导致有关。体积较大的结直肠绒毛状腺瘤较少与低血钾的分泌型腹泻有关，该腺瘤可被NSAIDs药物抑制，并且主要由前列腺素介导。

（4）先天性离子吸收缺陷：少数情况下，出生时与离子吸收有关的载体缺陷可导致水样泻。这些疾病包括Cl^-/HCO_3^-交换缺陷（先天性氯性腹泻）伴随碱中毒（由于DRA^-基因突变，而该基因在腺瘤中表达下调）和由于NHE3基因（Na^+/H^+交换）缺陷导致的先天性钠腹泻，并导致酸中毒。

某些激素缺陷与水样泻相关，如肾上腺皮质功能缺陷（艾迪生病），患者同时出现皮肤色素沉着。

2.渗透性腹泻的病因 当摄入食物吸收较差时，溶质导致的肠道高渗透性使大量的液体进入肠腔内，超过了结肠重吸收的能力，就会发生渗透性腹泻。粪便中随溶质的负载增加，水也相应成比例地增加。渗透性腹泻的特征是禁食或停用引起腹泻的药物后，腹泻会好转。

（1）渗透性泻药：当服用含镁的抗酸药、膳食补充剂或泻药可引发渗透性腹泻，典型表现为粪便渗透压差增加（>50 mmol/L）：血清渗透压（通常为290 mmol/L）–[2×（粪便钠浓度+粪便钾浓度）]。目前不再推荐检测粪便渗透压差，因为即使在排便后立即测量，结果也可能是错误的，因为结肠细菌通过代谢糖类，导致渗透压增加。

（2）糖类吸收不良：在肠黏膜刷状缘，双糖酶和其他酶类由于先天性或后天获得性缺陷，糖类吸收不良，导致渗透性腹泻伴pH降低。在成年人慢性腹泻的最常见的原因是乳糖酶缺陷，它影响全世界3/4的非白种人和5%~30%的美国人；不管何时，总的乳糖负载影响症状。大多数患者通过避免饮用奶制品而不需要补充酵素。一些糖类，如山梨糖醇、乳果糖或果糖，经常出现吸收不良，随着药物、口香糖、糖果的摄入，在改善甜度的同时由于糖类吸收不良而导致腹泻发生。

3.脂肪泻的原因 脂肪吸收不良可能导致油腻、恶

臭、难以冲洗的大便，因同时伴随氨基酸和维生素吸收障碍，患者往往有体重下降、营养不良。粪便量增加是由于脂肪酸尤其是细菌羟基化后的脂肪酸，此外中性脂肪也在其中起一定作用。定量方面，脂肪泻定义为粪便脂肪含量超过了正常的7g/d；快输出型腹泻粪便中脂肪含量高达14g/d；小肠疾病时粪便中脂肪平均含量15~25g/d，胰腺外分泌功能不全时粪便脂肪含量常>32g。腔内消化不良、黏膜吸收不良或淋巴管阻塞可能产生脂肪泻。

（1）肠腔内消化不良：这种情况最常见的是胰腺外分泌功能不全，当90%以上胰腺分泌功能受损时会出现肠腔内消化不良。慢性胰腺炎尤其是常见的大量饮酒导致的慢性胰腺炎，是引起胰腺分泌功能不全最常见原因。其他原因包括囊性纤维化、胰管阻塞。少数情况下见于生长抑素瘤。小肠细菌过度生长可使胆汁酸游离并改变特定结构的形成，影响脂肪的消化。该过程可发生在闭合型肠襻、小肠憩室或运动障碍，特别见于老年人。此外，肝硬化或胆道梗阻也可由于腔内胆酸浓度不足导致轻度脂肪泻。

（2）黏膜吸收不良：黏膜吸收不良可见于多种肠病，但最常见于乳糜泻。这种谷物敏感性肠病见于各年龄段，其特征是近端小肠绒毛萎缩和腺窝增生，可表现为伴有不同程度的多种营养素缺乏相关的脂肪泻。乳糜泻的发病率比以前人们认为的更常见，约占人群的1%，往往不伴脂肪泻，症状类似于肠易激综合征，并伴有许多消化道和消化道外表现。热带口炎性腹泻可产生类似的组织学和临床症状，但更常见予热带气候的居民或旅行者；突然起病，使用抗生素有效的腹泻应首先考虑感染性腹泻。由于*Tropheryma Whipple*杆菌和组织细胞浸润小肠黏膜导致的*Whipple*病，是脂肪泻的少见原因，好发于青年或中年男性；常有关节痛、发热、淋巴结肿大并和极度疲劳有关，可影响中枢神经系统和心内膜。获得性免疫缺陷综合征患者鸟分枝杆菌胞内感染也可产生类似的临床和组织学表现。无β脂蛋白血症是儿童发病的一种罕见的乳糜微粒形成和脂肪吸收不良症状，可表现为棘形红细胞症、运动失调和视网膜色素变性。其他一些情况如感染，尤其原生动物如贾第鞭毛虫相关感染、多种药物（如秋水仙碱、考来烯胺、新霉素）、淀粉样变和慢性缺血均可引起黏膜吸收不良。

（3）黏膜下淋巴管梗阻：该情况是由于罕见的先天性肠淋巴管扩张或继发于外伤、肿瘤、心脏疾病或感染的获得性淋巴管阻塞，导致特殊的伴随肠道蛋白丢失的脂肪吸收不良（常可引起水肿）和淋巴细胞减少，而糖类和氨基酸的吸收仍是正常的。

4.炎性病因　炎性腹泻通常伴发热、疼痛、出血或其他炎症表现。腹泻的机制可能不仅是渗出性的，临床表现根据病变的部位而不同，可表现为脂肪吸收不良、液体或电解质吸收不良、因细胞因子和其他炎症介质的释放而导致的高分泌或高动力状态。粪便检查的共同点是有白细胞或白细胞相关蛋白如钙卫蛋白。在炎症较重时，因渗出导致蛋白质丢失可引起水肿，一般是全身性水肿。任何中年或老年人出现慢性炎症型腹泻尤其血性腹泻时，应仔细评估，以排除结直肠肿瘤。

（1）特发性炎性肠病：这类疾病包括克罗恩病和溃疡性结肠炎，是引起成年人慢性腹泻最常见的器质性疾病，病情严重程度变化较大，从轻度到暴发性甚至危及生命。它们可能与葡萄膜炎、多关节痛、胆汁淤积性肝病（原发性硬化性胆管炎）和皮肤损伤（结节性红斑、坏疽性脓皮病）同时存在。显微镜下结肠炎包括淋巴细胞性结肠炎和胶原性肠病，是目前越来越多人认识到的引起慢性水样泻的原因，多见于中年女性和服用非甾体抗炎药（NSAIDs）、他汀类药物、质子泵抑制药（PPIs）和选择性5-羟色胺再摄取抑制药（SSRIs）的人群。肠黏膜病理活检时，需在肉眼观察正常的结肠黏膜取组织病理以确诊。显微镜下结肠炎可与肠易激综合征或脂肪泻相伴，抗炎药物（如铋剂）、阿片类物质激动药如洛哌丁胺或布地奈德的治疗效果较好。

（2）原发性或继发性免疫缺陷：免疫缺陷可导致长期感染性腹泻。在选择性IgA缺陷或普通变异性低γ球蛋白血症患者中，腹泻很常见，常因贾第鞭毛虫感染、细菌过度生长或口炎性腹泻所致。

（3）嗜酸粒细胞性胃肠炎：嗜酸性粒细胞浸润消化道黏膜、肌层或浆膜的任何部位均可能引起腹泻、疼痛、呕吐或腹水。这类患者往往有过敏史，50%~75%的患者粪便的显微镜检查可见到嗜酸粒细胞破裂后嗜酸性颗粒相互融合而形成的夏科-雷登结晶和外周血嗜酸粒细胞增多。虽然成年人会出现对某些事物过敏反应，但真正的食物过敏引起的慢性腹泻仍较罕见。

（4）其他原因：慢性炎性腹泻还可因放射性小肠结肠炎、慢性移植物抗宿主病、贝赫切特病和Cronkhite-Canada综合征等引起。

5.动力性腹泻的病因　肠道运动加快虽然可导致腹泻，但也可能是继发于腹泻的症状，原发性动力异常并非腹泻常见的真正病因。动力异常导致的腹泻，大便特征往往与分泌性腹泻类似，由于肠动力增快导致消化不良，患者可出现轻度脂肪性，即每天排出不超过14g的脂肪。甲状腺功能亢进、类癌综合征和某些药物（如前列腺素、促动力药）可出现高动力性腹泻。原发性内脏神经肌病或特发性获得性假性肠梗阻可能导致肠内容物淤滞，继发细菌过度生长引起腹泻。糖尿病性腹泻，常伴外周神经和全身自主神经病变，部分患者可能因肠道运动功能障碍而产生腹泻。

肠易激综合征很常见（10%发病率，每年新发病率1%~2%），其特征是小肠和结肠受各种刺激物影响而出现运动和感觉功能异常。患者可出现腹泻和便秘交替，腹泻在夜间停止，伴随腹痛，腹痛在排便后减轻，较少出现体重减轻。

6.个体原因　在三级医疗中心，个人因素导致的腹泻占不明原因腹泻的15%。无论是作为Munchausen综合征（伪装或自伤以获得疾病诊断）还是进食障碍，部分患者隐瞒自行服用泻药或联合服用其他药物（如利尿药）或在大便送检时在大便中暗中加水或尿。这种患者多见于女性，通常有精神疾病史，部分患者曾从事卫生保健职业。低血压和低血钾是常见的共同点。评估该类患者较困难：加入水或尿液的粪便可通过非常低或非常高的渗透压体现。通常在医生面前这类患者否认他们的这种行为，但如果在精神科医生面前讲出自己的行为后，这类患者可从心理辅助治疗中获益。

面对患者　慢性腹泻

评估慢性腹泻的实验室辅助检查方法很多，许多检测方法比较昂贵并属于侵入性的。在这种情况下，需通过仔细询问病史和体格检查选择合适的检测方法（图6-3A）。了解这种检测流程，可以在复杂的检查流程中通过简单的分流检测来简化流程（图6-3B）。病史和体格检查（表6-4）以及常规血

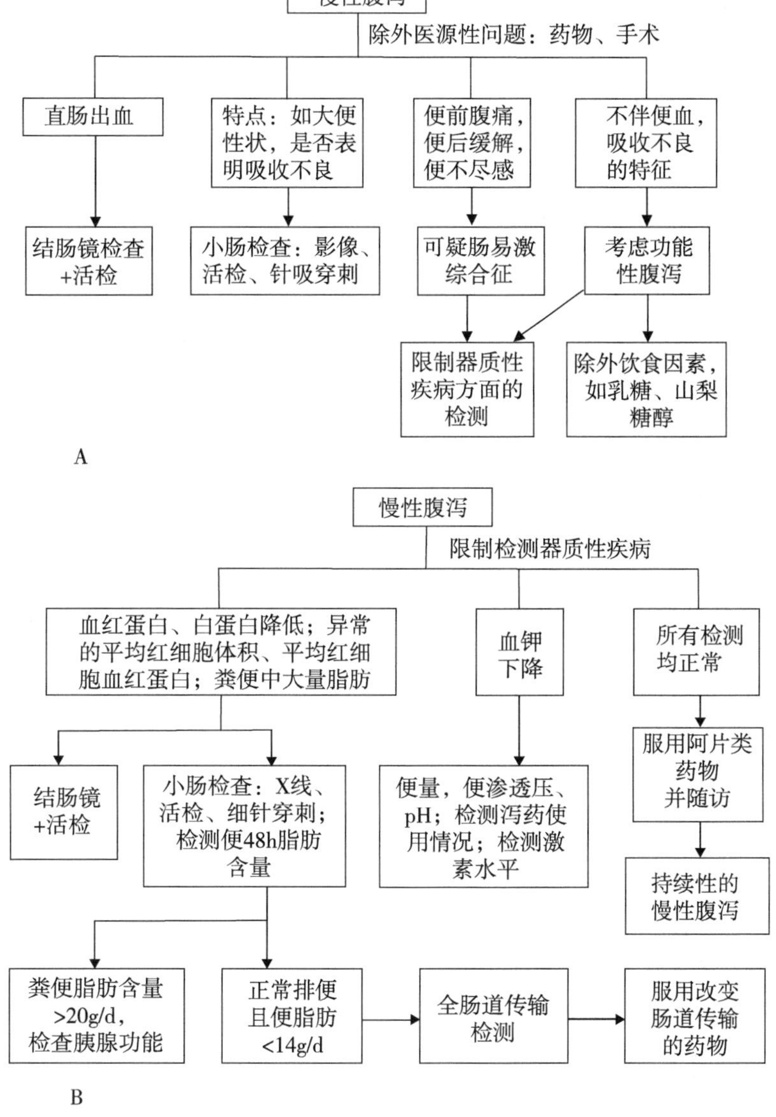

图6-3　慢性腹泻

A.根据伴随的症状和体征的初始管理；B.在初步评估的基础上，根据年龄段筛选器质性疾病（来源于M Camilleri.Clin Gastroenterol Hepatol，2004.2:198.）

表6-4 慢性腹泻患者体格检查

1.患者是否存在吸收不良或炎性肠病的一些特征如贫血、疱疹性皮炎、水肿或杵状指
2.儿童患者是否存在自主神经病变或胶原血管疾病的特征，如直立性低血压、皮肤、手或关节病变
3.患者是否有腹部肿块或压痛
4.患者是否存在直肠黏膜异常、直肠病变或肛门括约肌功能改变
5.患者是否存在全身性疾病的皮肤黏膜表现，如疱疹样皮炎（乳糜泻）、结节性红斑（溃疡性结肠炎）、面色潮红（类癌）或口腔溃疡或炎性肠病乳糜泻

液学检查应能概括腹泻的机制，有助于鉴别诊断，并能够评估患者的液体/电解质和营养状况。应注意询问患者起病情况、病程、发病模式、加重和缓解因素（特别是与饮食的关系），以及腹泻时大便特征。是否存在大便失禁、发热、体重下降、疼痛，记录患者暴露因素（如旅行、药物、与腹泻患者接触史）以及常见的肠外表现（皮肤改变、关节痛、口腔阿弗他溃疡）。炎性肠病或热带口炎性腹泻的家族史可能表明相应这些疾病的可能性。一些体格检查如甲状腺肿大、气喘、心脏杂音、水肿、肝大、腹部肿块、淋巴结肿大、皮肤黏膜异常、肛瘘或肛门括约肌松弛等可能为诊断提供线索。外周血白细胞增多、血细胞沉降率增快或C反应蛋白升高表明炎症反应；贫血反映失血或营养缺乏；嗜酸粒细胞增多可能与寄生虫感染、肿瘤、免疫相关血管疾病、过敏或嗜酸性胃肠炎有关。血液生化检测可发现电解质、肝功能或其他代谢紊乱。检测组织谷氨酰胺转移酶抗体有助于检测乳糜泻。

当根据初步的检测结果高度可疑某种特定的诊断时，试验性治疗方案通常是合理、有效并具有成本效益。如在健康年轻人中禁食后腹泻停止可采用限制乳糖的饮食方案；在背包爬山旅行后腹胀和腹泻持续存在，可以给予甲硝唑治疗可能的贾第鞭毛虫感染；末端回肠切除术后出现持续的餐后腹泻，可能是由于胆汁酸吸收不良，在进一步评估之前可采用考来烯胺治疗。如试验性治疗后，症状持续不好转则需要进一步行其他检查。

部分患者可能在初次就诊时就考虑某些可能的诊断（如炎性肠病），进一步检查需确诊并评估疾病的严重程度和范围，以便指导治疗。可疑肠易激综合征的患者应首先通过乙状结肠镜检查并活检评估；如检查结果正常，可以除外器质性疾病后，应按照处理流程，经验性给予解痉药、止泻药、收敛药、抗焦虑或抗抑郁药。慢性腹泻和便血的患者应检测便微生物和结肠镜检查。

约2/3的慢性腹泻病例中，病因在初始检测后仍不清楚，需要进一步检查。粪便定量和常规检查可以为确诊提供重要的客观证据或对慢性腹泻进行分型，以便进一步研究（图6-3B）。如果大便重量>200g/d，应采用其他的粪便检测，包括电解质浓度、pH、粪隐血试验、便白细胞检查（或白细胞蛋白测定）、脂肪定量，并检测是否使用通便药。

对分泌型腹泻（水样泻、正常渗透压差），应考虑到药物不良反应或患者私自使用泻药的可能性。应进行便微生物学检查，包括便细菌培养（包括产气单胞菌和邻单胞菌属），检查寄生虫及虫卵和贾第鞭毛虫抗原检测（该检测是检测贾第鞭毛虫最敏感的检测方法）。将肠道吸出物定量培养或用葡萄糖或果糖呼气试验检测呼吸氢、甲烷或其他代谢物（如$^{14}CO_2$），结果可用于排除小肠细菌过度生长。然而，这些呼气试验的结果可能被异常的肠道运动功能干预。胃镜和结肠镜检查及活检和小肠钡剂造影有助于排除结构性或隐匿的炎性疾病。当病史或其他辅助检查提示相关疾病时，建议检测肽类激素（如血清胃泌素、血管活性肠肽、降钙素和甲状腺激素/促甲状腺激素或尿5-羟吲哚乙酸和组胺）。

渗透性腹泻的进一步评估应该包括检测乳糖不耐受和镁摄入量这两种最常见的原因。低粪便pH可能是糖类吸收不良；乳糖吸收不良可通过乳糖呼吸试验或乳糖排斥试验观察对乳糖的耐受程度（如1L牛奶）。一般不采用小肠活检检测乳糖酶的方法。如果粪便镁或缓泻药浓度升高，应考虑为患者无意或自行摄入药物的可能，此时应寻求精神科医生的帮助。

对于检查为脂肪泻的患者，应采用内镜下小肠活检（包括针吸检测贾第鞭毛虫和定量培养）；如果这些检查仍不能确诊，下一步应进行小肠影像学检查。如果小肠影像学检查是阴性的或可疑胰腺疾病，应该用直接检测的方法除外胰腺外分泌功能不全，如促胰液-胆囊收缩刺激试验或内镜下检测相关病变情况。一般情况下，间接检查如粪便弹性蛋白酶或胰凝乳蛋白酶的活性测定或苯替酪胺检测灵敏度和特异性较低，目前并未普遍采用。

粪便检查发现血液或白细胞，应考虑慢性炎症型腹泻。接下来需要进行粪便培养、检查寄生虫及虫卵、难辨梭菌毒素检测、结肠镜下活检。如果有提示小肠病变，可进行小肠造影。

治疗　慢性腹泻

慢性腹泻治疗取决于病因，部分可治愈，部分

可抑制病情发展，或采用经验治疗。如果可根除病因则腹泻是可治愈的，如手术切除结直肠肿瘤，抗生素治疗Whipple病或热带口炎性腹泻，或停止使用相关药物。对许多慢性疾病，可通过阻断发病机制来抑制腹泻。如通过无乳糖饮食或无麦胶饮食治疗乳糖酶缺陷或乳糜泻，使用糖皮质激素或其他抗炎药治疗特发性炎性肠病，采用吸附剂如考来烯胺治疗回肠胆酸吸收不良，采用质子泵抑制药如奥美拉唑治疗胃泌素瘤，采用生长抑素类似物如奥曲肽治疗类癌综合征，前列腺素抑制药如吲哚美辛治疗甲状腺髓样癌以及采用胰酶制药替代治疗胰腺外分泌功能不全。当慢性腹泻特定的病因或发病机制无法确诊时，经验性治疗可能有益处。温和的阿片类药物如地芬诺酯和洛哌丁胺，在轻度或中度水样腹泻是有效的。对于较严重的腹泻，可待因或阿片酊可能有效。在严重的炎性肠病中，应避免使用抑制肠蠕动的药物，因为可能会导致发生中毒性巨结肠。可乐定是一种α_2肾上腺素能激动药，可用来治疗糖尿病性腹泻。对于所有慢性腹泻患者，液体和电解质平衡是治疗腹泻的一个重要组成部分（见“急性腹泻”）。脂溶性维生素替代治疗在慢性脂肪泻患者中也非常重要。

便秘

定义

便秘是临床上常见的主诉，通常是指持久的、排便困难、排便频率减少或排便不尽感。由于正常的排便习惯范围较广，便秘难以精确定义。多数人至少每周排便3次，然而排便频率低不是定义便秘的唯一标准。很多便秘患者排便频率正常，但诉排便费力、粪便坚硬、下腹胀满或不能完全排空。应详细分析患者的症状以明确“便秘”和“排便困难”的意义。

大便性状和排便情况与排便通过时间的相关性较好。较硬的、丸状便发生于慢传输型，而松散的、水样便与排便通过时间过快有关。小丸状便和非常大的粪便都比正常大便难以排出。

硬便或过度用力排便的感觉很难客观地评价，需要灌肠剂或对排便情况进行量化是临床上确定患者对排便困难描述的有效方法。

精神心理因素和文化因素也可能很重要。如果一个人的父母非常重视孩子每天排便，在某天没有排便时就会非常关注。一些孩子因不排便而被重视，或者因害怕排便时肛门疼痛而忍住便意；一些成年人在有便意时习惯性地忽略或延迟排便。

病因

慢性便秘的病理生理学一般是由于摄入纤维素或水分不足，或因无序的结肠传输或肛门直肠功能病变所致。某些药物、老龄或一些全身性疾病通过引起消化道神经功能紊乱而引起便秘（表6-5）。新发的便秘可能是一些器质性病变如肿瘤或肠道狭窄引起的症状。在特发性便秘中，一些患者表现出上段胃肠道排空延迟、横结肠传输时间延长（通常发生在近端结肠）和高振幅推进式传播收缩的次数减少。出口梗阻性便秘（也称为排便障碍）可引起结肠传输延长，通过生物反馈训练往往可以纠正。任何原因引起的便秘可能会因住院或存在慢性疾病而加重，因为这两种情况通常导致身心受损，身体活动减少。

面对患者　便秘

仔细询问患者的病史通常可获得患者更多的症状，并可基于排便频率（如每周排便次数少于3次）确定他（她）是否存在便秘、大便性状改变（多块状或硬便）、过度用力排便、排便时间延长或需要手法辅助排便等情况。在多数情况下（很可能>90%的病例），便秘并无病因（如肿瘤、抑郁症或甲状腺功能减退等疾病），充足饮水、锻炼和补充膳食纤维（15～25g/d）后便秘可好转。良好的饮食习惯和用药史并注意心理问题是治疗便秘的关键。体格检查，尤其是直肠指检可排除粪便嵌塞和多数表现为便秘和排便障碍的重要疾病，如肛门括约肌张力过高。

表6-5　成年人引起便秘的原因

便秘的类型和病因	举例
新近起病	
结肠梗阻	肿瘤、狭窄、缺血、憩室、炎症
肛门括约肌痉挛	肛瘘、疼痛的痔
药物	
慢性便秘	
肠易激综合征	便秘为主型、腹泻-便秘交替型
药物	钙离子拮抗药、抗抑郁药
结肠假性肠梗阻	慢传输性便秘、巨结肠（少见的Hirschsprung病、Chagas病）
直肠排便障碍	盆底功能障碍、肛门痉挛、会阴下垂综合征、直肠黏膜脱垂、直肠前突
内分泌疾病	甲状腺功能低下、高钙血症、妊娠
精神心理疾病	抑郁、进食障碍、药物
神经性疾病	帕金森综合征、多发性硬化、脊柱损伤
全身肌肉疾病	进行性系统性硬化症

当便秘伴随体重下降、直肠出血或贫血等症状时，需要乙状结肠镜联合钡剂灌肠检查或直接行结肠镜检查，尤其是40岁以上的患者，应通过检查排除器质性疾病如肿瘤或狭窄。直接行结肠镜检查在此情况下是最经济有效的，因其可内镜下进行黏膜病理活检、内镜下息肉切除或狭窄的扩张治疗。钡剂灌肠在单纯便秘患者中优于结肠镜检查，因其成本较低和可鉴定结肠扩张和所有可导致便秘的明显黏膜病变或狭窄。结肠黑变病或称为结肠黏膜色素沉着是长期使用蒽醌类泻药如鼠李糖或番泻叶的后果；然而，这种情况在详细询问病史后可容易得出结论。容易混淆的疾病如巨结肠或导泻后结肠炎也可通过结肠影像学发现。检测血清钙、钾和促甲状腺素的水平可鉴定少见的代谢紊乱的疾病。

较严重的便秘单独增加膳食纤维可能效果不好，排便训练治疗可能有效，如有必要应服用渗透性泻药（乳果糖、山梨糖醇、聚乙二醇）和按需应用开塞露或甘油栓。推荐早餐后用15~20min放松身心进行排便。排便时过度用力可能导致痔。在盆底肌力较弱或阴部神经受损时，用力排便几年后可能会导致梗阻性排便障碍。以上情况较为简单的处理方法一般效果不好或需要强效泻药长期治疗的患者，发生滥用泻药综合征的风险较大。如果患者有严重的或顽固性便秘，应行进一步检查（图6-4）。可诱导分泌的新药（如鲁比前列酮、氯离子通道活化剂）也可用来治疗便秘。

严重便秘的诊治

少数患者（约<5%）有严重的或“顽固性”便秘。这些患者最容易去消化科或转诊中心进行诊疗。进一步研究这些患者偶尔可发现一些既往未知的病因如排便障碍性疾病、滥用泻药、伪病或心理障碍。在这些患者中，评估结肠和盆底结构的生理功能，在合理治疗的同时联合心理辅助治疗。即使在反复就诊病因不明的严重便秘患者，三级转诊后仅有约2/3的患者可以发现病因（稍后章节讨论）。

1.结肠传输时间测定　用不透X线的标记物检测结肠传输时间具有简单、可重复性，且通常安全、方便、可靠的特点，在临床实践中适于评估便秘患者。一些经过验证的方法也非常简单，如摄入造影标记物5d后，在不用通便药或灌肠剂的情况下用腹部X线片可显示80%标记物已从结肠排出。本测试对胃和小肠的传输无效。

包含放射性标记颗粒的缓释胶囊的放射性闪烁摄影术，是采用低放射剂量检测24~48h正常、加速或延迟的结肠功能。这种方法可以同时评估胃、小肠（因其反应了更广泛的胃肠运动障碍，对约20%的结肠传输时间延长患者很重要）和结肠的传输。其缺点是成本高，需要在核医学实验室中特殊准备。

2.肛门直肠和盆底检查　直肠无法正常排便是一种持续的直肠坠涨、疼痛、排便时过度用力和借助会阴的作用，并需手法和阴道后壁的压力辅助排便的感觉，出现这种感觉表明盆底结构功能障碍。这些症状明显时应与便不尽感相比较，便不尽感是肠易激综合征常见的症状。

正规的心理测评可识别进食障碍、“控制情绪”、抑郁症或创伤后应激障碍。通过认知或其他干预措施可能治疗这些心理问题，并可改善慢性便秘患者的生活质量。

临床试验中检测耻骨直肠肌无法松弛的一个简单方法是在直肠指检时让患者用力排出示指。在用力排便时，耻骨直肠肌向后运动表明盆底肌肉的运动比较协调。

临床评估会阴下降相对容易。患者左侧卧位，观察患者会阴是否下降不足（< 1.5cm表明盆底肌肉功能障碍）或用力排便时会阴气囊相对于骨性标志的距离（>4cm表明会阴部肌肉下降）。

整体排便的一项有用的测试方法是气囊排出试验。导尿管的气囊端充入50ml水放置。正常情况下，坐

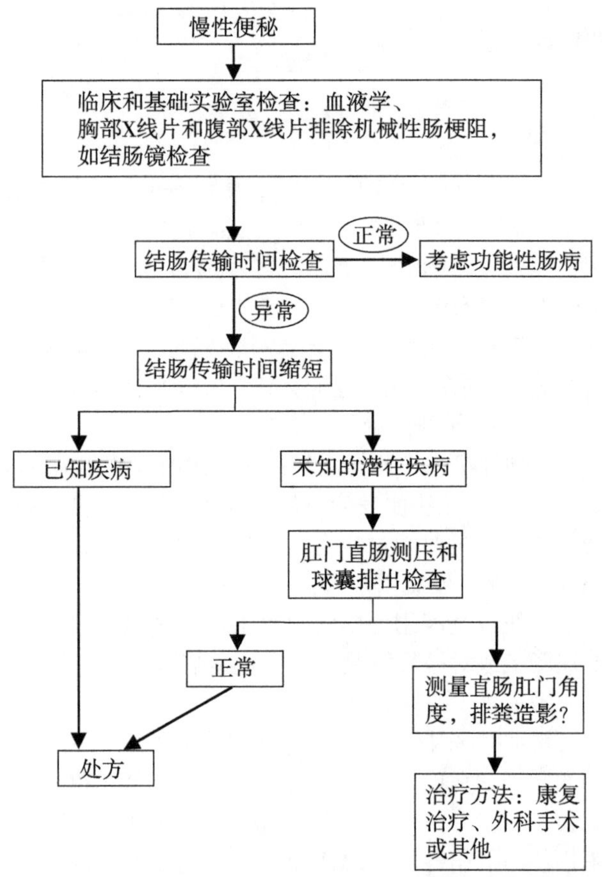

图6-4　慢性便秘的诊治流程

便或左侧卧位时人可排出气囊内的水。侧卧位时，检测排出气囊时需要的重量。通常质量<200g时可发生排便。

在严重便秘患者进行肛门直肠压力测定，可能发现静息压过高（>80mmHg）或挤压肛门括约肌的声音，提示盆底失弛缓（肛门括约肌痉挛）。该检查也可发现罕见的疾病如缺乏对肛门直肠抑制反射的成年人先天性巨结肠症。

排粪造影（动态钡灌肠包括在排出钡剂时的侧位图）可显示许多患者的“软组织异常”；最相关的发现是测量直肠肛门角度的变化、直肠的解剖学缺陷，如内部黏膜脱垂及肠疝或脱肛。仅在包括漏斗形堵塞的肛管或在试图排便时填满了很大的直肠前突导致严重的肠套叠，伴完全性出口梗阻时的少数病例才适用手术补救治疗。总之，排粪造影需要一个对其关注并有经验的放射科医师，结果异常不能确诊为盆底肌功能障碍。最常见出口梗阻的原因是耻骨直肠肌无法放松，这不是能通过排粪造影确定，而需要动态的检测方法如直肠造影。磁共振可提供关于盆底、远端结直肠和肛门括约肌的结构和功能，目前作为一种可开发的替代性检查方法。

包括排便时的直肠造影或闪烁法检测人工粪便排出量可有助于检测静息、挤压和用力状态下的会阴下降和肛门直肠角并计量人工粪便的排出量。排便时直肠肛门角伸直少于15° 可确诊盆底结构障碍。

神经学检查（肌电图）用于评估便失禁患者比用于评估梗阻性排便障碍的患者更为有效。下肢出现相关神经症状表明骨盆耻骨直肠肌的去神经化（如分娩）受损或由于长期慢性拉伤导致阴部神经过度伸展。脊髓损伤患者、神经系统疾病如帕金森病、多发性硬化和糖尿病性神经病变患者中便秘较常见。

直肠电刺激或通过磁刺激腰骶部脊髓促使肛门外括约肌收缩的脊髓诱发反应，可确诊部分骶骨神经病变伴足够的神经传导功能，可尝试生物反馈训练。

总之，球囊排出试验是筛选肛门直肠功能障碍一项重要检查方法。如果检查结果阳性，直肠或肛门括约肌的解剖学异常评估和盆底结构松弛可用于评估可疑梗阻性排便障碍的患者。

治疗　便秘

明确便秘的病因特点后可决定治疗方案。慢传输型便秘需要积极的内科或外科治疗；盆底失弛缓或盆底功能障碍通常可用生物反馈治疗（图6-4）。然而，只有约60%的重度便秘患者有这样的生理障碍（一半结肠传输延迟一半排便障碍）。脊髓损伤或其他神经系统疾病的患者通常需要包括直肠刺激、灌肠疗法和包括定时仔细通便治疗在内的个体化的肠道治疗方案。

慢传输型便秘患者可用包括纤维素、车前子、镁乳化剂、乳果糖，聚乙二醇（肠道准备的药物）、鲁比前列酮和比沙可啶等在内的容积性泻药、渗透性泻药、促动力药、促分泌性泻药和刺激性泻药的治疗。较新的治疗方案目的在于加强肠蠕动和分泌，这在某些情况如女性便秘为主型肠易激综合征或严重的便秘的治疗中可能有效。如果3~6个月的药物治疗失败，且患者仍存在与梗阻性排便无关的慢传输型便秘，下一步应考虑腹腔镜结肠切除术回肠直肠吻合术；然而，如果患者有持续性排便障碍的证据或全胃肠动力障碍，不应采用这种治疗方案，此时需转诊到专业化的诊治中心进行结肠运动功能的进一步检测。在巨结肠和巨大直肠患者需采用手术治疗。术后并发症包括小肠梗阻（11%）和粪便残留，尤多见于首次术后第1年期间。术后第一年排便次数是3~8/d，从术后第2年起频率下降到1~3/d。

混合性排便障碍（排便和结肠传输/动力性）患者应首先采用盆底再训练（生物反馈和肌肉松弛锻炼）、心理咨询以及饮食调整方案，如果生物反馈治疗和合理的药物治疗后仍存在结肠传输运动异常且症状顽固，此后考虑结肠切除和回肠直肠吻合术。在单纯盆底功能障碍患者，生物反馈训练有70%~80%的成功率，这是通过获得舒适的排便的习惯来检测的。采用手术治疗盆底功能障碍（肛门内括约肌或耻骨直肠肌分离术）成功率不高，多数情况下已废除。

（王淑君　译　李景南　校）

第7章

Chapter 7

消化道出血

Loren Laine

消化道（GI）出血可以表现为5种形式。呕血：表现为红色血性呕吐物或“咖啡渣”样呕吐物。黑粪：表现为黑色、柏油样的恶臭粪便。便血：表现为经直肠排出鲜红色或栗色血便。胃肠道隐性出血（GIB）：通常在没有显性出血的情况下，经粪便隐血试验检测或存在铁缺乏而被发现。最后，患者可能只表现为失血或贫血的相关症状，如头晕、晕厥、心绞痛或呼吸困难。

消化道出血的来源

上消化道来源的出血（表7–1）

在美国和欧洲，因上消化道出血（UGIB）而住院的发生率约为0.1%，病死率为5%～10%。患者极少死于失血，而是死于其他潜在的疾病的失代偿。年龄<60岁且没有重大合并疾病的患者的病死率<1%。因上消化道出血而住院的患者发生再出血和死亡的独立预测指标包括年龄增加，共患疾病和血流动力学改变（心动过速或高血压）。

消化性溃疡是上消化道出血的最常见病因，是高达50%的UGIB病例的出血原因；随着幽门螺杆菌感染的患病率下降，由于非甾体抗炎药物（NSAIDs）所致出血的比例升高。5%～10%的患者的出血原因是Mallory–Weiss撕裂（贲门黏膜撕裂）。由于静脉曲张造成出血的比例从5%～40%不等，这取决于不同的调查人群。出血性或糜烂性胃病（如NSAIDs或乙醇性）和糜烂性食管炎通常造成轻微出血，大出血很少见。

表7–1　上消化道出血住院患者的出血原因

出血原因	比例（%）
溃疡病	31～67
静脉曲张	6～39
贲门黏膜撕裂（Mallory–Weiss综合征）	2～8
胃十二指肠糜烂	2～18
糜烂性食管炎	1～13
肿瘤	2～8
血管扩张症	0～6
原因未明	5～14

资料来源：从2000年起，住院资料来自于：Am J Gastroenterol, 2003,98:1494.Gastrointest Endosc,2003,57:AB147.2004,60:875. Eur J Gastroenterol Hepatol,2004,16:177.2005,17:641.J Clin Gastroenterol,2008,42:128. World J Gastroenterol, 2008,14:5046.Dig Dis Sci,2009,54:333.

1.消化性溃疡　除了解释临床特点外，溃疡的内镜下特征还为预后提供了重要信息。对于内镜下活动性出血或者具有未出血的可见血管的病例，如果采取非手术治疗，1/3的患者将发生需急诊手术治疗的进一步出血。这类患者明确获益于内镜下治疗，可减少出血，降低住院天数、病死率和花费；治疗方法包括双极电凝止血、热探头、黏膜下注射治疗（如无水乙醇，1∶10 000肾上腺素）。相反，溃疡基底清洁的患者再出血率几乎为零。此类患者如果没有其他需要住院的原因，给予稳定病情治疗后，当天即可出院。溃疡基底不清洁的患者通常需要留院观察3d，因为大多数的再出血发生于3d内。

随机对照试验显示，高危溃疡（即活动性出血、非出血性可见血管、附着血凝块）患者在内镜下治疗后，给予高剂量、持续静脉输注质子泵抑制药（PPI），如奥美拉唑80mg静脉推注后，按8mg/h持续输注，旨在维持胃内pH>6，并提高血液凝块的稳定性，可以降低这类患者的再出血和病死率。对于所有上消化道出血患者，即刻给予质子泵抑制药治疗可以降低高危溃疡特征（譬如活动性出血）；但是，与只有在内镜检查确认高危溃疡时才开始质子泵抑制药治疗相比，前述治疗策略对于再出血、输血或病死率等结局的改善效果不显著。

如果未采取预防措施，近1/3的出血性溃疡患者将于1～2年发生再出血。再出血的预防聚焦于溃疡发病机制的3个主要因素：幽门螺杆菌、NSAIDs药物和胃酸。幽门螺杆菌的根除可以使出血性溃疡患者的再出血率降低至<5%。如果服用NSAIDs药物的患者发生出血性溃疡，应尽可能地停服NSAIDs药物。如果不能停用或需重新服用NSAIDs药物，则应同时联合服用环氧化酶2（COX–2）选择性抑制药（coxib）和一种PPI。近期发生的出血性溃疡患者，只合并用PPI治疗或

单一coxib治疗后，年再出血概率为10%，而PPI和coxib联合治疗可进一步显著降低溃疡出血复发。服用小剂量阿司匹林的心血管疾病患者发生出血性溃疡时，应在出血发生后尽早恢复服用阿司匹林（≤7d）。一项随机临床试验显示，与迅速重新服用阿司匹林相比，未能重新服用阿司匹林对于再出血的影响没有显著差异（5% vs.10%，30d），但与30d（9% vs.1%）和8周时（13% vs.1%）的病死率显著增高存在相关性。与幽门螺杆菌或NSAIDs药物不相关的出血性溃疡患者应长期维持足量的抑酸治疗。消化性溃疡详见第14章。

2.贲门黏膜撕裂综合征（Mallory-Weiss综合征）　典型病史为呕血前的呕吐、恶心或咳嗽，特别是嗜酒患者。这种撕裂导致的出血，通常发生于胃食管连接部胃侧，80%～90%的患者出血自行停止，只有0～7%的患者再出血。内镜治疗适应证为贲门黏膜撕裂活动性出血。极少数病例需要进行血管造影栓塞治疗和手术缝合撕裂。贲门黏膜撕裂综合征详见第13章。

3.食管静脉曲张　相比于其他原因的上消化道出血患者，静脉曲张出血患者的预后更差。急性出血的内镜治疗和以消除食管曲张静脉为目的的反复内镜治疗操作能够显著降低再出血和病死率。与硬化治疗相比，套扎治疗再出血较少，病死率较低，局部并发症较少，并且只需较少疗程即可达到消除曲张静脉，因此，套扎治疗是内镜治疗食管静脉曲张的首选。

与内镜治疗相结合，奥曲肽（50μg静脉推注后，以50μg/h静脉输注2～5d）可进一步帮助控制急性出血。在美国以外可获得的其他血管活性药物，如生长抑素和特里加压素，也同样有效。对于上消化道出血的肝硬化患者，推荐进行抗生素治疗（如头孢曲松），原因在于抗生素能够降低这部分人群的细菌感染和病死率。长远来看，非选择性β受体阻断药治疗能够降低食管静脉曲张造成的再出血。为了预防食管静脉曲张造成的再出血，推荐长期β受体阻断药治疗+内镜套扎治疗。

即使经内镜和药物治疗，仍有持续性出血或再出血发生的患者，推荐进行更加有创性治疗，如经颈静脉肝内门体分流术（TIPS）。早前的研究提示，多数行TIPS的患者在1～2年发生分流狭窄，需再次行介入治疗以保持分流通畅。应用涂层支架，在最初2年似乎可将分流功能障碍的发生降低到50%。一项在肝功能分级为Child-Pugh A或B级、合并难治性静脉曲张出血的肝硬化患者中，进行的随机对照研究，对比TIPS（非涂层支架）和远端脾肾分流术的治疗效果，结果显示在再出血、肝性脑病或生存率方面两者无明显差异，但TIPS有较高的再介入概率（82% vs.11%）。因此，对于轻症、代偿良好的肝硬化患者，减压手术不失为一种选择。

门静脉高压也是造成胃静脉曲张、小肠和大肠静脉曲张、门静脉高压性胃病和门静脉高压性小肠结肠病发生出血的原因。

4.出血糜烂性胃病（“胃炎”）　出血糜烂性胃病通常被称为胃炎，是指内镜下可见的上皮下的出血和糜烂。这些改变是黏膜的病变，并不造成严重出血。多种临床状况都可造成黏膜损伤，最重要的是NSAID类药物的使用、饮酒和应激。长期服用NSAID类药物的患者中半数有黏膜糜烂（15%～30%的患者发生溃疡）；另外，高达20%的有上消化道出血症状的酗酒患者，存在上皮下出血或糜烂的证据。

应激相关的胃黏膜损伤只发生在那些病情极其严重的患者：如经历严重创伤、重大手术、体表面积烧伤>1/3及严重颅内疾病或内科危重病（如呼吸机依赖、凝血障碍）的患者。除非有溃疡形成，一般不会发生严重出血。由于严重的基础疾病，此类患者的病死率相当高。

近年来，由应激相关胃黏膜损伤或溃疡造成的出血发生率已大幅下降。究其原因最有可能是由于对重症患者的医疗护理的加强。对上述高危患者应考虑进行预防出血的药物干预。多项试验报道了静脉输注H_2受体阻断药的治疗有效性，它较硫糖铝更有效，但不优于通过胃管给药的PPI速释混悬剂。预防性治疗能减少出血，但不降低病死率。

5.其他病因　其他上消化道出血的少见病因包括：糜烂性十二指肠炎、肿瘤、主动脉肠瘘、血管病变［包括遗传性出血性毛细血管扩张症（Osler-Weber-Rendu）和胃窦血管扩张症（“西瓜胃”）］、Dieulafoy病（微小黏膜缺损处的异常血管出血）、脱垂性胃病（近端胃脱垂入食管并引起恶心，好发于酗酒者）、胆道出血或胰性出血（胆管或胰管出血）。

小肠来源的出血

小肠来源的出血（出血灶超过了标准上消化道内镜所能探查的范围）诊断困难，也是大多数不明原因消化道出血病例的病因。所幸小肠出血并不常见。成年人中最重要的病因是血管扩张症、肿瘤（如腺癌、平滑肌瘤、淋巴瘤、良性息肉、类癌、转移癌和脂肪瘤）、NSAID药物导致的糜烂和溃疡。其他成年人小肠出血的少见病因包括克罗恩病、感染、缺血、血管炎、小肠静脉曲张、憩室、梅克尔憩室、重复性囊肿和肠套叠。

梅克尔憩室是儿童下消化道出血的最常见原因，随着年龄增长其作为出血原因的概率呈下降趋势。<50岁的成年人，小肠肿瘤经常是不明原因消化道出血的原因；而>50岁的患者中，血管扩张症和NSAID药物导致的损伤较为多见。

如果可能，应对血管扩张症进行内镜治疗。当血管扩张孤立局限于一段小肠且内镜治疗失败时，可以采取手术治疗。尽管雌激素/黄体酮复合物已经用于治疗血管扩张症，但一项双盲试验发现其对预防再出血无效。对于孤立性的病变，如肿瘤、憩室或重复性囊肿，通常采取手术切除。

结肠来源的出血

下消化道出血的入院率是上消化道出血入院率的20%或更多。痔很可能是下消化道出血的最常见原因；肛裂也会引起轻微出血和疼痛。如果除外这些极少需要住院的肛门局部病患，成年人最常见的下消化道出血的原因包括憩室、血管扩张症（尤其是>70岁成年人的近段结肠处好发）、肿瘤（主要是腺癌）、结肠炎症；在大多数情况下，结肠炎症为感染性或特发性炎性肠病，偶尔是缺血或辐射诱发的。少见原因包括息肉切除术后出血、孤立性直肠溃疡综合征、NSAID药物导致的溃疡或结肠炎、外伤、静脉曲张（最常见于直肠）、结节性淋巴样增生、血管炎和主动脉-结肠瘘。在儿童和青少年中，显著消化道出血的最主要结肠因素为炎性肠病和幼年性息肉。

憩室出血起病突然，通常无痛，有时呈大出血，并且多来自于右半结肠；轻微出血和隐性出血不是其特征性表现。临床资料提示，出血性结肠憩室患者中，80%的患者憩室出血可自发停止，20%~25%的患者发生再出血。动脉内插管输注血管加压素或超选择性栓塞术可使大多数患者止血。如果出血不止或再出血，需行局部肠段手术切除。

老年人中来自于右半结肠血管扩张症的出血可以表现为明显出血，也可表现为隐性出血；这类出血倾向于慢性出血，偶有血流动力学显著变化。内镜下止血措施对于治疗血管扩张症、散在出血性溃疡和息肉切除术后出血可能有效；对于出血性结肠息肉，如有可能，应该进行内镜下息肉切除。多种结肠病变可能导致消化道大出血、持续出血或再出血，药物治疗、血管造影介入治疗或内镜治疗不能奏效，这时通常需外科手术治疗。

对患者的处置　消化道出血

测量心率和血压是初步评估消化道出血患者的最佳方法。临床上严重的出血可导致心率或血压随体位而改变、心动过速，最后，可致平卧位低血压。相反，急性出血时，由于血浆和红细胞容量的按比例减少（也就是“失去全血”），血红蛋白含量并不会立即降低。因此在严重出血早期，血红蛋白保持正常或轻微下降。随着血管外体液进入血管以恢复血容量时，血红蛋白出现降低，但是这一过程可能需要72h。缓慢的慢性出血的患者，尽管血压和心率正常，其血红蛋白也可能极低。随着缺铁性贫血的发生，平均红细胞容积将变低，红细胞分布宽度将上升。

上、下消化道出血的鉴别诊断

呕血提示上消化道来源的出血（屈氏韧带以上）。黑粪提示血液已在消化道存在至少14h（可长至3~5d）。出血部位越近，越可能发生黑粪。便血通常提示下消化道来源的出血，尽管上消化道病变可以出血迅猛，以至于血液在肠道中停留的时间短至不足以形成黑粪。当便血是上消化道出血的主要症状时，这种出血伴随有血流动力学不稳定和血红蛋白下降。小肠出血性病变可能表现为黑粪或便血。其他提示上消化道出血的线索包括肠鸣音亢进和血尿素氮水平升高（由于容量丢失和小肠吸收血液蛋白质）。

非血性鼻胃管抽吸物见于高达18%的上消化道出血患者，此类出血通常来源于十二指肠。即使抽吸物呈胆染样外观也不能排除出血性幽门后病变，因为约50%的抽吸物中报告有胆汁的病例中，这种报告是不正确的。对于外观非血性的抽吸物，进行隐血检查意义不大。

消化道出血患者的诊断评估

1.上消化道出血（图7-1）　病史和体格检查通常不能诊断消化道出血的来源。应选择上消化道内镜对上消化道出血的患者进行检查；对于存在血流动力学不稳定的患者（低血压、心动过速、心率或血压随体位而变化），应立即进行内镜检查。急诊内镜对于轻度出血患者的处置决策也是有益的。大出血患者和有高危内镜下发现（如静脉曲张，活动性出血性溃疡或肉眼可见血管的溃疡）的患者，经内镜下止血治疗获益；而低危病变的患者（如基底清洁的溃疡、非出血性贲门黏膜撕裂、糜烂出血性胃炎），如果生命体征平稳，血红蛋白浓度稳定，且无其他医学问题，即可出院回家。

2.下消化道出血（图7-2）　便血和血流动力学不稳定的患者应在检查评估下消化道前，行上消化道内镜以除外上消化道来源的出血。怀疑下消化道出血的患者可以接受急诊乙状结肠镜检查，用来探查明显的低位病变。然而，对于快速出血，实际操作有难度，通常情况下也不可能明确出血灶。乙状结肠镜主要是对年龄<40岁的、轻微出血的患者有意义。

口服清肠剂准备后，对下消化道出血患者进行结肠镜检查是合适的措施，除非出血量极大或乙状结肠镜已发现明显的活动性出血病变。核素^{99m}Tc标记红细胞扫描可以反复成像长达24h，并可能确定出血

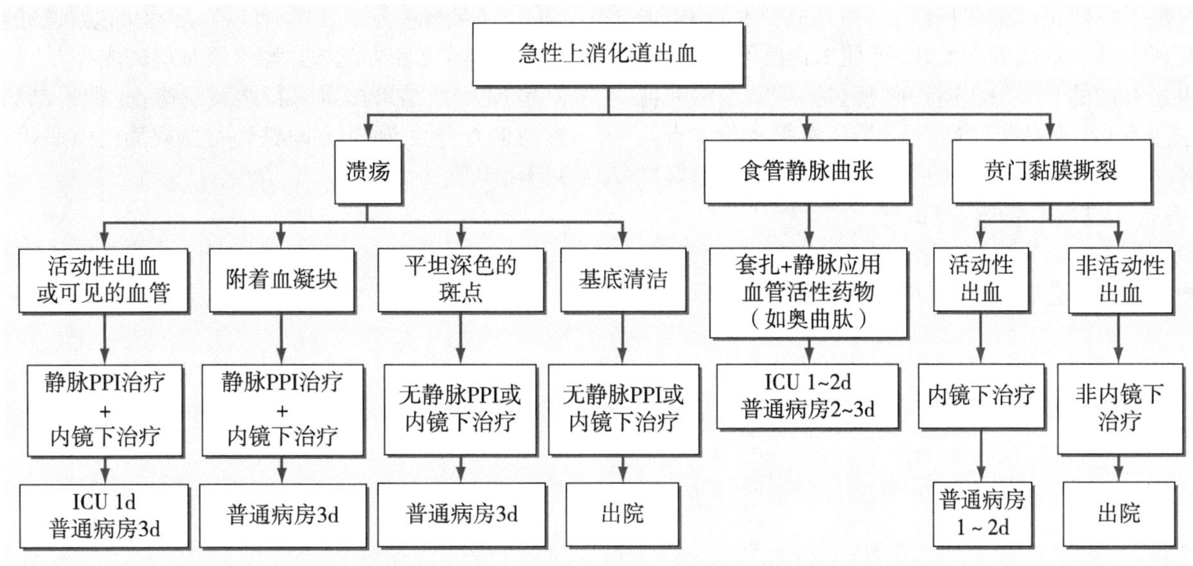

图7-1　急性上消化道出血的诊治流程建议

关于医疗护理强度和出院时间的推荐意见是假定患者病情稳定，没有继续出血或其他伴随医学问题。ICU.重症监护病房；PPI.质子泵抑制药

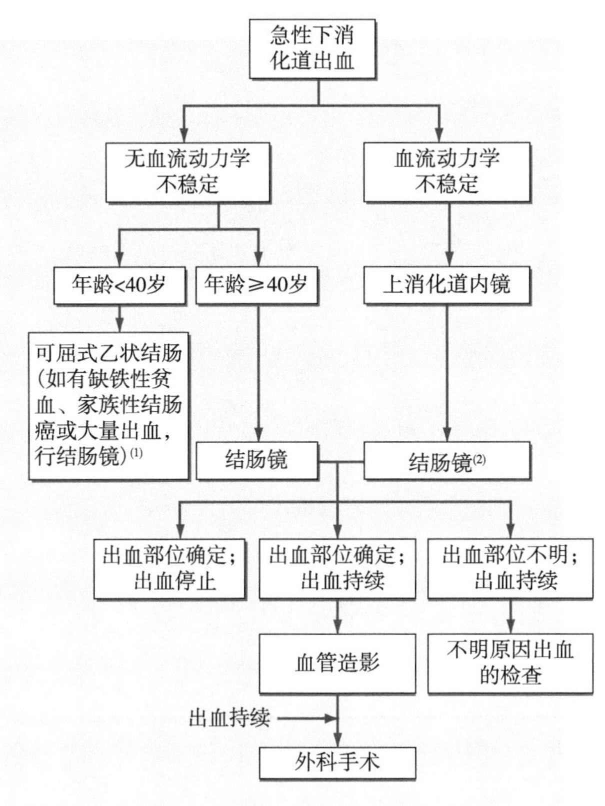

图7-2　急性下消化道出血的诊治流程建议

（1）也有人建议对于<40岁的任何程度直肠出血的患者都进行结肠镜检查；（2）如果存在大出血而不允许肠道准备，则进行血管造影

的大体位置。不过，由于其结果，特别是较后期的图像，变化很大，故对核素扫描结果应谨慎解释。血管造影术可探查到活动性下消化道出血的位置（造影剂外溢入消化道），并且可以实施栓塞治疗或动脉内输注血管加压素治疗。即使出血已经停止，血管造影术也可探查血管结构异常的病变，比如血管扩张症或肿瘤。

3.不明原因消化道出血　通常将通过常规内镜和X线造影检查无法明确出血来源的持续性出血或复发性出血定义为不明原因出血；这类出血既可以是明显出血（黑粪、便血），也可表现为隐性出血（缺铁性贫血）。目前的指南建议血管造影术应作为不明原因大出血的最初检查手段，可探查全部小肠的胶囊内镜用于检查除不明原因大出血之外的其他出血。推进式小肠镜检查，应用特殊设计的小肠镜或儿童型结肠镜探查整个十二指肠和部分空肠，也可考虑作为最初的检查手段。一篇系统综述总结了14项关于推进式小肠镜检查和胶囊内镜检查的对比研究，结果显示，推进式小肠镜检查和胶囊内镜检查分别在26%和56%的患者中获得"临床显著发现"。然而，与小肠镜检查相比，由于无法控制胶囊内镜，影响了对其操控和对小肠的全景式观察；另外，胶囊内镜下无法取活检，也无法进行内镜下治疗。

如果胶囊内镜检查阳性，应根据镜下所见采取处置方法（如小肠镜、腹腔镜）。如果胶囊内镜检查阴性，目前的推荐建议是观察患者病情，抑或临床病程需要（如再出血，需要输血或住院），即进行进一步检查。更新的内镜技术（如双气囊、单气囊或螺旋式小肠镜检查）使得内镜医师可以对大部分或全部小肠进行检查，获取标本并给予治疗。新的影像技术（CT和磁共振小肠成像）常用来代替旧有的专门的小肠放射影像检查（如小肠钡灌检查）。其他检查方法还包括核素^{99m}Tc标记红细胞扫描术、血管造影术（由于能够发现血管异常或肿瘤血管，即使出血已停止，该检查也是有用的）、^{99m}Tc-高锝酸盐扫描有助于诊断梅克尔憩室（特别是年轻患者）。当所有检查均未有发现时，对于需要反复输血的严重反复性或持续出血患者，有指征进行手术中内镜检查。

4.粪便隐血试验阳性　目前推荐粪便隐血试验检测仅用于结直肠癌筛查；可以用于筛查一般风险的成年人（从50岁起），以及有1名≥60岁的结直肠肿瘤一级亲属或2名结直肠肿瘤二级亲属的成年人（从40岁起）。阳性结果提示需行结肠镜检查。如果结肠检查结果为阴性，除非有缺铁性贫血或消化道症状，否则不推荐进一步检查。

（杨晓鸥　译　费贵军　校）

第8章

Chapter 8

黄　疸

Daniel S.Pratt　Marshall M.Kaplan

黄疸是由于胆红素沉积导致的一种组织异常黄染。组织内胆红素沉积仅发生于存在血清高胆红素血症时，这可以是肝疾病的体征，也可以是比肝病相对少见的溶血性疾病的体征。血清胆红素升高的程度可以通过体格检查来估测。巩膜由于富含弹性蛋白而对胆红素具有特殊亲和性，因此，发现轻微血清胆红素升高的最佳方法是检查巩膜。出现巩膜黄染提示血清胆红素至少达到51μmol/L（3mg/dl）。如果检查室是荧光灯照明，则发现巩膜黄染的难度会增大。如果检查者怀疑患者巩膜黄染，进一步检查的部位是舌下黏膜。随着血清胆红素水平升高，浅肤色患者的皮肤最终会出现黄染，如果病程较长，甚至出现皮肤变绿；皮肤出现绿色是由于胆红素氧化成胆绿素所致。

皮肤黄染的鉴别诊断比较局限。除了黄疸，它还包括胡萝卜素黄皮病、服用药物奎纳克林、过度暴露于酚类物质。胡萝卜素黄皮病是皮肤内存在的胡萝卜素所导致的皮肤发黄；这种情况发生于摄入过多含有胡萝卜素的蔬菜和水果的健康人，如胡萝卜、叶类蔬菜、南瓜、桃和柑橘。这种情况与黄疸不一样，黄疸呈现为全身皮肤均匀分布的黄染，胡萝卜素黄皮病中色素集中手掌、足掌、前额、鼻唇沟。胡萝卜素黄皮病不累及巩膜，据此可以与黄疸相鉴别。在服用奎纳克林治疗的人群中，4%～37%的患者会出现皮肤发黄。与胡萝卜素不同，奎纳克林可引起巩膜黄染。

血清胆红素升高的另一个敏感标志是尿色加深，这是由于结合胆红素经肾脏排出。患者常描述他们的尿色为茶色或像可乐一样的颜色。胆红素尿提示血清直接胆红素升高，因此提示存在肝脏疾病。

当胆红素的生成与清除之间出现失衡时，则出现血清胆红素水平增高。在合理评估黄疸患者时，需要理解胆红素的生成与代谢情况。

胆红素的生成与代谢

（参见第37章）胆红素是一种四吡咯色素，是血红素（亚铁原卟啉Ⅸ）的分解产物。人体每天产生胆红素250～300mg，其中70%～80%的胆红素是由衰老红细胞中的血红蛋白分解产生。其余的胆红素来自于骨髓中未成熟即被破坏的红细胞和全身各组织中的血红素蛋白如肌红蛋白、细胞色素等。

胆红素在网状内皮细胞中生成，主要发生在脾和肝。第一步反应由微粒体酶血红素氧化酶催化，氧化裂解卟啉环的α桥并打开血红素环。该反应的最终产物为胆绿素、一氧化碳和铁。第二步反应由胞质酶胆绿素还原酶催化，还原胆绿素的中心亚甲基桥，将胆绿素转换为胆红素。在网状内皮系统细胞中形成的胆红素几乎不溶于水。这是由于胆红素分子内的水溶性基团间紧密的内部氢键连接所致，一侧是含亚氨基的一个双吡咯结构中的丙酸的羧基基团，一侧是另外一半胆红素分子结构中的内酰胺基团。这种构造阻止水溶剂接近胆红素的极性残基，并且使得疏水性残基排列在分子外侧。为了经血液运输胆红素，胆红素必须变为可溶的。这个转变通过胆红素与白蛋白进行可逆的非共价键结合来完成。非结合胆红素与白蛋白结合后，被运输至肝；在肝内，非结合胆红素（不包括白蛋白）被肝细胞摄取，该摄取过程至少部分涉及载体-介导的跨膜转运。目前尚没有特定的胆红素转运子被发现（参见第37章，图37-1）。

进入肝细胞后，非结合胆红素在胞质中与包括谷胱甘肽-S-转移酶家族在内的多种蛋白质结合。这些蛋白质既可减少胆红素回流入血清，也可呈递胆红素完成结合反应。在内质网中，胆红素与葡萄糖醛酸相结合后转变为可溶性分子，这一过程中胆红素的内部氢键被破坏，并合成出胆红素单葡萄糖醛酸酯和胆红素双葡萄糖醛酸酯。葡萄糖醛酸与胆红素的结合反应是由胆红素尿苷二磷酸-葡萄糖醛酸转移酶（UDPGT）进行催化。亲水的结合胆红素从内质网弥散至胆小管膜；在胆小管膜上，胆红素单葡萄糖醛酸酯和胆红素双葡萄糖醛酸酯通过一个能量依赖机制被主动转运至胆小管内，这个过程涉及多耐药蛋白2。

分泌至胆管内的结合胆红素流入十二指肠，并以原型通过近段小肠。结合胆红素不被小肠黏膜摄取。当结合胆红素到达远段回肠和结肠后，被细菌的β-葡萄糖醛酸酶水解成非结合胆红素。非结合胆红素被正常肠道细菌还原形成一组无色的四吡咯类物质，这些物质被称为尿胆原。80%～90%的尿胆原以原型或以被氧化成橘黄色的尿胆素的形式经粪便排泄。其余10%～20%的尿胆原被被动吸收进入肝门静脉中，经肝再次被分泌；另有少部分（通常<3mg/dl）未被肝摄取，经肾小球滤过进入尿液被排泄。

血清胆红素的检测

直接胆红素和间接胆红素是分别对应于结合胆红素和非结合胆红素的两个术语，术语名称是基于最初的范登伯格反应。这种检测方法，或者一些对其改进的检测方法，仍然在大多数临床生化实验室中使用来检测血清胆红素水平。在该检测中，胆红素暴露于偶氮化的对氨基苯磺酸，裂解为两个相对稳定二吡咯亚甲基偶氮色素，其最大吸收在540nm，可用于进行分光光度检测分析。在没有反应促进剂（如乙醇）的条件下，可以与偶氮化的对氨基苯磺酸反应的是直接胆红素。这部分直接反应组分可以大致反映血清中结合胆红素含量。血清总胆红素是在加入乙醇进行反应后的量。总胆红素与直接胆红素间的差值就是间接反应组分，可以用来估算血清中非结合胆红素含量。

通过范登伯格检测法，血清胆红素浓度正常高限为17 μmol/L（<1mg/dl）。其中直接-反应（结合）胆红素可最多占30%，或者说5.1 μmol/L（0.3mg/dl）。95%的正常人群血清总胆红素范围为3.4～15.4μmol/L（0.2～0.9mg/dl）。

一些新的技术，虽然操作不甚方便，但是增进了我们对胆红素代谢的理解。第一，新技术证明在正常人或Gilbert综合征患者中，几乎100%的血清胆红素都是非结合胆红素；<3%是单结合胆红素。第二，对于患肝胆疾病的黄疸患者来说，通过更准确的新技术检测得到的血清总胆红素浓度，比偶氮法测出来浓度低。这提示在肝胆疾病患者血清中，存在有不同于胆红素的其他偶氮-阳性化合物。第三，这些研究表明，患肝胆疾病的黄疸患者中，单葡萄糖醛酸酯胆红素含量要远高于双葡萄糖醛酸酯胆红素。第四，部分直接-反应胆红素组分中包含了与白蛋白共价键联接的结合胆红素。这种与白蛋白联接的胆红素组分（δ组分，或胆素蛋白）是胆汁淤积和肝胆疾病患者血清总胆红素中的重要组成部分。当肝分泌胆红素葡萄糖醛酸酯的功能受损，并且血清葡萄糖醛酸酯含量增多时，在血清中形成这种与白蛋白联接的结合胆红素。凭借其紧密接合白蛋白，血清中白蛋白联接的结合胆红素的血清清除率接近于白蛋白的半衰期（12～14d），而不是胆红素的短半衰期（约4h）。

白蛋白联接的结合胆红素的长半衰期解释了关于肝病黄疸患者的两个此前一直未解的谜团：①一些高结合胆红素血症患者在疾病恢复期并没有出现胆红素尿，这是因为胆红素与白蛋白共价结合，从而无法经肾小球滤过；②一些患者在其他方面均恢复满意，而其升高的血清胆红素水平下降速度却比预期慢得多。在肝胆疾病的恢复后期，所有结合胆红素可能均以白蛋白联接的方式存在。因为白蛋白半衰期长，所以血清结合胆红素浓度值下降缓慢。

尿胆红素的检测

非结合胆红素在血清中总是与白蛋白结合，不能经肾滤过，因此，不会出现在尿液中。结合胆红素可经肾小球滤过，大部分又被近端肾小管重吸收；一小部分分泌到尿液中。在尿液中所发现的胆红素都是结合胆红素。胆红素尿的出现意味着存在肝疾病。尿试纸测试（胆红素试验）可提供与血清胆红素蒸馏法相同的信息。这种测试是非常准确的。假阴性结果有可能出现于长期胆汁淤积的患者，这是由于患者血清中与白蛋白共价联接的结合胆红素占主导地位。

对患者的处置　胆红素

存在于血清中的胆红素代表了一种平衡状态，即胆红素的生成并入血与胆红素经肝胆清除之间的平衡。高胆红素血症可能由以下原因所致：①胆红素生成过多；②摄取、结合、分泌胆红素的功能受损；③结合或非结合胆红素经受损的肝细胞或胆管中反流。胆红素生成过多，摄取或结合胆红素功能受损，均可导致血清非结合胆红素增加。分泌到胆管中的胆红素减少或胆红素逆向回漏，可导致血清结合胆红素的增加。

初步评估黄疸患者时需要判定：①高胆红素血症是以结合性还是非结合性胆红素增高为主；②其他肝功能生化指标是否正常。对有限数据进行仔细深入的解读，有利于合理评估患者的情况（图8-1）。本节讨论仅关注于成年黄疸患者的评估。

血清胆红素单项升高

1.高非结合胆红素血症　孤立性高非结合胆红素血症的鉴别诊断范围有限（表8-1）。最关键的判断是，患者是否出现溶血过程导致胆红素生成增多（溶血性疾病和无效红细胞生成），还是出现肝细胞摄取/结合胆红素的功能受损（药物作用或遗传疾病）。

溶血性疾病导致血红蛋白生成过多，这类疾病可以是遗传性的或获得性的。遗传性疾病包括球形红细胞症、镰状细胞性贫血、珠蛋白生成障碍性贫

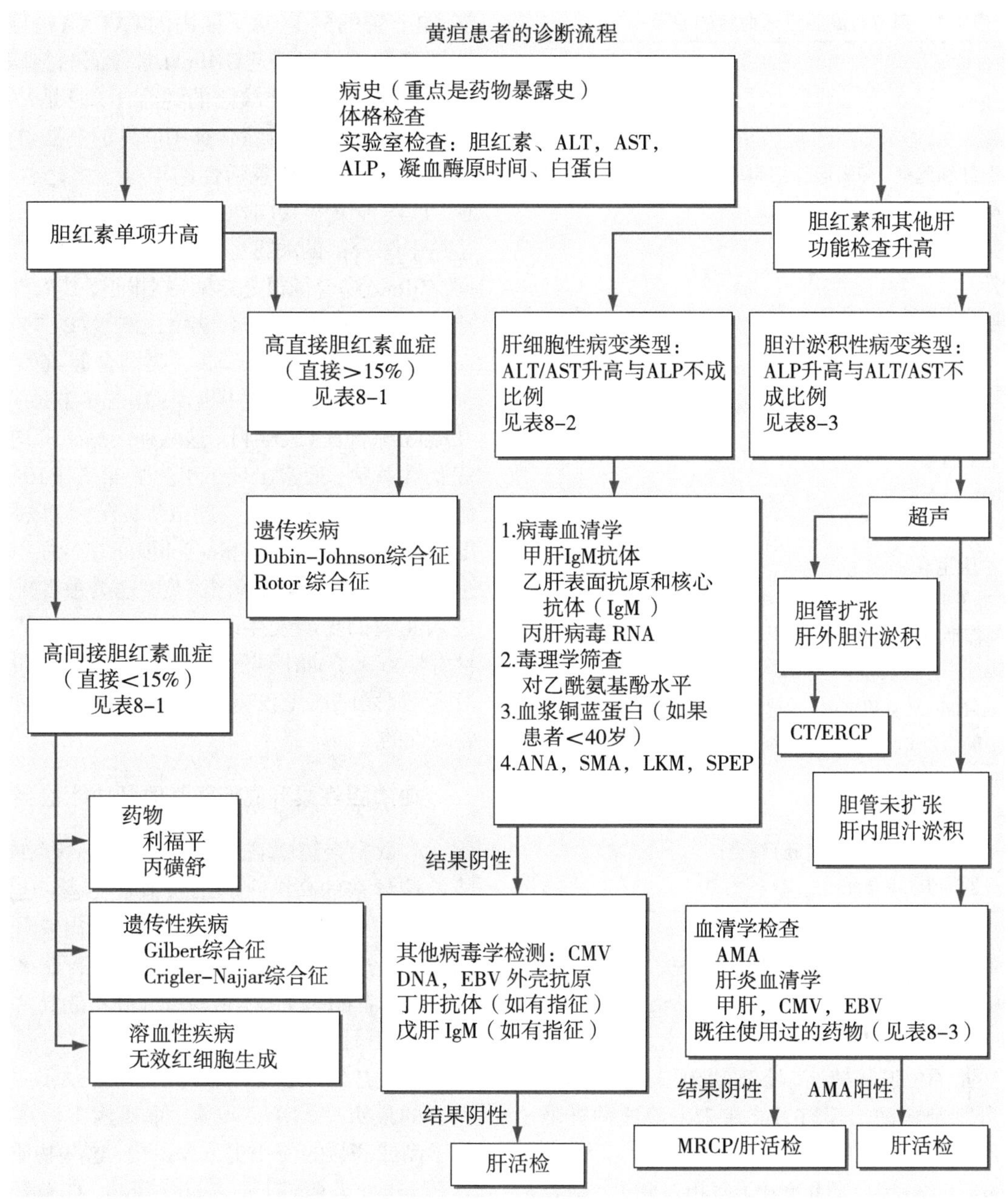

图8-1 评估黄疸患者

ALT.丙氨酸氨基转移酶；AMA.抗线粒体抗体；ANA.抗核抗体；AST.天冬氨酸氨基转移酶；CMV.巨细胞病毒；EBV.Epstein-Barr病毒；LKM.肝肾微粒体抗体；MRCP.磁共振胰胆管成像；SMA.平滑肌抗体；SPEP.血清蛋白电泳

血、红细胞酶（如丙酮酸激酶和葡萄糖-6-磷酸脱氢酶）缺乏。在这些情况下，血清胆红素极少超过86 μmol/L（5 mg/dl）。当合并肾功能不全或肝细胞功能不全，或者发生急性溶血（如镰状细胞危象）时，血清胆红素水平可能会更高。在评估慢性溶血患者黄疸情况时，十分重要的是需要记住患者色素（胆红素钙）结石的发生率很高，这种情况使得胆总管结石作为高胆红素血症的另一个原因的可能性增加。

获得性溶血性疾病包括微血管病性溶血性贫血（如溶血-尿毒症综合征）、阵发性睡眠性血红蛋白尿症、棘红细胞性贫血、免疫性溶血和寄生虫感染（包括疟疾和巴贝斯原虫病）。无效红细胞生成可发生于维生素B_{12}及叶酸、铁缺乏症中。

在没有溶血的情况，医师需要考虑肝摄取或结合胆红素功能方面的问题。某些药物，包括利福平和丙磺舒，通过减少肝摄取胆红素，可能引发高非结合胆红素血症。胆红素结合功能受损可发生在以下3种遗传性疾病中：Crigler-Najjar综合征Ⅰ型和Ⅱ型、Gilbert综合征。Crigler-Najjar综合征Ⅰ型是一种极罕见的疾病，发生于新生儿，临床特征是严重黄疸［胆红素>342 μmol/L（>20 mg/dl）］和由胆红素脑病所致的神经系统损伤，常导致患儿在婴儿期或儿童期死亡。这

表8-1 孤立性高胆红素血症的原因

Ⅰ.高间接胆红素血症
- A.溶血性疾病
  - 1.遗传性
    - a.球形红细胞症，椭圆形红细胞增多症，葡萄糖-6-磷酸脱氢酶和丙酮酸激酶缺乏
    - b.镰状细胞性贫血
  - 2.获得性
    - a.微血管病性溶血性贫血
    - b.阵发性睡眠性血红蛋白尿
    - c.棘红细胞性贫血
    - d.免疫性溶血
    - e.寄生虫感染
      - 疟疾
      - 巴贝斯原虫病
- B.无效红细胞生成
  - 维生素B_{12}及叶酸、严重铁缺乏，珠蛋白生成障碍性贫血
- C.药物：利福平、丙磺舒、利巴韦林
- D.遗传疾病
  - 1. Crigler-Najjar（克里格勒-纳贾尔）Ⅰ型和Ⅱ型
  - 2.Gilbert综合征（吉尔伯特综合征）

Ⅱ.高直接胆红素血症
- 遗传疾病
  - 1.Dubin-Johnson（杜宾-约翰逊）综合征
  - 2.Rotor（罗特尔）综合征

些患儿的葡萄糖醛酰转移酶活性完全缺失，这通常是由于UDPGT基因的关键3′结构域突变所致，使得胆红素完全无法结合，因而无法排出胆红素。唯一有效的治疗方法是原位肝移植。尚处于实验阶段的基因治疗和异体肝细胞输注治疗有可能在未来给这种灾难性的疾病带了希望。

Crigler-Najjar综合征Ⅱ型比Ⅰ型相对常见。患者进入成年后，血清胆红素水平可达到103～428μmol/L（6～25 mg/dl）。在这些患者中，胆红素UDPGT基因突变导致该酶的活性降低，而不是完全缺失。胆红素UDPGT的活性可以被服用苯巴比妥所诱导，从而能够降低患者的血清胆红素水平。尽管黄疸显著，此类患者通常可存活至成年，虽然患者在并发疾病或外科手术的应激下可能容易发生胆红素脑病。

Gilbert综合征也是以胆红素结合功能受损为特征，其原因是由于胆红素UDPGT活性下降至大约正常酶活性的1/3水平。Gilbert综合征很常见，有报道发病率达3%～12%。Gilbert综合征患者存在轻度的高非结合胆红素血症，血清胆红素水平基本上都是<103μmol/L（6 mg/dl）。血清胆红素水平存在波动，黄疸常于禁食期间被发现。Gilbert综合征患者中发现的一个分子缺陷位于胆红素UDPGT基因外显子1上游的5′启动子区内的TATA A构件中。仅这种缺陷并不足以引起Gilbert综合征的临床症状；因为有些患者是这种缺陷的纯合子，但是却并没有达到在典型的Gilbert综合征中所见的高胆红素血症的水平。一个降低转录活性的增强子多态性被研究发现。这两种突变共同作用导致的转录下降，可能是发生这个综合征的关键。与两种Crigler-Najjar综合征不同，Gilbert综合征很是常见。据报道，其人群发病率可达3%～7%，以男性居多，男女比例达（2～7）:1。

2.高结合胆红素血症　高结合胆红素血症在两种罕见的遗传性疾病中出现：Dubin-Johnson综合征和Rotor综合征（表8-1）。这两种疾病患者均表现为无症状性黄疸，通常出现于出生后第二个10年（注：原版“second generation of life”有误？应该是“second decade of life”？）。Dubin-Johnson综合征中的缺陷是多耐药蛋白2的编码基因突变。这类患者排泌胆红素进入胆道的功能发生改变。Rotor综合征似乎是在肝储存胆红素方面出现问题。这两种综合征可以鉴别区分开，但是临床上没有必要，因为本质上它们都是非常良性的。

血清胆红素升高伴随其他肝功能检测异常

本章剩余篇幅将着重关注于评估存在其他肝功能检测异常的高结合胆红素血症患者。这组患者可以分成两类：原发性肝细胞异常、肝内或肝外胆汁淤积。鉴别这些情况可以指导医师进行患者评估（图8-1）。患者的病史、体格检查和肝功能异常的类型是进行鉴别诊断的基础。

［病史］　完整的病史可能是评估不明原因黄疸患者的最重要的单一要素。重要病史信息包括任何化学品或药品的使用史或暴露史，这些物质可以是处方药、非处方药、补充或替代药物（如草药、维生素制剂），也可以是其他药物如合成代谢类固醇。应该仔细询问患者可能的胃肠外暴露情况，包括输血、静脉用药和鼻腔内用药、文身和性行为。其他重要的问题包括近期旅游史、是否接触黄疸患者、是否接触可能已被污染的食物、职业暴露于肝毒性物质、摄入乙醇、黄疸的病程，其他伴随症状如关节痛、肌肉痛、皮疹、厌食、体重减轻、腹痛、发热、瘙痒、二便改变等。尽管上述症状对于任何疾病都不具有特异性，然而这些症状有可能提示一个特定诊断。先于黄疸出现的关节痛和肌肉痛病史提示肝炎，可以是病毒性肝炎或药物相关肝炎。黄疸伴突然出现的严重右上腹疼痛和寒战，提示胆总管结石和上行性胆管炎。

［体格检查］　全身评估包括患者的营养状况。颞部肌肉和近端肌肉的消耗提示长期的疾病，如胰腺癌或肝硬化。慢性肝疾病特征表现，包括蜘蛛

痣、肝掌、男性乳房发育、海蛇头、Dupuytren掌腱膜痉缩、腮腺肿大和睾丸萎缩，常在晚期酒精性肝硬化中出现，有时在其他类型的肝硬化中出现。肿大的左锁骨上淋巴结（Virchow淋巴结）或脐周结节（玛莉约瑟夫结节）提示腹腔恶性肿瘤。颈静脉扩张是右心衰竭的体征，这提示肝淤血。晚期肝硬化有可能出现右侧胸腔积液，而没有临床上明显的腹水。

腹部检查应该注意肝大小和质地，脾是否增大可及，腹水是否存在。肝硬化患者可能出现肝左叶增大和脾增大，在剑突下可触及增大的肝左叶。很大的结节状肝或明显腹部包块提示恶性疾病。大而软的肝可能是病毒性或酒精性肝炎，也可能是诸如淀粉样物质等浸润过程，或者更不常见的继发于右心衰竭的肝急性充血。在吸气时出现严重右上腹压痛并因之呼吸中断（Murphy征），提示胆囊炎，偶尔也提示上行性胆管炎。黄疸伴腹水，提示肝硬化或恶性肿瘤腹膜播散。

［实验室检查］ 当医师遇到不明原因的黄疸患者时，有一系列检查可以帮助进行初步评估。这些检查包括总胆红素和直接胆红素、氨基转移酶、碱性磷酸酶、白蛋白、凝血酶原时间检查。酶学检查［丙氨酸氨基转移酶（ALT）、天冬氨酸转移酶（AST）和碱性磷酸酶（ALP）］有助于鉴别肝细胞性病变和胆汁淤积性病变（表36-1，图8-1），这是决定需要另外完善何种检查的关键一步。肝细胞性病变患者通常存在与ALP水平不成比例的氨基转移酶水平的升高。胆汁淤积性病变患者存在与氨基转移酶水平不成比例的ALP水平的升高。胆红素水平在肝细胞性病变和胆汁淤积性病变中均可以显著升高，因此，并非必然有助于两者的鉴别。

除了酶学检查，所有黄疸患者还应该进行其他血液检查，特别是白蛋白水平和凝血酶原时间，用以评价肝功能。低白蛋白水平提示慢性疾病，如肝硬化或肿瘤。正常白蛋白水平提示更急性疾病，如病毒性肝炎或胆总管结石。凝血酶原时间延长则提示由于长时间黄疸导致维生素K缺乏和维生素K吸收不良，或者明显的肝细胞功能不全。如果经肠外途径给予维生素K不能纠正凝血酶原时间延长，则提示严重的肝细胞损伤。

胆红素、酶学检查、白蛋白和凝血酶原时间的结果通常可以显示黄疸患者罹患肝细胞性疾病或胆汁淤积性疾病，同时也可能部分提示疾病的病程和严重程度。肝细胞性疾病和胆汁淤积性疾病的病因和检查评估颇为不同。

肝细胞性疾病

可以导致黄疸的肝细胞性疾病包括病毒性肝炎、药物或环境毒性物质、乙醇、任何病因的终末期肝硬化（表8-2）。Wilson病曾经被认为主要发生于年轻人中，现在看来，对于所有的成年人，如果没有发现其他黄疸原因，都应该考虑Wilson病的可能。自身免疫性肝炎常发生于青中年女性，但各年龄层的男女性均可能发病。酒精性肝炎可以通过氨基转移酶的情况与病毒性肝炎和毒素相关性肝炎相鉴别。酒精性肝炎患者的AST∶ALT比值通常至少达2∶1。AST极少超过300U/L。对于急性病毒性肝炎和毒素相关肝损伤的患者，当疾病严重到足以引起黄疸时，氨基转移酶水平通常>500U/L，且ALT水平大于或等于AST水平。氨基转移酶升高的程度有时能够帮助鉴别肝细胞性和胆汁淤积性病变。在肝细胞性或胆汁淤积性肝病中，均可能出现ALT和AST水平不超过正常值8倍的情况，但是，酶水平高达正常值25倍或更高的情况主要见于急性肝细胞性疾病。在肝硬化所致黄疸的患者中，氨基转移酶可以正常或仅仅轻微升高。

当医师判断患者有肝细胞性疾病时，针对急性病毒性肝炎的恰当检查包括甲肝IgM抗体、乙肝表面抗原和IgM型核心抗体、丙肝病毒RNA检查。丙肝抗体在感染许多周之后才能被检测到，所以，如果怀疑急性丙型肝炎时，该项检查是不可靠的。根据不同的情况，可能需要进行丁型肝炎和戊型肝炎、Epstein-Barr病毒（EBV）、巨细胞病毒（CMV）方面的检测。血清铜蓝蛋白是Wilson病的初步筛查项目。自身免疫性肝炎的检测通常包括抗核抗体和特定的免疫球蛋白。

药物诱导的肝细胞损伤可以分为可预知性损伤和不可预知性损伤。可预知性药物反应是剂量依赖性反应，影响到所有摄入了中毒剂量的相关药物的患

表8-2　可导致黄疸的肝细胞性疾病

病毒性肝炎
甲、乙、丙、丁、戊型肝炎
EBV
CMV
单纯疱疹
乙醇
药物毒性
可预知的，剂量依赖性的（如对乙酰氨基酚）
不可预知的，特质性的（如异烟肼）
环境毒素
氯乙烯
牙买加灌木茶（吡咯里西啶生物碱）
卡瓦胡椒
野生蘑菇——鬼笔鹅膏蕈、白毒鹅膏蕈
Wilson病
自身免疫性肝炎

者。典型的例子是对乙酰氨基酚的肝毒性。不可预知性或特质性药物反应不是剂量依赖性的，只发生在少数患者中。许多药物可引起特质性肝损伤。环境毒素也是肝细胞损伤的一个重要原因。具体实例包括工业化学品如氯乙烯，含吡咯里西啶生物碱的草本制剂（牙买加灌木茶）和卡瓦胡椒，含高肝毒性的鹅膏毒素的蘑菇（鬼笔鹅膏蕈、白毒鹅膏蕈）。

胆汁淤积性疾病

当肝功能异常的类型提示胆汁淤积性疾病时，下一步需要判断是肝内还是肝外胆汁淤积（图8-1）。区分肝内和肝外胆汁淤积可能较困难。病史、体格检查、实验室检查常常帮助不大。下一步适合的检查是超声。超声检查比较便宜，没有电离辐射暴露的危险；可以探测肝内和肝外胆管的扩张，具有很高的敏感性和特异性。没有胆管扩张则提示肝内胆汁淤积，而存在胆管扩张则提示肝外胆汁淤积。假阴性结果发生于胆总管部分梗阻患者，或者肝硬化、原发性硬化性胆管炎（PSC）患者，在后一种情况中纤维瘢痕阻碍了肝内胆管的扩张。

尽管超声检查可能提示肝外胆汁淤积，但该检查很少能明确梗阻的部位或原因。由于胆总管远端上覆肠道气体，因而是超声观察特别困难的区域。下一步合适的检查包括CT，磁共振胰胆管成像（MRCP）和内镜逆行胰胆管造影（ERCP）。CT扫描和MRCP在评估胰头和识别远端胆总管结石方面，尤其是胆管不扩张时，优于超声检查。ERCP是诊断胆总管结石的“金标准”。操作时经口插入侧视内镜到达十二指肠。可以看到十二指肠壶腹，造影导管进入并穿过壶腹。注入显影剂可以显示胆总管和胰管。除了诊断功能，ERCP还可用于治疗操作，包括清除胆总管结石和置入支架。对于ERCP不成功的患者和很有可能需要介入治疗的患者，经肝-胆管造影可以提供相同的信息，并可以用于介入治疗。对于不太需要介入治疗的病例，MRCP已经代替ERCP成为最初的诊断性检查。

有明显肝内胆汁淤积的患者，常可通过血清学检查联合经皮肝穿刺活检来做出诊断。肝内胆汁淤积的原因很多且繁杂（表8-3）。许多疾病典型地导致肝细胞类型的损伤，但也可表现为胆汁淤积性改变。乙型肝炎和丙型肝炎都可以导致胆汁淤积性肝炎（纤维化性胆汁淤积性肝炎）。这种疾病类型的改变在实体器官移植的患者中已经被报道。甲型肝炎、酒精性肝炎、EBV和CMV感染也可能表现为胆汁淤积性肝病。

药物也可能引起肝内胆汁淤积，这是药物性肝炎的另一种表现形式。在去除致病药物后，药物性胆汁淤积通常是可逆的，尽管缓解胆汁淤积可能需要花数

表8-3 可导致黄疸的胆汁淤积性疾病

Ⅰ.肝内胆汁淤积
- A.病毒性肝炎
  - 1.纤维化性胆汁淤积性肝炎——乙型肝炎和丙型肝炎
  - 2.甲型肝炎、EB病毒、巨细胞病毒
- B.酒精性肝炎
- C.药物毒性
  - 1.单纯胆汁淤积——合成代谢性和避孕性的类固醇
  - 2.胆汁淤积性肝炎——氯丙嗪、依托红霉素
  - 3.慢性胆汁淤积——氯丙嗪和丙氯拉嗪
- D.原发性胆汁性肝硬化
- E.原发性硬化性胆管炎
- F.胆管消失综合征
  - 1.肝移植慢性排异反应
  - 2.结节病
  - 3.药物
- G.遗传性
  - 1.进行性家族性肝内胆汁淤积
  - 2.良性复发性胆汁淤积
- H.妊娠期胆汁淤积症
- I.全肠外营养
- J.非肝胆系败血症
- K.良性术后胆汁淤积
- L.副肿瘤综合征
- M.肝静脉闭塞病
- N.移植物抗宿主病
- O.浸润性疾病
  - 1.结核病
  - 2.淋巴瘤
  - 3.淀粉样变
- P.感染
  - 1.疟疾
  - 2.钩端螺旋体病

Ⅱ.肝外胆汁淤积
- A.恶性
  - 1.胆管癌
  - 2.胰腺癌
  - 3.胆囊癌
  - 4.壶腹癌
  - 5.累及肝门淋巴结的恶性肿瘤
- B.良性
  - 1.胆总管结石
  - 2.术后胆道结构改变
  - 3.原发性硬化性胆管炎
  - 4.慢性胰腺炎
  - 5.艾滋病相关胆管病
  - 6.Mirizzi综合征
  - 7.寄生虫病（蛔虫病）

月时间。最常与胆汁淤积相关的药物是合成代谢性和避孕性的类固醇。下列药物相关的胆汁淤积性肝炎已经被报道，包括氯丙嗪、丙咪嗪、甲苯磺丁脲、舒林酸、西咪替丁和依托红霉素。应用甲氧苄氨嘧啶、磺胺甲噁唑、青霉素类抗生素（如氨苄西林、双氯西林和克拉维酸）的患者也可能发生胆汁淤积性肝炎。罕见情况下，尽管已早期停用了药物，却可能发生慢性胆汁淤积，这与进行性肝纤维化有关。慢性胆汁淤积已知与氯丙嗪和丙氯拉嗪有关。

原发性胆汁性肝硬化是一种自身免疫性疾病，好发于中年女性，主要表现为小叶间胆管进行性破坏。抗线粒体抗体（AMA）见于95%患者中，依据AMA可做出该病诊断。原发性硬化性胆管炎（PSC）的特点是大胆管的破坏和纤维化。PSC可以只累及肝内胆管，而表现为肝内胆汁淤积。但是，95%PSC患者中，肝内外胆管都受累。PSC诊断依赖于胆管显像，特征性表现是胆管多发狭窄伴随狭窄近端扩张。约75%的PSC患者合并炎性肠病。

胆管消失综合征和成年人胆管缺失症是罕见疾病，肝活检可见胆管数量减少，组织学表现类似于原发性胆汁性肝硬化中所见。这种情况见于肝移植后发生慢性排异反应的患者和骨髓移植后发生移植物抗宿主病的患者。胆管消失综合征也发生于部分结节病罕见病例，以及服用某些药物（包括氯丙嗪）的患者；该综合征也可能是特发性的。

另外，存在家族性肝内胆汁淤积。家族性肝内胆汁淤积综合征包括进行性家族性肝内胆汁淤积（PFIC）1~3型和良性复发性胆汁淤积症（BRC）。PFIC-1型和BRC是常染色体隐性遗传病，由ATP8B1基因的不同突变所导致；该基因编码一个属于P-型 ATP酶亚家族的蛋白，这个蛋白的确切功能仍不清楚。PFIC-1型是一种的进展性疾病，在儿童时期出现症状；而BRC出现症状的时间较PFIC-1型晚，特征性表现为反复发作的黄疸及瘙痒，这种发作具有自限性，发作时患者很虚弱。PFIC-2型的病因是ABCB11基因突变，该基因编码胆盐转运泵蛋白；PFIC-3型病因是多耐药P-糖蛋白3突变。妊娠期胆汁淤积症主要发生于妊娠中晚期，分娩后可缓解；具体病因尚不清楚，但这种疾病很可能具有遗传倾向，服用雌激素可诱发胆汁淤积。

肝内胆汁淤积的其他原因包括全肠外营养（TPN）、非肝胆系败血症、良性术后胆汁淤积、副肿瘤综合征；多种肿瘤可伴随副肿瘤综合征，包括霍奇金淋巴瘤、甲状腺髓样癌、肾细胞癌、肾肉瘤、T细胞淋巴瘤、前列腺癌、消化系统恶性肿瘤。Stauffer综合征特指肾细胞癌相关的肝内胆汁淤积。对于在重症监护病房（ICU）内出现胆汁淤积的患者，应该主要考虑败血症、休克肝、TPN相关的黄疸。骨髓移植后黄疸的最可能原因是肝静脉闭塞病或移植物抗宿主病。

黄疸合并肝功能异常可见于严重的恶性疟原虫感染病例。这些患者的黄疸是由于溶血导致的高间接胆红素血症及胆汁淤积性黄疸和肝细胞性黄疸的综合因素所致。如果这类黄疸伴随脑病和肾衰竭，则这些患者预后较差。Weil病是钩端螺旋体病的一种严重临床类型，主要表现是黄疸伴随肾衰竭、发热 、头痛和肌痛。

肝外胆汁淤积的病因可分为良性和恶性两大类（表8-3）。恶性疾病包括胰腺、胆囊、壶腹部及胆管的恶性肿瘤。胆管癌最常与PSC相关，并且由于临床表现与PSC相同，因此诊断特别困难。胰腺癌、胆囊癌及胆管癌的手术可切除性很低，因此预后很差。在所有表现为无痛性黄疸的肿瘤中，壶腹癌的外科治愈率最高。其他肿瘤转移至肝门淋巴结也可以导致肝外胆管梗阻。

胆总管结石是肝外胆汁淤积最常见的原因。临床表现差别大，轻者出现轻度右上腹不适伴有酶学轻微升高，重者可出现上行性胆管炎伴随黄疸、败血症以及循环衰竭。PSC可出现局限于肝外胆管的具有重要临床意义的狭窄。对于存在显著狭窄的病例，患者可以通过内镜下序列性的多次扩张操作得到有效治疗。慢性胰腺炎极少导致穿过胰头部的远段胆总管狭窄。AIDS相关胆管病通常是因为胆管上皮的CMV或隐孢子虫感染所致，该病胆管造影的表现类似于PSC造影所见。这些患者通常表现为血清碱性磷酸酶明显升高（平均800 U/L），但胆红素常常接近正常，所以这类患者一般不出现黄疸。

总结

本章的目的不是为了对黄疸的所有病因提供百科全书式的综述，而是希望提供一个诊断框架，帮助内科医生合理地评估黄疸患者（图8-1）。

简言之，第一步是通过选适当的血液检查来判断患者是否属于血清胆红素单项升高。如果是，再判断胆红素升高是由于非结合胆红素还是结合胆红素增多所致？如果高胆红素血症伴随肝功能异常，则需判断病变是肝细胞性还是胆汁淤积性的？如果是胆汁淤积性病变，再判断是肝内胆管病变还是肝外胆管病变？通过细致的病史、体格检查，通过对实验室检查、放射影像学检查全面而谨慎的解读，所有的这些问题都可以得到回答。

（王聪玲　译　费贵军　校）

第9章

Chapter 9

腹胀和腹水

Kathleen E.Corey　Lawrence S.Friedman

腹胀

腹胀可以是多种疾病的表现。患者可能会主诉腹部饱胀或胀满，也可能会由于衣服或腰带的尺码增加而注意到腹围增加。腹部不适感是常有的症状，但疼痛感相对较少。当腹痛伴随腹胀一起出现时，经常是腹腔内感染、腹膜炎或胰腺炎的表现。因腹水（腹腔内有液体）所致腹部膨隆的患者可能会报告新出现的腹股沟疝或脐疝。由于膈肌受压和肺扩张受限，患者可能出现呼吸困难。

引起腹胀的原因可以简便地记忆为6F：胃肠胀气（flatus）、肥胖（fat）、腹水（fluid）、胎儿（fetus）、粪便（feces）、"致命性生长"[（fatal growth）通常指肿瘤]。

1.胃肠胀气　肠道气体积聚可引起腹胀。正常小肠内含有约200ml由氮气、氧气、二氧化碳、氢气和甲烷组成的气体。其中氮气和氧气是被吞咽进入胃肠道，而二氧化碳、氢气和甲烷则是由肠腔内细菌性发酵所产生。肠道内气体增多可见于很多种情况。吞气症，即吞咽空气，可以导致小肠内氧气和氮气增加引起腹胀；常由下列原因所致：狼吞虎咽，咀嚼口香糖，吸烟，或者因焦虑而导致频繁呃逆。部分患者肠道气体增加是因为细菌代谢过多的可发酵性物质，如乳糖和其他低聚糖，产生氢气、二氧化碳或甲烷。在很多病例中，引起腹胀的确切原因无法判断。在一些人中，尤其是那些患有肠易激综合征伴腹胀的患者，腹内压的主观感受归因于肠道内气体传输异常而非气体体积增加。腹部膨隆，即腹围客观增加，是由于腹腔内容量负荷增加时，膈肌收缩运动与前腹壁松弛运动不协调导致的。偶尔，明显腹部膨隆的原因是由于腰椎前凸的幅度增加。

2.肥胖　体重增加伴随着腹部脂肪增加可以导致腹围的增长，并且可以被觉察到腹部膨隆。腹部脂肪积聚可能是由于不健康的饮食和久坐的生活方式导致热量摄入与能量消耗失衡，也可以是某些疾病如库欣综合征的临床表现。过多的腹部脂肪积聚增加胰岛素抵抗与心血管疾病的风险。

3.腹水　腹腔内液体积聚或腹水通常引起腹部膨隆，我们将在本章详细讨论。

4.胎儿　怀孕可引起腹围增加。通常情况下，妊娠12~14周时会首先发现腹围增加，此时子宫由盆腔上移致腹部。由于腹部肌肉的松弛及水潴留，腹部膨隆可能会早于这个时期被察觉。

5.粪便　在严重便秘或肠梗阻情况下，结肠内粪便增加也可以导致腹围增加。这些情况常伴随着腹痛、恶心、呕吐，并可以通过影像学进行诊断。

6.致命性生长　腹腔内包块可以导致腹部膨隆。腹腔内脏器肿大，尤其是肝（肝大）或脾（脾大），或腹主动脉瘤均可以导致腹围增加。膀胱膨胀也可以导致腹胀。此外，恶性肿瘤、脓肿或囊肿也可以逐渐扩大到足以引起腹围增加的程度。

7.病史和体格检查　腹胀的鉴别诊断开始于病史采集和体格检查。要注意询问患者一些有可能提示恶性肿瘤的相关症状，如体重减轻、盗汗及食欲缺乏。停止排气排便伴随恶心、呕吐，提示肠梗阻、严重便秘或肠麻痹（蠕动消失）。嗳气增加及胃肠胀气提示吞气症或肠道产气增加。应注意询问患者慢性肝病的危险因素及相关症状，包括过量饮酒史和黄疸，这些提示可能有腹水。另外，还要注意询问患者有无其他可能导致腹腔积液的疾病的症状，包括心力衰竭和结核。

体格检查应该评估有无系统性疾病的体征。淋巴结肿大，尤其是锁骨上淋巴结肿大（Virchow淋巴结），提示腹腔恶性肿瘤转移。在进行心脏方面体格检查时，尤其需注意评估有无颈静脉压升高，Kussmaul征（吸气时颈静脉压升高），或者心包叩击音（见于心力衰竭或缩窄性心包炎）以及三尖瓣反流的杂音。蜘蛛痣、肝掌、脐周静脉曲张（海蛇头）、男性乳房发育则提示慢性肝病。

腹部的体格检查首先要视诊观察是否有不平整的腹部膨隆或明显的肿块。随后进行听诊。肠鸣音消失提示麻痹性肠梗阻，局灶的高调肠鸣音提示机械性肠梗阻。脐周静脉血管杂音提示可能存在门静脉高压；罕见情况下，在肝细胞癌或酒精性肝病患者的肝区可闻及粗糙的血管杂音。通过叩诊可以鉴别由肠道积气引起的腹胀或是腹水或实性包块引起的腹胀。肠道积气时，腹部叩诊呈鼓音；而腹腔内有包块或液体时，腹部叩诊呈浊音。如果腹部叩诊并非浊音，也不能排除腹水的存在，因为腹水量至少达1500ml，才能在体格检查时被探查到。最后，腹部触诊包括有无腹部压痛、包块、肝脾大。触及结节状的肝通常提示肝硬化或肿瘤。在右心衰竭，尤其是有三尖瓣反流的患者，轻触诊肝时可能触及肝搏动，提示存在心脏向血管的逆向血流。

8.影像学及实验室检查　腹部X线平片可用于检查扩张的肠襻，该表现提示机械性或麻痹性肠梗阻。腹部超声可以探及100ml以上的腹水、肝脾大、结节状肝、腹部包块。通常情况下，由于上覆肠气影响，超声检查对于识别腹膜后淋巴结肿大及胰腺病变常不甚敏感。如果临床怀疑恶性肿瘤或胰腺疾病，需进一步行CT。CT也可以观察到进展期肝硬化和门静脉高压的改变（图9–1）。

实验室检查包括肝功能检查、血清白蛋白水平、凝血酶原时间（国际标准化比值INR），用来评估肝功能；全血细胞计数，用来评估有无门静脉高压导致的血细胞减少或由于全身感染引起的白细胞增多、贫血、血小板增多。检测血清淀粉酶和脂肪酶水平，评估患者是否患急性胰腺炎。当怀疑由肾病综合征引起腹水时，需要检查尿蛋白定量。

在特定病例中，可以通过经肝静脉插管测得肝静脉压力梯度（肝门静脉和肝静脉之间的压力差），用来证实腹水来源于肝硬化（参见第42章）。在一些病例中，可能需要通过肝活检确诊肝硬化。

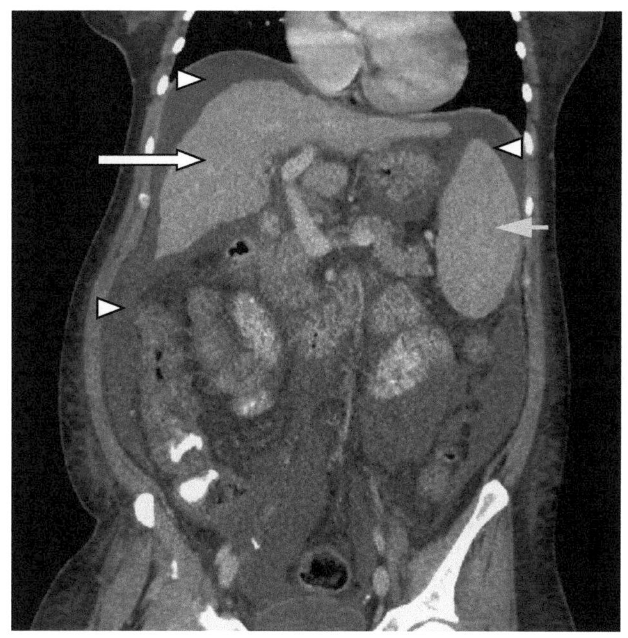

图9–1　肝硬化患者的CT

结节状肝（白色箭头），脾大（黄色箭头），腹水（楔形三角符号）

腹水

1.肝硬化腹水的发病机制　肝硬化患者的腹水是门静脉高压和肾水钠潴留共同作用的结果。门静脉高压意味着肝门静脉内的压力升高。根据欧姆定律，压力是流量和阻力的乘积。多种机制可导致肝血管阻力增高。首先，肝纤维化是肝硬化特征改变，它破坏肝窦的正常结构，阻碍正常通过肝的血流。其次，肝星形细胞的激活介导了纤维形成，导致平滑肌收缩和纤维化。最后，肝硬化与内皮一氧化氮合成酶（eNOS）的生成减少存在相关性，而eNOS减少可导致一氧化氮生成减少，肝内血管收缩性升高。

肝硬化的形成过程中还伴随体循环中一氧化氮水平升高（与肝内其水平降低相反）以及血管内皮生长因子、肿瘤坏死因子水平升高，导致内脏动脉血管扩张。内脏血管扩张引起血流淤滞，而有效循环血容量减少。这种情况被肾感知为低血容量状态。随之发生抗利尿激素释放所致的代偿性血管收缩，从而导致自由水潴留以及交感神经系统和肾素–血管紧张素–醛固酮系统的激活，最终导致肾性水钠潴留。

2.非肝硬化的腹水的发病机制　除肝硬化之外，其他引起腹水的情况多见于腹膜癌病、腹膜感染或胰腺疾病。腹膜癌病可以由原发性腹膜恶性肿瘤如间皮瘤或肉瘤，或腹部恶性肿瘤如胃腺癌或结肠腺癌引起，也可以是乳腺癌、肺癌或黑色素瘤腹膜转移所致（图9–2）。腹膜表面的肿瘤细胞产生富含蛋白质的液体，从而形成腹水。细胞外间隙的液体渗透进入腹

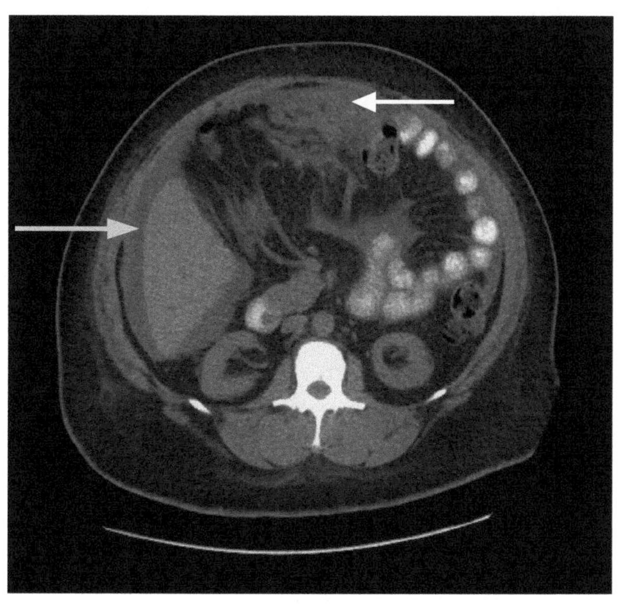

图9–2　腹膜癌病患者的腹部CT

肿瘤（白色箭头）和腹水（黄色箭头）

膜腔，进一步促进腹水的形成。结核性腹膜炎也是通过类似的机制形成腹水，即腹膜上的结核结节渗出蛋白质性液体。胰源性腹水是由于胰酶渗漏入腹膜腔形成的。

3.病因 腹水的所有病因中，肝硬化腹水占84%。心源性腹水、腹膜癌病以及由肝硬化和第二种疾病共同导致的"混合性"腹水占10%~15%。其他少见病因包括巨大肝转移癌、感染（结核、衣原体）、胰腺炎和肾疾病（肾病综合征）。罕见病因如甲状腺功能减退症和家族性地中海热。

4.评估 一旦证实存在腹水，最好的确定腹水病因的方法便是腹腔穿刺。腹腔穿刺是一种在床旁进行的操作，通过经皮插入细针或细导管从腹膜腔抽吸腹水。两侧下腹部是常用穿刺点。偶尔也会选择脐下穿刺点。临床上优先选用左下腹作为穿刺点，因为该处腹水较深，腹壁较薄。即使是有凝血障碍的患者，腹腔穿刺也是一种安全的操作。腹腔穿刺的并发症罕有发生，包括腹壁血肿、低血压、肝肾综合征和感染等。

抽取腹水后要观察腹水的外观。浑浊的腹水可能是由于感染或肿瘤细胞混杂其中造成的。乳白色牛奶样的腹水提示腹水中三酰甘油水平>2.26mmol/L[200mg/dl（经常>1000mg/dl）]，这是乳糜性腹水的标志。乳糜性腹水是由于外伤、肝硬化、肿瘤、结核或某些先天异常引起的淋巴管破裂所导致。深棕色腹水反映了胆红素浓度升高，提示胆道穿孔。黑色腹水提示胰源性坏死或转移性黑色素瘤。

腹水应该送检白蛋白和总蛋白水平、细胞分类和计数；当怀疑感染时，应行革兰染色和微生物培养，床旁接种腹水入血培养瓶可以提高阳性率。此外，应同时检测血清白蛋白水平，用来计算血清-腹水白蛋白梯度（SAAG）。

SAAG有助于鉴别门静脉高压性和非门静脉高压性腹水（图9-3）。SAAG反映了肝窦内的压力，且与肝静脉压力梯度呈相关性。SAAG的计算方法是用血清白蛋白浓度减去腹水白蛋白浓度，它不受利尿药影响。SAAG≥11g/L（1.1g/dl）反映存在门静脉高压，提示腹水是由于肝窦压力升高形成的。根据Starling定律，高SAAG反映了抵消门静脉压力的胶体渗透压。高SAAG的可能病因包括肝硬化、心源性腹水、肝窦阻塞综合征（肝小静脉闭塞病）、巨块型肝转移癌或肝静脉血栓形成（布-加综合征）。SAAG<11g/L（1.1g/dl）提示腹水与门静脉高压无关，见于如结核性腹膜炎、腹膜癌病或胰源性腹水等。

对于高SAAG性腹水（≥1.1g/dl），腹水的总蛋白水平可以进一步提供病因方面的线索（图9-3）。腹水总蛋白≥25g/L（2.5g/dl）提示肝窦正常，允许蛋白进入腹水，见于心源性腹水、肝窦阻塞综合征或早期布-加综合征。腹水总蛋白<25g/L（2.5g/dl）提示肝窦被破坏和瘢痕形成，不再允许蛋白通过，见于肝硬化、晚期布-加综合征或巨块型肝转移癌。前脑钠肽（BNP）是一种心脏释放的利钠激素，是血容量增加和心室壁受牵拉后的结果。心力衰竭时出现血清BNP显著升高；高水平血清BNP可以用来辅助判别高SAAG腹水的原因是充血性心力衰竭。

其他更进一步的检查仅用于一些特殊的临床情况。当怀疑空腔脏器穿孔引起继发性腹膜炎时，可以送检腹水葡萄糖和乳酸脱氢酶（LDH）水平。与肝硬化腹水合并的自发性细菌性腹膜炎（SBP）相反，继发性腹膜炎的腹水葡萄糖水平多<2.8mmol/L（50mg/dl），腹水LDH明显高于血清LDH水平，腹水培养可见多种

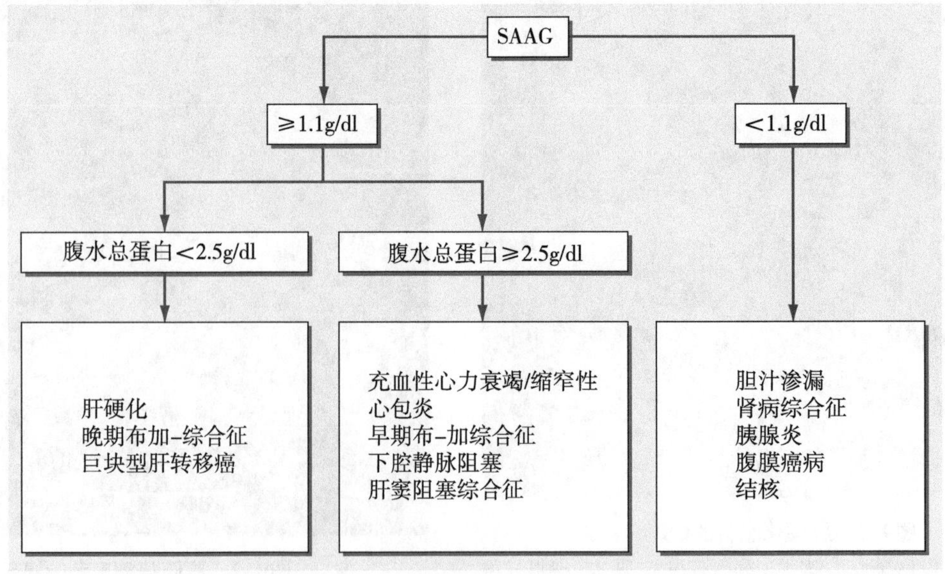

图9-3 根据血清-腹水白蛋白梯度（SAAG）诊断腹水的流程

病原体。当怀疑胰源性腹水时，应检测腹水淀粉酶，通常>10 000U/L(1000U/dl)。腹水细胞学检查有助于诊断腹膜癌病；至少要留取50ml腹水标本并立即送检。通过腹腔穿刺诊断结核性腹膜炎比较困难。腹水涂片抗酸染色的敏感性只有0~3%，而腹水培养的诊断敏感性可达到35%~50%。在没有肝硬化的患者中，当选用30~45U/L作为分界值时，腹水腺苷脱氨酶水平升高对于诊断结核性腹膜炎的敏感性超过90%。当腹水病因仍然诊断不清时，进行剖腹探查或腹腔镜检查并获取腹膜活检标本进行组织学检查和病原学培养，这依然是诊断的金标准。

治疗　腹水

肝硬化腹水的初始治疗是限钠摄入至2g/d。当单独限钠不足以控制腹水时，可以口服利尿药，通常联合使用螺内酯和呋塞米。螺内酯是醛固酮拮抗药，它抑制远曲肾小管内钠离子重吸收。螺内酯的应用可能会因低钠血症、高钾血症和痛性的男性乳房发育而受到限制。若男性乳房发育困扰患者，可给予阿米洛利5~40mg/d代替螺内酯。呋塞米是一种襻利尿药，通常与螺内酯按照40∶100的比例联合应用。螺内酯和呋塞米的日最大剂量量分别是400mg和160mg。

难治性肝硬化腹水是指经过限钠和最大剂量（或最大耐受剂量）利尿药治疗仍然持续存在的腹水。难治性腹水可以通过连续多次大容量腹腔穿刺引流或经颈静脉肝内腹膜分流术处理（TIPS）。TIPS是在X线下置入的门体分流，用以减轻肝窦压力。TIPS在减轻腹水再积聚方面优于大容量腹腔穿刺，但却更容易引起肝性脑病，且两者的病死率无差异。

恶性腹水对于限钠或利尿均无反应。患者需行连续多次大容量腹腔穿刺，或经皮置管引流，或相对罕见的，行腹腔-静脉分流治疗（建立从腹腔至腔静脉的分流）。

由结核性腹膜炎引起的腹水应给予标准的抗结核治疗。其他病因引起的非肝硬化性腹腔积液主要通过纠正诱因治疗。

并发症

1.自发性细菌性腹膜炎（SBP）　是肝硬化腹腔积液常见的并且具有潜在致命性的并发症。在肾病综合征、心力衰竭、急性肝炎和急性肝衰竭引起的腹水中，偶尔也并发SBP，但是恶性腹水中罕有发生。SBP的患者通常会注意到腹围的增加，而腹部压痛仅见于40%的患者，反跳痛更为罕见。患者可以表现为发热、恶心、呕吐、新发肝性脑病或原有肝性脑病的加剧恶化。

SBP定义为腹水中多形核中性粒细胞（PMN）计数≥250×10^6/L（250/mm^3）。腹水培养通常显示一种病原体。若腹水中PMN计数增多，同时出现多种病原体，常提示存在内脏破裂或脓肿破溃引起的继发性腹膜炎。若腹水培养出多种病原体但没有PMN计数增多，则提示腹腔穿刺针造成的肠道穿孔。SBP通常是肠道细菌透过水肿的肠壁而易位的结果。最常见的病原体是革兰阴性杆菌，包括大肠埃希菌和克雷伯菌，链球菌和肠球菌也很常见。

治疗SBP需应用抗生素，比如静脉给予头孢噻肟，对革兰阴性及革兰阳性需氧菌都有效。若患者临床改善，则治疗5d足够。

有SBP史的肝硬化患者，若腹水总蛋白浓度<10g/L（1g/dl），或有活动性消化道出血，应该接受预防性抗生素治疗以预防SBP的发生；口服诺氟沙星经常被选用。利尿药能提高腹水蛋白调理素的活性，可以降低SBP风险。

2.肝源性胸腔积液　发生于腹水通过膈肌内的微孔进入胸膜腔时，通常由肝硬化腹水所致，可以引起气短、缺氧和感染。治疗上，与肝硬化腹水治疗相似，包括限钠、利尿，如果需要的话，行胸腔穿刺或TIPS。应避免放置胸腔引流管。

（王春赛尔　译　费贵军　校）

第10章

Chapter 10

消　瘦

Russell G.Robertson　J·Larry Jameson

被动的消瘦常有潜在风险及重要暗示，往往是潜在的严重疾病的前兆。有临床意义的体重减轻定义为：在6~12个月体重减少4.5kg（10lb）或者降幅超过体重的5%。门诊成年患者及超过65岁的易感人群中不明原因消瘦者分别高达8%及27%。尽管经过全面的检查，仍有1/4的患者找不到消瘦的原因。反过来，在声称消瘦的人群中，约50%无确凿证据证明体重下降。找不到消瘦原因的患者比找到病因的患者预后好，尤其当病因是肿瘤时。对老年人来说，体重下降往往造成多种多样的有害影响，包括髋关节骨折、压疮、免疫功能减低、自理能力变差，甚至死亡。显而易见，大幅度体重下降与病死率增加相关，若临床上未加重视，病死率可在1~2.5年增加至9%，甚至高达38%。

年龄相关的体重调节生理过程

（参见第57章）在健康老年人群中，总体重高峰出现在50~60岁，并且在80岁之前常保持稳定，之后逐渐下降。相反，干体重（去脂体重）从20岁开始以每年0.3kg的速度下降，而且男性60岁之后，女性65岁之后，下降速度会增快。干体重的这些变化很大程度上反映了生长激素的分泌随年龄增长而减少，结果导致正常衰老过程中，血液中胰岛素样生长因子I（IGF-I）含量也下降。健康的老年人体内，脂肪组织会增加以平衡干体重的下降，直到非常高龄时，才出现脂肪及骨骼肌同时减少。与年龄相关的变化也会发生在细胞水平，随着年龄增长，出现端粒变短、体细胞（即干体重部分的细胞）质量下降。

从20—80岁，男性平均每天能量摄入减少1200kal，女性减少800kcal。饥饿感减弱，反映了体力活动的减少及干体重的下降，也使人对能量及食物的摄入需求减少。一些与年龄相关的重要的生理变化，比如化学感受能力下降（嗅觉和味觉）、咀嚼效率下降、胃排空延迟以及神经内分泌轴的改变，包括瘦素、缩胆囊素、神经肽Y以及其他激素和多肽水平的变化，也促使老年人出现体重下降。上述生理变化会导致早饱、食欲下降以及进食过程中获得的满足感下降。总之，上述变化共同导致了“老年性厌食”。

被动消瘦的原因

大多数不明原因体重下降都是源于以下4种原因：①恶性肿瘤；②慢性炎症或感染性疾病；③代谢性疾病（比如甲状腺功能亢进及糖尿病）；④精神疾病（表10-1）。当然，非单一病因导致消瘦的情况也不少见。多数系列研究显示，1/4患者的体重下降是由恶性疾病引起，1/3由器质性疾病引起，其余的归因于精神性疾病、药物或一些不确定因素。

最常见的引起消瘦的恶性疾病包括胃肠道、肝胆系统、血液系统、肺、乳腺、泌尿生殖系统、卵巢及前列腺恶性肿瘤。50%的癌症患者出现体重下降；1/3患者的体重减轻超过原体重的5%，恶病质直接导致的癌症患者病死率高达20%［由于不能自主活动和（或）循环/呼吸衰竭］。消瘦最常见于实体肿瘤患者。因明显消瘦而被查出的恶性肿瘤往往预后较差。

除了恶性病变，胃肠道疾病是消瘦的最主要原因之一，常见者包括消化性溃疡、炎性肠病、各类功能性胃肠病综合征、慢性胰腺炎、乳糜泻、便秘和萎缩性胃炎。口腔及牙齿的疾病常被忽视，此类疾病常表现为口臭、口腔卫生差、口干、不能咀嚼、咀嚼力量下降、开牙颌、颞下颌关节紊乱综合征、无牙殆以及龋齿或脓肿导致的疼痛。

结核、真菌感染、寄生虫感染、亚急性感染性心内膜炎以及HIV感染已是公认可导致消瘦的病因。心血管及肺部疾病患者由于代谢加快、食欲下降及能量摄入减少，会出现被动消瘦。尿毒症会导致恶心、厌食及呕吐。结缔组织疾病可增加代谢需求并破坏营养平衡。随着年龄增长，糖尿病患病率增加，继发性糖尿可引起体重下降。老年甲状腺功能亢进患者拟交感症状不突出，常表现为“淡漠型甲状腺功能亢进”或T_3中毒。

卒中、四肢瘫痪及多发性硬化等神经系统疾病可导致内脏及自主神经功能障碍，从而影响能量摄入。一种常见的情形是由神经系统病变继发的吞咽困难。功能障碍影响日常活动（ADLs）则是导致老年人营养不良

表10-1 消瘦的原因

癌症	药物
结肠	镇静药
肝胆系统	抗生素
血液系统	非甾体抗炎药
肺	5-羟色胺再摄取抑制药
乳腺	二甲双胍
泌尿系	左旋多巴
卵巢	血管紧张素转化酶抑制药
前列腺	其他药物
胃肠道疾病	**口腔及牙齿疾病**
吸收不良	龋齿
消化性溃疡	味觉障碍
炎症性肠病	
胰腺炎	**年龄相关因素**
梗阻/便秘	生理改变
恶性贫血	视觉障碍
	味觉及嗅觉减退
内分泌及代谢性疾病	功能障碍
甲状腺功能亢进症	
糖尿病	**神经系统疾病**
嗜铬细胞瘤	卒中
肾上腺功能不全	帕金森病
	神经肌肉病
心脏疾病	痴呆症
慢性缺血	
慢性充血性心力衰竭	**社会问题**
	孤立
呼吸系统疾病	经济困难
肺气肿	
慢性阻塞性肺疾病	**精神行为问题**
	抑郁症
肾功能不全	焦虑症
风湿性疾病	妄想症
感染	丧亲
HIV	酗酒
结核	进食障碍
寄生虫感染	活动或运动量增加
亚急性感染性心内膜炎	
	特发性体重下降

的常见原因。眼部疾病或中枢神经系统病变导致的视力障碍（例如震颤），会限制人们准备食物及进食。消瘦还是阿尔茨海默病最早期的表现之一。

孤独和抑郁使个体没有能力照顾好自己，包括不能满足自己营养需求，因此是消瘦的重要原因。细胞因子介导的炎症瀑布和抑郁可以互为因果。丧失亲人也是导致消瘦的原因，这一现象在男性中更显著。更严重的精神疾病，如妄想症，会出现对食物的幻觉，并导致体重下降。酗酒也是消瘦和营养不良的重要原因。

生活贫困的老年人不得不在购买食物和购买药物之间做出选择。生活在养老院是独立的危险因素，因为其中高达30%~50%的老年人没有充足的食物。

药物可导致神经性厌食、恶心、呕吐、胃肠不适、腹泻、口干和味觉改变。由于很多老年人都服用5种甚至更多的药物，因此这在老年人中是一个突出的问题。

评估

消瘦的4个主要表现：①厌食；②肌肉减少；③恶病质（出现体重下降、肌肉及脂肪组织减少、厌食及乏力的一种综合征）；④脱水。由于脂肪组织增多可以掩盖肌肉减少，当下流行的肥胖延迟了对恶病质的察觉，使情况变得复杂。如果不能直接测量体重，那么衣服尺码的改变、亲人和朋友的证实，以及患者提供的体重减少的估计值都提示患者确实存在体重下降。

初步评估包括对病史的全面了解、体格检查、血常规、肝酶、C反应蛋白、血细胞沉降率、肾功能、甲状腺功能的检测、胸部影像学以及腹部超声（表10-2）。与年龄、性别和危险因素相关的癌症需要进行筛查，诸如乳腺钼靶及结肠镜等检查。高危患者还要检测HIV。所有消瘦的老年患者均需借助简易智能状态量表、老年

表10-2 对消瘦的评估及检测

适应证	实验室检查
30d内体重下降5%	血常规
180d内体重下降10%	全面的电解质及代谢全套，包括肝功能及肾功能检查
体重指数<21	甲状腺功能检测
连续7d剩余25%的食物未吃完	血细胞沉降率检测
衣服尺码的改变	C反应蛋白
食欲、嗅觉及味觉的改变	铁蛋白
腹痛、恶心、呕吐、腹泻、便秘、吞咽困难	如果有提示，行HIV检测
评估	**影像学**
完成体格检查，包括牙齿检查	胸部X线
回顾所用药物	腹部超声
推荐的癌症筛查检查	
简易智能状态量表(1)	
简易营养评价法(1)	
初始营养筛查(1)	
简化的营养评估问卷(1)	
饮食的监测(1)	
日常生活活动(1)	
工具性日常生活活动(1)	

（1）或许对老年人体重下降评估更特异

抑郁量表等工具完善痴呆及抑郁的筛查。简易营养评价法（www.mna-elderly.com）和初始营养筛查（www.aafp.org/afp/980301ap/edits.html）可以用来评估老年患者营养状况。几乎所有的恶性肿瘤患者以及90%以上的其他器质性疾病患者，至少一项实验室检查异常。对明显消瘦的患者来说，如果基本评估完全正常的话，患主要脏器疾病及恶性疾病的可能性极小。鉴于不明原因的体重下降预后通常较好，对这部分人群建议密切随访，不必进行无目的检查。

治疗 消瘦

对于消瘦，首要的处理措施是系统地诊断并治疗潜在的病因。对潜在的代谢性、精神性、感染性或其他系统性疾病治疗，就可以逐渐恢复体重及功能状态。如果可能，尽量停用或更换导致恶心或厌食的药物。对那些病因无法解释的消瘦者，高能量饮品之类的口服营养补剂有时可以帮助恢复体重。建议患者在两餐间补充营养物质，而不是随餐补充，可以尽量不抑制食欲，同时增加总体的摄入量。人们正在调查研究可促进食欲、合成代谢及抗细胞因子的物质。在经过挑选的患者中应用抗抑郁类药物米塔扎平可显著增加患者体重、体脂重量及瘦素浓度。有消耗症状者，如果遵守合理锻炼计划，可以使肌肉蛋白含量增加，力量及忍耐力增强，并能够更好完成日常活动。

（孙 静 译 冯云路 校）

第二部分　消化道疾病的诊断

第11章

Chapter 11

胃肠道疾病的诊治策略

William L. Hasler　Chung Owyang

解剖结构

消化道是由若干具有不同功能的器官所组成的、从口腔至肛门的管腔系统。较厚的受特殊控制的括约肌将消化道分为很多区域，并将各个器官区分开来。消化道管壁由各具功能的数层结构组成。黏膜层是管腔内容物的屏障，转运液体和营养物质。平滑肌层用于推进胃肠道内容物。大多数消化道器官有浆膜层，具有支撑功能并能防止外界物质入侵。

消化系统与其他器官系统相互作用，以满足人体和肠道的需求。胰胆管输送胆汁和胰酶进入十二指肠。消化道的血流量与局部组织的活动水平密切相关，如活动多，则血供增多。淋巴管协助消化道的免疫活动。肠壁内神经对肠内容物的推进和液体的管理起基本的控制作用。肠壁外神经对每个消化部位都有不同程度的自主或非自主控制。

消化道功能

消化道具备两大主要功能——消化吸收营养物质和排空食物残渣。肠道的解剖结构具有这些功能。食物在口腔中与涎液淀粉酶混合，被送入食管。食管将食团推送入胃，食管下括约肌防止胃内容物反流。食管黏膜表面的鳞状上皮组织具有保护作用，防止内容物浸润吸收。食管推进运动是单向的，吞咽由食管上括约肌和下括约肌协调收缩舒张完成。

胃进一步将食团磨碎并与胃蛋白酶、胃酸混合，胃酸起到良好的杀菌作用。近端胃腔舒张以储存食物，远端胃相位性收缩将固体食物残渣推向幽门，食物在胃窦往复运动，充分混合后排空入十二指肠。此外，胃分泌内因子促进维生素B_{12}的吸收。

小肠是主要的营养吸收的部位。小肠黏膜的绒毛结构提供最大的吸收面积，且具有特殊的酶和转运蛋白。胃中被磨碎的食物在十二指肠与胰液和胆汁混合，利于消化。胰液含有主要的用于消化糖类、蛋白和脂肪的酶，胰液含有碳酸氢盐，使环境pH适合消化酶的活化。胆汁由肝分泌并储存于胆囊中，是小肠消化脂肪所必需的。近端小肠是理想的快速吸收营养物质和大多数矿物质的地方，而回肠则是更好地吸收维生素B_{12}和胆汁酸的地方。小肠在食物残渣的清除中也发挥作用。胆汁含有红细胞降解产物、毒素、经过代谢和未经过代谢的药物、胆固醇。小肠运动将难以消化的食物残渣和脱落的肠上皮细胞送入结肠进行进一步加工。小肠止于回盲交界的括约肌结构，该括约肌可防止回结肠内容物反流和维护小肠的无菌环境。

结肠有控的排出废物，结肠黏膜吸收粪便中的水分，从回肠排出的粪便量1000～1500ml/d，而从直肠排出的粪便量减至100～200ml/d。结肠腔内有一定数量的细菌定植，使未消化的糖类和短链脂肪酸发酵。在大多数人，食物通过食管的时间为数秒，通过胃和小肠的时间为数分钟到数小时，通过结肠的时间需要1d以上。结肠的运动具有回返往复的特点，以利于粪便干燥脱水。近端结肠混合和吸收液体，远端结肠蠕动收缩及大幅运动以利于粪便排出。结肠终止于肛门，自主和非自主控制使成形便短暂停留后排泄于合适的地方。

肠道功能的外在调节

消化道功能受胃肠道外因素的调控。与其他器官系统不同，胃肠道与外界环境相关。因此，保护机制对食物、药物、毒素和传染病原体的有害影响十分警觉。黏膜免疫机制包括上皮层和固有层中的慢性淋巴细胞和浆细胞，以及后方的淋巴结链，阻止有毒物质进入血液循环。所有吸收入血的物质都经肝门静脉进入肝过滤。在肝中，很多药物和毒物通过多种机制解毒。尽管肠壁内在神经控制着大多数胃肠道的基本活动，外来神经系统也调控很多功能。受自主控制的两项运动是吞咽和排便。很多正常的消化道反射涉及迷走神经和内脏神经两条通路。脑肠轴进一步调控不受自主控制的部位的功能。例如，压力可能影响胃肠道运动、分泌和感觉功能。

胃肠疾病概述

胃肠道疾病是胃肠道内部或外部异常所导致的，疾病的严重程度从轻微症状、无长期并发症到顽固性症状、预后不良的疾病。病变局限于某个器官，或者涉及多个部位。

胃肠道疾病分类

胃肠道疾病表现为营养消化吸收、废物排泄或支持这些主要功能的活动的异常。

消化和吸收功能不良

胃、小肠、胆道、胰腺疾病均可以影响消化和吸收功能。最常见的是小肠消化不良综合征，为乳糖酶缺乏，表现为摄入乳制品后出现产气和腹泻，并无不良预后。其他消化酶缺乏可在摄入其他单糖后产生类似症状。相反，乳糜泻、细菌过度生长、感染性肠炎、克罗恩病回肠型和放射性肠炎，会更广泛的影响消化和（或）吸收功能，产生贫血、脱水、电解质紊乱或营养不良。卓-艾综合征因胃酸分泌过多导致小肠黏膜破坏、胰酶活性受损和胃肠通过时间加快。因狭窄或肿瘤引起的胆道梗阻，使脂肪消化受损。慢性胰腺炎或胰腺癌导致胰酶释放受损，影响消化功能产生营养不良。

分泌改变

胃肠道分泌调节异常引起特定的胃肠道疾病。胃酸分泌增多见于卓-艾综合征、G细胞增殖、残窦综合征和部分十二指肠溃疡患者。相反，萎缩性胃炎或恶性贫血患者胃酸分泌减少或缺失。炎性和感染性小肠、结肠疾病因分泌增加或吸收减少致液体丢失。小肠和结肠分泌增加导致腹泻，常见的原因包括急性细菌或病毒感染、慢性贾第鞭毛虫或隐孢子虫感染、小肠细菌过度生长、胆盐性腹泻、显微镜下结肠炎、糖尿病相关性腹泻和滥用泻药等。少见的原因包括较大的结肠绒毛腺管状腺瘤和过度分泌如血管活性肠肽类促分泌递质的内分泌肿瘤。

胃肠道传输改变

胃肠道传输受损可继发于机械性梗阻。食管梗阻多因酸相关的狭窄或肿瘤。胃出口梗阻多因消化性溃疡或胃癌。小肠梗阻多因为粘连，也可发生于克罗恩病、放射或药物引起的狭窄，恶性肿瘤引起的不多。结肠梗阻多见于结肠癌，也可见于炎症性肠病患者的炎性狭窄、某些感染如憩室炎或一些药物。

推动延缓为运动功能异常所致。失弛缓的特点是食管体部蠕动减少和食管下括约肌松弛障碍。胃轻瘫是胃动力障碍所致的胃排空延迟。假性肠梗阻是由肠神经或小肠平滑肌受损引起小肠传输明显延迟所致。慢传输型便秘是结肠推进广泛减弱所致。便秘也可因出口异常，如直肠脱垂、肠套叠或排便时肛门或耻骨直肠肌舒张障碍所致。

快速推进异常较传输延迟少见。胃排空过快见于迷走神经切断术后的倾倒综合征的患者，伴胃酸分泌过多，也见于部分功能性消化不良和周期性呕吐综合征的患者。肠易激综合征的患者出现腹泻可能因为小肠或结肠运动过快。运动过快导致的腹泻也见于甲状腺功能亢进症患者。

免疫失调

很多消化道炎症继发于胃肠道免疫功能改变。乳糜泻的肠黏膜炎症是因摄入含麸质的谷物引起。一些对食物过敏的患者出现免疫系统改变。嗜酸性粒细胞性食管炎和嗜酸性粒细胞性胃肠炎是伴有明显黏膜嗜酸粒细胞浸润的炎性疾病。溃疡性结肠炎和克罗恩病是病因不明的、以下消化道黏膜损伤为主的疾病。显微镜下结肠炎包括淋巴细胞性和胶原性结肠炎，结肠黏膜上皮下可见淋巴细胞浸润或胶原纤维增生，但无肉眼可见的黏膜损伤。细菌、病毒和原生物在某些特定的人群中可能引起回肠炎或结肠炎。

胃肠道血供障碍

胃肠道的不同部分存在着不同的血供障碍致缺血的风险。因腹腔动脉和肠系膜上动脉堵塞引起胃轻瘫较为少见。常见的是因动脉栓塞、动脉血栓形成、静脉血栓形成，或脱水、休克、出血、心排血量减少等引起灌注不足所致的小肠和结肠缺血。这些可能会引起黏膜损伤、出血，甚至穿孔。某些情况下，放射性小肠炎会出现黏膜血供降低。

肿瘤分化

不同的消化道部分恶变风险不同。在美国，结直肠癌最常见，好发于50岁以上人群。世界范围内，胃癌发病率较高，尤其在某些亚洲国家。食管癌可由于慢性胃酸反流，或长期大量吸烟饮酒。小肠肿瘤罕见且伴发潜在的炎性疾病。肛门癌发生于肛周感染或炎症后。胰腺癌和胆管癌表现为剧烈疼痛、体重下降、黄疸，预后不良。肝细胞性肝癌多发生于慢性病毒性肝炎或其他原因所致的肝硬化患者。大多数胃肠道肿瘤为上皮来源，但也有淋巴瘤或其他细胞类型的肿瘤。

功能性疾病

最常见的胃肠道疾病是没有生化或结构异常的一

组疾病，包括肠易激综合征、功能性消化不良、功能性胸痛和功能性胃灼热。这些疾病表现为胃肠道运动功能异常，具体病因尚不清楚。对有害刺激内脏感觉反应过度可能是这些疾病出现症状的原因。其他患者的症状是由于在中枢神经系统中内脏疼痛感觉改变所引起。伴有严重症状的功能性肠道疾病患者可能在心理测试中表现为明显的情绪障碍。轻微的免疫缺陷可能也与功能性症状的产生有关。

遗传影响

尽管很多消化道疾病与环境因素有关，还有很多消化道疾病是与遗传因素相关。家族成员中有患炎性肠病的患者表现出遗传易感性。在某些遗传性疾病中结肠和食管恶性肿瘤发生率升高。有报道罕见的遗传性运动障碍综合征。甚至在功能性肠病中观察到家族聚集性，尽管这有可能是受家族成员的行为影响，而非真正的遗传因素引起。

胃肠道疾病的症状

最常见的胃肠道症状是腹痛、胃灼热、恶心和呕吐、排便习惯改变、消化道出血、黄疸（表11-1）。其他包括吞咽困难、厌食、体重下降、乏力和肠外表现。

腹痛

腹痛是由于胃肠道疾病和非肠道疾病诸如泌尿生殖道、腹壁、胸部或脊柱等病变引起。内脏痛一般定位模糊，而腹壁痛定位明确。通常引起疼痛的炎性疾病包括消化性溃疡、阑尾炎、憩室炎、炎性肠病和感染性肠炎等。其他引起疼痛的腹腔内疾病包括胆石症和胰腺炎。非炎性内脏病变包括肠系膜缺血和肿瘤。最常见的腹痛病因是肠易激综合征和功能性消化不良。

胃灼热感

胃灼热感、胸骨后烧灼感，至少间断出现在40%的人群中。传统上，胃灼热感是胃食管酸反流所导致。但是，一些病例表现为食管酸暴露正常，但可能有其他非酸性物质反流，或食管黏膜神经过度敏感。

恶心和呕吐

恶心和呕吐可由胃肠道疾病、药物、毒素、急性和慢性感染、内分泌异常、前庭和中枢神经系统疾病所产生。最具特征性的消化道病因是上消化道梗阻，然而蠕动障碍包括胃轻瘫，假性肠梗阻也会引起明显的症状。恶心和呕吐常见于肠易激综合征和上消化道功能性疾病患者（包括慢性特发性恶心和功能性呕吐）。

排便习惯改变

排便习惯改变是消化道疾病患者的常见主诉。便秘是指排便次数减少、排便费力、排硬便或排便不尽感。便秘的原因包括梗阻、结肠动力障碍、药物和内分泌疾病如甲状腺功能减退和甲状旁腺功能亢进。腹泻是排便次数增加、排稀便或水样便、便急或排便不尽感。腹泻的鉴别诊断包括感染性、炎性病因、吸收不良和药物因素。肠易激综合征可表现为便秘、腹泻或便秘-腹泻交替。粪便黏液常见于肠易激综合征，但脓液是炎性肠病的特征性表现。脂肪泻与吸收不良相关。

消化道出血

消化道的任一部位都可出血。通常，上消化道出

表11-1 常见消化道症状的常见病因

腹痛	恶性和呕吐	腹泻	消化道出血	梗阻性黄疸
阑尾炎	药物	感染	溃疡病	胆管结石
胆石症	消化道梗阻	糖吸收不良	食管炎	胆管癌
胰腺炎	运动障碍	炎性肠病	静脉曲张	胆管炎
憩室炎	功能性肠病	显微镜下结肠炎	血管病变	硬化性胆管炎
溃疡病	肠道感染	功能性肠病	肿瘤	壶腹狭窄
食管炎	妊娠	乳糜泻	憩室	壶腹癌
胃肠道梗阻	内分泌疾病	胰腺功能不全	痔	胰腺炎
炎性肠病	晕车	甲状腺功能亢进症	裂伤	胰腺肿瘤
功能性肠病	中枢神经系统疾病	缺血性疾病	炎性肠病	
血管性疾病		内分泌肿瘤	感染性结肠炎	
妇科原因				
肾结石				

血表现为黑粪或呕血，下消化道出血表现为鲜血便或酱紫色大便。然而，上消化道快速大量出血也能引起血便，较慢的升结肠出血也可表现为黑粪。慢性消化道出血可能出现缺铁性贫血。最常见的上消化道出血病因是溃疡病、胃十二指肠炎和食管炎。其他病因包括门静脉高压症、恶性肿瘤、贲门黏膜撕裂症、血管性病变。最常见的下消化道出血病因包括痔、肛裂、憩室、缺血性结肠炎和动静脉畸形。其他原因包括肿瘤、炎性肠病、感染性结肠炎、药物相关结肠炎以及其他血管性病变。

黄疸

黄疸是由肝前性、肝内或肝后性疾病所引起。肝后性病因包括胆道疾病如胆总管结石、急性胆管炎、原发性硬化性胆管炎、狭窄、肿瘤，以及胰腺疾病如急性或慢性胰腺炎、狭窄和恶性肿瘤。

其他症状

胃肠道疾病还有其他症状。吞咽困难、吞咽痛和不明原因胸痛提示食管疾病。癔球症是咽食管疾病，也见于消化道功能性疾病。体重下降、厌食和乏力是肿瘤、炎症、动力性、胰腺、小肠黏膜和精神疾病的非特异性症状。炎性疾病可出现发热，但恶性肿瘤也会有发热反应。胃肠道疾病会伴发肠外表现。炎性肠病与肝胆功能失调、皮肤和眼部病变、关节炎等相关。腹腔疾病可以出现疱疹性皮炎。黄疸可出现瘙痒。反之，系统性疾病也可以累及胃肠道。系统性红斑狼疮可以引起胃肠道缺血、持续性腹痛或出血。急性应激和严重烧伤可以导致胃溃疡形成。

胃肠道疾病患者评估

消化道疾病患者的评估首先应从详细的病史和查体开始。随后对筛选出的患者进行胃肠道结构或功能的检查。有些患者检查正常，但症状典型，可诊断为功能性疾病。

病史

怀疑胃肠道疾病的患者的病史需要提供几个部分。症状持续时间提示某些潜在病因。短期的症状提示急性感染、中毒或突发炎症或缺血。长期的症状提示慢性炎症、肿瘤或功能性疾病。梗阻、缺血、炎性肠病和功能性肠病的症状都会在进食后加重。相反，溃疡相关症状在进食或抑酸治疗后减轻。症状和持续时间可以提示一些潜在的病因。溃疡引起的疼痛为间歇发作、持续数周至数月，胆绞痛为突发、持续数小时。急性炎症如急性胰腺炎所引发的疼痛较为严重，且持续数天至数周。在某些炎症性肠病和肠易激综合征患者中，进食可引起腹泻，而排便后不适症状减轻。应激情况下，功能性肠病的症状加重。从熟睡中突然惊醒提示器质性而非功能性疾病。吸收不良性腹泻通常在进食后减轻，而分泌性腹泻进食后仍持续。

与其他原因有关的症状缩窄了诊断范围。有手术史的患者出现梗阻症状需考虑粘连，而胃大部切除术或胆囊切除术后出现稀便提示倾倒综合征或胆囊切除术后腹泻。旅行后出现的腹泻提示肠道感染。药物可能引起疼痛、排便习惯改变或消化道出血。下消化道出血，在老年患者可能由于肿瘤、憩室或血管性病变，在青年患者可能由于肛门直肠病变或炎性肠病引起。乳糜泻好发于北欧后裔人群，炎性肠病好发于某些犹太裔人群。冶游史提示性传播疾病或免疫缺陷病可能。

近20余年，已召集工作组制订症状相关标准，提高功能性肠病诊断的准确性，减少不必要的相关检查。最广为认可的症状相关的诊断标准是罗马标准。在没有器质性疾病时，罗马标准在很多功能性肠病患者中诊断特异性超过90%。

体格检查

体格检查为病史补充信息。异常生命体征为诊断提供线索并决定是否需要紧急干预。发热提示炎症性或肿瘤性疾病。直立性低血压提示明显的失血、脱水、休克或自主神经病变。皮肤、眼睛或关节病变可能提示某些特殊诊断。吞咽评估和颈部查体用于检查吞咽困难。心肺疾病可能表现为腹痛或恶心，因此肺部和心脏检查非常重要。怀疑妇科病引起的腹痛患者需进行盆腔检查。直肠检查发现血迹，提示肠道黏膜损伤、肿瘤或阑尾炎中可触及的炎性包块。代谢疾病和胃肠道运动疾病可能和周围神经病相关。

腹部视诊可以发现梗阻、肿瘤或腹水引起的腹胀，以及肝疾病引起的血管异常。重症胰腺炎可出现瘀斑。听诊可发现血管疾病或肝肿瘤所产生的杂音或摩擦音。肠鸣音消失提示肠梗阻，肠鸣音活跃亢进也可提示肠梗阻。叩诊评估肝大小和腹水引起的移动性浊音。触诊评估肝脾大、肿瘤或炎症包块。腹部检查有助于评估不能解释的腹痛。小肠缺血引起剧烈疼痛但压痛不明显。内脏疼痛患者出现广泛不适，而腹壁或腹膜病变的疼痛部位明确，常伴有肌卫、肌紧张和反跳痛。肌肉骨骼腹壁痛可能在做Valsalva动作或直腿抬高试验时疼痛加重。

患者评估方法

实验室、放射影像和功能检查可帮助怀疑消化道疾病的患者确诊。消化道检查包括上消化道和下消化道内镜评估内部结构，以及胃肠腔内容物的检查。消化道组织的病理学检查是重要补充。

实验室

选择性实验室检查有助于胃肠道疾病诊断。缺铁性贫血提示黏膜失血，维生素B_{12}缺乏可能由于小肠、胃或胰腺疾病，但也有可能因摄入不足。白细胞增多和血细胞沉降率、C反应蛋白增高多见于炎性疾病，白细胞减少见于病毒感染。严重呕吐或腹泻导致电解质紊乱、酸碱异常和血尿素氮升高。胰胆管疾病或肝疾病可出现肝酶或胰酶升高。甲状腺、皮质醇和血钙水平检测以排除内分泌疾病引起的胃肠道症状。不明原因恶心的女性患者进行妊娠反应试验检测。血清学检测可以筛查乳糜泻、炎性肠病、风湿性疾病如红斑狼疮或硬皮病，以及副肿瘤综合征引起的运动功能障碍。怀疑内分泌肿瘤患者检测激素水平。腹腔内恶性肿瘤会产生肿瘤标志物包括癌胚抗原、CA19–9和甲胎蛋白。某些疾病的药物治疗需要抽血检验，如炎性肠病患者检测巯嘌呤代谢水平。某些情况下需要检测体液。腹水检测有助于明确感染、恶性肿瘤或门静脉高压症。怀疑中枢神经系统疾病引起的呕吐患者检测脑脊液。类癌、卟啉病和重金属中毒需要检测尿液。

肠内容物

肠内容物检测可提供诊断线索。粪便培养可检测细菌病原体，粪便可检查白细胞、寄生虫或贾第鞭毛虫等。十二指肠抽吸液可检测寄生虫或培养细菌快速生长。可能吸收不良的患者可定量检查粪便脂肪含量。腹泻时检测粪便、电解质。怀疑滥用泻药时要检查用泻药的情况。胃酸检测以除外卓–艾综合征。难治性酸反流症状可行食管pH监测，阻抗检测用于评估非酸反流。胰液分析胰酶或碳酸氢盐含量，以除外胰腺外分泌功能不全。

内镜

消化道是可以通过内镜探及的，为出血、疼痛、恶心、呕吐、体重下降、肠功能改变和发热等提供病因诊断。表11–2列出了主要内镜检查的常见适应证。上消化道内镜评估食管、胃和十二指肠，结肠镜评估结肠和末段回肠。因上消化道内镜可直接观察和活检病变部位，因此被推荐作为怀疑溃疡病、食管炎、肿瘤和吸收不良、Barrett化生患者的初步检查。结肠镜用于结肠癌筛查和监测，以及感染、缺血、放射性结

表11–2 常见内镜适应证

上消化道内镜	结肠镜	逆行胰胆管造影	超声内镜	胶囊内镜	双气囊小肠道
未治疗的消化不良	癌症筛查	黄疸	恶性肿瘤分期	不明原因消化道出血	小肠出血灶消融治疗
器质性疾病迹象的消化不良	下消化道出血	胆道术后不适	黏膜下肿物特点和活检	怀疑小肠病变的克罗恩病	可疑小肠肿物/溃疡活检
	贫血	胆管炎			
难治性呕吐	腹泻	胆源性胰腺炎	胆管结石		
吞咽困难	息肉切除	胰腺/胆道/壶腹肿瘤	慢性胰腺炎		
上消化道出血	梗阻	不明原因胰腺炎	假性囊肿穿刺引		
贫血	影像学异常部位活检	顽固性疼痛的胰腺炎	胃粗大皱襞		
体重下降	肿瘤监测：息肉/癌家族史、结肠炎	瘘	肛周连续性		
吸收不良		影像学异常部位活检			
影像学异常部位活检	减轻肿瘤	胰胆管引流			
息肉切除	异物取出	胆汁取样			
胃造口	狭窄部位置入支架	Oddi括约肌测压			
Barrett监测					
减轻肿瘤					
十二指肠液/组织取样					
异物取出					
Barrett黏膜化生					
内镜下黏膜切除或消融					
狭窄部位置入支架					

肠炎和炎性肠病的诊断。乙状结肠镜检查结肠至脾曲，用于除外年轻患者的远端结肠炎或梗阻，而不适用于结肠癌高风险人群。对于动静脉畸形或浅表性溃疡引起的难治性消化道出血，需要进行推进式小肠镜、胶囊内镜或双气囊小肠镜等小肠检查。胶囊内镜可以观察钡剂造影阴性的小肠型克罗恩病患者。逆行胰胆管造影（ERCP）可用于诊断胰腺和胆道疾病。超声内镜用于评估消化道恶性病变范围、排除胆总管结石评估胰腺炎、胰腺假性囊肿引流、评估肛周连续性等。

放射影像/核医学

影像学检查可以评估消化道和腔外结构情况。口服或直肠对比造影剂像钡剂可以查看食管到直肠的黏膜。对比造影还可以评估胃肠道传输和盆底功能障碍。口服钡剂造影是吞咽困难的初步评估手段，以除外隐匿收缩环或狭窄，也是贲门失弛缓症的初步评估手段，小肠对比造影可以诊断小肠肿瘤和克罗恩病回肠炎。当结肠镜检查不成功或存在禁忌证时可以行钡灌肠造影。超声和断层扫描（computed tomography, CT）评估内镜或对比造影所不能看到的地方，包括肝、胰腺、胆囊、肾和腹膜后情况。这些检查对包块、积液、器官肿大诊断有用，胆囊结石首选超声检查。CT和磁共振（magnetic resonance, MR）结肠成像作为结肠镜的替代方法，用于筛查结肠癌。MRI用于评估胰胆管以除外肿瘤、结石、硬化性胆管炎、以及肝良恶性肿瘤的鉴别。特殊CT或MR小肠成像可以用于炎性肠病患者评估。血管造影可除外肠系膜缺血和判断恶性病变的扩散范围，也用于梗阻性黄疸患者评估胆道系统。CT和MRI还可用于筛查肠系膜闭塞，但受血管造影剂的限制。正电子发射断层成像（positron emission tomography, PET）可用于多个器官系统的良恶性病变的鉴别。

闪烁扫描法可以评估结构异常和量化管腔通过情况。放射性核素出血扫描可以判断活动性出血的部位，以决定行内镜、血管造影或手术治疗。放射性白细胞扫描可以寻找CT不能发现的腹腔脓肿。胆道显像技术是超声检查的补充手段，用于评估胆囊炎。闪烁扫描法可较好的用于量化食管和胃的排空状况，但较少用于评估小肠或结肠的传输情况。

组织病理学

消化道黏膜活检可以通过内镜检查获得，以评估炎症、感染和肿瘤疾病。深挖直肠活检以帮助诊断先天性巨结肠或淀粉样变。肝活检适用于肝酶异常、不明原因黄疸、肝移植后排异反应、慢性病毒性肝炎开始抗病毒治疗前评估炎症程度等。超声或CT引导下穿刺活检可以评估内镜不能行活检的腹腔内病变。

功能测定

在结构检查未能明确诊断时，胃肠道功能测定提供重要信息。除了胃酸和胰腺功能检测外，还可以通过测压技术检测运动功能。食管测压对于怀疑贲门失弛缓患者十分有用，小肠测压用于假性肠梗阻患者。无线动力胶囊可在单项实验中检测胃、小肠和结肠的传输和收缩活动。应用球囊进行肛门直肠测压可用于不明原因出口功能异常导致的失禁或便秘患者。肛门直肠测压和肌电图都可评估大便失禁患者的肛门功能。胆道测压试验用于检测不明原因胆道疼痛的Oddi括约肌功能障碍。空腹口服单糖或寡糖进行氢呼气试验，以筛查糖类不耐受和小肠细菌过度生长。

治疗　胃肠道疾病

消化道疾病患者的治疗选择取决于症状的病因。现有的治疗方法包括饮食摄入的改变、药物治疗、内镜或放射介入治疗、手术治疗和针对外部影响的治疗。

营养调控

胃肠道疾病的饮食调整包括仅减轻症状的治疗、纠正病理缺陷的治疗，以及代替正常饮食的肠内或肠外营养制剂的治疗。这些措施能改善症状，但不能逆转器官异常，如乳糖酶缺乏患者限制乳糖摄入，胃轻瘫患者摄入流食，肠易激综合征患者摄入高纤维膳食。乳糜泻患者摄入去麦胶饮食是减轻黏膜炎症的主要方法。短肠综合征或严重回肠病变患者摄入中链脂肪酸替代正常脂肪。不能安全吞咽患者经胃造口灌入流食。胃动力障碍患者经空肠造口灌入肠内营养剂，以避免营养剂送入胃腔。静脉高营养是用于广泛胃功能障碍而不能耐受肠内营养患者。

药物治疗

多种药物可用于胃肠道疾病的治疗。大量的医疗花费主要用于非处方药物。很多处方药物被用于消化道疾病的短期或维持治疗。当传统治疗不能达到足够疗效时，有很多替代治疗方案供选择。

非处方药物

非处方药物用于有轻度消化道症状患者。抗酸药物和H_2受体拮抗药可以减轻胃食管反流和消化不良的症状，排气剂和吸附剂可减轻腹胀。更有效的酸抑制药如质子泵抑制药目前也成为非处方药物，用于慢性胃食管反流病（gastroesophageal reflux disease, GERD）的治疗。纤维补充剂、大便软化剂、灌肠剂和泻药用于便秘的治疗。泻药被分为刺激性泻药、渗透性泻药(包括含聚乙二醇的等渗制剂),以及不吸收的糖类。非处方药止泻药包括水杨酸铋、白陶土果胶复合剂和洛哌丁胺。补充酶制剂包括用于乳糖不耐受患者的乳糖酶和用于产气过多的α半乳糖苷酶。通常来讲,非处方制剂用于慢性持续性症状的非短期治疗应该在医疗保健人员的监督下进行。

处方药物

胃肠道疾病的处方药物是医药公司关注的焦点。强效抑酸药包括质子泵抑制药用于非处方药物治疗效果不佳的酸反流患者。黏膜保护药很少用于上消化道溃疡。促动力药物刺激胃肠道蠕动用于胃轻瘫和假性梗阻患者。促分泌处方药物用于对其他药物效果不佳的难治性便秘。止泻药处方制剂包括阿片类药物、抗胆碱能解痉药物、三环类药物、胆汁酸黏合剂和血清素拮抗药。解痉药和抗抑郁药对功能性腹痛也有效,而镇痛药用于器质性腹痛的疼痛控制,如恶性肿瘤扩散和慢性胰腺炎。几种止吐药用于减轻恶心和呕吐。胰酶可以减少吸收不良和胰腺疾病相关疼痛。抗分泌药物如生长抑素类似物奥曲肽治疗高分泌状态。抗生素治疗继发于幽门螺杆菌感染的溃疡、感染性腹泻、憩室炎、小肠细菌过度生长和克罗恩病。部分肠易激综合征患者(尤其是腹泻型)对不可吸收性抗生素治疗有效。抗炎和免疫抑制药用于溃疡性结肠炎、克罗恩病、显微镜下结肠炎、难治性乳糜泻和肠道血管炎。化疗伴/不伴放疗用于胃肠道恶性肿瘤患者。除淋巴瘤可以被放化疗治愈外,大多数胃肠道肿瘤对放化疗效果不理想。

替代治疗

替代治疗被用于治疗部分消化道症状。生姜、穴位按摩、穴位刺激可用于治疗恶心,维生素B_6被用于妊娠前3个月恶心的早孕反应。益生菌含有活菌群,用于一些感染性腹泻和肠易激综合征的辅助治疗。益生菌可以选择性滋养肠道有益细菌而最终显示出对功能性疾病的益处。低效胰酶可售作一般消化药物,但并无证据支持其有效性。

肠道治疗/内镜和放射介入

简单的肠道介入治疗被广泛用于胃肠道疾病。鼻胃管减压引流用于上消化道梗阻或急性梗阻。经鼻胃管灌洗盐水或清水用于上消化道出血患者,用于在内镜检查前评估出血速度和帮助清除积血。可通过鼻胃管或鼻空肠管进行肠内营养。灌肠可减轻粪便嵌顿或帮助急性假性结肠梗阻患者排气。结肠假性肠梗阻和其他结肠扩张症患者放置肛管可疏通远段结肠。

除了诊断作用外,内镜对一些疾病也具有治疗作用。烧灼技术可用于溃疡、血管畸形和肿瘤止血。注射血管收缩药或硬化剂可用于溃疡、血管畸形、静脉曲张和直肠出血的止血。内镜下静脉曲张和痔套扎止血,止血夹可夹闭动脉出血。内镜治疗可以切除息肉或狭窄型恶性肿瘤减瘤手术。内镜下黏膜切除术和射频技术可以移除或消融部分Barrett食管的不良化生。Vater壶腹行内镜下括约肌切开术可以减轻胆总管结石的症状。肠道和胰胆管梗阻可以通过内镜下扩张和塑料/可膨胀金属支架置入术以减轻梗阻。结肠镜可抽吸急性结肠假性肠梗阻患者肠腔内气体。最后,内镜还经常用于置入营养管。

放射介入也经常用于胃肠道疾病。血管造影栓塞或血管收缩药可减少内镜介入无法处理部位的出血。透视引导下扩张或支架置入治疗肠道狭窄。对比灌肠可减轻肠扭转和排空急性结肠假性梗阻的气体。CT和超声可以帮助引流包裹性腹水,以避免手术。ERCP禁忌的患者,可行经皮经肝穿刺胆道造影引流解除胆道梗阻。震波碎石可以用于不愿接受手术的胆结石患者。在一些情况下,放射学方法在寻找胃肠吻合口位置方面优于内镜。最后,肠外营养患者置入中心静脉导管需要在放射技术引导下进行。

手术

手术可以治愈疾病、控制症状、维持营养或减少不能完整切除的肿瘤。药物治疗无反应的溃疡性结肠炎、憩室炎、胆囊炎、阑尾炎和腹腔脓肿可以被手术治愈,克罗恩病手术治疗可以控制症状。溃疡性疾病出现并发症如出血、梗阻、穿孔或非手术治疗无效的持续性梗阻患者需行手术治疗。胃底折叠术用于严重溃疡性食管炎和药物难治性酸反流症状。贲门失弛缓症患者手术治疗可以降低食管下括约肌压力。动力障碍患者手术治疗包括胃轻瘫患者置入电刺激电极和电设备,以及便失禁患者置入人工括约肌。长期肠内营养患者需空肠造口术。是否行手术治疗取决于临床情况。总体而言,手术获益需要大于可能发生的术后并发症。

针对肠外因素的治疗

某些情况下,针对肠外因素的治疗可减轻消化道症状。心理治疗包括精神疗法、行为矫正、催眠、生物反馈等对肠功能紊乱的患者有效。明显心理功能障碍的患者、胃肠道治疗效果欠佳的患者可能会从这类治疗中获益。

(谭 蓓 译 吕 红 校)

第12章

Chapter 12

胃肠道内镜检查

Louis Michel Wong Kee Song, Mark Topazian

胃肠道内镜检查的历史已经有200多年了，直到20世纪中叶临床开始使用半可曲式胃镜才标志着现代内镜时代的来临。自那时起，内镜检查技术的快速发展为许多消化系统疾病诊疗方式带来戏剧性的变化。内镜装置的创新和新的内镜治疗模式使得内镜在患者诊疗过程中的应用范围不断得到拓展。

可曲式内镜可提供光学图像（通过光纤束传导）或电子图像（由装在内镜头端的电荷耦合装置产生）。操作部允许调节内镜头端的偏转角度；光纤束把光传导至内镜头部；工作孔道允许冲洗、吸引和通过附件。内镜直径和硬度的改进和变化明显改善了内镜的可操作性和患者耐受性。

内镜操作

1.上消化道内镜检查　上消化道内镜，也称为食管胃十二指肠镜（EGD），检查时把一条可曲式内镜通过口腔插入食管、胃、十二指肠球和降段。该操作是观察上消化道黏膜的最佳方式。虽然上消化道造影诊断十二指肠溃疡（图12–1）的准确性与EGD相似，但EGD在检测胃溃疡（图12–2）和扁平黏膜病变如Barrett食管（图12–3）等更有优势，检查同时还可以直接做活检和内镜下治疗。在美国，绝大多数患者检查时会静脉给予药物镇静以减少患者焦虑和操作时的不适感，而在许多国家仅仅常规给予局部咽部麻醉。经口或经鼻使用直径5mm的超细内镜可改善非镇静EGD检查患者的耐受性。

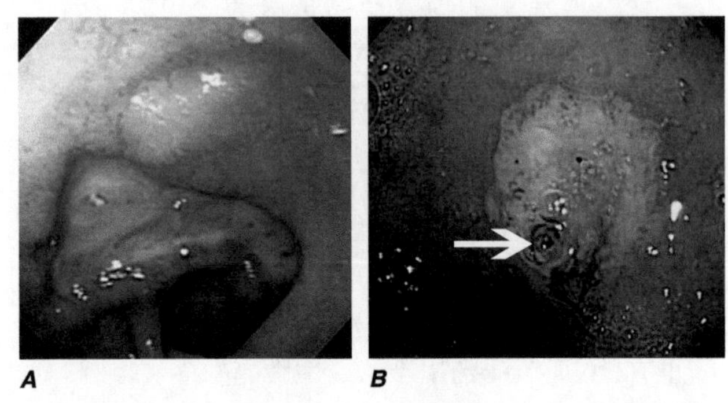

图12–1　十二指肠溃疡

A.溃疡基底干净；B.一例近期出血患者的溃疡可见血管（箭头）

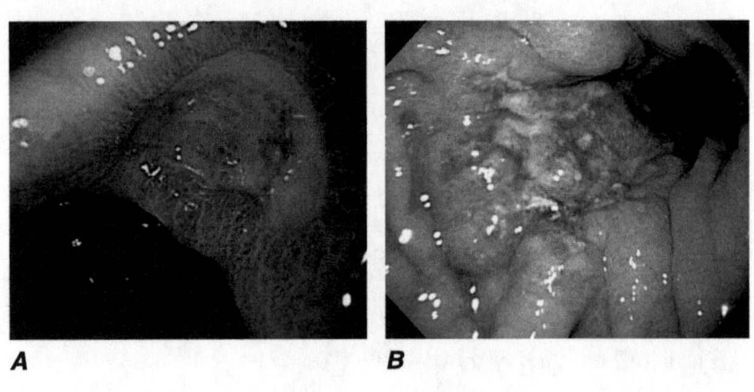

图12–2　胃溃疡

A.良性胃溃疡；B.胃大弯受累的恶性胃溃疡

2.结肠镜检查　结肠镜检查指通过肛管把可曲式结肠镜插入直肠和结肠，95%以上可达盲肠，通常可检查到末端回肠。结肠镜是检查结肠黏膜病变的金标准。结肠镜检查对结肠炎（图12–4）、息肉（图12–5）和肿瘤（图12–6）的敏感性高于钡灌肠。CT结肠重建是一项新出现的技术，在监测息肉和肿瘤的准确性可以和结肠镜检查相媲美。在美国，结肠镜检查前通常给予药物镇静，尽管很多时候有意愿的患者和经验丰富的检查者可以在没有镇静的情况下完成操作。

3.可曲式乙状结肠镜检查　可曲式乙状结肠镜检查和结肠镜检查类似，但是仅观察直肠和一部分左半结肠，通常仅观察至距肛缘60cm左右。这项检查可引起腹部绞痛，但程度较轻，通常可以在不用镇静下完成。可曲式乙状结肠镜主要用于评估腹泻和直肠出口出血。

4.小肠镜检查　对于考虑小肠出血的患者，目前有3项技术可以用来评估小肠。胶囊内镜检查，患者吞入装有互补金属氧化物半导体（CMOS）芯片相机的一次性胶囊，彩色静止图像（图12–7）以每秒数帧的速度无线传送到体外接收器，直到胶囊电池耗竭或者胶囊排出体外为止。尽管胶囊内镜可以观察到传统内镜无法到达的空肠和回肠黏膜，到目前为止还仅作为诊断性检查项目。

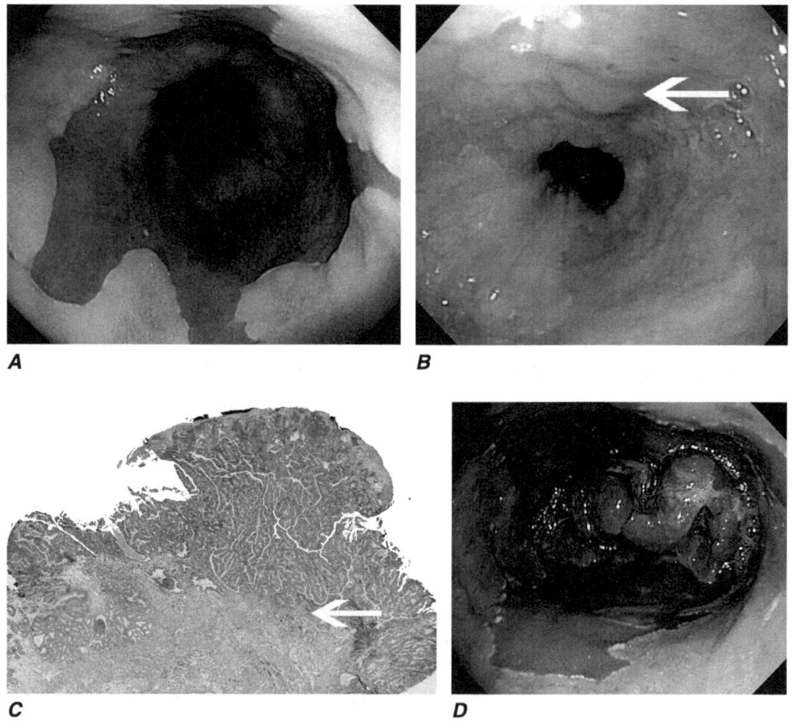

图12-3　Barrett食管

A.粉色舌状的Barrett黏膜从胃食管连接处向近端延伸；B.Barrett 食管内镜检测过程中见可疑结节（箭头）；C.内镜下切除的结节组织学检查见黏膜内腺癌。肿瘤侵犯食管黏膜下层（箭头）；D.Barrett食管伴局灶进展性腺癌

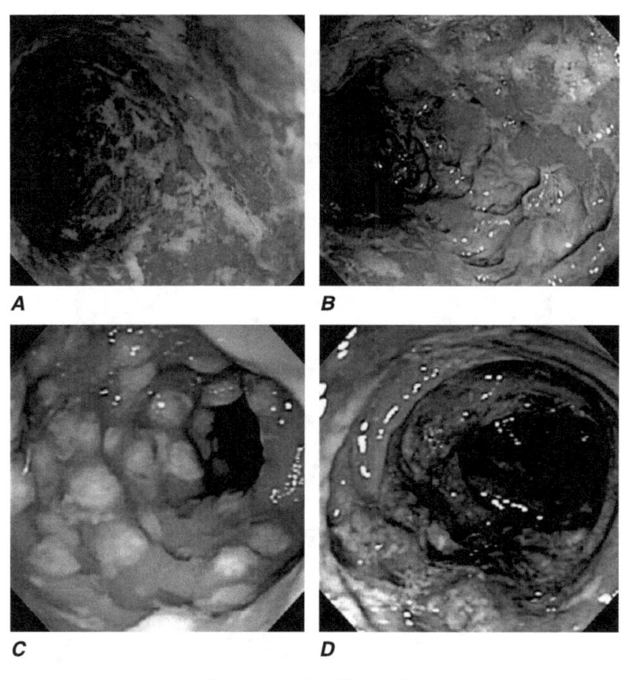

图12-4　结肠炎的病因

A.慢性溃疡性结肠炎，可见弥漫性溃疡和渗出；B.重症克罗恩病，可见深溃疡；C.假膜性结肠炎，可见黄色附着的假膜；D.缺血性结肠炎，可见簇状黏膜水肿，黏膜下出血和发绀

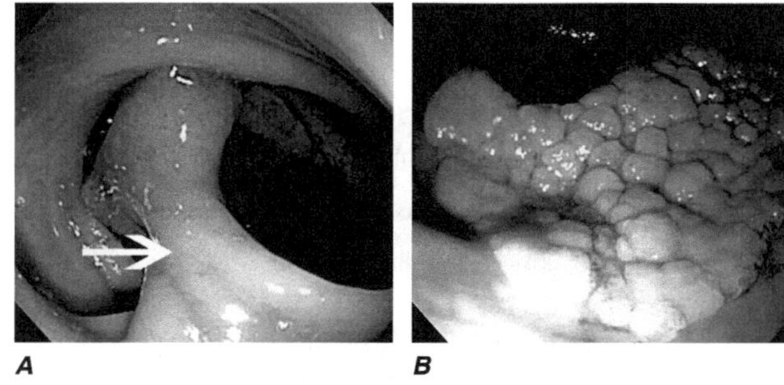

图12-5　结肠息肉

A.带蒂结肠息肉，其下方为正常黏膜覆盖的粗蒂（箭头）；B.无蒂直肠息肉

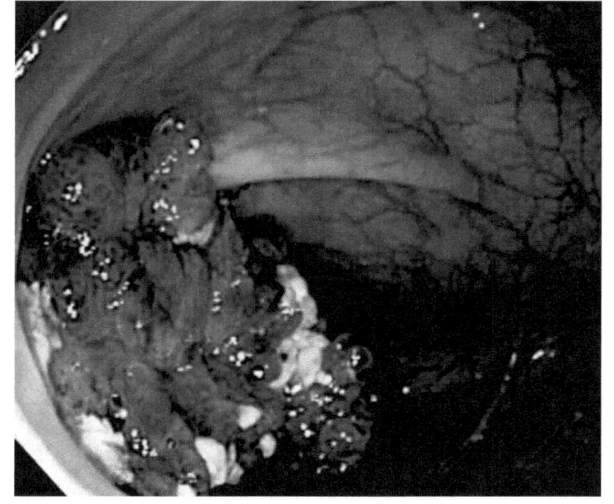

图12-6　向肠腔生长的结肠腺癌

推进式小肠镜的设计与上消化道内镜相似，只是镜身更长。推入小肠镜直到小肠，有时需借助从口腔延伸至小肠的外套管。通常可以到达近段和中段空肠，内镜的附件孔道可以做活检或者内镜下治疗。

5.单气囊或双气囊小肠镜（图12–8） 可以完成小肠的深插管检查。这些装置可以把小肠套叠到外套管上。通过球囊辅助小肠镜经口和经肛插管检查，部分患者可以观察整个小肠。在能观察到的小肠部位可以行活检和内镜下治疗（图12–9）。

6.内镜下逆行胆胰管成像（ERCP） ERCP检查时，通过口腔伸入一条侧视内镜至十二指肠，辨认出肝胰壶腹后，用一根细塑料导管插管成功后，在透视下向胆管和胰管内注射不透X线的造影剂（图12–10）。如需要，可行内镜下括约肌切开术把Oddi括约肌切开（图12–11），并行胆管结石取出、活检、狭窄扩张或支架置入（图12–12）、胆漏支架封堵（图12–13）。ERCP主要用于治疗，但仍是重要的诊断手段，特别是对于胆管狭窄和胆管结石。

7.内镜超声检查（EUS） EUS利用整合在可曲式内镜头端的高频超声换能器工作，可以获得胃肠壁及相邻脏器、血管和淋巴结的超声图像。通过牺牲超声的穿透深度，由内镜把超声换能器送到感兴趣的位置附近，可以获得高解析度图像。EUS可为食管癌、胰腺癌和直肠癌提供最准确的局部分期（图12–14），尽管不能发现大部分远处转移。EUS在胆管结石、胆囊疾病、胃肠道黏膜下病变和慢性胰腺炎的诊断中也很有用。EUS引导下可以对后纵隔、腹腔、胰腺、腹膜后和盆腔的肿块和淋巴结行细针穿刺细胞抽吸和组织活检（图12–15）。

8.经自然腔道内镜手术（NOTES） NOTES是一类发展中内镜手术的合称，这类手术需要把内镜或其附件穿透胃肠壁（如胃）进行诊断和治疗性介入操作。有些NOTES手术如经皮内镜胃造口术（PEG）或内镜下胰腺脓肿坏死清创术的技术已经相对成熟，而有些手术如内镜下阑尾切除术、胆囊切除术和输卵管结扎术还在探索中，他们的最终临床应用目前尚未可知。目前NOTES是广受关注的内镜创新和研究领域。

内镜操作的风险

镇静过程中使用的药物可能引起呼吸抑制或过敏反应。所有内镜操作存在一定的出血和胃肠道穿孔风险。在行诊断性上消化道内镜和结肠镜检查时这些风

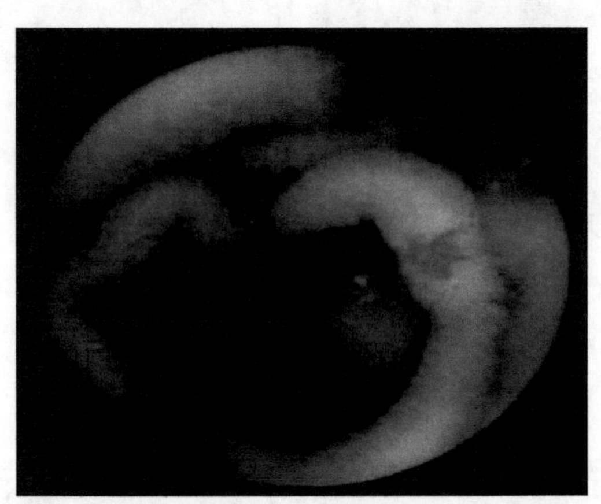

图12–7 空肠血管扩张的胶囊内镜图像

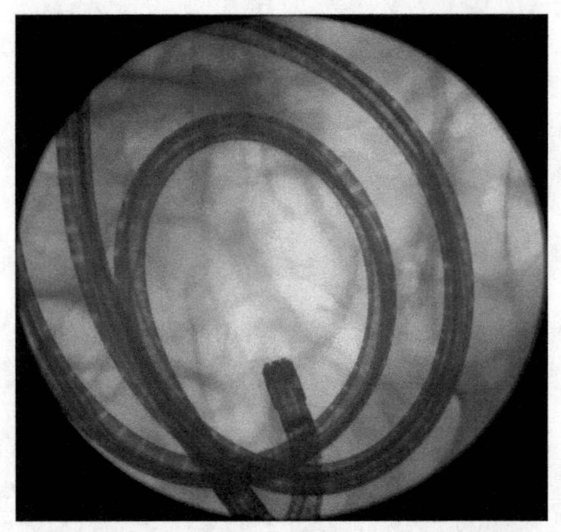

图12–8 在小肠内的双气囊小肠镜X线图像

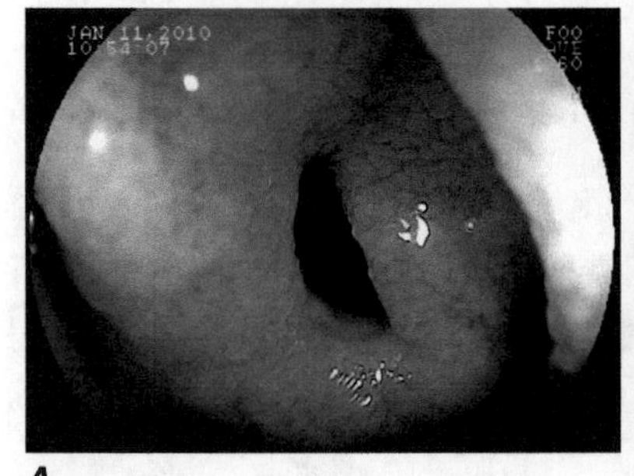

A

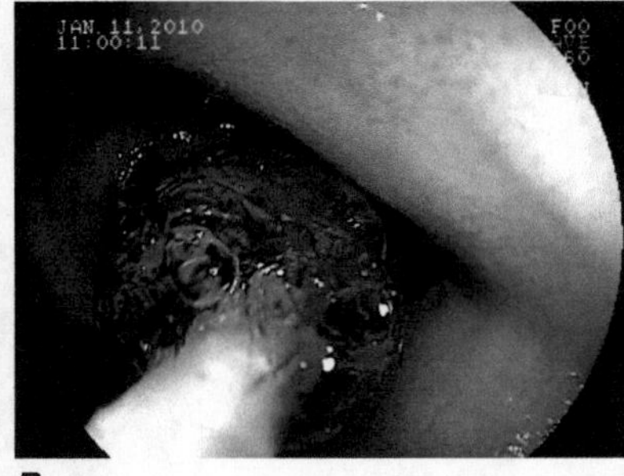

B

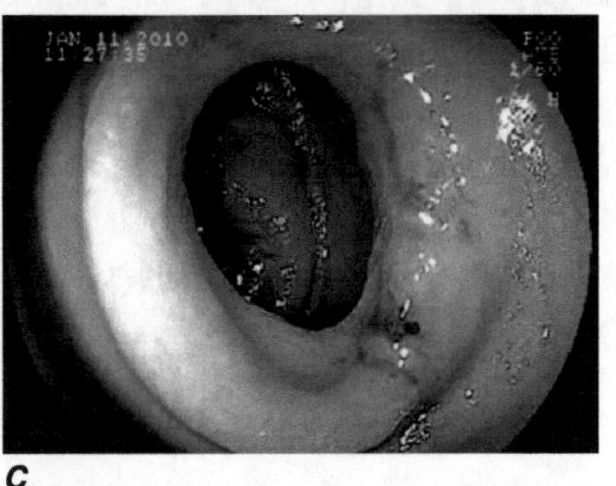

C

图12–9 双气囊小肠镜诊断非甾体抗炎药（NSAID）诱发的近端回肠狭窄

A.回肠狭窄引起梗阻症状；B.球囊扩张回肠狭窄部位；C.狭窄处扩张后的表现

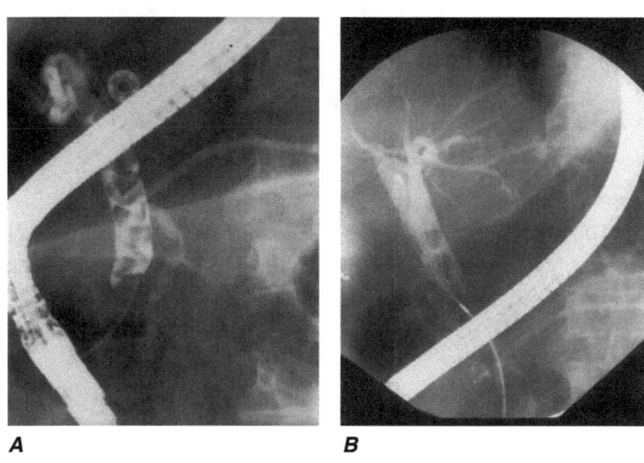

图12-10 内镜下逆行胆胰管成像（ERCP）用于胆管结石伴发胆管炎

A.胆总管内显示多发的胆管结石；B.内镜下括约肌切开术后，用Dormia网篮取出结石。一小脓肿与左肝管相交通

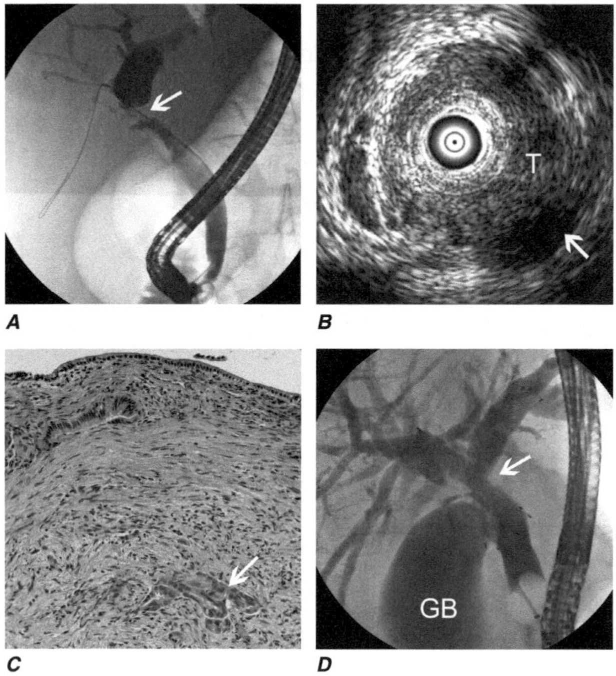

图12-12 肝门部胆管细胞癌的内镜下诊断、分期和姑息治疗

A.一例梗阻性黄疸患者的内镜下逆行胆胰管造影（ERCP）图像示肝管汇合处恶性狭窄并侵及左右肝内胆管；B.胆管狭窄处腔内超声示肿瘤（T）导致胆管壁明显增厚，并且部分包绕肝动脉（箭头）；C.ERCP过程中行胆管腔内活检表明恶性肿瘤细胞已浸润胆管壁黏膜下层（箭头）；D.内镜下放置胆管自膨胀金属支架（箭头）缓解了胆管梗阻；GB，胆囊（图像C经允许由Thomas Smyrk博士提供）

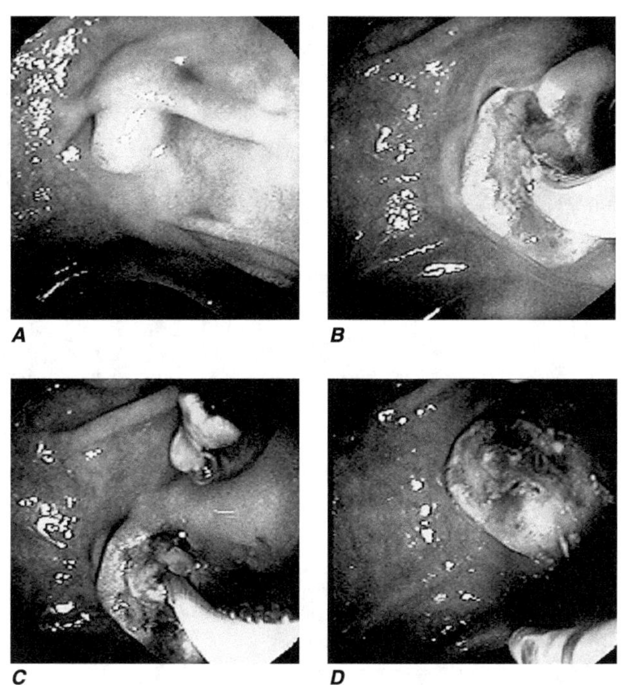

图12-11 内镜下括约肌切开术

A.正常外观的肝胰壶腹；B.电切行括约肌切开术；C.球囊导管取出胆管结石；D.括约肌切开术后的最终外观

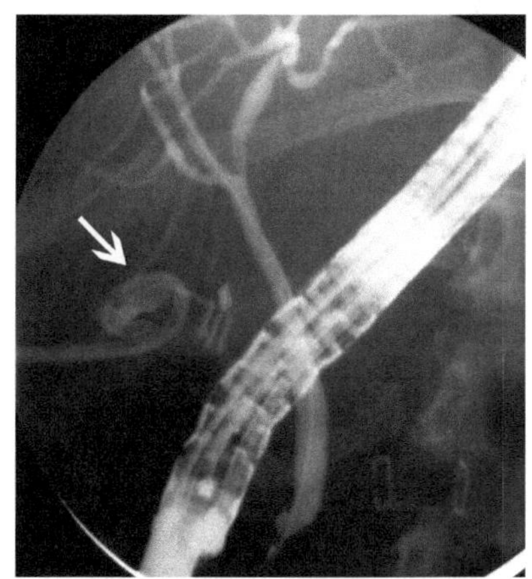

图12-13 腹腔镜胆囊切除术后Luschka胆管发生胆漏（箭头）

造影剂从右肝内胆管小分支漏到胆囊窝，然后流入经皮引流的猪尾巴管

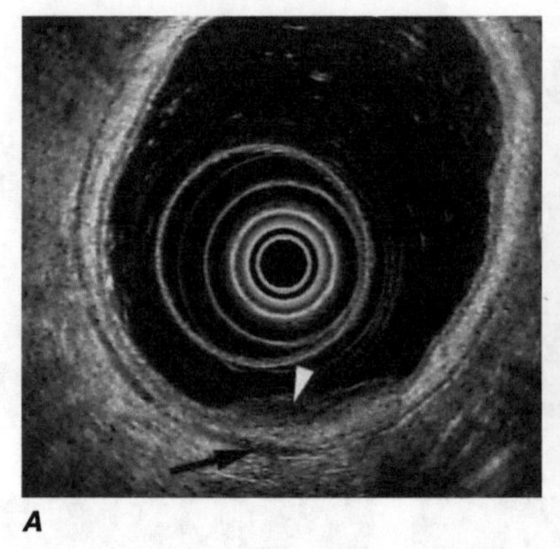
A

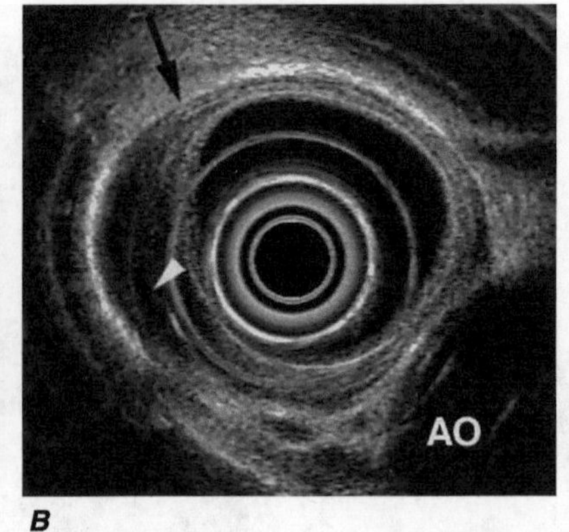

B

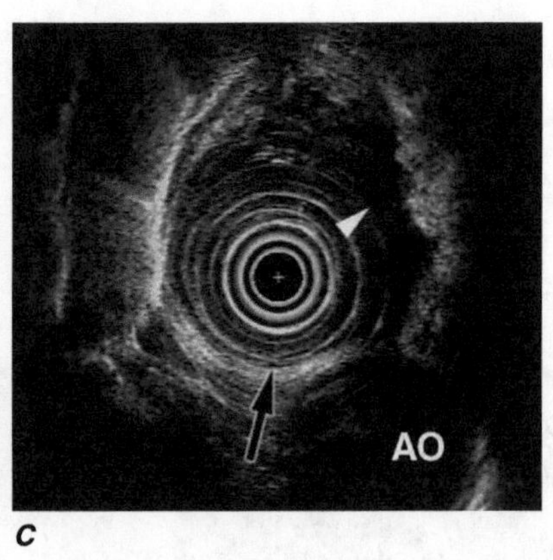

C

图12-14 胃肠道癌的内镜超声局部分期

每个图例中白色箭头标志肿瘤原发灶，黑色箭指的肠壁固有肌层（mp）。A.T1期胃癌。肿瘤未侵犯固有肌层。B.T2期食管癌。肿瘤侵犯固有肌层。C.T3期食管癌。肿瘤穿透固有肌层进入周围组织，局灶毗邻主动脉。AO.主动脉

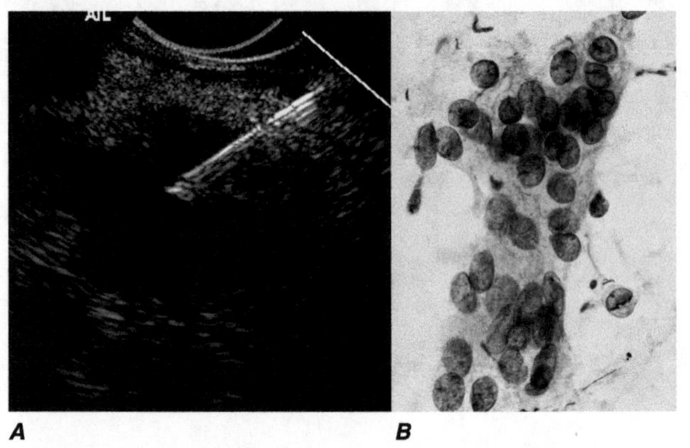
A B

图12-15 内镜超声（EUS）引导下细针穿刺细胞抽吸（FNA）

A.22G针穿透十二指肠壁定位于胰头低回声肿块内的超声图像；B.抽吸出的恶性肿瘤细胞显微镜图像（图像B经允许由Michael R.Henry博士提供）

险相对低（<1∶1000），而治疗性内镜操作如息肉切除术、止血或者狭窄扩张术时相关风险可高达2∶100。可曲式乙状结肠镜检查出血和穿孔的风险罕见。诊断性EUS（不做细针穿刺活检）的风险和诊断性上消化道内镜的风险相似。

绝大多数内镜操作很少发生感染并发症。有些操作术后菌血症的发生率稍高，可考虑预防性使用抗生素（表12-1）。

除此之外，ERCP还有其他风险。ERCP术后约5%患者发生胰腺炎，在Oddi括约肌功能障碍的患者胰腺炎的发生率更可高达25%。胆管正常且无黄疸的年轻患者风险增加。ERCP术后胰腺炎通常较轻并具有自限性，但少数情况下也可导致住院日延长、需要手术或继发糖尿病，甚至死亡。内镜下括约肌切开术出血的发生率约1%。ERCP术后还可能发生上行性胆管炎、假性囊肿感染、腹膜后穿孔和脓肿。

通过胃镜放置经皮胃造瘘管的并发症发生率10%～15%，最常见的是伤口感染，此外还可发生筋膜炎、肺炎、出血、内固定器置入综合征及结肠损伤。

表12-1 内镜操作预防性使用抗生素

患者情况	预期操作	预防目标	围操作期抗生素预防
各种心脏状况	任何内镜操作	预防感染性心内膜炎	无指征
胆管梗阻，无胆管炎	ERCP，引流完全	预防胆管炎	不推荐
胆管梗阻，无胆管炎	ERCP预计不能完全引流（如PSC，肝门狭窄）	预防胆管炎	推荐；操作结束后继续抗生素
与胰管想通的无菌性胰液积聚（如假性囊肿，坏死）	ERCP	预防囊肿感染	推荐
无菌性胰液积聚	穿壁引流	预防囊肿感染	推荐
上消化道实性肿物	EUS-FNA	预防局部感染	不推荐(1)
下消化道实性肿物	EUS-FNA	预防局部感染	缺乏足够证据做出严格推荐(2)
消化道囊性病变（包括纵隔）	EUS-FNA	预防囊肿感染	推荐
所有患者	经皮内镜下营养管置入术	预防造瘘口周围感染	推荐

续表

患者情况	预期操作	预防目标	围操作期抗生素预防
肝硬化急性消化道出血	要求全部患者，不管是否行内镜操作	预防感染性并发症，降低病死亡	入院时[(3)]
人工血管移置物和其他非瓣膜心血管装置	任何内镜操作	预防移植物和装置感染	不推荐[(4)]
人工关节	任何内镜操作	预防感染性关节炎	不推荐[(5)]

（1）菌血症和局部感染发生率低；（2）内镜医师可根据病例具体情况选择；（3）与肝硬化和消化道出血相关的细菌感染风险相对明确；（4）无内镜操作相关感染报道；（5）感染风险非常低；ERCP.内镜下拟行胆胰管造影；EUS-FNA.内镜超声引导下细针细胞抽吸术；PSC.原发性硬化性胆管炎

来源：根据S Banerjee，et al.Gastrointest Endosc，2008,67：719.经Elsevier出版社允许

急诊内镜

急性消化道出血

内镜检查是急性消化道出血患者的重要诊断和治疗技术。尽管大多数患者的消化道出血可以自行停止，一些患者出血持续不止或反复发生可威胁生命。临床准确预测再出血风险可以识别出哪些患者需行紧急内镜，并且帮助判断出内镜止血、血管介入止血还是手术止血最能获益的患者。

1.*初始评估*　出血患者的初始评估集中在出血量大小，可通过体位性生命体征变化、呕血或黑粪的频率以及（有些患者）鼻胃管冲洗物性状等反应。血细胞比容和血色素的下降会滞后于临床过程，在估测急性出血量时不是很可靠。初始评估应该在出血部位确定之前很好完成，以指导患者即刻支持治疗和帮助决定内镜检查时机。初始出血严重程度是紧急内镜的最重要的指征，因为首次大量出血使继续出血或反复出血的可能性增加。静息低血压、反复呕血、大剂量灌洗仍不能清除的血性鼻胃管吸引物、直立位生命体征改变、或者那些需要输血的患者需要考虑紧急内镜。此外，肝硬化、凝血功能障碍、呼吸衰竭或肾衰竭以及那些年龄超过70岁的患者再出血的风险明显增加。

对大多数患者而言床旁评估也可提示是上消化道还是下消化道来源的出血。90%以上黑粪的患者为屈氏韧带以上部位出血，约90%便血患者出血部位在结肠。黑粪可以是小肠出血或右半结肠出血，特别在结肠传输较慢的老年患者。相反，有些大量便血的患者有可能是上消化道出血，如胃Dieulafoy病变或十二指肠溃疡，当小肠传输快时可出现便血。这些患者应考虑早期上消化道内镜检查。

内镜检查应在必要的静脉液体复苏和输血后进行。内镜检查前应纠正明显的凝血功能障碍或血小板减少症，因为纠正这些异常本身可能减轻出血，而且在这些患者内镜下止血的技术也有限。此外还应该重视代谢紊乱。对近期反复呕血和怀疑静脉曲张出血的患者上消化道内镜检查前应考虑气管插管以保护气道。

大多数令人印象深刻的便血患者经过聚乙二醇溶液快速清洗结肠后可行结肠镜检查；可经鼻胃管给予肠道准备溶液。下消化道出血结肠镜的诊断率高于核素显像和血管造影，部分病例还可进行内镜下治疗。少数情况下，由于持续大量出血造成视野不佳并反复血流动力学不稳定，内镜评估需要推迟进行，这时必须采用其他技术（如血管造影或急诊次全结肠切除）。对于这些患者，还需考虑从上消化道来源的大量出血，并可通过上消化道内镜排除。直肠大量出血患者早期需通过内镜观察肛门和直肠黏膜，能发现肛管内或近肛管的出血性病变，并可通过内镜或外科经肛门止血技术处理。

2.*消化性溃疡*　内镜下消化性溃疡的形态为急性出血患者提供有用的预后信息并指导内镜下治疗的需要（图12-16）。基底干净的溃疡再出血的风险低，3%～5%；黑粪患者如果溃疡基底干净，并且年轻无其他合并疾病，往往可以从急诊室或内镜中心直接回家。溃疡基底部可见平坦红点或附着血凝块，分别有10%和20%再出血的风险。对于附着血痂的溃疡通常需要考虑内镜下治疗。当溃疡基底部可见突出血管壁的血小板凝块时（即所谓的前哨血凝块或可见血管），溃疡再出血风险达40%。发现这种征象时一般需要内镜下治疗以降低再出血率。偶尔可见溃疡处活动性喷射出血，如果不治疗>90%有持续出血的风险。内镜下治疗具有出血高风险特征的溃疡可以降低5%～10%再出血风险。临床上有一系列止血技术可以应用，包括向血管内和血管周围注射肾上腺素或硬化剂、利用热电极紧贴溃疡底部出血点对相应血管进行电凝止血、放置止血夹或联合上述方法。质子泵抑制药联合内镜下治疗可降低再出血风险，改善患者预后。

3.*静脉曲张*　两种互补的策略可以指导静脉曲张

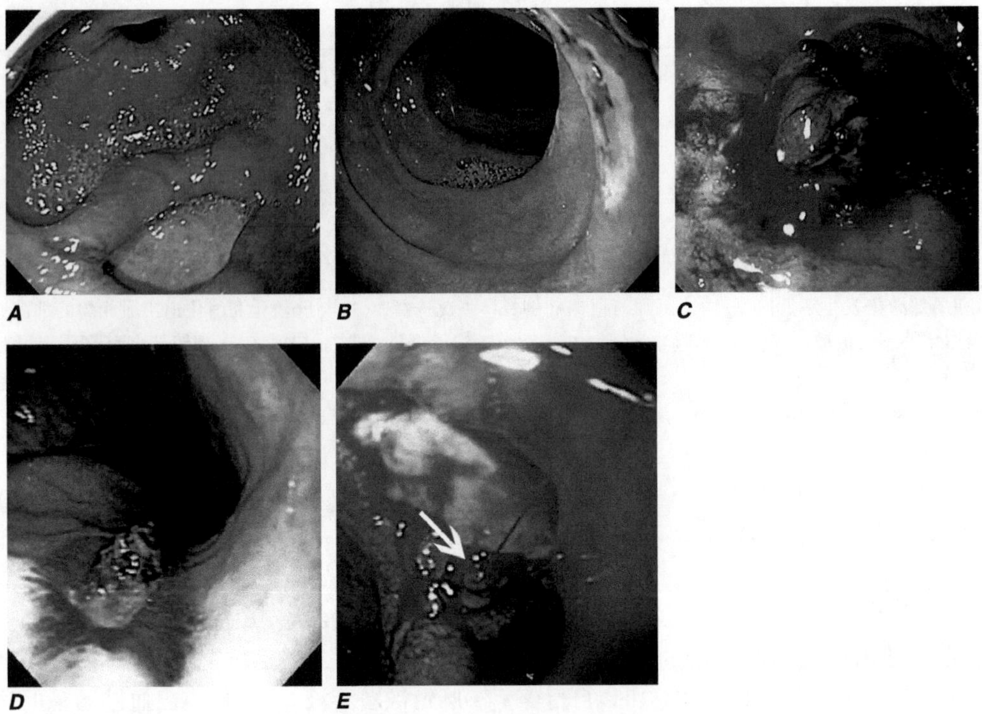

图12-16 消化性溃疡的出血征象

A.胃窦溃疡，基底干净；B.十二指肠溃疡，可见平坦红点；C.十二指肠溃疡，伴紧密附着的血凝块；D.胃溃疡，可见红色突起/血管；E.十二指肠溃疡，可见活动喷射性出血（箭头）

出血治疗：出血曲张静脉的局部治疗和潜在门静脉高压的治疗。局部治疗包括内镜下曲张静脉硬化治疗、内镜下曲张静脉套扎治疗和三腔两囊管压迫止血，上述方法可以控制绝大部分患者的急性出血，而降低门静脉压力的治疗（药物治疗、外科分流手术或X线引导下肝内门体分流术）对止血也有重要作用。

内镜下曲张静脉套扎术（EVL）可以用来预防粗大的食管静脉曲张首次出血（图12-17），特别是对于那些有使用β受体阻滞药禁忌证或不能耐受的患者（一级预防）。EVL也是优先考虑用于控制活动性食管静脉曲张出血并根除食管静脉曲张的方法（二级预防）。做EVL时，把曲张静脉吸入装在内镜头端的透明帽，然后释放透明帽上的橡皮圈套在曲张静脉上。EVL可以控制约90%患者的急性出血。EVL的并发症诸如套扎后溃疡出血和食管狭窄并不常见。内镜下静脉曲张硬化治疗（EVS）指向食管曲张静脉内或血管旁注射可硬化的促血栓形成的溶液。EVS也可以控制大部分患者的急性出血，但并发症高于EVL。当内镜检查时发现曲张静脉有活动性出血或（更常见）静脉曲张是唯一可确定的引起急性出血的原因时可采用上述技术。粗大胃底静脉曲张出血时使用内镜下组织胶注射术效果最好（图12-18），因为EVL或EVS的再出血风险高。组织胶注射的并发症包括感染和组织胶栓塞到其他脏器，如肺、脑和脾。

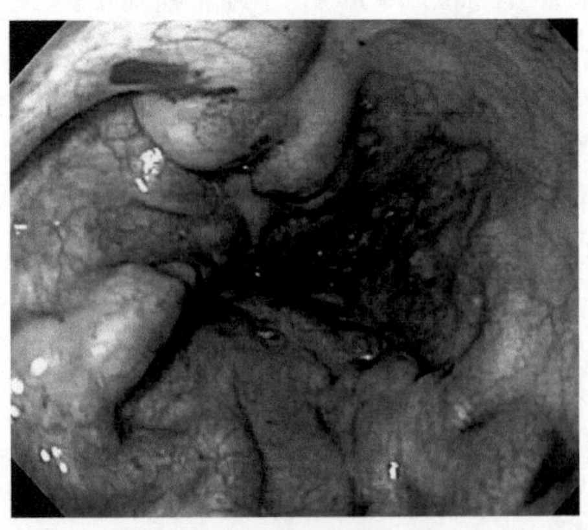

图12-17 食管静脉曲张

急性出血治疗后，还可以进行择期内镜治疗，目标是根除食管静脉曲张、预防数月乃至数年后的再出血。然而，这种慢性治疗的成功率相对较低，长期来看只能预防约50%的再出血发生。降低门静脉压力的药物治疗效果相似，而且这两种治疗方式可以联合使用。

4.Dieulafoy病变　该病变也叫恒径动脉，指紧邻胃肠道黏膜下走行的大口径小动脉通过微小的黏膜损伤出血（图12-19）。Dieulafoy病变最常见于近端胃小弯侧，导致令人印象深刻的动脉性出血，诊断有时很困难；经常在复发性出血反复内镜检查时才能发现病变。内镜下治疗（如热凝治疗），一旦发现黏膜缺损，可以消融其下方的病变血管，通常能够有效控制出血。如内镜下治疗失败，可考虑血管栓塞或者外科手术缝合等补救性治疗。

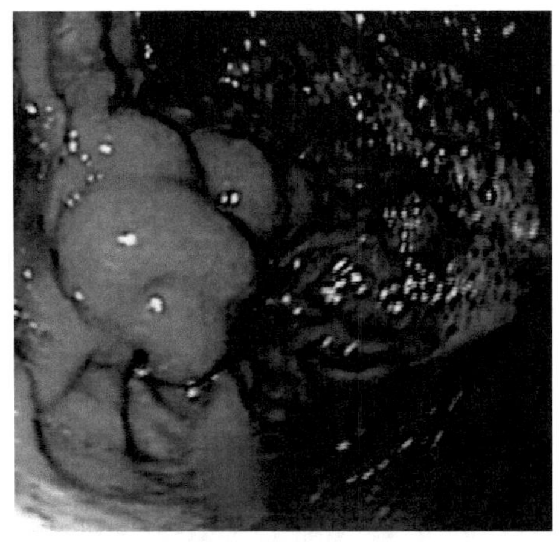

图12-18 胃底静脉曲张

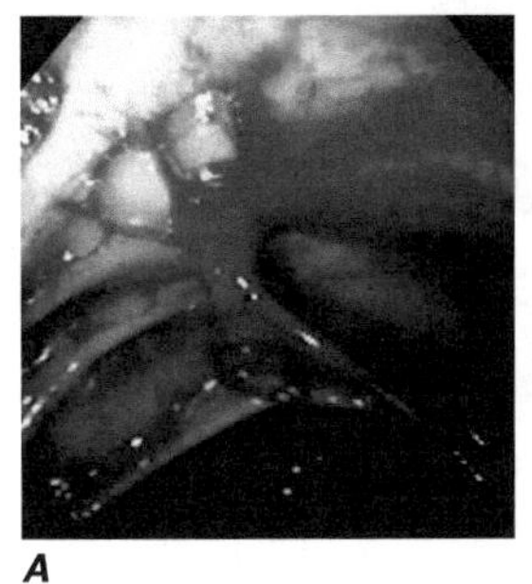

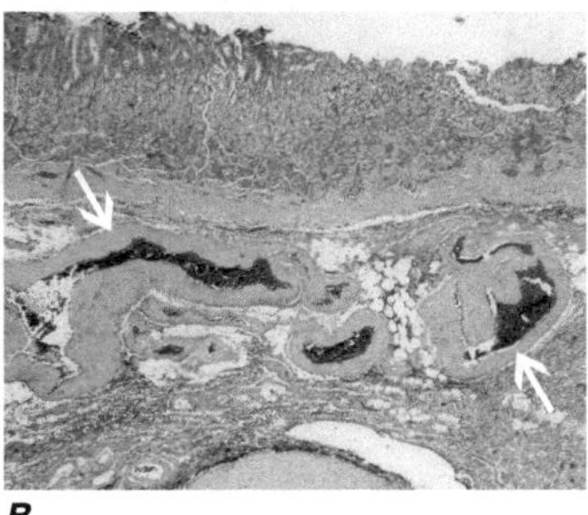

A B

图12-19 Dieulafoy病变

A.空肠Dieulafoy病变，活动性喷射出血；B.胃Dieulafoy病变组织学改变，紧邻黏膜的胃黏膜下层可见恒径动脉（箭头）

5.Mallory-Weiss撕裂 Mallory-Weiss撕裂指跨越胃食管连接处或其附近的线状黏膜撕裂，常与干呕或呕吐相关（图12-20）。当撕裂导致黏膜下小动脉破裂时，可导致活跃出血。内镜检查是最好的诊断方法，发现活动性出血时可以进行注射肾上腺素、电凝、套扎或止血夹等内镜下治疗。

6.血管扩张 血管扩张指平坦的黏膜血管异常，内镜检查是最好的诊断方法。通常导致慢性消化道出血，可以表现为间断发作或慢性持续出血［如胃窦血管扩张症（GAVE）或“西瓜胃”］（图12-21）。内镜下

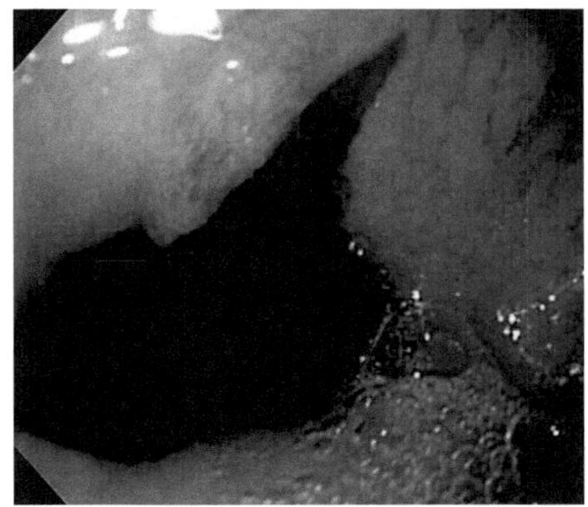

图12-20 胃食管连接处的Mallory-Weiss撕裂

局部消融治疗如氩离子凝固术对盲肠血管扩张症（老年性病变）、GAVE和放疗诱发直肠血管扩张症通常有效。弥漫性小肠血管扩张症（慢性肾衰竭相关和遗传性出血性毛细血管扩张症）患者经传统内镜下治疗容易处理的病变后，有可能继续出血。深插管小肠镜治疗、奥曲肽或雌激素/黄体酮等药物治疗或术中小肠镜治疗可使这些患者获益。

7.结肠憩室 滋养动脉穿透结肠壁肌层到结肠黏膜途中可形成憩室（图12-22）。憩室基底部的动脉可能出血，导致无痛性令人印象深刻的便血。怀疑憩室出血的便血患者有行结肠镜检查指征，因为必须排除其他原因出血（如血管扩张、结肠炎和结肠癌）。此外，结肠镜检查可以发现并治疗活动性憩室出血。

胃肠道梗阻和假性梗阻

内镜检查对某些类型的胃肠道梗阻的评估和治疗很有价值。一种重要的例外情况是外科手术后粘连所致的小肠梗阻，这种情况一般不宜内镜下诊断和治疗。食管、胃和十二指肠以及结肠梗阻或假性梗阻都可以通过内镜检查诊断，并且经常可以内镜下处理。

1.急性食管梗阻 食物嵌顿（图12-23）或吞入异物导致食管梗阻是具有潜在威胁生命的事件，通常需要急诊内镜。如果不处理，患者可能出现食管溃疡、缺

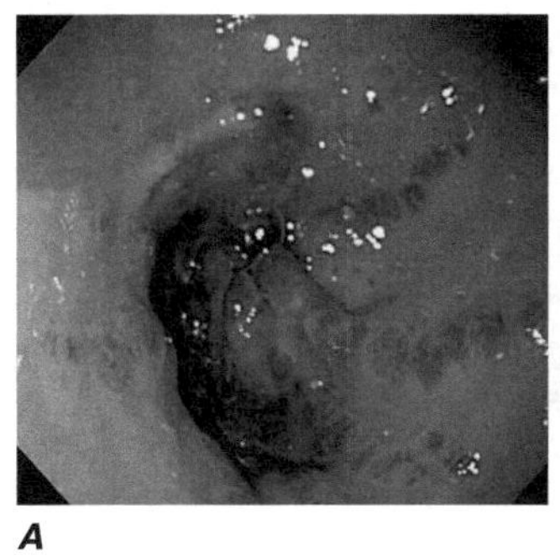

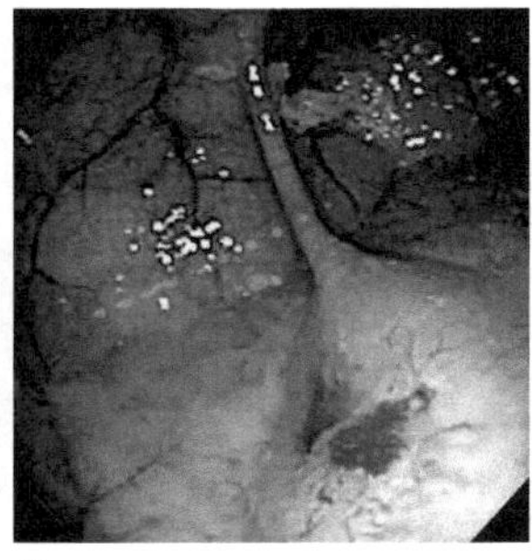

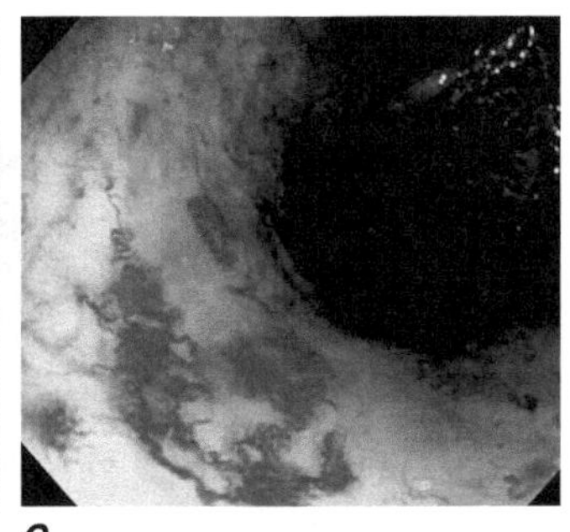

A B C

图12-21 胃肠道血管扩张症

A.胃窦血管扩张症（“西瓜胃”），可见特征性的平坦或隆起的条状血管扩张改变；B.盲肠血管扩张症；C.一例既往因前列腺癌接受过放射治疗而诱发的直肠血管扩张

血和穿孔。持续食管梗阻的患者经常出现涎液增多，通常不能饮水；一般这些患者最好的初始检查是内镜，因为通常可以通过内镜清除梗阻的物体，还可以决定是否行可能需要的食管活检。对于发热、梗阻超过24h或吞入尖锐物体如鱼刺的患者，内镜检查前应考虑做颈胸部放射检查。对于大多数临床提示食管梗阻的患者，并不建议行造影剂放射检查，因为造影剂会干扰后续的内镜检查。舌下含服尼非地平或硝酸酯类药物或静脉注射胰高糖素偶尔可缓解食管食物嵌顿，但大多数患者由于潜在食管蹼、环或狭窄，必须内镜下移除堵塞的食团。

2.胃出口梗阻　胃出口梗阻通常由胃、十二指肠或胰腺恶性肿瘤或慢性消化性溃疡继发幽门狭窄引起。患者进食数小时后呕吐部分消化的食物。治疗的第一步是经鼻胃管冲洗移除潴留物并行胃减压。如果需要的话，可通过生理盐水负荷试验来明确诊断。内镜是有用的诊断和治疗手段。良性幽门狭窄患者可采用内镜下球囊扩张幽门，约50%的患者经过一疗程内镜扩张治疗可获得长期症状缓解。对于无法手术的患者，通过内镜下放置膨胀式支架可缓解恶性胃出口梗阻（图12-24）。

3.结肠梗阻和假性梗阻　两种情况均可出现腹胀和腹部不适；气胀；腹部平片表现为结肠充气扩张。特殊情况下X线检查可有特征性表现，如乙状结肠扭转（图12-25）。机械性梗阻和假性梗阻如果不经治疗，均可导致肠穿孔。急性结肠假性梗阻通常是由于电解质紊乱、麻醉药和抗胆碱能药物、肠道无运动（外科手术后）、腹膜后出血或肿物导致的一种结肠梗阻形式。多种致病因素往往同时存在。可采用结肠镜检查、水溶性造影剂灌肠或CT检查来明确引起梗阻的病变，或与假性梗阻相鉴别。如果潜在的引起假性梗阻的原因已经得到纠正而梗阻情况却无改善，或患者无明确导致假性梗阻的危险因素，或X线片没有看到直肠气体影，强

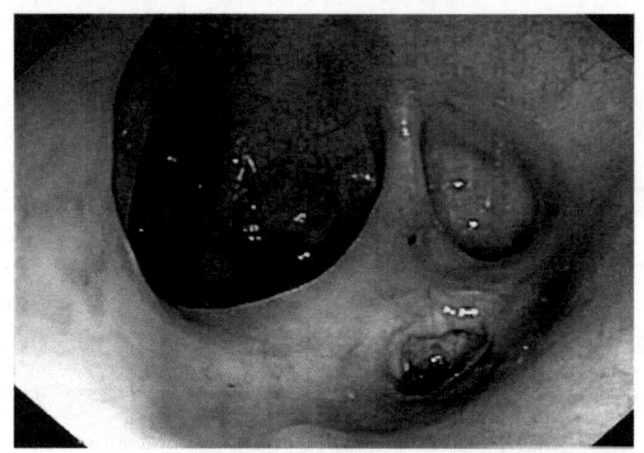

图12-22　结肠憩室

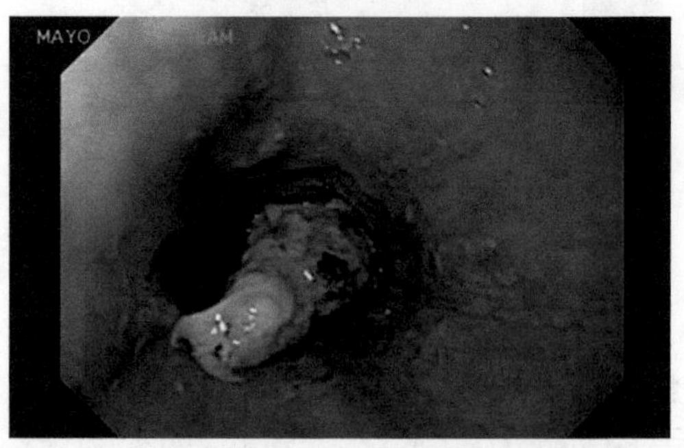

图12-23　食管食物（肉类）嵌顿

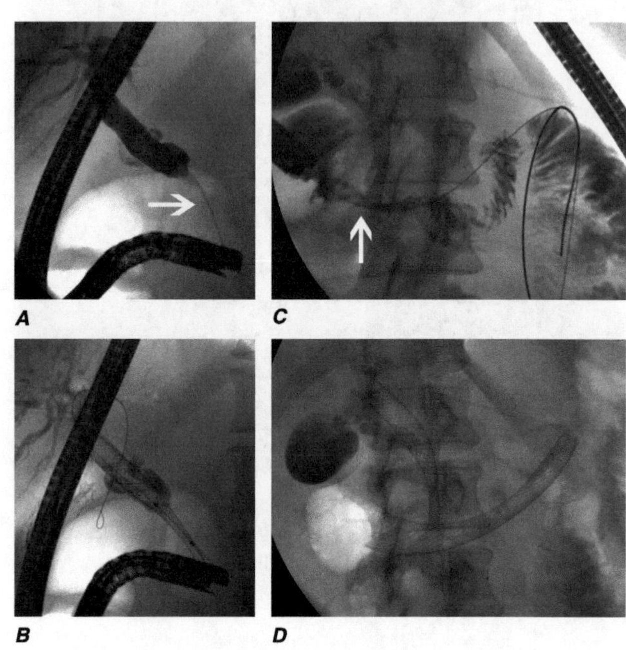

图12-24　胆管和十二指肠自膨式金属支架（SEMS）治疗胰腺癌所致的梗阻

A.内镜下逆行胆胰管造影（ERCP）证实远端胆管狭窄（箭头）；B.放置一枚SEMS；C.造影剂注射后证实十二指肠狭窄（箭头）；D.胆管和十二指肠SEMS在适当的位置

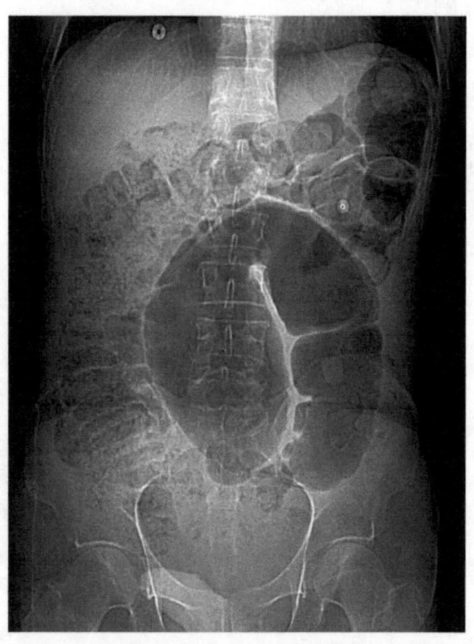

图12-25　乙状结肠扭转，腹部X线片可见特征性“弯曲内管”表现

烈建议采用上述其中一种诊断方法。发生假性肠梗阻时，当盲肠直径超过12cm，盲肠穿孔的风险增加，采用静脉输注新斯的明或结肠镜下减压可降低结肠压力（图12-26）。对于结肠假性梗阻，在采用有创性减压操作之前，大多数患者应接受试验性非手术治疗（如纠正电解质紊乱、去除不利的药物因素、促肠道动力治疗）。

结肠梗阻是紧急干预的指征。可施行急诊分流性结肠造口术，随后当肠道准备妥当后行二次手术治疗潜在的梗阻原因。结肠镜下放置可膨胀式支架也是可选治疗方案，对于恶性肿瘤导致的梗阻可避免急诊手术，并且允许肠道准备后择期行一期手术（图12-27）。

4.急性胆管梗阻　胆结石急性阻塞胆总管出现持续严重的疼痛是患者就医的常见原因。当患者出现黄疸或血清肝功能或胰酶升高时，需要疑诊胆管结石；直接胆管造影（经内镜、经皮肤或者手术中）可以证实诊断。在美国的大多数医院，ERCP目前是诊断和治疗胆总管结石的最主要方法（图12-10和图12-11）。

5.胆管显影　经腹壁超声仅能诊断一小部分胆管结石，磁共振胆胰管显影（MRCP）和EUS的准确率可>90%，在胆管结石诊断上具有重要作用。图12-28是这些检查方法示例。

如果高度怀疑胆管结石，并且需要紧急治疗（如梗阻性黄疸患者合并胆源性败血症），ERCP是首选操作，因为它仍是诊断金标准，同时可以做紧急治疗。如果持续存在的胆管结石可能性不大（如胆源性胰腺炎患者），可由相对创伤性较小的影像技术如EUS或MRCP取代ERCP。

6.上行性胆管炎　约70%上行性胆管炎和胆源性

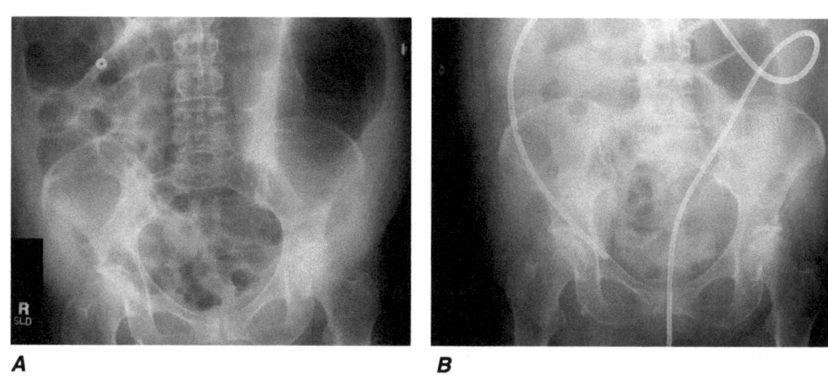

图12-26　急性结肠假性梗阻

A.一例膝关节手术后患者发生急性结肠扩张；B.结肠镜下放置减压管后结肠扩张明显改善

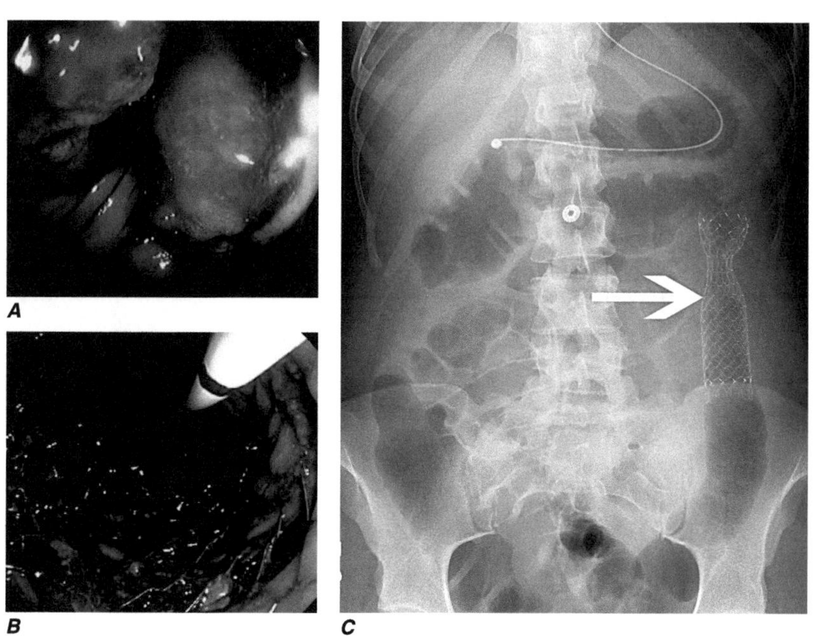

图12-27　梗阻性结肠癌

A.结肠腺癌造成降结肠肠腔明显狭窄；B.内镜下放置自膨式金属支架；C.X线平片示扩张的支架越过导致狭窄的肿瘤，支架腰部为狭窄病变处［（箭头）图像A经允许由Glenn Alexander博士提供］

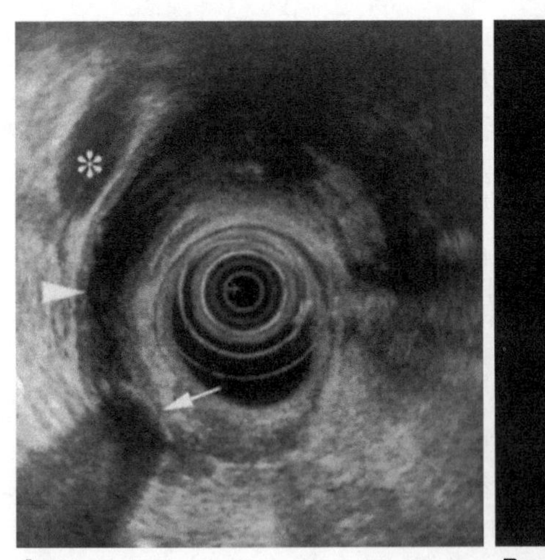

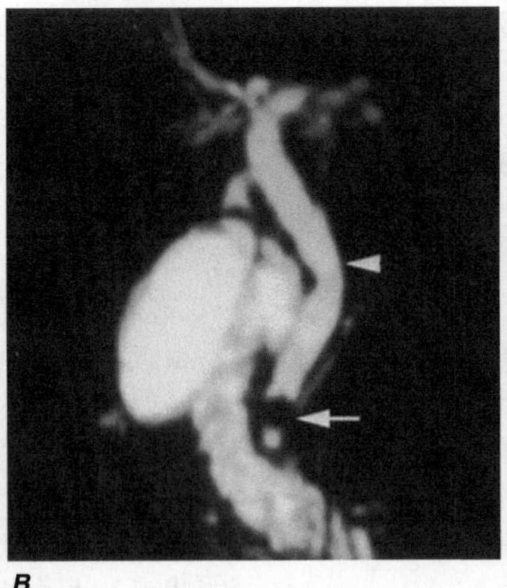

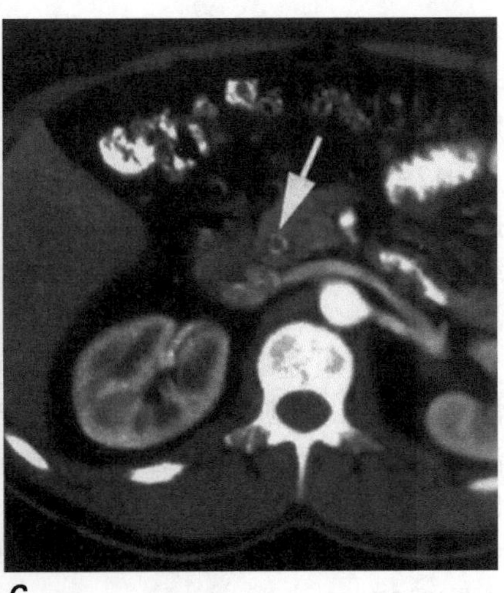

图12-28 胆管显影方法，长箭标记胆管结石，箭头标记胆总管，星号标记门静脉

A.内镜超声（EUS）；B.磁共振胆胰管显影（MRCP）；C.螺旋CT

败血症患者可表现出Charcot三联征：黄疸、腹痛和发热。对于这些患者，初始治疗包括液体复苏和静脉抗生素。腹部超声常用来评估胆囊结石和胆管扩张。然而，急性胆管梗阻早期胆总管可能并不扩张。药物治疗常可改善患者临床状况，从而为进一步建立胆管引流（通常24h内进行ERCP）赢得时间窗。延误治疗可能导致显性败血症复发，增加发病率和病死率。除了Charcot三联征，如果出现休克和意识障碍（Reynold五联征）提示与高病死率相关，应该立即采取紧急干预以恢复胆道引流。

7.胆源性胰腺炎 胆结石通过肝胰壶腹的过程中可引起急性胰腺炎。发生胆源性胰腺炎通常提示结石排入十二指肠，仅约20%的患者结石潴留在壶腹或胆总管。在黄疸、住院后血清肝功能升高、重症胰腺炎或并发上行性胆管炎的患者中结石潴留更常见。

紧急ERCP可降低一部分胆管结石潴留患者胆源性胰腺炎的发病率。尚不清楚ERCP的获益主要来源于治疗和预防了上行性胆管炎还是缓解了胰管梗阻。如果怀疑存在上行性胆管炎，特别是黄疸患者，在胆源性胰腺炎早期就应考虑ERCP。对于用一些临床指数如Glasgow评分或Ranson评分系统预判重症胰腺炎的患者，紧急ERCP也可获益。由于ERCP的获益仅限于胆管结石潴留的患者，采用MRCP或EUS来做初始诊断的策略降低了ERCP在胆源性胰腺炎的使用，从而减少了ERCP相关并发症的发生，因而改善临床预后。

择期内镜检查

消化不良

消化不良是一种上腹部慢性或反复烧灼不适感或疼痛症状，可由各种不同疾病如胃食管反流、消化性溃疡病和“非溃疡性消化不良”（包括动力、感觉异常和躯体症状等一大类异质性疾病）等引起。消化不良相对少见的原因有胃和食管恶性肿瘤。详细的病史采集仅能对约50%消化不良患者做出准确的鉴别诊断。剩下这部分患者，特别是对于那些经验性对症治疗无效的患者，内镜检查是很重要的诊断工具。对于有消化不良和报警症状如体重下降或缺铁性贫血的患者，一开始就应该做内镜检查。

胃食管反流病（GERD）

当出现胃灼热和胸骨后灼热等典型的胃食管反流症状时，通常足以诊断并进行经验性治疗。内镜检查诊断食管炎的敏感性很好（图12-29），但会漏诊非糜烂性胃食管反流病（NERD），因为这些患者具备反流症状但没有食管炎表现。诊断GERD最敏感的试验是24h动态pH监测。内镜检查的指征包括抗泌酸治疗后仍有顽固性反流症状的患者；伴有消化不良、体重下降或消化道出血等报警症状的患者；经治疗后消化不良症状反复，仅根据临床依据不能明确症状由反流所致的患者。症状频繁发作的长期（≥10年）GERD患者需考虑内镜检查，因为与有反流症状病史<1年的患者比较，这些患者患Barrett食管的风险增加6倍。Barrett食管患者（图12-3）通常需进行定期内镜监测并活检以发现不典型增生或早期癌变。

Barrett食管：Barrett食管指部分GERD患者食管下端正常鳞状上皮黏膜被特殊化生的柱状上皮替代。Barrett上皮是食管腺癌的主要危险因素，由于可以看到鳞柱状上皮交界处向近端移位（图12-3），内镜检查很容易发现病变。对于GERD症状超过10年的患

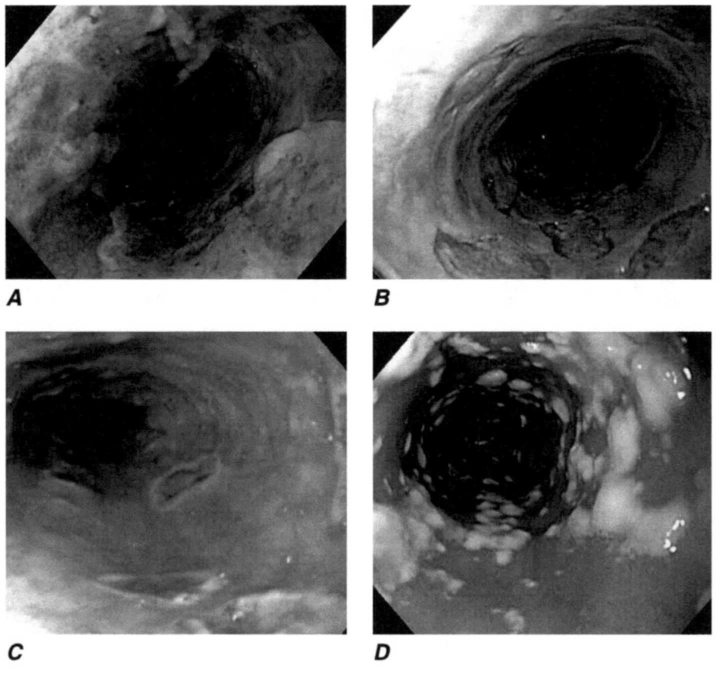

图12-29　食管炎的原因

A.重度反流性食管炎，可见黏膜质脆，有溃疡形成；B.巨细胞病毒食管炎；C.单纯疱疹病毒食管炎，可见靶状浅溃疡形成；D.念珠菌性食管炎，可见白色斑块附着于食管黏膜

者可考虑行筛查性内镜。内镜下活检是证实Barrett食管、发现Barrett黏膜不典型增生和癌变的金标准。内镜下治疗如内镜下黏膜切除术（EMR）、内镜下黏膜下剥离术（ESD）、光动力治疗（PDT）和射频消融治疗（RFA）都是治疗Barrett食管高级别瘤变和黏膜内癌变的有效方法。

消化性溃疡

典型的消化性溃疡会引起上腹部绞痛或烧灼感，症状常于夜间发生，进食后或抑酸药可很快缓解。尽管内镜检查是消化性溃疡最敏感的诊断方法，从花费-效益比看在年轻患者中它并非好的诊断策略，除非能以低廉的价格获得内镜检查。疑似消化性溃疡的患者应评估有无幽门螺杆菌感染。血清学检查（过去或现症感染）、尿素呼气试验（现症感染）和粪便检测属于无创性检测，价格也较内镜下活检便宜。出现报警症状的患者和经治疗后症状持续不缓解的患者应行内镜检查，以除外胃恶性肿瘤和其他疾病。

非溃疡性消化不良

非溃疡性消化不良主要表现为腹胀，不像消化性溃疡那样病程有明显缓解和复发过程。大多数患者描述抑酸、促动力或抗Hp治疗后症状仅稍许缓解，从而行内镜检查进一步除外难治性溃疡和评估有无其他疾病。尽管内镜检查对排除其他诊断有帮助，但它对非溃疡性消化不良患者的治疗影响作用有限。

吞咽困难

约50%因吞咽困难就诊的患者存在机械性梗阻；其余患者存在动力异常，如贲门失弛缓症或弥漫性食管痉挛。仔细的病史采集通常可以指向诊断，并合理选用诊断试验。食管狭窄（图12-30）通常引起进行性吞咽困难，首先是固体食物，然后是液体；动力异常常引起间断性固体和液体食物吞咽困难。有些潜在的疾病具有重要特征：Schatzki环（图12-31）引起偶发性固体食物吞咽困难，通常在进餐开始时发生；口咽部运动异常通常表现为起始吞咽困难（传输性咽下困难）伴鼻腔反流或吞咽时咳嗽；贲门失弛缓症可引起未消化食物夜间反流。

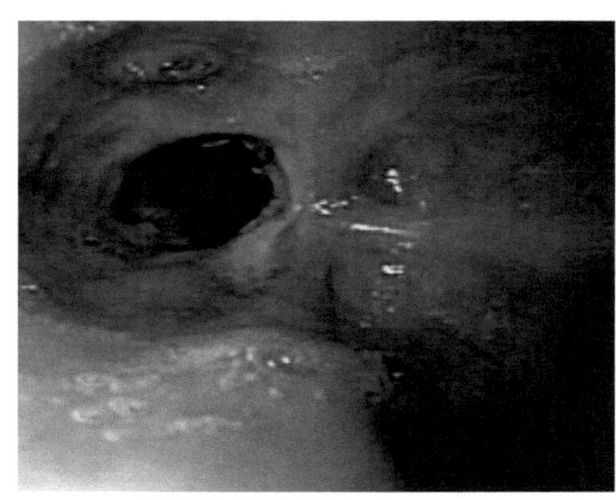

图12-30　与溃疡形成和远端食管瘢痕形成相关的消化性食管狭窄

当怀疑机械性梗阻时，内镜检查是一种有用的初始诊断工具，因为可以立即活检和（或）对狭窄、肿物或环进行扩张治疗。当线状皱纹和多发皱环贯通出现在狭窄的食管（猫食管）时，应怀疑嗜酸细胞性食管炎可能，越来越多的认识到该病是反复吞咽困难和食物阻塞的原因（图12-32）。对于颈段食管狭窄或Zenker憩室患者，盲插或者强力通过内镜可能会导致穿孔发生，而在直视下轻柔通过内镜相对安全。对于食管轻微狭窄或有环的患者，内镜检查可能会遗漏病变。

当确有传输性咽下困难或怀疑食管动力性疾病时，食管X线造影检查和（或）视频监控下吞咽试验是最好的初始诊断方法。口咽吞咽机制、食管壁蠕动和下食管括约肌功能都可以用上述方法评估。对于某些疾病，进一步食管压力测定对诊断也很重要。

贫血和粪便隐血

缺铁性贫血的原因可能是铁吸收不好（如成年人乳糜泻），但更常见的是慢性出血。男性和绝经后女性出现缺铁性贫血应强烈怀疑肠道出血，即使粪便隐血阴性，这些患者也有指征行结肠镜检查。其中约30%有较大的结肠息肉，10%有结直肠癌，其他有些患者存在结肠血管性病变。如在结肠未发现令人信服的出血灶，应考虑行上消化道内镜检查；如也未发现明确病变，应行十二指肠活检以除外乳糜泻（图12-33）。如果EGD和结肠镜都没有发现病变，采用胶囊内镜或深插管小肠镜评估小肠病变可能是合适的（图12-34）。

粪便隐血检测血红蛋白或亚铁血红素，是判断结肠出血的最敏感的方法，还能检测到量较大的上消化道出血。年龄超过50岁患者如大便外观正常而隐血阳性，应行结肠镜检查诊断或排除结直肠肿瘤。其阳性诊断率低于缺铁性贫血患者。是否行上消化道内镜取决于患者症状。

小肠可以是慢性肠道出血的来源，特别是当结肠镜和上消化道内镜没有阳性发现时。小肠评估根据临床情况不同而不同，在出血引起慢性或反复贫血的患者中评估小肠显得最为重要。较之小肠放射X线片检查的低阳性诊断率，在疑诊小肠出血的患者胶囊内镜的阳性率达50%~70%。最常见的发现是黏膜血管扩张。深插管小肠镜可在胶囊内镜后进行，可以对病变进行活检或针对性治疗，如对血管扩张症行氩离子凝固术（图12-35）。

结直肠癌筛查

大部分结肠癌是从长期存在的结肠腺瘤发展而

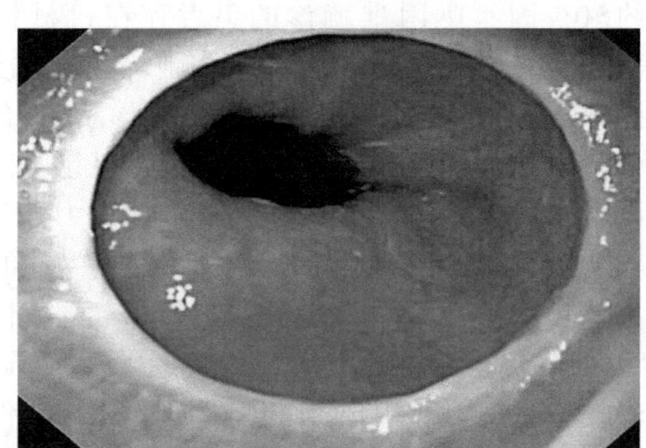

图12-31 胃食管连接处的Schatzki环

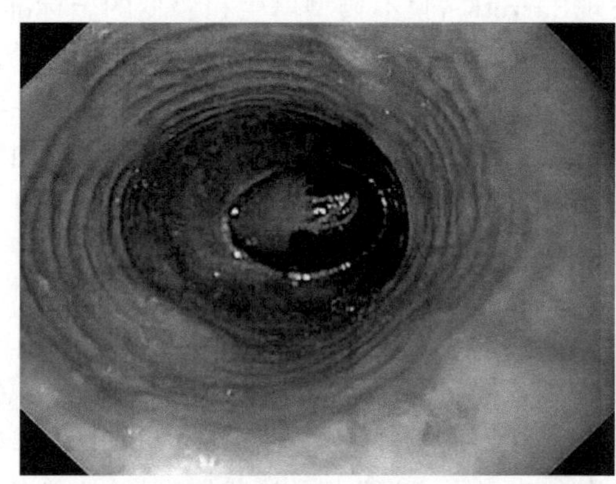

图12-32 嗜酸性食管炎，可见食管形成多个环状皱纹外观，狭窄的食管胃连接处可见嵌顿的葡萄。诊断依靠活检病理发现每高倍视野>15~20个嗜酸细胞

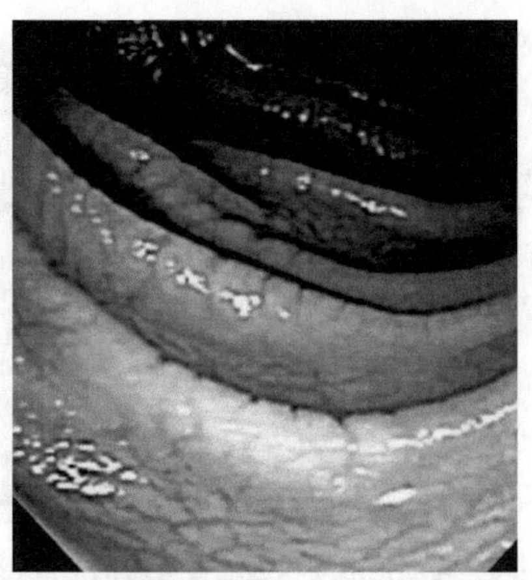

图12-33 乳糜泻患者扇贝样十二指肠皱襞

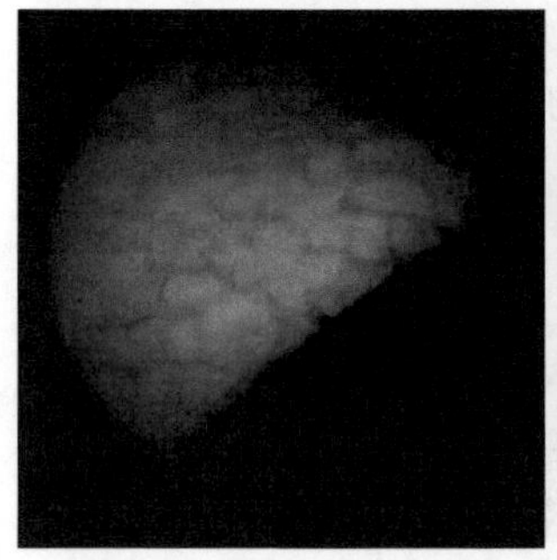
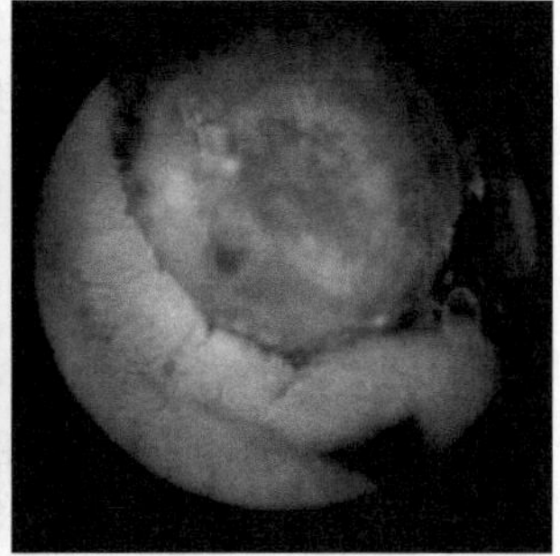

图12-34 胶囊内镜图像示乳糜泻患者轻度扇贝样空肠皱襞（左）和回肠肿瘤（右）

图片经允许由Elizabeth Rajan提供

来，检测并切除腺瘤性息肉可以很大程度上预防结直肠癌。对无症状个体筛查策略的选择有赖于个人史和家族史。并发炎性肠病、有结直肠息肉或癌史、结直肠息肉或癌患者亲属、或具有某些家族性癌综合征（图12–36）家族史的个体患结直肠癌的风险增加。不具备这些危险因素的人通常被认为处于平均危险水平。

表12–2总结了不同人群的筛查策略。尽管粪便隐血检测可以降低结直肠癌的病死率，但确实也会遗漏一些癌和许多息肉，对结肠进行直视检查是更有效的筛查策略。对于平均危险水平的人群可以选择乙状结肠镜或结肠镜检查。乙状结肠镜的使用是基于既往研究发现，大部分结直肠癌发生于直肠和左半结肠，且右半结肠癌患者通常有左半结肠息肉。然而，在过去的几十年里，结肠癌的分布有所变化，直肠癌和左半结肠癌的发生比率较过去有所下降。结肠镜筛查平均危险水平人群的大规模研究发现，癌在左半和右半结肠的分布大致相同，约50%右半结肠癌患者的左半结肠没有息肉。因此全结肠检查看来是结直肠癌筛查和预防的理想策略。

仿真结肠镜（VC）是一项经直肠把结肠腔充气展开，再利用CT技术使结肠显像的方法。计算机辅助CT成像可以模拟结肠镜检查，产生沿肠腔仿真的电子“飞行”图像（图12–37）。仿真结肠镜与常规结肠镜的对比研究显示，两者的结果并不完全一致，但技术改良已经使VC的诊断能力得到提高。以后VC在结直肠癌的筛查中应用可能更加广泛，特别在这项技术运用成熟的机构。仿真结肠镜发现的病变通常需要进一步传统结肠镜检查来证实并治疗。

腹泻

大多数患者的腹泻由感染或药物导致，呈急性、自限性过程。慢性腹泻（持续>6周）更多见于原发炎症性、吸收不良性或动力性疾病，自发缓解的可能性相对小，通常需要诊断性评估。慢性腹泻或严重且无法解释的急性腹泻如果大便检测病原学阴性，通常需要内镜检查。内镜检查的选择取决于临床情况。

具有诸如血性腹泻、里急后重、发热或大便中有白细胞等结肠症状和阳性发现的患者通常接受乙状结肠镜或结肠镜检查以评估结肠炎症（图12–4）。对大多

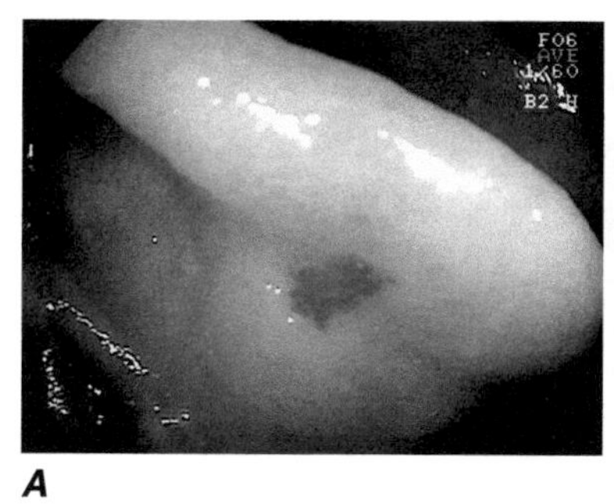

A

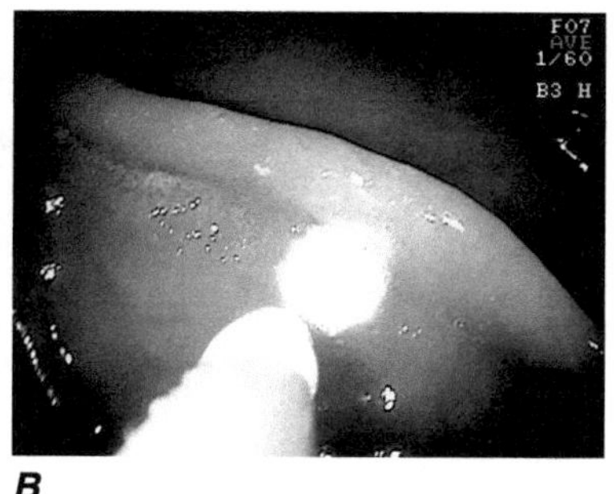

B

图12–35 A.双气囊小肠镜检查发现空肠中段血管扩张；B.氩离子凝固术消融血管扩张

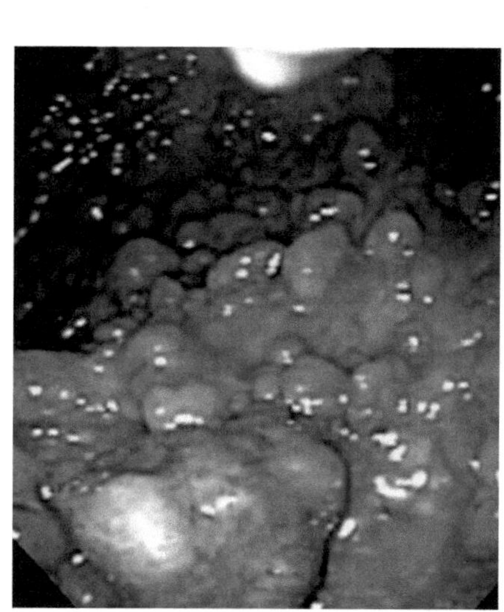

图12–36 一例家族性腺瘤性息肉病综合征患者大小不等、不计其数的结肠息肉

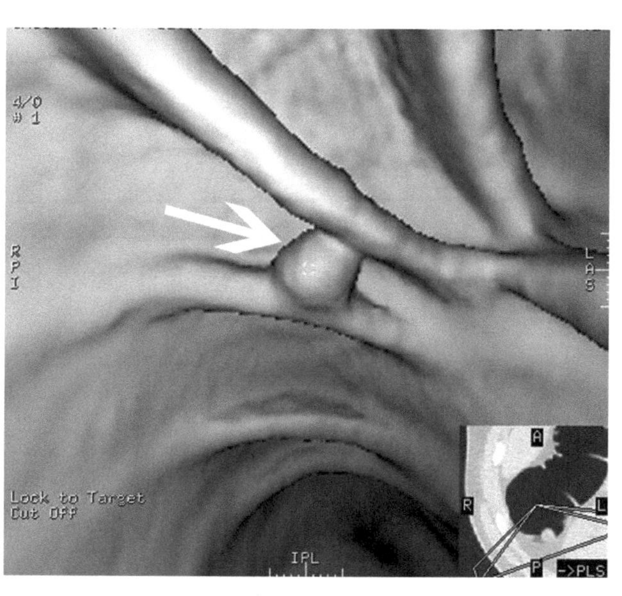

图12–37 仿真结肠镜图像示结肠息肉（箭头）

图片经允许由Jeff Fidler博士提供

表12-2 结直肠癌筛查策略

	选择/推荐	评论
平均危险水平患者	结肠镜检查每10年1次(1)	优先考虑的癌预防策略
≥50岁无症状个体(≥45岁非裔美国人)	每年1次大便免疫化学法(FIT)测定隐血，大便DNA检测每3年1次	癌检测策略；可能遗漏很多息肉和一些癌
	CT结肠成像每5年1次	发展中的技术(见文)
	可曲式乙状结肠镜每5年1次	可能遗漏近端结肠息肉和癌
	双重造影钡灌肠每5年1次	敏感性低于结肠镜和CT结肠成像，遗漏一些直乙结肠息肉和癌
有结肠息肉或结直肠癌个人史		
1或2个小(<1cm)伴轻度不典型增生	5年内复查结肠镜	假设息肉完全切除
3~9个腺瘤，或任何≥1cm腺瘤或具有重度不典型增生或绒毛特征	3年内复查结肠镜；根据结果进一步安排结肠镜检查策略	假设息肉完全切除
≥10个腺瘤	根据临床判断3年内复查结肠镜	需评估FAP和HNPCC；参见下述推荐内容
分片切除的无蒂息肉	2~6个月复查以证实完全切除	
小的(<1cm)直乙结肠增生性息肉	10年内复查结肠镜	
≥2个锯齿状息肉，或任何≥1cm的锯齿状或增生性息肉	3年内复查结肠镜	
≥1cm切除不完全的的锯齿状息肉	2~6个月复查以证实完全切除	
结肠癌	围术期评估全结肠，然后3年内复查结肠镜	
炎性肠病		
长期存在(>8年)的溃疡性结肠炎和克罗恩结肠炎，或>15年病史的左半结肠型溃疡性结肠炎	1~3年复查结肠镜并活检	
有结肠息肉或结直肠癌家族史		
一级亲属患小的管状腺瘤患者	同平均危险水平	
单个一级亲属≥60岁时患CRC或进展期腺瘤	同平均危险水平	
单个一级亲属<60岁时患CRC或进展期腺瘤，或2个一级亲属在任何年龄患CRC或进展期腺瘤	40岁开始或比最年轻的患病亲属诊断时的年龄提前10年开始每5年1次结肠镜检查	
FAP	10~12岁开始每年复查乙状结肠镜或结肠镜	考虑基因咨询和检测
HNPCC	20~25岁开始每2年复查结肠镜直到40岁，然后每年1次	考虑在符合Bethesda标准的患者肿瘤标本中进行组织学检测微卫星不稳定；考虑基因咨询和检测

(1)假设肠道准备质量好并完全检查达盲肠；CRC.结直肠癌；FAP.家族性腺瘤性息肉病；HNPCC.遗传性非息肉病结直肠癌

来源：根据SJ Winawer，等.Gastroenterology，2006，130：1872.B Levin，等.CA Cancer，2008，J Clin，2008，58：130，修改

数患者而言，乙状结肠镜作为初始检查是合适的。相反，症状和阳性发现提示小肠疾病，如大量水样泻、明显体重下降以及存在铁、钙或脂肪吸收不良，这些患者可行上消化道内镜检查并做十二指肠液抽吸以评估有无细菌过度生长，或活检以评估有无黏膜病变，如成年人乳糜泻。

许多慢性腹泻患者并不符合上述任何一种模式。年轻发病的长期慢性腹泻和便秘交替患者，检查便中无红细胞或贫血等阳性发现，在没有行结肠直视检查的情况下可以做出肠易激综合征的诊断。脂肪泻和上腹痛促使评估胰腺而非胃肠道。不易归类的慢性腹泻患者通常首先行结肠镜检查全结肠和末端回肠以评估有无炎症性或肿瘤性疾病(图12-38)。

小量便血

鲜红色血伴随或覆于成形褐色粪表面通常来源于

直肠、肛管或乙状结肠远端（图12-39）。即使很小量便血的患者也应行可曲式乙状结肠镜和肛门镜检查以排除远端结肠息肉或癌。仅述卫生纸上有红色血迹，而马桶或大便表面均无血的患者，通常是肛管病变的出血。仔细行肛门外部视诊、指检和肛门直肠镜检查足以对大多数患者完成诊断。

胰腺炎

约20%胰腺炎患者经过常规临床检查（包括回顾用药史和饮酒史，检测血清三酰甘油和钙离子水平、腹部超声和CT）后不能明确病因。对于大部分这样的患者，通过内镜评估可获得可能改变临床处理方案的特异性诊断。如果患者已经发生过一次以上胰腺炎，内镜检查尤为合适。

微小结石病，或胆汁中有显微镜下可见的晶体，是以前被认为无法解释的急性胰腺炎的一个主要原因，有时候在腹部超声检查过程中可见到胆囊内分层的胆泥或浮动的斑点等高回声物质。内镜检查过程中可给予胆囊收缩素类似物，促进胆囊收缩，从而获取胆囊内胆汁以行显微镜下检查。当胆汁从十二指肠乳头流出时可吸引至体外，取颜色最深部分胆汁来检测胆固醇结晶或胆盐颗粒。联合胆囊EUS和胆汁显微镜检查很可能是诊断微小结石病最敏感的方法。

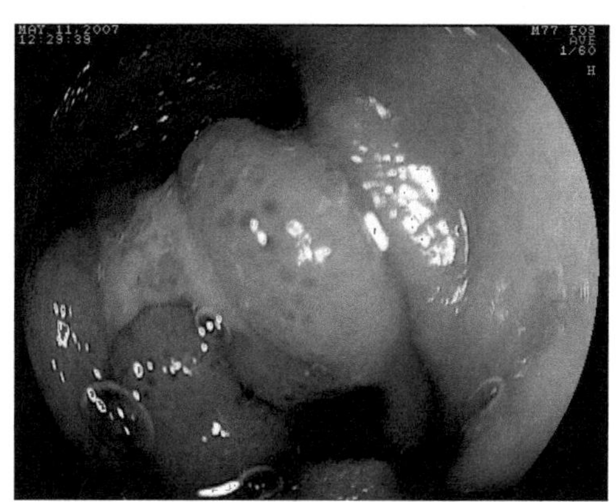

图12-38　回肠溃疡性类癌

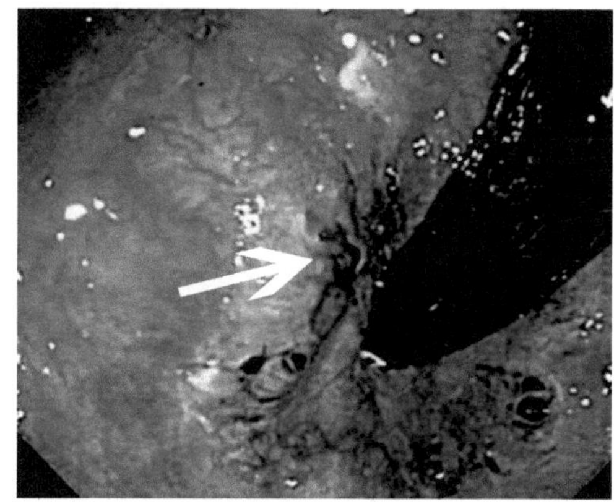

图12-39　翻转镜身观察直肠可见到内痔出血（箭头）

既往未发现的慢性胰腺炎、胰腺恶性肿瘤或胰腺分裂症可通过ERCP或EUS得到诊断。Oddi括约肌功能障碍或狭窄是胰腺炎的潜在病因，可通过ERCP过程中进行压力测定试验来诊断。自身免疫性胰腺炎可能需要EUS引导下胰腺活检来获得组织学诊断。

重症胰腺炎经常导致胰液积聚。假性囊肿和已机化的胰腺坏死均可以通过内镜下经乳头或经壁引流技术，把液体引流到胃腔或十二指肠腔内。胰腺坏死可通过直接内镜下坏死清除术治疗。

肿瘤分期

EUS可以对食管癌、胃癌、胰腺癌、胆管癌和直肠癌进行局部分期（图12-14）。EUS引导下细针穿刺抽吸活检（图12-15）目前是术前评估局部肿瘤分期和淋巴结转移最准确的方法，但是对于远处转移大多数无法评估。局部肿瘤分期可以指导治疗决策，包括病变手术可切除性以及是否需要新辅助治疗。EUS引导下经食管细针穿刺活检还可以用于评估小细胞肺癌有无纵隔淋巴结转移。

开放申请内镜检查

由初级护理医师不通过胃肠专科会诊而直接安排内镜操作，或称之为开放申请内镜检查，这种情况现在很普遍。当内镜检查的指征明确，且操作风险低，患者也理解获益和风险的话，开放申请内镜检查能简化患者护理流程并降低费用。

提交开放申请内镜检查的患者应有近期病史、体格检查和用药回顾。当患者来到内镜中心的时候，应有上述评估的书面记录。对具有不稳定性心血管或呼吸系统疾病的患者不应直接提交开放申请内镜检查。有特殊情况的患者和进行某些特定操作时应在内镜检查前预防性给予抗生素（表12-1）。此外，服用抗凝和（或）抗血小板药物的患者，内镜检查前可能需要根据操作的出血风险和疾病发生血栓栓塞事件的风险来调整这些药物使用（图12-40和图12-41）。开放申请EGD检查的普通指征包括经合适治疗症状仍不缓解的消化不良、吞咽困难、消化道出血、持续食欲缺乏或早饱。开放申请结肠镜检查患者通常符合如下要求：患缺铁性贫血男性或绝经后女性，大便隐血阳性年龄>50岁的患者，有结直肠腺瘤或癌个人史的患者以及行结直肠癌筛查。可曲式乙状结肠镜检查通常也作为开放申请检查项目。

当患者被提交开放申请结肠镜检查，初级护理提供者可能需要选择肠道准备方案。常用口服肠道

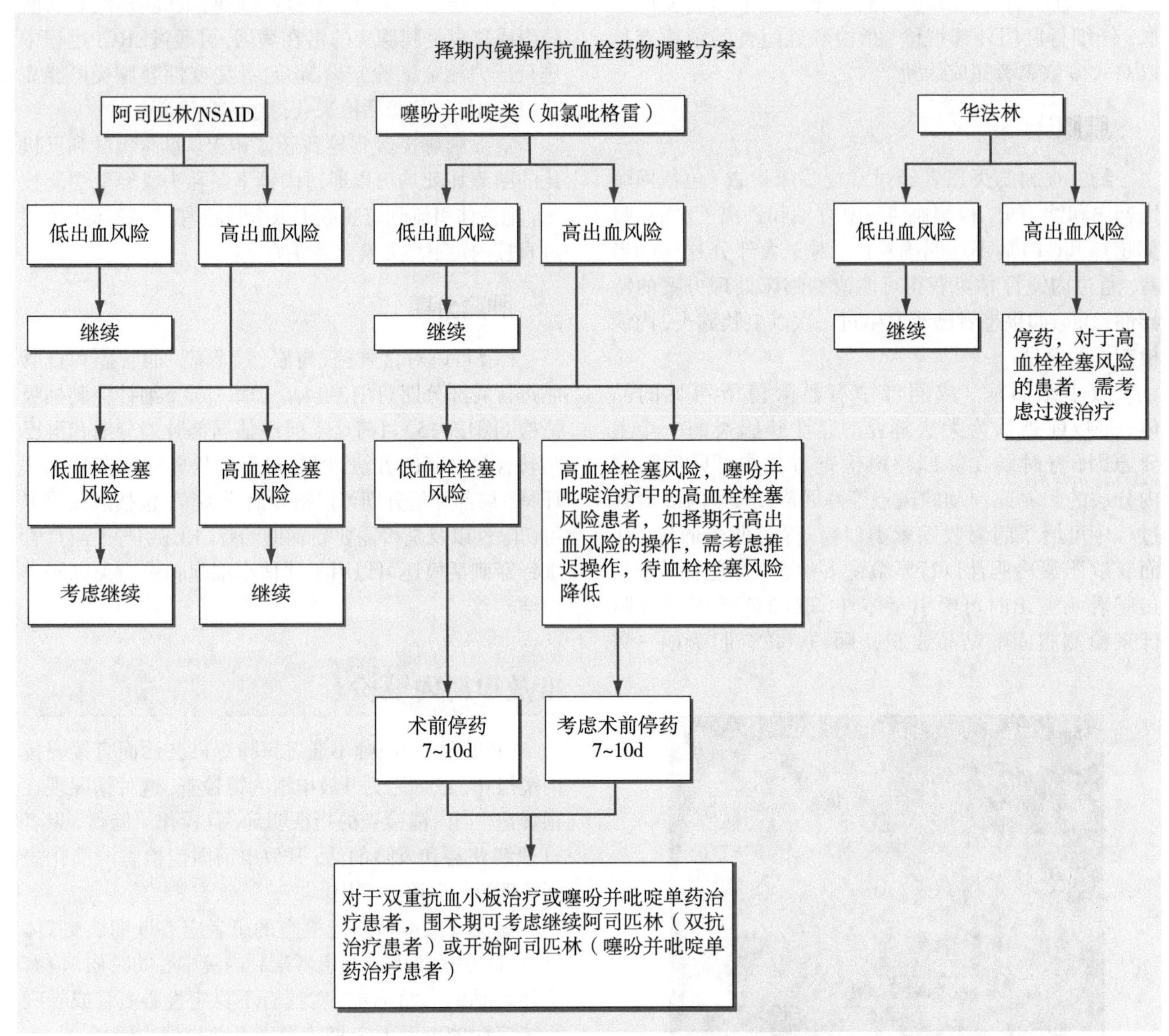

图12-40 择期内镜操作患者抗血栓药物调整策略

出血风险较高的操作：息肉切除术、胆管或胰管括约肌切开术，治疗性球囊辅助小肠镜，PEG置管术、气囊或探条扩张术，静脉曲张治疗，内镜下止血术、各种技术的肿瘤消融术、囊肿胃造口术、EUS引导下FNA。低出血风险操作：诊断性（EGD，结肠镜、可曲式乙状结肠镜）内镜包括活检、ERCP不做括约肌切开术、不做FNA的EUS检查、小肠镜及诊断性球囊辅助小肠镜、胶囊内镜、肠道支架置入（不做扩张）。血栓栓塞事件风险较高的疾病：风湿性心脏病相关的心房纤颤、人工瓣膜、活动性充血性心力衰竭、左心室射血分数<0.35，有血栓栓塞事件史、高血压、糖尿病或年龄>75岁；二尖瓣机械瓣、各部位机械瓣且既往有血栓栓塞史、近期（1年内）放置的冠状动脉支架、急性冠状动脉综合征、心肌梗死后未放置支架的经皮冠状动脉介入操作。低血栓栓塞事件风险的疾病：无并发症或发作性非瓣膜性心房纤颤、人工生物瓣、主动脉瓣位置的机械瓣、深静脉血栓（根据MA Anderson，等.GastrointestEndosc，2009，70：1060修改；经Elsevier出版社允许）

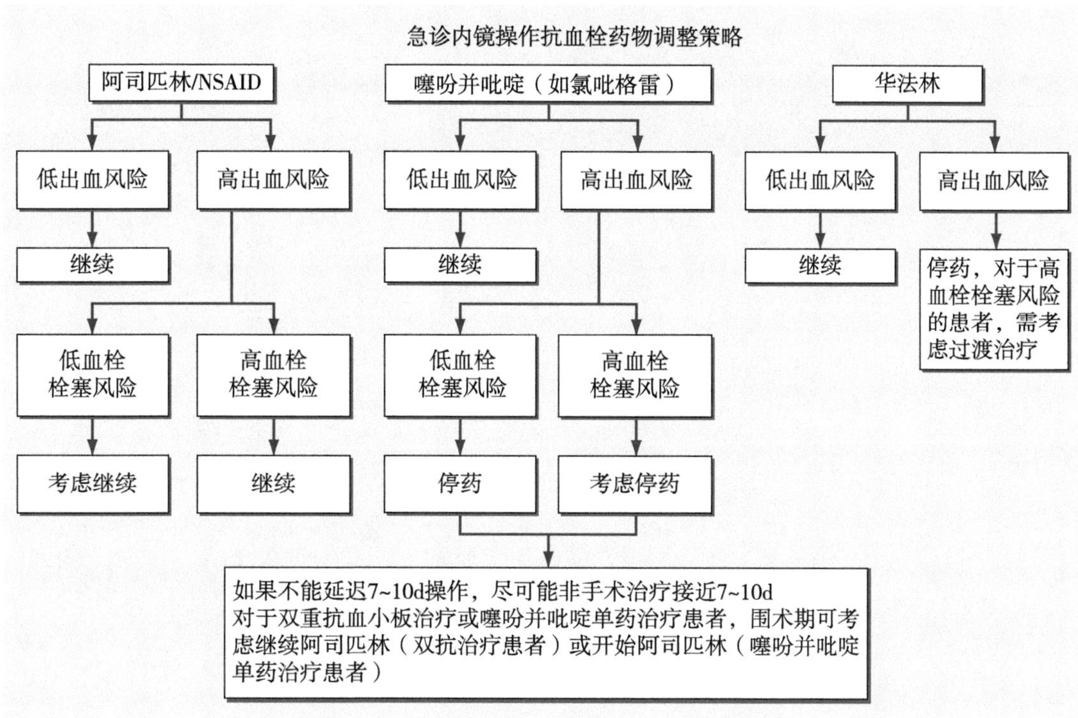

图12-41　急诊内镜操作患者抗血栓药物调整策略

出血风险较高的操作：息肉切除术，胆管或胰管括约肌切开术，治疗性球囊辅助小肠镜，PEG置管术、气囊或探条扩张术、静脉曲张治疗、内镜下止血术、各种技术的肿瘤消融术、囊肿胃造口术、EUS引导下FNA。低出血风险操作：诊断性（EGD，结肠镜、可曲式乙状结肠镜）内镜包括活检、ERCP不做括约肌切开术、不做FNA的EUS检查、小肠镜及诊断性球囊辅助小肠镜、胶囊内镜、肠道支架置入（不做扩张）。血栓栓塞事件风险较高的疾病：风湿性心脏病相关的心房纤颤、人工瓣膜、活动性充血性心力衰竭、左室射血分数<0.35，有血栓栓塞事件史、高血压、糖尿病或年龄>75岁；二尖瓣机械瓣；各部位机械瓣且既往有血栓栓塞史；近期（1年内）放置的冠状动脉支架；急性冠状动脉综合征；心肌梗死后未放置支架的经皮冠状动脉介入操作。低血栓栓塞事件风险的疾病：无并发症或发作性非瓣膜性心房纤颤、人工生物瓣、主动脉瓣位置的机械瓣、深静脉血栓（根据MA Anderson；等.GastrointestEndosc 2009，70：1060修改；经Elsevier出版社允许）

准备药物包括聚乙二醇清肠液，联合或不联合枸橼酸。“分次服用”方案可以提高肠道准备的质量。磷酸钠类泻药可能引起液体和电解质紊乱和肾毒性，特别是对于肾衰竭或充血性心力衰竭患者和70岁以上患者。

（蒋青伟　译　郭　涛　校）

第三部分　消化道疾病

第13章

Chapter 13

食管疾病

Peter J. Kahrilas　Ikuo hirano

食管结构及功能

食管是位于后纵隔的一条肌肉管道，上接咽部，下连胃腔，其上下端均由括约肌包绕，作用是运输食物和液体，并保持其排空状态。食管的吞咽、蠕动及咽喉部功能障碍的生理学特征已在第4章中讲述。食管疾病多表现为功能障碍或疼痛，主要功能障碍是吞咽困难和严重的胃食管反流。疼痛多由于炎症、感染、运动障碍和新生物引起，与心源性胸痛较难鉴别。

食管疾病的症状

病史对于食管症状的评估仍然较为重要，有价值的病史收集利于疾病的诊治。重要的细节包括体重的增减、消化道出血，饮食习惯如饮食时间，吸烟饮酒史等。重要的食管症状包括胃灼热感、反流、胸痛、吞咽困难、吞咽痛以及咽部异球感。

胃灼热感是最常见的食管症状，主要表现为自上纵隔开始的胸骨后不适或烧灼感，可能放射至颈部。胃灼热感是间歇性出现的症状，通常在进食后、活动中或卧位状态下出现，饮水或服用抗酸药后部分症状可缓解，但易复发，且容易受到部分活动影响如睡眠。胃灼热感与胃食管反流病的关系尤为密切，因此，经验性治疗胃食管反流病已用于临床实践。然而，胃灼热感经常被认为是消化不良或反食等症状而接受相关治疗，因此明确胃灼热感的真正意义较为重要。

反流是指无恶心或干呕的情况下食物或液体返回至咽部的症状，患者通常描述的酸性或灼热的液体反流至喉部或口腔可能包括未消化的食物残渣。弯腰、呃逆以及可增加腹内压的行为，可诱发反流的发生。临床医师需鉴别反流、呕吐和反刍。呕吐通常在恶心之后出现，且通常伴随干呕。反刍通常是指已吞咽的食物在1h或更长时间后反流至口腔再次被咀嚼的行为。尽管目前发现反刍与精神疾病有一定相关性，但一些正常人中也会出现反刍行为，这可能是由于他们发现这种行为很有趣。

胸痛是一种常见的食管症状，通常与心源性疼痛相似，因此较难鉴别。食管源性疼痛通常是指在中胸部出现的压迫感，可放射至后背部、手臂及下颌部，其与心源性疼痛特点相似的原因是两个器官均起源于同一个神经丛，且该神经丛终止于食管壁，因此对刺激的鉴别能力较差。食管扩张或化学刺激（如酸）经常引起胸痛，而胃食管反流是食管源性疼痛的最常见原因。

食管吞咽困难（参见第4章）是一种被描述为食物附着或卡在胸部的感觉。需重点鉴别的是单纯性固体食物与液体食物吞咽困难，发作性与持续性吞咽困难，进展性与稳定性吞咽困难。若液体与固体食物引起的吞咽困难一致，通常提示是动力障碍如贲门失弛缓症；相反，若单纯性固体食物吞咽困难，提示狭窄、收缩环或肿瘤。然而患者关于食物所嵌顿于食管位置的描述不准确，接近30%的食管远端梗阻被描述为食管颈部吞咽困难。在这种情况下，一些伴随症状的消失与口咽部吞咽困难有关，如吸气困难、鼻咽部反流、咳嗽、流口水、严重的神经肌肉受损等可考虑为食管源性。

吞咽痛是一种由于吞咽引起且加重的疼痛，药物性或感染性食管炎是吞咽痛的常见原因，多于反流性食管炎引起的吞咽痛，需进一步研究其机制，当胃食管反流病患者出现吞咽痛时，需考虑是否存在食管溃疡或食管糜烂。

咽部异球感，亦称为癔球症，是一种喉部胀满感或肿物感，以至吞咽不适的症状。尽管这些患者通常感觉吞咽困难，但吞咽动作可使异球感减轻。如同“癔球症”的名称，咽部异球感易在紧张或强迫性状态下发作，临床中发现部分患者的症状与胃食管反流病有关。

多涎反酸是指由于食管黏膜的酸化激活迷走神经反射，进而导致涎液分泌过多，然而该症状不常见。患者通常感觉口腔内充满了咸味的稀薄液体，因此感觉很不舒服，且该症状通常与胃灼热感伴随出现。

诊断研究

1.内镜　亦称为食管胃十二指肠镜，是评估近端胃肠道疾病的最好检查方法。现代化机器可以为食管、胃、十二指肠提供高质量的图片，内镜也有用于活检、硬化治疗、球囊扩张、烧灼仪器等治疗的孔道和功能。相对于钡剂检查，内镜的优势在于：①提高黏膜病变识别的敏感性；②通过黏膜颜色的改变如Barrett增生等，提高病变识别的敏感性；③对可疑病变通过活检获得组织标本；④对狭窄部位进行扩张。内镜检查的主要缺点是通常需精确应用镇静药如咪达唑仑、哌替啶（杜冷丁）或芬太尼。

2.*影像学* 食管、胃、十二指肠的造影检查可发现钡剂反流、食管裂孔疝、黏膜颗粒征、糜烂、溃疡和狭窄等。与内镜相比，影像学检查对于食管炎诊断的敏感性为22%～95%，对重度食管炎如溃疡或狭窄，内镜检出率更高。相反，钡剂检查对食管狭窄的敏感性更高，尤其是在联合服用钡剂浸润过的面包或13mm钡剂药丸后进行检查。钡剂检查还可以评估内镜可能无法发现的食管功能和结构。通过影像学检查尤其是透视检查可更好地评估咽下肌和环咽肌的功能或疾病状态。钡剂检查的最大缺点是无法降低内镜检查的必要性，无论是钡剂发现的是阳性还是阴性结果，均需进一步行内镜检查，对阳性病例进一步确诊或对阴性病例进一步排除。

3.*超声内镜* 超声内镜是将超声探头连接于内镜，进而呈现出围绕内镜探头的跨膜组织学图像。与影像学检查相比，超声内镜的主要优势在于更高的分辨率，而这一优势归因于超声探头能更近距离的对病变部位进行检查。其中部分仪器可提供放射状图像（360°，横断面）或曲线形图像，进而在其引导下对淋巴结或肿瘤进行细针穿刺。食管的大多数超声内镜检查是用于对食管癌的分期、Barrett食管的增生情况进行预测以及对黏膜下肿瘤的进行评估。

4.*食管测压* 食管压力测定或动力检查的实施，是将一根压力探测管放置于食管内，通过吞咽动作检查食管的收缩性。上食管括约肌和下食管括约肌通常呈环形收缩并保持较高的压力，在进行吞咽动作时保持松弛状态，同时食管内括约肌保持持续收缩状态。压力测定用于诊断动力相关疾病（如贲门失弛缓症、弥漫性食管痉挛），并可用于胃食管反流病手术前对食管蠕动的完整性的评估。高分辨食管测压仪是最新用于食管测压的仪器（图13–1）。测压仪还可与腔内阻抗检测相结合，测压仪可通过一根包含较多对电极的导管监测食管腔内电阻抗。食管腔内容物可以与电极相互作用，降低（液体）或加强（气体）电阻抗信号，进而促进或抑制食管内食物的传输。

5.*反流监测* 胃食管反流病通常在缺乏食管炎内镜表现的情况下也可诊断，这种情况通常发生在经治患者，或食管黏膜敏感性较差的患者，或没有特殊原因的。这种情况下，反流监测可以很好的解释胃食管反流病中异常的生理学状态，即食管黏膜过度暴露于反流的胃酸中。通过定位于食管黏膜的无线pH感受器或探头放置于食管远端的经鼻有限电极，可以动态监测24～48h食管pH。若1d内pH<4的时间（提示存在近期酸反流）超过5%，提示胃食管反流病的存在。反流监测在无症状型或对治疗无效且无明确原因的病例中起重要作用。食管腔内阻抗监测联合pH监测可以更好的反映反流的发生，无论是否存在酸相关反流，均可提高反流监测结果的敏感性。

结构相关疾病

1.*食管裂孔疝* 裂孔疝是指腹腔内脏器（主要是胃）通过膈食管裂孔进入胸腔所致的疾病。裂孔疝分为4种类型，Ⅰ型即滑动型裂孔疝最多见，约占总数的95%，主要是由于膈食管韧带将胃食管结合处固定膈肌食管裂孔处的功能减弱，进而导致胃食管结合处和贲门向上滑动通过裂孔进入胸腔。滑动型疝囊可随着

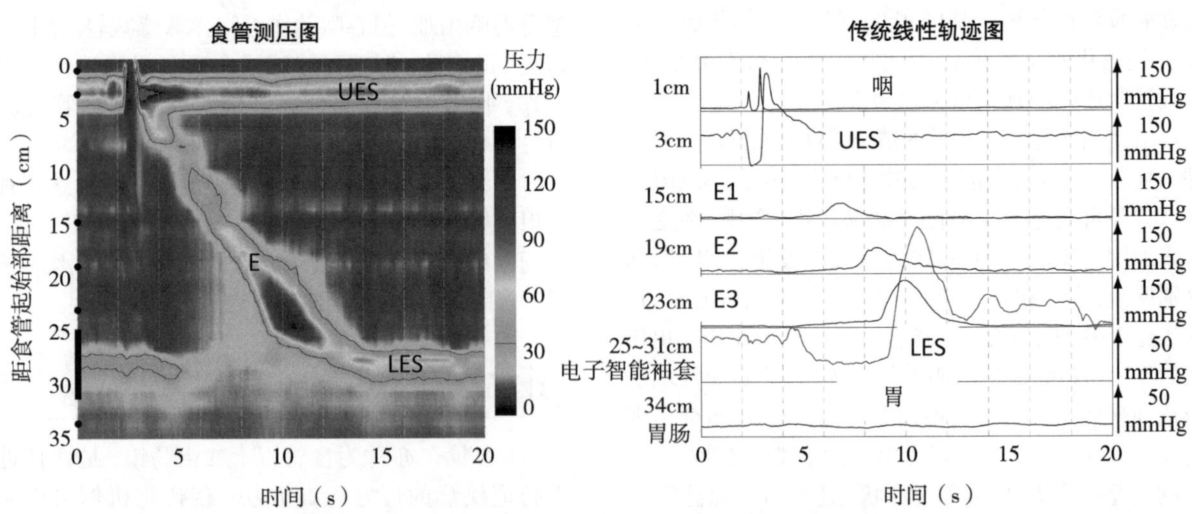

图13–1 吞咽动作时高分辨食管测压图（右侧）和传统食管测压图（左侧）

腹内压升高、吞咽和呼吸动作而扩大，滑动型裂孔疝的发生率随年龄和磨损程度而增高，如腹型肥胖、怀孕导致的腹内压增高，遗传因素是易感因素。滑动型裂孔疝最重要的自然倾向是胃食管反流病的发生。

Ⅱ型、Ⅲ型和Ⅳ型裂孔疝为食管旁型，含一种内脏结构（贲门除外），的疝囊通过裂孔进入纵隔内。Ⅱ型、Ⅲ型食管旁型裂孔疝中，胃底亦疝入纵隔内，其中Ⅱ型的胃食管结合处固定于裂孔处，Ⅲ型为混合型即滑动型/食管旁型。Ⅳ型裂孔疝，除胃外尚有结肠等疝入胸腔。Ⅱ型、Ⅲ型食管旁型裂孔疝可能出现胃扭转，部分较大的食管旁疝可能会导致胃倒转、肠扭转甚至胃绞窄，正是这种风险存在，推荐应用外科手术修复较大的食管旁裂孔疝。

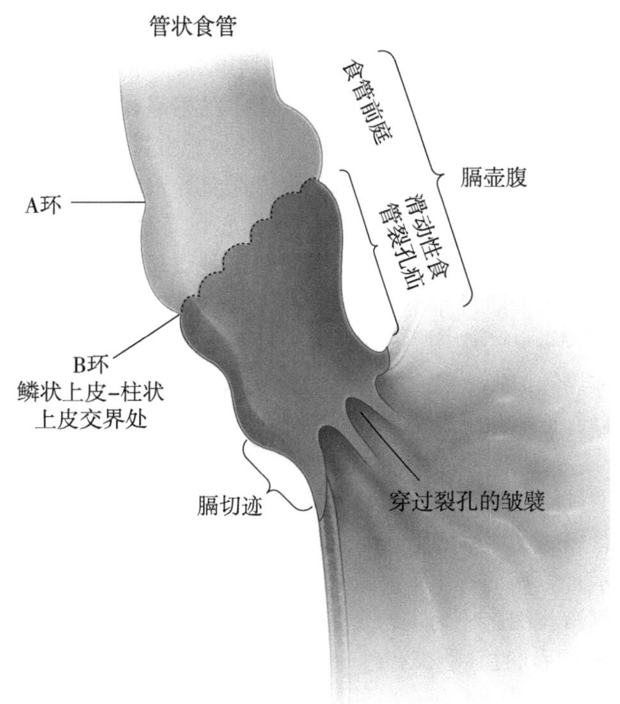

图13-2　胃食管结合处的图解解剖学

2.环和网　食管下端括约肌环（B环），是鳞状上皮与柱状上皮交界处的薄层黏膜缩窄环（图13-2）。目前起源尚不明确，人群中约15%存在这种情况且无相关症状。若食管腔直径<13mm，食管下端缩窄环（亦被称为Schatzki环）通常与偶然发生的固体食物吞咽困难有关，多数患者年龄超过40岁，且后天性较先天性常见。Schatzki环是间断食物嵌顿的最常见原因之一，进食猪肉是常见诱因之一，也被称为“牛排餐厅综合征”。症状较明显的收缩环可通过内镜下扩张来治疗。

食管蹼相关狭窄分为先天性或炎性，人群中约10%存在颈部食管蹼，多位于食管前部，且无任何症状，环形食管蹼可导致间歇性固体食物吞咽困难，与Schatzki环症状相似，且可通过扩张治疗。若缺铁性贫血的中年女性患者存在近段食管蹼相关吞咽困难，称为Plummer-Vinson综合征。

3.憩室　食管憩室，根据与横膈的相对位置可分为横膈上、横膈下（Zenker憩室）和食管中段型。横膈上和Zenker憩室，通常为黏膜层和黏膜下层通过食管肌层疝入形成的假憩室，通常是由于远端食管梗阻导致的腔内压升高所致。Zenker憩室是由于环咽缩肌（上食管括约肌）导致的狭窄，咽下疝囊好发于Killian三角，该部位在解剖上为先天性薄弱处（图13-3）。较小的Zenker憩室通常无症状，但若嵌入过多的食物和涎液，憩室可能会扩大，并出现吞咽困难、口臭和误吸等相关不适症状。治疗上，可行外科憩室切除术或环咽肌切除术，或通过内镜行袋形术。

膈上憩室通常与贲门失弛缓或远端食管狭窄有

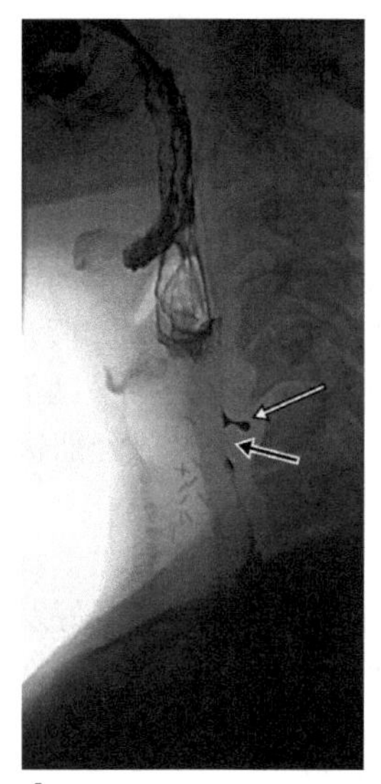
A

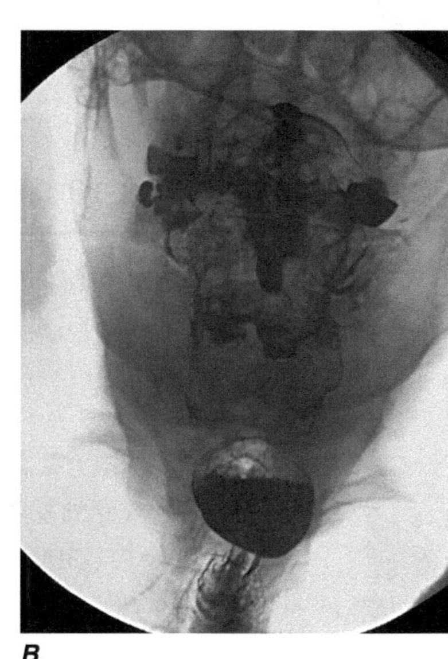
B

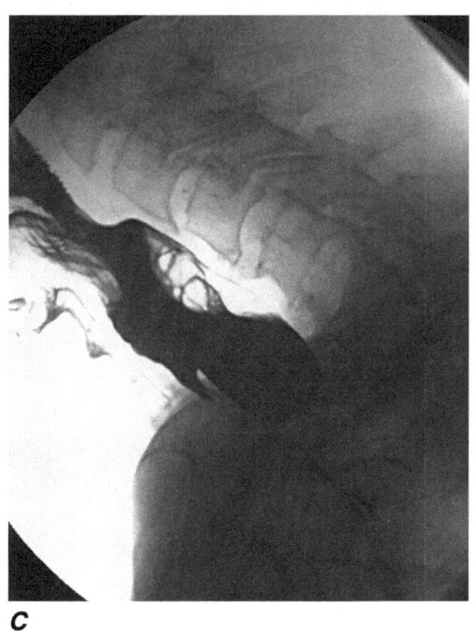
C

图13-3　起源于下咽腔Killian三角的Zenker憩室，分别为小憩室（A图）和大憩室（B图和C图）

小憩室仅在吞咽动作时明显，大憩室可残留食物和液体

关。食管中段憩室通常是由于周围炎症（如结核）引起瘢痕牵引所致，它具有食管的全层组织，或由于食管动力性疾病引起的蠕动所致。食管中段憩室和膈上憩室通常无症状，若嵌入过多的食物导致憩室扩大，可能出现吞咽困难或反流等不适。食管憩室导致的症状多与食管潜在疾病有关，而非与憩室大小。较大的食管憩室可通过外科手术切除，若贲门失弛缓患者可行胃食管结合处肌纤维离断术。弥漫性食管壁内憩室病是一种较少见的疾病，通常是由于食管黏膜下层外分泌腺体导管扩张所致（图13-4）。该疾病在食管念珠菌病与食管近端狭窄患者中较常见。

4.*肿瘤* 美国食管癌的发生率为4.5∶100 000，病死率仅略低于前者，为4.4∶100 000。与结直肠癌相比，食管癌的发生率降低10倍且病死率仅为1/4，这些数据提示食管癌的发生率和致死率较低。一项重要的改变是以鳞状细胞癌为主的食管癌逐渐向腺癌转变，这种趋势与反流性食管炎和Barrett食管有关。其他癌细胞类型的转变主要表现在白种人中食管远端腺癌和黑种人中食管近端鳞癌的增多，同时包括吸烟、饮酒、意外损害和HPV感染在内的食管癌相关危险因素增多。

食管癌的典型临床表现是进行性固体食物吞咽困难和消瘦，相关的临床表现可能有吞咽痛、缺铁性贫血、食管中段肿瘤，以及由于左侧喉返神经受损导致的吞咽痛。通常出现气管食管瘘及脊髓瘫痪等提示局部浸润或远处转移。部分食管癌病变范围较小，但生存率仍较低，主要是由于大量食管淋巴液回流至区域淋巴结造成转移。

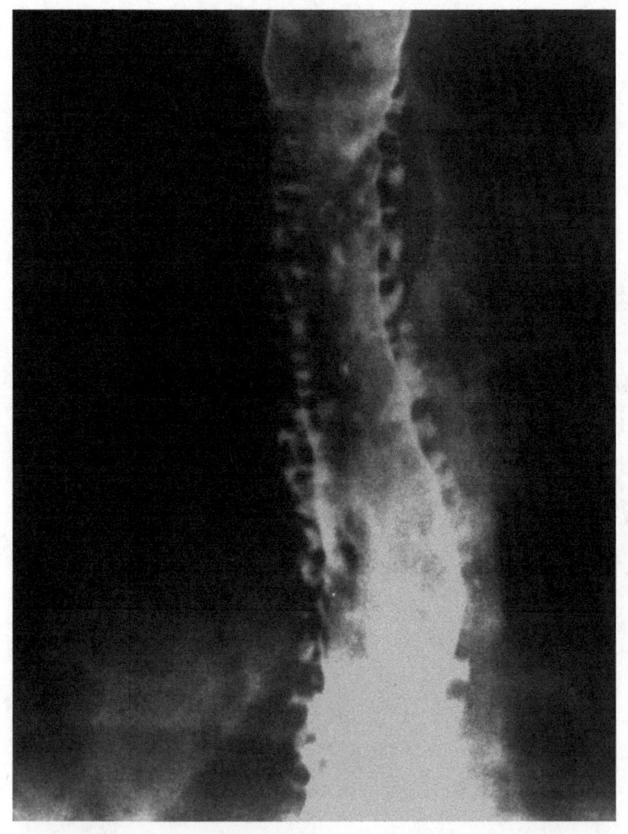

图13-4 与食管慢性狭窄相关的食管壁内假性憩室，对比剂内陷于食管壁内使食管深层腺体更突出

食管良性肿瘤通常不常见，且多为偶然间发现。食管良性肿瘤的发生率较低，主要细胞类型包括平滑肌瘤、纤维食管息肉、鳞状上皮乳头状赠生、粒细胞、脂肪瘤、神经纤维瘤和炎性纤维样息肉。这些良性肿瘤通常无症状，部分可能出现吞咽困难，若症状严重可行内镜下切除。

先天性食管异常

最严重的食管先天性发育异常为食管闭锁，发生于约1/5000新生儿中。食管可发生于多种前突变中，其共同特点是食管近段和远段未融合，无食管远段异常，且通常与食管气管瘘有关。部分患者发生食管融合，但由于合并食管气管瘘，因此呈现出H形。食管闭锁较易发现，可在出生后早期通过手术治疗。部分晚期患者因吻合口狭窄导致吞咽困难，或出现较严重的食管蠕动消失与反流。

先天性发育异常可造成食管受到周围外压，进一步导致吞咽困难。右锁骨下动脉起源于降主动脉，走行于食管后方，因此可造成食管受压性吞咽困难。围绕在食管周围的血管环可导致食管狭窄。

胃黏膜异位，亦称为食管入口斑，是指近段食管颈段出现胃黏膜上皮，发生率约4.5%，是由于发育过程中红色柱状上皮未完全被鳞状上皮所替代，大多数胃黏膜异位斑无症状，但部分存在胃底型黏膜上皮异位的患者由于壁细胞的存在出现胃酸分泌。

食管动力疾病

食管动力性疾病是由于食管神经肌肉功能障碍而发生的，通常表现为吞咽困难、胸痛和胃灼热感。常见疾病包括贲门失弛缓症、弥漫性食管痉挛和胃食管反流病。食管动力障碍可继发于其他疾病，如假贲门失弛缓、Chagas病和硬皮病。此部分不包括累及咽部和近段食管的疾病，这类疾病可能是系统性神经肌肉病的相关表现。

1.*贲门失弛缓症* 贲门失弛缓症是由于食管肌层神经节细胞减少而发生的一种少见疾病，好发于25—60岁，发病率约1∶100 000，病程较长，且存在可疑的神经节细胞缺乏症。兴奋性（胆碱能）神经节细胞不同程度的受累，抑制性（NO）神经节细胞均受影响。抑制性神经元可促进食管下端括约肌松弛，抑制食管的连续性蠕动。越来越多证据显示，贲门失弛缓症患者中神经节细胞的退化与Ⅰ型单纯疱疹病毒感染诱发的自身免疫反应以及基因易感性有关。

贲门失弛缓症患者长期进展可出现进行性加重的食管扩张，或食管下端括约肌肥大导致食管呈乙状结肠样改变。常见的临床表现包括吞咽困难、反流、胸痛和消瘦等；大多数患者出现进食固体或液态食物吞咽困难；当食物、液态和分泌物过多积聚于扩张的食管内时可出现反流；进展期贲门失弛缓症患者由于慢性反流和误吸，导致支气管炎、肺炎及肺脓肿的概率较高；贲门失弛缓症早期即可出现胸痛，考虑可能与食管痉挛有关；部分患者表现为压榨样胸骨后疼痛，并可放射至颈部、上肢、下颌以及背部；部分患者表现为与胸痛类似的胃灼热感。而贲门失弛缓症患者的胸痛治疗效果，较吞咽困难或反流的治疗效果欠佳。

贲门失弛缓症的鉴别诊断包括弥漫性食管痉挛、Chagas病（恰加斯病）和假性贲门失弛缓症。Chagas病是一种区域流行性疾病，主要流行于巴西中部、委内瑞拉和阿根廷北部，通过吸血猎蝽虫叮咬传播克鲁斯锥虫引起的。该疾病可导致心脏、肠道、泌尿道和呼吸道等脏器的自主神经节细胞受到破坏，因此，可在感染后持续数年并迁延至慢性期。肿瘤浸润如胃底或食管远端的肿瘤浸润，可出现特发性贲门失弛缓症类似临床表现。其他可疑疾病继发的假性贲门失弛缓症高达5%，其中大多数患者年龄偏大，急性病程<1年，且存在消瘦。因此，内镜检查可用于评估贲门失弛缓症的程度。若临床高度怀疑假性贲门失弛缓症，但内镜无法诊断，可考虑行CT或超声内镜检查。部分肿瘤患者的血液循环中存在抗神经元抗体，与此相关的副肿瘤综合征可导致假性贲门失弛缓症的发生，但这种情况较少见。

贲门失弛缓症可通过食管钡剂X线造影和食管测压诊断，内镜检查在诊断中的作用相对较弱，但可用于排除假性贲门失弛缓症。吞钡检查可见食管扩张、食管蠕动及排空功能减弱、气-液平面以及食管末端狭窄呈鸟嘴状（图13-5）。少数病例可发现合并膈上憩室。在长期患有贲门失弛缓症患者中，食管可出现。食管测压对该病的诊断标准为食管下端括约肌松弛功能减弱，食管蠕动消失；食管高分辨率测压可使该诊断标准更精确，根据食管体非蠕动性收缩的不同模式可将贲门失弛缓症分为3个临床相关的亚型（图13-6）。食管测压可在出现食管扩张和食物潴留之前识别该病，因此是最敏感的诊断方法。

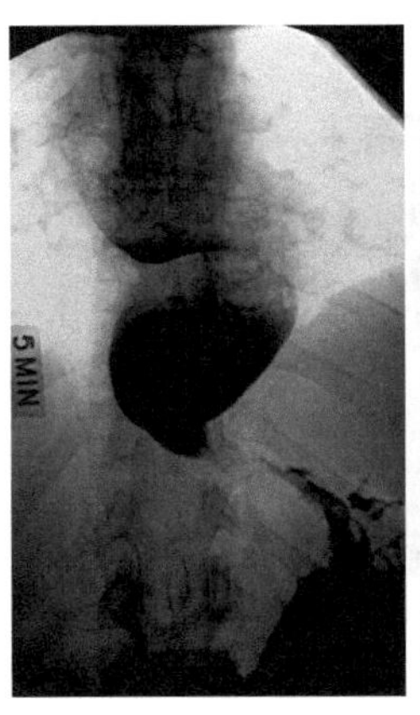

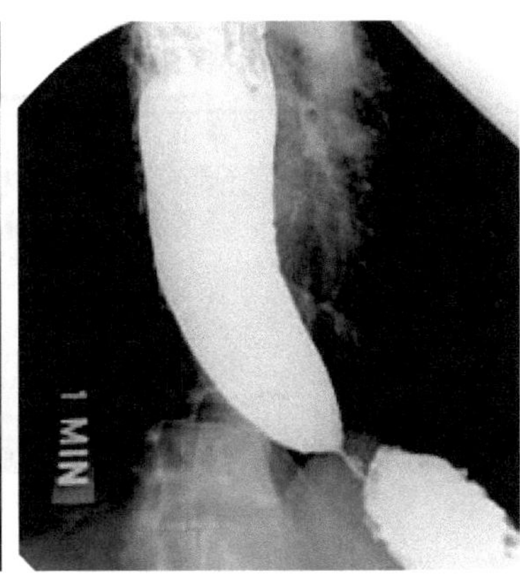

图13-5　贲门失弛缓症多表现为食管扩张、胃食管结合处变窄以及食管中气-液平面的存在

左侧病例提示疾病进展期出现乙状结肠样改变

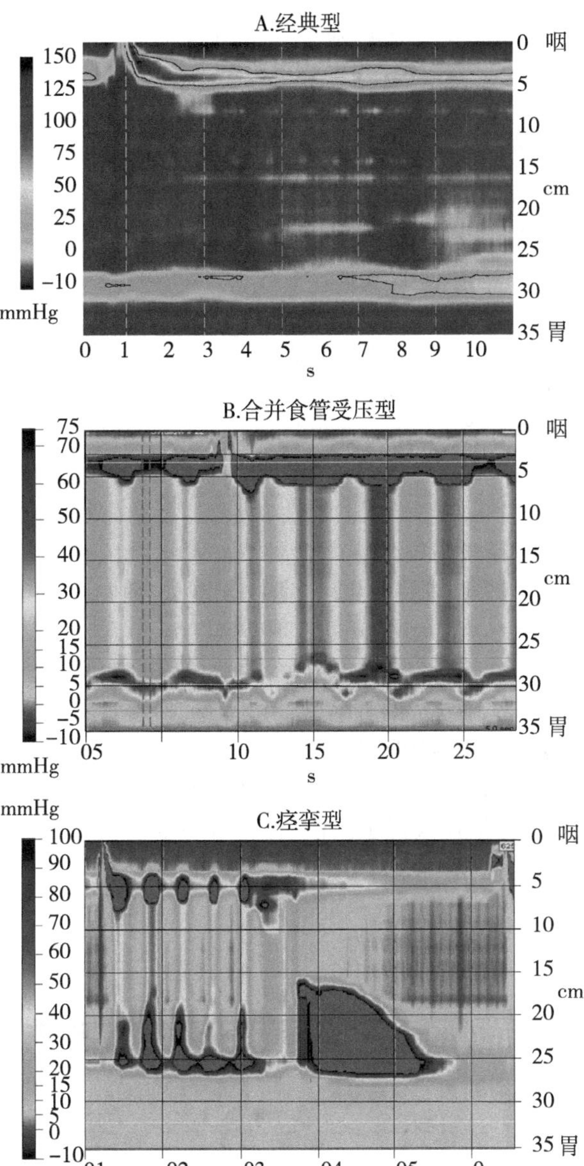

图13-6　通过压力图可将贲门失弛缓症分为3种类型，经典型（A型）、合并食管受压型（B型）和痉挛型（C型）

所有类型均存在食管下端括约肌松弛功能减弱和蠕动消失。经典型贲门失弛缓症中食管体部压力最低，而大量液体造成的压力导致食管受压，痉挛型贲门失弛缓症中可观察到食管痉挛性收缩

目前尚无抑制和逆转贲门失弛缓症的方法，治疗旨在降低食管下端括约肌压力，进而通过重力和食

管收缩促进食管排空。较少数的情况下食管蠕动可恢复。通过药物治疗、扩张和肌切开术，食管下端括约肌压力可得到一定程度减低，但目前尚无大型药物对照试验来证实，且最佳治疗方案仍需进一步探讨。药物治疗相对无效，且仅用于临时对症治疗，硝酸酯类或质子泵抑制药可在饭前服用，但由于这些药物对血压有一定影响，因此需谨慎服用。肉毒杆菌注射至少6个月才能起效；西地那非或其他磷酸二酯酶抑制药，可有效降低食管下端括约肌压力，然而可操作性限制了其在贲门失弛缓症中的应用。治疗贲门失弛缓症有效方法是球囊扩张术和Heller肌切开术。球囊扩张术是通过内镜将非相容性柱状球囊置于食管下端括约肌下方，并使其扩张至3～4cm，研究显示，该方法治疗贲门失弛缓症的有效率达32%～98%，主要并发症是穿孔（有研究为1%～5%）。治疗贲门失弛缓症最常见的外科手术是经腹腔镜贲门肌层切开术（Heller手术），通常附加抗反流手术（如胃底折叠术），研究表明，该手术效果成功率高达62%～100%，但仍有部分进展期患者对球囊扩张术及肌切开术均无效。对于复发性患者，食管切除及胃上提，或将部分横结肠替代部分食管是除胃造口术外的唯一方法。

在未治疗或未成功治疗的贲门失弛缓症患者中，食管扩张可导致淤积性食管炎，长期淤积性食管炎可解释贲门失弛缓症进展至食管鳞状细胞癌的原因。贲门失弛缓症发生后多年可出现食管肿瘤，且与对照组相比，鳞状细胞癌的发生率高17倍。

2.弥漫性食管痉挛　弥漫性食管痉挛是由于食管异常收缩导致的吞咽困难和胸痛，但食管吞咽过程中食管下端括约肌松弛功能正常，但仍有不同观点需探讨，该病的病理生理学特点及自然病程目前仍无定论。影像学检查提示，弥漫性食管痉挛存在三处缩窄环，使食管呈螺旋状（图13-7），但这些结构异常通常提示贲门失弛缓症。

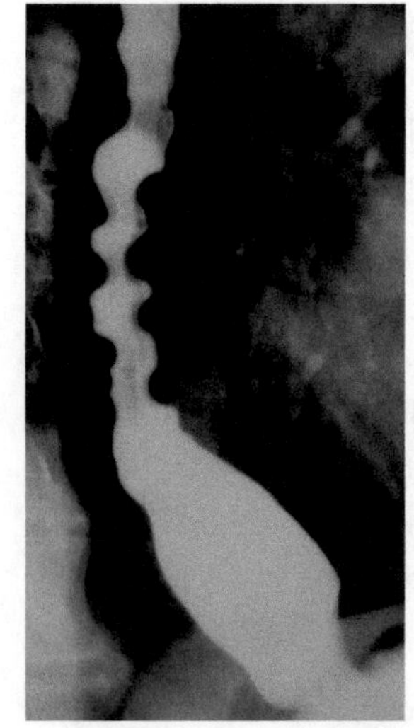
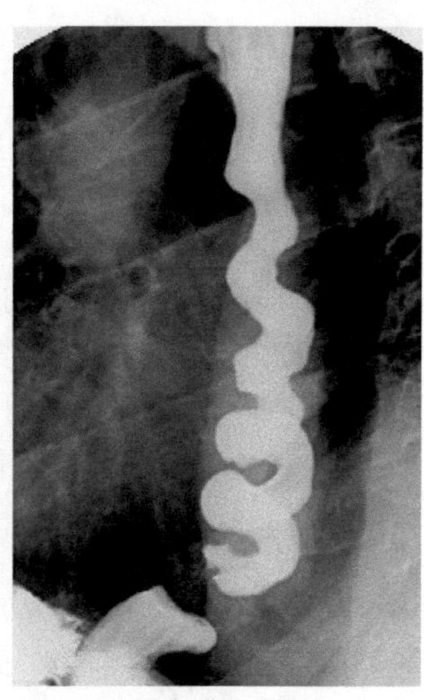

图13-7　弥漫性食管痉挛

"螺旋状食管"是由于食管壁环形肌的痉挛性收缩导致的，更精确的说是由于螺旋阵列的肌肉。这种表现也可见于痉挛型贲门失弛缓症

该疾病的食管测压结果显示，食管远端发生非协调性（痉挛性）、自发性和重复性、高幅的以及为时甚长的收缩。发生食管体部同时收缩即可定义弥漫性食管痉挛，此判断标准可定义多种类型的弥漫性食管痉挛。事实上，高分辨食管测压对诊断弥漫性食管痉挛的标准更严格（图13-8），结果显示该病患者的发生率较贲门失弛缓症偏低，应用该诊断标准可将误判为贲门失弛缓症的患者重新定义。

食管源性胸痛与心绞痛导致的胸痛相似，食管源性胸痛多表现为非劳力性疼痛，持续时间较长，与食物相关，严重时影响睡眠，可被抑酸药缓解；胸痛可与胃灼热、吞咽困难或反流等症状同时存在。然而这些症状有时会与心源性胸痛重叠，故需首先考虑心源性的原

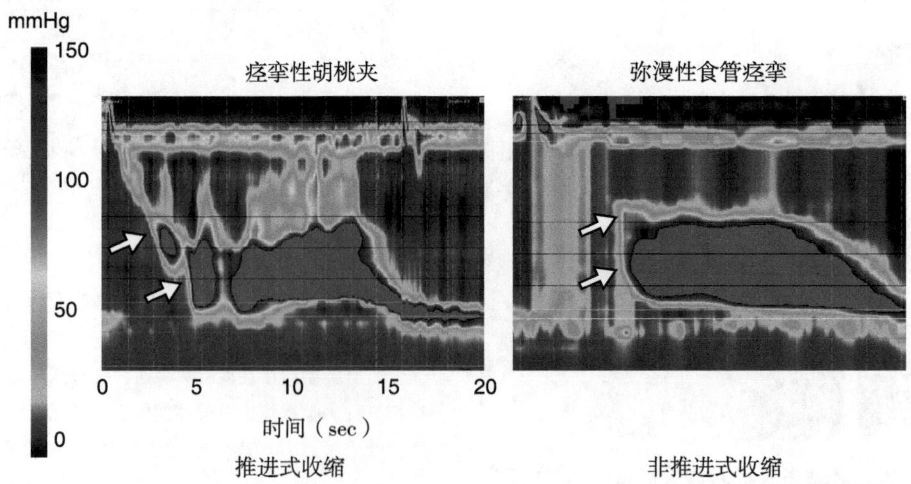

图13-8　两种主要食管痉挛的食管压力图：胡桃夹食管（左图）和弥漫性食管痉挛（右图）

胡桃夹食管是在正常蠕动存在情况下出现重复性的高幅蠕动收缩，弥漫性食管痉挛与之相似，但不同之处是在收缩时出现快速推进

因，尽管食管疾病有一定分类，但在溃疡性和感染性食管炎仍以胸痛、吞咽困难为特征性表现。只有通过评估和（或）治疗，排除常见疾病后方考虑弥漫性食管痉挛的诊断。

尽管弥漫性食管痉挛的诊断标准尚未统一，目前仍需行食管测压最终诊断。内镜检查对识别导致胸痛的结构性或炎症性病变有一定效果。影像学方面，螺旋状食管、串珠样食管、食管假性憩室或烧伤，均提示弥漫性食管括约肌的可能性，但在痉挛性贲门失弛缓症患者中也存在。由于弥漫性食管痉挛的表现各异，因此通过试验性治疗确诊或排除的阳性率不高，正是各种结果的非特异性以及遗传易感性，该结果可提前预料且并非让人失望；目前仅有小型的非对照试验发现，该病对硝酸酯类、钙离子拮抗药、肼屈嗪、肉毒杆菌毒素以及抗焦虑药有效，仅有的一篇对照试验表明，抗焦虑药物对弥漫性食管痉挛治疗有效。只有存在严重消瘦和无法忍受的疼痛，方可考虑外科手术（较长范围的肌切开术或食管切除术），该病的并发症极少见。

3.非特异性测压发现　食管测压可用于评估胸痛和吞咽困难，但通常检查中所发现的病变（如高压力或低压力的食管下端括约肌）难以诊断贲门失弛缓症或弥漫性食管痉挛。这些发现的意义目前尚不明确。反流、精神疾病、焦虑和抑郁肠易激综合征在部分患者中较常见。脏器疼痛的阈值较低，如超过50%以上的人群中发生肠易激综合征。因此，这些疾病的治疗需先针对常见的食管疾病如GERD，研究发现，患者可能同时存在其他躯体化神经症。

胃食管反流病

目前，胃食管反流病的定义是包括胃食管反流引起的诸多症状或一系列潜在的食管和食管外临床表现。在美国，估计有15%的成年人存在胃食管反流病，尽管有些只是表现为慢性胃灼热感。食管相关损伤包括食管炎、狭窄、Barrett食管和腺癌（图13-9）。值得注意的是食管腺癌的发生率逐渐上升，与胃食管反流病的流行趋势相一致。2010年，在美国有8000例新发食管腺癌病例（占总食管癌1/2），预计在未来20年新发病率会升高2~6倍。

［病理生理学］　尽管明确诊断胃食管反流病的患者总体较少，但均存在食管炎。胃酸及胃蛋白酶的反流导致食管黏膜糜烂及溃疡，进一步导致黏膜坏死及食管炎的形成。一定程度的胃食管反流是正常的，其与呃逆的发生机制相类似（即一过性食管下端括约肌松弛），但过度反流导致的食管炎可能同时合并对胃酸反流的清除能力减弱。对病理原因导致的食管炎的

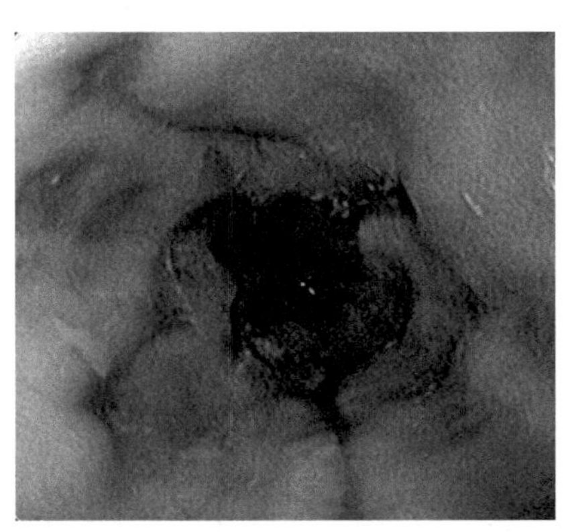

A　糜烂性食管炎

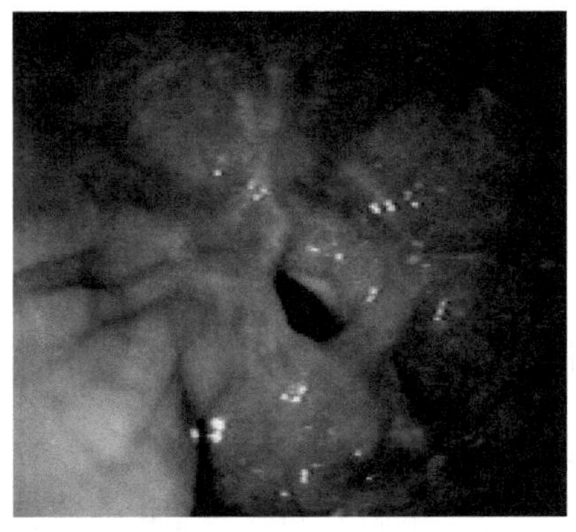

B　食管狭窄伴慢性糜烂性食管炎

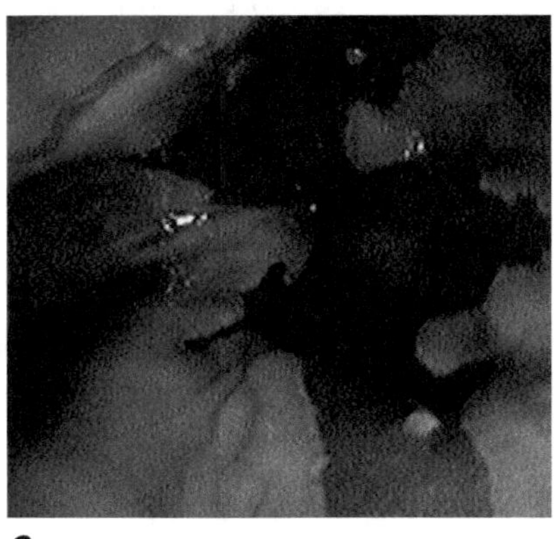

C　Barrett食管

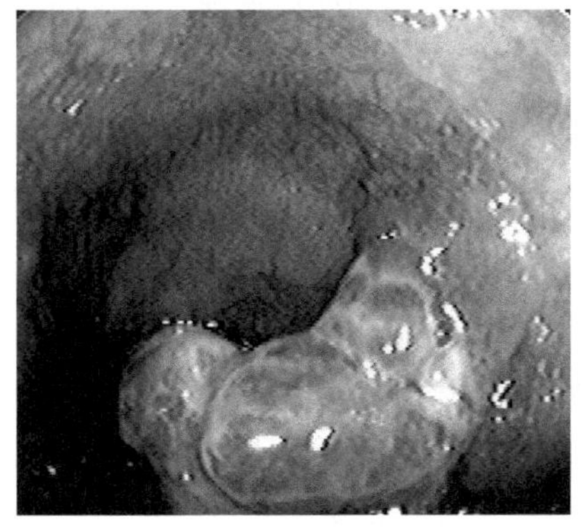

D　食管腺癌伴Barrett食管

图13-9　内镜特征：溃疡性食管炎（A），溃疡导致的食管狭窄（B），Barrett增生（C），Barrett食管处进展为腺癌（D）

控制取决于胃食管结合处的解剖学和生理学的共同作用。胃食管结合处包括胃食管下端括约肌和膈脚，胃食管结合处功能减弱的3个重要机制包括：①一过性食管下端括约肌松弛（胃扩张诱发的迷走反射可引起食管下端括约肌松弛）；②食管下端括约肌压力升高；③胃食管结合处变形，包括胃食管孔疝。其中胃食管结合处变形的作用最重要，因为它除了本身的重要性还与前两种机制相互作用。在非食管裂孔疝相关的胃食管反流病患者或正常人出现反流的原因中，一过性食管括约肌松弛占90%，但食管裂孔疝同时合并其他特异性机制。一些可能反流加重的因素包括腹型肥胖、妊娠、胃高分泌状态、胃排空延迟、食管蠕动减弱和暴饮暴食。

发生酸反流后，食管蠕动使反流的液体回流至胃内，同时可被咽下涎液中所含硫酸氢盐中和。导致酸清除时间延长的两种必然原因包括蠕动减弱和涎液减少。蠕动及排空功能减弱的原因可能是蠕动中断或食管裂孔疝引起的反流叠加作用。滑动性食管裂孔疝中所残留的液体在进行吞咽动作时由于食管下端括约肌松弛，导致液体反流。

胃食管反流病的病理生理实质是胃酸对食管上皮有损伤作用，然而胃酸的过度分泌并不是食管炎发生的重要因素（除外Zollinger-Eillison综合征，约50%该病患者出现食管炎）。另一需要注意的是慢性幽门螺杆菌感染，因为它可以造成萎缩性胃炎，而且使胃酸分泌减少。胃内分泌物中的胃蛋白酶、胆汁、胰酶均可造成食管上皮受损，但它们的损害在酸性环境下减弱，或者需要在酸性环境下被激活。在服用抑酸药物时，胆汁反流可能会持续存在，因此需引起重视。胆汁可通过细胞膜，在弱酸环境下造成细胞严重损害，同时胆汁反流被认为是Barrett增生和食管腺癌发生的共同致病因素。因此，胃反流液的腐蚀性除胃酸作用还有其他物质的参与。

［症状］ 胃灼热感和反流是胃食管反流病的典型症状，其次为吞咽困难和胸痛。除了黏膜糜烂和相关感觉神经的激活之外，还有较多潜在的与症状相关的机制。尤其是高敏感性和功能性疼痛越来越多的被认为是相关混杂因素。尽管如此，主要治疗手段是经验性的应用抑酸药，根据对药物的反应来评估预后。主要的排除因素就是那些存在胸痛和持续性吞咽困难的患者，这些症状都能反映疾病状态。存在胸痛的患者，要仔细查找有无心脏疾病。存在吞咽困难的患者，慢性反流可能会导致消化性狭窄或腺癌的发生，这些情况可以从早期发现和特色治疗中获益。

胃食管反流病相关的食管外症状包括慢性咳嗽、咽炎、哮喘和牙蚀。研究报道了一些其他疾病也与胃食管反流病有关，如喉炎、慢性支气管炎、肺纤维化、慢性鼻窦炎、心律失常，睡眠呼吸暂停和复发性吸入性肺炎。然而，需强调的是，胃食管反流病与这些疾病的是相关性，而并非因果关系。由于这些疾病之间非因果关系，而是存在相同的治病机制，因此在很多情况下，这些胃食管反流病和这些疾病可以共存。胃食管反流病食管外症状的潜在机制，一方面是反流导致反流物与食管外结构的直接接触，另一方面是反流激活食管传入神经，通过迷走反射激活传出神经，进而出现相关表现如支气管痉挛、咳嗽或心律失常。

［鉴别诊断］ 尽管胃食管反流病的特征较典型，但仍需根据其症状进一步鉴别诊断，如与感染性、药物性、嗜酸性粒细胞性食管炎、消化性溃疡、消化不良、胆绞痛、冠心病、食管动力疾病等相鉴别。由于冠心病有潜在的致死性，因此尽早识别冠心病尤为重要。其他疾病可通过内镜、上消化道造影或胆道超声检查来鉴别。食管炎的鉴别诊断很早可以通过内镜活检来鉴别，同时能更好地识别食管嗜酸性粒细胞浸润。通过内镜下表现，感染性食管炎通常是弥漫性分布，与反流性食管炎相比，更易累及食管近端。溃疡性食管炎的溃疡通常是孤立的，较易累及食管下端，感染性的病变较深且弥漫性分布。嗜酸性食管炎最常见的是多发同心环、线性缝隙或白色点状渗出。药物引起的嗜酸性溃疡，通常表现在管腔狭窄处单发的深溃疡，尤其是靠近棘的部位，食管远端基本正常。

［并发症］ 胃食管反流病的并发症与慢性食管炎（出血和狭窄）以及该病与食管腺癌的关系有关。由于抗分泌药物的应用，食管炎和消化性狭窄较前明显减少。相反的是，胃食管反流病最严重的组织学表现为Barrett增生，它与食管腺癌的发生相关，尽管制酸剂的强大作用，这些疾病仍逐渐增多。Barrett增生在内镜下多表现为胃食管结合处近端舌状延伸的橘红色黏膜，病理上多表现为柱状上皮增生，正是这一特点，使食管腺癌的发生率升高20倍。

Barrett增生进展为食管腺癌的中间阶段为低级别或高级别增生（图13-10），因此，Barrett食管及食管黏膜不规则处需取活检。食管癌的发生率为每年0.5%，然而由于Barrett增生的概念以及不稳定性不同，发病率也随之改变。内镜检查和其他监测腺癌发生的检查方法已应用。但目前尚无相关证据表明抗分泌治疗或抗反流手术可有效的抑制Barrett食管的进展以及抑制腺癌的发生。

尽管Barrett食管的治疗仍存在争议，Barrett食管中发生不典型增生，尤其是高级别不典型增生，需进一步干预。Barrett食管发展为腺癌的概率较高，且发展为高级别不典型增生同时并合并其他不明肿瘤的概率也较高。尽管如此，治疗上仍存在一定争议。常用的治疗方案包括食管切除、内镜严密监测、黏膜切除等。目前许多专家认为，对于既往身体健康且手术风险较低的患者，食

Barrett's增生　　高级别不典型增生

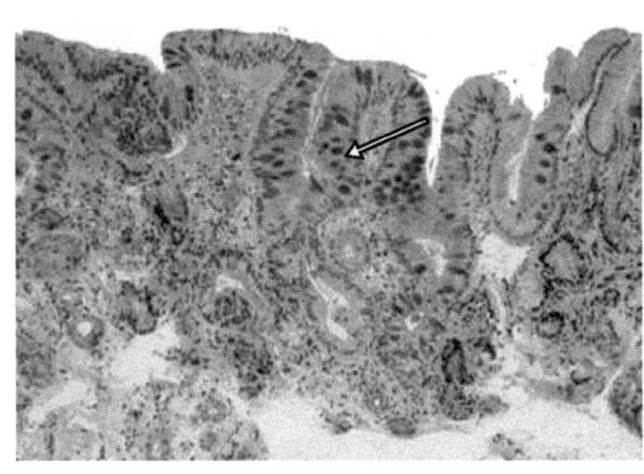

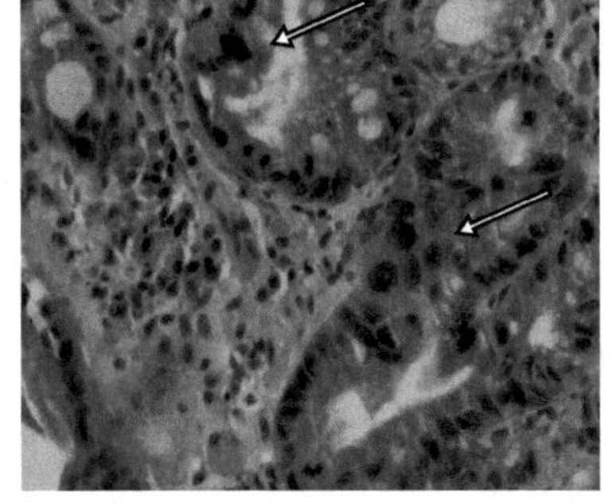

阿尔新蓝染色　　*H&E*染色

图13-10　Barrett增生和合并高级别不典型增生的Barrett食管的组织学表现

HE染色，苏木素-伊红染色

管切除是治疗高级别不典型增生的方法。然而手术本身的风险为3%~10%，随着疾病的发生，疾病的发生率不同。内镜治疗的有效性不同，且可以应用内镜不同特制的材料，因此考虑使内镜下治疗是首选治疗方案之一。

治疗　胃食管反流病

生活方式的改变被推荐为胃食管反流病的治疗方案之一。大体上说，主要分为3方面：①避免能导致食管下端括约肌压力降低的食物，这是食物可以导致反流发生（通常包括油脂食品、乙醇、绿薄荷、薄荷糖、番茄做成的食物、茶和咖啡也有可能）；②避免本身具有刺激性的酸性食物；③改变可以导致反流和胃灼热感的行为。总体上，目前针对这些生活方式改变所带来的疗效的证据较少。然而，临床经验显示还是具有一定效果，主要从既往病史以及症状改善方面评估。若患者出现夜间胃灼热感的症状，并因此影响睡眠，可以从抬高床头和睡前避免进食方面改善，但这些措施对没有夜间胃灼热感的患者是不必要的。最容易接受的推荐是减轻体重，尽管反流症状的改善目前尚不明确，但肥胖与胃食管反流病的流行病学相关性，以及减重后的身体获益比较明确。

胃食管反流病主要的药物治疗是胃酸抑制药，有大量数据支持该治疗方案。应用药物降低胃液的酸度并不能阻止反流，但可以减轻反流引起的症状，促进食管炎的治愈。这些药物的疗效等同于抑制分泌的疗效，质子泵抑制药（PPIs）比组胺2受体拮抗药（H_2RAs）疗效更明显，且均高于对照组。PPIs各种类之间并无明显差异，增加剂量可以增加疗效。

然而，胃灼热感的频率和程度与食管炎的严重程度无显著相关性。胃食管反流病的治疗目标较明确，且治疗效果是根据胃灼热感改善的情况来评估的，但不同类药物的疗效和差别并不确切。尽管各种药物的总体疗效一致，但实际有效率偏低，而且各类之间有差异性，这可能与患者的异质性相关。

无论食管炎的程度如何，反流症状倾向于呈慢性化。因此，控制症状的共同的必要治疗措施是应用PPIs或H_2RAs。质子泵抑制剂的不良反应较少，随着治疗的增加，维生素B_{12}及钙剂、铁剂吸收可能受到抑制，而且较易出现肠道感染，尤其是难辨梭菌性结肠炎。因此，同其他任何药物相似，这类药物的剂量需控制至最大剂量以内。

腹腔镜Nissen胃底折叠术，是治疗慢性胃食管反流病的手术方法之一，主要是将近端胃折叠并包绕远端食管进而形成一个抗反流屏障。胃底折叠术对食管炎的治疗效果较明确，而且与PPIs的疗效相似。但是该手术的获益必须与潜在的损伤相权衡，如手术的风险性及致死率、术后吞咽困难、手术失败需二次手术、顽固性呃逆、进行性加重的腹胀、胀气和肠道其他症状。

嗜酸细胞性食管炎

成年人和儿童中嗜酸细胞性食管炎在世界范围内被逐渐发现，基于人群的研究发现白种人中的发病率约1:1000。嗜酸细胞性食管炎的发病率逐渐升高的原因，一方面是发病率升高，另一方面是对于该病的认识提高。目前该病仍未完全认识清楚但非常重要的一点是该病与胃食管反流病的重叠，导致该病的诊断困难。

嗜酸细胞性食管炎的诊断是根据典型的食管症状与食管黏膜活检病理结果，病理表现为食管鳞状上皮层中有嗜酸性粒细胞的浸润。继发食管嗜酸粒细胞浸润的疾病包括胃食管反流病、结缔组织病，需排除高嗜酸粒细胞综合征及感染。目前已有的证据显示，嗜酸细胞性食管炎是一种在易感人群中由抗原诱发的变态反应性疾病。研究显示，饮食在该病的发病机制和治疗中起重要作用。气源性致病源可能也是致病因素之一，但目前缺乏相关证据。对无症状和少症状患者不进行治疗的结果无法知晓，因此该病的自然病程不明确。

对存在吞咽困难和食物嵌塞感的成年人和儿童，无论是否存在胃灼热感，均需考虑嗜酸细胞性食管炎的存在。其他相关症状包括非特异性胸痛、胃灼热感，尤其是对PPI治疗无效的胃灼热感。大多数患者存在特应性食物过敏、哮喘、湿疹或过敏性鼻炎的病史。血清中细胞因子可能升高，如IL-5，嗜酸细胞活化趋化因子、TRAC。内镜下特征性表现包括多发性同心环、线性缝隙和点状渗出（图13-11）。组织学特征包括：食管黏膜大量嗜酸性细胞浸润（≥15个/高倍镜视野），见图13-12。纤维化、食管腔狭窄也可出现在嗜酸细胞性食管炎中，但是每种病理类型的预后尚不明确。该病的并发症包括食物嵌塞和食管穿孔。

嗜酸细胞性食管炎的治疗包括饮食控制、质子泵抑制药（PPIs）、全身或局部应用糖皮质激素、孟鲁司特、免疫调节药和食管狭窄的内镜扩张术。值得注意的是，过敏原检测［放射变应原吸附试验（RAST）、皮肤点刺征］使导致过敏的特异性食物的检测范围缩小。胃食管反流病的患者，若发现食管嗜酸粒细胞浸润，可通过应用PPI治疗来观察患者在临床或组织学方面是否有改善。若PPI治疗过程中，症状和嗜酸细胞性浸润持续存在，需考虑更换其他治疗方案。局部糖皮质激素（氟替卡松丙酸酯或布地奈德）是成年人中最常用治疗方案，而儿童中最有效地基础治疗方案是饮食控制。全身性激素治疗多用于对常规治疗无效的重症患者。食管扩张需慎重考虑，因为需考虑到手术可能导致食管壁损伤和穿孔。

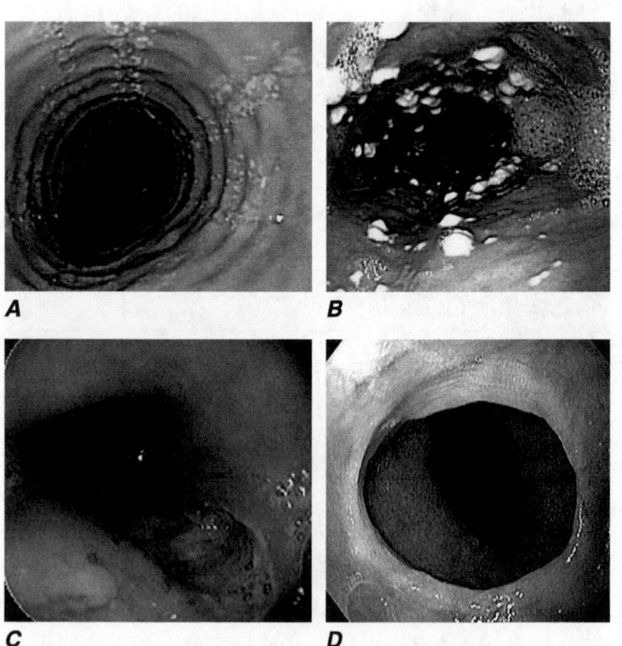

图13-11 内镜特征：嗜酸细胞性食管炎（A），念珠菌性食管炎（B），HIV感染患者的食管巨大溃疡（C），Schatzki环（D）

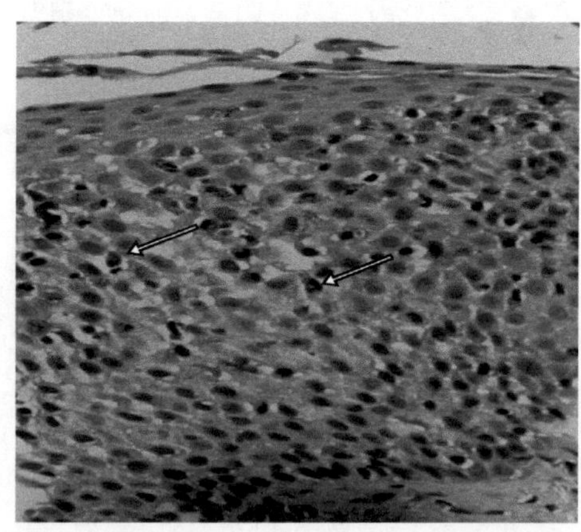

图13-12 嗜酸细胞性食管炎组织学表现为食管鳞状上皮深层的嗜酸细胞浸润

胃食管反流病中也可存在嗜酸细胞性炎症，嗜酸细胞性食管炎的诊断标准是每高倍镜视野的嗜酸粒细胞超过15个

感染性食管炎

随着器官移植后和慢性炎性疾病中免疫抑制药的应用、化疗药物的应用以及AIDS的流行，念珠菌、疱疹病毒和巨细胞病毒的感染较前相对更常见。尽管较少见，但感染性食管炎也存在于非免疫抑制状态的患者中，最常见的致病菌是单纯疱疹病毒和白念珠菌。AIDS患者中，由于CD4的数量减少，感染性食管炎更常见；CD4计数>200时较少见，CD4计数<100时较常见。当出现血清学转换时，HIV本身也可能出现一种自限性综合征包括急性食管溃疡、口腔溃疡和皮肤斑丘疹样改变。此外，一些存在食管深溃疡、持续性食管溃疡的患者可给予口服糖皮质激素和沙利度胺。随着蛋白酶抑制药的广泛应用，HIV相关并发症逐渐减少。

无论何种病原体，吞咽痛是感染性食管炎的典型症状，吞咽困难、胸痛、出血也比较常见，反流性食管炎中吞咽痛并不常见，因此吞咽痛的出现需考虑其他致病原因。

1.念珠菌食管炎　念珠菌在喉部较常见，但在免疫抑制患者可致病并导致食管炎的发生，其中白念珠菌最常见。念珠菌食管炎可继发于食管动力相关疾病和食管憩室。患者通常存在吞咽痛和吞咽困难。若发现鹅口疮，需考虑经验性治疗，但合并感染也较常见，若症状持续存在需行胃镜及活检病理检查，该检查是最有用的诊断手段。念珠菌食管炎内镜下多表现为易脆的白色斑块。该病较少并发出血、穿孔、狭窄或全身波及。

目前首选治疗方案是口服氟康唑（首日200mg，以后100mg/d）治疗7~14d，对氟康唑耐药的患者可能对伊曲康唑有效。疗效欠佳的患者或无法吞咽药物的患者，可静脉应用棘白霉素（卡泊芬净50mg/d，治疗7~21d）。两性霉素B（每日静脉应用10~15mg，时间不低于6h，总剂量达300~500mg）可用于重症患者。

2.疱疹食管炎　单纯疱疹病毒1型或2型可能会导致食管炎。鼻腔或口唇的疱疹可能会同时存在，而且可能是疱疹病毒感染的表现。水痘–带状疱疹病毒可导致食管炎，在儿童患者中还可引起水痘，而在成年人中可引起带状疱疹。内镜下特征性的表现是食管壁小疱和钻孔样溃疡。单纯疱疹病毒感染局限于鳞状上皮，因此在溃疡边缘进行活检可以发现特征性的玻璃样细胞核、嗜酸性Cowdry A型包涵体以及巨细胞的存在。病毒培养和PCR技术对阿昔洛韦耐药病毒株的检测有一定帮助。感染通常是自限性，病程多为1~2周。阿昔洛韦（400mg，5/d，口服14~21d）或伐昔洛韦（1g，3/d，口服7d）可降低发病率。出现严重吞咽痛的患者，可静脉注射阿昔洛韦（5mg/kg，8h/1次，应用2~4周）、膦甲酸（90mg/kg，2/d，应用2~4周），或口服泛昔洛韦。

3.巨细胞病毒食管炎　巨细胞病毒食管炎仅发生于免疫抑制患者，尤其是接受器官移植者。巨细胞病毒通常自潜伏状态激活，或通过静脉输注感染。内镜多表现为正常黏膜的匐行性溃疡，尤其是食管远端。对溃疡基底进行活检较易发现特征性的细胞核或细胞质中大型包涵体的存在。应用抗CMV单抗进行免疫组化检查和原位免疫杂交检测室该病早期诊断的有效方法。静脉应用更昔洛韦（5mg/kg，12h/1次），是治疗方法之一，也可口服缬更昔洛韦（每次900mg，2/d）或静脉应用膦甲酸（90mg/kg，12h/1次）。需维持用药至治愈，通常需要3~6周。

机械性创伤或医源性损伤

1.食管穿孔　食管穿孔多由于食管仪器或创伤导致，剧烈呕吐或呃逆也可导致胃食管结合处的自发性破裂［自发性食管破裂综合征（Boerhaave syndrome）］。腐蚀性食管炎或新生物较少引起食管穿孔，内镜操作或放置鼻胃管导致的机械性穿孔多出现于下咽部或胃食管结合处。在食管狭窄处经内镜行食物嵌塞取出术或食管扩张术，也可导致食管穿孔。食管穿孔可导致胸膜炎性胸骨后疼痛，这可能与纵隔积气或皮下气肿有关。纵隔炎是食管穿孔的重要并发症之一，早期识别对改善预后有关键作用。胸部CT检查对纵隔积气的检测最敏感。食管穿孔可通过钡剂吞咽试验确诊，在服用稀薄钡剂后加服胃加芬液。治疗方法包括鼻胃管吸引或肠外应用广谱抗生素，进而促进外科引流及瘘口创面的修复。对于早期发现的较小的仪器相关穿孔，更适宜进行非手术治疗而非外科手术，即禁食和应用广谱抗生素。对于不能手术的病例如肿瘤引起的穿孔，可考虑内镜下放置钛夹或置入支架。

2.贲门黏膜撕裂症　贲门黏膜撕裂症多是由于呕吐、干呕或剧烈咳嗽可引起胃食管结合处的非穿通性撕裂，是上消化道出血的常见原因，大多数患者表现为呕血。该病出现之前可能存在呕吐，但并不明确。呕血通常会自发性的减少，持续性出血可通过局部应用肾上腺素、激光烧灼治疗、内镜下钛夹夹闭或血管栓塞治疗来止血，很少通过手术解决。

3.放射性食管炎　放射性食管炎可能会使胸部恶性肿瘤尤其是乳腺癌和肺癌的治疗变得复杂化，而且其危险程度与放射剂量成正比。射线敏感性药物如博来霉素、多柔比星、环磷酰胺和顺铂可增加该病的危险程度。吞咽困难和吞咽痛在治疗后可维持数周或数月。食管黏膜可出现充血、水肿和易脆，黏膜下纤维化、组织退行性改变和狭窄可在暴露于射线数年后发生。射线辐射量超过5000cGy与食管狭窄的发生率升高有关，推荐对急性放射性食管炎进行治疗，慢性食管狭窄可通过食管扩张改善。

4.腐蚀性食管炎　腐蚀性食管炎多见于口服碱类物质，少见的原因为企图自杀或误服酸性物质。缺乏口腔损伤并不能除外食管损伤的可能，因此，推荐早期进行内镜检查以评估食管黏膜损伤情况，并对损伤程度分级。食管重度腐蚀性损伤可能会导致食管穿孔、出血、狭窄，甚至死亡。糖皮质激素对急性腐蚀性食管炎并没有明确作用，因此不推荐应用。食管重度腐蚀性损伤的预后通常与重度狭窄的形成有关，且需要反复进行内镜下扩张。

5.药物性食管炎　药物诱发的食管炎通常出现在吞咽药物时，药物未通过全段食管而是停滞在食管腔中，通常情况下多归因于较差的服药习惯：未用足够的食物服药，服药后立刻躺下。药物最常见的滞留部位是中段食管主动脉弓与隆突交叉处。在该解剖部位的外源性压迫可造成药片或胶囊蠕动停滞。自1970年，共报道超过1000例药物性食管炎的患者，因此说明这种情况并不罕见。多种药物可导致该病的发生，常见的包括多西环素、四环素、奎尼丁、苯妥英钠、氯化钾、硫酸亚铁、非甾体抗炎药和双磷酸盐；当然，若服用不注意，任何药物都可导致药物性食管炎的发生。

药物性食管炎的典型症状是突发的胸痛和吞咽痛，这种疼痛的特征是持续数小时或使患者自睡眠中痛醒。服用已知药物的病史，提示对于大多数患者进行诊断性检查的必要性。进行内镜检查时可发现局限性溃疡或炎症较显著。组织病理学的典型表现为急性炎症反应。胸部CT成像通常可显示食管跨膜炎症导致的食管增厚，症状可持续数月，重症患者也可发生食管狭窄。没有特殊治疗可以加快病变愈合，但是抗分泌药物可以去除由于反流的促进因素。对于形成狭窄的患者，可考虑食管扩张术。

6.异物和食物嵌塞 食物和异物可能滞留于食管腔内导致完全梗阻，使分泌物的处理能力下降（口腔内泡沫增多）以及严重的胸痛发生。食物嵌顿多由于食管狭窄、肿瘤、Schatzki环、嗜酸细胞性食管炎或漫不经心的进食。若这种情况无法自行解决，需通过内镜解决。肉类嫩化酶不建议应用于润滑肉丸的通道，因为肉丸可能对食管存在潜在的损伤作用。有时在内镜操作前试用胰高血糖素（1mg静脉注射）。急诊治疗后的患者，需加强之后对食管嵌顿原因的重视。

系统性疾病的食管表现

1.硬皮病和胶原血管病 硬皮病性食管炎（表现为食管下端压力增高和食管蠕动消失）最初被认为是硬皮病和胶原血管病的临床表现之一，具有一定的特征性。约50%的患者未合并典型的全身性疾病，而反流病是唯一存在的相关性疾病，因此这一命名被弃用。当硬皮病患者的食管表现为胶原血管病时，组织学表现多为浸润和食管固有基层的破坏，合并胶原沉积和纤维化。但在非胶原血管病的患者中，食管蠕动消失和食管下端压力降低的发病机制尚不明确。无论存在何种潜在疾病，食管测压异常的患者由于食管下端括约肌屏障功能减弱以及食管对反流食物的清除能力下降，倾向于出现严重的胃食管反流病。吞咽困难可同时存在，但程度较轻，直立位进食后可减轻，且通过服用液性物质可促进固体食物的排空。

2.皮肤病 存在皮肤病（寻常型天疱疮、大疱性天疱疮，瘢痕性天疱疮，贝赫切特病）的患者，口咽、食管，尤其是近端食管的功能可能受影响，如出现水疱、大疱、网和狭窄，糖皮质激素对其治疗有效。糜烂型扁平苔藓、Stevens-Johnson综合征和移植物抗宿主病等疾病均可累及食管，食管扩张术可用于出现食管狭窄的患者。

（胡珊珊 译 吕 红 校）

第14章

Chapter 14

消化性溃疡及相关疾病

John Del Valle

消化性溃疡

饥饿时加剧、进食后减轻的烧灼样上腹痛是消化性溃疡（peptic ulcer disease, PUD）相关的一组临床症候群。溃疡是因活动性炎症导致的胃和（或）十二指肠黏膜完整性破坏，造成的局部缺损或凹陷。胃和（或）十二指肠溃疡通常为慢性疾病。消化性溃疡在美国为常见病，每年约400万人患病（新发及复发）。美国男性消化性溃疡的终生患病率约为12%，女性约为10%。每年大约有15 000人死于复杂消化性溃疡。这种常见病引起巨大的经济负担，据估计在美国每年因其产生的直接或间接的医疗费用高达100亿美元。

胃的生理

尽管胃十二指肠黏膜不断经受多种有害物质（酸、胃蛋白酶、胆盐、胰酶、药物和微生物）侵袭，但胃肠黏膜具有内在防御和修复机制维持黏膜完整性。

1.胃的解剖　胃黏膜上皮形成皱襞，黏膜上皮向内凹陷形成胃小凹，胃小凹分支形成4～5个由高度分化的上皮细胞构成的胃腺。因解剖位置不同，胃腺构成有所差异。贲门腺体不足胃腺总面积的5%，主要由黏膜及内分泌细胞组成。75%的胃腺位于胃泌酸区黏膜，包含颈黏液细胞、壁细胞、主细胞、内分泌细胞、肠嗜铬细胞、肠嗜铬样细胞（enterochromaffin-like, ECL）见图14-1。幽门腺位于幽门，包含黏膜及内分泌细胞（包括胃泌素细胞）。

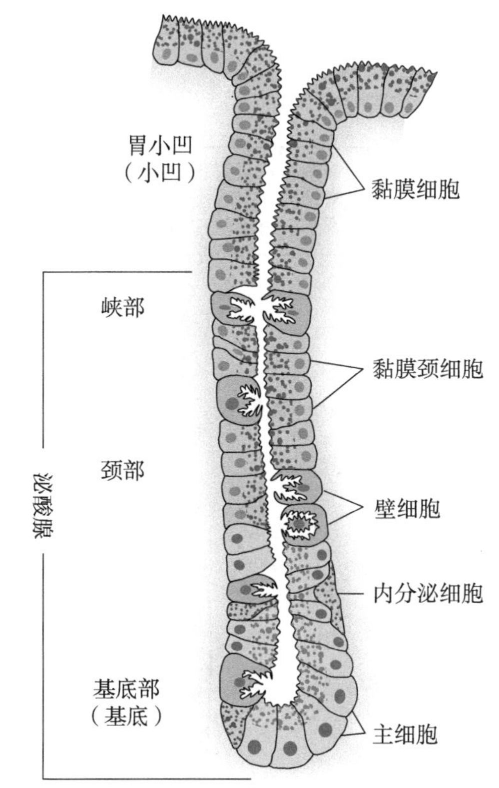

图14-1　胃泌酸腺结构示意

选自S Ito, RJ Winchester: Cell Bio 16: 541, 1963.@The Rockefeller University Press

壁细胞，又称为泌酸细胞，通常位于胃腺颈部或峡部或泌酸腺。静息或非刺激状态下的壁细胞胞质内可见明显管状囊泡及胞内小管，小管顶面可见短微绒毛（图14-2）。管状囊泡膜表达H^+, K^+-三磷腺苷酶（ATP酶）；一旦细胞活化，囊泡膜及顶端膜形成密集的网状结构，胞内小管顶面可见长微绒毛。泌酸发生在小管顶面，需要大量能量。大量线粒体（占细胞体积的30%～40%）产生泌酸所需能量。

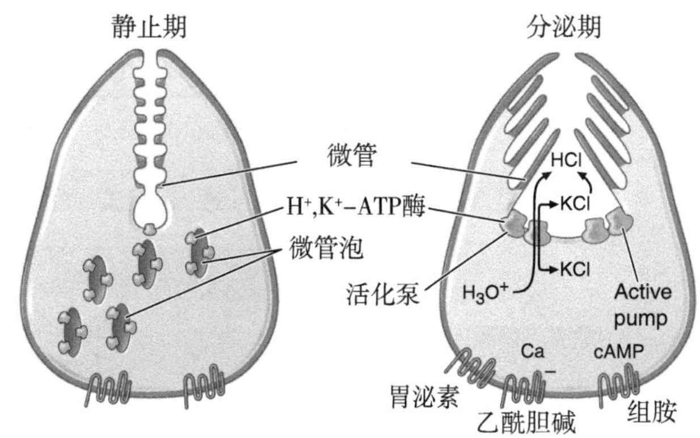

图14-2　促分泌素诱导壁细胞活化

cAMP，环磷酸腺苷（选自SJ Hersey, G Sachs: Physiol Rev 75: 155, 1995）

2.胃十二指肠黏膜防御机制　胃上皮不断经受多种内源性有害物质的侵袭，包括盐酸（HCl）、胃蛋白酶原/胃蛋白酶及胆盐。此外，胃黏膜也会接触药物、乙醇及细菌等外源性物质。胃黏膜具有内在的生物体系，可防御并修复可能发生的黏膜损伤。

黏膜防御体系具有3层屏障，即上皮上、上皮和上皮下组成成分（图14-3）。第一层防御为黏液-碳酸氢盐-磷脂层，对多种分子包括氢离子发挥生理化学屏障作用。胃十二指肠上皮细胞分泌黏液，主要由水（95%）及磷脂和糖蛋白（黏蛋白）的混合物构成。黏液胶层功能与静水层类似，阻止离子及胃蛋白酶等分子扩散。胃十二指肠黏膜上皮调控分泌碳酸氢盐至黏液胶层，形成pH梯度，即胃腔面pH1~2而上皮细胞表面pH6~7。

表面上皮细胞通过几种机制发挥第二道屏障作用，包括生成黏液、上皮细胞离子转运体以维持胞内pH及生成碳酸氢盐、胞内紧密连接。表面上皮细胞产生热休克蛋白，防止细胞变性，保护细胞免受高温、细胞毒性药物或氧化应激等因素侵袭。上皮细胞产生三叶因子家族肽和抗菌肽，在表皮细胞保护及再生等方面发挥作用。如果已突破上皮上屏障，损伤部位周边的上皮细胞向内移行进行修复。这个过程需要持续血供及外周碱性环境，无需细胞分裂。上皮生长因子（EGF）、转化生长因子（TGF）α及碱性成纤维细胞生

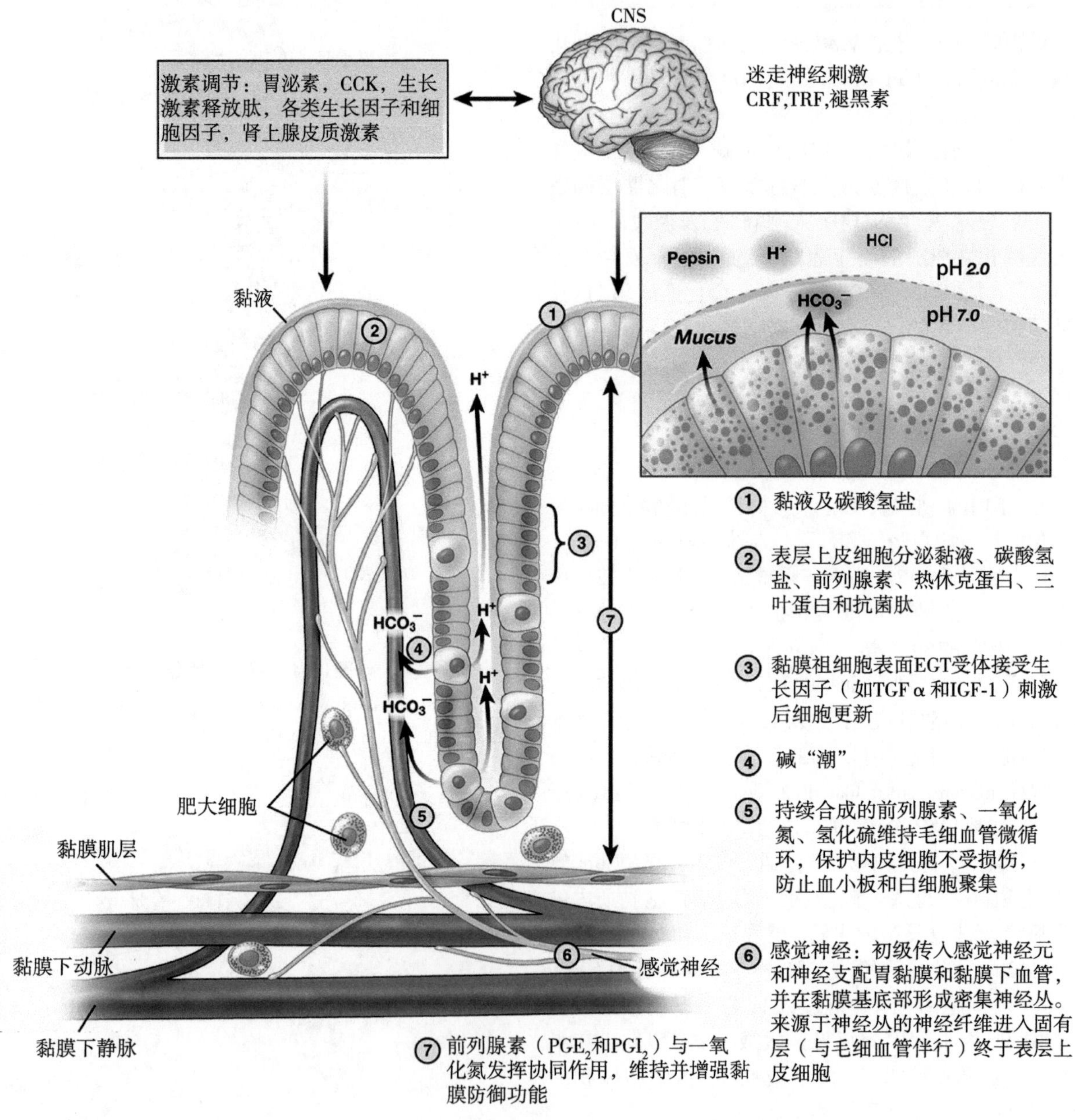

图14-3　胃十二指肠黏膜修复及防御的参与要素

CCK，缩胆囊素；CRF，促肾上腺皮质激素释放因子；EGF，表皮生长因子；HCl，盐酸；IGF，胰岛素样生长因子；TGFα，转化生长因子α；TRF，促甲状腺激激素释放因子（改编及更新自Tarnawski A. Cellular and molecular mechanisms of mucosal defense and repair.In：Yoshikawa T, Arakawa T.Bioregulation and Its Disorder in the Gastrointestinal Tract. Tokyo, Japan：Blackell Science，1998：3-17.）

长因子（FGF）等生长因子调控修复过程。单纯修复过程无法恢复较大缺损，需要细胞增殖。上皮细胞再生受前列腺素、EGF及TGF-α等生长因子调控。上皮细胞再生的同时，受损微血管网内形成新生血管。FGF和血管上皮生长因子（VEGF）在胃黏膜血管新生过程中发挥重要的调控作用。

胃黏膜下层复杂微血管网是上皮下防御/修复系统的重要组成，产生的HCO_3^-可中和壁细胞生成的酸。此外，微循环在提供微量营养素和氧气的同时也带走有毒代谢副产物。

前列腺素在胃上皮防御/修复中发挥核心作用（图14-4）。胃黏膜含有大量前列腺素，可调控黏膜碳酸氢盐和黏液的释放，抑制壁细胞分泌，在维持黏膜血流和上皮细胞修复方面发挥重要作用。前列腺素来源于酯化花生四烯酸，磷脂（细胞膜）在磷脂酶A2作用下转化为花生四烯酸。调控前列腺素合成限速步骤的关键酶是环氧化酶（COX），其具有两种异构型（COX-1，COX-2），每种异构型由于结构的不同而具有各自的特点、组织分布和表达。多种组织表达COX-1，包括胃、血小板、肾和上皮细胞。COX-1为生理性酶，具有维持肾功能、血小板聚集和胃肠黏膜完整性的功能。相反，炎性刺激诱导COX-2表达，巨噬细胞、白细胞、成纤维细胞、滑膜细胞均可表达COX-2。非甾体类抗炎药（NSAIDs）抑制组织炎症的作用是因其抑制COX-2的功能，而这类药物的毒性作用（如消化道黏膜溃疡和肾功能异常）与其抑制COX-1功能相关。COX-2高度选择性的NSAIDs既可以减轻组织炎症，又可以降低对胃肠道的毒副作用。选择性COX-2抑制剂导致心血管系统不良反应，增加心肌梗死风险。因此，FDA将两种这类药物（伐地昔布和罗飞昔布）撤市（稍后讨论）。

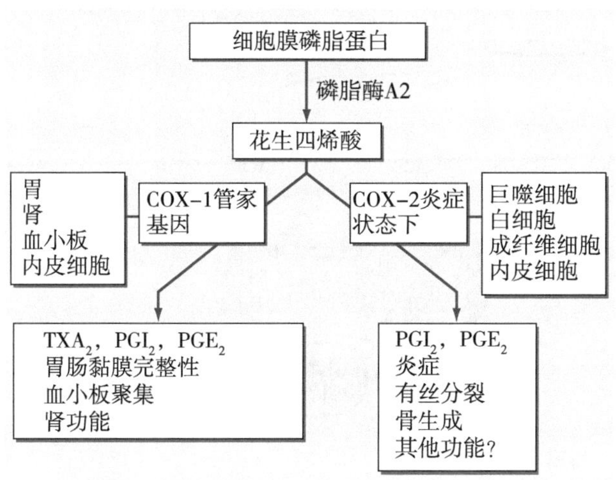

图14-4　前列腺素E_2（PGE_2）和前列环素（PGI_2）合成步骤示意图。环氧化酶（COX）$_1$和$_2$特点及分布。TXA_2，血栓素A2

一氧化氮（NO）在维持黏膜完整性方面发挥重要作用。NO合成的关键酶在黏膜中广泛表达，通过刺激胃黏液分泌发挥细胞保护作用，增加黏膜血流，维持上皮细胞屏障功能。中枢神经系统（CNS）及激素通过多种途径调控黏膜防御（图14-3）。

3.*生理性胃液分泌*　盐酸及胃蛋白酶原是两种主要可诱导黏膜损伤的胃分泌物。胃酸及胃蛋白酶原在蛋白消化、吸收铁及维生素B_{12}和杀死摄入细菌等方面发挥生理功能。胃酸包括基础分泌和刺激性分泌两种状态。基础胃酸分泌具有昼夜节律，夜间分泌水平最高，清晨分泌水平最低。调控基础胃酸分泌主要依赖于迷走神经来源胆碱能信号和胃自身来源组胺能信号。刺激性胃酸分泌根据刺激来源（头、胃和肠道）的不同主要分为3个阶段。头期胃酸分泌是指食物的外形、气味和味道通过迷走神经刺激胃酸分泌。食物进入胃后激活胃期胃液分泌，主要是由于营养物质（氨基酸和胺类物质）直接作用于G细胞刺激胃泌素分泌，通过直接或间接作用进而激活壁细胞。胃壁张力同样可促进释放胃泌素和合成胃酸。食物进入小肠，通过肠腔张力和营养物质的吸收激活最后一期胃酸分泌。以上各个阶段中，多种抑制胃酸分泌的途径同时被激活。HCl作用于胃黏膜内分泌细胞（D细胞），促进生长抑素分泌，生长抑素是胃肠道激素的一种。生长抑素通过直接（壁细胞）或间接（抑制ECL细胞释放组胺及G细胞释放胃泌素）途径抑制胃酸合成。此外神经（中枢及外周）及体液因素［胰淀素、心房利钠肽（ANP）、胆囊收缩素、饥饿素、肥胖抑制素、肠促胰液素、血清素］也在胃酸分泌过程中发挥调节作用。在生理环境下，上述机制同时发挥作用。饥饿素是胃表达的食欲调控激素，可能通过迷走神经介导调控胃酸表达，但尚未明确。

泌酸的壁细胞位于泌酸腺，与胃酸分泌过程中其他重要细胞（ECL细胞、D细胞）相邻（图14-5）。壁细胞分泌内因子（IF），也表达胃酸分泌兴奋剂受体，包括组胺（H_2）、胃泌素（胆囊收缩素B/胃泌素受体）及乙酰胆碱（毒蕈碱样，M_3）。组胺与H_2受体结合激活腺甘酸环化酶，胞内环磷腺苷（AMP）浓度升高。胃泌素及毒蕈碱样受体活化激活蛋白激酶C/磷酸肌醇信号途径。每一条信号通路调控一系列下游激酶瀑布反应进而调控泌酸泵——H^+，K^+-ATP酶。不同的配体与相应受体结合可激活不同信号通路，这解释了为什么组胺和胃泌素或乙酰胆碱联合增强胃酸分泌效果。同时也解释为什么阻断某种受体类型（H_2）可降低激活不同信号通路（胃泌素、乙酰胆碱）制剂刺激胃酸分泌的效果。壁细胞表达受体，可结合抑制胃酸分泌配体（前列腺素、生长抑素及EF）。组胺结合D细胞的组胺H_2受体，抑制生长抑素释放，间接刺激胃酸分泌。

H^+，K^+-ATP酶可产生高浓度的H^+。它是一种膜结合蛋白，由α及β两个亚基组成。α亚基具有活性催化位点，β亚基功能尚不明确。这种酶通过三磷腺苷（ATP）产生的化学能将壁细胞胞质内H^+转运到分泌小管，同时将K^+运入胞内。H^+，K^+-ATP酶位于分泌小管及胞内非分泌性管状囊泡。K^+不能透过管状囊泡，因此位于此处的H^+，K^+-ATP酶无功能。H^+，K^+-ATP酶在非分泌性囊泡及分泌小管间的分布与壁细胞活性有关（图14-2）。壁细胞活化终止，质子泵重回收至胞内囊泡，恢复无活性状态。

主细胞主要位于胃底，合成及分泌胃蛋白酶原。胃蛋白酶原是具有蛋白裂解活性的胃蛋白的前体。胃内酸性环境有助于无功能前体裂解生成胃蛋白酶，并提供胃蛋白酶活化所需的低pH（<2）环境。

pH4时胃蛋白酶活性明显降低，pH≥7时胃蛋白酶变性失活。许多刺激胃酸分泌的促分泌素同时刺激胃蛋白酶原分泌。胃蛋白酶在消化性溃疡发生中的具体作用有待于进一步研究。

消化性溃疡的病理生理基础

PUD是指胃和十二指肠的溃疡。溃疡是指黏膜面损伤≥5mm，且已侵及黏膜下层。十二指肠溃疡（duodenal ulcers，DUs）和胃溃疡（gastric ulcers，GUs）在发病机制、诊断和治疗方面具有很多共同点，但两者也有不同之处。

1.流行病学

（1）十二指肠溃疡：DUs在西方人群中的发病率为6%～15%。1960—1980年DUs发病率逐渐下降，1980后发病率基本稳定。过去的30年间，病死率、外科手术率、就诊率下降>50%。DUs发病率下降的主要原因可能与幽门螺杆菌（Helicobacter pylori）发病率下降有关。幽门螺杆菌发现之前，DUs典型的自然病程为初始治疗后多次复发。根除幽门螺杆菌可显著降低复发率。

（2）胃溃疡：与DUs相比，GUs发病年龄偏高，发病高峰年龄约为60岁。GUs大部分为男性患者，且发病率低于DUs，可能因GUs无临床症状，或以出现并发症作为首发症状。尸检报告认为DUs与GUs发病率相似。

2.病理

（1）十二指肠溃疡：DUs最常发生在十二指肠第一部分（>95%），约有90%位于距幽门3cm范围内。DUs直径通常≤1cm，偶有面积达3～6cm（巨大溃疡）。溃疡边缘锐利，深度有时可达固有肌层。溃疡基底部可见嗜酸性坏死带，周边可见纤维化。恶性DUs十分罕见。

（2）胃溃疡：与DUs不同，GUs具有恶变倾向，一旦发现需要取活检。良性GUs最常见于胃窦与泌酸黏膜交界处以远。胃底部良性GUs罕见，组织改变与DUs类似。良性GUs与幽门螺杆菌和胃窦炎有关。NSAIDs相关GUs与慢性活动性胃炎无关，可能具有化学性胃病的典型表现，如无幽门螺杆菌存在情况下出现胃小凹增生、固有层水肿及上皮再生。平滑肌纤维可能延伸至通常不应出现的位置，如黏膜上部。

3.病理生理

（1）十二指肠溃疡：幽门螺杆菌和NSAIDs诱导黏膜损伤是造成DUs的主要原因。DU患者中可见多种胃酸分泌异常。与对照组相比，DU患者平均基础胃酸及夜间胃酸分泌增加；但对照组与DU患者胃酸分泌水平存在显著重叠。这种改变的原因尚不清楚，可能与幽门螺杆菌感染相关。在某些DU患者中可发现胃内液体排空加快，是否与DU发生相关尚不明确。与对照组相比，活动性DU患者十二指肠球部碳酸氢盐分泌减少。幽门螺

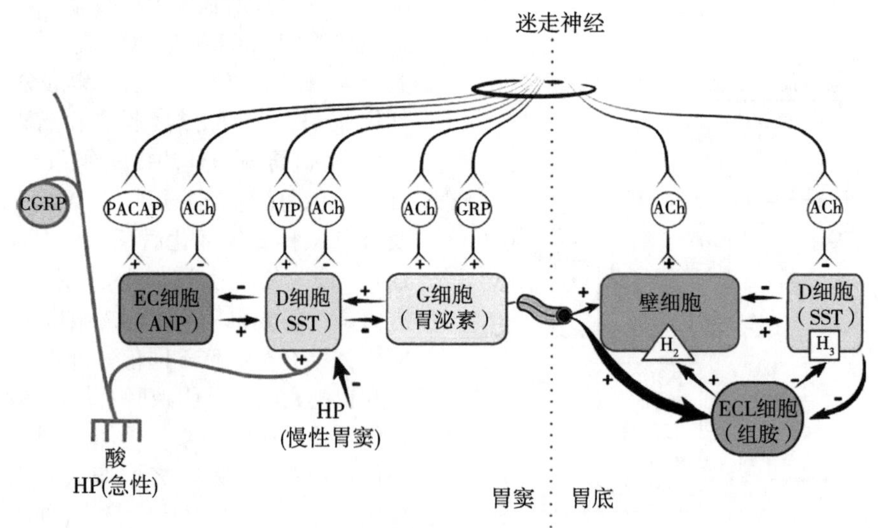

图14-5 细胞水平调节胃酸分泌

ACh，乙酰胆碱；ANP，心房利钠肽；CGRP，降钙素基因相关肽；EC，肠嗜铬细胞；ECL，肠嗜铬样细胞；GRP，胃泌素释放肽；PACAP，垂体腺苷酸环化酶激活肽；SST，生长抑素；VIP，血管活性肠肽

杆菌感染可能影响此过程（稍后讨论）。

（2）胃溃疡：与DUs类似，幽门螺杆菌或NSAIDs诱导黏膜损伤也是造成GUs的主要原因。位于幽门前或DU相关且位于胃体部或十二指肠瘢痕等处的GUs与DU发病机制类似。GU患者胃酸分泌（基础和刺激性）正常或降低。低胃酸环境中出现GUs，可能是因为黏膜防御因素损伤。胃溃疡可根据发生部位分型：Ⅰ型发生在胃体部，可能与低胃酸分泌相关；Ⅱ型位于胃窦部，胃酸分泌正常或降低；Ⅲ型位于距幽门3cm范围内，通常合并十二指肠溃疡，正常或高胃酸分泌；Ⅳ型位于贲门处，与低胃酸分泌相关。

部分GU患者幽门括约肌静息及收缩时压力异常，常伴随十二指肠胃反流增加。胆盐、溶血卵磷脂及胰酶可能损伤胃黏膜，但上述因素在GU发病机制中的作用尚无定论。GU患者胃内固体食物排空是否延迟目前还没有统一结论。

（3）幽门螺杆菌及酸消化性疾病：胃幽门螺杆菌感染是PUDs的主要原因（参见第26章）。幽门螺杆菌与胃黏膜相关淋巴组织（MALT）淋巴瘤及胃腺癌的发生相关。尽管已对幽门螺杆菌进行全基因组测序，目前仍不清楚这种存在于胃内的微生物如何造成十二指肠溃疡，以及清除幽门螺杆菌是否可降低胃癌发生。

①细菌：幽门螺杆菌最初被称为幽门弯曲杆菌，通常位于胃黏膜表面黏液胶深层或位于黏液层与胃上皮之间，是一种革兰阴性微需氧菌。正常环境中，幽门螺杆菌黏附于胃上皮表面，不侵袭细胞，适应胃内恶劣的生存环境。这是一种S形（大小0.5～3μm）细菌，具有多鞘鞭毛。幽门螺杆菌存在于胃窦部，但随时间推移逐渐迁移至近端胃。幽门螺杆菌可转变为球形体，进入休眠状态以便于在恶劣环境下生存。幽门螺杆菌基因组（165万碱基对）编码约1500种蛋白质。编码合成的蛋白质当中，外膜蛋白（Hop蛋白）、尿素酶及空泡毒素（Vac A）都在幽门螺杆菌致病和定植中发挥关键作用。此外，大部分幽门螺杆菌菌株具有合成cag毒力岛（cag-PAI）的基因组模块。组成cag-PAI的部分基因可合成Ⅳ型分泌岛成分将Cag A易位至宿主细胞。一旦进入宿主细胞，cag A激活一系列在细胞生长和细胞因子合成中的重要细胞事件。幽门螺杆菌具有基因多样性，这可增加细菌致病性。幽门螺杆菌感染的第一步依赖于细菌移动及产生尿素酶的能力。尿素酶可将尿素转变为氨，是碱化周围环境pH的关键步骤。其他参与感染的细胞因子包括过氧化氢酶、脂肪酶、黏附素、血小板活化因子及pic B（诱导细胞因子合成）。幽门螺杆菌具有多种不同菌株，通过合成细胞因子（Cag A，Vac A等）的类型分类。幽门螺杆菌感染所致疾病可能因为菌株致病特点不同而有所差别。

②流行病学：世界各地幽门螺杆菌的患病率不同，主要受当地生活水平影响。在发展中国家，20岁之前约有80%的人群存在幽门螺杆菌感染，而发达国家的流行率为20%～50%。在美国，儿童时期极少有幽门螺杆菌感染。在美国幽门螺杆菌的整体患病率约为30%，其中在1950年之前出生的人群中患病率略高。<30岁的美国人中约有10%有幽门螺杆菌定植。最近的几十年间，幽门螺杆菌在发达国家的患病率逐渐下降。幽门螺杆菌患病率随年龄增长而逐渐升高主要是由于世代效应，将儿童期作为最早的队列，反映了在某一个时间段内具有较强传染力。通过数学模型计算发现在20世纪后半程改善卫生条件可明显降低幽门螺杆菌传播。此外，依照目前的疾病干预率，美国会最终消灭幽门螺杆菌。经济社会地位低下及教育程度较低等因素可导致较高的细菌定植率。正是由于上述因素，而非种族差异，导致非洲裔及西班牙裔人群中幽门螺杆菌定植率是同年龄白种人中的2倍。

幽门螺杆菌通过口-口或粪-口途径在人与人之间传播。发展中国家幽门螺杆菌的感染风险逐渐下降。与30年前相比，美国幽门螺杆菌的感染率下降>50%。

③病理生理：幽门螺杆菌感染常与慢性活动性胃炎有关，但仅有10%～15%感染的患者中出现消化性溃疡。上述差异的原因目前还不明确，可能是宿主与细菌共同作用的结果。初步研究显示，约90%的DU患者与幽门螺杆菌有关，但仅在30%～60%GU患者与50%～70%DU患者中发现幽门螺杆菌存在。随幽门螺杆菌发病率下降，特别是在西方国家（下文讨论），愈发明确消化性溃疡产生的病理生理与幽门螺杆菌或服用NSAIDs［或卓-艾综合征（ZES）］无关。

幽门螺杆菌感染所致临床结果（胃炎、消化性溃疡、胃MALT淋巴瘤、胃癌）是细菌因素与宿主因素相互作用的结果（图14-6）。

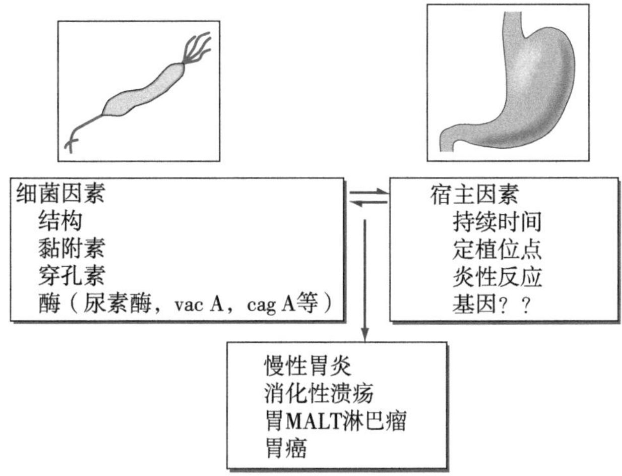

图14-6　与幽门螺杆菌诱导胃肠疾病相关的重要细菌及宿主因素

AMLT，黏膜相关淋巴组织

a.细胞因素：幽门螺杆菌可定植在胃内，避免宿主防御清除，诱导黏膜损伤。不同幽门螺杆菌菌株合成不同的毒力因子。细菌基因组中有一个特别区域，即毒力岛（cag-PAI）合成毒力因子Cag A和pic B。Vac A不是毒力岛编码合成，但与细菌致病性相关。毒力因子与其他细菌成分联合可导致黏膜损伤，部分原因是上述组分把宿主免疫细胞作为攻击对象。例如，Vac A攻击人类CD4 T细胞，抑制细胞增殖，同时可阻断B细胞、CD8 T细胞、巨噬细胞及肥大细胞正常功能。与缺乏cag-PAI组块的幽门螺杆菌菌株相比，具有cag-PAI组块的菌株更易导致消化性溃疡、胃癌前病变及胃癌。尿素酶使得细菌在胃内酸性环境中生存，产生的NH_3可损伤上皮细胞。由于中性粒细胞和单核细胞对细菌产生表面因子的趋化作用导致上皮细胞损伤（下文讨论）。幽门螺杆菌产生蛋白酶及磷脂酶降解黏液胶层糖蛋白脂复合物，从而破坏黏膜防御第一道防线的防御能力。幽门螺杆菌合成黏附素（外膜蛋白，如BabA）利于细菌黏附于胃上皮细胞。尽管革兰阴性杆菌脂多糖（LPS）在细菌感染过程中发挥重要作用，但与其他微生物相比，幽门螺杆菌LPS免疫活性有限。它可能引起慢性炎症。

b.宿主因素：在双胞胎中开展的研究表明，幽门螺杆菌感染可能存在遗传易感性。针对幽门螺杆菌的炎性反应包括招募中性粒细胞、淋巴细胞（T和B）、巨噬细胞和浆细胞。病原菌结合胃上皮细胞表面Ⅱ型主要组织相容性复合物（MHC）进而导致细胞死亡（细胞凋亡）。此外，可合成cag-PAI的细菌株可将Cag A整合入宿主细胞，诱发进一步细胞损伤并激活细胞因子产生通路。幽门螺杆菌感染患者的胃上皮细胞中多种炎症因子的浓度增高，包括白介素（IL）1α/β，IL-2，IL-6，IL-8，肿瘤坏死因子（TNF）α及干扰素（IFN-γ）。幽门螺杆菌感染导致黏膜及系统性体液反应，但上述反应不能清除细菌反而进一步加重细胞损伤。幽门螺杆菌损伤上皮细胞的其他可能机制包括：激活中性粒细胞介导的活性氧或活性氮分子合成，促进上皮细胞更新；T细胞（辅助T1细胞或TH1细胞）作用相关的细胞凋亡。

幽门螺杆菌介导十二指肠溃疡的原因目前尚不清楚。研究提示十二指肠溃疡相关幽门螺杆菌可能毒力更强。另外某些特殊细菌因子，如十二指肠溃疡促进基因A（dupA），可能与十二指肠溃疡发生相关。其他潜在影响因素包括DU患者十二指肠胃上皮化生，可能与暴露在高酸性环境（下文讨论）中相关，上皮化生利于幽门螺杆菌与上皮结合，继发于宿主反应导致局部黏膜损伤。另一种假说是胃窦幽门螺杆菌感染，导致胃酸分泌增加，十二指肠内酸增多，最终造成黏膜损伤。幽门螺杆菌感染患者中基础及刺激性［进餐、胃泌素释放肽（GRP）］胃酸分泌增加，分泌生长抑素的D细胞数量减少。幽门螺杆菌感染通过细菌直接/间接作用或促炎细胞因子（IL-8，TNF及IL-1）作用于G细胞、D细胞及壁细胞诱导胃酸分泌增加（图14-7）。与此相反，胃溃疡与幽门螺杆菌诱导的全胃炎和正常或较低胃酸分泌相关。幽门螺杆菌感染可能与十二指肠黏膜碳酸氢盐合成减少相关。目前，既有数据支持上述理论，也有数据与上述理论相反。因此，目前尚未建立幽门螺杆菌胃内感染导致十二指肠溃疡的机制。

总而言之，幽门螺杆菌对胃肠道的影响是多种多样的，由细菌与宿主因素共同决定的。胃炎类型及分布与胃及十二指肠最终观察到的病理结果相关。胃窦为主的胃炎与十二指肠溃疡相关；主要累及胃体的胃炎是胃溃疡、胃黏膜萎缩直至最终发展至胃癌的易感因素（图14-8）。

（4）NSAID诱导疾病

①流行病学：NSAIDs是美国应用最普遍的一类药物。每年仅在美国非处方NSAIDs销售额高达300亿美元，处方NSAIDs价值超过1亿美元。自从2000年COX-2抑制药投入市场，开具NSAIDs的处方数量超过1.11亿，总额达到48亿美元。NSAIDs引起的不良反应和并发症是美国最常见的药物相关毒性。NSAIDs所致的并发症表现多样，可为恶心及食欲下降（据报道患病率高达50%～60%），也可为严重的消化系统并发症，如每年约有1.5%的服药者出现内镜可见的消化性溃疡（15%～30%的患者规律服用NSAIDs），合并出血或穿孔。据估测，美国每年NSAIDs诱导的消化道出血可使60 000～120 000患者住院治疗，NSAIDs相关的毒性可致高达16 000人病死。4%～5%的患者1年内进展至具有

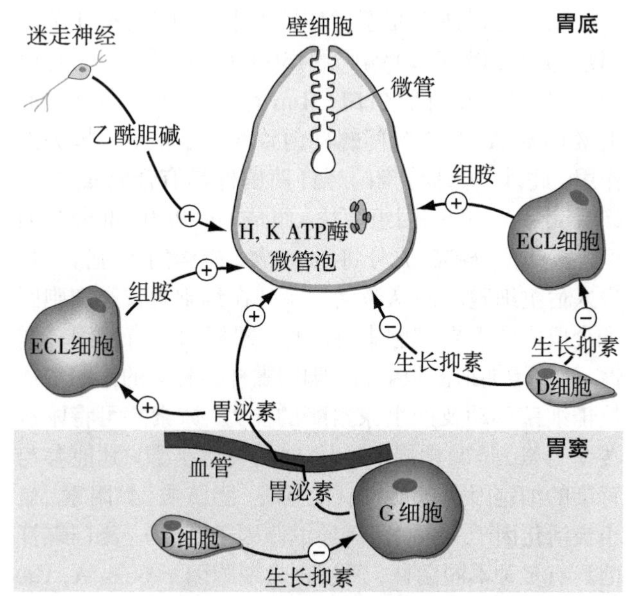

图14-7 幽门螺杆菌导致胃分泌功能异常的可能机制

D，生长抑素细胞；ECL，肠嗜铬样细胞；G，G细胞（选自 J Calam等：Gastroenterology 113：543，1997）

临床症状的消化性溃疡。但是消化不良等症状与NSAID导致的病理改变并不一致。超过80%合并严重NSAIDs相关并发症的患者之前并无消化不良。由于缺乏报警症状，识别NSAIDs服用者中出现并发症和病死的高危人群显得尤为重要。即使服用阿司匹林75mg/d也可能导致严重的消化道溃疡；因此，没有哪种NSAIDs剂量是完全安全的。已确定的高危因素包括高龄、既往消化性溃疡病史、同时使用糖皮质激素、大剂量NSAIDs，多种NSAIDs，同时使用抗凝药物、氯吡格雷、合并严重或多系统疾病。可能高危因素包括同时合并幽门螺杆菌感染、吸烟及饮酒。

②病理生理：前列腺素在维持胃十二指肠黏膜完整及修复方面发挥重要作用。因此，干扰前列腺素合成可能阻碍黏膜的防御及修复，进而通过系统机制导致黏膜损伤。动物实验已证明，胃微循环中的中性粒细胞在NSAID诱导黏膜损伤的启动阶段发挥重要作用。全身应用NSAIDs导致黏膜损伤的致病途径总结参见图14-9。

局部接触NSAIDs也可导致黏膜损伤。阿司匹林和很多NSAIDs药物为弱酸，在胃内酸性环境下为非电离的亲脂形式。在上述情况下，NSAIDs可穿过上皮细胞脂膜进入胞内变为电离形式，导致细胞损伤。口服NSAIDs可改变胃表面黏液层，使H^+及胃蛋白酶逆向扩散，导致上皮细胞进一步损伤。此外，肠溶性或缓释型也与消化性溃疡风险相关。

在PUD发生过程中，幽门螺杆菌及NSAIDs药物间存在复杂的相互作用。上述因素是PUD发生的独立及协同危险因素，可导致消化道出血等并发症，Meta分析支持以上结论。例如，根除幽门螺杆菌可降低高危患者或NSAID诱导中危患者出现消化系统并发症的可能性。

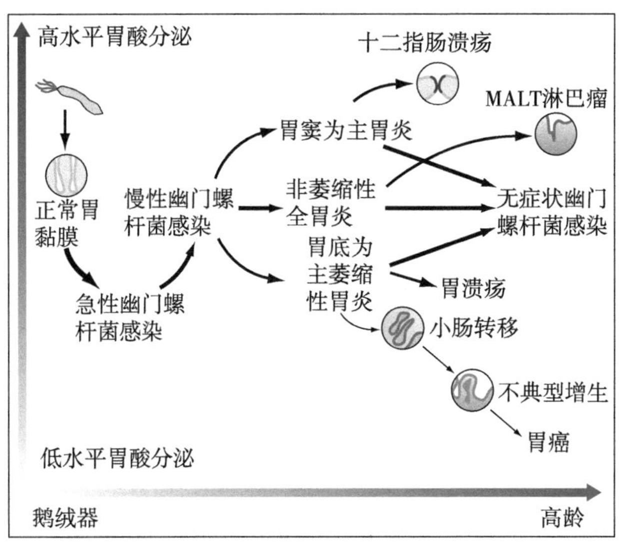

图14-8　幽门螺杆菌自然感染病程

获得S Suerbaum，P michetti使用许可，N Engl J Med 347：1175，2002

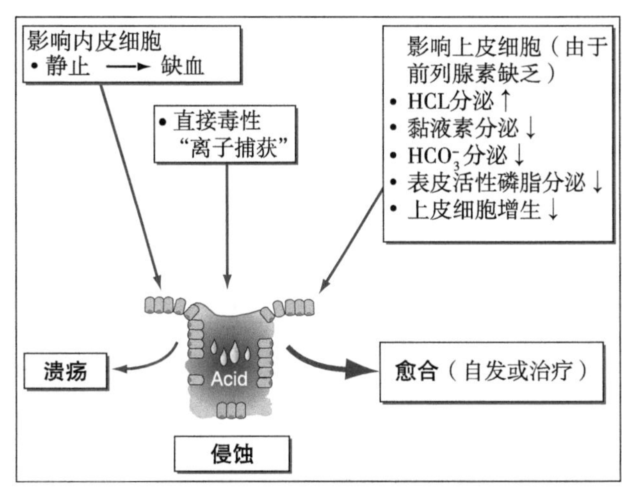

图14-9　NSAIDs诱导黏膜损伤的可能机制

选自J Scheiman等：J Clin Outcomes Management 3：23，1996. Copyright 2003 Turner White Communications,Inc.,www.turner-white.com. 获得使用许可

（5）与幽门螺杆菌及NSAIDs无关的酸性消化性疾病的致病因素

①吸烟与PUD发病相关：与非吸烟者相比，吸烟者更易患溃疡病，且吸烟降低治愈率，破坏治疗的应答，增加穿孔等溃疡相关并发症。溃疡更好发于吸烟者的具体机制尚不清楚。可能原因包括干扰胃排空、近端十二指肠碳酸氢盐产生减少、增加幽门螺杆菌感染风险、吸烟诱导有害黏膜自由基产生。遗传易感性可能在溃疡发生中发挥作用。DU患者一级亲属患病风险增加3倍；接触幽门螺杆菌以致感染可能是发病风险增加的主要原因。O型血及非分泌状态也是溃疡的遗传危险因素。幽门螺杆菌优先结合O抗原。曾认为心理压力与PUD发生相关，但有关心理因素与PUD发生关系的研究却得出相反结论。尽管PUD与某些个人性格（神经质）相关，但是同样个性也存在于非溃疡性消化不良（nonulcer dyspepsia，NUD）、其他功能性或器质性疾病患者中。

②饮食与消化性疾病相关：某些食物及乙醇饮料与消化不良相关，但目前尚无令人信服的研究表明溃疡形成与某种特定食物相关。某些慢性疾病与PUD密切相关：a.系统性肥大细胞增多症；b.慢性肺部疾病；c.慢性肾衰竭；d.肝硬化；e.肾结石；f.α-抗胰蛋白酶缺乏。可能与PUD相关疾病：甲状旁腺功能亢进；冠状动脉疾病；红细胞增多症；慢性胰腺炎。

③多种因素在PUD发病中发挥作用：其中两个主要因素是幽门螺杆菌感染及服用NSAID。与幽门螺杆菌或NSAIDs无关的PUD逐渐增加。其他不常见PUD病

因参见表14-1。因为幽门螺杆菌患病率逐渐降低，需要考虑上述致病因素。独立于刺激性或损伤性药物，消化性溃疡是黏膜防御/修复与危险因素间作用不平衡的结果。胃酸在黏膜损伤中发挥重要作用。

临床特点

1.病史　腹痛常见于包括DU和GU在内的消化系统疾病，但对提示DU或GU的价值有限。高达10%的NSAID诱导黏膜损伤患者可无前驱症状，但存在并发症（出血、穿孔和梗阻）。虽然相关性低，对怀疑消化性溃疡的患者进行仔细的病史询问和体格检查仍是疾病诊断的重要组成部分。

上腹部烧灼痛或绞痛可见于DU和GU。上述不适感也可描述为定位模糊的疼痛感或饥饿痛。DU引起的典型疼痛发生于饭后90min或3h，服用抗酸药或进食后可缓解。最具有辨识性的症状为患者因疼痛醒来（午夜至3：00之间），可见于2/3 DU患者。但是上述症状同样可见于1/3 NUD患者。GU患者疼痛特点可能与DU不同，GU引起的疼痛进食后加剧。恶心及体重下降更常见于GU患者。消化不良的患者行内镜检查，溃疡的发现率<30%。

消化性溃疡患者腹痛的发生机制不清楚。几种可能的假说包括酸诱导活化十二指肠化学受体，十二指肠对胆盐及胃蛋白酶敏感性增强，或胃十二指肠动力异常。

表14-1　非幽门螺杆菌和NSAIDs相关溃疡的病因

非幽门螺旋杆菌和非NSAID溃疡致病原因
感染
巨细胞病毒
单纯疱疹病毒
海尔曼螺杆菌
药物/毒物
双磷酸盐
化疗
氯吡格雷
可卡因
糖皮质激素（与NSAIDs同时使用）
霉酚酸酯
氯化钾
其他
骨髓增殖性疾病嗜碱性粒细胞增多
十二指肠梗阻（如环状胰腺）
浸润性疾病
缺血
放疗
结节病
克罗恩病
原发性高分泌状态

腹痛的强度及部位变化，恶心和（或）呕吐等伴随症状也有变化，这可能提示是溃疡并发症。消化不良进展为持续性，而且食物及抗酸药不能缓解，或放射至背部提穿透性溃疡（胰腺）。突发严重的全腹痛可能提示穿孔。恶心、进食后疼痛加剧或呕吐未消化食物提示胃出口梗阻。柏油便或咖啡渣样呕吐物提示出血。

2.体格检查　上腹部压痛是GU或DU患者最常见的阳性体征。20%的患者疼痛定位于正中线右侧。但是阳性体征的预测价值有限。体格检查在发现溃疡并发症方面具有重要价值。心动过速和直立性低血压提示存在继发于呕吐或消化道出血的脱水状态。腹部严重压痛及板状腹提示穿孔。振水音阳性提示胃内液体潴留，存在胃出口梗阻。

3.PUD相关并发症

（1）消化道出血：消化道出血是PUD最常见的并发症，发病率约为15%，在60岁以上患者中更为常见，病死率高达5%~10%。老年患者中发病率升高可能与老年人群更常服用NSAIDs有关。存在溃疡相关出血的患者中20%无任何前驱预警症状或体征。

（2）穿孔：穿孔是第二常见的溃疡相关的并发症，PUD患者中发病率为6%~7%。与出血类似，由于老年患者中NSAIDs服用更为普遍，所以穿孔更常见于老年患者。穿透是穿孔的一种，是指溃疡边缘累及邻近器官。DU更易向后穿透累及胰腺，导致胰腺炎；GUs易穿透累及肝左叶。胃结肠瘘与GUs相关。

（3）胃出口梗阻：胃出口梗阻发生于1%~2%溃疡患者中，是最不常见的并发症之一。患者可因环幽门区溃疡相关的炎症及水肿继发幽门出口相对梗阻。梗阻通常可随溃疡好转而缓解。也可因环幽门区瘢痕形成继发固定、机械性梗阻。机械性梗阻需要内镜（球囊扩张）或外科干预。机械性梗阻症状或体征可能隐匿进展。新发早饱、恶心、呕吐、餐后腹痛加重及体重减轻提示可能存在胃出口梗阻。

4.鉴别诊断　多种胃肠及非胃肠疾病与胃溃疡及十二指肠溃疡表现类似。上腹不适患者最常见的诊断为NUD。NUD，又称为功能性消化不良或原发性消化不良，是一组临床异质性疾病，主要表现为上腹部不适但无溃疡形成。消化不良可见于约30%的美国民众。60%因消化不良就诊的患者诊断评估阴性。NUD病因不明，幽门螺杆菌在NUD发生中的作用尚有争议。

其他可能出现“溃疡类似”症状的疾病包括近端胃肠肿瘤、胃食管反流、血管病、胰胆管疾病（胆绞痛、慢性胰腺炎）和胃十二指肠克罗恩病。

5.诊断评估　因为腹痛对胃十二指肠溃疡预测价值有限，而且多种疾病与溃疡的临床表现类似，因此临床医生常面临判断是否存在溃疡的情景。证明溃疡存在需要影像学（钡剂）或内镜检查。但是很大一部分临床症状提示溃疡的患者最终诊断为NUD；对既往体健且年龄<45岁的患者，在诊断评估前先行经验性治疗更为合适（参见第5章）。

上消化道钡剂造影仍是诊断溃疡的一线临床检查。单对比钡剂造影诊断DU敏感性为80%，双对比钡剂造影敏感性为90%。对小溃疡（<0.5cm）、存在陈旧性瘢痕、术后患者，钡剂诊断敏感性降低。DU表现为边界清晰的火山口状，多见于十二指肠球部（图14-10A）。GU可表现为良性或恶性疾病。典型良性GU表现为孤立的火山口状，放射状的黏膜皱襞起源于溃疡边缘（图14-10B）。>3cm或与肿物相关的溃疡多为恶性。不幸的是，影像学表现为良性GU的患者中，约8%经内镜或外科手段诊断为恶性病变。影像学研究显示，GU患者必须行内镜及活检随诊。

内镜是检查上消化道最为敏感和特异的手段（图14-11）。除了直视黏膜形态，内镜检查也可为黏膜损伤提供影像资料，进行组织活检除外恶性改变（GU）或幽门螺杆菌感染。内镜在发现影像学检查无法发现的小病变、评估非典型影像学异常或确定溃疡是否为出血灶方面很有价值。

简单讨论诊断幽门螺杆菌感染的方法（表14-2）。活检组织行尿素酶试验（Pylori Tek, CLOtest, Hpfast, Pronto Dry）的敏感性和特异性>90%~95%。也有非侵袭性检测手段。3种常规检测手段包括血清学检查、^{13}C或^{14}C尿素呼气试验、粪便幽门螺杆菌（Hp）抗原检查。尿Hp抗原、精确单克隆抗体粪便抗原检查似乎前景良好。

复杂或难治性PUD（参见“卓-艾”）患者偶尔需要行血清胃泌素及胃酸分析或假饲等特殊试验。幽门螺杆菌阴性的难治性PUD患者可能需要行阿司匹林或NSAIDs（血或尿）筛查试验。

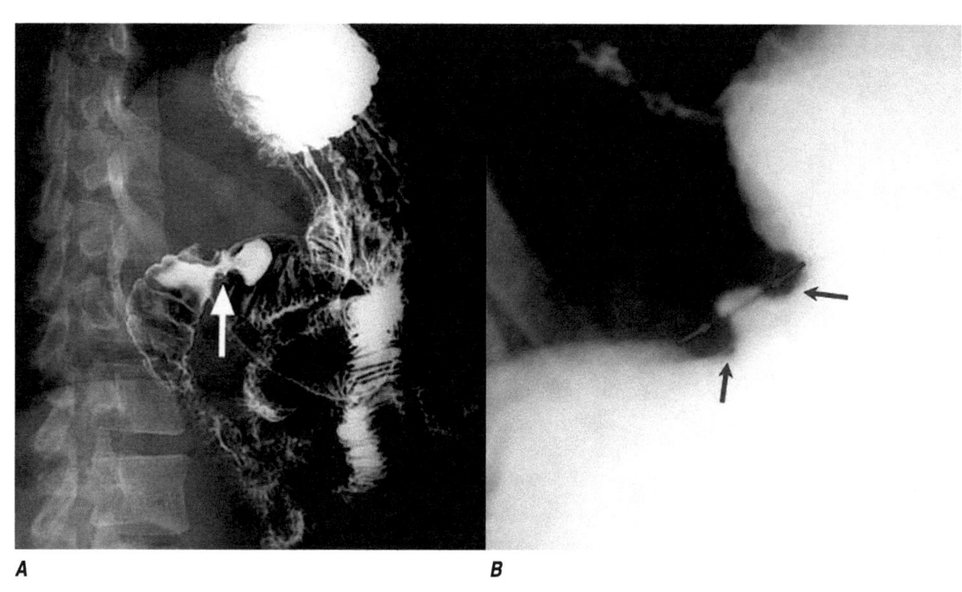

图14-10 钡剂造影

A.良性十二指肠溃疡；B.良性胃溃疡

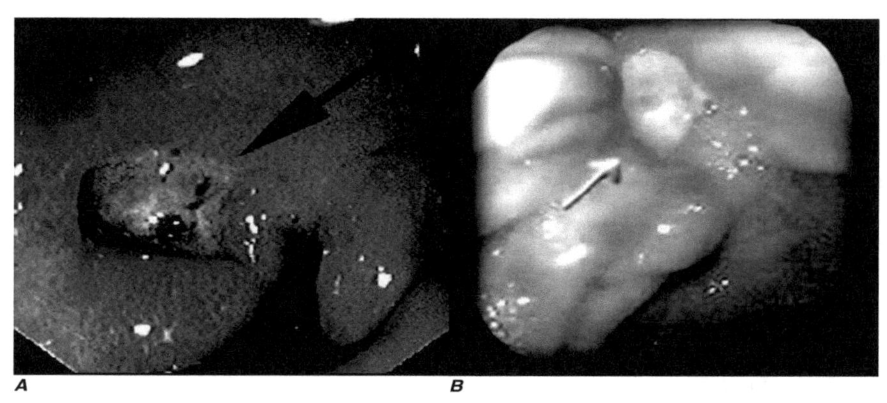

图14-11 消化内镜

A.良性十二指肠溃疡；B.良性胃溃疡

表14–2 幽门螺杆菌检测试验

试验	敏感性/特异性（%）	评价
侵袭性（需要内镜/活体组织）		
快速尿素酶试验	80～95/95～100	简单，近期使用PPIs及抗生素或铋剂假阴性
组织学	80～90/>95	需要处理病理及染色，提供组织结构信息
培养	–/–	耗时，费用高，依靠经验；可检测抗生素敏感性
非侵袭性		
血清	>80/90	便宜，方便，早期随诊无用
尿素呼气试验	>90/90	简单、快速；早期随诊有用；近期治疗假阴性（见快速尿素酶试验）；做^{14}C试验时接触低剂量放射线
粪便抗原	>90/90	便宜，方便，不为消除细菌但有希望

治疗 消化性溃疡

发现幽门螺杆菌之前，PUD治疗围绕Schwartz的格言“无酸无溃疡”展开。尽管酸分泌在PUD发病过程中有重要作用，但根除幽门螺杆菌/预防NSAID相关疾病是治疗的主流。治疗消化性溃疡疾病的常用药物参见表14–3。

1.酸中和/抑制药物

（1）抗酸药：在认识到组胺刺激壁细胞活动的重要作用之前，抗酸药中和泌酸是治疗消化性溃疡的主要方式。现在抗酸药很少作为主要的治疗药物，主要用于缓解患者消化不良的症状。最常使用的抗酸药是氢氧化铝与氢氧化镁的混合制剂。氢氧化铝可导致便秘和磷缺乏；氢氧化镁可导致溏便。很多常用的抗酸药（如美乐事、胃能达）同时含有氢氧化铝与氢氧化镁，以避免这些不良反应。含镁制剂不应用于慢性肾衰竭患者，可能导致高镁血症，而铝可能对上述患者产生慢性肾毒性。

碳酸钙及碳酸氢钠是强抗酸药，也有不同程度的问题。长期应用碳酸钙（胃内转化为氯化钙）可导致乳碱综合征（高钙血症、高磷血症，可能合并肾结石并进展为肾功能不全），碳酸氢钠可能导致全身碱中毒。

（2）H_2受体拮抗药：目前有4种药物（西咪替丁、雷尼替丁、法莫替丁及尼扎替丁）可供选择，而且药物结构与组胺具有共性。尽管每种药物效力不同，但是治疗剂量均可明显抑制基础及刺激性胃酸分泌。此外，若应用合适的剂量治疗，4种药物可实现相似的溃疡治愈率。现在这类药物经常用于治疗活动性溃疡（4～6周），与根除幽门螺杆菌的抗生素联合使用。

西咪替丁是第一个用于治疗消化性溃疡的H_2受体拮抗药。西咪替丁最初的推荐治疗剂量为300mg/d。后续试验证明睡前服用西咪替丁800mg治疗活动性溃疡，第4周治愈率为80%。西咪替丁可能有弱抗雄激素作用，可导致可逆性男性乳房增生和阳萎，多见于长疗程大剂量患者（如卓–艾综合征，数月或数年）。由于西咪替丁抑制细胞色素P450活性，长期使用华法林、苯妥英及茶碱等药物时需严密监测。其他报道的罕见的可逆性不良反应包括意识模糊，血清转氨酶、肌酐、血清催乳素升高。与西咪替丁相比，雷尼替丁、法莫替丁和尼扎替丁是药效更强的H_2受体拮抗药。每种睡前用药1次可用于预防溃疡，这是发现幽门螺杆菌及质子泵抑制药（PPIs）上市前的常见治疗方法。患者可能对H_2抑制药产生耐受性，在PPIs中罕见（下文讨论）。对等的夜间治疗剂量分别为雷尼替丁300mg，法莫替丁40mg，尼扎替丁300mg。

其他已报道的H_2受体拮抗药罕见的可逆性系统性毒性包括全血细胞减少、中性粒细胞减少、贫

表14–3 治疗消化性溃疡的药物

药物类型/机制	举例	剂量
抑酸药物		
抗酸药	胃能达、美乐事、抗胃酸钙片、盖胃平	100～140meq/L，餐后1～3h和晚睡前
H_2受体拮抗药	西咪替丁	400mg，2/d
	雷尼替丁	300mg，晚睡前
	法莫替丁	40mg，晚睡前
	尼扎替丁	300mg，晚睡前
质子泵抑制药	奥美拉唑	20mg/d
	兰索拉唑	30mg/d
	雷贝拉唑	20mg/d
	泮托拉唑	40mg/d
	埃索美拉唑	20mg/d
黏膜保护药		
硫糖铝	硫糖铝	1g，4/d
前列腺素类似物	米索前列醇	200μg，4/d
铋剂	水杨酸亚铋（BSS）	参见抗幽门螺杆菌治疗方案（表14–4）

血、血小板减少，发病率为0.01%～0.2%。西咪替丁及雷尼替丁（较小程度）可与肝细胞色素P450结合，但法莫替丁及尼扎替丁不会与之结合。

（3）质子泵（H^+, K^+-ATP）抑制药：奥美拉唑、埃索美拉唑、兰索拉唑、雷贝拉唑及泮托拉唑是苯并咪唑取代衍生物，可共价结合和不可逆性抑制H^+, K^+-ATP酶。埃索美拉唑是这类药物中的新成员，是奥美拉唑*S*对映异构体，是*S*型及*R*型两种同分异构体的外消旋混合物。这类药物是目前最强的酸抑制药。奥美拉唑及兰索拉唑是应用最久的PPIs。两种药物都有肠溶型胶囊和缓释型胶囊，在小肠pH6环境中发挥作用。兰索拉唑具有口腔崩解片型，有无水送服均可，适用于吞咽困难的患者，吸收动力学与胶囊型类似。已有兰索拉唑-萘普生复合制剂，旨在降低NSAID相关的胃肠损伤（下文讨论）。奥美拉唑具有与碳酸氢钠混合的非肠溶型颗粒制剂，可口服或经胃管给药。碳酸氢钠有两个作用：避免奥美拉唑被酸降解，促进快速胃碱化及后续质子泵活化，有利于PPIs快速发挥作用。泮托拉唑及雷贝拉唑有肠溶型药片。泮托拉唑有肠外剂型，可静脉给药。上述药物均为亲脂性；一旦进入壁细胞即被质子化，被困在管状囊泡及小管系统的酸性环境中。这些药物可抑制酸分泌全部环节。起效快，给药2～6h抑酸效力最大，抑制作用可持续72～96h。每日重复给药，观测累积抑酸效果，治疗1周后基础及促分泌素刺激胃酸分泌抑制率>95%。PPI半衰期约为18h，因此停药2～5d胃酸分泌可恢复正常水平。质子泵激活后上述药物才可起效，所以餐前给药可实现药效最大化［（奥美拉唑即刻释放型除外）如清晨早餐前］。服药患者中可观测到轻至中度高胃泌素血症。临床前研究在部分给药动物中可观察到类癌形成，但广泛经验治疗未观测到服药人群罹患胃类癌。停药1～2周血清胃泌素恢复正常水平。幽门螺杆菌阴性患者停用PPIs，可观察到反弹性胃酸高分泌。即使短期（2个月）应用也可发生，可持续至PPIs停药后2个月。机制为胃酸诱导分泌组胺的ECL细胞增生及肥大。上述观察结果的临床意义为患者停用PPI后胃食管反流（GERD）或消化不良症状可能加重。PPI缓慢减药并改用H_2受体拮抗药可能避免反弹性胃酸高分泌情况发生。幽门螺杆菌诱导炎症合并胃酸分泌减少应可以解释为什么幽门螺杆菌阳性患者中不出现反弹性胃酸高分泌。内因子（IF）合成同时被抑制，但是很少出现维生素B_{12}缺乏型贫血，可能是因为体内储存大量维生素。与其他导致胃酸明显减少的药物类似，PPI可能干扰酮康唑、氨苄西林、铁及地高辛等药物吸收。早期PPIs（奥美拉唑、兰索拉唑）可能抑制肝细胞色素P450。雷贝拉唑、泮托拉唑及埃索美拉唑与细胞色素P450系统降解的药物无明显相互作用。上述观察结果尚未经过全面临床验证。因此当茶碱、华法林、地西泮、阿扎那韦、苯妥英钠等药物与PPIs合用时应小心。长期抑酸特别是PPIs治疗增加社区获得性肺炎、社区及医院获得性艰难梭菌相关疾病的风险。上述观察结果需要进一步验证，但提醒临床工作者，对长期应用PPIs的患者，特别是老年人群需警惕肺炎或艰难梭菌感染。基于人群的研究发现，老年女性长期应用PPIs与发生髋部骨折有关。骨折发生的绝对风险低，但风险随抑酸治疗的时间及用药剂量的增加而增加。这项观察结果的发生机制尚不清楚，只有证实该观察结果后，才能推荐从抑酸治疗中获益的人群停药。PPIs对氯吡格雷抗血小板的作用产生负效应。尽管目前研究证据混杂而且不具备说服力，但观察到同时服用PPI和氯吡格雷的患者病死率略升高，心血管事件复发率有所上升。产生机制包括PPIs与氯吡格雷竞争细胞色素P450（CYP2C19）。是否PPIs类药物都具有上述特性尚未可知，但是至少理论上来讲，泮托拉唑与其他PPIs相比具有优势，但是这个结论还没有得到证实。鉴于阿司匹林及氯吡格雷普遍用于预防冠状动脉事件，而PPIs常用于预防消化道出血，因此药物相互作用与以上临床治疗密切相关。等待进一步明确PPI治疗对氯吡格雷药效影响的过程中，FDA已提出几种用药建议。从临床实践的角度，其他需要考虑的建议包括接受氯吡格雷及阿司匹林治疗，特别是合并消化道出血危险因素的患者，应该接受胃肠保护治疗。尽管认为高剂量H_2受体阻滞药也是一种选择，但是临床治疗效果不如PPIs。如果服用PPIs，则PPIs与氯吡格雷的给药时间应相差12h，避免两种药物竞争细胞色素P450一种方法是早餐前30min服用PPI，睡前服用氯吡格雷。目前尚无足够数据证明某种PPI明显优于其他同种药物。

新研发两种新配方酸抑制药：泰妥拉唑是一种含有咪唑并吡啶而非苯并咪唑环的PPI，非可逆性抑制质子泵。泰妥拉唑半衰期长于其他PPIs，在抑制夜间胃酸分泌方面可能效果更优，而夜间胃酸分泌与GERD密切相关。另一新型药物为钾竞争性酸泵阻滞药（P-CABs）。这类药物通过钾竞争性结合H^+, K^+-ATPase抑制胃酸分泌。

2.细胞保护制剂

（1）硫糖铝：硫糖铝是羟基被氢氧化铝和硫酸盐取代的蔗糖盐复合物。硫糖铝不溶于水，在胃及十二指肠内形成黏性浆液，主要结合在活动溃疡灶。硫糖铝通过下列机制发挥作用：作为物理化学屏障，结合EGF等生长因子促进营养性作用，促进前列腺素合成，促进黏液及碳酸氢盐分泌，促进黏膜防御及修复。硫糖铝毒性作用少见，最常见表现为便秘（2%~3%）。慢性肾功能不全患者避免使用硫糖铝，以免发生铝诱导肾毒性。偶有报道低磷血症及胃石形成。硫糖铝标准治疗剂量为1g，4/d。

（2）含铋制剂：威廉·奥斯勒爵士认为含铋制剂可用于治疗PUD。铋剂再次应用于治疗PUD是因为这类药物具有抗幽门螺杆菌作用。胶体次枸橼酸铋（CBS）及水杨酸亚铋（BSS，佩托比斯摩）是应用最为广泛的制剂。这些药物诱导溃疡愈合的机制尚不清楚。短期应用不良反应包括黑粪、便秘及舌色加深等。长期高剂量应用，特别是吸收良好的CBS可能导致肾毒性。上述药物是抗幽门螺杆菌方案用药之一（下文讨论）。

（3）前列腺素类似物：考虑到前列腺素维持黏膜完整性和黏膜修复中的核心作用，已研发稳定前列腺素类似物用于治疗PUD。这类快速吸收药物通过加强黏膜防御及修复能力发挥治疗作用。这类药物已观察到的最常见不良反应是腹泻（发病率10%~30%）。其他主要不良反应包括子宫出血和收缩；米索前列醇妊娠期妇女禁用，育龄期妇女服药前需了解潜在药物毒性。标准治疗剂量为200μg，2/d。

（4）其他药物：包括抗胆碱能药物和三环类抗抑郁药在内的很多药物曾用于治疗消化性溃疡，但是鉴于药物的毒性及已经研发的强效抗酸分泌制剂，上述药物已经很少或不再应用。

3.治疗幽门螺杆菌　临床工作者花费大量精力判断哪种幽门螺杆菌感染的个体需要接受治疗。经过多次共识会议达成的一致结论是凡是确诊PUD患者都应根除幽门螺杆菌感染。这与症状出现（是或不是首次发作）的时间、严重程度以及同时合并NSAIDs给药等混杂因素无关，与溃疡是否在缓解期无关。部分支持既往有明确PUD病史，幽门螺杆菌血清学检查或呼气试验阳性的患者也应接受治疗。超过50%胃MALT淋巴瘤患者根除幽门螺杆菌后实现肿瘤完全缓解。关于NUD患者是否应接受治疗以预防胃癌发生以及GERD患者是否需长期抑酸治疗仍存在争议。美国胃肠病学会指南推荐早期胃癌行切除治疗的患者应根除幽门螺杆菌感染。根除幽门螺杆菌是否可作为胃癌预防手段仍存在争议，但已有数据表明溃疡患者早期根除幽门螺杆菌有利于预防胃癌发生。

已评估多种药物在治疗幽门螺杆菌中的作用。没有任何一种单药可有效根除幽门螺杆菌。14d联合治疗可实现最佳治疗效果。尽管更短程（7~10d）的治疗很有吸引力，但治疗效果不如14d方案。最常用的治疗药物包括阿莫西林、甲硝唑、四环素、克拉霉素及铋剂。

PUD治疗目的为缓解临床症状（疼痛或消化不良），促进溃疡愈合，最终预防溃疡再发及溃疡并发症。了解幽门螺杆菌在消化性疾病中的作用可阻止疾病再发。已证实完全根除幽门螺杆菌的PUD患者溃疡复发率<10%~20%，与未根除幽门螺杆菌的GU患者59%复发率和DU患者67%复发率相比有明显下降。根除幽门螺杆菌可降低再发溃疡出血。细菌根除与溃疡穿孔之间的关系尚不清楚。

幽门螺杆菌推荐治疗方案参见表14-4。治疗方案选择受到下列因素的影响，包括药效、患者耐受性、存在抗生素抵抗以及药物费用。初始根除率应达到85%~90%。既往研究证明，双联治疗［PPI+阿莫西林，PPI+克拉霉素，枸橼酸铋雷尼替丁（Tritec）+克拉霉素］根除率<80%~85%，因此不予推荐。铋剂、甲硝唑及四环素联合治疗是第一个治疗幽门螺杆菌有效的三联治疗方案。两种抗生素与PPI及H_2受体拮抗药或铋剂联用可实现满意的根除率。联合抑酸治疗可早期缓解临床症状，可能有利于根除细菌。

尽管三联治疗有效，也存在不足之处，如：患者依从性差、药物引起的副作用。通过简化治疗方案提高患者依从性，患者每日仅需服药2次。更为简单（双联）和短程（7d和10d）的治疗方案不如14d三联治疗方案有效。有两种抗幽门螺杆菌治疗方案为预先包装好的剂型：Prevpac（兰索拉唑、克拉霉素、阿莫西林）和Helidac（BSS，四环素、甲硝唑）。

Prevpac的组分需每天服用2次，疗程14d；Helidac的组分中含有抑酸分泌剂（PPI或H_2受体阻断药）需每天服用4次，疗程最少为14d。

表14-4　根除幽门螺旋杆菌感染推荐治疗方案

药物	剂量
三联治疗	
1.水杨酸亚铋+甲硝唑+四环素[(1)]	2粒，4/d
	250mg，4/d
	500mg，4/d
2.枸橼酸铋雷尼替丁+四环素+克拉霉素或甲硝唑	400mg，2/d
	500mg，2/d
	500mg，2/d
3.奥美拉唑（兰索拉唑）+克拉霉素+甲硝唑[(2)]或阿莫西林[(3)]	20mg，2/d（30mg，2/d）
	250或500mg，2/d
	500mg，2/d
	1g，2/d
四联治疗	
奥美拉唑（兰索拉唑）	20mg（30mg）/d
水杨酸亚铋	2粒，4/d
甲硝唑	250mg，4/d
四环素	500mg，4/d

（1）替代选择：预先包装Helidac（参见正文）；（2）替代选择：预先包装Prevpac（参见正文）；（3）选用甲硝唑或阿莫西林，不可两药同时使用

20%～30%三联治疗人群中出现不良反应。铋剂可能导致黑粪、便秘或舌色加深。阿莫西林最严重的并发症是假膜性结肠炎，在患者中的发生率<2%。阿莫西林可导致抗生素相关腹泻、恶心、呕吐、皮疹及过敏反应。据报道四环素可引发皮疹，偶尔可导致肝毒性和过敏反应。

原不需要治疗的患者接受治疗需警惕耐药性菌株感染。抗生素耐药幽门螺杆菌的菌株类型和致病率世界各地有所不同。已出现甲硝唑、克拉霉素、阿莫西林及四环素耐药的菌株，其中阿莫西林及四环素耐药的菌株较为少见。抗生素耐药菌株是导致依从性良好患者治疗失败的最常见原因。但是细菌体外耐药并不能预测在患者体内会造成何种后果。不会常规进行幽门螺杆菌培养基敏感性试验。尽管30%北美菌株和80%发展中国家菌株甲硝唑耐药，三联耐药仍可有效治愈>50%耐药菌感染患者。在美国克林霉素耐药率为13%，阿莫西林耐药率<1%，阿莫西林与克拉霉素同时耐药<5%。

依从性良好患者三联方案治疗幽门螺杆菌失败通常是由于感染耐药菌。接下来应尝试四联治疗（表14-4），方案中克林霉素取代甲硝唑（或正相反）。泮托拉唑、阿莫西林与利福布丁联合治疗10d可有效（治愈率86%）治愈耐药菌感染患者。其他二线治疗方案包括左氧氟沙星为基础的三联方案（左氧氟沙星、阿莫西林、PPI）治疗10d，呋喃唑酮为基础三联治疗方案（呋喃唑酮、阿莫西林、PPI）三联方案治疗14d。但是对于两轮抗生素治疗失败的患者，目前尚无公认的推荐治疗方案。如果依从性良好患者未能根除细菌感染，需考虑行细菌培养及药敏试验。其他降低根除率的因素包括患者籍贯（亚洲东北地区比亚洲其他地区或欧洲发生率高）和吸烟。另外，Meta分析表明即使是最有效的治疗方案（包括PPI及铋剂、四环素、甲硝唑的四联方案和包括PPI及克拉霉素、阿莫西林的三联方案）也可能存在次优根除率（<80%），因此需要研发更为有效的治疗。

考虑到15%～25%接受一线治疗的患者仍可能存在幽门螺杆菌感染，因此需要研发新的治疗方案。一个很有前景的治疗方案为序贯治疗。这个方案包括5d的PPI和阿莫西林联合治疗，接下来为5d的PPI及替硝唑、克拉霉素联合治疗。初步研究证明，耐受良好患者中根除率>90%。需要在美国采取进一步研究证实上述结论和方案可行性。

美国幽门螺杆菌根除后再感染罕见（每年<1%）。如果结束治疗6个月内反复感染，最可能的解释是感染复发而非再次感染。

4.治疗NSAID相关胃或十二指肠损伤　NSAID相关黏膜损伤医疗干预包括治疗活动性溃疡以及预防进一步损伤。NSAID相关黏膜损伤推荐治疗方案和一级预防参见表14-5。理想情况下，停用NSAID是治疗NSAID相关活动性溃疡的第一步。如果不能停药，则换用其他抑酸制药（H_2受体阻断药、PPIs）。由于患者存在严重基础疾病，所以很多情况下不能停用NSAIDs。无论是否停用NSAIDs，只有PPIs可以治愈GUs或DUs。

一级预防方法包括避免使用NSAIDs，使用理论上有害作用小的NSAIDs和（或）同时进行医学治疗防止NSAID引起的损伤。部分非选择性NSAIDs制剂具有弱胃肠毒性，包括双氯芬酸、醋氯芬酸和布洛芬，高剂量治疗可消除药物的有益影响。米索前列醇（200μg，4/d）或PPI可用于NSAID相关溃疡的一级预防。尽管PPI是更优选择，高剂量H_2受体阻断药（法莫替丁，40mg，2/d）有可能可以预防内镜确诊的溃疡。塞来昔布与罗非昔布等高度选择性COX-2抑制药与标准NSAIDs相比，COX-2选择性抑制作用强100倍，引发的胃或十二指肠黏膜损伤与安慰剂类似；因增加心血管事件现已撤市。需要注意CLASS研究证明，同时使用低剂量阿司匹林可抵消塞来昔布预防消化道并发症的优势。因此，服用COX-2抑制药和阿司匹林预防治疗的个体需进行保胃治疗。大部分证明COX-2抑制药和PPIs对治疗胃肠道损伤有益的研究在中等风险人群中展开；尚不明确在高风险人群中是否可实现同等获益。例如，同时使用华法林和选择性COX-2抑制药消化道出血的发生率与使用非选择性NSAIDs相似。由于大部分COX-2抑制药撤市、低剂量阿司匹林可降低选择性COX-2抑制药有益作用以及越来越多使用阿司匹林预防心血管事件等因素的共同作用，已经显著改变同时使用NSAIDs时的保胃治疗。美国胃肠病学会公布的NSAIDs用药指南参见表14-6。无心血管事件发生风险的个体无须使用阿司匹林，也无胃肠道并发症风险，可应用非选择NSAID，无须同时接受保胃治疗。无心血管危险因素，但具有潜在高危胃肠道毒性（既往消化道出血或

表14-5　NSAID相关黏膜损伤推荐治疗

临床应用	推荐
活动性溃疡	
停用NSAIDs	H_2受体阻滞药或PPI
继续使用NSAIDs	PPI
预防治疗	米索前列醇
	PPI
	选择性COX-2抑制药
幽门螺杆菌感染	若存在活动性溃疡或消化性溃疡既往史根除感染

表14-6 NSAID治疗指南

	无/低NSAID消化道风险	NSAID消化道风险
无心血管风险（无阿司匹林）	传统NSAID	考昔类药物或传统NSAID+PPI或米索前列醇，考虑非NSAID治疗
心血管风险（考虑阿司匹林）	传统NSAID+PPI或米索前列醇，若存在胃肠道风险考虑胃肠保护治疗	若使用传统NSAID，需加用胃保护制药
	考虑非NSAID治疗	考虑非NSAID治疗

多消化道危险因素）的个体谨慎使用选择性COX-2抑制药，推荐同时使用米索前列醇或高剂量PPI治疗。中等消化道风险而无心脏风险的个体可采用COX-2抑制药单药治疗或非选择NSAID联合米索前列醇或PPI。合并心血管风险需要小剂量阿司匹林治疗的个体，具有较低发生NSAID所致毒性的风险，可考虑非NSAID制剂，如有必要可使用传统NSAID联合保护胃治疗。对于同时存在消化道和胃肠道风险需要阿司匹林治疗的个体，可考虑非NSAID治疗，若治疗不可实现，可考虑保护胃治疗联合任何一种类型NSAID。任何患者，无论风险高低，若考虑行长期传统NSAID治疗，应行幽门螺杆菌相关检查，若检查阳性则行对应治疗。

5.*方法和治疗：总结* 消化不良患者最佳治疗方案仍存在争议（参见第5章）。发现幽门螺杆菌以及其在溃疡发生中的作用向方程式中增加新的变量。先前，如果年龄<50岁患者出现消化不良，且无报警症状或体征提示溃疡并发症或恶性病变，通常推荐的经验性治疗为抑酸治疗。尽管今天这个方案部分人仍在使用，如今更为推崇的消化不良治疗方案参见图14-12。咨询胃肠病学家是否需要内镜检查，若内镜阴性后续临床评估和治疗如何进行。

一旦确诊溃疡（GU或DU），接下来需要判断是否与幽门螺杆菌或NSAID有关。若存在幽门螺杆菌，不论是否与NSAID有关，推荐14d三联治疗方案，序贯抑酸治疗（H_2受体拮抗药或PPIs）4～6周。患者是否需要根除幽门螺杆菌（抗生素治疗结束至少4周细菌才可完全根除）是一个仍存在争议的问题。明确细菌是否根除的试验为尿素呼气试验（UBT）。粪便抗原学检查也可适于判断治疗效果，但与粪便抗原检查进行初步诊断相比，现尚无完整数据决定治疗效果的界值，特别是患者生活在幽门螺杆菌流行率比较低的地区。如果不能行UBT，明确是否根除幽门螺杆菌则需考虑粪便抗原试验，当然未来应开展更为深入的研究。患者行UBT或粪便抗原学检查判断治疗效果时应已停用抗酸分泌药物。血清学检查不适合明确诊断是否已根除幽门螺杆菌，因为抗体滴度下降缓慢，最终很难降低至可探测水平之下。判断治疗效果有两种方法：①只在病程复杂或体质较弱或合并多系统疾病溃疡复发预后不良的患者中评估是否根除幽门螺杆菌；②检测所有成功根除幽门螺杆菌的患者。部分研究推荐复杂溃疡或体质较弱的患者应行长期抑酸治疗，因此，是否需要评估已根除幽门螺杆菌尚存在争议。面对这种临床实践中的分歧，最好和患者详谈可选的所有方案。

由于某些原因治疗GU和DU方法有所不同，特别是有恶变潜能的胃体及胃底部溃疡。GU一开始就应取多块活组织检查，即使肿瘤学检查阴性，8～12周后应重复内镜检查明确溃疡是否愈合，若溃疡仍存在则要取活组织检查。约有70%明显愈合（通常非完全）的GU发现恶性改变。

绝大部分（>90%）GUs和DUs采用上文提到的常规治疗方法可治愈。GU治疗12周或DU治疗8周后仍不愈合，应考虑诊断难治性溃疡。如果已排除依从性不良和持续幽门螺杆菌感染，接下来需除外有无无意或偷偷使用NSAID。另外必须戒烟。对GU而言，必须谨慎排除有无恶性可能。接下来考虑有无ZES（参见“卓-艾综合征”）或原发性高胃酸分泌状态，看通过胃酸分析除外。尽管部分患者存在不明原因高胃酸分泌导致难治性溃疡，行饥饿胃泌素或分泌素刺激试

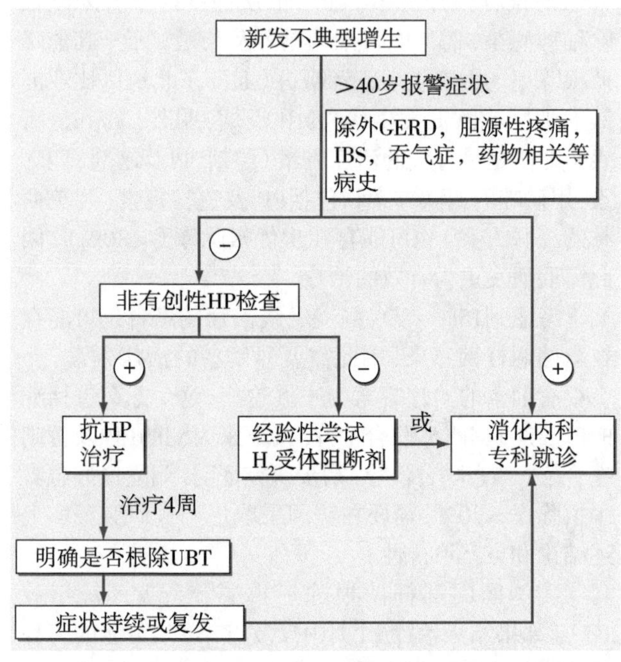

图14-12 新发不典型增生治疗流程图

HP，幽门螺杆菌；UBT，尿素呼气试验；IBS，肠易激综合征.（选自BS Anand and DY Graham：Endoscopy 31：215，1999.）

验（下文讨论）除外ZES。超过90%难治性溃疡（DUs或GUs）经过8周高剂量PPI（奥美拉唑 40mg/d；兰索拉唑 30～60mg/d）治疗后都可痊愈。较高的治疗剂量可有效维持缓解状态。难治性溃疡治疗中可考虑外科干预，但外科手术前应先排除其他可导致难治性溃疡的罕见因素。通过胃或十二指活组织检查可确定的罕见病因包括贫血、克罗恩病、淀粉样变、结节病、淋巴瘤、嗜酸细胞性胃肠炎或感染［巨细胞病毒（CMV），结核或梅毒］。

6.外科治疗　PUD外科干预可分为药物难治性溃疡的择期干预或溃疡相关并发症所致紧急/急诊干预。利用药物或内镜手段治疗消化疾病及其并发症已明显降低利用外科手段治疗消化性疾病。难治性溃疡罕见。外科手术更常用于治疗溃疡相关并发症。

出血是最常见的溃疡相关并发症，可发生于15%～25%的患者中。出血可发生在任何年龄段，但多见于老年患者（60岁或更老）。大部分患者出血可自行止血，但部分患者需要内镜治疗（参见第12章）。PPI肠外和经口可降低已接受内镜治疗患者发生溃疡再出血。内镜治疗无效或内镜治疗困难的患者需要外科干预（约5%需要输血的患者）。

游离腹膜穿孔见于2%～3%的DU患者。与出血类似，超过10%的患者无溃疡前驱症状。10%穿孔患者可能同时合并消化道出血，病死率随之提高。消化性溃疡特别是后壁DU可穿透至邻近器官，如胰腺、结肠、肝或胆管树。

2%～3%的患者幽门管或DUs可致胃出口梗阻。梗阻原因可能是慢性瘢痕形成或由于炎症和（或）幽门痉挛水肿所致动力异常。患者可表现为早饱、恶心、呕吐未消化食物、体重减轻。若认为功能性梗阻可逆，可采取鼻胃管吸引、静脉补液/营养及抑酸分泌药物等非手术治疗方法。若机械性梗阻持续，则内镜球囊扩张更为有效。若上述治疗方法失败，需考虑外科干预。

（1）十二指肠溃疡手术治疗：外科治疗旨在降低胃酸分泌。常见手术方式包括①迷走神经切断术和引流（幽门成形、胃十二指肠吻合术或胃空肠吻合术）；②高度选择性迷走神经切断术（无须引流）；③迷走神经切断术及胃窦切除术。具体选择哪一种手术方式与背景因素有关，包括择期或急诊、十二指肠溃疡程度和范围及外科医师的经验。此外，倾向于选择创伤少，尽可能保持解剖结构的术式。

迷走神经切断术是以上3种术式的共同部分，通过减少胃胆碱能神经冲动抑制胃酸分泌。迷走神经干切断术和选择性迷走神经切断术（保留腹腔干支和肝支）都可有效降低基础胃酸分泌（BAO，降低85%）和最大胃酸分泌（MAO，降低50%），但是都可导致胃无力症。为弥补迷走神经切断术引起的胃动力异常，幽门成形术和胃十二指肠吻合术后均需引流。这项操作并发症发生率中等，可致10%溃疡复发率。为了实现胃肠动力异常最小化，出现了高选择性迷走神经切断术（又被称为壁细胞、超高选择或近端迷走神经切断术）。只切断支配含有壁细胞部分的胃的迷走神经，调控胃动力的神经纤维保持完整。尽管迷走神经切断术可致基础及刺激性胃酸分泌量即刻下降，但随时间推移胃酸分泌逐渐增多。术后第1年，基础及刺激性胃酸分泌分别可达术前水平的30%和50%。尽管高选择性迷走神经切断术整体并发症发生率是3种术式最低的，但是溃疡复发率较高（≥10%）。

迷走神经切断术联合胃窦切除术溃疡复发率最低（1%）但并发症发生率最高。胃窦切除旨在消除胃泌素，一种刺激胃酸分泌的物质。胃窦切除后两种常用吻合方式为：胃十二指肠吻合术（毕尔罗特Ⅰ式）或胃空肠吻合术（毕尔罗特Ⅱ式），见图14-13。与毕尔罗特Ⅱ式相比，更倾向于选择毕尔罗特Ⅰ式，但术后严重十二指肠炎症或瘢痕形成影响手术效果。前瞻性随机研究证实部分胃切除术后行鲁氏Y形吻合术重建，其临床、内镜及组织学效果均优于毕尔罗特Ⅱ式重建。

3个术式中，高选择迷走神经切断术可作为择期

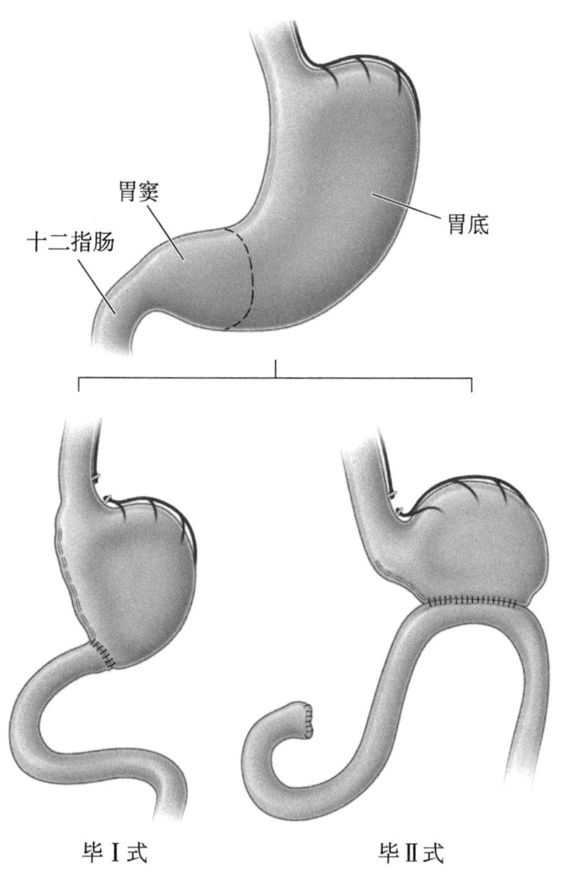

图14-13　毕Ⅰ式和毕Ⅱ式示意图

手术术式的一种选择，除外溃疡高复发情况（幽门前溃疡和药物难治性溃疡）。在上述情况下，可能选择迷走神经切断术联合胃窦切除术更为合适。

3种术式可通过传统标准腹腔镜手术实现。腹腔镜手术出现使得多个团队成功进行高选择性迷走神经切断术、迷走神经干切断术/幽门成形术和迷走神经干切断术/胃窦切除术。腹腔镜手术治疗PUD案例逐渐增多。对经验丰富的外科医师而言，可利用腹腔镜修复溃疡穿孔，与开腹手术相比，尽管手术时间较长但可降低术后疼痛。此外，两种手术方法的术后并发症或住院时间无明显差异。

（2）胃溃疡手术治疗：GU位置及同时存在DU提示需外科治疗。胃窦切除术（包括溃疡）及毕尔罗特Ⅰ式吻合是胃窦溃疡治疗方案之一。迷走神经切断术仅适用于同时合并DU。尽管提出溃疡切除、迷走神经切断术及引流，但是考虑到术后溃疡高复发率，临床并不十分推荐以上术式。食管胃交界处溃疡需要更为彻底的治疗方法，即胃次全切及鲁氏Y形食管胃空肠吻合（Csende术式）。体弱的高危GU患者可采用较为温和的术式，包括胃窦切除术，术中溃疡活体组织检查及迷走神经切断术（Kelling-Madlener术式）。这种术式溃疡复发率约30%。

（3）手术相关并发症：PUD术后并发症通常与术中解剖改变程度有关。最小的解剖改变（高选择迷走神经切断术）与高溃疡复发率及较轻胃肠道功能紊乱有关。更为激进的术式术后溃疡复发率较低，但胃肠功能异常发生率较高。整体而言，与以上手术相关的发病率和病死率均较低。与迷走神经切断术和胃窦切除术或幽门成形术相关的发病率≤5%，病死率约为1%。高选择迷走神经切断术的发病率和病死率更低，分别为1%和0.3%。

除了腹内操作早期并发症（出血、感染和血栓栓塞）外，也可有胃瘫、十二指肠残端瘘和输出襻梗阻。

①复发性溃疡：溃疡复发率与手术操作直接相关。部分胃切除术后溃疡复发多见于吻合口（吻合口溃疡或边缘性溃疡）。最常见主诉为上腹痛（>90%）。疼痛严重性和持续时间通常重于术前DUs。

溃疡可能复发原因包括不完全迷走神经切断、未充分引流、残留胃窦，以及持续或复发幽门螺杆菌感染等少见原因。术前应排除ZES。如果一开始是因NSAID诱导溃疡行手术治疗，术后偷偷服用NSAID是复发性溃疡的常见原因。一旦病因排除幽门螺杆菌及NSAID，接下来需要排除不完全迷走神经切断或残留胃窦。就后者而言，饥饿血清胃泌素水平可帮助诊断。如果水平升高，需要考虑残留胃窦或ZES（下文讨论）可能。胃酸分析结合假饲试验可除外不完全迷走神经切断可能。假饲试验中，患者看到、闻到和咀嚼食物（不能吞咽），然后测量对应胃酸分泌水平。头期胃酸分泌经由迷走神经介导，可以用假饲试验评估。假饲过程中胃酸分泌增多提示迷走神经完整。假饲30min内血清胰多肽上升>50%提示迷走神经完整。

H_2受体阻断药可治愈70%～90%患者的术后溃疡。尚未充分评估PPIs在术后溃疡人群的药效，使用PPI人群溃疡愈合率可能高于使用H_2受体阻断药人群。小部分患者对积极药物治疗无反应，可能需要重复手术（完全迷走神经阻断术，部分胃切除术）治疗。

②输入襻综合征：部分胃切除术联合毕尔罗特Ⅱ式吻合患者中可能发生两种输入襻综合征。两者中更常见的一种是由于胃肠蠕动缓慢导致输入襻内细菌过度生长。患者可能表现为餐后腹痛、腹胀、腹泻，同时伴有脂肪及维生素B_{12}吸收不良。抗生素难治性病例可能需要外科切除输入襻。另一种较少见的输入襻综合征表现为餐后20～60min出现剧烈腹痛和腹胀。腹痛后出现恶心、呕吐，呕吐物中含有胆汁。呕吐后腹痛和腹胀可能缓解。这种临床表现的理论解释为输入襻部分梗阻，胆汁及胰腺分泌物引流不完全。饮食调理难以缓解的患者可考虑外科治疗。

③倾倒综合征：倾倒综合征包括一系列血管舒缩和胃肠道症状及体征，出现于已行迷走神经切断术和引流（特别是毕式术式）的患者。可分为早期倾倒综合征和晚期倾倒综合征。早期倾倒综合征发生在餐后15～30min，临床表现包括腹部痉挛不适、恶心、腹泻、嗳气、心跳过速、心悸、出汗、头晕以及偶见晕厥。上述临床症状和体征是由于高渗性胃内容物过快排入小肠，导致大量液体进入肠腔，导致血浆容量减少及急性肠道扩张。理论上认为，血管活性胃肠道激素（血管活性小肠多肽、神经紧张素、胃动素）的释放在早期倾倒综合征中发挥作用。

典型晚期倾倒综合征发生在餐后90min至3h，以血管舒缩症状（头晕、出汗、心肌、心动过速和晕厥）为主。晚期倾倒综合征继发于过量胰岛素分泌所致低血糖。

倾倒综合征常见于富含简单糖类（特别是蔗糖）和高渗性食物的餐后。进食大量液体也可能发生倾倒综合征。50%迷走神经切断和引流术后患者可出现不同程度倾倒综合征。临床症状和体征随时间推移逐渐好转，但1%患者倾倒综合征症状严重且持久。

改变饮食结构是治疗倾倒综合征的基础。少量多餐（6顿）、避免简单糖类和餐间进食液体在治疗倾倒综合征方面十分重要。止泻药和抗胆碱能制剂辅助饮食治疗。瓜尔胶和果胶增加肠腔内容物黏性，可能有益于临床症状明显的个体。阿卡波糖是一种α-葡萄糖苷酶抑制药，可延缓糖类的消化，在治疗晚期倾倒综合征方面发挥一定作用。生长抑素类似物奥曲肽成功治疗饮食改变无效的倾倒综合征患者。奥曲肽皮下给药（50μg，3/d），根据临床反应进行滴定。长效型奥曲肽可每28天给药1次，与短效型相比临床症状缓解更为满意。此外，应用长效型奥曲肽患者的体重增加和生活质量优于短效剂型组。

④迷走神经切断术后腹泻：约10%患者迷走神经切断术后的腹泻需要临床干预。这种并发症最常见于迷走神经干切断术后。患者主诉通常为餐后1～2h间断腹泻，偶尔腹泻严重且症状持续。这是由于中断迷走神经对肠道调控导致胃肠道动力异常。其他导致腹泻的因素包括营养物质吸收减少（下文讨论），胆酸分泌增多以及促进分泌的胃肠因子释放增多。常使用地芬诺酯或洛哌丁胺控制临床症状。考来烯胺是一种胆盐结合剂，可用于腹泻严重病例。部分患者中手术逆转一段10cm结肠可明显缓解临床症状。

⑤胆汁反流胃病：少数部分胃切除术后出现腹痛、早饱、恶心、呕吐的患者残胃黏膜红斑可能是唯一的阳性发现。胃黏膜组织病理学检查提示炎症较轻，但存在上皮细胞损伤。这类临床症状可归为胆汁或碱性反流性胃病/胃炎。尽管认为胆汁反流是造成这种疾病的病因，但发生机制尚不清楚。促肠动力药、考来烯胺及硫糖铝对疾病治疗有效。严重难治性案例应行^{99m}Tc-HIDA核素扫描试验以明确有无碱性反流或行碱性激发试验。碱性激发试验是向患者胃内注入0.1N NaOH以重现临床症状。严重病例可采用包含长（50～60cm）Roux支的鲁氏Y形胃空肠吻合术，外科改道使胰胆分泌远离残胃。胆汁呕吐的症状得以改善，但50%患者中早饱和腹胀症状持续存在。

⑥消化不良与吸收不良：部分胃切除术后60%患者出现体重下降。体重下降的主要原因是经口进食减少。也可发生轻度脂肪泻。消化不良/吸收不良原因包括胃酸分泌减少、胃排空加快、食物胃内分散减少、肠腔内胆汁浓度降低、胰腺对进食分泌反应下降及肠传输加快。

部分胃切除术后血清维生素B_{12}水平降低。由于胃窦切除术壁细胞（合成内因子）基本无损伤，所以维生素B_{12}水平下降通常与内因子缺乏无关。维生素B_{12}下降可能是因为细菌过度生长竞争维生素或胃酸过少不能将维生素从蛋白结合形式中分离出来。

缺铁性贫血可能是由于毕尔罗特Ⅱ式胃空肠吻合患者对食物中的铁吸收异常造成。这类患者铁盐吸收能力正常，因此可以通过口服补铁剂治疗。这些患者中贫血可合并叶酸缺乏。叶酸缺乏继发于吸收减少或进食减少。

部分胃切除术和胃空肠吻合术（毕尔罗特Ⅱ式）后维生素D及钙吸收不良可导致骨质疏松和骨软化。骨软化是一种晚期并发症，发生于约25%部分胃切除术后患者。接受胃部手术的男性患者术后骨折发生率是对照人群的2倍。需要经过数年时间X线检查才能发现骨密度降低。骨软化患者临床表现为碱性磷酸酶升高、血清钙下降、骨痛和病理性骨折。骨软化患者中上述临床症状发生率高，可通过补充维生素D和钙纠正临床症状。女性患者中的对症治疗尤为重要。

⑦胃腺癌：胃切除术后15年胃残端腺癌发生率增加。术后20～25年胃腺癌发生率增加4～5倍。胃癌发生机制不清楚，可能与碱性反流、细菌增生或胃酸分泌较少有关。内镜筛查的效果尚不明确，很多指南不推荐内镜筛查。

相关疾病

卓-艾综合征

严重消化性溃疡继发于胃酸高分泌状态，高酸状态是由于非β细胞内分泌肿瘤（胃泌素瘤）的胃泌素释放不受调控，以上为卓-艾综合征（ZEZ）的主要临床特点。典型ZES表现为严重的难治性溃疡，只有全胃切除才可能改善生存率。现如今通过外科手段可治愈约30%的患者。

［流行病学］　PUD患者中ZES的发生率为0.1%～1%。男性较女性常见，大部分患者年龄集中在30～50岁。胃泌素瘤为散发肿瘤（更为常见），与Ⅰ型多发性内分泌肿瘤（MEN）（下文讨论）有关。广泛使用PPI导致患者胃泌素瘤筛查率降低、诊断延迟、ZES假阳性诊断升高。

［病理生理］　自主分泌肿瘤导致高胃泌素血症是ZES临床表现的主因。胃泌素通过作用于壁细胞胃泌素受体和诱导ECL细胞释放组胺刺激胃酸分泌。胃泌素促进胃上皮细胞肥大。长期高胃泌素血症通过刺激壁细胞和壁细胞体积增加导致胃酸分泌明显增加。胃酸分泌增加导致消化性溃疡、糜烂性食管炎及腹泻。

［肿瘤分布］　尽管早期研究提示大部分胃泌素瘤位于胰腺，但是还有相当比例胃泌素瘤位于胰腺外。超过80%胃泌素瘤位于胃泌素瘤三角内（三角上方为胆囊及胆总管，下方为十二指肠第二段与第三段连接处，内侧为胰颈和胰体连接处）。十二指肠肿瘤是最常见的非胰腺病变，50%～75%的胃泌素瘤位于此处。十二指肠肿瘤较小，生长缓慢，转移可能性小于胰腺病变。较少见的胰外位置包括胃、骨、卵巢、心脏、肝及淋巴结。超过60%肿瘤为恶性病变，超过30%～50%

的患者就诊时已有多发病变或远处转移。组织学方面，胃泌素合成细胞分化良好，表达内分泌肿瘤典型标志物（嗜铬粒蛋白、神经特异性烯醇酶）。

［**临床表现**］ 胃酸分泌增加导致ZES相应的临床症状和体征。消化性溃疡是最常见的临床表现，见于超过90%的胃泌素瘤患者。早期临床表现和溃疡位置（十二指肠球）与普通PUD无明显差别。以下情况下提示考虑胃泌素瘤：少见位置的溃疡（十二指肠第二段和远端）、标准药物治疗难以治愈的溃疡、抗酸手术后溃疡再发、溃疡伴明显并发症（出血、梗阻和穿孔），或与幽门螺杆菌感染或服用NSAID无关的溃疡。2/3的ZES患者出现食管来源临床症状，临床表现多样，既可仅表现为轻度食管炎，也可表现为合并食管狭窄和Barret黏膜的明显溃疡。

腹泻是次常见的临床症状，见于约50%的患者。尽管腹泻常合并消化性溃疡，但也可独立于溃疡单独出现。多因素共同作用产生腹泻，包括小肠容量明显超负荷，酸作用下胰酶失活，酸损伤肠黏膜上皮细胞。上皮细胞损伤可导致轻度消化不良和吸收不良。腹泻还有分泌因素作用其中，主要是由于胃泌素对肠细胞的直接刺激作用，或肿瘤共分泌血管活性肠肽等激素。

25%的胃泌素瘤患者同时合并MEN1（参见第52章）。MEN1是常染色体显性疾病，主要涉及以下3个器官：甲状旁腺（80%～90%）、胰腺（40%～80%）及垂体（30%～60%）。MEN1的基因缺陷位于11号染色体长臂（11q11–q13）。钙刺激胃酸分泌，MEN1患者可表现为甲状旁腺功能亢进和高钙血症，对溃疡疾病发生产生直接影响。胃泌素瘤患者通过甲状旁腺切除术缓解高钙血症，从而降低胃泌素水平，减少胃酸分泌。胃泌素瘤合并MEN1患者另一个突出特点是胃类癌发生率较高（与散发胃泌素瘤患者相比）。与合并散发ZES患者相比，胃泌素瘤体积较小、多发，位于十二指肠壁。确立MEN1诊断不仅为患者及其家人提供遗传咨询，而且推荐外科手段治疗。

［**诊断**］ 若考虑患者可能患有ZES，疾病评估第一步是评估饥饿胃泌素水平。一系列临床表现提示诊断ZES参见表14–7。饥饿胃泌素水平通常<150pg/ml。而所有胃泌素瘤患者胃泌素水平>150～200pg/ml。重复测量饥饿胃泌素以明确临床诊断。

多种情况可致饥饿胃泌素水平升高：胃酸分泌减少或胃酸缺乏（最常见），合并/不合并恶性贫血；残留胃窦；G细胞增殖；胃出口梗阻；肾功能不全；广泛小肠梗阻；存在类风湿关节炎、白癜风、糖尿病或嗜铬细胞瘤等情况。胃酸引起负反馈，抑制胃泌素分泌。胃酸分泌减少导致负反馈通路失效，最终导致高胃泌素血症。因此抗胃酸分泌剂治疗消化性溃疡和消化不良患者的胃泌素水平升高。幽门螺杆菌感染可导致高胃泌素血症。尽管饥饿胃泌素水平大于正常参考值10倍高度提示ZES，仍有2/3的患者胃泌素水平与上文提到的较常见疾病的胃泌素水平存在重叠。

表14–7 何时测定空腹血清胃泌素

多发溃疡
非常见部位溃疡；严重食管炎相关溃疡；治疗无效，多次复发的溃疡；与服用NSAID或幽门螺杆菌感染无关的溃疡
等待外科治疗的溃疡患者
广泛消化性溃疡家族史
术后溃疡复发
基础高胃酸分泌
不能解释的腹泻或脂肪泻
高钙血症
胰岛、垂体或甲状旁腺肿瘤家族史
胃或十二指肠皱襞明显

下一步胃泌素瘤生化诊断是评估胃酸分泌。如果胃酸分泌量降低无须进一步检查。如果胃酸分泌量正常或上升，需要进一步检查。12%普通PUD患者胃酸水平与胃泌素瘤类似。基础胃酸排量/最大胃酸排量（BAO/MAO）比值>0.6高度提示ZES，但比值<0.6不能排除诊断。美国不能检测五肽胃泌素，因此不能测量MAO。已开发利用内镜手段测量胃酸分泌量，但是有待进一步验证。若检测胃酸分泌量的技术不可行，基础胃pH≥3通常可除外胃泌素瘤。

胃泌素激发试验用于区分导致高胃泌素血症的不同病因，这项试验对那些不确定的酸分泌研究尤为有用。这类试验包括促胰液素刺激试验和滴注钙试验。诊断胃泌素瘤最敏感和特异性的试验是促胰液素刺激试验。促胰液素注射15min内胃泌素上升≥120pg诊断ZES的敏感性和特异性均>90%。PPI引起胃酸分泌减少或胃酸缺乏可导致促胰液素试验假阳性，因此试验开始前必须停药1周。

钙滴注试验敏感性和特异性较促胰液素试验差，若同时行钙滴注试验使得研究更为烦琐而且增加不良反应风险，所以若患者临床特点高度提示ZES，一般很少再行钙滴注试验。但是促胰液素刺激试验不能确诊ZES。

［**肿瘤定位**］ 一旦生化检查明确诊断ZES，接下来应定位肿瘤。多种影像学检查可帮助诊断肿瘤位置（表14–8）。不同研究者成功率不同，得出的检查敏感性范围较大。超声内镜允许高分辨率（<5mm）胰腺成像。超声内镜在除外胰腺小肿瘤和评估病变是否累及周围淋巴结和血管方面特别有用，但是在发现十二指肠病变方面不是特别敏感。几种内分泌肿瘤表达生长抑素细胞表面受体。通过检测稳定生长抑素类似物^{111}In–

表14-8 卓-艾综合征影像检查敏感性

检查	敏感性（%）	
	原发胃泌素瘤	转移胃泌素瘤
超声	21~28	14
CT扫描	55~70	>85
选择性血管造影	35~68	33~86
门静脉采样	70~90	N/A（不适用）
选择性动脉注射促胰液素	55~78	41
MRI	55~70	>85
奥曲肽显像	67~86	80~100
超声内镜	80~100	N/A（不适用）

pentreotide（奥曲肽显像）摄取情况定位肿瘤，敏感性和特异性>85%。

超过50%患者诊断时已发生转移，需要将治疗重点由有效抑制高胃酸分泌转移至提供外科治疗。在基础理念的改变中，发现肿瘤原发灶及除外转移显得尤为重要。一旦生化检查明确诊断，应行腹部CT扫描、MRI或奥曲肽显像（取决于是否可行）以除外转移病变。一旦除外远处转移，可由经验丰富的内分泌外科医师行腹腔镜探查，术中超声或透照。在其他中心，术前需要超声内镜仔细检查胰周区域，内镜探查有无十二指肠原发肿瘤。部分患者中，选择性动脉注射促胰液素是定位肿瘤的有效手段。

治疗 卓-艾综合征

功能性内分泌肿瘤的治疗目标是缓解激素过度合成所致临床症状和体征，治疗性切除肿瘤，控制转移病灶肿瘤生长。

PPIs是可行的治疗选择，可降低全胃切除可能。PPI初始治疗剂量与治疗GERD或PUD相比一般较高。奥美拉唑、兰索拉唑、雷贝拉唑或埃索美拉唑初始剂量为60mg，24h内分次服用。调整用药剂量，非手术治疗患者实现BAO（基础胃酸排量）<10meq/h（药物低谷期），曾行减酸手术的患者BAO<5meq/h。生长抑素类似物可以和含有生长抑素受体的肿瘤结合发挥抑制作用，但是PPIs对壁细胞活性抑制程度更大。尽管如此，对于肿瘤细胞表达生长抑素受体或高剂量PPI治疗效果不佳的患者，奥曲肽可作为一种辅助治疗手段。

手术治疗的最终目的是彻底治愈。为了解肿瘤分布使得即刻治愈率高达60%，散发胃泌素瘤行手术治疗的患者10年无病生存率为34%。阳性结果取决于外科团队治疗罕见肿瘤的经验。胃泌素瘤合并MEN1患者是否接受手术治疗尚存在争议，因为外科治疗不能使患者实现无病状态。与散发肿瘤术后鼓舞人心的治疗结果不同，MEN1患者术后5年无病生存率仅为6%。有些研究组认为外科治疗仅适用于结构性检查证实边界清晰且无转移的病变。其他人呼吁更为积极的治疗方法，若患者无肝转移，则应外科手术切除十二指肠原发病灶；接下来切除胰腺病变及远端胰腺切除术。上述两种治疗方法的临床效果均不明确。腹腔镜外科治疗将来可能是有效治疗手段。

转移性内分泌肿瘤治疗效果普遍不满意，胃泌素瘤也不例外。很多病例中肿瘤生长缓慢，转移灶在相当长的时间内保持稳定，因此，很多医疗工作者主张只有出现肿瘤进展表现或PPIs治疗无效时才采用全身性肿瘤靶向治疗。治疗方法包括生物治疗（IFN-α，长效生长抑素类似物、肽类介导的放射性核素）、全身化疗（链佐星、氟尿嘧啶和多柔比星）、肝动脉栓塞，可引起严重毒性，对整体生存无明显改善。^{111}In-pentreotide治疗转移性神经内分泌肿瘤需要进一步研究。其他研发中的新型治疗方式包括肝病灶射频消融或冰冻消融，使用阻断血管内皮生长受体通路药物（贝伐珠单抗、舒尼替尼）或哺乳动物西罗莫司（参见第52章）靶点的药物。

外科方法包括肿瘤减灭术，肝转移患者行肝移植治疗效果有限。

胃泌素瘤患者5年及10年整体生存率分别为62%~75%和47%~53%。肿瘤完全切除或腹腔镜手术无阳性发现的患者5年及10年生存率>90%。肿瘤部分切除患者5年及10年生存率分别为43%和25%。合并肝转移患者5年生存率<20%。良性预后因素包括原发十二指肠壁肿瘤、孤立淋巴结肿瘤及外科探查未发现肿瘤。不良预后常见以下患者：病程较短、高胃泌素水平（>10 000pg/ml）、较大胰腺原发肿瘤（>3cm），淋巴结、肝、骨转移，库欣综合征。肝转移灶生长迅速也提示预后不良。

应激相关黏膜损伤

休克、败血症、大面积烧伤、严重外伤或头部损伤的患者可合并急性糜烂性胃黏膜损伤或溃疡合并出血。归类为应激相关胃炎或溃疡，这种损伤常见于胃泌酸部分（胃底和胃体）。最常见临床表现为消化道出血，通常出血量很少，偶尔可发生危及生命的大出血。出血高危因素包括呼吸衰竭需要机械辅助呼吸以及存在凝血功能障碍，一般发生在急性损伤后48~72h。

从组织学角度来讲，应激性损伤无严重反应或幽门螺杆菌感染；因此，“胃炎”名不副实。尽管在头部外伤(库欣溃疡)和严重烧伤(库欣溃疡)引起的应激性溃疡中可能观察到胃酸分泌增多,但溃疡发生还与黏膜缺血和胃正常保护屏障被破坏有关。考虑到血供明显下降,而且酸抑制药可预防应激性胃炎,所以胃酸与损伤形成有关。

由于重症监护室患者管理水平的提高,由应激性溃疡所致消化道出血的发生率明显降低。据估测,出血发生率由20%~30%降至<5%,使得是否需要预防性用药出现了争议。应激性溃疡/胃炎患者因为出血,血流动力学受到影响,药物(内镜、血管造影)及外科治疗效果有限,高危患者(机械通气、凝血障碍、多器官衰竭或严重烧伤)中进行预防性治疗。每2~3小时持续滴注H_2受体阻断药或液体抗酸药维持胃pH>3.5也是可行的选择。可能出现H_2受体阻断药耐受;因此如果使用H_2受体阻断药,需要认真检测胃pH及调整用药剂量。也有一些使用硫糖铝悬浮液(1g,每4~6小时)治疗成功的案例,但是硫糖铝悬浮液治疗需要下胃管,而且可能导致铝中毒。气管插管患者中使用硫糖铝与吸入性肺炎有关。PPIs可用于预防应激性损伤。如果患者可耐受肠内给药,口服PPI是最佳选择。对于不能耐受肠内用药的患者,泮托拉唑具有静脉剂型。尽管采用预防措施仍发生出血,内镜、静脉血管加压或栓塞都是可选治疗手段。如果上述治疗手段均失败,考虑外科治疗。可选择迷走神经切断术和胃窦切除术,但全胃切除术是一个更好的治疗手段,尽管在应激情况下病死率较高。

胃炎

胃炎是指组织学明确诊断胃黏膜炎症。胃炎不是内镜下胃黏膜红斑或不能与“消化不良”互相替代。胃炎病因多样且范围广泛。胃炎根据病程(急性或慢性)、组织学特点及解剖位置或可能病理机制分类(表14-9)。

胃炎组织学表现、腹痛或消化不良临床表现与内镜下大体表现之间没有明显的联系。因此,胃炎没有特征性临床表现。

表14-9 胃炎分类

Ⅰ.急性胃炎	Ⅱ.慢性萎缩性胃炎
A.急性幽门螺杆菌感染	A.A型:自身免疫性,胃体为主
B.其他急性感染胃炎	B.B型:幽门螺杆菌相关,胃窦为主
1.细菌(非幽门螺杆菌)	
2.海尔曼螺杆菌	C.不确定
3.蜂窝织炎	Ⅲ.罕见类型胃炎
4.分枝杆菌	A.淋巴细胞
5.梅毒	B.嗜酸性细胞
6.细菌	C.克罗恩病
7.寄生虫	D.结节病
8.真菌	E.孤立性肉芽肿胃炎

1.急性胃炎 急性胃炎最常见原因是感染。急性幽门螺杆菌感染引发胃炎。但是,对幽门螺杆菌所致急性胃炎并没有开展广泛研究。据报道,此类胃炎主要表现为突发上腹痛、恶心、呕吐,有限的黏膜组织病理学提示明显中性粒细胞浸润,伴水肿及充血。若不治疗,会逐渐进展为慢性胃炎。持续1年胃酸分泌减少可能继发幽门螺杆菌感染。

胃细菌感染或蜂窝织炎性胃炎是一种罕见的可能危及生命的疾病,主要表现为累及全胃壁的明显弥漫水肿,有时伴发坏死。可在年长、酗酒及AIDS患者中发生。潜在医源性病因包括息肉切除术及黏膜内注射墨汁。与这种疾病相关的病原菌包括链球菌、葡萄球菌、大肠埃希杆菌、变形杆菌及嗜血杆菌属。支持治疗和药物治疗失败可导致全胃切除。

其他感染性胃炎可能发生在AIDS等免疫功能不全患者中,例如疱疹(单纯疱疹)或CMV胃炎。CMV胃炎组织学检查可发现胞内包涵体。

2.慢性胃炎 慢性胃炎组织学特点是以淋巴细胞和浆细胞为主的炎性细胞浸润,偶尔可见中性粒细胞。炎症可片状分布,主要累及胃黏膜表层及腺体。慢性胃炎可进展至更严重的腺体破坏合并胃黏膜萎缩和组织化生。慢性胃炎根据组织学特点分类,包括浅表萎缩改变和胃萎缩。

慢性胃炎早期为浅表性胃炎。炎性改变可局限于表面黏膜固有层,水肿及细胞浸润分隔完整胃腺体。下一阶段是萎缩性胃炎。炎性改变侵及黏膜深层,胃腺进行性变形和破坏。慢性胃炎最终阶段是胃萎缩。腺体结构缺失,缺乏炎性浸润。内镜下黏膜菲薄,可清晰看到黏膜下血管。

慢性胃炎的胃腺可发生形态学改变。肠化生是指胃腺转化为小肠腺,小肠黏膜腺体中含有杯状细胞。化生改变累及范围可仅为片状黏膜,也可表现为广泛胃黏膜受累。肠化生是胃癌的重要易感因素(参见第49章)。

慢性胃炎可根据胃主要受累部分分类。A型是指胃体部受累为主(自身免疫)的类型,B型是指胃窦部为主(幽门螺杆菌相关)。这是一种人为分类方法,实际上有时很难区分A型和B型胃炎。所谓的AB型胃炎是指胃窦/胃体均受累的胃炎。

(1)A型胃炎:A型胃炎较B型胃炎少见,主要累及胃底和胃体,胃窦不受累。通常来讲,这种胃炎与恶性贫血相关,存在壁细胞及内因子循环抗体;因此,又称为自身免疫性胃炎。幽门螺杆菌感染可引起类似分布的胃炎。不是每一位患者都有自身免疫胃炎的典型表现。

>90%恶性贫血患者中可发现壁细胞抗体,约50%患者合并A型胃炎。壁细胞抗体作用于H^+, K^+-ATP酶。T

细胞与A型胃炎的损伤模式有关。部分幽门螺杆菌感染的患者也可产生针对H^+, K^+-ATP酶的抗体，可能导致萎缩性胃炎。产生机制在于幽门螺杆菌LPS与H^+, K^+-ATP酶具有分子相似性。

恶性贫血患者的家族成员中也可发现壁细胞抗体和萎缩性胃炎。20%年龄超过60岁人群中可发现壁细胞抗体，约20%白癜风和艾迪生病患者可检测到这种抗体。约50%恶性贫血患者具有抗甲状腺抗原抗体，30%具有循环抗壁细胞抗体的患者合并甲状腺疾病。对A型胃炎来说，抗内因子抗体比抗壁细胞抗体更为特异，约40%恶性贫血患者中可检测到。这种自身免疫来源胃炎的另一个特点就是HLA-B8和HLA-DR3等特异性组织相容性单体出现率较高。

A型胃炎中含有壁细胞的胃腺更易受累，导致胃酸缺乏。壁细胞合成内因子，内因子缺乏导致维生素B_{12}缺乏及相关后遗症（巨细胞性贫血、神经功能障碍）。

胃酸在反馈性抑制G细胞胃泌素释放中发挥重要作用。胃酸缺乏，且A型胃炎中胃窦黏膜（G细胞分布区）未受累导致高胃泌素血症。恶性贫血患者胃泌素水平可明显升高（>500pg/ml）。胃泌素的营养作用可引起ECL细胞增殖伴胃类癌形成。高胃泌素血症及胃酸缺乏也可见于非恶性贫血相关的A型胃炎。

（2）B型胃炎：B型或胃窦为主胃炎是更为常见的慢性胃炎。幽门螺杆菌是导致B型胃炎的原因。研究观察到幽门螺杆菌感染人群中炎症向胃体及胃底进展，所以“胃窦为主”的描述并不恰当。全胃炎的转变主要取决于时间，需要15~20年。B型胃炎随年龄增长发病率升高，70岁以上人群中可百分百发生。根除幽门螺杆菌后组织有所改善。进展至胃萎缩，幽门螺杆菌数量迅速减少，而炎症程度与病原菌数量有关。胃窦受累为主的疾病早期，幽门螺杆菌数量最多，黏膜固有层慢性炎症明显，主要表现为多形核白细胞浸润（图14-14）。

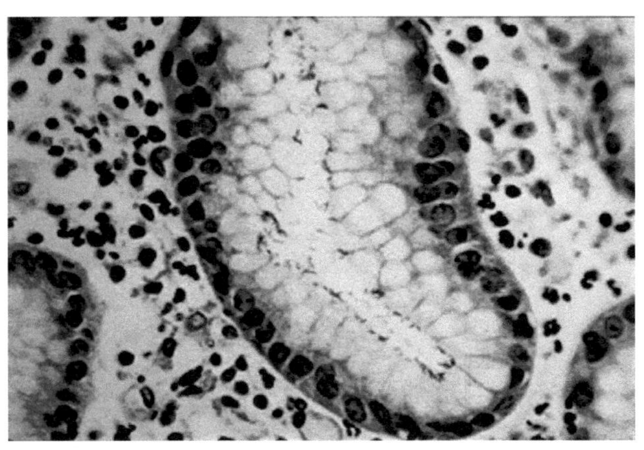

图14-14 慢性胃炎和幽门螺杆菌

浅表胃黏膜银染色示在表层上皮顶部可见大量深染微生物。无组织侵袭

幽门螺杆菌引起的慢性胃炎可观察到多灶性萎缩性胃炎及胃萎缩合并组织化生，最终可进展为胃腺癌（图14-8；第49章）。现认为幽门螺杆菌感染是胃癌发生的独立危险因素。世界范围内流行病学研究发现，与对照组相比，胃腺癌人群中幽门螺杆菌感染发生率较高。幽门螺杆菌血清学阳性，胃癌发生风险增加3~6倍。老年人群血清检测误差校正后，危险性可上升至9倍。幽门螺杆菌感染导致胃癌发生的机制尚不明确，可能与细菌引起的慢性炎症有关。目前正在评估根除幽门螺杆菌是否可作为胃癌的预防手段，但尚未进入推广阶段。

幽门螺杆菌感染与低级别B细胞淋巴瘤和胃MALT淋巴瘤发生有关。幽门螺杆菌感染长期刺激T细胞产生细胞因子诱导B细胞肿瘤。腹部CT扫描和EUS可初步评估肿瘤分期。肿瘤生长依赖幽门螺杆菌，根除细菌与肿瘤消退有关。治疗感染后可能需要超过1年的时间实现肿瘤消退。患者每隔2~3个月EUS随诊。如果肿瘤大小无明显改变或体积减小，则无须其他治疗。若肿瘤长大，可能进展为高级别B细胞淋巴瘤。若肿瘤进展为高级别侵袭性淋巴瘤，则对根除幽门螺杆菌无应答。

治疗 慢性胃炎

慢性胃炎主要治疗后遗症而非炎症本身。恶性贫血患者需要长期肠外补充维生素B_{12}。除非合并PUD或低级别MALT淋巴瘤，否则不常规推荐根除幽门螺杆菌感染。

3.其他类型胃炎　淋巴细胞性胃炎主要表现为表层上皮中有大量淋巴细胞浸润。浸润过程主要发生在胃体，涉及成熟T细胞和浆细胞。这种慢性胃炎的病因不明。淋巴细胞性胃炎可见于乳糜泻患者，尚不明确两种疾病之间是否存在共同相关因素。淋巴细胞性胃炎无特异性临床症状。部分患者内镜发现胃皱襞增厚。增厚皱襞表面常可见中心凹陷或糜烂的小结节；这种类型的淋巴细胞性胃炎称之为疣状胃炎。幽门螺杆菌感染在淋巴细胞性胃炎中可能未发挥明显作用。糖皮质激素或色甘酸钠治疗效果不明确。

嗜酸细胞性胃炎特点为各层黏膜（黏膜层、黏膜肌层及浆膜层）均可见明显嗜酸性粒细胞浸润。受累患者常表现为全身过敏，并可见循环中嗜酸性粒细胞增多。累及范围可仅表现为胃炎，也可表现为弥漫嗜酸粒细胞性胃肠炎。主要累及胃窦，内镜可观察到明显水肿的皱襞。明显水肿的胃皱襞可导致胃出口梗阻。患者可表现为上腹不适、恶心和呕吐。糖皮质激素治疗有效。

部分系统疾病与肉芽肿性胃炎有关。克罗恩病可累及胃。胃表现为不同程度受累，可仅为胃活体组织活检观察到肉芽组织浸润，也可表现为形成明显溃疡和狭窄。胃克罗恩病通常合并小肠病变。其他罕见感染导致肉芽肿性胃炎，包括组织胞浆菌、念珠菌、梅毒和分枝杆菌。其他非常见类型胃炎包括结节病、原发性肉芽肿性胃炎、嗜酸性肉芽肿累及胃。确定导致胃炎的特定病因可能很难，需要多次内镜活体组织及细胞学检查。偶尔需要外科手段获取胃全层病理以除外恶性病变。

Ménétrier病

Ménétrier病是一种罕见疾病，主要表现为巨大扭曲的胃黏膜皱襞。巨大胃黏膜皱襞的鉴别诊断包括卓-艾综合征、恶性疾病、感染（CMV，组织胞浆菌、梅毒）以及结节病等浸润性疾病。Ménétrier病胃体及胃底黏膜皱襞改变更为突出。组织学主要表现为广泛胃小凹增生（表面及腺体黏液细胞增生），取代大部分主细胞和壁细胞。增生导致肥厚皱襞形成。胃腺体小凹延长，极度扭曲。尽管黏膜固有层存在轻度炎性浸润，但Ménétrier病不属于胃炎范畴。Ménétrier病病因不明。过度表达TGF-α等生长因子可能与疾病有关。

Ménétrier病临床症状和体征包括上腹痛，有时合并恶心、呕吐、食欲下降及体重减轻。可能发生隐性消化道出血，明显消化道出血不常见，如果发生与浅表黏膜糜烂有关。20%~100%（取决于出现时间）患者进展为失蛋白肠病，合并低蛋白血症和水肿。由于壁细胞被取代，所以胃酸分泌下降或缺失。影像学检查（钡剂）或内镜可轻易发现肥大皱襞。内镜行深层黏膜组织活检（和细胞学）以明确诊断和除外其他临床表现类似的疾病。若活体组织检查不能诊断，可能需要外科手段获取全层病理以除外恶性病变。

治疗　Ménétrier病

药物治疗包括抗胆碱能药物、前列腺素、质子泵抑制药、泼尼松和H_2受体拮抗药，各种药物治疗效果不同。抗胆碱能药物减少蛋白丢失。低蛋白血症患者推荐高蛋白饮食补充丢失蛋白质。若疾病严重伴持续大量蛋白丢失可能需要行全胃切除术。有时行次全胃切除术，由于正常组织和增生组织间很难实现良好长期吻合，所以手术后患病率和致死率较高。

（徐天铭　译　吕　红　校）

第15章

Chapter 15

吸收相关疾病

Henry J. Binder

吸收相关疾病（disorders of absorption）是一组很宽的疾病谱，由一组病因多样且临床表现迥异的疾病构成。几乎所有这类临床问题，都涉及肠道对食物中的一种或几种营养素的吸收减少，且通常会被称为吸收不良综合征（malabsorption syndrome）。而这个术语用词（吸收不良综合征）并不理想，因为它仅仅代表了一种病理生理学状态，并没有为其潜在的问题提供一个病因学的解释，因而不能作为一个合理的最终诊断。吸收相关疾病中，只有两种疾病营养素的吸收是增加的，分别为血色病（hemochromatosis）和威尔逊病（Wilson disease，即肝豆状核变性），铁与铜吸收过多。

吸收不良综合征绝大多数情况伴发脂肪泻，表现为粪便脂肪排泄量超过饮食中脂肪摄入量的6%。有一些吸收不良疾病并不出现脂肪泻：原发性乳糖酶缺乏是一种遗传性疾病，分布在小肠细胞刷状缘的双糖酶——乳糖酶缺乏，导致乳糖吸收不良；恶性贫血与小肠对维生素B_{12}（钴胺素）吸收显著减少相关，那是由于缺少胃壁细胞分泌的内因子，而它是维生素B_{12}吸收所必需的。

吸收相关疾病是腹泻（参见第6章）鉴别诊断中必不可少的。第一，腹泻常常是与食物中的一种或几种营养素吸收减少有关的。它可能继发于导致脂肪泻的小肠疾病或脂肪泻本身。因此，乳糜泻（稍后详述）既与广泛的小肠黏膜形态学改变有关，也与多种食物营养素吸收减少有关；相反，脂肪泻常常是食物中未吸收的脂肪酸作用于肠道所致，通常影响的是结肠黏膜的离子转运。比如油酸与蓖麻油酸（蓖麻油的主要活性成分，一种细菌羟化的脂肪酸，是一类广泛应用的缓泻剂）会导致结肠氯离子的分泌活跃，最可能的机制是因为细胞内钙离子水平的上调。此外，腹泻本身可以导致轻度脂肪泻（当进食100g脂肪餐时，粪便脂肪排泄<11g）。第二，多数患者只会表示自己有腹泻症状，而不会表述脂肪吸收不良。第三，在许多以腹泻为突出症状的肠道疾病中（如溃疡性结肠炎、大肠埃希菌分泌肠毒素所致的旅行者腹泻），不一定存在对任何一种食物营养素的吸收减少。

腹泻作为一个症状（也就是患者用于描述他们大便习惯时）而言，可以指粪便稠度下降、粪便量增加、排便次数增加或以上3种改变的任意组合。相反，腹泻作为一种临床征象，则可定量为粪便水分或重量的增加，即进食西餐时，每24小时粪便水量或重量>200~225ml（或g）。如果患者进食高纤维膳食，则正常情况下亦可出现24h粪便量高达400g。因此，临床医务人员必须清楚患者所述的腹泻究竟意味着什么情况。因不明原因腹泻求医于消化科医生，并要求进一步评估的患者中，大约10%的患者在经过定量测定后并没有发现粪便中含水量增加。这些患者排便可能少量、频繁、稍稀，伴提示直肠炎的排便紧迫感，但并没有大便量或体积的增加。

另一重要问题则是确定患者腹泻是否继发于一种或多种膳食营养素吸收减少，以区别因小肠和（或）大肠液体和电解质过多分泌引起的腹泻。前者通常被称为渗透性腹泻（osmotic diarrhea），后者则被称为分泌性腹泻（secretory diarrhea）。不幸的是，分泌性和渗透性因素可以在同一疾病中同时存在，因此两者界限并不清晰。但是，通过两项试验——粪便电解质测定和观察禁食后的大便量变化——有助于上述两种因素的区分。

禁食试验就是通过延长禁食时间（超过24h），观察患者大便量的改变。这一方法已证实对于发现摄入某种膳食营养素是否会导致腹泻十分有效。肠毒素所致的旅行者腹泻为分泌性腹泻，因肠毒素刺激肠液和电解质分泌，并不因饮食改变，故延长禁食时间对腹泻无明显改善。相反，在原发性乳糖酶缺乏的患者中，腹泻继发于乳糖吸收不良，故延长禁食时间腹泻一定会停止。因此，收集至少24h粪便并计量，证实禁食后粪便量显著下降，可推断腹泻与膳食中某种营养素吸收不良相关。而禁食试验后粪便量不变则可能提示腹泻为分泌性且病因可能不是某种膳食营养素吸收不良。不论是肠腔内来源（如大肠埃希菌肠毒素）还是循环来源（如血管活性肠肽）的促分泌因子引起的腹泻，其禁食试验后腹泻量无改变。禁食试验的观察效应可以与粪便电解质和渗透压测定的结果相互比对，存在一致性。

粪便电解质与渗透压测量需要对比液体粪便中钠离子（Na^+）与钾离子（K^+）浓度和粪便渗透压，来计算是否存在所谓的粪便渗透压差。常用下面的计算公式：

2×（粪便［Na^+］+粪便［K^+］）≤粪便渗透压

通过阳离子浓度乘以2来估计粪便中的总离子浓度。存在显著的粪便渗透压差则提示粪水中除了钠离子和钾离子外，存在一种（或几种）其他物质，它们可能是导致患者腹泻的原因。第一步首先要测量粪便渗透压，结果发现，粪便渗透压几乎总是大于要求的290～300 mmol/L，说明不论是排便之前还是在便盒中待检，甚至在冷藏条件下，细菌一刻不停地在对粪便中未被吸收的糖类进行降解。因此，粪便渗透压应被设定为300mmol/L以上。低粪便渗透压（<290 mmol/L）说明粪便被尿液或水稀释，提示收集粪便时可能混入了尿液，或者可能是孟乔森综合征（Münchausen syndrome）的一种表现，即所谓的“伪造腹泻”。当计算所得差值>50，即存在粪便渗透压差时，提示腹泻可归因于某种不被吸收的膳食营养素，如某种脂肪酸和（或）糖类。如果差值<25，则可以推定腹泻并非某种膳食营养素引起。由于渗透性腹泻（如某种膳食营养素吸收不良）和分泌性腹泻因素可以同时存在，临床上两者的界限并没有像教学模型中那么泾渭分明。理论上说，如果存在粪便渗透压差，那么往往意味着延长禁食时间后粪便量将出现显著下降，而粪便渗透压差正常则往往意味着在经过一段时间禁食后，患者排便量也不会大幅度减少。

营养素消化和吸收

小肠和结肠的长度分别为大约300cm和80cm。然而，由于肠皱襞、绒毛（在小肠内）和微绒毛结构的存在，其有效功能表面积几乎是相同长度空管内表面积的600倍。小肠的功能表面积比一个双打网球场地的面积还要稍微大一些。除了营养素的消化和吸收，小肠上皮还有其他几项功能。

1.*屏障和免疫防御功能*　小肠无时无刻不暴露在成千上万的潜在抗原和具有侵袭性的肠道微生物面前，它卓有成效地阻止了几乎所有上述物质的侵犯。小肠黏膜同时合成并分泌分泌性IgA。

2.*吸收和分泌水、电解质*　小肠每天吸收7～8L液体，包括每日膳食中的液体摄入（1～2L/d），以及涎液、胃液、胰液、胆汁和肠液（共6～7L/d）。一些刺激因子，尤其是细菌和细菌肠毒素，可诱导液体和电解质分泌，从而可能导致腹泻（参见第23章）。

3.*合成与分泌蛋白质*　小肠黏膜是包括载脂蛋白等多种蛋白质合成的主要部位。

4.*合成部分生物活性氨基酸和肽类*　小肠是体内最大的内分泌器官，能合成一些活性氨基酸（如5-羟色胺）和肽类，作为肠道旁分泌功能和激素作用的介质。

小肠和大肠在解剖上（小肠有绒毛结构，而大肠没有）与功能上（营养素消化和吸收主要发生在小肠而不是大肠）均存在差异。尽管特定的营养素是在小肠的专门区域吸收，但其实并没有精确的解剖学标志可以很好地区分十二指肠、空肠和回肠。然而，小肠绒毛细胞（以及结肠内表面的上皮细胞）和隐窝细胞之间却存在着显著的解剖和功能特征方面的差异。肠上皮细胞可以持续不断地更新，新增殖产生的肠上皮细胞从隐窝的底部开始，需要超过48～72h才能迁移到绒毛（或结肠内表面上皮）的顶端，成为分化完全、具备消化和吸收功能的上皮细胞。这一高速率的细胞更新可以解释为什么腹泻和其他化疗所导致的胃肠道不良反应可以迅速得到缓解，这是因为新生细胞并没有接触这些毒性物质。同样有重要意义的还有绒毛/表面上皮细胞和隐窝细胞之间的分工模式：消化性的水解酶主要存在于绒毛上皮细胞的刷状缘。吸收功能和分泌功能也是相对分开的：绒毛/表面上皮细胞是主要的但并非唯一的吸收场所，而分泌功能则主要存在于小肠和大肠的隐窝结构。

营养素、矿物质和维生素的吸收存在一种或者更多的主动转运（active transport）机制。主动转运机制需要消耗能量并为跨膜蛋白所介导。这一过程使物质逆电化学浓度梯度或在无电化学浓度梯度转运。氨基酸和单糖（如葡萄糖）的小肠吸收，则是主动转运的一个特殊形式——继发性主动转运（secondary active transport）。这一逆浓度梯度主动转运营养物质的过程是钠离子浓度依赖的，依赖于上皮细胞顶膜的跨膜钠离子浓度梯度。钠离子浓度梯度由位于基底侧膜的钠钾腺苷三磷酸酶（Na^+-K^+-ATP酶），即所谓的钠离子泵来维持的。它通过将钠离子排出来维持细胞内钠离子的低浓度及顶膜跨膜钠离子的浓度差。因此，主动吸收葡萄糖和葡萄糖刺激的钠离子重吸收都需要顶膜上的跨膜蛋白、钠葡萄糖共转运蛋白1（SGLT1）及基底侧膜上的Na^+-K^+-ATP酶。不仅葡萄糖的吸收是钠离子浓度依赖的，葡萄糖还可刺激钠离子和水的重吸收，而这正是腹泻治疗中口服补液治疗的生理学基础（参见第6章）。

关于小肠内水和电解质的吸收和分泌机制详见第6章有关讨论。

尽管小肠上皮细胞是水和离子重吸收的关键中介，但黏膜固有层中的几种不同类型的细胞（如肥大细胞、巨噬细胞、成纤维细胞）和肠道神经系统与肠上皮相互作用，从而调节黏膜细胞的功能。肠道功能是肠上皮细胞和肠道平滑肌之间的相互作用和共同整合反应的结果。

胆汁酸的肠肝循环

胆汁酸并不从食物中摄取，而是由肝经过包括胆固醇分解代谢在内的一系列酶促反应步骤合成的。实际上，阻断胆汁酸的肠肝循环，在达到新的稳态前，可有效降低10%的血清胆固醇水平。胆汁酸包括初级胆汁酸和次级胆汁酸：初级胆汁酸在肝中由胆固醇直接合成，而次级胆汁酸则是初级胆汁酸在肠道中经肠道菌酶合成。人体中的两种初级胆汁酸是胆酸（cholic acid）和鹅去氧胆酸（chenodeoxycholic acid），而两种最丰富的次级胆汁酸则是去氧胆酸（deoxycholic acid）和石胆酸（lithocholic acid）。每天在肝中会合成将近500mg胆汁酸，它们与牛磺酸或甘氨酸分别结合形成牛磺胆酸或甘氨胆酸，并通过胆汁分泌至十二指肠。胆汁酸的主要生理功能包括①促进胆汁流动；②通过形成混合微胶粒（mixed micelle）促进胆囊中胆固醇与卵磷脂的溶解；③通过形成混合微胶粒，促进近段小肠中脂肪的消化和吸收。

大多数胆汁酸主要在回肠通过钠离子依赖的主动转运过程进行吸收，也有小部分胆酸在空肠、回肠和结肠通过非载体介导的运输方式进行吸收。结合性胆汁酸进入结肠后会被肠道菌酶降解为非结合性胆汁酸，从而通过非离子扩散的方式被迅速吸收。肠道菌酶同时将胆汁酸脱羟基为次级胆汁酸。

小肠吸收的胆汁酸经过肝门静脉重新回到肝，从而被二次分泌（图15-1）。胆汁酸的合成在很大程度上由胆固醇降解的起始酶7α-羟化酶自动调节。从肠道回流到肝的胆汁酸水平下降会引起胆汁酸合成/胆固醇代谢水平的升高，从而使得胆汁酸池的规模保持相对稳定。然而，增加胆汁酸合成的生产能力极限是正常的2~2.5倍（稍后详述）。胆汁酸池的总规模约为4g，每餐期间可以完成2次肝肠循环，或24h内完成6~8次循环。每天可以有相对少量的胆汁酸不被吸收而经粪便排出，这种经粪便丢失与肝的胆汁酸合成能力是相匹配的。

胆汁酸的肝肠循环中的任何步骤出现缺陷，都会导致十二指肠中结合性胆汁酸浓度的下降，进一步出现脂肪泻。因此，脂肪泻可以由胆汁酸合成或分泌异常、其在肠腔中的生理状态缺陷和重吸收异常引起（表15-1）。

1.合成　慢性肝病的患者可表现为胆汁酸合成下降和脂肪泻，但脂肪泻往往不是这类患者的主要症状。

2.分泌　尽管胆道梗阻时胆汁酸的分泌会减少甚至缺如，但这类患者中很少主要表现为脂肪泻。相反，在原发性胆汁性肝硬化患者中，胆小管对包括胆汁酸在内的有机阴离子分泌障碍，出现脂肪泻及其各种后遗症并不少见，如慢性骨病。因此，在原发性胆汁性肝硬化患者中，经常可出现骨量减少/骨质软化及其他慢性骨病，而其他胆汁淤积引发的症候群多数继发于脂肪泻（脂肪泻可导致钙与维生素D吸收不良）和胆汁淤积效应（如胆汁酸和炎症因子）。

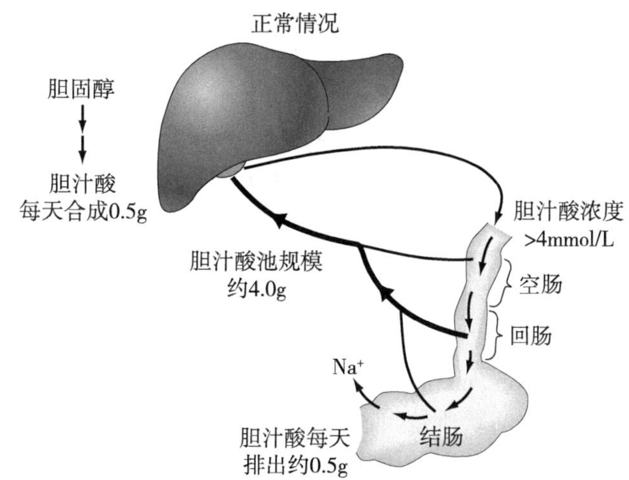

图15-1　胆汁酸肠肝循环

胆汁酸合成在肝中进行，是胆固醇代谢的一部分。在两餐之间和夜里，胆汁酸分泌进入胆汁并在胆囊中储存。十二指肠中的食物可刺激胆囊收缩素的释放，它强烈刺激胆囊收缩从而使得胆汁酸进入十二指肠。胆汁酸主要在回肠通过钠离子依赖的主动运输过程进行吸收。而相对少量的胆汁酸（约500 mg）则在24h内不被吸收并从粪便中排出。粪便中的胆汁酸损耗量是与胆汁酸的合成能力相匹配的。 胆汁酸池（体内胆汁酸的总量）含量约为4g，在每餐时循环2次，或在24h内循环6~8次

3.结合性胆汁酸水平的维持　在肠道细菌过度生长综合征相关的腹泻、脂肪泻及大细胞贫血患者中发现，一种结肠型的菌落在小肠中滋生。这类患者脂肪泻主要是因为结合性胆汁酸被结肠型细菌降解，从而使结合性胆汁酸水平下降。以下两条补充说明微胶粒形成障碍的原因：①非结合性胆汁酸在空肠中通过非离子扩散方式快速吸收，导致十二指肠胆汁酸浓度下降；②非结合性胆汁酸的临界胶束浓度（critical micellar concentration，CMC）较结合性胆汁酸高，因

表15-1　胆汁酸肠肝循环缺陷

过程	病理生理缺陷	疾病举例
合成	肝脏合成功能下降	肝硬化
胆汁排泌	胆小管功能异常	原发性胆汁性肝硬化
结合性胆汁酸水平的维持	肠道细菌过度生长	空肠憩室病
重吸收	回肠功能异常	克罗恩病

此，非结合性胆汁酸形成微胶粒的效应不如结合性胆汁酸强。

4.重吸收 克罗恩病或手术切除引起的回肠功能异常，会导致回肠胆汁酸重吸收降低且胆汁酸进入大肠增多。其临床后果就是造成腹泻——伴或不伴脂肪泻——取决于回肠功能紊乱的程度及肝肠循环对胆汁酸丢失的反应（表15-2）。局部回肠病变或切除的患者常腹泻，但脂肪泻少见。这一类腹泻已经被称为胆汁酸腹泻（bile acid diarrhea）或利胆药肠病（choleretic enteropathy），是由于结肠内胆汁酸刺激氯离子分泌活跃所致，使用阴离子结合树脂——考来烯胺（cholestyramine）治疗可快速见效。因可通过肝合成胆汁酸增加来代偿粪便中胆汁酸的丢失，维持胆汁酸池规模和十二指肠内的胆汁酸浓度，故这类患者通常不会出现脂肪泻。相反，回肠病变程度较重或切除范围较大的患者出现腹泻和脂肪泻对考来烯胺的治疗反应较差。在这种情况下，回肠病变也导致进入结肠的胆汁酸量增加，然而，肝合成胆汁酸的量却不能再增加以维持胆汁酸池的规模。因此，十二指肠的胆汁酸浓度也会下降并低于临界胶束浓度，从而导致微胶粒形成障碍及出现脂肪泻。这类腹泻被称为脂肪酸腹泻（fatty acid diarrhea）。考来烯胺治疗可能无效（因进一步降低十二指肠内胆汁酸浓度，甚至可能加重腹泻），但低脂饮食可减少进入结肠的脂肪酸，故可能有效。预测考来烯胺对个体治疗是否有效的两大临床要素分别是回肠切除的长度和脂肪泻的严重程度，但不幸的是，这些预测因素都有瑕疵，患者能否从考来烯胺治疗中获益常常依赖于考来烯胺的试验性治疗。表15-2对比了胆汁酸腹泻（小节段回肠功能异常）和脂肪酸腹泻（大节段回肠功能异常）的临床特点。

表15-2 胆汁酸腹泻与脂肪酸腹泻的比较

	胆汁酸腹泻	脂肪酸腹泻
回肠病变范围	局限	广泛
回肠胆汁酸重吸收	减少	减少
粪便胆汁酸排泌	增加	增加
通过肝脏合成代偿粪便胆汁酸丢失	是	否
胆汁酸池规模	正常	减少
十二指肠胆汁酸浓度	正常	减少
脂肪泻	正常或轻度	>20g
考来烯胺治疗反应	有	无
低脂饮食治疗反应	无	有

脂肪

脂肪泻是由于膳食脂肪消化和吸收步骤中的一处或多处缺陷造成的。在美国，平均每人膳食脂肪摄入量是120~150g/d，脂肪吸收量与膳食脂肪摄入量线性相关。而小肠里的脂肪总负荷量比这还要大得多，这是因为每天还有大量脂肪分泌进入胆汁（胆汁酸的肠肝循环之前已有论述）。脂肪由3种类型的脂肪酸构成：长链脂肪酸（long-chain fatty acids，LCFAs）、中链脂肪酸（medium-chain fatty acids，MCFAs）和短链脂肪酸（short-chain fatty acids，SCFAs），见表15-3。膳食脂肪主要由长链脂肪酸三酰甘油（long-chain triglycerides，LCTs）构成，即甘油通过三个酯键与三个长链脂肪酸相结合。膳食中的主要长链脂肪酸的碳链长度为16~18个碳原子，而碳链长度>12个碳原子的脂肪酸是以相同的方式进行代谢的，而且对饱和脂肪酸和不饱和脂肪酸一视同仁。

膳食中脂肪的同化作用需要3个过程的整合：①肠腔内相或消化阶段；②黏膜相或吸收阶段；③转运相或后吸收阶段。在这些阶段的任意步骤出现异常均会造成脂肪泻（表15-4）。因此，对于任何脂肪泻患者，全面评估以确定是否存在脂肪消化吸收过程中特定的生理缺陷是至关重要的，一旦确定，则可以针对脂肪泻的特定病因进行治疗。

消化阶段由两部分组成：脂肪分解和微胶粒形成。尽管膳食脂肪是以长链脂肪酸三酰甘油（LCTs）的

表15-3 不同类型脂肪酸对比列表

	长链脂肪酸	中链脂肪酸	短链脂肪酸
碳链长度	>12	8~12	<8
食物中含量	大量	少量	无
来源	在膳食中以三酰甘油形式存在	仅有少量在膳食中以三酰甘油存在	结肠中未被吸收的糖类经细菌降解成脂肪酸
最初吸收部位	小肠	小肠	结肠
需要胰液脂肪分解作用	是	否	否
需要微胶粒形成	是	否	否
粪便中含量	极少	无	大量

形式存在，但肠黏膜并不能吸收三酰甘油，因此它们必须先被水解（图15-2）。脂肪消化的起始步骤是通过咀嚼和胃的收缩实现脂肪的细致混匀和乳化。脂肪分解则是在脂肪酶的作用下，通过对三酰甘油的水解作用形成游离脂肪酸、甘油一酸酯和甘油。这一过程在胃内经舌脂肪酶与胃脂肪酶的作用就开始了，其作用的最适pH为4.5～6.0。整个脂肪分解过程的20%～30%是在胃中进行的。脂肪分解最终在十二指肠和空肠内由胰脂肪酶完成，胰脂肪酶在pH<7.0时失活。另一种胰腺分泌的消化酶——辅脂酶，可加速脂肪酶和三酰甘油的结合，可极大增强胰脂肪酶的脂肪分解作用。

脂肪分解能力下降可导致脂肪泻，可见于成年人患者的慢性胰腺炎或儿童和青少年患者的囊性纤维化所致的胰腺功能障碍。正常脂肪分解作用的维持大约需要胰脂肪酶最大分泌量的5%，因此，脂肪泻是上述疾病的晚期临床表现。十二指肠腔内pH下降也可以影响脂肪分解作用，因为胰脂肪酶在pH<7.0时失活。因此，约15%的胃泌素瘤（参见第14章）患者，由于胃泌素的异位分泌（通常来源于胰岛细胞腺瘤）导致胃酸大量分泌，常患有腹泻，而部分患者由于胰脂肪酶的酸灭活效应往往同时继发脂肪泻。慢性胰腺炎（脂肪酶分泌减少）患者常常合并胰腺碳酸氢盐分泌减少，同样使十二指肠内pH水平下降，从而导致内源性的胰脂肪酶或治疗性给药的脂肪酶失活。

表15-4　脂肪泻患者中脂肪消化和吸收缺陷

阶段/过程	病理生理缺陷	疾病举例
消化阶段		
脂肪分解作用	脂肪酶分泌减少	慢性胰腺炎
微胶粒形成	十二指肠内胆汁酸浓度下降	见表15-1
吸收阶段		
黏膜摄取和再酯化作用	黏膜功能异常	乳糜泻
后吸收阶段		
乳糜微粒形成	β脂蛋白缺乏	无β脂蛋白血症
小肠转运	淋巴管异常	小肠淋巴管扩张症

覆盖在小肠微绒毛膜表面的是所谓的静水层（unstirred water layer），它是一层相对静止的水相，是脂肪分解的初级产物吸收所必须穿过的，而它们多数是不溶于水的。水溶性的混合微胶粒为这些不溶于水的脂肪分解产物提供了转运机制，使得它们得以到达脂肪吸收的位置——小肠绒毛上皮细胞肠腔侧的细胞膜。混合微胶粒是由脂肪酸、甘油一酸酯、磷脂、胆固醇及结合性胆汁酸组成的分子集合体。当结合性胆汁酸浓度超过其临界胶束浓度时，混合微胶粒才会形成。小肠腔内的各种胆汁酸的临界胶束浓度各不相同。结合性胆汁酸在肝脏内合成并经胆汁排泌到十二指肠中，由肝肠循环（详见上文）进行调节。脂肪酸穿越静水层的移动力受损导致脂肪泻常见于两种情况：①静水层厚度相对增加，常见于功能性肠淤滞（如硬皮病）继发的肠道细菌过度生长综合征（后文另有讨论）；②十二指肠腔结合性胆汁酸浓度下降低于其临界胶束浓度，导致微胶粒形成异常。因此，胆汁酸肠肝循环的一个或多个步骤缺陷均会引起脂肪泻。

脂肪消化吸收过程中的吸收阶段主要由细胞摄取和再酯化两部分构成。虽然人们认为摄取可能主要依赖被动扩散机制，但一种载体介导的过程可能对脂肪酸和甘油一酸酯的摄取起到了中介作用。除了摄取过

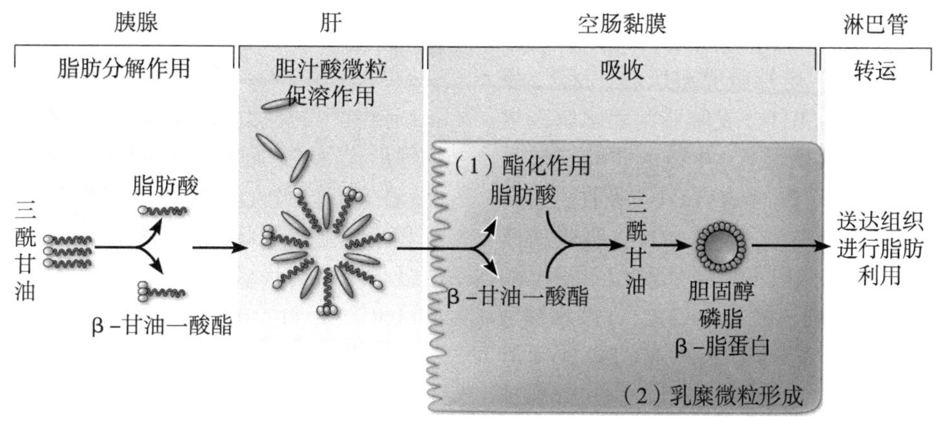

图15-2　脂肪消化吸收

膳食脂肪以长链脂肪酸三酰甘油（LCTs）形式存在。整个过程可以分为①消化阶段：包括脂肪分解和微胶粒形成，在十二指肠完成，分别需要胰腺脂肪酶和结合性胆汁酸；②吸收阶段：包括黏膜摄取和再酯化作用；③后吸收阶段，包括乳糜微粒形成和经过淋巴管从肠上皮细胞内运离（Courtesy of John M. Dietschy,MD; with permission.）

程外，脂肪酸和甘油一酸酯还需在细胞内质网内经过一系列酶促反应再酯化合成三酰甘油，从而以三酰甘油的形式从小肠上皮细胞内排出。不论是黏膜炎症（如乳糜泻）还是小肠切除导致的脂肪吸收异常均可导致脂肪泻。

再酯化合成的三酰甘油需要形成乳糜微粒（chylomicrons）才能从小肠上皮细胞中排出并经过淋巴管转运至肝。乳糜微粒由β-脂蛋白构成，内部包含三酰甘油、胆固醇、胆固醇酯和磷脂，它进入淋巴管而不是肝门静脉。脂肪消化吸收过程的后吸收阶段出现缺陷同样可能导致脂肪泻，但这些疾病并不常见。无β脂蛋白血症（abeta lipoproteinemia）或棘状红细胞增多症（acanthocytosis）是一类β脂蛋白合成异常的疾病，可表现为异常红细胞形态（棘状红细胞）、神经系统症状和脂肪泻。在无β脂蛋白血症患者中，脂肪分解作用、微胶粒形成和脂肪摄取作用均正常，但由于无法合成乳糜微粒，再酯化生成的三酰甘油无法从肠上皮细胞内排出。这些罕见病患者的小肠活检提示，在餐后状态下，小肠上皮细胞内充满脂肪，而经过72~96h的禁食，其外观可完全恢复正常。小肠淋巴管异常（如小肠淋巴管扩张症）由于蛋白丢失（稍后详述）也可以引起类似的脂肪泻。脂肪消化吸收过程中的任意步骤缺陷都可造成脂肪泻。

前文概述的脂肪消化吸收机制主要针对膳食脂肪，它几乎主要是以长链脂肪酸三酰甘油[（LCTs）表15-3]的形式存在。中链脂肪酸三酰甘油（MCTs）由碳链长度为8~12个碳原子的脂肪酸（椰子油中富含）构成，且被作为重要的营养补充剂。中链脂肪酸三酰甘油（MCTs）的消化和吸收途径与长链脂肪酸三酰甘油（LCTs）不同，曾被认为是治疗几乎所有病因脂肪泻的重要方法。但遗憾的是，其治疗效果并未达到预期，患者体重常常并无增长，其原因目前尚不清楚。

与长链脂肪酸三酰甘油（LCTs）相比，中链脂肪酸三酰甘油（MCTs）并不需要胰腺的脂肪分解作用，因为这类三酰甘油可被小肠上皮细胞完整吸收。而且，吸收中链脂肪酸三酰甘油（MCTs）或胰脂肪酶水解产生的中链脂肪酸也不必形成微胶粒。中链脂肪酸三酰甘油（MCTs）比长链脂肪酸三酰甘油（LCTs）吸收更为高效是因为：①中链脂肪酸三酰甘油（MCTs）吸收的速率比长链脂肪酸更快；②吸收的中链脂肪酸不被再酯化；③吸收后的中链脂肪酸三酰甘油（MCTs）被水解为中链脂肪酸；④中链脂肪酸三酰甘油（MCTs）无须形成乳糜微粒即可从小肠上皮细胞中排出；⑤其常规排出方式经肝门静脉转运而非经淋巴管转运。因此，在胰腺功能异常、十二指肠内胆汁酸浓度下降的疾病、小肠黏膜疾病、无β脂蛋白血症和小肠淋巴管扩张症等疾病中，中链脂肪酸三酰甘油（MCTs）的吸收比长链脂肪酸三酰甘油（LCTs）更为高效。

短链脂肪酸（SCFAs）并非膳食脂肪，它由结肠菌酶通过未被吸收的糖类合成，是粪便中浓度最高的阴离子（80~130mmol/L）。粪便中的短链脂肪酸（SCFAs）主要为乙酸、丙酸和丁酸，它们的碳链长度分别为2、3和4个碳原子。丁酸是结肠上皮细胞的主要营养物质，丁酸缺乏可能与一种或多种结肠炎发病有关。由于大肠里没有双糖酶和介导单糖吸收的转运蛋白——钠葡萄糖共转运蛋白1（SGLT1），在小肠里没有被充分吸收的糖类到了大肠就不再被吸收，故短链脂肪酸（SCFAs）的形式既保存了能量又实现了对糖类的充分利用。相反，短链脂肪酸（SCFAs）可以被迅速吸收，并刺激结肠Na-Cl离子和水的吸收。大多数非难辨梭状芽胞杆菌（*Clostridium difficile*）感染的抗生素相关性腹泻，往往是因为抗生素对结肠菌群的抑制作用导致短链脂肪酸（SCFAs）合成下降。由于抗生素相关性腹泻中难辨梭状芽胞杆菌感染占15%~20%，故大多数抗生素相关性腹泻很可能是结肠短链脂肪酸（SCFAs）合成的相对下降造成的。

脂肪泻的临床表现是造成脂肪泻的基础疾病和脂肪泻本身造成的结果。其严重程度取决于脂肪泻的严重程度和摄食状况，严重的脂肪吸收不良可能造成体重下降。脂肪泻本身可造成慢性腹泻。如果脂肪泻的原发病因尚无法确定，低脂饮食通过减少粪便脂肪排出，常常可减轻腹泻。脂肪泻还常常合并脂溶性维生素缺乏，故需要这类维生素的水溶性制剂进行替代。

吸收障碍同样可能造成其他膳食营养素吸收不良，最常见的是糖类，伴或不伴膳食脂肪消化与吸收下降。因此，掌握关于糖类、蛋白质和其他矿物质和维生素的消化和吸收机制的知识，对于评估小肠营养素吸收异常的患者颇有助益。

糖类

膳食中的糖类以淀粉、双糖（蔗糖和乳糖）和葡萄糖等形式存在。糖类仅在小肠中以单糖的形式吸收。因此，在它们被吸收前，淀粉和双糖必须首先经胰腺淀粉酶和小肠上皮刷状缘的双糖酶消化分解为单糖。单糖的吸收是由刷状缘的转运蛋白——钠葡萄糖共转运蛋白1（SGLT1）介导的钠离子浓度依赖过程。

糖类吸收中唯一有临床重要性的疾病是乳糖吸收不良。乳糖是奶制品中的双糖，需要刷状缘的乳糖酶将其消化分解为两个构成单糖——葡萄糖和半乳糖。在生产后的一段时间里，乳糖酶几乎存在于所有物种（哺乳类，译者按），但随后，乳糖酶在动物界逐渐消失，只有人类例外。在许多个体的一生中乳糖酶均保持其活性。有两种类型的乳糖酶缺乏症——原发性和继发性。在原发性乳糖酶缺乏症中，尽管小肠吸收和刷状缘酶学种类等其他方面均正常，但存在基因决定的乳糖酶减少或缺乏。在许多有色人种中，原发性乳糖酶缺乏症在成年人中十分普遍。表15-5提供了原发性乳糖酶缺乏症在若干种族中的患病率。北欧人群和北美白种人是仅有的、在整个成年阶段保持小肠乳糖酶活性的种族。乳糖酶的持续存在是由于调节个体成熟机制的缺陷导致的异常现象。相反，继发性乳糖酶缺乏症则多见于小肠黏膜疾病，通常同时由结构异常和其他刷状缘酶的功能缺陷及转运机制障碍。继发性乳糖酶缺乏症常见于乳糜泻。

与葡萄糖/半乳糖的吸收相比，乳糖的消化是限速步骤，乳糖酶缺陷往往与重度乳糖吸收不良相关。部分乳糖吸收不良的个体可能会出现腹泻、腹痛、腹部绞痛或腹胀等症状。大多数原发性乳糖酶缺陷症患者没有症状。由于乳糖不耐受可表现出与肠易激综合征（irritable bowel syndrome）类似的症状，因此当乳糖不耐受患者采用了严格的去乳糖饮食后仍持续出现这些症状时，需要考虑其症状可能与肠易激综合征有关。

出现乳糖不耐受症状与以下若干因素有关。

1.食物中乳糖的含量。

2.胃排空的速度。胃排空速度快的人似乎比胃排空慢的人更容易出现症状。因此，脱脂奶比全脂奶更容易出现乳糖不耐受症状，因为摄入脱脂奶后的胃排空速度会更快一些。相似，胃大部切除术后的腹泻也常常是乳糖不耐受的结果，因为胃空肠吻合的患者的胃排空会加快。

3.小肠传输时间。多数乳糖酶缺乏症的症状和结肠菌群与未吸收乳糖的相互作用相关，而小肠和大肠则是其症状发展的重要因素，更快的小肠传输更容易出现症状。

4.通过将未吸收的乳糖合成短链脂肪酸（SCFAs）的结肠代偿作用。结肠菌群水平下降，可见于抗生素使用后，可引起个体尤其是乳糖酶缺乏症患者进食乳糖后的相关症状。

表15-5 不同种族成人原发性乳糖酶缺乏症患病率

种族	乳糖酶缺乏症患病率，%
北欧人群	5~15
地中海居民	60~85
非洲黑人	85~100
非裔美国人	45~80
北美白人	10~25
美洲原住民	50~95
墨西哥裔美国人	40~75
亚裔	90~100

来源：FJ Simons：Am J Dig Dis，23：963，1978

由于钠葡萄糖共转运蛋白1（SGLT1）的先天缺如，葡萄糖-半乳糖或单糖吸收不良可引起腹泻。如果患者摄取的糖类含有需要主动转运才能吸收的单糖（如葡萄糖、半乳糖），患者可能会出现腹泻，如果单糖不需要主动转运（如果糖），则不会出现腹泻。果糖由刷状缘的转运蛋白——小肠上皮单糖转运体（GLUT5）通过协助扩散过程吸收，与钠葡萄糖共转运蛋白1（SGLT1）作用机制不同的是，它属于非钠离子依赖的过程。相反，一些患者因为摄入大量山梨糖醇而导致腹泻。山梨糖醇用于糖尿病患者食用的糖果，由于小肠并没有山梨糖醇的吸收和转运机制，故它仅有极少量被吸收。

蛋白质

食物中的蛋白质几乎大多数都是以多肽的形式存在，在吸收前需要被广泛水解为二肽、三肽和氨基酸。蛋白质分解作用在胃与小肠中进行，参与调节的酶包括：由胃壁主细胞分泌的胃蛋白酶原形成的胃蛋白酶，由胰腺腺泡细胞分泌的胰蛋白酶原和其他肽酶等。胃蛋白酶原和胰蛋白酶原这些酶原必须分别被激活为胃蛋白酶（在pH$<$5时被胃蛋白酶激活）和胰蛋白酶（被小肠上皮细胞刷状缘酶——肠激酶激活，随后被胰蛋白酶激活）才能发挥作用。蛋白质的吸收，对二肽、三肽和各种类型的氨基酸（如中性氨基酸、双碱基氨基酸）而言，采用相互独立的不同转运系统。临床上极少观察到蛋白质或氨基酸在消化和吸收方面的改变，甚至在小肠黏膜广泛炎症的情况下也不例外。然而，有3种罕见的基因缺陷疾病会影响蛋白质的消化-吸收过程。①肠激酶缺陷症（enterokinase deficiency）：这种刷状缘酶可以将胰蛋白酶原转化为胰蛋白酶，它的缺乏可能导致腹泻、生长迟滞和低蛋白血症；②哈特纳普综合征（Hartnup syndrome），一种中性氨基酸转运缺陷疾病，其特征表现为糙皮病样皮疹和神经精神症状；③胱氨酸尿症（cystinuria），一种双碱基氨基酸转运缺陷疾病，可表现为肾结石和慢性胰腺炎。

接诊患者　吸收不良

病史、症状和初步临床观察所得的线索有助于减少繁多、无重点且昂贵的实验室和影像学检查。举个例子，对于一个临床症状提示吸收不良的患者，他近期曾因肠系膜缺血（mesenteric ischemia）行广泛小肠切除，临床医生在评价其病情时应该注意将初始评估主要用于明确短肠综合征能否解释临床全貌。类似地，对于排便类型提示脂肪泻的患者，如果有长期酗酒和慢性胰腺炎病史，应该尽快针对胰腺外分泌功能进行评估。

在今天美国的绝大多数地方，吸收不良的典型表现已经很难见到。因此，在患者只表现出较轻的症状和体征，刚有蛛丝马迹提示仅仅一种营养素存在吸收改变时就应该怀疑吸收不良相关疾病，而不能等到出现多种营养素吸收不良的明显证据时才恍然大悟。

虽然小肠和大肠的水和电解质活动改变均可引起腹泻，但膳食营养素的吸收几乎主要在小肠进行。因此，某种膳食营养素的吸收减少可以为小肠疾病提供明确证据，即便患者同时合并结肠疾病（如克罗恩病可以同时累及小肠和大肠）。膳食营养素的吸收不良具有部位特异性，可以沿着小肠节段性或弥漫性分布。因此，如钙、铁、叶酸主要通过主动转运过程在近段小肠尤其是十二指肠吸收；相反，对于维生素B_{12}和胆汁酸的主动转运机制只存在于回肠。因此，如果一名患者多年前曾有小肠切除病史，即使细节不清楚，但他如果临床表现有钙、叶酸和（或）铁的吸收不良的证据，却没有维生素B_{12}缺乏，那么可以推测其为十二指肠和近段空肠切除术后，而不是回肠切除术后。

某些营养素，如葡萄糖、氨基酸和脂肪，尽管其吸收速度在近段小肠比远段小肠快，但它们可以在全小肠被吸收。然而，在小肠节段性切除之后，剩余的肠段需要经历形态和功能的双重“适应”来加强吸收功能。这种适应继发于小肠切除术后肠腔内营养素和激素刺激物水平的改变，在人类可能需要数月才能完成。对于经历了小肠大部切除和（或）结肠大部切除的患者而言，这种适应对于其生存至关重要。

确定脂肪泻的诊断和鉴别其特定的病因通常都是相当困难的。其金标准仍然是定时定量的粪便脂肪含量测定。从实际操作的角度看，因为没人喜欢处理粪便，粪便收集总是很困难而且经常收集不全。人们已经开始用一项定性检查——苏丹Ⅲ染色来检测粪便脂肪含量是否升高。这一检测手段快速经济，但作为一项定性检测，它并不能确定脂肪吸收不良的程度，故适合用于初步筛查。此外，人们还曾经研发过多种血清学、呼气及核素检测手段：①有的方法不能直接测量脂肪吸收；②有的方法在脂肪泻显著且严重时具有极好的敏感性，而在轻度脂肪泻时敏感性较差（如粪便糜蛋白酶、弹力蛋白酶等有可能鉴别胰源性和非胰源性脂肪泻）；③有的则在实验室到商业应用的开发过程中转型失败。

尽管新技术前景不明，但运用常规的实验室检查（即全血细胞计数、凝血酶原时间、血清蛋白含量测定、碱性磷酸酶等）也能一窥有无膳食营养素的缺乏，尤其是铁、叶酸、维生素B_{12}及维生素D和维生素K。进一步的检查包括血清胡萝卜素、胆固醇、白蛋白、铁、叶酸和维生素B_{12}水平检测。如果患者绿叶蔬菜摄食过少，也可能造成血清胡萝卜素水平下降。

如果临床考虑脂肪泻和（或）其他营养素吸收异常的可能，那么要结合病史、临床观察和实验室检查可能会进一步明确所缺乏的营养素，尤其是脂溶性维生素（A，D，E，K）。因此，如果发现碱性磷酸酶水平上升和（或）血清钙离子水平下降等代谢性骨病证据，可能提示维生素D吸收不良。如果患者没有肝基础病也没有服用抗凝药，出现凝血酶原时间延长，可能提示维生素K缺乏。大细胞贫血则提示需要进一步检查评估是否存在维生素B_{12}或叶酸吸收不良。如果临床发现缺铁性贫血，对于一个没有胃肠道隐性失血的男性患者或已绝经女性患者，那么需要进行铁吸收不良方面的评估并注意除外乳糜泻，因为铁的吸收主要在近段小肠进行。

然而，有时候仍然必须通过粪便脂肪测定来确定脂肪泻的诊断。最好采用确定的食谱，进行定时（72h）定量的粪便收集。明确脂肪泻的诊断后，则需要进一步的评估找出导致膳食脂肪消化吸收缺陷的病理生理过程（表15-4）。其他检查包括希林试验（the Schilling test）、D-木糖试验、十二指肠黏膜活检、小肠放射学检查及胰腺外分泌功能检测。

1.希林试验（the Schilling test） 这一试验用于明确维生素B_{12}吸收不良的病因。但遗憾的是，在过去的一些年里，希林试验在美国并未成功商业化。理解维生素B_{12}吸收的生理和病理生理机制对增加人们对胃、胰腺和回肠功能的认识有非常重要的意义，有关希林试验的详细讨论将在第16章展开。

2.尿D-木糖试验（urinary d-xylose test） 尿D-木糖试验用于检测糖类的吸收，是近段小肠黏膜功能的评价手段。D-木糖是一种戊糖，几乎都在近段小肠被吸收。进行D-木糖试验通常是给患者摄入25g D-木糖，并收集其5h内尿液。异常的试验结果（排泌<4.5g）主要提示可能存在十二指肠/空肠黏膜疾病。D-木糖试验在盲襻综合征患者中也可能出现异常结果（主要是小肠黏膜异常的结果），而在第三间隙有大量液体积聚（即腹水、胸腔积液）的患者中会出现假阳性。由于近年内镜下小肠黏膜活检的便利和D-木糖试验存在一定假阴性率，D-木糖试验的应用已经有所减少。当疑诊小肠黏膜病变时，应注意行小

肠黏膜活检。

3.放射学检查（radiologic examination）　以钡剂为对比剂的小肠放射学检查［小肠造影（small-bowel series or study）］在评估推测或疑诊吸收不良的患者时，可提供十分重要的信息。这些检查常常与食管、胃、十二指肠球的放射学检查联合进行，由于对患者钡剂给药不足，可能影响小肠黏膜，尤其是回肠黏膜的正常观察。因此，许多胃肠放射学家改变小肠钡剂造影的流程，如行小肠造影时经口摄入大量钡剂而不同时进行食管和胃的检查，或采用小肠灌肠法，即在透视下置入导管，管饲大量钡剂至十二指肠。此外，许多最初由放射学家描述用于诊断小肠疾病的影像特征［如絮状改变（flocculation）、分节现象（segmentation）］在应用今天的钡剂混悬液后更为罕见。然而，对于业务能手而言，小肠钡剂造影足以提供重要信息。比如，对于黏膜广泛病变的患者，可以看到扩张的小肠，这是因为小肠液分泌增加后导致钡剂稀释造成的（图15-3）。小肠钡剂造影结果正常并不能除外小肠疾病的可能性。然而，小肠造影依然是一项有用的检查，它可用于发现解剖结构异常，如狭窄和瘘管（如在克罗恩病患者中）或盲襻综合征（如多发空肠憩室），并可用于确定以前肠段切除的范围。其他评价小肠整体形态学的影像学检查包括CT肠道重建（CT enteroclysis）和磁共振肠道重建（MR enteroclysis），胶囊内镜和双气囊小肠镜也是小肠病理诊断的重要辅助评估手段。

4.小肠黏膜活检　小肠黏膜活检对有明确脂肪泻或慢性腹泻［（腹泻超过3周）参见第6章］的患者的评估中至关重要。由于内镜设备对胃和十二指肠检查的易行性，使它几乎已经成为标准应用和成为获取近段小肠黏膜组织活检的首选方法。小肠活检的主要适应证包括：①评估确诊或疑诊脂肪泻或慢性腹泻的患者；②小肠造影明确存在弥漫或局部病变。小肠黏膜活检可见的病变可分为以下3类（表15-6）。

（1）弥漫特异性病变：只有相当少的几种伴有营养素吸收改变的疾病在小肠黏膜活检时可发现特异性的组织病理学异常，它们均十分罕见。Whipple病的特征表现是黏膜固有层有过碘酸雪夫（periodic acid-

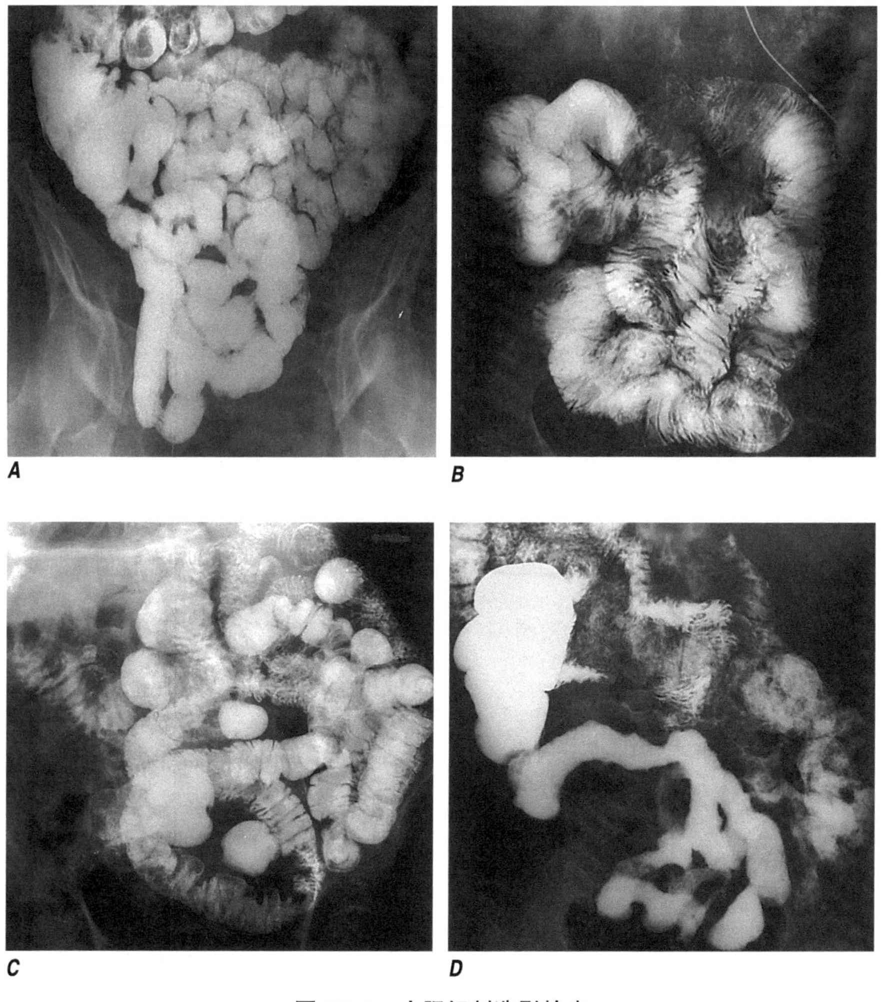

图 15-3　小肠钡剂造影检查

A.正常个体；B.乳糜泻；C.空肠憩室病；D.克罗恩病（Courtesy of Morton Burrell, MD, Yale University; with permission.）

Schiff, PAS）染色阳性的巨噬细胞浸润，而同时存在的杆菌可能需要电子显微镜检查进一步鉴定（图15-4）。无β脂蛋白血症（abetalipoproteinemia）患者有正常的肠黏膜外观，其特征性表现为餐后可见黏膜吸收细胞内饱含脂肪，而经过一段时间无脂饮食或禁食后，脂肪消失。免疫球蛋白缺乏症（immune globulin deficiency）的小肠黏膜活检的组织病理学结果则多种多样。其特征性表现为黏膜固有层浆细胞缺乏或数量大幅度减少，黏膜结构层次可以完全正常，也可以表现为黏膜变平（即小肠绒毛萎缩）。由于免疫球蛋白缺乏症患者常合并蓝氏贾第鞭毛虫感染，因此黏膜活检还可能见到贾第鞭毛虫的滋养体。

（2）灶状特异性病变：有些疾病中病变小肠黏膜呈灶状分布。因此，随机取活检或在内镜直视下未见异常的部位进行活检可能无法取得有诊断价值的结果。通过在固有层和黏膜下层发现恶性淋巴瘤细胞，小肠淋巴瘤有时可通过黏膜活检诊断。而在黏膜下层或有时在固有层发现扩张的淋巴管，则提示淋巴管扩张症，淋巴管扩张症患者蛋白丢失进入小肠可继发低蛋白血症。嗜酸性粒细胞胃肠炎由一组有相似临床表现与症状的异质性疾病构成，均有固有层嗜酸性粒细胞浸润，伴或不伴外周血嗜酸性粒细胞增多。由于其浸润的灶状分布及位于黏膜下层的特点，导致黏膜活检结果并没有特异的组织病理学发现。克罗恩病累及十二指肠也多为黏膜下不连续病变，因此黏膜活检并非诊断十二指肠克罗恩病最直接的方法（参见第17章）。在某些淀粉样变十二指肠受累的患者中，刚果红染色可很好地鉴定淀粉样物质的沉积。

（3）在小肠黏膜活检中，部分微生物可被鉴定出来，从而明确诊断。有时候，行小肠黏膜活检可有助于明确感染的诊断，如Whipple病或贾第鞭毛虫病。在其他大多数病例中，常常是因为腹泻或其他腹部症状的病情检查，偶尔发现了感染。这些感染很多发生在出现腹泻的免疫抑制人群，如隐孢子虫（*Cryptosporidium*）、贝氏等孢子球虫（*Isospora belli*）、小孢子虫（*Microsporidia*）、环孢子虫（*Cyclospora*）、弓形虫（*Toxoplasma*）、巨细胞病毒（*cytomegalovirus*）、腺病毒、鸟胞内分枝杆菌（*Mycobacterium avium-intracellulare*）和蓝氏贾第鞭毛虫（*G.lamblia*）。在免疫抑制患者中，若十二指肠黏膜活检可见念珠菌（*Candida*）、曲霉菌（*Aspergillus*）、隐球菌（*Cryptococcus*）或组织胞浆菌（*Histoplasma*）等微生物，那么它们的存在一般提示存在系统性感染。除了Whipple病和免疫抑制宿主的感染外，小肠黏膜活检极少用作诊断感染性疾病的一线方式。即便是贾第鞭毛虫病，通过十二指肠吸取液和（或）粪便抗原检测做出诊断也比十二指肠活检容易得多。

（4）弥漫非特异性病变：乳糜泻的十二指肠/近段空肠黏膜活检有特征性的黏膜外观，但不能作为疾病的直接诊断依据。乳糜泻的诊断需要建立在临床表现、组织学和对无麸质饮食的免疫学反应上。热带口炎性腹泻患者在热带或亚热带地区暴露后，其肠黏膜组织学改变与乳糜泻类似，但对限麦胶饮食治疗无反应，常常需要服用抗生素和叶酸以改善症状。

脂肪泻患者需要进行胰腺外分泌功能的评估，尤其是慢性胰腺炎的患者，其胰腺外分泌功能往往有异常。胰泌素试验（secretin test）是目前仅有的可直接测量胰腺外分泌功能的检查，但仅在少数几个专科中心可以完成。它通过静脉注射胰泌素（secretin），经十二指肠插管收集胰腺分泌物。内镜技术可以为胰管的解

表15-6 小肠黏膜活检可诊断的疾病

病变	病理表现
弥漫性，特异性	
惠普尔病	固有层可见巨噬细胞，内含PAS（+）物质
无丙种球蛋白血症	未见浆细胞，绒毛正常或缺失（“黏膜变平”）
无β脂蛋白血症	绒毛正常；餐后肠上皮细胞因脂质堆积空泡化
灶状分布，特异性	
小肠淋巴瘤	恶性细胞浸润黏膜固有层和黏膜下层
小肠淋巴管扩张症	扩张的淋巴管；棒状绒毛
嗜酸性粒细胞性胃肠炎	嗜酸性粒细胞浸润黏膜固有层和黏膜
淀粉样变	淀粉样物质沉积
克罗恩病	非干酪样肉芽肿
一种或多种微生物感染（见原文）	特定病原体
肥大细胞增多症	肥大细胞浸润黏膜固有层
弥漫性，非特异性	
乳糜泻	绒毛短缩或缺失；单核细胞浸润；肠上皮细胞破损，隐窝增生
热带口炎性腹泻	与乳糜泻表现相似
肠道细菌过度生长	绒毛灶状损伤，淋巴细胞浸润
叶酸缺乏	绒毛短缩；隐窝中有丝分裂相减少；巨红细胞症
维生素B_{12}缺乏	与叶酸缺乏表现相似
放射性肠炎	与叶酸缺乏表现相似
卓-艾综合征	酸导致的溃疡和糜烂
蛋白质-能量营养不良	绒毛萎缩，继发细菌过度生长
药物诱导性肠炎	多种组织学特点

缩写：PAS（+），过碘酸希夫反应阳性

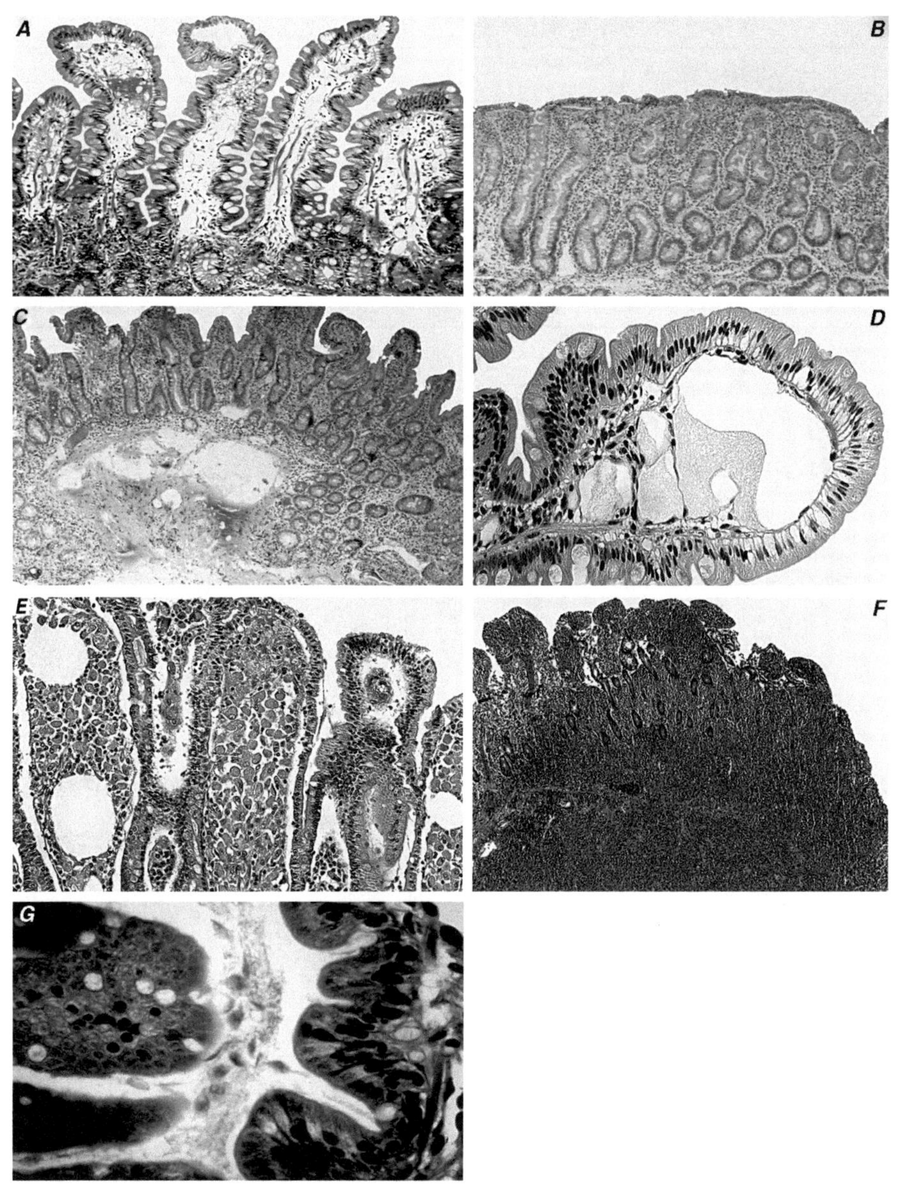

图 15-4　小肠黏膜活检

A.正常个体；B.乳糜泻治疗前；C.乳糜泻治疗后；D.小肠淋巴管扩张症；E.惠普尔病（Whipple disease）；F.淋巴瘤；G.贾第鞭毛虫病（Courtesy of Marie Robert, MD, Yale University; with permission.）

剖结构提供卓有成效的评估，但无法评价外分泌功能（参见第47章）。

表15-7总结了5种不同病因所致的脂肪泻患者完善D-木糖试验、希林试验（Schilling test）和小肠黏膜活检检查的结果。

特定疾病实例

乳糜泻（celiac disease）

乳糜泻是导致一种或多种营养素吸收不良的常见原因。虽然起初认为这主要是白种人，尤其是那些欧洲后裔中的一种疾病，但近年的观察认为，乳糜泻是一类临床表现多样的常见病，在世界范围内广泛分布，估计美国的发病率高达1/113。其发病率在过去的50年间不断上升。乳糜泻还曾经有一些其他名字，包括非热带口炎性腹泻（nontropical sprue）、口炎性腹泻（celiac sprue）、成年人乳糜泻（adult celiac disease）和麦胶敏感性肠病（gluten-sensitive enteropathy）等。乳糜泻的确切病因目前尚不清楚，但环境、免疫和遗传因素最为重要。乳糜泻被认为是一种“冰山”式的疾病，有一小部分患者会有营养素吸收不良相关的典型症状和临床表现，自然病程多种多样，发病年龄1~80岁均可；而较之更多的患者并没有显著的小肠吸收不良相关的临床表现，如贫血、骨量减少、不孕不育、神经系统症状等（不

表15-7 对于不同病因导致的脂肪泻其各种诊断试验的结果

	D-木糖试验	希林试验	十二指肠黏膜活检
慢性胰腺炎	正常	50%异常；如有异常，可通过补充胰酶来纠正	正常
肠道细菌过度生长综合征	正常或仅轻度异常	多为异常；如有异常，可通过抗生素来纠正	通常正常
回肠疾病	正常	异常	正常
乳糜泻	下降	正常	异常：可能提示“黏膜变平”
小肠淋巴管扩张症	正常	正常	异常：可见“扩张的淋巴管”

典型乳糜泻）；甚至更多患者根本没有任何症状，尽管他们存在小肠组织病理学和血清学（后文详述）异常，这类患者被归为“沉默”的乳糜泻。

乳糜泻的标志性特点是小肠黏膜活检的异常（图15-4）和对无麸质饮食的治疗反应（症状与小肠黏膜活检的组织学改变）。组织学改变的严重程度存在一个由近端肠段向远端肠段的差异分布，可能反映出肠黏膜对膳食中麦胶暴露量的不同。临床症状与组织学改变并不一定相关，尤其是很多新诊断的乳糜泻患者临床可能没有症状。

在婴幼儿的饮食中初次加入谷物时，可能会出现乳糜泻的症状，尽管在20岁之前症状常可自发缓解，这种缓解可以是永久的，也可能在随后的几年内再发。或者，在成人以后的任意年龄段才第一次出现显著的乳糜泻症状。在许多患者中，会出现自发缓解和反复加重。症状包括多种营养素的严重吸收不良，可以出现腹泻、脂肪泻、体重下降和营养素缺乏导致的后果（如贫血和代谢性骨病），也包括虽然没有任何胃肠道症状，但有单一营养素缺乏的证据的情况（如铁或叶酸缺乏、骨软化、蛋白丢失所致水肿等）。乳糜泻患者的无症状亲属可通过小肠黏膜活检或血清学检查［如肌内膜抗体（antiendomysial antibody）、组织转谷氨酰胺酶（tissue transglutaminase，tTG）等］明确是否患这种疾病。这类“乳糜泻血清学”检查的便利使得乳糜泻诊断病例大幅度增加，而且现在诊断的大部分病例往往没有经典症状，而只有不典型症状和亚临床表现。

【病因】 乳糜泻的病因尚不清楚，但环境、免疫和遗传因素都提示和疾病相关。与疾病明确相关的一个环境因素就是麦胶蛋白（gliadin），它是麦麸的一种成分，存在于小麦、大麦和黑麦中。人们发现限制麦麸摄入有一定治疗作用，而且如果向乳糜泻患者外观正常的直肠和远段回肠灌入麦麸，在数个小时内就会出现形态学改变。

免疫因素在乳糜泻的发病机制中至关重要，涉及适应性和固有免疫应答。存在血清抗体——抗麦胶蛋白抗体（antigliadin）IgA，抗肌内膜抗体（antiendomysial）IgA和抗组织转谷氨酰胺酶抗体（anti-tTG）IgA，但不清楚这些抗体是原发的还是继发于组织损害。抗肌内膜抗体敏感性为90%～95%，特异性为90%～95%；被抗肌内膜抗体识别的抗原为组织转谷氨酰胺酶，它使麦胶蛋白脱氨基，麦胶蛋白被呈递给HLA-DQ2或HLA-DQ8（后文详述）。抗体检查经常用于鉴别乳糜泻患者，而这些抗体阳性的患者需接受十二指肠活检。这一自身抗体目前还无法与任一种或几种可能导致乳糜泻的发病机制联系在一起。然而，这一抗体对于明确普通人群中乳糜泻的真实患病率十分有用。对持续摄入麦麸的乳糜泻患者应用4周的泼尼松治疗，可有效诱导症状缓解，十二指肠黏膜活检可观察到原本“变平”的异常黏膜外观转为接近正常化。此外，麦胶蛋白肽（gliadin peptides）与麦胶蛋白特异性T细胞相互作用，从而介导组织损伤并诱导引起组织损伤的一种或多种细胞因子（如γ干扰素）释放。

乳糜泻也涉及遗传因素。症状性乳糜泻的发病率在不同种族中差别极大（白种人很高，而黑种人和亚裔则较低），且在乳糜泻患者的一级亲属中发病率高达10%，然而，血清学检查则清楚地表明乳糜泻在世界范围内广泛分布。此外，虽然只有小部分表达HLA-DQ2或HLA-DQ8等位基因的人群罹患乳糜泻，但所有乳糜泻患者均表达HLA-DQ2或HLA-DQ8等位基因。DQ2/DQ8缺失可以除外乳糜泻的诊断。

【诊断】 小肠黏膜活检是诊断乳糜泻所必需的（图15-4）。如果患者有提示营养素吸收不良和（或）缺乏的症状与实验室检查结果，抗肌内膜抗体筛查阳性，应建议其完善小肠黏膜活检。由于乳糜泻的临床表现常常很轻，缺少吸收不良或营养素缺乏的明显证据，因此相对放宽活检指征是十分重要的。行一次活检要比完善其他小肠吸收试验更明智，因为其他检查既不能完全除外也不能明确诊断。

乳糜泻的诊断需要有小肠黏膜活检特征性的组织学改变，而且在限定无麸质饮食后出现临床症状和组织学的迅速改善。如果血清学检查发现存在抗肌内膜抗体IgA或抗组织转谷氨酰胺酶的存在，那么他们也应该在开始无麸质饮食后消失。越来越多的乳糜泻患者主要通过血清学检查发现，病例数目增加的同时，十二指肠黏膜活检所见的组织学病变谱也变得更为丰富，纳入了许多并没有经典改变（图15-4）那么严重的组织学改变。经典的十二指肠/空肠活检改变仅限于黏膜，包括①小肠上皮内淋巴细胞（intraepithelial lymphocytes）数目增加；②小肠绒毛缺失或高度下降，导致外观变平，伴隐窝细胞增殖活跃，导致隐窝增生和绒毛结构破坏，从而引起绒毛而不是黏膜萎缩；③肠上皮细胞呈柱状外观，细胞核不再位于基底部；④黏膜固有层淋巴细胞和浆细胞浸润（图15-4B）。虽然这些病理特点是乳糜泻的特征性改变，但并不能据此诊断。因为在许多疾病中肠黏膜外观可有相似改变，如热带口炎性腹泻、嗜酸性粒细胞性胃肠炎、幼儿牛奶蛋白不耐受，偶尔在淋巴瘤、肠道细菌过度生长、克罗恩病和大量泌酸的胃泌素瘤中也可见到。然而，如果在限定无麸质饮食后，已有的特征性组织学外观转变为正常，则足以确立乳糜泻的诊断（图15-4C）。没有必要重新给予患者麦麸饮食，进行另一次小肠黏膜活检，或不行黏膜活检观察病情。

【限制麦麸饮食治疗无应答】 对于满足乳糜泻所有诊断标准的患者，出现持续腹泻最为常见的原因是没有中断麦麸摄入。麦麸几乎无所不在，必须要付出极大努力才能将所有麦麸彻底从饮食中去除。用稻米代替小麦面粉是非常有益的，且有几个支援团体为乳糜泻患者及其家庭提供重要救助。超过90%的有乳糜泻特征性表现的患者对完全无麸质饮食应答良好。剩余患者则构成了一个异质性团体［他们常被称为难治性腹泻（refractory celiac disease）或难治性口炎性腹泻（refractory sprue）］，患者包括①对限制其他膳食蛋白治疗有效，如限制进食大豆；②对糖皮质激素治疗有应答；③“暂时无效”（即临床症状与形态学改变在若干月或年后消失）；④对所有治疗措施无应答并有致命后果，伴或不伴明确的乳糜泻并发症，如进展为肠道T细胞淋巴瘤。

【腹泻机制】 乳糜泻患者中出现的腹泻有若干发病机制。腹泻可以继发于多种原因：①脂肪泻，它主要是因为空肠黏膜功能异常造成的后果；②继发性乳糖酶缺乏，它是空肠刷状缘酶功能改变的后果；③在累及回肠的广泛病变中，胆汁酸吸收不良使胆汁酸诱导结肠液体分泌增加；④隐窝增生导致内源性液体排泌增加。受累程度较重的乳糜泻患者接受一线治疗——无麦麸饮食后，在等待它起到全效的这段时间里，通过限制膳食乳糖和脂肪的摄入，症状可能会得到暂时的改善。

【伴随疾病】 乳糜泻与疱疹样皮炎（dermatitis herpetiformis，DH）有一定相关性，尽管两者的联系尚未阐明。疱疹样皮炎的患者具有特征性的丘疹及水疱病变，氨苯砜（dapsone）治疗有效。几乎所有的疱疹样皮炎患者的小肠黏膜有着与乳糜泻患者一致的组织学改变，但通常程度更轻，分布更局限。大多数疱疹样皮炎的患者的胃肠道症状较轻或没有胃肠道症状。相反，相当少的乳糜泻患者会罹患疱疹样皮炎。

乳糜泻和1型糖尿病、IgA缺乏症、唐氏综合征（Down syndrome）、特纳综合征（Turner syndrome）也可相伴发生。乳糜泻和糖尿病之间存在联系的临床重要意义在于，临床上我们经常将严重的水样泻且没有吸收不良证据的患者轻易诊断为腹泻，而实际上，进行抗肌内膜抗体检查和（或）完善小肠黏膜活检是除外乳糜泻所必需的。

【并发症】 乳糜泻最重要的并发症就是进展为肿瘤。乳糜泻患者中，胃肠道和非胃肠道恶性肿瘤包括小肠淋巴瘤的发病率有明显升高。由于未知的原因，爱尔兰和英国的乳糜泻患者发生淋巴瘤的机会高于美国患者。无论何时，当遇到一位先前采用无麸质饮食症状控制良好的乳糜泻患者突然对限制麦麸摄入无反应或者一个具备乳糜泻典型临床表现和组织学特点的患者对无麸质饮食治疗毫无应答的情况，应考虑到淋巴瘤的可能性。其他乳糜泻的并发症包括与淋巴瘤无关的小肠溃疡，所谓的顽固性口炎性腹泻（refractory sprue，见上文）和胶原性口炎性腹泻（collagenous sprue）。在胶原性口炎性腹泻中，基底膜下可见一层胶原样物质沉积，而胶原性口炎性腹泻患者通常对无麦麸饮食无应答，且往往预后欠佳。

热带性口炎性腹泻（Tropical Sprue）

热带口炎性腹泻是一大类人们认识尚肤浅的症候群，它祸及某些但不是所有热带地区的外国侨民和原住民，表现为慢性腹泻、脂肪泻、体重下降、营养缺乏，包括叶酸和维生素B_{12}缺乏。在某些热带地区，这一疾病累及5%~10%的当地人口。

热带环境下的慢性腹泻最常见的病因是感染性微生物，包括蓝氏贾第鞭毛虫（*G.lamblia*）、小肠结肠炎耶尔森菌（*Yersinia enterocolitica*）、难辨梭状芽胞杆菌（*C.difficile*）、小球隐孢子虫（*Cryptosporidium parvum*）和卡耶塔环孢子虫（*Cyclospora cayetanensis*）。只有在3次化验粪便样品均未检出包囊和滋养体，才应当开始考虑热带口炎性腹泻诊断的可能性。

胃肠道慢性感染和腹泻患者，伴或不伴获得性免疫缺陷综合征（AIDS）将在第23章详述。

住在热带地区的个体的小肠黏膜与生活在温带气候下的人并不完全一样。活检提示绒毛结构有轻度改变，在黏膜固有层可见单核细胞数目轻度升高，有时和乳糜泻患者活检所见一样严重。这些黏膜改变在生活于热带地区的原住民和外国侨民中均可观察到，而且通常伴有吸收功能的轻度下降。但是，当这些人移居或回到温带地区时，这些黏膜改变可恢复“正常”。某些学者曾经提出观点认为在热带性肠病（tropical enteropathy）和热带口炎性腹泻中观察到的黏膜改变其实代表了一种单一疾病临床谱的不同结局，但目前依然缺乏佐证这一概念令人信服的证据。

【病因】 由于对抗生素治疗应答良好，故人们认为热带口炎性腹泻可能由一种或多种感染性微生物引起。但是，热带口炎性腹泻的病因和发病机制依然不明确。第一，它的发病并不是在所有热带地区均匀分布，相反，它往往发生在一些特定区域，包括印度南部、菲律宾及加勒比海的若干岛屿（如波多黎各、海地）上，但在非洲、牙买加或东南亚则极罕见。第二，在一些特定个体中，只有已经离开发病区域一段时间后，才会出现热带口炎性腹泻的相关症状。这也是乳糜泻（通常也被称作乳糜口炎性腹泻）最初的术语名称叫非热带口炎性腹泻以区别热带口炎性腹泻的原因。第三，从空肠吸取液中已经分离鉴定出多种微生物，但各项研究之间缺乏相对一致性。在若干热带口炎性腹泻的研究中，提示肺炎克雷伯菌（*Klebsiella pneumoniae*）、阴沟肠杆菌（*Enterobacter cloacae*）、大肠埃希菌（*E.coli*）可能参与发病过程，而在其他一些研究中则倾向于一种或几种这类细菌分泌的毒素从中扮演重要角色。第四，热带口炎性腹泻的发病率在过去的20～30年呈显著下降的趋势，这可能与这段时间以来许多热带国家的卫生条件改善有关。另外一种对发病减少原因的猜测则是对急性腹泻患者，尤其是对温带国家到热带地区的游客使用抗生素较前更为普遍。第五，叶酸缺乏症在热带口炎性腹泻发病机制中的作用需要进一步地阐释。叶酸主要在十二指肠和近段空肠吸收，而大多数热带口炎性腹泻患者都有叶酸吸收不良和耗竭的证据。虽然叶酸缺乏确实可以引起小肠黏膜改变，且可通过叶酸替代治疗逆转，但是若干早年的关于热带口炎性腹泻可被叶酸治愈的研究报道，并没有为最初导致叶酸吸收不良的“损害”做出解释。

热带口炎性腹泻的临床表现在世界各地并不相同（如印度、波多黎各）。印度南部的患者在出现脂肪泻和吸收不良之前，最初表现为急性胃肠炎，这并不少见。相比之下，与其他地区相比，大多数波多黎各患者的症状隐匿，而抗生素治疗效果显著。世界不同地区的热带口炎性腹泻可能并非同一种疾病，相似的临床表象可能有截然不同的病因。

【诊断】 做出热带口炎性腹泻的诊断，最好有长期居住或近期生活在热带国家的历史，临床有慢性腹泻的表现和吸收不良的证据，小肠黏膜活检有异常结果。热带口炎性腹泻小肠黏膜活检的结果没有特征性病理特点，与乳糜泻的活检结果类似，常常难以区分（图15-4）。热带口炎性腹泻的活检结果常常表现为绒毛结构改变较少而黏膜固有层单核细胞浸润更多。和乳糜泻不同的是，热带口炎性腹泻的组织学特点呈现出全小肠严重程度相似的特点，且无麸质饮食并不能对临床症状和组织学有任何改善。

治疗　热带口炎性腹泻

广谱抗生素和叶酸通常最为有效，特别对于离开热带地区且不再回来的患者而言。四环素应该至少用6个月，1～2周症状就有可能改善。单独使用叶酸可使血液学指标改善，且同时改善食欲，增加体重，并可在小肠黏膜活检中观察到形态学改变。由于存在显著的叶酸缺乏，叶酸经常与抗生素同时给药。

短肠综合征（Short Bowel Syndrome）

这是一个描述性的术语用于描述切除不同长度的小肠后出现的各种各样的临床问题。在较为罕见的情况下，短肠综合征也可能是先天的，如微绒毛包涵体病（microvillous inclusion disease）。决定症状类型和程度的因素包括：①特定的切除节段（空肠或回肠）；②所切除节段的长度；③回盲瓣完整性；④是否切除大肠；⑤在剩余的小肠和（或）大肠肠段中仍有原发病活动（如克罗恩病、肠系膜动脉疾病）；⑥剩余肠段的功能代偿程度。短肠综合征可发生于从婴儿到老年人的任意年龄段。肠衰竭（intestinal failure）是指在没有肠外营养支持的条件下，肠道无法维持人体营养状态。

在成年人中，有3类情况需要肠段切除：①肠系膜血管疾病，包括：动脉粥样硬化、栓塞事件和血管炎；②原发性黏膜和黏膜下层病变，如克罗恩病；③无基础小肠疾病病史的手术，如外伤。

在小肠切除之后，残余的小肠需要历经6～12个月的时间来进行结构与功能的调整。需要持续摄入膳食营养素和热量，小肠黏膜与食物的接触，释放一种或多种小肠激素和胰液、胆汁分泌，来刺激这一代偿过程。因此需要维持肠内营养支持补给能量，尤其在术后早期，广泛小肠切除后甚至需要肠外营养支持补给能量。只有几个月后代偿作用完成，才能清楚这些患者吸收营养素的能力。

除了肠黏膜（脂肪、液体和电解质吸收所必需的结构）缺失外，还有多种因素共同造成了这些患者的腹泻和脂肪泻。回肠尤其是回盲瓣切除的患者通常比空肠切除的患者有更为严重的腹泻。缺失部分或全部回肠，进入结肠的胆汁酸增加，进一步刺激结肠水和电解质分泌，从而引起腹泻。缺少回盲瓣也与小肠通过时间缩短、结肠细菌过度生长相关。保留结肠（或结肠大部分）往往使腹泻的发生率显著下降，且发生肠衰竭的可能性较低，这是因为通过发酵作用将未吸收的糖类转化为短链脂肪酸（SCFAs）。后者在结肠被吸收，刺激钠离子和水的吸收，从而改善整体的液体平衡。切除了富含乳糖酶黏膜的肠段致乳糖不耐受和胃酸大量分泌可能引起腹泻。

除了腹泻和（或）脂肪泻外，在某些患者中还观察到了一系列非肠道症状。在做过小肠切除术而结肠完整保留的患者中，肾草酸钙结石的发生率显著增加，这是因为大肠的草酸盐吸收明显增加，随后导致高草酸盐尿症［又称肠源性高草酸盐尿症（enteric hyperoxaluria）］。结肠草酸盐吸收增加的两种可能机制为：①胆汁酸和脂肪酸使结肠黏膜通透性增加，引起草酸盐吸收增加；②脂肪酸增加后可结合更多钙离子，从而导致可溶性草酸盐增加，然后被肠黏膜吸收。由于草酸盐含量很高的的食物相对较少（如菠菜、大黄、茶），仅饮食限制治疗不够。考来烯胺（cholestyramine）是一种阴离子结合树脂，已证明它和钙剂在减少高草酸盐尿方面有效。无独有偶，胆汁酸池规模的缩小会导致胆囊胆汁中胆固醇过饱和，与胆固醇结石发病增加有关。胃酸大量分泌可以在许多行小肠大部分切除的患者中发生。其病因尚不清楚，可能与抑制胃酸分泌的激素作用下降有关，也可能因为小肠的胃泌素循环代谢下降导致胃泌素水平上升。而这样引起的胃酸分泌可能是促成腹泻和脂肪泻的重要因素。十二指肠内pH下降可灭活胰腺脂肪酶和（或）使十二指肠内胆汁酸沉淀，从而加重脂肪泻。胃液分泌的增加、小肠吸收能力下降，使容量负荷增加。使用质子泵抑制药抑制胃酸分泌有助于减少腹泻和脂肪泻，但仅在使用的前6个月有效。

治疗　短肠综合征

短肠综合征的治疗取决于症状的严重性和患者能否仅凭经口进食来维持热量和电解质的平衡。初始治疗包括谨慎地使用阿片类药物［包括可待因（codeine）］来减少粪便排出并确立一个有效的食谱。如果结肠还在原位，为了减少脂肪酸刺激造成的结肠液体分泌，最初的食谱必须是含低脂肪且高糖类的。中链三酰甘油（MCTs，前文已讨论）、低乳糖食谱和富含多种可溶性膳食纤维的食谱也应该进行尝试。在回盲瓣缺失的情况下，应考虑肠道细菌过度生长的可能性并进行治疗。如果存在胃酸大量分泌加重腹泻和脂肪泻的情况，那么质子泵抑制药是十分有效的。通常没有哪个治疗方法可以迅速见效，但这些方法可以减少严重腹泻。

必须检测患者的维生素和矿物质水平，如果适应证明确应尽快开始替代治疗。脂溶性维生素、叶酸、维生素B_{12}和钙、铁、镁、锌是最为重要的一些因子，需要进行定期监测。如果上述这些方法不成功，那么就需要家用的肠外营养支持治疗，这是一套成熟的治疗方法且可以坚持使用多年。对于广泛小肠切除无法脱离肠外营养生存，即“肠衰竭”的患者而言，小肠移植技术正在有望成为一个可行的方法。肠促胰岛激素，如胰高血糖素样肽2（glucagon-like peptide 2，GLP-2）改善吸收功能的潜在有效性也引起了很多关注。

细菌过度生长综合征（bacterial overgrowth syndrome）

细菌过度生长综合征由这样一组疾病构成，它们可表现为腹泻、脂肪泻和大细胞贫血，其共同特点为小肠内有结肠型的细菌大量繁殖。这种细菌增殖是由于肠淤滞造成的，包括肠蠕动异常［功能性肠淤滞（functional stasis）］、小肠解剖结构改变［解剖性肠淤滞（anatomic stasis）］、小肠和大肠直接连通等。这些情况也被称为肠襻淤滞综合征（stagnant bowel syndrome）或盲襻综合征（blind loop syndrome）.

［发病机制］　细菌过度生长综合征的临床表现是结肠型菌群，如大肠埃希菌、拟杆菌在小肠大量增殖后的直接后果。大细胞贫血是维生素B_{12}而不是叶酸缺乏造成的。多数细菌生长需要维生素B_{12}为原料，而细菌浓度的增加耗尽了膳食中相对少量的维生素B_{12}。脂肪泻是由于微胶粒形成异常造成的，而那正是十二指肠内结合性胆汁酸浓度下降且存在非结合性胆汁酸的后果。某些细菌，如拟杆菌（*Bacteroides*）可以将结合性胆汁酸降解为非结合性胆汁酸。非结合性胆汁酸比结合性胆汁酸更快被吸收，因此，十二指肠腔内的胆汁酸浓度下降。此外，非结合性胆汁酸的临界胶束浓度较结合性胆汁酸的高，从而导致微胶粒形成减少。当存在脂肪泻时，腹泻至少部分是由脂肪泻造成的。然而，还有部分患者以腹泻为主，不合并脂肪泻，目前的假设认为这些患者中结肠型细菌产生一种或多种细菌肠毒素，引起液体分泌增加和腹泻。

【病因】　这组不同疾病的病因都是小肠腔内的细菌增殖，这种增殖可以继发于解剖性肠淤滞或功能性肠淤滞，或者是继发于相对无菌的小肠和含有大量需氧菌和厌氧菌的结肠直接连通。已经明确的若干解剖性肠淤滞的实例：①一处或多处憩室［（十二指肠和空肠均可受累）图15-3C］；②克罗恩病相关的瘘管和狭窄（图15-3D）；③胃大部切除术和胃空肠吻合术后的近段十二指肠输入襻；④小肠旁路，如肥胖患者术后的空回肠旁路；⑤原小肠吻合部位发生扩张。这些解剖结构的异常通常伴随着小肠一个（或多个）节段肠蠕动的连续性丧失，导致肠淤滞和细菌增殖。当出现功能性肠淤滞时，细菌过度生长综合征也可以在没有解剖性盲襻存在的情况下发生。肠蠕动异常和无盲襻情况下的细菌过度生长可见于硬皮病，其患者的食管和小肠都存在动力异常。功能性肠淤滞和细菌过度生长还可以伴发糖尿病和一些小肠疾病，比如当小肠和大肠之间存在直接通路时，如回结肠切除术后，有时也可见于小肠结肠吻合术后，这是因为绕过回盲瓣为细菌进入小肠提供了可能性。

【诊断】　当血清维生素B_{12}水平降低和叶酸水平升高同时存在时，诊断需要考虑细菌过度生长综合征，这是因为肠道细菌常常产生叶酸复合物，并在十二指肠被吸收。在理想情况下，诊断细菌过度生长综合征，应在空肠插管后获得吸取液，分析显示其中需氧和（或）厌氧的结肠型细菌水平升高。这一特异性检查实际上很少能完成。乳果糖（一种不被消化的双糖）呼氢试验也已经被用于发现细菌过度生长。希林试验也可用于诊断细菌过度生长（参见第16章），但也并非常规可以完善的检查。常见情况是临床疑诊，并根据治疗反应确诊。

治疗　细菌过度生长综合征

如果可能的话，一线治疗应该为手术矫正解剖盲襻。在除外功能性肠淤滞的情况下，明确是否真的是解剖关系异常导致了肠淤滞和细菌过度生长是至关重要的。举例来说，细菌过度生长可以继发于狭窄、一处或多处憩室，或一处近端输入襻，这些均有通过手术矫正解剖结构达到治愈的可能。相反，硬皮病所致的功能性肠淤滞或某些解剖性肠淤滞状态（如空肠多发憩室）无法通过手术矫正，那么这些情况应给予广谱抗生素治疗。过去四环素一直是起始治疗的首选，然而，由于耐药增加，其他抗生素如甲硝唑、阿莫西林/克拉维酸和头孢类抗生素也已经投入使用。抗生素疗程需要将近3周或直到症状缓解。虽然这些疾病的自然病程为慢性，但抗生素也不应长期持续使用。通常在开始抗生素治疗的2~3周，症状就会缓解。如果症状没有复发，则不必进行重复治疗。如果存在频繁复发，有多种治疗策略，但目前通常最有效的方式是不论症状是否存在，每月使用抗生素1周。

遗憾的是，细菌过度生长综合征的治疗主要是经验性的，目前还缺乏临床试验来佐证各方面的合理决策，如抗生素的选择、治疗的疗程和（或）治疗复发的最优方法等。细菌过度生长也可以伴发于另一种慢性疾病，如克罗恩病、放射性肠炎或短肠综合征。治疗这些情况下的细菌过度生长，并不能治愈背后的基础病，但是对于解决与细菌过度生长相关的临床问题，可能有非常重要的意义。

惠普尔病（Whipple Disease）

惠普尔病是一种慢性多系统疾病，常伴有腹泻、脂肪泻、体重下降、关节痛、中枢神经系统和心脏问题。它是由细菌惠普尔养障体（*Tropheryma whipplei*）引起的。直到经多聚合酶链式反应（polymerase chain reaction，PCR）鉴定惠普尔养障体前，诊断惠普尔病的主要标志是在小肠和其他有证据累及的器官中观察到PAS（过碘酸雪夫染色）染色阳性的巨噬细胞（图15-4E）。

【病因】　惠普尔病（Whipple disease）是由一种很小的革兰染色阳性的杆菌，惠普尔养障体（*T.whipplei*）引起的。这类杆菌属于放线菌，低毒力但有高传染性，与多种组织内细菌分布的广泛程度相比，其临床症状相对较轻。

【临床表现】　惠普尔病起病隐匿，以腹泻、脂肪泻、腹痛、体重下降、游走性大关节病、发热、眼部和中枢神经系统症状为特点。痴呆是相对晚期的表现，且是极度不良预后的标志，特别是在使用抗生素诱导缓解后病情复发的患者。这一疾病主要在中年白种人中出现，原因尚不清楚。一般认为，这些患者中出现脂肪泻是因为小肠黏膜损伤和淋巴管梗阻，而这两者继发于小肠黏膜固有层中PAS（过碘酸雪夫染色）染色阳性的巨噬细胞数目的增加。

【诊断】　患者多系统受累合并腹泻与脂肪泻提示惠普尔病的诊断。确立惠普尔病诊断的主要方法是：结合患者的临床症状，获取小肠和（或）其他受累器官（如肝脏、淋巴结、心脏、眼、中枢神经系统或滑膜）组织活检结果。如果发现含有特征性的小杆菌（0.25~2mm）的PAS（过碘酸雪夫染色）染色阳性的巨噬细胞，高度提示该诊断。然而，惠普尔病的病理结果经常容易和含有鸟分枝杆菌复合体（*M.avium complex*）的PAS（过碘酸雪夫染色）染色阳性的巨噬细胞相混淆，而后者可能是获得性免疫缺陷综合征（AIDS）患者出现腹泻的原因。惠普尔养障体（*T.whipplei.*）在巨噬细胞外比在巨噬细胞内更能提示疾病活动。惠普尔养障体（*T.whipplei.*）现在已经能够成功进行培养。

治疗　惠普尔病

惠普尔病的治疗主要是长疗程抗生素的使用。目前的药物选择主要是服用双倍剂量的甲氧苄啶/磺胺甲噁唑（trimethoprim/sulfamethoxazole）将近1年。在成功治疗之后，PAS（过碘酸雪夫染色）染色阳性的巨噬细胞仍可持续存在，而巨噬细胞外存在杆菌是持续性感染或复发的早期标志。疾病活跃复发，尤其是伴随痴呆，是一个极端预后不良的标志，需要应用能透过血–脑屏障的抗生素。若患者无法耐受甲氧苄啶/磺胺甲噁唑（trimethoprim/sulfamethoxazole），那么氯霉素（chloramphenicol）是一个合适的二线选择药物。

蛋白丢失性肠病（protein-losing enteropathy）

蛋白丢失性肠病与其说是一种特定的疾病，倒不如说是这样一组胃肠道和非胃肠道疾病，它们均有低蛋白血症和水肿的表现，但并无蛋白尿或蛋白质合成异常，如慢性肝病等。这类疾病以超过正常水平的大量蛋白经胃肠道丢失为特征。正常情况下，约10%的总蛋白代谢经胃肠道进行。在超过65种不同疾病中，存在经胃肠道丢失蛋白增加的证据，这些疾病可以被分为3组：①黏膜溃疡，这类疾病中蛋白丢失主要反映出蛋白经破损的黏膜漏出的情况，如溃疡性结肠炎、胃肠道肿瘤和消化性溃疡；②非溃疡性黏膜，但也有黏膜损害的证据，蛋白丢失主要反映出肠上皮通透性改变后的丢失，如乳糜泻和巨大肥厚性胃病（Ménétrier disease，梅内特里耶病），分别为小肠和胃黏膜病变；③淋巴管功能异常，表明原发性淋巴管病变或继发于淋巴管部分梗阻，梗阻可能是淋巴结肿大或心脏疾病引起的。

【诊断】 存在周围性水肿、低白蛋白和低球蛋白水平，而又没有肾病或肝病的基础，则提示蛋白丢失性肠病。蛋白丢失性肠病患者极少出现选择性丢失，仅丢失白蛋白或球蛋白。因此，血清白蛋白显著减少而血清球蛋白水平正常，不应立即开始进行蛋白丢失性肠病相关的评估，而可能提示存在肾病和（或）肝病。同样，血清球蛋白水平下降而白蛋白水平正常，更可能是球蛋白合成下降的结果，而不应考虑球蛋白经肠道丢失增加。已有方法证明蛋白经胃肠道丢失，就是通过摄入一种放射性标记的蛋白质，并在24h或48h内测定其在粪便中的含量。不幸的是，这类放射性标记的蛋白质还没有一种可以常规应用于临床。α_1–抗胰蛋白酶（α_1–Antitrypsin）是一种占血清总蛋白含量约4%的蛋白质，能耐受蛋白水解作用，可用于证明血清蛋白经肠道丢失速度增加，但由于它在酸环境下会发生降解，故无法用于评估胃蛋白丢失情况。α_1–抗胰蛋白酶的清除是通过确定粪便体积以及粪便和血浆中α_1–抗胰蛋白酶的浓度来测量的。除了蛋白经异常和扩张的淋巴管丢失外，外周淋巴细胞也可能经淋巴管丢失，造成相对性淋巴细胞减少。因此，患者同时存在淋巴细胞减少和低蛋白血症往往支持蛋白经胃肠道丢失增加。

因淋巴管梗阻造成蛋白经胃肠道丢失增加的患者往往患有脂肪泻和腹泻。脂肪泻是由于淋巴管回流改变造成的，因为富含脂肪的乳糜微粒需要经小肠淋巴管离开小肠上皮细胞（表15–4，图15–4）。如果没有机械性或解剖性梗阻的原因，先天性的淋巴管功能异常，伴或不伴肢端的周围淋巴管功能异常，被称为小肠淋巴管扩张症（intestinal lymphangiectasia）。同样，约50%的先天性周围淋巴管疾病（先天性淋巴管水肿，Milroy disease）患者也会有小肠淋巴管扩张和低蛋白血症。除了脂肪泻和经胃肠道蛋白丢失增加，在小肠淋巴管扩张症中，小肠吸收功能的其他方面都是正常的。

【其他病因】 患者如果没有任何胃肠道疾病的证据，拟考虑特发性蛋白丢失性肠病之前，应完善心脏疾病的检查——尤其是右心瓣膜病和慢性心包炎。有时候，低蛋白血症可以是这两类心脏疾病的唯一表现。梅内特里耶病（Ménétrier disease，又称巨大肥厚性胃病）是一种不常见的疾病，累及胃体和胃底，主要特征表现为：粗大胃黏膜皱襞，胃酸分泌减少，有时候会表现为蛋白经胃丢失增加。

治疗　蛋白丢失性肠病

因过量蛋白经胃肠道丢失常继发于某一种特定疾病，故治疗应首先针对原发病因，而不是低蛋白血症。举例来说，在乳糜泻或者溃疡性结肠炎患者中，如果继发了严重的低蛋白血症并出现外周水肿，那么起始治疗分别应该考虑无麸质饮食或美沙拉嗪。当蛋白丢失增加是继发于淋巴管梗阻时，那么最关键的问题是明确这一梗阻的本质。可以通过完善影像学检查来明确肠系膜淋巴结或淋巴瘤的可能性。相似的，作为蛋白丢失性肠病的病因之一，除外心脏疾病也是十分重要的，可以通过心脏超声，或有时通过右心导管来进行。

小肠淋巴管扩张症患者中出现的蛋白丢失增加，是由淋巴管扩张和脂肪吸收不良造成的。治疗低蛋白血症是应同时配合低脂饮食和使用中链脂肪酸三酰甘油（表15–3），因为它离开小肠上皮细胞并不经过淋巴管，而是由门静脉转运到全身。

总结

表15–8罗列了可能造成吸收不良的多种疾病的病理生理学分类。

表15-8 吸收不良综合征的分类

- 消化不良
  - 胃切除术后[a]
  - 胰腺脂肪酶缺乏或失活
    - 胰腺外分泌功能不全
      - 慢性胰腺炎
      - 胰腺癌
      - 囊性纤维化
      - 胰腺功能不全-遗传性或获得性
    - 胃泌素瘤-脂肪酶被酸灭活[a]
    - 药物-奥利司他(orlistat)
- 十二指肠内胆汁酸浓度减少/微胶粒形成异常
  - 肝病
    - 肝实质疾病
    - 胆汁淤积性肝病
  - 小肠细菌过度生长
    - 解剖性肠淤滞
      - 输入袢
      - 肠淤滞/盲袢/狭窄/瘘管
    - 功能性肠淤滞
      - 糖尿病[a]
      - 硬皮病[a]
      - 小肠假性肠梗阻
  - 胆盐肠肝循环受阻
    - 回肠切除术
    - 克罗恩病
  - 药物(结合或沉淀胆盐)-新霉素、考来烯胺、碳酸钙
- 粘膜吸收异常/黏膜缺失或损害
  - 小肠切除或旁路手术[a]
  - 炎症、浸润或感染
    - 克罗恩病[a]
    - 淀粉样变
    - 硬皮病
    - 淋巴瘤[a]
    - 嗜酸性粒细胞性肠炎
    - 肥大细胞增多症
    - 热带口炎性腹泻
    - 乳糜泻
    - 胶原性口炎性腹泻
    - Whipple病[a]
    - 放射性肠炎[a]
    - 叶酸和维生素B_{12}缺乏
    - 感染-贾第鞭毛虫病
    - 移植物抗宿主病
  - 遗传性疾病
    - 双糖酶缺乏
    - 无丙种球蛋白血症
    - 无β脂蛋白血症
      - 哈特纳普病(Hartnup's disease)
    - 胱氨酸尿症
- 营养素向小肠转运和(或)从小肠转运异常
  - 淋巴管梗阻
    - 淋巴瘤[a]
    - 淋巴管扩张
  - 循环疾病
    - 充血性心力衰竭
    - 缩窄性心包炎
    - 肠系膜动脉粥样硬化
    - 血管炎
- 内分泌和代谢疾病
  - 糖尿病[a]
  - 甲状旁腺功能减低
  - 肾上腺功能不全
  - 甲状腺功能亢进
  - 类癌综合征

a吸收不良由超过一种机制引起

表15-9总结了吸收不良多种临床表现的病理生理学原因。

表15-9 吸收不良疾病临床表现的病理生理机制

症状或体征	机制
体重下降/营养不良	纳差，营养素吸收不良
腹泻	水和电解质吸收或分泌异常
	结肠内未被吸收的双羟胆汁酸和脂肪酸继发结肠液体分泌
腹部胀气	细菌对未吸收的碳水化合物的发酵作用
舌炎、唇干裂、口炎	铁、维生素B_{12}、叶酸和维生素A缺乏
腹痛	肠扩张或炎症，胰腺炎
骨痛	钙、维生素D吸收不良，蛋白缺乏，骨质疏松
肢体抽搐、感觉异常	钙和镁吸收不良
无力	贫血、电解质水平下降(特别是钾离子)
氮质血症、低血压	水、电解质耗竭
停经、性欲减退	蛋白消耗、能量减少、继发性垂体功能减低
贫血	铁、叶酸、维生素B_{12}吸收异常
出血	维生素K吸收不良、低凝血酶原血症
夜盲症/干眼症	维生素A吸收不良
周围神经病变	维生素B_{12}和硫胺素缺乏
皮炎	维生素A、锌和必需脂肪酸缺乏

(郑威扬 译 吕 红 校)

第16章

Chapter 16

Schilling试验

Henry J. Binder

Schilling试验（维生素B_{12}吸收试验）用于判断维生素B_{12}吸收不良的原因。但遗憾的是，近几年，这项检查未能在美国进行商业化开展。因理解维生素B_{12}吸收的病理生理机制有助于增强对胃、胰腺、回肠功能的认识，故将Schilling试验作为第15章的补充内容。因维生素B_{12}的吸收需经过胃、胰腺、回肠等，故Schilling试验也可用于评估这些组织器官的完整性。维生素B_{12}主要存在于肉类食物中。除了严格的素食主义者，因饮食所致的维生素B_{12}缺乏极其罕见。在胃的酸性环境下，食物中的维生素B_{12}与一种由胃和涎腺合成的糖蛋白R蛋白相结合，形成维生素B_{12}-R蛋白复合体。至近段小肠，维生素B_{12}-R蛋白复合体被胰蛋白酶分解，游离的维生素B_{12}与由胃壁细胞合成和分泌的糖蛋白内因子结合，形成内因子-维生素B_{12}复合物。至回肠末端，该复合物与肠黏膜上皮细胞刷状缘上特异性维生素B_{12}受体结合，促进维生素B_{12}的吸收。

因此，维生素B_{12}吸收不良可见于以下几种情况。

1.恶性贫血　是一种由免疫介导的胃壁细胞萎缩所致的胃酸及内因子分泌缺乏的疾病。

2.慢性胰腺炎　会导致分解维生素B_{12}-R蛋白复合体的胰蛋白酶缺乏。虽然，据报道50%的慢性胰腺炎患者Schilling试验异常，经胰蛋白酶替代治疗后可纠正，但慢性胰腺炎患者中，维生素B_{12}相关的巨红细胞贫血却极其少见。尽管这可能反应了维生素B_{12}在食物中或以晶体形式在消化、吸收的差异，Schilling试验仍可用于评估胰腺内分泌功能。

3.胃酸缺乏症　或者是另外一种和胃酸一起分泌的因子的缺乏，这种因子可将维生素B_{12}从食物蛋白中分解出来。在年龄>60岁的人群中，约1/3不能从食物中分解维生素B_{12}，从而导致维生素B_{12}吸收障碍。但这些患者吸收晶体形式的维生素B_{12}没有问题。

4.细菌过度生长综合征　绝大多数继发于小肠淤滞，导致细菌利用维生素B_{12}增多（被称为“肠淤滞综合征”，见后文）。

5.回肠功能不全（炎症或小肠切除术后所致）　回肠黏膜上皮细胞摄取维生素B_{12}-内因子功能受损。

Schilling试验方法：口服^{58}Co标记的维生素B_{12}，收集24h尿，要求肾和膀胱功能正常。如果肝内维生素B_{12}结合部位已饱和，尿维生素B_{12}排泄可反映维生素B_{12}的吸收。为了确保肝内维生素B_{12}结合部位已饱和，所有被吸收的放射性维生素B_{12}经尿排泄，口服^{58}Co标记的维生素B_{12} 1h后应再肌内注射1mg 维生素B_{12}。在恶性贫血、慢性胰腺炎、盲襻综合征和回肠疾病患者中，Schilling试验可能异常［（24h尿中^{58}Co标记的维生素B_{12}总量占口服剂量的比例<10%）表16-1］。因此，当发现Schilling试验异常时，应在加入内因子、补充胰酶或使用5d抗生素（常使用四环素）后再口服^{58}Co标记的维生素B_{12}。一种改良的Schilling试验可发现维生素B_{12}不能从食物蛋白中分离出来。将标记的维生素B_{12}与炒蛋一起烹饪后口服，在胃酸缺乏的患者中，尿排泄标记的维生素B_{12}<10%。除了明确维生素B_{12}缺乏的病因，Schilling试验也可通过评估回肠、胰腺、小肠的功能，帮助描绘脂肪泻的病理过程。遗憾的是，因无法获得人的内因子，Schilling试验应用得很少。

表16-1　几种维生素B_{12}（CBL）吸收不良相关疾病的Schilling试验的不同结果

	^{58}CO-CBL	加入内因子	加入胰酶	使用5d抗生素后
恶性贫血	减少	正常	减少	减少
慢性胰腺炎	减少	减少	正常	减少
细菌过度生长	减少	减少	减少	正常
回肠疾病	减少	减少	减少	减少

（陈　丹　译　吕　红　校）

第17章

Chapter 17

炎性肠病

Sonia Friedman　Richard S. Blumberg

炎性肠病(inflammatory bowel disease, IBD)是一种免疫介导的慢性肠道疾病。溃疡性结肠炎(ulcerative colitis, UC)和克罗恩病(crohn disease, CD)是IBD的两个主要类型。

[流行病学]　IBD的发病率在不同地区是不同的。欧洲、英国和北美是CD和UC高发病率的地区。

在北美,UC的发病率每年每10万人为2.2~14.3人,CD的发病率每年每10万人为3.1~14.6人(表17-1);而患病率每年每10万人则为UC 37~246人,CD每年每10万人为26~199人。在欧洲,UC的发病率每年每10万人为1.5~20.3人,CD的发病率每年每10万人为0.7~9.8人;而患病率每年每10万人为UC 21.4~243人,CD每年每10万人为8.3~214人。在其他的一些地区,除了以色列、澳大利亚和南非之外,IBD则非常罕见。不过,在以前认为低发病率的地区,如日本、韩国、新加坡、北印度、拉丁美洲,IBD的发病率,尤其是UC的发病率正在升高。英国、波兰、丹麦和韩国的报道显示,幼年IBD的发病率也在迅速升高。IBD起病第一年和长病程后是病死率发生最高的两个时期,后者是由于随病程增加结肠癌风险的增加所致。在一项丹麦人群的研究中,CD和UC的标化病死率分别是1.31和1.1。

UC和CD起病的高峰年龄是15—30岁,次高峰发生于60—80岁。男性:女性在UC是1:1,CD是(1.1~1.8):1。在美国、欧洲和南非,犹太人UC和CD的患病率比其他人群高2~4倍。但在犹太人中,疾病患病率也不同。Ashkenazi犹太人的IBD患病率近2倍于以色列出生的、Sephardic或亚洲犹太人。而IBD患病率在非犹太白种人、非洲裔、西班牙裔、亚裔美国人群中明显下降。城镇地区的IBD患病率也比农村地区高。高社会经济地位阶层的IBD患病率更高。

吸烟的作用在UC和CD中是不同的。吸烟者患UC的风险是不吸烟者的40%。并且,戒烟者比从不吸烟者患UC的风险高1.7倍。相反,吸烟可使CD的患病风险增高2倍。口服避孕药也与CD相关,服用避孕药者患CD的风险比值比约为1.4。阑尾切除是UC的保护因素,但与CD患病风险增高相关。研究发现CD的患病风险在阑尾切除术后早期增高,而之后逐渐下降。这反映了初发CD患者的诊断困难。

5%~10%的IBD患者有家族病史,一些患者可能在10岁之前就出现疾病的早发,并且在家族成员之间,克罗恩病的临床类型和受累部位都有一致性;而其他患者则没有家族史(如散发病例)。倘若一人患有IBD,则其一级亲属一生中患病的风险约10%;若双亲均患IBD,则每个孩子均有36%的概率患IBD。在双胞胎研究中,58%的同卵双生者均患CD,6%者均患UC;而异卵双生者均患CD占4%,无均患UC者。在德国的一项最近的双胞胎研究中,同卵双生者一方若患CD,另一方患CD的相对危险度为738。这个风险在犹太人的一级亲属中更高,犹太人比非犹太人的患病风险分别为CD 7.8%vs 5.2%, UC 4.5% vs 1.6%。

IBD遗传倾向的其他证据来源于IBD与特定遗传综合征的关联。UC和CD都与Turner综合征有关,而Hermansky-Pudlak综合征与肉芽肿性结肠炎有关。糖原贮积症Ⅰb型可以表现为克罗恩病样的大肠和小肠的病变。一些免疫缺乏疾病,如Wiskott-Aldrich综合征和慢性肉芽肿性疾病与IBD有关。免疫调节紊乱、多内分泌腺病综合征、肠下垂、X连锁综合征(IPEX)也会出现自身免疫和严重肠病(表17-2)。其他免疫缺陷病,如低免疫球蛋白血症、选择性IgA缺乏、遗传性血

表17-1　IBD的流行病学

	溃疡性结肠炎	克罗恩病
发病率(北美)每人年	(2.2~14.3):100 000	(3.1~14.6):100 000
发病年龄(岁)	15—30, 60—80	15—30, 60—80
种族	犹太人>非犹太白人>非洲美国人>西班牙裔>亚裔	
男女比	1:1	(1.1~1.8):1
吸烟	可能预防疾病	可能导致疾病
口服避孕药	无发病危险增高	OR值1.4
阑尾切除术	保护因素	非保护因素
同卵双胞胎	6%共患率	58%共患率
异卵双胞胎	0%共患率	4%共患率

表17-2　与IBD有关的原发性遗传性疾病

名称	基因关联	表　型
特纳综合征	X染色体部分或全部缺失	与UC和结肠型CD有关
Hermansky-Pudlak综合征	常染色体隐性遗传10q23	肉芽肿性结肠炎、眼皮肤白化病、血小板功能异常、肺纤维化
Wiskott-Aldrich综合征（WAS）	X连锁隐性遗传，WASP功能丧失	结肠炎、免疫缺陷、血小板功能严重异常、血小板减少
糖原贮积症	葡萄糖-6-磷酸化转运蛋白B_1缺乏	肉芽肿性结肠炎、婴儿低血糖、生长发育受限、肝大、中性粒细胞减少
X连锁的先天性免疫缺陷综合征（IPEX）	FoxP3转录因子及T调节细胞功能缺乏	UC样自身免疫肠病、内分泌疾病（1型糖尿病或甲状腺炎）、皮炎
早发IBD	IL-10受体功能缺陷	早年严重、顽固性IBD

CD.克罗恩病；IBD.炎性肠病；IL.白介素；UC.溃疡性结肠炎；WASP.Wiskott-Aldrich综合征蛋白

管源性水肿也表现出与IBD越来越多的联系。

［病因和发病机制］　一个公认的假说是：有遗传倾向的个体，在外源性因素（如正常肠道菌群的成分）和内源性宿主因素（如肠上皮细胞屏障功能，固有免疫和适应性免疫功能）的相互作用下，出现慢性黏膜免疫功能紊乱。这种黏膜免疫功能紊乱还受特定环境因素的影响（如吸烟、肠道病原微生物）。虽然黏膜免疫系统的慢性激活可能代表一种对不确定病原体的适当应答，但对于这种病原体的研究尚无任何有意义的发现。因此，目前IBD还是被认为是一种对肠道内本身存在的共生微生物的不适当的免疫应答，伴随或不伴随一些自身免疫的成分。重要的是，正常的肠道中存在大量免疫细胞，这种慢性状态被称为生理性炎症，在这种状态下，通过免疫系统中非常有力的免疫调节通路（如FoxP3+T调节细胞），肠道被限制于对共生微生物和食物源性抗原仅产生完全免疫应答。在正常宿主的感染过程中，肠道相关淋巴组织出现完全活化，但随着免疫应答的减弱和组织修复，迅速被抑制。而在IBD患者，这个过程可能就出现了异常的调节。

1.*遗传学的考虑*　IBD是一种多基因相关的疾病，根据突变的不同，可以把UC和CD分为多种临床亚型。一系列的关注于人类基因组中疾病相关标志物——单核苷酸多态性（SNP）的遗传学研究，包括志愿者基因研究、连锁分析、全基因组相关的研究已经证实了在不同染色体上的近100个疾病相关位点（表17-3）。这些遗传风险因子中，近1/3的位点是在CD和UC中都存在的，表明这两个疾病有着重叠的免疫病理机制，因此，在流行病学调查上会发现在同样家族中同时存在这两种疾病，而这两种疾病对治疗的反应也类似。因为在很大程度上，每个基因或位点的突变是否特定造成疾病还不清楚，因此我们亦不了解目前发现的这种CD和UC遗传风险因子的相似性是在结构层面还是在功能层面。同样，很多已发现的遗传风险因子也在其他的免疫介导的疾病中存在，这提示相关的免疫遗传学通路在多种不同疾病中是共存的，因此这些疾病对同一类型的生物制剂（如抗肿瘤坏死因子治疗）有相同的反应，并可能也出现相类似的复发。与IBD有相似情况的免疫病以及遗传风险因子包括类风湿关节炎（TNFAIP3）、银屑病（IL23R，IL12B）、强直性脊柱炎（IL23R）、1型糖尿病（IL10，PTPN2）、哮喘（ORMDL3）、系统性红斑狼疮（TNFAIP3，IL10）。

这些遗传因子被认为增加了IBD的患病风险，同样提示了它们在IBD发病机制中发挥一些重要的作用。它们包括那些与固有免疫和自噬相关的基因（如NOD2，ATG16L1，IRGM，JAK2，STAT3），在固有免疫细胞（实质的和造血的）对细菌、分枝杆菌、病毒产生应答并予以清除中发挥作用；而那些与内质网（ER）和代谢应激相关的基因（如XBP1，ORMDL3，OCTN）则在潘氏细胞和杯状细胞这种对共生微生物应答的细胞中，调节这些细胞的分泌活性和对微生物代谢产物的应答方式；那些与调节适应性免疫相关的基因（如IL23R，IL12B，IL10，PTPN2）维持着炎性细胞因子和调节性细胞因子的平衡；最后，还有一些基因（如MST1，CCR6，TNFAIP3，PTGER4）参与炎症发展、演化，进而募集白细胞和炎症介导物。某些位点是与特殊疾病亚型有关的，如NOD2多态性与纤维狭窄型CD、尤其是回肠狭窄有关。然而，这些遗传风险因子最终能否用于临床诊断或决定预后和治疗效果，还有待进一步明确。

2.*IBD中的免疫调节紊乱*　由于口服（黏膜）免疫耐受，黏膜免疫系统在正常情况下对肠道内容物是不发生反应的。然而，当口服可溶性抗原，而不是经皮或者肌内注射接触到可溶性抗原，则抗原特异的不应答被激发。在口服耐受的诱导过程中，有多种机制参与，包括抗原反应T细胞的清除或失能，或是诱导$CD4^+$T细胞抑制肠道免疫（如Treg细胞表达FoxP3转录因子），释放抗炎细胞因子（如白介素10和转录生长因

表17-3 与CD和(或)UC相关的遗传位点

染色体	假定基因	基因名称	蛋白功能	CD	UC
固有免疫和自噬					
1q23	*ITLN1*	内凝集素1	结合细菌	+	
2q27	*ATG16L1*	自噬相关蛋白16自噬相关16-1	自噬	+	
5q33	*IRGM*	免疫相关GTP酶家族，M	自噬	+	
9p24	*JAK2*	Janus激酶2	IL-6受体和IL-23受体信号通路	+	+
12q12	*LRRK2*	富含亮氨酸重复激酶2	自噬?	+	
16q12	*NOD2*	核苷酸结合寡聚化结构域2	感知细菌	+	
17q21	*STAT3*	转录因子3的信号转导和活化	IL-6受体、IL-23及IL-10受体信号通路	+	+
内质网应激和代谢					
5q31	*SLC22A5*	溶质载体家族22，成员5	β肉毒碱转运体	+	
7p21	*AGR2*	前梯度2	内质网应激	+	+
17q21	*ORMDL3*	血清类黏蛋白相关成员1-3	内质网应激	+	+
22q12	*XBP1*	X-box结合蛋白1	内质网应激	+	+
适应性免疫					
1p31	*IL23R*	白介素23受体	Th17细胞激活	+	+
1q32	*IL10*	白介素10	Treg相关细胞因子		+
5q33	*IL12B*	白介素12B	IL12，IL23的IL-12 p40链	+	+
18p11	*PTPN2*	蛋白磷酸化激酶，非2型受体	T细胞调节	+	
炎症					
3p21	*MST1*	巨噬细胞刺激1	巨噬细胞活化	+	+
5p13	*PTGER4*	前列环素E受体4	PGE2受体	+	+
6q23	*TNFAIP3*	肿瘤坏死因子α诱导蛋白3（A20）	Toll样受体调节	+	
6q27	*CCR6*	细胞因子（C-C模体）受体6	树突状细胞迁徙	+	

CD.克罗恩病；GTP酶.鸟苷三磷酸酶；IL.白介素；UC.溃疡性结肠炎

来源：摘自Akaser, et al, Ann Rev Immunol, 2010, 28: 573

子TGF-β）。口服耐受可能能解释对食物抗原以及肠腔内共生微生物的免疫应答缺失。在IBD，这种炎症抑制状态被改变，导致了无法控制的炎症反应。这种免疫抑制的调节机制还未完全明了。

IBD的基因敲除（-/-）或转基因（Tg）小鼠模型已经发现敲除特定的细胞因子（如IL-2，IL-10，TGF-β）或其受体，敲除与T细胞抗原识别相关的分子（如T细胞抗原受体），或干扰肠道上皮细胞屏障功能，调节对共生微生物的应答（如XBP1，N-钙黏着蛋白、黏膜糖蛋白或NFκB），都能够导致自发性结肠炎或小肠炎的发生。在大部分情况下，这些动物模型的肠道炎症都需要共生微生物的参与。因此，一系列特定的改变在实验小鼠上能够导致免疫系统被共生微生物激活，而对肠道产生攻击。这与有遗传倾向的人类对共生微生物的应答不当是抑制的，但这些如何在人类IBD的发生中起作用还有待进一步研究。

因此，在UC和CD中，可能与遗传相关的：一个与固有免疫对共生微生物不正确感知及反应相关的炎症通路，以及导致固有层的CD4$^+$T细胞活化，分泌过量炎症因子及抗炎因子的不正确的调节通路。一些细胞因子活化其他炎症细胞（巨噬细胞和B细胞），其他的细胞因子则通过与白细胞上受体（如α4β7整合素）及血管上皮上受体（如MadCAM1）的作用，间接地从血液中募集其他淋巴细胞、炎症白细胞和单核细胞到肠道中，加重炎症。CD4$^+$T辅助细胞（Th）促进炎症包括3种主要类型，它们均与动物模型中的肠炎相关，也可能与人类IBD发病相关，分别是：Th1细胞［分泌干扰素（IFN）γ］，Th2细胞（分泌IL-4，IL-5，IL-13）以及Th17细胞（分泌IL-17，IL-21）。Th1细胞诱导透壁肉芽肿性炎，类似于CD的表现；Th2细胞及其相关的自然杀伤T细胞分泌IL-13，诱导黏膜表面炎症，类似于UC的表现；而Th17细胞可能与中性粒细胞募集有关。这些T细胞亚组之间也相互调节。Th1细胞因子通路可由IL-12激活，而IL-12是实验性黏膜炎症模型发生中的关键细胞因子。IL-4和IL-23，以及IL-6和TGF-β分别诱导Th2和Th17。活化的巨噬细胞分泌肿瘤坏死因子

（TNF和IL-6）。因此，使用抗体阻断前炎症因子（如抗TNF，抗IL-12，抗IL-23，抗IL-6，抗IFN-γ）或阻断与白细胞募集相关的分子（如抗α4β7），或使用抑制炎症的细胞因子，以及促进调节性T细胞（如IL-10）或增强肠黏膜屏障功能的药物，都可能对人类肠道炎症有益。

3.IBD中的炎症瀑布　一旦实质细胞（如肠上皮细胞）或造血细胞（如树突状细胞）出现对细菌感知的不正确固有免疫发生，IBD患者的免疫炎症应答持续地被T细胞激活，后续的炎症介质会发生一系列的瀑布反应来放大这种应答，在这个瀑布反应中的每一步都是一个潜在的治疗位点。炎症因子，诸如IL-1，IL-6，TNF，对组织有多种作用。它们可以促进纤维增生、产生胶原、活化组织金属蛋白酶以及其他炎症介质的产生，而在局部血管中，它们还活化凝血反应（如促进血管性血友病因子的产生）。这些细胞因子在正常状态下是在感染时产生，且在恰当时间内会被下调或抑制，以避免组织损伤。在IBD，它们的活化则不受调节，导致促炎因子和抗炎因子失衡。5-氨基水杨酸（5-ASA）复合物等治疗通过抑制转录因子（如NFκB调节这些炎症因子的表达）而起到抑制这些炎症因子的作用。

4.外源性因素　IBD可能存在目前尚不明确的感染性病因。观察性研究提示，多种病原菌（如沙门菌、志贺菌、弯曲菌、难辨梭菌）能够通过激活炎症应答，使黏膜免疫系统失控，从而诱发IBD。然而，在一个IBD患者，正常的肠道微生物也可能被不正确地识别为抗原。研究发现在CD和UC中，这种共生微生物的组成结构都有改变。然而，是否这些改变是炎症发生前就存在，还是因为炎症而出现的，目前尚不清楚。厌氧菌尤其是多形杆菌和梭菌属，和一些需氧菌如埃希菌属都可能与炎症的发生有关。CD患者对很多微生物抗原的免疫应答支持这个观点。并且，改变肠道菌群的方法，如甲硝唑、环丙沙星、要素饮食可以改善CD。CD还对粪便改道治疗有反应，说明肠道内容物可能加重病情。相反，其他被称为益生菌的微生物（如柔嫩梭菌、乳酸菌、双歧杆菌、猪带绦虫、布拉迪酵母菌）在动物模型和患者身上均能够抑制炎症。

心理社会因素对症状的加重有影响。重大生活事件如亲属的疾病或死亡、离婚或分居、人际冲突或其他重大损失都与IBD症状如腹痛、肠道动力紊乱、便血加重有关。即使控制了重大生活事件，日常急性应激也能够造成肠道症状的加重。通过被验证的心理量表的评估，活动期IBD患者比非IBD对照的心理健康评分更低，心里痛苦更多。

［病理学］

1.溃疡性结肠炎：大体特征　UC是一种黏膜病变，常常累及直肠，并向上延伸至部分或全结肠。近40%～50%的患者病变局限于直肠和乙状结肠，30%～40%的患者疾病累及超过乙状结肠，但未累及全结肠，而20%的患者为全结肠受累。UC的病变是连续性的。当全结肠都受累时，有10%～20%的UC患者会有末段回肠2～3cm的受累。这种倒灌性回肠炎的内镜下表现是表浅、轻度的，临床意义有限。虽然内镜下活动的情况能够提示受累范围，但从看似正常的黏膜活检病理也常常是异常的。因此，在内镜检查时，不论在近端还是远端，获取多块看似未受累黏膜的活检是十分重要的。需要附加说明的是，有效的药物治疗应当能够改变黏膜外观（受累范围或全结肠都能够在显微镜下是正常的）。

由于炎症为轻度，内镜下仅可见黏膜红斑、细颗粒状类砂纸外观；当炎症更重时，黏膜可出现出血、水肿、溃疡（图17-1）。若UC病程长，内镜下可见由于上皮再生造成的炎性息肉（假息肉）。在缓解期，黏膜表现可完全正常，但当病程已有很多年时，可以看到萎缩和结肠袋消失，全结肠可以变窄、缩短。暴发性UC患者可出现中毒性巨结肠，肠壁变薄、黏膜溃疡很重，可能导致穿孔。

2.溃疡性结肠炎：显微镜下特征　UC的组织学表现与内镜和临床表现都有较好的一致性。病变局限于黏膜层和黏膜下浅层，除非出现暴发性UC，一般不累及更深层的肠壁。UC的两个主要的组织学特征，一个是结肠隐窝结构紊乱，隐窝分支、数量减少，在隐窝基层和黏膜基层间常常出现间隙；另一个是有的患者会出现基底细胞和多种基底淋巴细胞增殖，都是慢性病变的表现，有助于区分感染性或急性自限性结肠炎。此外，UC还可出现黏膜血管充血，伴水中和局灶出血，以及中性粒细胞、淋巴细胞、浆细胞、巨噬细胞等炎细

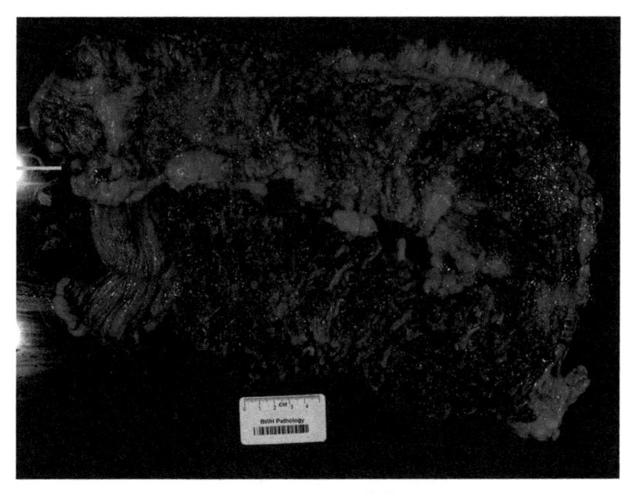

图17-1　溃疡性结肠炎大体观

弥漫（非节段性）的黏膜病变伴广泛溃疡。肠壁增厚不明显，亦无铺路石改变

胞浸润。上皮，尤其是隐窝出现中性粒细胞浸润，出现隐窝炎，最终可导致隐窝脓肿（图17-2）。存在倒灌性回肠炎的患者，其回肠的改变包括绒毛萎缩、隐窝增生、炎症及固有层中性粒细胞、单核细胞增多，斑块状隐窝炎和隐窝脓肿。

3.*克罗恩病：大体特征* 克罗恩病可累及从口至肛门的所有消化道。30%～40%的患者仅有小肠的病变，40%～55%的患者小肠、大肠均受累，而15%～25%的患者仅有结肠炎。在小肠受累的患者中，90%有末段回肠受累。不像UC常常累及直肠，在CD患者，直肠常常是豁免的。CD呈现节段性、跳跃性的病变特点（图17-3）。1/3的CD患者，尤其是那些存在结肠受累的患者，会出现肛周瘘管、肛裂、肛周脓肿或肛管狭窄。极少见的情况下，CD可能累及肝和胰腺。

与UC不同，CD是透壁性的炎症。内镜下轻症表现为阿弗他溃疡或浅表小溃疡，当炎症更重时，会出现小溃疡融合成纵行或环形溃疡，使得黏膜呈现岛样改变，而溃疡之间的黏膜通常在组织学上是正常的。这种“铺路石”征是CD的特征性改变。在结肠镜检查或钡剂检查中都能够看到铺路石样改变。与UC一样，CD也能形成假息肉。

活动期CD表现为局灶炎症和瘘管形成，愈合后形成肠道纤维化和狭窄。肠壁增厚变窄、纤维化，导致慢性复发性肠梗阻。增厚的肠系膜凸起包绕肠道（“爬行脂肪”），浆膜和肠系膜的炎症促使粘连和瘘管形成。

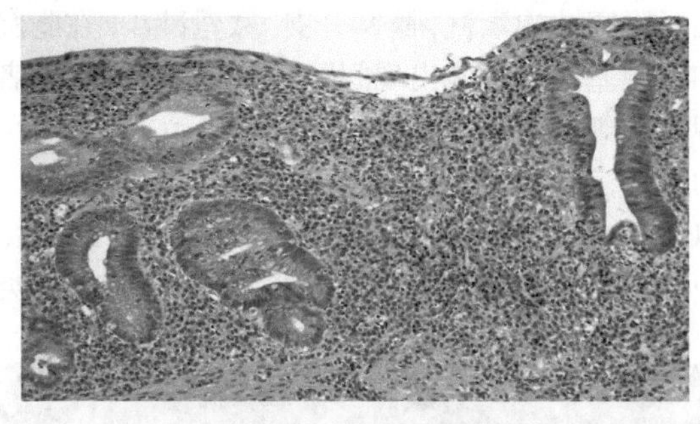

图17-2 溃疡性结肠炎结肠黏膜显微镜的中倍视野观

可见弥漫混合炎症，基底淋巴浆细胞浸润，隐窝萎缩、不规则，表浅病变。这些特征都是典型的慢性活动性溃疡性结肠炎的表现

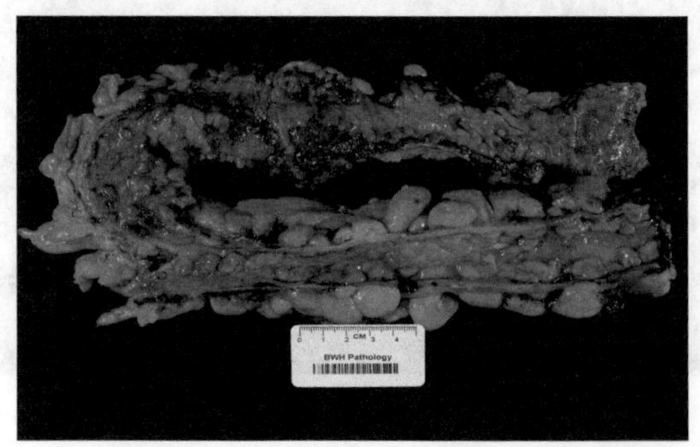

图17-3 克罗恩病的结肠大体观

可见肠壁增厚伴狭窄，线性匍匐溃疡，黏膜铺路石征

4.*克罗恩病：显微镜下特征* 最早期的病变是阿弗他样溃疡和局灶隐窝脓肿，伴有巨噬细胞的弥漫增殖，在肠壁的各层中形成非干酪样肉芽肿（图17-4）。这种肉芽肿可被发现在淋巴结、肠系膜、腹膜、肝和胰腺中。虽然肉芽肿是CD的病理特征性表现，但很少在黏膜活检病理中发现。外科切除的病理中约1/2能发现肉芽肿。其他CD的组织学特征包括黏膜下或浆膜下淋巴细胞聚集，尤其是远离溃疡部位的，镜下明确的跳跃性病变，全层炎，伴深达肠壁肌层的裂隙状溃疡，有时形成瘘管或局部脓肿。

［临床表现］

溃疡性结肠炎

（1）症状和体征：UC的主要症状是腹泻、血便、里急后重、黏液便，以及腹部绞痛。症状的严重程度与UC受累范围有关。虽然UC可以急性起病，但症状常常延续数周至数月。有的患者仅有轻微的腹泻和便血，每次发作间隔时间很长，以至于患者未予重视，不去看病。

直肠炎的患者常常表现为血便或黏液血便，有时血和黏液与大便混合，有时表现为正常或硬便表面见血和黏液。并且，这样的患者会出现里急后重、排便急迫，却鲜有腹痛。远端肠道受累的患者，由于有直肠炎或直乙受累，近端肠道传输减慢，常常导致便秘。

当疾病累及直肠以上，患者会表现为血与大便混合或糊状血便。肠道炎症会加速肠道蠕动。当疾病为重度时，患者可表现为排稀水样脓血便。UC的腹泻常见于夜间和（或）餐后。虽然重度腹痛不是UC的一个主要症状，一些活动期的患者可能表现为下腹隐痛或轻度的脐周绞痛。当疾病严重发作时，可能出现重度腹部绞痛。其他中重度UC可出现的症状包括厌食、恶心、呕吐、发热和体重减轻。

直肠炎的体征包括肛诊时肛管压痛和退出指套带血。对于受累更加广泛的患者，可以在受累肠段上方的腹部出现压痛。中毒性结肠炎的患者表现为严重压痛

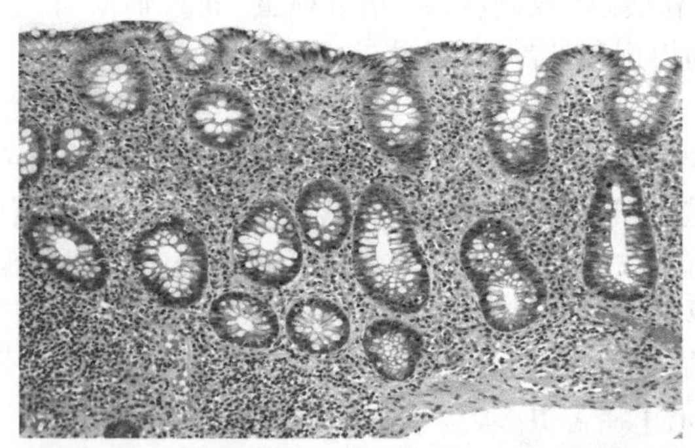

图17-4 克罗恩病结肠炎症显微镜的中倍视野观

可见急慢性炎症、隐窝萎缩，多发上皮样肉芽肿

和消化道出血，若出现巨结肠可表现为肝区鼓胀。如果出现穿孔，两者均可出现腹膜炎的体征。UC活动度的分级见表17-4。

（2）实验室、内镜和影像学表现：UC疾病活动期会出现急性炎性指标［C反应蛋白（CRP），血小板计数，血细胞沉降率（ESR）］的升高，以及血红蛋白的下降。粪便乳铁蛋白是检测肠道炎症的高度敏感和特异的一个指标。粪便钙卫蛋白水平与组织学炎症的一致性较好，可以用来预测复发，发现储袋炎。重症UC患者可能出现血清白蛋白水平的迅速降低。白细胞增多可以出现，但它不是监测疾病活动度的特异指标。直肠炎和直乙结肠炎很少导致CRP的升高。UC的诊断依赖于患者的病史、临床症状，结合粪便查细菌、难辨梭菌、寄生虫、寄生虫卵均阴性，以及乙状结肠镜下表现（图12-4A），直肠或结肠活检病理。

乙状结肠镜常用于治疗前疾病活动度的评估。如果患者无急性发作，可完善结肠镜，对疾病受累范围和活动度进行评估（图17-5）。肠镜下疾病轻度活动的表现为红斑、血管纹理模糊、轻度易脆；中度活动的表现为明显红斑、血管纹理消失、黏膜易脆和糜烂；重度活动的表现为自发出血和溃疡。组织学特征比临床特征的变化更慢，可用于疾病活动度的评级。

UC早期在单一对比钡灌肠的影像学改变是良性黏膜颗粒感。随着病情加重，黏膜变厚，可出现浅溃疡的表现。深溃疡可表现为纽扣样溃疡，提示溃疡已深达黏膜。在轻度UC时，结肠袋可为正常，但随着疾病进展，结肠袋会出现水肿、增厚。结肠袋消失尤其见于长病程的患者中。并且，结肠会出现缩短和狭窄。UC的结肠息肉可能是炎症后息肉或假息肉、腺瘤或结肠癌。

CT扫描对于UC的诊断不如肠镜和钡灌肠的帮助大，但其典型者可表现为轻度黏膜增厚（<1.5cm），肠壁不均匀增厚，小肠无增厚，直肠周围及骶骨前的脂肪增加，直肠靶形征和腺瘤。

［并发症］ 仅15%的UC患者以重症暴发性疾病起病。消化道大出血发生于1%的重症UC，针对原发病的治疗常常能控制出血。但若某患者在24～48h需求

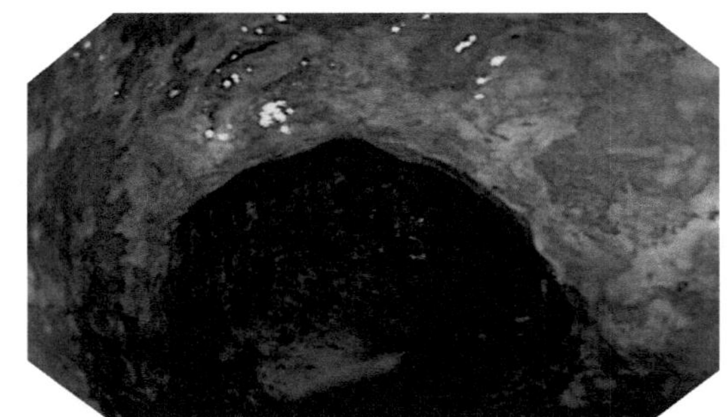

图17-5 溃疡性结肠炎急性期的结肠镜表现

重度结肠炎，伴红斑、易脆、渗出

6～8U红细胞，则有指征行结肠切除术。中毒性巨结肠表现为横结肠或右半结肠直径超过6cm，伴结肠袋消失。5%的中毒性巨结肠是因电解质异常和抑制肠蠕动的药物诱发的。近50%的急性结肠扩张能够经内科非手术治疗好转，但若药物治疗无改善，中毒性巨结肠是急诊手术的指征。穿孔是最危险的局部并发症，腹膜炎的体征可以不明显，尤其当患者正接受激素治疗时。虽然穿孔极罕见，穿孔合并中毒性巨结肠的病死率约15%。并且，患者能够出现中毒性结肠炎，穿孔可以在不扩张的肠道上因严重溃疡发生。

狭窄发生于5%～10%的UC患者，且常常作为UC潜在癌变的提示。虽然良性狭窄也能够因UC的炎症和纤维化造成，肠镜不能通过的狭窄应当警惕恶性肿瘤的发生。肠镜不能通过的狭窄是外科手术的指征之一。UC患者偶尔也会出现肛瘘、肛周脓肿或痔，但反复出现肛周病变者需考虑CD。

克罗恩病

［症状和体征］ CD通常表现为急性或慢性肠道炎症，其炎症进展导致纤维狭窄性梗阻或穿透性瘘管，出现CD的两种疾病亚型，其治疗和预后各不相同。疾病受累的位置影响着CD的临床表现。

1.回结肠炎 由于CD的炎症最常见累及末段回肠，回结肠炎常见的临床表现为慢性、间断发作的右下

表17-4 溃疡性结肠炎：疾病表现

	轻度	中度	重度
排便次数	<4/d	4～6/d	>6/d
血便	少量	中量	大量
发热	无	平均<37.5℃	平均>37.5℃
心动过速	无	平均脉搏<90/min	平均脉搏>90/min
贫血	轻度	血红蛋白>正常值下限的75%	血红蛋白≤正常值下限的75%
血细胞沉降率	<30mm/h		>30mm/h
内镜下表现	红斑、血管纹理减少、细颗粒样改变	明显红斑、粗颗粒样改变、血管纹理消失、接触出血、无溃疡	自发性出血、溃疡

腹痛和腹泻。有时，起病初期的表现可以模拟急性阑尾炎发作，即明确的右下腹痛、可触及包块、发热、血白细胞升高。腹痛多为绞痛，在排便前出现，排便后缓解。CD常常伴随低热，若出现高热需警惕腹腔内脓肿形成。由于腹泻、恶心、害怕进食，因此CD常常会出现体重减轻，典型者会出现10%~20%的体重减轻。

右下腹可触及炎症包块，这是由炎症累及的肠管及比邻的肠系膜、肿大的腹腔淋巴结组成的。腹部包块增大可导致右输尿管梗阻或膀胱的炎症，表现为排尿困难和发热。此外，包块中肠壁的水肿、增厚、纤维化可造成影像学上狭窄肠腔的"线样征"表现。

肠梗阻可以表现为多种形式。在疾病早期，肠壁水肿和肠道痉挛可出现间断梗阻、餐后疼痛加重的表现；几年之后，长期的炎症逐渐进展为纤维性狭窄，腹泻会被慢性肠梗阻的症状取代，且在突发的肠道炎症痉挛加重或未消化食物或药物影响下可出现肠梗阻急性发作。这种肠梗阻的发作一般通过静脉补液、胃肠减压后可缓解。

回盲瓣的严重炎症可能导致局部肠壁变薄、微穿孔、瘘管形成，瘘管与周围肠道、皮肤、膀胱或肠系膜间的脓腔相通。肠-膀胱瘘的典型表现是排尿困难或反复膀胱感染，少见的情况下，会引起气尿或粪尿。肠-皮肤瘘管通常在腹部外科手术瘢痕处这种腹壁组织薄弱的部位出现。肠-阴道瘘较少见，临床表现为性交不快或脓性、粪臭味、痛性分泌物。除非有子宫切除术史，肠-阴道瘘很难出现。

2.空回肠炎　空回肠的弥漫性炎症会影响肠道的消化和吸收功能，导致吸收不良和脂肪泻。营养不良也可因进食减少，以及肠道丢失蛋白或其他营养物质而导致。在结肠不受累的患者中，小肠吸收不良可引起贫血、低白蛋白血症、低钙血症、低镁血症、凝血异常、高草酸尿伴肾结石发生。很多这样的患者都需要口服或静脉补铁。椎骨骨折可因维生素D缺乏、低钙血症、长期糖皮质激素使用而引起。在弥漫小肠病变的患者中，烟酸缺乏可导致糙皮病；维生素B_{12}吸收不良可导致巨细胞贫血和神经系统症状。其他重要的营养素，如叶酸、维生素（A，E，K）也需要监测评估，若有缺乏则需要补充。在弥漫小肠炎症或行小肠切除的患者，矿物质如锌、硒、铜、镁也容易出现减低，需要得到补充。大多数的患者应当每日服用多种维生素、钙片和维生素D。

空回肠炎疾病活动期的特征是腹泻，其原因包括以下三点：①梗阻或瘘管基础上出现肠道细菌过长；②疾病累及或手术切除末段回肠造成胆汁酸吸收不良；③小肠炎症伴水吸收减少、电解质分泌增多。

3.结肠炎和肛周疾病　存在结肠受累的CD患者可表现为低热、萎靡、腹泻、腹部绞痛，有时会出现便血。约50%的广泛结肠受累的CD患者会出现消化道出血，但不如UC常见。且仅1%~2%的CD患者会出现消化道大出血。在粪渣通过狭窄及炎症的大肠肠段时，患者会出现腹痛。直肠顺应性减低是引起腹泻的另一个原因。中毒性巨结肠罕见，但在病程短的重度CD中也可出现。

4%~16%的结肠受累CD患者会出现肠腔狭窄，导致肠梗阻。如果内镜无法通过CD患者的结肠狭窄处，尤其是患者已经有慢性肠梗阻的症状时，需要考虑外科肠切除术。CD累及结肠时，可以出现胃或十二指肠的瘘管，导致呕吐物有粪臭；或出现近段或中段小肠的瘘管，因"短路"导致吸收不良，以及小肠细菌过长。10%的女性克罗恩病患者将会出现直肠阴道瘘。

1/3的CD患者存在肛周病变，表现为里急后重、痔、肛管狭窄、直肠肛门瘘管、肛周脓肿。但并非所有肛周瘘管的患者都会存在内镜下的结肠炎症。

4.胃十二指肠疾病　CD的上消化道受累表现为恶心、呕吐、上腹痛。患者常常出现*Hp*阴性的胃炎。十二指肠的受累比胃更常见。由于小肠或大肠炎症引起的胃或十二指肠瘘管不能作为上消化道受累的证据。进展期胃十二指肠CD的患者可能出现慢性胃出口梗阻。

［实验室、内镜和影像学表现］　CD实验室指标的异常包括ESR和CRP升高，中重度活动期可出现低白蛋白血症、贫血、血白细胞升高。

CD的内镜下特点包括直肠不受累、阿弗他溃疡、瘘管和跳跃性病变。结肠镜下可对肿块型病变或狭窄处、末段回肠进行活检。胃镜则用于上消化道症状的患者，用以诊断是否有胃十二指肠受累。回肠或结肠狭窄可通过肠镜行球囊扩张术。这种内镜下扩张治疗对于狭窄≤4cm或吻合口狭窄的效果较好，但穿孔率高达10%。大多数内镜医师仅扩张纤维性狭窄，不扩张伴随急性黏膜炎症的狭窄。胶囊内镜可用于全小肠黏膜的直接观察（图17-6）。胶囊内镜对活动期CD的诊断率高于CT小肠重建或其他的小肠检查。但对于小肠梗阻的患者，胶囊内镜为禁忌。在怀疑CD的患者中，胶囊滞留发生于不到1%的患者；但在确诊CD的患者中，滞留率则为4%~6%。

在克罗恩病患者，早期影像学表现为小肠的增厚和阿弗他溃疡。"铺路石征"在小肠中最为多见。在疾病更加严重时，影像学可发现狭窄、瘘管、炎性包块和脓肿。结肠型CD最早期的大体改变为阿弗他溃疡。这些小溃疡常常多发，其间的黏膜是正常的。当疾病进展，阿弗他溃疡变成更大、更深的有时连在一起的溃疡，造成纵行匍匐性线型溃疡（图12-4B）。

CD的透壁性炎症导致肠腔直径的减少和扩张性受限。溃疡变深后可出现瘘管形成。影像学上的"线样征"代表长段的肠腔因周围炎症和纤维化出现狭窄。由于CD节段性分布的特点，影像学上可出现正常肠管间

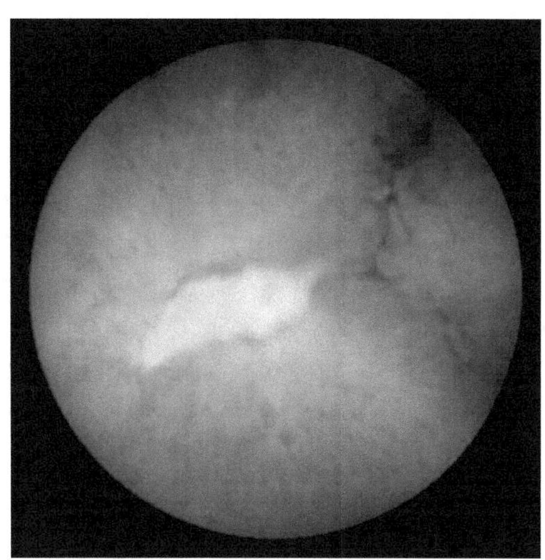

图17-6 克罗恩病胶囊内镜表现
回肠可见溃疡和肠腔狭窄

断分布或受累肠管之间出现肠管扩张。

CT小肠重建采用肠道内注入大量对比剂而达到对全小肠及其肠腔情况的观察，是多排螺旋CT时间和空间结合在一起的一项技术。不同于普通CT可用于发现CD的肠道外并发症，如瘘管、脓肿，小肠CT重建通过观察黏膜强化、分层、增厚、滋养血管、周围炎症改变（图17-7和图17-8），能够清晰辨别CD相关的小肠炎症。CT小肠重建是可疑CD及其并发症评估的一线检查。作为一种在多次放射线暴露的儿童或成年人中的首选检查方法，小肠磁共振检查在诊断准确率上与CT相当。直肠MRI在显示直肠病变，如坐骨直肠脓肿或肛周瘘管时，优于CT检查（图17-9）。

［**并发症**］ 由于CD为全层炎，浆膜粘连可进展为直接的短路，造成瘘管，减少了自由穿孔的发生率。穿孔发生于1%～2%的患者，通常情况下都是回肠的穿孔，偶有空肠或因中毒性巨结肠造成穿孔的情况。自由穿孔，尤其是结肠穿孔引起的腹膜炎可能是致命的。10%～30%的CD患者在整个病程当中会发生腹腔内或肛周脓肿。CT引导脓肿经皮穿刺引流是标准的治疗方法。虽然引流充分，大多数患者还是需要将受累肠段切除。经皮穿刺引流术在腹壁脓肿的治疗中失败率很高。系统性糖皮质激素治疗增加了未手术CD患者发生腹腔内和肛周脓肿的风险。其他CD并发症包括小肠梗阻（占40%）、消化道大出血、吸收不良和严重肛周疾病。

［**血清标志物**］ CD患者在疾病的不同时期会出现血清指标的极大变化。一些患者仅表现为轻度活动，对总体来说安全和作用较轻的药物就有很好的反应；但另一大部分患者疾病更重，可以出现严重并发症导致手术。目前正兴起的生物制剂能够帮助延缓CD的病程，给中重度CD患者带来更好的生活质量。但生物制剂有很多潜在的风险，如感染和恶性肿瘤的发生，因此是否在诊断CD时就给予患者如此激进的药物治疗还是存在争议的，这种争议同样在UC治疗中存在。

目前已发现免疫应答和微生物抗原不同的多种CD亚型。这些包括在55%的CD患者中发现的大肠埃希菌（*E.coli*）外膜孔蛋白抗体（OmpC）；I_2抗体，一种在50%～54%的CD患者中被发现的来源于荧光假单胞菌

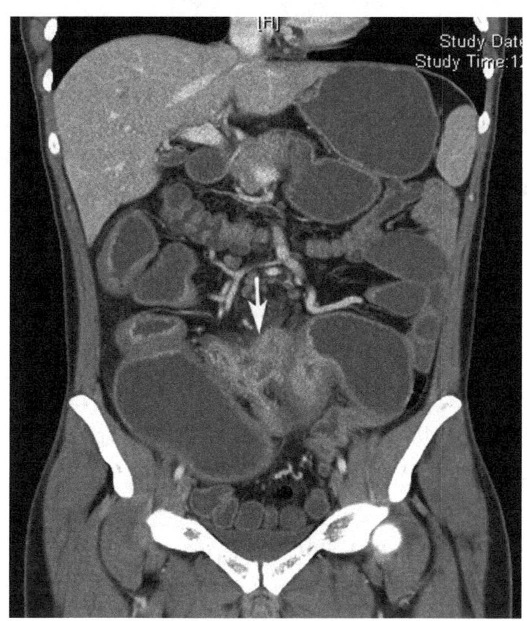

图17-7 小肠CT重建
口服1350ml中性口服对比剂后显示小肠襻扩张、节段性黏膜强化，肠襻间窦道（白箭头所指），肠系膜脂肪稀疏

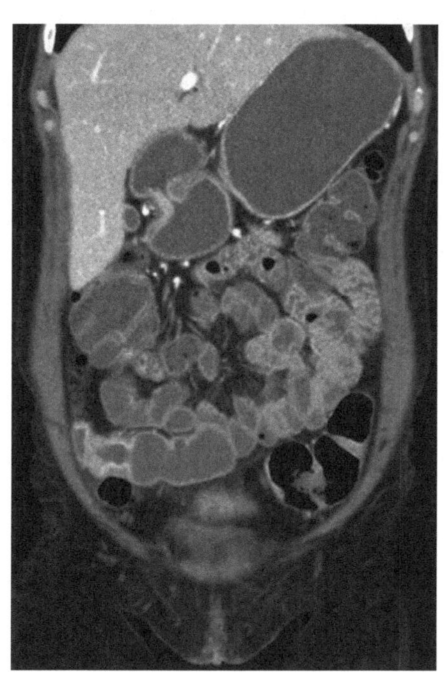

图17-8 小肠CT重建
口服1350ml中性口服对比剂后显示末段回肠黏膜强化，伴狭窄和近端扩张

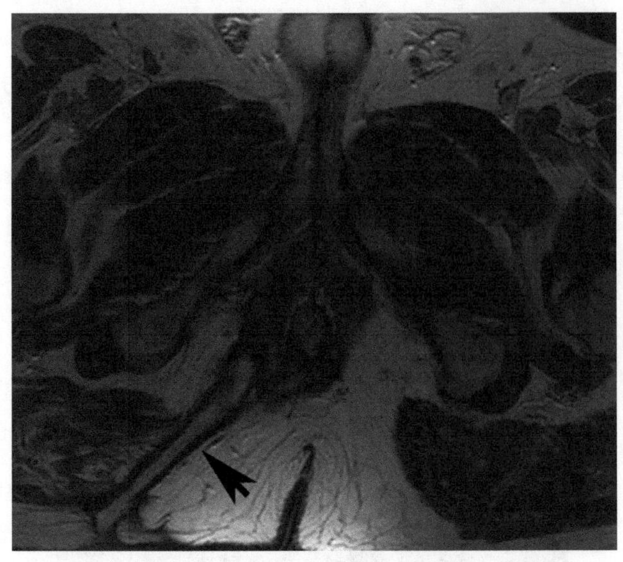

图17–9 轴向T_2加权磁共振图像

一名37岁的克罗恩病患者在右侧缺血肛门小凹处出现一条充满液体的线形肛瘘

的细菌转录因子家族类似物；以及抗酵母（ASCA）和自身抗原（中性粒细胞核周抗原，pANCA）。一种新的免疫应答，抗鞭毛蛋白（anti–CBir1）已经在近50%的CD患者中被发现，并认为其代表CD的一个单独亚型。

不幸的是，这些血清学指标仅仅在诊断UC或CD及预测疾病过程上有帮助。对于诊断IBD并区分是CD还是UC时，这些血清学指标还需要结合特定人群IBD的患病率来发挥作用。pANCA阳性被发现于60%～70%的UC患者和5%～10%的CD患者，5%～15%的UC的一级亲属有pANCA阳性，而在普通人群，pANCA的阳性率为2%～3%。

60%～70%的CD患者、10%～15%的UC患者，最高5%的非IBD对照出现ASCA阳性。在一个UC和CD患病率总和为62%的患者群体中，血清pANCA和ASCA的敏感度和特异度分别是64%和94%。pANCA和ASCA的阳性和阴性预测值（PPVs和NPVs）也在不同IBD患病率的人群中是不同的。IBD患病率62%的人群中，PPV和NPV分别是94%和63%。

联合以上诊断方法能够提高诊断CD的能力。假如在一个CD患者的群体中，85%存在至少一个抗体（pANCA，ASCA，OmpC，I_2），四者都阳性的仅占4%。一些证据提示，抗体阳性能够帮助预测疾病亚型。ASCA阳性与CD早期并发症的发生率上升有关，OmpC阳性的患者更易出现穿孔性疾病，I_2阳性的患者更易出现纤维狭窄性疾病。I_2，OmpC和ASCA阳性的患者小肠手术的风险增高。

抗鞭毛蛋白（anti–CBir1）的表达与小肠疾病、纤维狭窄性和穿透性疾病有关。所有以上4种免疫应答均阳性的儿童CD患者可能疾病进展更快，较快出现穿透性和（或）狭窄性疾病。但是，CRP和其他指标的比较尚需要在儿童和成年人中开展更大的前瞻性研究。

在预测克罗恩病的自然病程方面，诊断相关的临床因素远比血清学指标有用。初始治疗就需要糖皮质激素、诊断年龄<40岁、诊断时既有肛周病变，都是与5年后因CD致残的独立危险因素。除非在特殊的环境下［如未分化型结肠炎的患者在考虑回肠储袋肛管吻合术（IPAA）之前］，血清标志物的临床应用价值有限。

［UC和CD的鉴别诊断］ UC和CD与很多其他疾病有着类似的表现。在金标准缺乏时，我们用一些特征来鉴别（表17–5）。一旦诊断了IBD，近15%的病例在起病时是难以区分UC还是CD的，这些被称为中间型结肠炎。幸运的是，对于大部分的患者，潜在结肠炎的本质会在该患者疾病的进程中逐渐显现出来。约5%（1%～20%）的结肠切除标本很难明确是UC还是CD，因为他们的组织学特征也有重叠之处。

1.感染性疾病 小肠和结肠的感染也可以模拟CD或UC的表现。这些感染可以是细菌性的、真菌性的、病

表17–5 临床表现、内镜、影像学特征的不同点

	溃疡性结肠炎	克罗恩病
临床表现		
血便	有	偶有
黏液便	有	偶有
系统性症状	偶有	经常
腹痛	偶有	经常
腹部包块	罕见	有
显著的肛周疾病	无	经常
瘘管	无	有
小肠梗阻	无	经常
结肠梗阻	罕见	经常
对抗生素的反应	无	有
术后复发	无	有
ANCA阳性	经常	罕见
ASCA阳性	罕见	经常
内镜		
直肠豁免	罕见	经常
连续性病变	有	偶有
“铺路石”	无	有
活检病理提示肉芽肿	无	偶有
影像学		
小肠明显异常	无	有
末段回肠异常	无	有
节段性结肠炎	无	有
非对称性结肠炎	无	有
狭窄	偶有	经常

ANCA.抗中性粒细胞胞质抗体；ASCA.抗酿酒酵母抗体

毒性的或原虫引起的（表17-6）。弯曲菌结肠炎能够模拟重症UC的内镜下表现，并且能够导致已诊断UC患者的复发。沙门菌能够导致水样泻或血性腹泻、恶心、呕吐。志贺菌可导致水样泻、腹痛和发热，伴里急后重、黏液脓血便。以上这3种腹泻均是自限性的，但1%的沙门菌感染患者会出现无症状携带。结肠炎耶尔森菌感染主要累及末段回肠，导致黏膜溃疡、中性粒细胞浸润、回肠壁增厚。其他能够模拟IBD的细菌感染包括难辨梭菌，表现为水样泻、里急后重、恶心、呕吐；以及大肠埃希菌，其中3种类型会引起结肠炎，分别是肠出血性、肠侵入性、肠黏附性大肠埃希菌，所有这3种类型都会导致血性腹泻和腹痛。细菌性结肠炎的诊断需要依靠粪便标本送检细菌培养和难辨梭菌毒素测定。淋病奈瑟菌、衣原体、梅毒也可能导致直肠炎。

消化道结核感染期初发生于免疫抑制的患者，但后来发现很多免疫力正常的患者也会出现。患者以远段回肠和回盲部受累为主，表现为小肠梗阻的症状及腹部触痛包块。其诊断主要是直接通过结肠镜活检和培养发现的。鸟胞内分枝杆菌复合体感染发生于HIV感染的进展期及其他免疫抑制状态；它通常表现为系统性感染，包括腹泻、腹痛、体重减轻、发热、吸收不良。诊断需通过活检黏膜的抗酸染色和细菌培养来明确。

表17-6　类似IBD的疾病

感染性疾病		
细菌	**分枝杆菌**	**病毒**
沙门菌	结核分枝杆菌	巨细胞病毒
志贺菌	鸟结核分枝杆菌	单纯疱疹病毒
产毒性		HIV
大肠埃希菌	**寄生虫**	**真菌**
弯曲菌	阿米巴	组织胞浆菌病
耶尔森菌	等孢子球虫	念珠菌
难辨梭菌	鞭虫	曲霉菌
淋病	钩虫	
沙眼衣原体	类圆线虫	
非感染性疾病		
炎症	**肿瘤**	**药物和化学因素**
阑尾炎	淋巴瘤	NSAIDs
憩室炎	转移性腺癌	磷碳酸钠
转流性结肠炎	回肠癌	泻药性结肠
胶原性/淋巴细胞性结肠炎	良性肿瘤	金
	家族性息肉病	口服避孕药
缺血性肠炎		可卡因
放射性结肠炎/小肠炎		化疗
孤立性直肠溃疡综合征		
嗜酸细胞性胃肠炎		
中性粒细胞减少性结肠炎		
贝赫切特综合征		
移植物抗宿主病		

NSAIDs.非甾体抗炎药

虽然大多数病毒性肠炎的患者是处于免疫抑制状态的，巨细胞病毒（CMV）和单纯疱疹病毒性直肠炎也可以在免疫力正常的患者中出现。CMV最常累及食管、结肠、直肠，但也可以累及小肠。其症状包括腹痛、血性腹泻、发热、体重减轻。严重时也会出现坏死和穿孔。其诊断依赖活检病理在肠黏膜细胞中发现典型的细胞核内包涵体。消化道单纯疱疹病毒感染是局限于口咽部、肛门直肠部及肛门周围，症状包括肛周直肠疼痛、里急后重、便秘、腹股沟淋巴结肿大、排尿困难、骶部感觉异常，其诊断依赖直肠活检病理发现细胞内包涵体及病毒培养阳性。HIV本身就可以导致腹泻、恶心、呕吐和厌食，小肠活检提示部分小肠绒毛萎缩，可发现小肠细菌过长和脂肪吸收不良。

寄生人体的原虫包括贝氏等孢子原虫，其在健康宿主中表现为自限性的感染，但在艾滋病患者中会导致慢性大量水样泻、体重减轻。溶组织内阿米巴或相关类型感染数占全世界人口数量的10%，其症状包括腹痛、里急后重、腹泻伴黏液脓血便、腹部压痛，结肠镜提示局部点状溃疡，间隔黏膜正常，诊断依赖活检或血阿米巴抗体阳性。暴发性阿米巴结肠炎很罕见，但其致死率高达50%以上。

其他寄生虫感染包括钩虫（美洲板口线虫）、鞭虫（毛首鞭形线虫）和粪类圆线虫感染均可以模拟IBD的表现。在极度免疫抑制的患者，黏膜下可发现念珠菌或曲霉菌。播散性组织胞浆菌病也能够累及回盲部。

2.非感染性疾病　憩室炎与CD在临床上和影像学上都容易混淆。它们都可以导致发热、腹痛、腹部触痛包块、白细胞升高、血细胞沉降率增快、不全梗阻和瘘管。若有肛周病变或小肠相中的回肠炎则倾向于CD的诊断。内镜下明显的黏膜异常在CD中更为常见。若在肠段切除后仍反复出现内镜下或临床上的复发，亦更倾向于CD。憩室相关结肠炎与CD类似，但其黏膜异常局限于乙状结肠和降结肠。

缺血性结肠炎也常常与CD混淆。缺血过程可以是慢性和弥漫的，类似UC的表现，也可以出现类似CD的节段性分布。缺血造成的结肠炎症能够迅速缓解或持续而造成透壁瘢痕和狭窄。在老年伴腹主动脉瘤的患者、高凝状态或严重心脏或周围血管病变时，需考虑缺血性肠病。患者常常表现为突发的左下腹痛、排便急迫，排鲜血便。内镜检查常发现直肠正常，与降结肠、脾区的炎症有明显界限。

消化道放疗出现的放射性肠炎也较难与IBD鉴别。急性症状可能在开始放疗的1~2周就出现。当直肠和乙状结肠收到放射治疗损伤后，患者会出现黏液血便、里急后重，症状与远端UC一样。当有小肠受累时，腹泻多见。晚期的症状包括吸收不良和体重减轻，狭窄引起肠梗阻及细菌过长也可以发生。瘘管能够穿透膀胱、阴道、腹壁。乙状结肠镜下提示黏膜颗粒样、易脆，毛细血管扩张，偶有散在溃疡。活检可明确诊断。

孤立性直肠溃疡综合征不常见，但也需要与IBD相鉴别。它可以发生于不同年龄的人群，原因可能是耻骨直肠肌松弛障碍和排便不畅。当肛门括约肌过分活跃、排便时直肠内压升高时可能出现单个或多个溃疡。主诉便秘伴黏液脓血便的患者需警惕。其他孤立性直肠溃疡综合征的症状包括腹痛、腹泻、里急后重和会阴痛。肠镜下，其溃疡直径可有5cm大，常见位置位于距肛门齿状线以上3~15cm外侧或前侧方部位，活检能够辅助诊断。

还有其他类型结肠炎，与非甾体抗炎药（NSAID）有关，包括新出现的结肠炎、IBD复发和栓剂使用后的直肠炎。大多数NSAID相关结肠炎的患者表现为腹泻和腹痛，并发症包括狭窄、出血、肠梗阻、穿孔和瘘管。完全停用这些药物难以做到，但在IBD复发的情况下，需应用标准治疗。

3.不典型增生　胶原性结肠炎和淋巴细胞性结肠炎在内镜下外观是完全正常的。胶原性结肠炎有两个主要的组织学成分，上皮下胶原沉积增加和上皮内淋巴细胞增多。其女：男比例为9∶1，大多数患者起病于60岁或70多岁。主要症状是慢性水样泻，治疗可选择柳氮磺吡啶或美沙拉嗪，也可以选择地芬诺酯、铋剂，难治性疾病可用布地奈德、泼尼松。

淋巴细胞性结肠炎有的特征是与胶原性结肠炎类似的，例如起病年龄、临床症状，但其男女发病率是几乎相等的，并且在病变部位没有上皮下胶原沉积，取而代之的是上皮内淋巴细胞增加的表现。在淋巴细胞性结肠炎中，乳糜泻的比例有上升，在9%~27%。在所有淋巴细胞性结肠炎的患者中，尤其是如果腹泻经传统治疗无效时，需除外乳糜泻。淋巴细胞性结肠炎的治疗与胶原性结肠炎类似，不同的在于，若出现乳糜泻，需要无麸质饮食。

转流性结肠炎是大肠无粪流的肠段出现的炎症，常常发生于因黏液瘘或Hartmann储袋形成时回肠造口或结肠造口的患者。临床上，患者会出现直肠黏液或血性分泌物排出。在内镜下，可见红斑、颗粒样改变、易脆，重者可见溃疡。组织病理学提示活动性炎症的区域有灶性隐窝炎和隐窝脓肿，但与UC不同的是，其腺管结构是正常的。转流性结肠炎可能与CD难以区分。短链脂肪酸灌肠可能对其有效，但明确有效的治疗是外科的再吻合术。

［**肠外表现**］　近1/3的IBD患者存在至少1种肠外的疾病表现。

1.皮肤　结节红斑（EN）发生于15%的CD患者和10%的UC患者，其发作常伴随结肠炎的活动出现，皮损在肠道症状之后出现，并且患者常有伴随的活动性的周围关节炎。结节红斑的皮损是红、热的触痛结节，直径1~5cm，常见于下肢、踝部、小腿肚、大腿和上臂的前面。治疗主要针对其潜在的肠道疾病。

坏疽性脓皮病（PG）见于1%~12%的UC患者，极少见于CD患者。虽然其常在诊断IBD之后出现，但也可能在肠道症状发生前就出现，病程独立于肠道疾病，对结肠切除术反应不好，甚至在结直肠切除术后还发作。其皮损常见于足和下肢的背面，也可能出现在上肢、胸部、造口，甚至在面部。PG常常开始表现为脓疱，接着同心圆似地快速进展，从根基处破坏健康皮肤。出现溃疡，边缘紫红色，周围红斑包绕。病变中心包含坏死组织、血液和渗出液。皮损可以使单个或多个，可增大至30cm，它们有时是很难治疗的，通常需要静脉使用抗生素、静脉糖皮质激素、氨苯砜、硫唑嘌呤、沙利度胺、静脉环孢素或英夫利昔单抗。

其他皮肤表现包括发生于擦烂部位的增生性脓皮病、累及黏膜的增殖性脓性口炎、Sweet综合征（嗜中性粒细胞性皮肤病）和转移性CD（一种罕见的皮肤肉芽肿疾病）。银屑病累及5%~10%的IBD患者，其与肠道炎症活动度无关，而与炎性肠病存在同样的潜在免疫致病机制。肛周皮赘发现于75%~80%的CD患者，尤其是那些有结肠受累的患者。口腔黏膜皮损，常见于CD，极少见于UC，包括阿弗他口炎和颊黏膜的铺路石样皮损。

2.风湿性疾病　外周关节炎出现于15%~20%的IBD患者，在CD更为多见，在肠道活动度加重时随之加重。这种关节炎是非对称性的、多关节、迁徙性的，主要累及四肢的大关节。治疗是针对减轻肠道炎症的治疗。在重症UC，结肠切除术常常能使关节炎治愈。

强直性脊柱炎（AS）发生于约10%的IBD患者，CD比UC更为多见。近2/3的IBD合并AS的患者有HLA-B27的阳性。AS的活动度与肠道活动度无关，也不会被糖皮质激素或结肠切除术治愈。其常常受累脊柱和骨盆，导致弥漫后背痛、臀部疼痛、晨僵。其过程是持续进展的，会导致永久性的骨骼损伤和畸形。英夫利昔单抗可减少脊柱炎症、改善功能和生活质量。

骶髂关节炎是对称性的，在UC和CD中发病率相关，常常无症状，与肠道活动度无关，不一定会进展导致AS。其他免疫表现包括肥厚性骨病、骨盆/股骨骨髓炎、复发性多软骨炎。

3.眼 IBD患者眼部并发症的发病率为1%~10%。最常见的是结膜炎、前葡萄膜炎/虹膜炎、巩膜外层炎。葡萄膜炎与UC和CD都相关，可以在疾病缓解期时出现，也可在肠道切除术之后出现。症状包括眼痛、畏光、视物模糊和头痛。为避免形成瘢痕、视力受损，眼部并发症常需要立即处理，有时会用系统性糖皮质激素。巩膜外层炎是一种良性疾病，表现为轻度的眼部灼烧感，发生于3%~4%的IBD患者，更常见于CD，采用局部激素治疗即可。

4.肝胆系统 CD和UC患者的肝活检异常的情况中，近50%为肝脂肪变性，患者通常表现为肝大。脂肪肝常于慢性消耗性疾病、营养不良、激素使用的情况下出现。胆石症发生于10%~35%的回肠炎或回肠切除术的CD患者。胆囊结石是由于胆汁酸的吸收障碍导致的，其会造成胆盐池的耗竭和可致结石的胆汁的分泌。

原发性硬化性胆管炎（PSC）是一种表现为肝内外胆管炎症、纤维化的，常导致胆汁性肝硬化和肝衰竭的疾病。约5%的UC患者存在PSC，但50%~75%的PSC患者存在IBD。PSC较少发生于CD患者。虽然PSC可在IBD诊断后被发现，但它可以更早被发现，或在结直肠切除术后数年才发现。同样的，虽然PSC和IBD都常见pANCA阳性，但基于全基因组相关的研究提示，PSC的免疫机制与UC有一定重叠，也与UC有不同之处。大多数患者在诊断时没有症状，当症状出现时，可表现为乏力、黄疸、腹痛、发热、食欲缺乏、不适。传统的金标准诊断方法是内镜逆行胰胆管造影（ERCP），但磁共振胰胆管造影（MRCP）也具有很好的敏感性和特异性。在儿童中，MRCP是首选的诊断方法，可以发现胆管树的不同程度的不规则、多节段狭窄、扩张。对于存在PSC的患者，ERCP和MRCP都表现为多发胆管狭窄间为正常胆管。

熊去氧胆酸（优思弗）可以降低碱性磷酸酶和血清转氨酶的水平，但很少能够有组织学上的改善。在UC合并PSC的患者中，高剂量[20~30mg/(kg·d)]的熊去氧胆酸可能减少出现结肠异型增生和癌变的风险。内镜支架置入对胆道梗阻继发的胆汁淤积有缓解作用，有症状的患者可在5~10年后进展为肝硬化和肝衰竭，最终需要肝移植的治疗。PSC患者在一生中有10%~15%的概率进展成胆管细胞癌，因此无法做肝移植手术。IBD合并PSC的患者存在更高的结肠癌风险，因此需要每年监测结肠镜和活检。

此外，有一小部分PSC患者的胆管造影是正常的，被称为小胆管原发性硬化性胆管炎。这种变异（有时被称为胆管周围炎）可能是PSC累及小口径胆管的一种方式。其预后较传统的PSC明显更好。肉芽肿性肝炎和肝淀粉样变是IBD更罕见的肠外表现。

5.泌尿系统 最常见的泌尿系统并发症是结石、输尿管梗阻、回肠膀胱瘘。小肠切除术后的CD患者肾结石的发生率最高，为10%~20%。草酸钙结石继发于食物草酸吸收增多引起的高草酸尿。通常情况下，食物中的钙与肠腔中的草酸结合形成不溶的草酸钙，由粪便排出。在回肠功能障碍的患者中，不吸收脂肪酸结合钙，使得钙无法结合草酸。未结合的草酸进入结肠后被吸收，尤其在炎症的状态下这种吸收更容易。

6.代谢性骨病 骨量减低发生于3%~30%的IBD患者，这种风险会随着糖皮质激素、环孢素、甲氨蝶呤、全肠外营养而增高。吸收不良和IL-1，IL-6，TNF介导的炎症，以及其他炎症介质也可以导致骨密度减低。IBD出现髋骨、脊柱、腕骨、肋骨骨折的发生率增高，在CD患者增高了36%，UC患者增高了45%。因骨质疏松骨折的风险约1%每人每年。骨折率，尤其是脊柱和髋骨骨折，在年龄>60岁的老年患者中最高。一项研究发现，椎骨骨折的比值比为1.72，髋骨骨折的比值比为1.59。发生骨折的IBD患者中，仅13%在接受抗骨折治疗。在长期糖皮质激素应用下，每年可以丢失近20%的骨量，这种效应是剂量依赖性的。布地奈德也可能抑制垂体-肾上腺轴，从而也有导致骨质疏松症的风险。

骨坏死表现为骨细胞、脂肪细胞甚至骨胶原的坏死。其疼痛会因活动和关节肿胀而加重。髋关节比膝关节、肩关节更易受累。在一组患者中，4.3%的患者在开始糖皮质激素的6个月内出现了股骨头坏死。骨坏死的诊断方法是骨扫描或MRI检查，治疗包括控制疼痛、脊髓减压术、骨切开术和关节置换术。

7.血栓性疾病 无论疾病是否活动，IBD患者形成静脉和动脉血栓的风险均增加。与高凝状态相关的因素包括血小板-内皮的相互作用异常、高同型半胱氨酸血症、凝血级联反应改变、纤溶受损、组织因子承载微泡的参与、自身抗体对凝血系统的损害及遗传易感性。已经发现小、中、大血管均可出现血管炎的表现。

8.其他 较常见的是心肺表现，包括心内膜炎、心肌炎、胸膜心包炎、间质性肺病。继发的或活动性淀粉样变可在长程IBD的患者中出现，尤其是CD患者。淀粉样物质的沉积是系统性的，可以导致腹泻、便秘、肾衰竭。肾病能使用秋水仙碱治疗。胰腺炎是IBD罕见的肠外表现，常由于十二指肠瘘管、壶腹部CD，胆石、PSC，药物如6-巯基嘌呤、硫唑嘌呤或极少数的5-ASA制剂、自身免疫性胰腺炎、胰腺原发CD引起。

治疗 炎性肠病治疗

1.5-ASA制剂 轻中度UC的一线治疗是柳氮磺吡啶和其他5-ASA制剂。它们能够有效地诱导和维持

UC缓解。但它们可能在诱导CD缓解中作用有限，在维持CD缓解中没有明确的作用。柳氮磺吡啶最有力的证据是对于结肠受累的活动性克罗恩病的治疗。柳氮磺吡啶最初被开发用于在关节连接的组织和结肠黏膜中产生抗细菌（磺胺吡啶）和抗炎（5–ASA）的作用。其分子结构使得其能够保持完整的分子结构通过小肠，仅部分被小肠吸收，而在结肠中被细菌偶氮还原酶裂解磺胺和5–ASA分子基团相连接的偶氮后发挥作用。柳氮磺吡啶对于轻中度UC治疗效果较好，但其不良反应的发生率高，从而限制了其使用。虽然柳氮磺吡啶在大剂量时效果更好，但当剂量在6～8g/d时，由于含有磺胺吡啶的成分，近30%的患者出现过敏反应或其他无法耐受的不良反应，如头痛、厌食、恶心、呕吐。高敏反应与磺胺吡啶的水平无关，包括皮疹、发热、肝炎、粒细胞缺乏、超敏性肺炎、胰腺炎、结肠炎加重及可逆精子畸形。柳氮磺吡啶还可影响叶酸吸收，因此患者应当给予叶酸的补充。

更新的不含磺胺吡啶成分的氨基水杨酸制剂中提高了柳氮磺吡啶中药理活性成分（5–ASA，美沙拉嗪）的浓度，使得到达肠道活动性病变处的药物浓度高，但系统性毒性作用少。过氧化物酶体增殖物激活受体γ（PPAR–γ）可以通过减少NFκB的核定位，从而介导5–ASA治疗作用。不含磺胺吡啶成分的氨基水杨酸构建包括选择性偶氮携带、5–ASA二聚体、pH依赖药片、延迟释放和控释技术。每种方法制成的制剂用到同样的摩尔浓度时都能够达到与柳氮磺吡啶同样的效果。奥沙拉嗪是两个5–ASA基团由一个偶氮键连接制成的制剂，其在细菌的作用下在结肠崩解，释放2个5–ASA分子。奥沙拉嗪在治疗UC时的效果与柳氮磺吡啶类似，但17%的患者会因小肠液体分泌增加而出现非血性腹泻。巴柳氮包含一个偶氮连接的美沙拉嗪和一个携带分子4–氨基苯甲酰基–β–丙氨酸，也在结肠中发挥作用。

asacol是一种肠溶衣包裹的美沙拉嗪制剂，在pH>7时溶解释放5–ASA。asacol的裂变是多样性的，药片的完全崩解可以发生在小肠到脾区的很多不同部位的肠道中，当与饭同服时，其在胃内的保留时间还会增加。颇得斯安是另一种使用肠溶衣的美沙拉嗪制剂，其乙基纤维素作为肠溶衣，可以吸收水分进入含有美沙拉嗪的小孔，溶解5–ASA后从小孔中释放到肠腔。其胶囊的崩解始于胃部，然后不论是口服还是餐后，微粒体均可散布于全段小肠直达远段结肠。其他美沙拉嗪制剂还在不断地被开发出来。一种仅需服用1/d的美沙拉嗪制剂（多基质系统MMX，在美国上市名为Lialda）设计其在结肠释放美沙拉嗪。MMX技术使美沙拉嗪结合进入一个亲脂矩阵中，外围再包裹亲水矩阵形成一个在低pH（<7）环境下不降解的多聚物，因此可延迟释放作用于全结肠，其安全性资料看似与其他5–ASA制剂类似。另一种包含美沙拉嗪颗粒的制剂（Apriso）已在美国被批准使用。Apriso可通过一个延长释放的专利技术Intellicor将美沙拉嗪运送至末段回肠和结肠。其外衣（丙烯酸树脂L）在pH>6时崩解。此外，一个多聚体矩阵核心可以帮助其达到全结肠的持续释放。由于Lialda和Apriso是每日单次服药，可预见其较其他2～4/d服药的美沙拉嗪制剂的优势在于有更高的服药依从性。非胶囊美沙拉嗪制剂（莎尔福）在欧洲已多年用于诱导和维持缓解。

亚莎可和其他5–ASA制剂的用药剂量详见表17–7。50%～75%的轻中度UC在使用相当于2g/d美沙拉嗪的5–ASA制剂后有好转，剂量疗效效应会持续到4.8g/d。通常情况下，5–ASA制剂在2～4周起效。相当于1.5～4g/d美沙拉嗪的5–ASA制剂能够使50%～75%的UC患者维持缓解。

局部美沙拉嗪灌肠对轻中度远端UC是有效的。临床应答发生于多达80%的脾区以远受累的UC患者。不论远端UC或广泛型UC，联合口服和灌肠美沙拉嗪的治疗都比单用更有效。美沙拉嗪栓剂对直肠炎有效。

2.*糖皮质激素* 大部分中重度UC患者可从口服或静脉糖皮质激素的治疗中获益。对5–ASA治疗无效的活动期UC患者，泼尼松通常起始剂量为40～60mg/d。静脉糖皮质激素可以是氢化可的松300mg/d或甲泼尼龙40～60mg/d。局部使用激素也对远端结肠炎是有效的，可以作为有直肠受累的近端UC患者的辅助用药。氢化可的松灌肠或泡沫剂能够控制疾病活动，但尚无可靠证据证明可用于维持治疗。这些糖皮质激素明显能被直肠吸收，长期应用会导致肾上腺抑制。对于远端UC的治疗，局部5–ASA治疗比局部激素更有效。

糖皮质激素对治疗中重度CD也是有效的，可以达到60%～70%的诱导缓解率（安慰剂效应是30%）。标准糖皮质激素治疗的系统性不良反应导致更加有潜力的制剂的研发。这些制剂被肠道吸收更少，并且首关代谢增加。控制回肠释放的布地奈德对回结肠CD的治疗效果已接近泼尼松，并且其不良反应更少。布地奈德的用法是9mg/d，2～3个月后逐渐减量。布地奈德在药物诱导缓解的CD患者中，6mg/d能够减少3～6个月的复发率，但不能减少12个月的复发率。

不论UC还是CD，糖皮质激素均不能用于维持治疗。一旦成功诱导临床缓解，糖皮质激素应当根据临床活动度逐渐减量，通常是以不多于5mg/周的速度减量。在4～5周后糖皮质激素常可被减量至20mg/d，但之后会减量更慢，持续几个月直到完全减停。糖皮质激素的不良反应很多，包括水钠潴留、腹部紫纹、脂肪重分布、高血糖、囊下白内障、骨坏死、骨质疏松

表17-7　口服5-ASA制剂

剂型	构成	运输	每日剂量
偶氮键			
柳氮磺吡啶（500mg, Azulfidine）	磺胺嘧啶-5-ASA	结肠	3~6g（急性期），2~4g（维持）
奥沙拉嗪（250mg, Dipentum）	5-ASA-5-ASA	结肠	1~3g
巴柳氮（750mg, Colazal）	氨基苯甲酰基-丙氨酸-5-ASA	结肠	6.75~9g
缓释剂			
美沙拉嗪（400mg, 800mg, Asacol）	丙烯酸树脂S（pH7）	远段回肠-结肠	2.4~4.8g（急性期），1.6~4.8g（维持）
美沙拉嗪（1.2g, Lialda）	MMX 美沙拉嗪（SPD476）	回结肠	2.4~4.8g
控释剂			
美沙拉嗪（250mg, 500mg, 1000mg, Pentasa）	乙基纤维素微粒	胃至结肠	2~4g（急性期），1.5~4g（维持）
缓释和广泛释放			
美沙拉嗪（0.375g, Apriso）	Intellicor延长释放技术	回结肠	1.5g（维持）

症、肌病、情绪异常和撤药综合征。除骨坏死意外，多数不良反应是与激素的剂量和疗程相关的。

3.抗生素　无论活动期或静止期UC，均不需要使用抗生素治疗。但是，结肠切除术或IPAA术后如果出现储袋炎，常常需要采用甲硝唑和（或）环丙沙星治疗。

甲硝唑对急性炎症期、瘘管和CD肛周病变是有效的，并且可能能够预防回肠切除术后复发。其最有效的剂量是15~20mg/（kg·d），分3次服用，常常持续服用几个月。常见的不良反应包括恶心、金属味觉、双硫仑样反应。长疗程的治疗（几月）可能会出现外周神经病，在少见的情况下，即使停药这种外周神经病可能永久存在。环丙沙星（500mg，2/d）对炎症、肛周病变和瘘管型CD也是有益处的。但其近来被认为与跟腱炎和跟腱断裂有关。甲硝唑和环丙沙星都是短期用于活动期炎症、瘘管型和肛周CD的一线用药。

4.硫唑嘌呤和巯嘌呤　硫唑嘌呤和巯基嘌呤（6-MP）是嘌呤衍生物，在激素依赖性IBD的治疗中常常用到。硫唑嘌呤被很快吸收，转化成6-MP，代谢成最终活性产物，硫代腺苷酸——嘌呤核糖核酸合成和细胞增殖的抑制剂。它们也能够抑制免疫反应。其起效时间最早在3~4周，但也可能在4~6个月后才起效。服药依从性可通过测定6-MP代谢终产物（6-硫鸟嘌呤和6-甲基硫代嘌呤）的水平来监测。硫唑嘌呤［2~3mg/（kg·d）］和6-MP［1~1.5mg/（kg·d）］已经被成功地使之前无法减停激素的2/3的UC和CD患者达到无激素的缓解。这些免疫调节药用于UC和CD的维持缓解、治疗活动性肛周疾病和瘘管型CD方面都很有前景。此外，6-MP或硫唑嘌呤对CD术后预防也是有效的。

虽然硫唑嘌呤和6-MP耐受性较好，但仍有3%~4%的患者出现胰腺炎，主要在治疗的前几周内出现，如果停药，胰腺炎可以完全好转。其他的不良反应包括恶心、发热、皮疹、肝炎。骨髓抑制（尤其是白细胞减少）是剂量依赖性的不良反应，且常常滞后，因此需要规律监测全血细胞分析（CBC）。此外，1/300的患者缺乏硫代嘌呤甲基转移酶，该酶负责药物的代谢；另外还有11%的患者是杂合子，代谢活动是中间型的。这两种患者由于硫鸟嘌呤代谢物的聚积，出现药物毒性的风险是增加的。虽然6-硫鸟嘌呤和6-甲基硫代嘌呤的水平能够被监测，从而调整药物剂量，减少不良反应出现，基于体重的剂量也是一个可接受的选择。不论剂量通过何种方式选择，CBCs和肝功能化验都是必须密切监测的。经硫唑嘌呤/6-MP治疗的IBD患者发生淋巴瘤的风险升高了4倍。这种风险增高可能是药物导致，也可能是潜在疾病所致，或同时有这两方面因素。

5.甲氨蝶呤　甲氨蝶呤（MTX）可抑制二氢叶酸还原酶，导致DNA合成受损。其抗炎作用也可能与减少IL-1的合成有关。肌内注射（IM）或皮下注射（SC）MTX（每周25mg）可有效诱导缓解，减少糖皮质激素的用量，每周15mg对活动期CD的维持缓解有效。潜在的药物毒性包括白细胞减少、肝纤维化，因此需要周期性评估CBCs和肝酶的情况。肝活检在长疗程使用MTX的患者中的应用意义尚不明确，但其可能对肝酶升高的患者应用价值有限。超敏性肺炎是一种罕见但严重的MTX治疗的并发症。

6.环孢素　环孢素（CSA）是一种亲脂性多肽，能够抑制细胞免疫和体液免疫。CSA阻断T辅助淋巴细胞产生IL-2；结合亲环蛋白形成复合物抑制钙依赖磷酸酶（一种与T细胞活化有关的细胞质的磷酸酶）。CSA还通过阻断T辅助细胞，间接抑制B细胞功能。CSA比6-MP和硫唑嘌呤起效更快。

CSA 静脉2~4mg/（kg·d）对于治疗静脉激素抵

抗的重症UC患者是最有效的，应答率约为82%。CSA可以作为结肠切除术的另一选择。CSA口服长疗程的有效率并没有那么显著，但如果患者在出院时也开始6-MP或硫唑嘌呤的治疗，则能够维持缓解。对于2mg/kg的剂量，单克隆放免法或高效液相色谱法测定其浓度应当维持在150～350ng/ml。

CSA可以导致明显的不良反应，肾功能必须得到密切的监测。高血压、牙龈增生、多毛症、感觉异常、震颤、头痛、电解质异常都是常见的不良反应。若出现肌酐升高，则需要减药或停药。癫痫也可能是药物的不良反应，尤其当患者出现低镁血症或血清胆固醇水平低于3.1mmo/l（120mg/dl）时。机会性感染，最典型的是卡氏肺孢子虫肺炎，可能发生于联用免疫抑制治疗时，因此应予以预防。在一项大型研究中，15%的患者出现CSA的主要不良反应，包括对药物调整无反应的肾毒性、严重感染、癫痫、过敏，2名患者出现死亡。此不良反应的高发生率提示CSA应当在三级医院有经验的临床医师密切监测下使用。

7.*他克莫司*　他克莫司是与CSA免疫调节机制类似的一种大环内酯类抗生素。其作用100倍于CSA，并且其吸收不依赖于胆汁或黏膜的完整性。这些药理学的特点使得他克莫司能够很好地被口服吸收，即使是近端小肠受累的CD患者。他克莫司对儿童的顽固性IBD有效，对小肠广泛受累的成年人也有效。对于激素依赖或抵抗的UC和CD，以及顽固性瘘管型CD，他克莫司也同样有效。

8.*生物制剂*　生物制剂治疗通常在中重度克罗恩病患者，其他治疗无效时使用。生物制剂有效的患者能够出现临床症状的改善、生活质量的提高，减少残疾、疲乏和抑郁，较少手术和住院。

9.*抗TNF治疗*　第一个被批准用于克罗恩病的生物制剂为英夫利昔单抗，一种抗TNF-α的IgG1嵌合抗体，目前也被批准用于中重度活动性溃疡性结肠炎。对于糖皮质激素、6-MP或5-ASA无效的活动性CD患者，静脉英夫利昔单抗（5mg/kg）的应答率是65%，最终1/3的患者会达到完全缓解。ACCENT Ⅰ（评估英夫利昔单抗长程治疗克罗恩病的临床试验）发现在最初应答的患者中，每8周的治疗能够使40%的患者维持缓解至少1年。

英夫利昔单抗对顽固性肛周病变和肠皮肤瘘管的CD患者也有效，在ACCENT Ⅱ临床试验显示其在这类患者有68%的应答率（50%减少瘘管排泄）和50%的完全缓解率。对于多数患者，通常每8周再输注治疗是维持治疗效果所必要的。

英夫利昔单抗抗体（ATI）的产生与输液反应风险增加、治疗效果变差有关。目前的实践指南没有提到按需给药或片段式给药优于周期性（每8周）给药，因为那样患者更容易产生ATI。当治疗反应的质量下降或维持至下次英夫利昔单抗输注的时间减少时，通常是出现了ATI。缩短给药间期或增加给药剂量至10mg/kg可能使药物的有效性恢复。

SONIC（生物制剂和免疫抑制药初治克罗恩病的研究）试验比较了对从未用过免疫调节药和生物制剂的中重度CD患者采用英夫利昔单抗和硫唑嘌呤合用、单用英夫利昔单抗或单用硫唑嘌呤的治疗。在1年时，508名随机患者中，无激素缓解率在英夫利昔单抗和硫唑嘌呤合用组为46%，英夫利昔单抗单用组为35%，硫唑嘌呤单用组为24%。并且，用药26周时的黏膜完全愈合率在合用组比较于单用英夫利昔单抗或单用硫唑嘌呤组更高（44% vs.30% vs.17%），而三组间的不良反应发生是相当的。

英夫利昔单抗治疗每年发生淋巴瘤（如霍奇金淋巴瘤和非霍奇金淋巴瘤）的风险为5∶10 000～20∶10 000。每年发生淋巴瘤的风险在普通人群中是2∶10 000。FDA在使用TNF抑制剂（依那西普和英夫利昔单抗）的儿童和青少年中已发现48例恶性病变。在这些病例中，50%是淋巴瘤，其他恶性病变包括白血病、黑色素瘤、实质器官肿瘤，还发现一些少见于儿童的恶性病变，如平滑肌肉瘤、肝恶性肿瘤、肾细胞癌。值得注意的是，88%的病例都合用了其他的免疫抑制治疗（如硫唑嘌呤和甲氨蝶呤）。

肝脾T细胞淋巴瘤是一种对克罗恩病患者致死率接近100%的淋巴瘤。至少有12例与单用免疫抑制剂有关，19例接受了联合治疗。有3例报道中，患者仅使用了阿达木单抗。这些患者都年龄小，且几乎都是男性。

FDA也回顾了147例在上市后使用TNF阻滞药的患者出现白血病的报道（包括急性髓系白血病、慢性淋巴细胞白血病、慢性髓系白血病）和69例新发银屑病（包括脓疱性银屑病，掌跖银屑病），得出了白血病和新发银屑病可能与TNF阻滞药使用有关的结论。

其他英夫利昔单抗导致的疾病包括急性输液反应和严重血清病。所有抗TNF制剂都会增加感染的风险，尤其是激活潜伏的肺结核和机会性真菌感染（包括播散性组织胞浆菌病、球孢子菌病）。罕见的情况下，英夫利昔单抗和其他抗TNF药物与视神经炎、癫痫、临床症状新发或加重、中枢神经系统脱髓鞘病的影像学表现（包括多发性硬化症）相关。它们可能加重心功能NY Ⅲ/Ⅳ患者的心力衰竭症状。

英夫利昔单抗对于UC也有一定的有效性。在两项大型随机安慰剂对照临床试验中，英夫利昔单抗的应答率为37%～49%，22%的患者能够维持缓解至30周以上，20%的患者能够在54周后仍维持缓解。在该研究中，英夫利昔单抗的给药是按照0，2，6周，然后每8周直到研究结束。

有些失去应答或对英夫利昔单抗不耐受的患者可能转换为阿达木单抗或赛妥珠单抗。GAIN（评估英夫利昔单抗无反应者的英夫利昔单抗效果）试验评估了那些既往使用过英夫利昔单抗时出现不耐受或那些最初应答但之后失去应答的患者。320名患者随机分为阿达木单抗组或安慰剂组。用药4周时，阿达木单抗组有21%的患者得到缓解，安慰剂组这个比例为7%。在临床实践中，这个阿达木单抗组的缓解率随着剂量从隔周使用增加到每周使用40mg而增加。

阿达木单抗是一种重组人单克隆IgG1抗体，其仅含有人体的多肽片段，并且通过皮下注射（SC）的方式给药。阿达木单抗结合TNF，通过阻断TNF与其细胞表面受体的交互作用而使TNF失效。因此其看似与英夫利昔单抗具有类似的机制，但其免疫原性降低。阿达木单抗已经被批准用于治疗中重度CD。CHARM（全人源阿达木单抗维持克罗恩病缓解的临床试验）是一项针对阿达木单抗诱导治疗有效的患者的维持治疗的研究。在该试验中，近50%的患者既往曾用过英夫利昔单抗治疗，这部分患者使用阿达木单抗的诱导缓解率在31%～34%，相比之下，未用过英夫利昔单抗的患者使用阿达木单抗的诱导缓解率在42%～48%。赛妥珠单抗是一种聚乙二醇结合的抗TNF抗体，每月1次皮下给药。皮下注射赛妥珠单抗可有效诱导活动性炎症型CD的临床缓解。在PRECISE Ⅱ（克罗恩病中的聚乙二醇结合抗体片段评价）临床试验中，在赛妥珠单抗诱导缓解治疗后继续该药的维持治疗，结果与CHARM试验类似。在26周时，未用过英夫利昔单抗的患者亚组有69%的应答率，相比之下，既往曾用过英夫利昔单抗治疗的患者亚组的应答率为44%。

至少1/3的患者对英夫利昔单抗无应答，但尚无对照临床试验研究无应答者对其他抗TNF制剂的反应。目前，如果患者对任一抗TNF治疗的初始反应不好，则需要考虑到其对其他抗TNF制剂也无效。在那他珠单抗批准之前，这些患者的唯一可选治疗就是外科手术。

10.那他珠单抗　整合素表达于白细胞的表面，可介导白细胞黏附至血管内皮。整合素α_4和其β_1或β_7亚基与内皮配体作用，被称为黏附分子或血管地址素。$\alpha_4\beta_7$与黏膜地址素细胞黏附分子（MAdCAM-1）的相互作用对于募集淋巴细胞至肠黏膜是很重要的。那他珠单抗是一种重组人免疫球蛋白G4抗体，能够抗α_4整合素，对于CD患者的诱导和维持缓解是有效的。其在2008年2月被批准于用于治疗顽固性CD或对抗TNF治疗不耐受的患者。在ENACT-2（评估那他珠单抗治疗活动性克罗恩病）研究中，在ENACT-1试验中对那他珠单抗应答的354例患者，入组每4周输注那他珠单抗或安慰剂的维持治疗研究至第56周，那他珠单抗组的患者更易获得应答（61% vs.28%安慰剂）和缓解（44% vs.26%安慰剂）。但是，在研究中3例患者出现了JC多瘤病毒有关的进行性多灶性白质脑病（PML），在上市后至今又有102例报道。其中1例发生于克罗恩病患者，104例发生于多发性硬化症。PML与那他珠单抗相关的年化风险是约1∶1000。患者和看护人现在必须严格按照TOUCH治疗方案用药，该方案详细规定了严格的入组标准，包括未合并使用6-MP及硫唑嘌呤或MTX，无激素使用超过6个月，签署知情同意书，且每月由护士核实有无PML的症状。

11.治疗进展　目前还在研究之中的其他治疗药物是针对IL-12，IL-23的单克隆抗体。IL-12来源于肠道抗原提呈细胞，能够诱发Th1介导的炎症。IL-23是一种细胞因子，由一个独特的p19亚基和IL-12的p40亚基组成，其也在CD黏膜中呈上调表达，促进Th17细胞，抑制T调节细胞。因此，IL-12和IL-23的生物活性都可被特异性抗体通过中和IL-12 p40而受到抑制。IL-23R是一个IBD易感基因的发现，激励人们对IBD采用针对IL-23的免疫治疗。相关的临床试验正在开展之中。其他有前景的治疗包括那些针对IL-6的治疗和一类选择性黏附分子抑制剂（如抗-$\alpha_4\beta_7$和抗-MadCAM1抗体）。

12.营养治疗　食物抗原可能激发黏膜的免疫应答。存在活动性CD的患者对肠道休息和肠外营养（TPN）的治疗是有应答的。肠道休息和肠外营养在诱导CD缓解上的效果与糖皮质激素相当，但对于维持缓解则不那么有效。肠内营养如要素饮食或基于多肽的制剂也同样有效，但这些饮食不太可口。不过肠内营养可给小肠提供细胞生长所需的营养素，并且没有TPN的并发症。与CD相反的是，饮食干预并不能减轻UC的炎症。标准的UC和CD治疗策略见图17-10。

13.外科治疗

（1）溃疡性结肠炎：近50%的广泛型慢性UC的患者在前10年内都会经历手术治疗。手术的适应证列在表17-8中。择期手术的病死率约20%，急诊手术的病死率为30%，急诊结直肠切除手术的病死率为40%。主要的风险是出血、污染、脓毒血症和神经损伤。手术术式选择是IPAA。

由于UC仅累及黏膜，因此IPAA手术可将病变直肠黏膜向下剥离、去除，直到齿状线或其肛管界限近端2cm以内。手术将回肠做成一个储袋，起到新的直肠的作用。这种回肠储袋环形端端缝合至肛管。如果手术谨慎，这种手术可以保留肛门括约肌的功能。全因手术死亡率为10%，主要的并发症是肠梗阻。有

5%~10%的患者会出现储袋制作失败，而转换为永久回肠造口。一些炎症性的直肠黏膜会常常存留下来，因此术后内镜的监测也很必要。原发于储袋回肠黏膜的异型增生很罕见。

IPAA术后的患者通常每日有6~10次大便。在经验证的生活质量量表的评估中，他们比回肠造口的患者有更好的运动和性生活质量。IPAA最常出现的并发症是储袋炎，30%~50%的UC患者会出现。储袋炎表现为大便次数增加、水样泻、腹部绞痛、里急后重、夜间大便失禁、关节痛、萎靡、发热。储袋活检病理能够区分真正的储袋炎，还是潜在的克罗恩病。虽然储袋炎对抗生素常常有反应，但也有3%~5%的患者是顽固性的，需要激素、免疫抑制药、抗TNF治疗，甚至储袋切除。每日服用高浓度的益生菌制剂能够预防储袋炎的复发，这些益生菌包括乳酸菌的4个种属、双歧杆菌的3个种属和涎液链球菌的一个种属。

（2）克罗恩病：大多数CD患者在其一生中均需要至少1次的手术治疗。是否需要手术与疾病的病程和受累的范围有关。有小肠疾病的患者有80%的概率需要手术，而单纯结肠受累的仅有50%的概率。仅当药物治疗无效或并发症需要时才会考虑手术。手术的适应证列在表17-8中。

（3）小肠疾病：因为CD有慢性和复发性的特点，且无法取得明确的手术治愈，因此小肠切除要尽可能少。目前对于梗阻型CD，可选的手术治疗方案包括病变肠段的切除和保留肠段的狭窄成形术。外科切除病变肠段是最常用的手术方法，在大多数病例中能够一起吻合，保留肠道的连续性。如果已经切除了很多小肠，狭窄段又很短，应采用间隔处黏膜正常的小肠行狭窄成形术，避免短肠综合征的出现。在狭窄成形术中，病变的狭窄小肠被纵向切开，然后横向缝

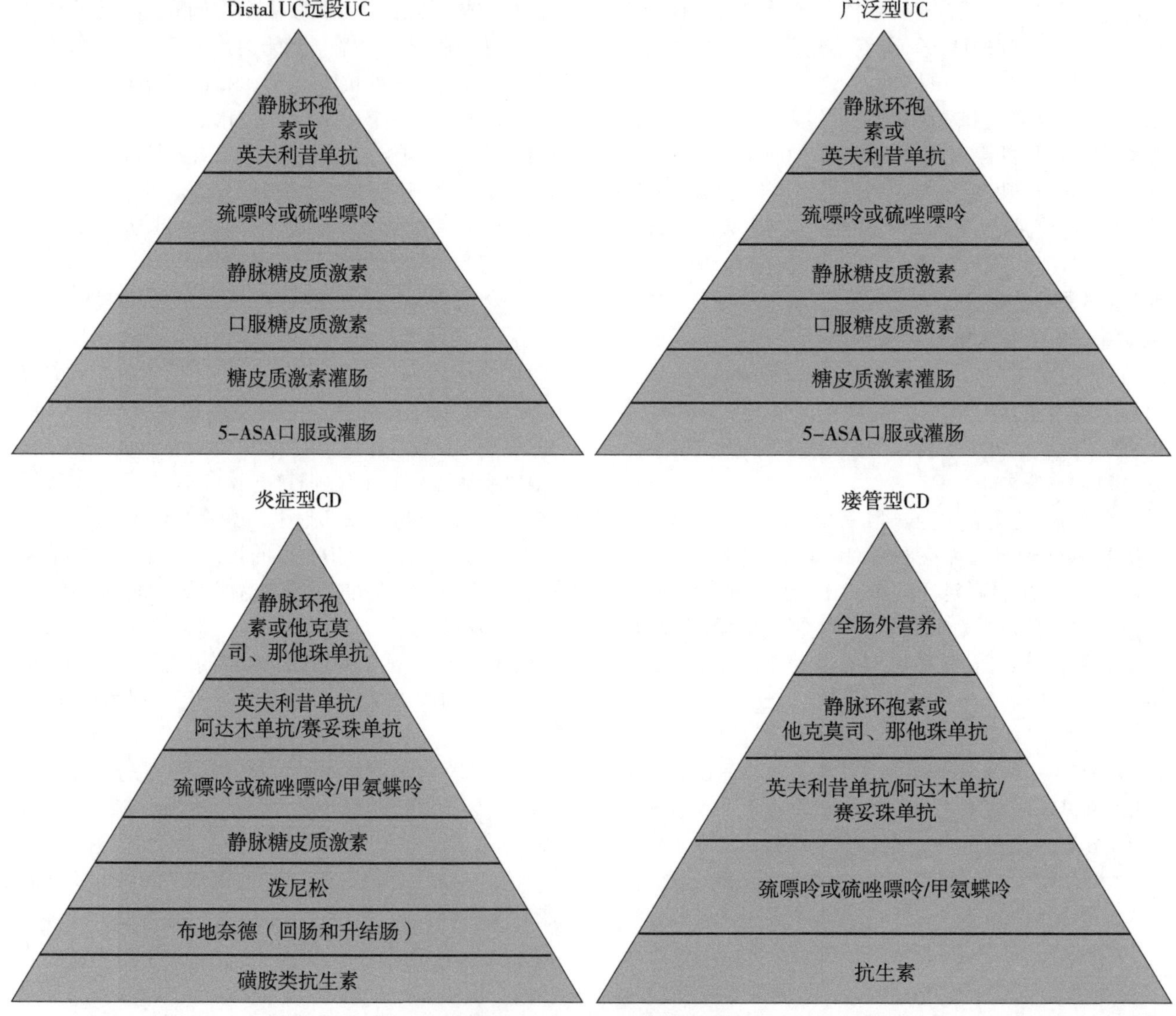

图17-10 IBD的药物治疗

5-ASA.5-氨基水杨酸；CD.克罗恩病；UC.溃疡性结肠炎

表17–8 手术指征

溃疡性结肠炎	克罗恩病
难治性疾病	小肠
暴发性疾病	狭窄或梗阻药物治疗无效
中毒性巨结肠	大出血
结肠穿孔	顽固性瘘管
结肠大出血	脓肿
肠外病变	结直肠
结肠梗阻	难治性疾病
预防结肠癌	暴发性疾病
结肠异型增生或癌	肛周病变对药物治疗无效
	顽固性瘘管
	结肠梗阻
	预防结肠癌
	结肠异型增生或癌

合切口，使得狭窄区域增宽。其并发症包括长期肠梗阻、出血、瘘管、脓肿、泄漏和再狭窄。

有证据表明美沙拉嗪、硝基咪唑类抗生素、6–MP/硫唑嘌呤和英夫利昔单抗与安慰剂对比，均对预防术后克罗恩病的复发有帮助。其中，美沙拉嗪的效果最小，而硝基咪唑类抗生素的不良反应较大，因此影响了它们的使用。早期复发的危险因素包括吸烟、穿透型疾病（内瘘、脓肿或其他穿透肠壁的证据）、前次术后的早期复发、多次手术或首次手术时年龄小。对于这部分患者，应当考虑用6–MP/硫唑嘌呤或英夫利昔单抗进行积极的术后治疗。并且，推荐最好在术后6个月通过结肠镜评估克罗恩病是否有内镜下的复发。

（4）结直肠疾病：克罗恩病结肠受累的患者更大程度是由于顽固性疾病、暴发性疾病和直肠肛周疾病而需要手术治疗。从暂时性回肠襻造口术，到切除病变结肠段，乃至切除整个结直肠，克罗恩病结肠炎的术式有多种可选。对于节段性受累的患者，可行病变肠段的切除、一期吻合的手术。在20%～25%的广泛性结肠受累的患者，若直肠豁免，则可考虑保留直肠的手术。由于其出现储袋失败的风险较高，大多数外科医师认为CD是IPAA的禁忌证。结肠造口能够帮助治愈重度肛周疾病或直肠阴道瘘的患者，但再吻合后，大多数疾病还是会出现复发。这些患者常常需要完整的结直肠切除和回肠造口。

炎性肠病和妊娠

缓解期的UC和CD患者的生育率是与正常人相同的；而CD炎症进程中可能使输卵管出现瘢痕，尤其是贴近末段回肠的右侧输卵管。并且，直肠周的、会阴的、直肠阴道脓肿和瘘管都可能导致性交困难。男性不育可因柳氮磺吡啶导致，但停药后可以恢复。大多数研究表明，已行储袋术的女性的生育率较正常人下降约1/3。这是因为盆腔炎症后继发输卵管的瘢痕或闭塞。

在轻度活动或缓解期的UC和CD患者，胎儿结局是接近正常人的。自然流产、死产、发育缺陷是随着疾病的活动度升高的，而与药物使用无关。CD和UC患者怀孕的过程最大程度上取决于刚怀孕时的疾病活动度。患者应当在进入缓解期6个月后再怀孕。大多数CD患者能够经阴道分娩，但直肠肛周脓肿和瘘管的患者可能更适合采用剖宫产分娩，以减少瘘管加重或延伸至会阴切口瘢痕处的风险。

柳氮磺吡啶、美沙拉嗪、巴柳氮对妊娠和哺乳是安全的，但叶酸补充必须与柳氮磺吡啶同时加用。5–ASA制剂局部用药在妊娠和哺乳的过程中也是安全的。糖皮质激素在妊娠期总体来说是安全的，可以用于中重度疾病活动的患者。糖皮质激素通过哺乳被婴儿吸收的量是很小的。对CD患者，在妊娠期能短期使用（几周，不超过1个月）的抗生素最安全的是氨苄西林和头孢菌素。甲硝唑能在第二、三孕期时使用。环丙沙星会导致不成熟动物的软骨病变，其是否影响人的生长发育尚缺乏相关数据，因此应当避免在妊娠期使用。

6–MP和硫唑嘌呤对怀孕过程的影响很小或无风险，但其在孕期使用的经验有限。如果患者不能减量药物或出现病情加重，则她需要在妊娠期继续使用6–MP/硫唑嘌呤，继续用药应当有患者的知情同意。在有限数量患者的研究评估中发现，乳汁中含有6–MP/硫唑嘌呤的量是微不足道的。

鲜有数据表明环孢素对妊娠的影响。在一个小样本的研究中，重度IBD患者在妊娠期间静脉输注环孢素，其中80%的孕妇顺利完成生产，而没有出现肾毒性、先天性畸形或发育障碍。但是，由于资料缺乏，环孢素在妊娠期还是应当避免使用的，除非该患者不用环孢素就需要手术。甲氨蝶呤是妊娠和哺乳的禁忌。而对于英夫利昔单抗、阿达木单抗或赛妥珠单抗，死产、早产或自然流产的风险并无升高，因此它们均属于B类药物。抗TNF制剂在哺乳期也是相对安全的，因为它们并不从乳汁排泄。那他珠单抗是C类药物，在妊娠中还缺乏数据证实其安全性。

手术在UC妊娠患者中应仅当出现急诊适应证时才考虑，包括严重出血、穿孔和巨结肠对药物治疗无效时。全结肠切除和回肠造口会出现50%～60%的术后自然流产的风险。胎儿死亡率在需要手术的CD患者中也很高。IPAA术后患者会在妊娠过程中出现夜间排便的增多，产后能够好转。临床中已经注意到，多达8%的回肠造口术后患者可出现短暂的小肠梗阻或肠梗阻。

炎症型肠病的癌变

1.*溃疡性结肠炎*　长病程的UC患者出现结肠上皮异型增生和癌变的风险增加（图17–11）。

慢性UC出现肿瘤的风险随着病程和疾病受累范围的增加而增加。在三级转诊中心的调查数据中，全结肠受累的患者在8～10年病程后出现结肠癌的风险每年增高0.5%～1%。仅有的一个前瞻性监测研究中的UC的癌变率更低，为20年病程时2.5%，30年病程时7.6%，40年病程时10.8%。这个结肠癌的发病率比普通人群的高，因此规范医疗中结肠镜监测是必要的。

对超过8～10年病程的全结肠炎患者或12～15年病程的左半结肠炎患者，推荐每年1次或2年1次结肠镜检查，并多灶取活检。这种方法已被广泛应用于后续异型增生和癌变的筛检。UC的癌症危险因子包括长病程疾病、广泛型疾病、结肠癌家族史、PSC及结肠狭窄、炎症后肠镜下假息肉的改变。

2.*克罗恩病*　克罗恩病结肠炎进展为癌症的危险因子是长病程、广泛性疾病、旁路结肠段、结肠狭窄、PSC及结肠癌家族史。癌症风险在CD和UC类似受累范围和病程的患者中是大致相同的。对广泛性CD结肠炎的患者，在结肠镜规律监测阴性后，第10次监测检查时首次发现一个明确异型增生或癌的累计风险是25%。第9次监测检查时首次发现一个平坦型高度异型增生（HGD）病变或癌的累计风险是7%。因此，对UC患者的内镜监测策略也被推荐用于慢性CD结肠炎患者的内镜监测。儿童型肠镜可以通过CD患者的狭窄处，但对于有梗阻症状的患者，伴有内镜无法通过的狭窄时应当考虑手术。

3.*异型增生和癌的治疗*　异型增生可以是平坦的病变或息肉样病变。如果在结肠镜监测时发现平坦型HGD，对UC患者常用的治疗方法是结肠切除术，对CD患者可选择结肠切除或部分肠段切除。如果平坦型低度异型增生（LGD）被发现（图17–11），大多数检查者会立即推荐患者行结肠切除术。在慢性结肠炎的UC和CD患者中，也会碰巧发现腺瘤，可行内镜下切除，这说明息肉周围的活检是没有异型增生的。新的技术，如高分辨和放大结肠镜、染色剂喷洒等已经使异型增生的检出率提高。将来，内镜医生可能能够对慢性克罗恩病或溃疡性结肠炎的患者更加有目的性地取活检，而不是节段性多点活检。

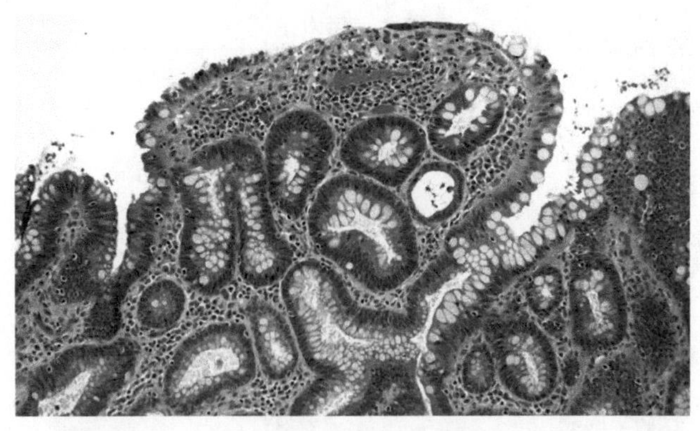

图17–11　一个慢性溃疡性结肠炎患者结肠中倍镜视野的低度异型增生

在增生的腺管中出现低度异型增生腺管

IBD患者患其他恶性肿瘤的风险也更高。CD患者患非霍奇金淋巴瘤、白血病、骨髓增生异常综合征的风险增加。重症慢性复杂性肛瘘的CD患者患低位直肠和肛管（鳞状细胞癌）肿瘤的风险可能增加。虽然小肠腺癌在CD患者的发生风险较低（在一项研究中，病程25年者发生率为2.2%），但长病程、存在小肠广泛受累的CD患者应当考虑予以筛查。

（罗涵青　译　钱家鸣　校）

第18章

Chapter 18

肠易激综合征

Chung Owyang

肠易激综合征（irritable bowel syndrome，IBS）是一种功能性肠道疾病，主要特点为腹痛、腹部不适和排便习惯改变，而缺乏可检测到的结构异常。IBS尚无明确的诊断标志物，因此目前这一疾病的诊断主要基于临床表现。2006年重新修订了IBS罗马Ⅱ诊断标准（表18-1）。在全球范围内，10%~20%的成年人和青少年有IBS的症状，大多数研究表明在女性中更为常见。IBS症状任何时间都可能出现或者消失，并且经常和其他功能性疾病的症状重叠，例如纤维肌痛、头痛、背痛和泌尿生殖道症状。症状严重程度因人而异，可能严重影响生活质量，导致较高的医疗成本。随着对疾病发生机制和临床调查的研究进展，人们对这一疾病本身和其生理及社会心理决定因素的认识逐渐深入。胃肠道动力紊乱、内脏痛觉过敏、脑-肠道相互作用、中枢调节异常、自主神经和激素因素、遗传和环境因素以及社会心理因素均不同程度地参与其中。这些研究进展或许能够推动治疗方法的进步。

［临床特征］ IBS可影响各个年龄段人群，大多数患者在45岁前首次出现症状。老年人疾病报告率相对较低。女性被诊为IBS的概率是男性的2~3倍，并且严重IBS的患者中80%为女性。如表18-1中所示，疼痛或腹部不适是诊断IBS的主要症状。这些症状在排便后缓解和（或）伴随着大便习惯或性状的改变开始出现。无痛性腹泻或便秘不符合IBS的诊断标准。包括大便费力、大便急迫或排便不尽感、黏液便和腹胀在内的支持症状未被列入诊断标准。

表18-1 肠易激综合征的诊断标准[1]

反复发作的腹痛或不适[2]，最近3个月内每个月至少有3d出现症状，合并以下2条或多条
①排便后症状缓解
②发作时伴有排便频率改变
③发作时伴有大便性状（外观）改变

（1）诊断前症状出现至少6个月，近3个月符合以上标准；（2）不适意味着不舒服的感觉，不被描述为疼痛。在病理生理学研究和临床试验中，受试者需要符合观察评估期疼痛/不适出现频率超过每周2d

1.腹痛 根据目前的IBS诊断标准，腹痛或不适是IBS必备的临床特征。IBS患者的腹痛程度和部位变化多样。可以是间断的发作性疼痛和痉挛，也可以是持续性疼痛基础上的叠加。疼痛程度或许很轻微被忽略，也可以严重到影响日常活动。尽管如此，由于热量摄入不足导致的营养不良在IBS患者中非常罕见。睡眠不足也不常见，因为大多数腹痛只发生在清醒时间段内。然而，严重IBS患者在夜间经常醒来。因此，夜间痛不适用于鉴别器质性和功能性肠道疾病。疼痛在进食或精神紧张时加重，排气或排便后减轻。此外，女性IBS患者在月经前和月经期症状加重。

2.排便习惯改变 排便习惯改变是IBS一直存在的临床特征。最常见的类型是便秘和腹泻交替，通常以一种症状为主。起初可能是偶尔便秘，最终转变为持续且泻药难以治疗的便秘。大便通常质硬且直径小，可能提示在肠道停留时间延长和肠道痉挛导致的过度脱水。一些患者还主诉排便不尽感，导致在短时间内多次尝试排便。以便秘为主要症状的患者通常在数周或数月内持续便秘，偶尔有短时间的腹泻症状。在其他的患者中，腹泻可能是主要症状。IBS引起的腹泻通常表现为少量的稀便。大多数患者的大便量<200ml。IBS并不出现夜间腹泻症状。精神紧张或进食后可能出现腹泻加重。排便时可能伴随着大量黏液的排出。出血也非IBS的特征，除非存在痔。通常不会出现吸收不良或体重减轻。

排便习惯类型及其不稳定。在一个患者人群中，腹泻为主型（IBS-D，IBS-diarrhea predominant）、便秘为主型（IBS-C，IBS-constipation predominant）和混合型（IBS-M，IBS-mixed）的患病率为33%，1年后，75%的患者出现了排便习惯类型的改变，29%的患者在IBS-C和IBS-D之间转换。排便习惯的异质性和可变的自然病史增加了进行病理生理学研究和临床试验的难度。

3.气体和胃肠胀气 IBS患者经常主诉腹胀、呃逆次数增多或胃肠胀气，这些均导致气体量增多。尽管有上述症状的部分患者可能确实存在更大的气体量，定量研究表明，大多数主诉气体量增多的患者产气量并未超过正常肠道气体量。大多数IBS患者对肠道气体负荷的转换和耐受力受损。此外，IBS患者倾向于从远端向近端肠道反流气体，这也解释了呃逆的原因。

一些胀气的患者存在肉眼可见的腹胀和腹围增加。这些症状均在女性患者和躯体症状检查表得分更高的患者中更为常见。与同时存在胀气和与排便习惯无关的腹胀患者相比，仅存在胀气的患者对疼痛和排便有更低的阈值。如果根据感觉阈值对患者进行分组，低敏感患者腹胀的表现较高敏感患者明显严重。这一特点也在更多的便秘亚组中被观察到。这提示胀气和腹胀的发病机制可能并不相同。

4.上消化道症状　25%~50%的IBS患者主诉消化不良、胃灼热感、恶心和呕吐。这提示可能存在除结肠外的其他部位的消化道受累。通过小肠运动动态长时间记录发现，IBS患者日间小肠出现异常的比率较高，而夜间运动模式和健康对照无明显差别。消化不良和IBS之间的重叠非常明显。消化不良的患者中IBS的患病率为31.7%，明显高于无消化不良症状的患者（7.9%）。相反，55.6%的IBS患者主诉消化不良。此外，功能性腹部症状可以随时间变化。消化不良和IBS两者可相互转化。尽管功能性胃肠病的患病率在一段时间内保持稳定，症状状态的转换率较高。很多症状消失是由于特点改变而不是由于症状缓解。因此，功能性消化不良和IBS可能是某个更大范围的消化道疾病的两种临床表现。而且，IBS症状在非心源性胸痛的患者中更为常见，提示可能与其他功能性肠道疾病存在重叠。

［病理生理］　IBS的发病机制尚不清楚，目前认为可能与异常肠道运动和感觉活动、中枢神经异常、心理因素、黏膜炎症、应激和肠腔因素有关。

1.消化道异常运动　对IBS患者肠道肌电和肌动活动的研究发现，在未受到刺激时不存在持续异常，而在刺激状态下出现显著异常。IBS患者进食后出现直肠和乙状结肠运动增加，持续时间长达3h。同样，在IBS-D和IBS-C患者中使用直肠气囊扩张可引起延长的收缩运动。横结肠、降结肠和乙状结肠的数据表明，腹泻为主型IBS患者的运动指数和高幅传输性收缩峰值较健康对照显著增加，且与结肠传输增快和伴随的腹痛症状相关。

2.内脏高敏感　正如运动试验所示，IBS患者对内脏刺激频繁表现出过度敏感。目前，74%患者的餐后痛被认为与食糜进入盲肠有关。在不引起直肠张力改变的条件下，小容积直肠气囊扩张在IBS患者中引发更多的痛觉和非痛觉感受，提示IBS患者存在内脏传输功能障碍。类似的研究表明，在非溃疡性消化不良和非心源性胸痛的患者中存在胃和食管高敏感，提示这些情况可能存在相似的病理生理机制。脂类能够降低IBS患者对气体、不适和疼痛的感觉阈值。因此，IBS患者的餐后症状部分与营养依赖性胃结肠反应感觉扩大有关。与肠道敏感性增高成对比的是，IBS患者身体其他部位并不存在高敏感性。因此，IBS患者的传入通路紊乱似乎仅限于内脏神经支配，而不涉及体神经通路。内脏高敏感的可能机制仍在研究中。目前认为，反应增强的可能原因包括：①终末器官敏感性增高和“沉默”痛觉感受器的补充；②脊髓高兴奋性和一氧化氮及其他可能神经递质的激活；③尾部疼痛传输的内源性（皮质和脑干）调节；④久而久之，神经可塑性介导形成长期痛觉过敏，最终导致对慢性或重复内脏刺激的永久或暂时的神经应答改变（表18-2）。

3.中枢神经异常调节　情绪问题和应激与症状加重之间的临床关联，以及作用位点针对大脑皮质药物的治疗反应，均强烈提示中枢神经系统因素在IBS发病机制中发挥了重要作用。功能脑影像研究，例如MRI证实在远端结肠受到刺激时，IBS患者扣带回皮质中部（一个与注意力和应答选择有关的大脑区域）出现异常激活。该区域的调节与对疼痛主观不愉快的情绪变化有关。此外，IBS患者额叶前部活动增加，额叶前部包含一个大脑内部的警觉网络，可以增加对环境的警觉。以上代表了大脑功能异常的一种形式，能够帮助加深对内脏疼痛的理解。

4.异常心理学特征　IBS患者中存在异常心理学特征的比例高达80%，尤其是在转诊中心。然而并没有一种突出的心理学诊断。大多数患者在内脏扩张时症状加重，在除外心理因素的情况下这种异常仍然持续存在。

心理因素影响IBS患者的疼痛阈值，因为应激可以改变感觉阈值。有报道指出，既往有虐待或身体虐待史与IBS的发生有关。虐待与更剧烈的疼痛感受、内心悲痛和不良健康结局相关。脑功能MRI研究发现扣带回后部和背侧中央存在异常激活，提示IBS患者的情感处理与既往性虐待史有关。

因此，IBS患者在受到多种刺激和与低感觉阈值有关内脏感觉变化时经常表现出结肠和小肠运动增多。其背后的原因可能是中枢神经系统-肠道神经系统的异常调节（图18-1）。

表18-2　内脏高敏感的可能机制

终末器官敏感性
“沉默”痛觉感受器
中枢神经系统调节
皮质
脑干
长期痛觉过敏
皮质调节的补充
神经可塑性

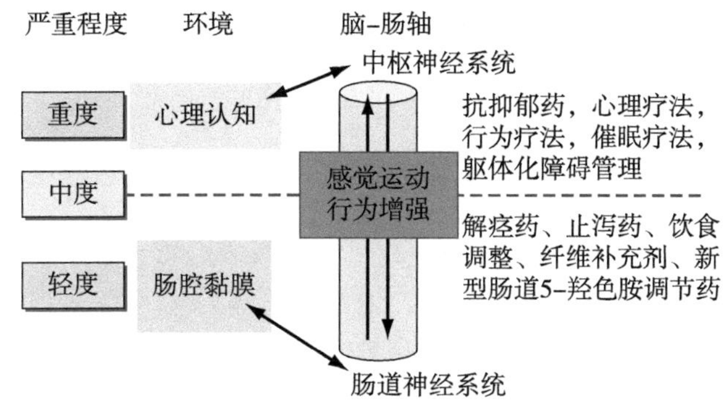

图18-1 肠易激综合征治疗靶点

轻中度患者常表现为与肠道生理改变有关的间断症状。治疗方法包括肠道作用药物如解痉药、止泻药、纤维补充剂和肠道5-羟色胺调节药。重度患者通常表现为持续疼痛和社会心理障碍。这组患者的最佳治疗方法为抗抑郁药和其他社会心理治疗

5.感染后IBS IBS也可能由胃肠道感染诱发。在一项对544名确诊为细菌性胃肠炎患者的研究发现，其中1/4的患者后续出现IBS症状。相反，1/3的IBS患者在出现慢性IBS症状前曾有过急性"肠炎样"疾病的表现。这组"感染后"IBS在女性和年轻人中更为常见。出现感染后IBS的危险因素包括（按照重要性排序）：初始病程延长、感染肠道菌株毒力、吸烟、黏膜炎症标志物、女性、抑郁、疑病症和前3个月内发生不良生活事件。年龄>60岁可能是感染后IBS的保护因素，而抗生素治疗能够增加患病风险。初始感染涉及的细菌包括弯曲菌属、沙门菌属和志贺菌属。毒素阳性的弯曲菌属感染患者更容易出现感染后IBS。弯曲菌肠炎后出现的直肠黏膜肠内分泌细胞、T淋巴细胞增多和肠道通透性增加等急性改变能够持续超过1年，可能导致感染后IBS。

6.免疫激活和黏膜炎症 部分IBS患者表现出持续的黏膜低度炎症，伴有淋巴细胞、肥大细胞激活和促炎细胞因子分泌增加。这些异常或许能够导致上皮异常分泌和内脏高敏感。有趣的是，临床研究已证实IBS-D患者肠道通透性增加。心理应激和焦虑能够增加促炎细胞因子的释放，这又反过来能够改变肠道通透性。在IBS患者中，心理应激、免疫激活和症状产生之间形成了一个功能网络。

7.肠道菌群改变 乳果糖氢呼气试验发现IBS患者中小肠细菌过度生长的患病率较高。然而这一实验结果遭到了一些其他研究的质疑，例如空肠抽吸物培养并没有发现肠道细菌过度生长的比率增加。异常的氢呼气试验结果可能由小肠快速传输导致，并可能引起对实验结果的错误解读。因此，IBS患者中检测小肠细菌过度生长的意义尚不清楚。

一些研究发现IBS患者粪便微生物的分子表达谱和健康对照之间存在显著差别。IBS患者似乎缺乏乳酸菌属序列，而柯林斯菌序列也明显减少。目前尚不清楚这些改变是因是果，亦或仅仅是便秘和腹泻造成的。此外，微生物改变的稳定性也有待进一步证实。

8.异常5-羟色胺通路 与健康对照或溃疡性结肠炎患者相比，部分IBS-D患者结肠包含5-羟色胺的肠嗜铬细胞增多。进一步研究表明，这组患者餐后血浆5-羟色胺水平较健康对照明显升高。5-羟色胺在胃肠道动力和内脏感觉的调节中发挥着重要作用，因此，5-羟色胺分泌增多或许能够解释这部分患者的餐后症状，并阐释了使用5-羟色胺拮抗药治疗该疾病的基本原理。

患者手册 肠易激综合征

IBS是一种不存在可察觉的明确异常的疾病，因此其诊断依赖于识别阳性临床特征和除外其他器质性疾病。详尽的病史采集和体格检查对于明确诊断帮助很大。提示IBS的临床特征包括：一段时间内反复下腹痛伴有排便习惯改变且无进行性加重趋势，应激或情绪沮丧时出现症状，无其他全身症状如发热和体重减轻，粪便量小且无便血证据。

另一方面，老年人第一次出现症状、病程逐渐进展、禁食48h后仍持续腹泻、存在夜间腹泻或脂肪泻均不支持IBS的诊断。

IBS的主要症状——腹痛、腹胀和排便习惯改变——是很多消化道器质性疾病的常见主诉，因此需要与很多疾病相鉴别。疼痛的性质、部位和时间或许能够帮助提示某些特定的疾病。IBS引起的上腹部或脐周痛应与胆道疾病、消化道溃疡、缺血性肠病、胃癌和胰腺癌相鉴别。如果疼痛主要位于下腹部，结肠憩室、炎性肠病（包括溃疡性结肠炎和克罗恩病）、结肠癌是需要考虑的鉴别诊断。餐后痛伴有腹胀、恶心和呕吐提示胃轻瘫或不全肠梗阻。蓝氏贾第鞭毛虫或其他寄生虫导致的肠道感染也可能引起相似的症状。如果腹泻为主要症状，需除外乳糖酶缺乏症、滥用泻药、吸收不良、乳糜泻、甲状腺功能亢进、炎性肠病和其他感染性腹泻。另一方面，便秘可能是很多药物的不良反应，如抗胆碱能药物、抗高血压药和抗抑郁药。内分泌疾病如甲状腺功能减退和甲状旁腺功能减退症也是便秘需要鉴别的疾病，尤其是存在这些内分泌疾病的其他全身表现时。此外，急性间歇性卟啉病和铅中毒可以表现出类似IBS的症状，主诉为痛性便秘。基于临床表现对这些疾病进行疑诊并可通过恰当的血清和尿液检查进行确诊。

对于具有典型IBS症状且无预警标志的患者不需要进行很多检查。非必需检查的项目可能费用昂贵并对身体有害。美国胃肠病协会指出了决定进行有创

诊断评估需要考虑的因素。包括症状持续时间、症状随时间变化情况、患者的年龄和性别、转诊情况、既往诊断、结直肠癌家族史和社会心理障碍程度。因此，症状轻微的年轻患者只需要最小限度的诊断评估，而老年患者或症状快速进展的患者则需要进行全面的检查除外器质性疾病。大多数患者应进行全血细胞计数和乙状结肠镜检查。另外，对于腹泻的患者应在粪便标本中寻找卵和寄生虫。对于存在持续性腹泻、对止泻药无效的患者，应行乙状结肠活检除外显微镜下结肠炎。对于年龄>40岁的患者，应进行气钡对比灌肠或结肠镜检查。如果主要症状为腹泻和气体增多，需要进行氢呼气试验或进行3周无乳糖饮食后评估除外乳糖酶缺乏。部分IBS-D的患者可能存在未诊断的乳糜泻。乳糜泻症状对无麸质饮食反应良好，因此对于IBS患者进行乳糜泻检查可以避免多年的误诊和额外费用。决策研究表明，当乳糜泻患病率>1%时，对于IBS-D患者进行血清乳糜泻检查费用可接受，而当患病率>8%时应成为最主要的策略。对于伴有消化不良症状的患者，建议行上消化道X线检查或食管胃十二指肠镜。对于餐后右上腹痛的患者，应行胆囊超声检查。不支持IBS诊断的检查结果包括贫血、血细胞沉降率加快、粪便中存在白细胞或血液、粪便量>200~300ml/d。这些检查结果提示必须考虑其他诊断。

治疗 肠易激综合征

1.咨询和饮食改变 患者咨询和饮食改变中重要的第一步是安慰和详细解释该疾病是功能性疾病，以及如何避免明确有影响的食物成分。详细追问饮食史或许能够发现一些加重症状的食物（如咖啡、双糖、豆类和卷心菜）。过量果糖和人工甜味剂，如山梨醇或甘露醇，可能导致腹泻、胀气、绞痛或胀气。作为试验性治疗，应鼓励患者排除任何可能引起症状的食物。然而患者也应该避免营养贫乏的食谱。IBS-D患者在开始低糖类饮食后症状改善。一项前瞻性研究表明，在4周的极低糖类（CHO）饮食后（20g CHO/d），患者的大便次数、黏稠度、疼痛评分和生活质量明显改善。这种饮食可以适用于对某些特定种类糖类不耐受的IBS患者。

2.容积性药剂 高纤维素饮食和容积性泻药，如麸皮或亲水性胶体，常被用于治疗IBS。纤维素保持水分的功能或许得益于粪便容积增加，因为纤维素能够增加粪便细菌产量。在大多数人中，纤维素也能够增加结肠传输速度。在有腹泻倾向的患者中，全结肠传输速度快于平均值，然而食物中的纤维素能够减慢传输速度。此外，由于容积性药物的亲水特性，他们能够和水分结合进而防止粪便过度水合或脱水。后者或许能够解释在一些IBS患者中高纤维素饮食能够缓解腹泻的临床经验。含有车前草的纤维素补充剂被发现能够减弱对直肠扩张的感知，提示纤维素对内脏传入功能可能有正面影响。

膳食纤维对结肠生理的有益影响提示它应该成为IBS有效的治疗方法，但是对照试验结果各不相同。这并不奇怪，因为IBS是一个异质性疾病，一些患者表现为便秘而另一些患者的主要症状为腹泻。大多数调查指出膳食纤维能够增加粪便量、减缓结肠传输时间和改善便秘症状。另有一些研究指出，腹泻和便秘交替、腹痛和胀气的患者也能从中获益。然而大多数研究观察到对于腹泻或腹痛为主的患者并无反应。不同的纤维可能对于IBS的指定症状有不同的效果。一项不同纤维的交叉对比研究发现，胶体对于排便习惯和腹痛的改善优于麸皮。另外，胶体导致胀气和腹胀的情况较少。尽管有关有效性的数据模棱两可，大多数消化科医生认为粪便容积药物在IBS-C患者中值得尝试。

3.解痉药 临床医生观察到抗胆碱能药物能够暂时缓解肠道痉挛导致的绞痛。虽然对照临床试验结果不一，大多数证据均支持抗胆碱能药物对疼痛的疗效。一项包含26个抗胆碱能药物治疗IBS的双盲临床试验的荟萃分析表明，试验组的整体改善（62%）和腹痛减轻（64%）比率均高于安慰剂组（分别为35%和45%）。该分析表明，在部分患者中具有有效性，这种药物在预防疼痛时给药最为有效。生理学研究证实抗胆碱能药物能够抑制胃结肠反射，因此，控制餐后痛最有效的方法是餐前30min给予解痉药，这样在预计疼痛开始前可以达到有效血药浓度。大多数抗胆碱能药物含有颠茄生物碱，可能会引起口干、排尿困难、尿潴留、视物模糊和困倦。在老年人中应谨慎使用。一些医生更倾向于使用合成抗胆碱能药物，如双环维林，这类药物对黏膜分泌的影响较小，具有更少的不良反应。

4.止泻药 作用于外周的阿片类药物是IBS-D患者最初的治疗选择。生理学研究证实，这些药物能够增加节段性结肠收缩、延长粪便传输时间、增加肛管压力和减弱直肠感知功能。在严重腹泻时，尤其是无痛性腹泻变异型IBS，可以给予小剂量的洛哌丁胺，用法为每4~6小时2~4mg，每日最高剂量为12mg。这些药物的成瘾性低于复方樟脑酊、可待因和阿片酊。通常来说，肠道并不会对阿片类药物的止泻效果产生耐受，因此不需要增加剂量来维持止泻效果。在预计出现引发腹泻的压力事件前服用这些药物最为有效。然而，并不常见的是，高剂量洛哌丁胺可能由于节段性结肠收缩增强导致腹部绞痛。另一种可用于IBS患者的止泻药是胆汁酸结合考来烯胺树脂。

5.*抗抑郁药* 除了提高情绪的效果之外，抗抑郁药物的一些生理作用提示它或许对IBS有益。在IBS-D患者中，三环类抗抑郁药丙米嗪能够减慢空肠移行性复合运动的传播，并延长经口至盲肠以及整个肠道的传输，提示它具有运动抑制的效果。另有一些研究表明，三环类药物能够改变内脏传入神经功能。

一些研究表明，三环类抗抑郁药或许对某些IBS患者有效。在一项针对地昔帕明的为期2个月的研究中，试验组的腹痛缓解率为86%，而安慰剂组仅为59%。另一项包含28名IBS患者的地昔帕明的研究表明，大便次数、腹泻、腹痛和抑郁症状均有好转。如果根据患者的主要症状进行分层，在IBS-D患者中可以观察到症状改善，而IBS-C患者并未观察到症状改善。三环类药物治疗IBS的有益作用似乎与它的抗抑郁作用相互独立。对肠道症状的治疗效果出现更快且需要更低的剂量。其他种类抗抑郁药对IBS的治疗效果缺乏充分的评估。与三环类药物相比，选择性5-羟色胺再摄取抑制药（SSRI）帕罗西汀加速经口至盲肠传输，提示可能对IBS-C患者有效。SSRI西酞普兰在健康志愿者中能够钝化对直肠扩张的感知以及减弱胃结肠反射等级。一项小规模安慰剂对照试验指出，西酞普兰能够减轻IBS患者的腹痛症状。然而，这些结论未能得到另一项随机对照试验的证实，该试验指出在非抑郁IBS患者中，给予4周20mg/d西酞普兰的治疗效果并不优于安慰剂。因此，SSRI对IBS的治疗效果有待进一步证实。

6.*抗胀气治疗* 对过量气体的治疗并不理想，除非患者存在明显吞气症或双糖酶缺乏。可以建议患者缓慢进食，不要咀嚼口香糖或喝碳酸饮料。如果相关的肠道症状如IBS或便秘得到改善，胀气可能会减轻。如果胀气伴随腹泻出现，且在摄入奶制品、新鲜水果、蔬菜或果汁后症状加重，值得进行仔细的饮食排除试验研究。避免产气过多的食物、锻炼、过度减重和活性炭是安全但未得到证实的疗法。使用表面活性剂如二甲基硅油的数据相互矛盾。抗生素或许能够帮助一组以胀气为主要症状的IBS患者。Beano是一种非处方口服β糖苷酶溶液，可以减少直肠排气，但并不减轻胀气和腹痛。胰酶能够减轻高热量、高脂饮食过程中和之后的胀气、气体和饱胀感。

7.*肠道菌群调节* 抗生素治疗能够使一组IBS患者获益。在一项随机双盲安慰剂对照试验中，500mg，2/d，为期10d的新霉素治疗在改善IBS患者症状得分方面较安慰剂更为有效。非吸收性口服抗生素利福昔明是研究最全面的治疗IBS的抗生素。给予患者利福昔明400mg，3/d，较安慰剂组IBS总体症状出现显著改善。利福昔明也是唯一被证实停药后仍对IBS患者有持续效果的抗生素。与全身抗生素相比，利福昔明具有较好的安全性和耐受性。然而，目前仍缺乏足够的数据支持推荐常规使用该抗生素治疗IBS。

肠道菌群改变可能参与IBS的发病机制，因此使用益生菌自然地改变肠道菌群引起了人们很大的兴趣。在两项安慰剂对照试验中，婴儿双歧杆菌35624对于改善腹痛复合评分、胀气/腹胀和（或）肠道运动较安慰剂效果显著。目前仍缺乏足够的数据评论其他益生菌的有效性。

8.*5-羟色胺受体激动药和拮抗药* 目前已经评估了5-羟色胺受体拮抗药对IBS-D的治疗效果。5-羟色胺作用于$5\text{-}HT_3$受体，能够增提高肠道传入神经的敏感性。在人体中，$5\text{-}HT_3$受体拮抗药如阿洛司琼在IBS患者中能够减弱对内脏痛觉刺激的感知。它也可以诱导直肠松弛，增加直肠顺应性以及延缓结肠传输。一项包含14个阿洛司琼或西兰司琼随机对照试验的荟萃分析表明，这些拮抗药较安慰剂在IBS症状总体改善和腹痛腹胀缓解方面更为有效。这些药物在腹泻便秘交替型IBS患者中容易引起便秘。此外，0.2%使用$5HT_3$受体拮抗药的患者出现缺血性结肠炎，而对照组无一例发生。通过释放后监测，共观察到84例缺血性结肠炎，其中44例需要手术治疗，4例死亡。因此，2002年制药商自愿召回了这种药物。阿洛司琼被重新用于一个新的风险管理项目，在这个项目中患者必须签署医患协议。这严重限制了它的使用。

新型$5\text{-}HT_4$受体激动药如替加色罗通过刺激蠕动具有促运动作用。在便秘型IBS患者中，替加色罗能够加速小肠和升结肠传输。一项包含>4000名IBS-C患者的临床试验表明，与安慰剂相比，替加色罗能够减轻不适、改善便秘和胀气。主要的不良反应为腹泻。然而，一项荟萃分析表明它能够增加严重心血管事件的发生率，因此替加色罗已被从市场召回。

9.*氯离子通道激活药* 鲁比前列酮是一种双环脂肪酸，能够激活肠上皮细胞顶膜的氯离子通道。氯离子分泌引起钠离子和水被动转运至肠腔并改善肠道功能。在大规模Ⅱ期和Ⅲ期随机双盲安慰剂对照多中心试验中，口服鲁比前列酮对于治疗便秘为主型IBS患者有效。接受8μg，2/d，为期3个月鲁比前列酮的患者治疗反应明显大于安慰剂组。总体来说，该药物耐受性良好。主要的不良反应是恶心和腹泻。鲁比前列酮是一种治疗伴或不伴IBS的慢性便秘的新型制剂。

［总结］ IBS的治疗策略取决于疾病的严重程度（表18-3）。大多数IBS患者症状轻微。他们通常在初级医疗机构接受治疗，不存在社会心理障碍，不频

表18-3　IBS严重程度

	轻度	中度	重度
临床表现			
患病率	70%	25%	5%
与肠道生理相关性	+++	++	+
症状持续	0	+	+++
社会心理障碍	0	+	+++
医疗问题	+	++	+++
就诊类型	初级	专科	转诊

繁寻求医疗照顾。治疗包括教育、安慰和饮食/生活习惯改变。小部分症状中等严重的患者表现为间断的和肠道生理改变一致的症状，即进食或压力使症状加重、排便后症状减轻。治疗包括作用于肠道的药物如解痉药、止泻药、纤维补充剂和新型肠道5-羟色胺调节药（表14-4）。少数IBS患者具有严重且难治的症状，常见于各种转诊中心，频繁出现持续疼痛和社会心理障碍（图18-1）。这组患者的最佳治疗方法是抗抑郁药和其他心理学治疗（表18-4）。

表18-4　IBS某种主要症状的可能治疗药物

症状	药物	剂量
腹泻	洛哌丁胺	必要时2~4mg，最大剂量12mg/d
	考来烯胺树脂	4g 餐中服用
	阿洛司琼(1)	0.5~1 mg，2/d（重度IBS，女性）
便秘	车前子壳	3~4g，2/d餐中服用，然后调整剂量
	甲基纤维素	2g，2/d餐中服用，然后调整剂量
	聚卡波非钙	1g，1~2/d
	乳果糖浆	10~20g，2/d
	70%山梨糖醇	15ml，2/d
	聚乙二醇3350	17g溶于250ml水中，1/d
	鲁比前列酮（Amitiza）	24mg，2/d
	氢氧化镁	30~60ml/d
腹痛	平滑肌松弛药	1~2/d，饭前服
	三环类抗抑郁药	初始剂量25~50mg，睡前，然后调整剂量
	选择性5-羟色胺再摄取抑制药	小剂量开始，按需增加剂量

（1）仅在美国使用

（孙颖昊　译　杨　红　校）

第19章

Chapter 19

憩室疾病及常见肛肠疾病

Susan L. Gearhart

憩室疾病（diverticular disease）

［发病率及流行病学］ 在西方，近50%60岁以上人群患有结肠憩室病。幸运的是，仅有20%的憩室病患者出现症状。然而美国每年因憩室病住院的患者数超过200 000，成为花费第五位的胃肠疾病。疾病的发病率正在逐渐升高，尤其是在年轻人中。平均就诊年龄59岁，在男性和女性中患病率相近，但男性常起病更早。在发展中国家，饮食中含有更多纤维和粗粮，故憩室病罕见。但是在移民至美国后不久，憩室病的发病率就与美国本地人口相同。

［解剖和病理生理］ 肠道可发生两种憩室：真憩室和假憩室。真憩室是指全层肠壁囊状膨出，而假憩室仅有结肠黏膜层突破固有肌层（图19-1），结肠憩室是假憩室。营养血管穿入固有肌层造成肠壁完整性破坏，即憩室所在的部位。憩室常见于乙状结肠；仅有5%的患者出现全结肠憩室。这种解剖上的特点，可能是由于乙状结肠内存在相对高压区域。因此，憩室的形成是高幅收缩以及同时存在的便秘、乙状结肠内高脂粪便共同造成的。憩室炎是指憩室的炎症，其原因尚不完全清楚，可能是多因素的共同结果。主流理论认为是由于憩室内颗粒状物质残留和粪石形成造成的。最终对营养血管的压迫或腐蚀会引起穿孔或出血。

［憩室出血的临床表现、评估和治疗］ 在60岁以上的患者中，结肠憩室出血是最常见的便血原因，但仅有20%的憩室病会有消化道出血。出血的高危因素包括高血压、动脉粥样硬化和长期应用非甾体抗炎药。大多数出血为自限性，肠道得到休息后可自行停止。终身出血风险为25%。

憩室出血的定位检查可行结肠镜检查，可诊断并同时针对轻中度憩室出血进行治疗。如果患者情况稳定，大出血最佳的治疗方法是血管造影。肠系膜血管造影可定位出血部位，并能在80%的情况下用弹簧圈成功栓塞出血血管。必要时可通过定期检查结肠镜严密随访患者，寻找结肠缺血的证据。此外，还可以切除部分节段结肠以去除再发出血的风险，这种治疗对于慢性出血的消瘦患者有更多获益。新技术高选择性弹簧圈栓塞，可使结肠缺血发生率<10%，急性出血再发风险<25%。长期研究（40个月）显示，超过50%的急性憩室出血患者最终接受了高选择性血管造影治疗。

另一种选择是通过注射血管紧张素控制出血，但伴有明显的并发症，包括心肌梗死和肠缺血。而且，一

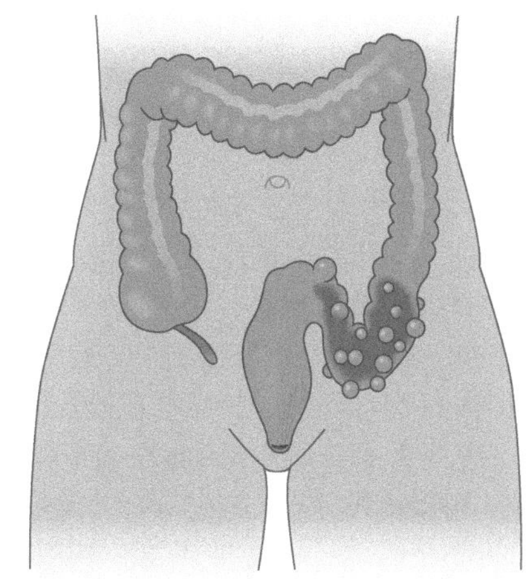

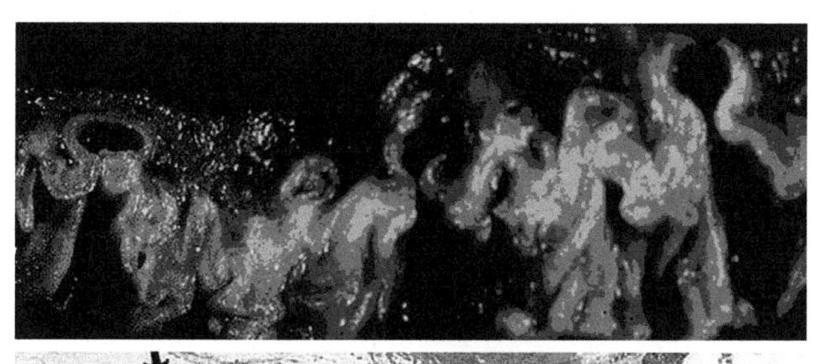

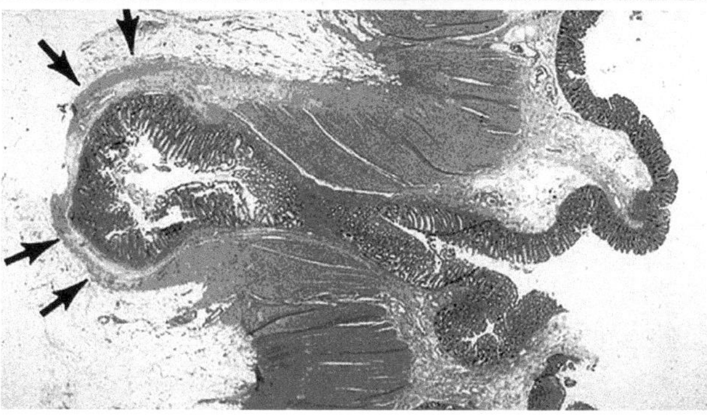

图19-1 乙状结肠憩室的大体和显微镜图像

箭头指示炎症憩室，憩室壁仅由黏膜构成

旦停药有50%患者会再次出血。定位检查发现，结肠憩室造成的出血多在右半结肠，因此，对于憩室出血需要急诊手术的患者，在定位不明的情况下应选择经腹全结肠切除。如果患者情况不稳定，或24h内出血量达到6U，目前建议手术治疗。对于不合并其严重合并症的患者，可行手术切除，并一期吻合。

对于出血量＞10U的患者，吻合口瘘发生率会升高。

［憩室炎的临床表现、评估和分期］ 急性非复杂性憩室炎的特征性临床表现为发热、食欲缺乏、左下腹痛和便秘（表19-1）。在不足25%的病例中，可表现为弥漫性腹膜炎，提示存在憩室穿孔。如果有结肠旁脓肿形成，患者可出现腹胀和局限性腹膜炎体征。实验室检查可发现血白细胞增多。偶可在腹部X线片上出现左下腹气-液平面，提示为乙状结肠巨大憩室，需行手术切除以避免穿孔。

诊断憩室炎的最佳手段是CT，表现为乙状结肠憩室、结肠壁增厚＞4mm，结肠旁脂肪炎症，伴或不伴有造影剂或液体聚集。在16%的患者中可出现腹部脓肿。肠易激综合征（IBS）的症状与憩室炎可能难以区分。因此，怀疑憩室炎的患者，如不达到CT诊断标准，或没有白细胞增多及发热，说明其并非憩室疾病。其他与憩室炎相似的疾病包括卵巢囊肿、子宫内膜异位症、急性阑尾炎和盆腔炎性疾病。

在急性期应避免行钡灌肠或结肠镜，因充气或加压给予含钡造影剂可增加结肠穿孔风险。乙状结肠恶性疾病也可表现为憩室疾病，因此在憩室疾病发作后约6周应行结肠镜检查。

复杂性憩室疾病的定义是憩室疾病合并脓肿或穿孔，少见情况可合并瘘管（表19-1）。憩室疾病合并穿孔的分期参考Hinchey系统（图19-2）。这一分期系统用于预测复杂性憩室疾病手术治疗结局。复杂性憩室疾病合并瘘管形成，常见部位包括皮下、阴道或膀胱瘘。这些情况表现为大便经皮肤、阴道排出或尿流中存在空气（气尿）。结肠阴道瘘在接受过子宫切除的女性中更常见。

表19-1 憩室疾病临床表现

非复杂性憩室性疾病——75%
腹痛
发热
白细胞增多
食欲缺乏/便秘
复杂性憩室性疾病——25%
脓肿16%
穿孔10%
狭窄5%
瘘管2%

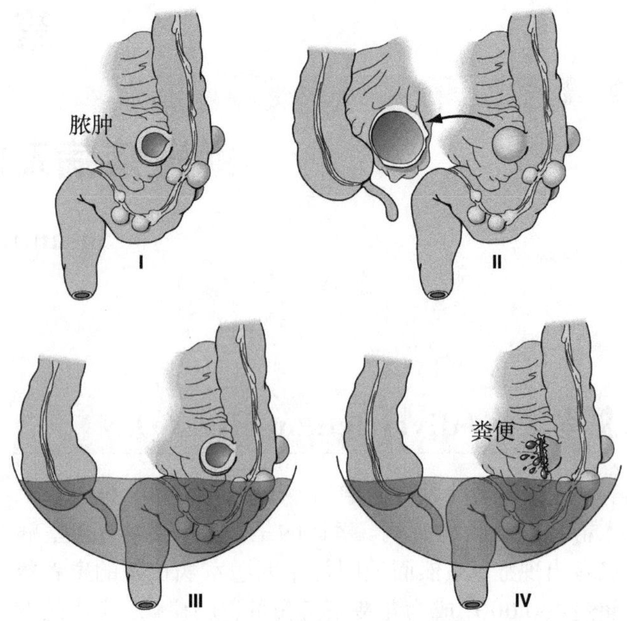

图19-2 憩室炎的Hinchey分类

Ⅰ期：憩室炎穿孔并结肠旁局限性脓肿；Ⅱ期：憩室炎穿孔，被远端形成的脓肿自行封闭；Ⅲ期：非沟通性憩室炎穿孔伴粪性腹膜炎（憩室颈关闭，因此在摄片时造影剂不能自由排出）；Ⅳ期：憩室穿孔，与腹膜腔自由沟通，导致粪性腹膜炎

治疗 憩室疾病

1.药物治疗 影像学或结肠镜发现的无症状性憩室疾病，最佳的治疗是调整饮食。指导患者进食富含纤维的食物，每日纤维含量达到30g。补充纤维类的产品，如Metamucil，Fibercon或Citrucel也是有效的。复杂性憩室疾病在吸烟的患者中发病率增加，因此应当鼓励患者戒烟。以往曾建议避免进食坚果，但证据并不充分。

有症状的非复杂性憩室疾病，确认合并结肠炎症或感染者，应当首选抗生素和肠道休息。通过选择合适的抗微生物方案，非手术治疗对近75%急性憩室炎住院患者有效。目前推荐的抗微生物方案为甲氧苄啶/磺胺甲噁唑或环丙沙星和甲硝唑，覆盖需氧革兰阴性杆菌和厌氧菌。不幸的是这些药物并不覆盖肠球菌，故对于无效者建议加用氨苄西林。此外，第三代青霉素单药可能有效，如静脉哌拉西林或口服青霉素/克拉维酸。通常的抗生素疗程为7～10d。此后患者应继续饮食控制，直至疼痛缓解。

对于非复杂性憩室疾病的长期治疗，利福昔明（一种难以吸收的广谱抗生素）治疗可比单纯纤维饮食减少30%的症状反复。而且应用益生菌也可减少再次发作的风险。服用益生菌患者的培养数据显示，梭菌属菌种减少，而乳杆菌和双歧杆菌菌种增多。

2.手术治疗 影响术后死亡率的术前风险因素包括高美国麻醉师协会（ASA）体质状况分级（表19-2）和既往存在的器官功能衰竭。对于低危患者（ASA P1和P2），药物治疗后未能迅速缓解的患者可给予手术治疗。对于非复杂性憩室疾病，研究显示，发作超过2次仍可以选择药物治疗，并不增加需要行结肠造口术的肠穿孔的风险。但在接受免疫抑制治疗、慢性肾衰竭或胶原血管病的患者，复发时穿孔风险增加5倍。所有低手术风险的复杂性憩室疾病均应手术治疗。

表19-2 美国麻醉师协会病情评估分级系统

P1	正常健康患者
P2	患有轻度系统性疾病的患者
P3	患有严重系统性疾病的患者
P4	患有严重系统性疾病的患者，且对生命造成持续威胁
P5	濒死的患者，如不行手术无法存活
P6	已宣布脑死亡的患者，其器官拟用于捐献

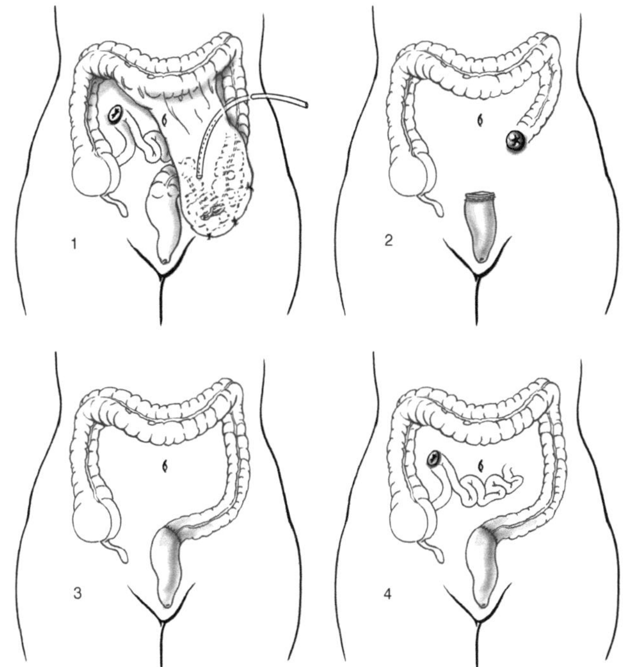

图19-3 复杂性憩室疾病的手术治疗方法

1.引流，大网膜带蒂移植和近端分流；2. Hartmann术；3.乙状结肠切除+结直肠吻合；4.乙状结肠切除+结直肠吻合+近端分流

憩室疾病手术治疗的目标包括控制败血症、消除肠瘘或梗阻等并发症、摘除病变肠段以及恢复肠道连续性。达成目标的同时必须将并发症、住院时间和花费降至最低，并最大限度提高存活率和生命质量。表19-3列出了基于Hinchey分级的最常推荐的术式和预期发病率死亡率。手术目的包括摘除病变段乙状结肠直至直乙交界。否则可能造成病情反复。目前非复杂性憩室疾病的治疗选择包括开腹乙状结肠切除或腹腔镜乙状结肠切除。腹腔镜较开腹手术的优势在于出院时间早（至少1d）、麻醉药用量少、术后并发症少和恢复工作早。

复杂性憩室疾病的手术治疗选择（图19-3）包括：①粪便近端分流+回肠或结肠造口+大网膜缝合修补引流；②病变切除+结肠造口+肠液引流造口或远段肠道关闭+Hartmann囊成形；③切除并吻合（结直肠吻合术）；④切除吻合及分流（结直肠吻合及环状回肠造口或结肠造口）。腹腔镜技术已被用于复杂性憩室疾病，但据报道转开腹比例高。

治疗HincheyⅠ期和Ⅱ期的患者选择经皮引流，约6周后行切除吻合。脓肿≥5cm且囊壁形成的患者推荐经皮引流。结肠旁脓肿<5cm者可通过单纯抗生素治疗吸收。经皮引流的禁忌证包括没有经皮入路、气腹和粪性腹膜炎。如果患者出现弥漫性腹膜炎，应行急诊手术，且大多需要行Hartmann术式。在特定的情况下，也可以考虑非手术治疗。在一项非随机研究中，非手术治疗孤立性结肠旁脓肿（Hinchey Ⅰ期）的2年复发率仅为20%。超过80%远处脓肿（Hinchey Ⅱ期）的患者因症状反复需要手术切除。

针对Hinchey Ⅲ期的患者，需要行Hartmann术或一期吻合+近端造口。如患者有严重合并症，且手术高风险，可行的手术有限，包括术中腹膜冲洗、穿孔缝合网膜囊修补和粪便近端分流+回肠造口或横结肠造

表19-3 复杂性憩室疾病手术预后

Hinchey分期	手术方式	吻合口瘘发生率（%）	总体患病率（%）
Ⅰ	病灶切除及一期吻合，不行造口	3.8	22
Ⅱ	病灶切除及一期吻合，+/-造口	3.8	30
Ⅲ	Harmann术 vs. 结肠造口及带蒂网膜移植	—	0 vs. 6死亡率
Ⅳ	Harmann术 vs. 结肠造口及带蒂网膜移植	—	6 vs. 2死亡率

口。Hinchey Ⅳ期的情况不应行一期吻合。可降低这类患者的病死率的方法有限。

［症状反复］ 憩室疾病手术切除后腹部症状反复可见于10%的患者中。复发性憩室疾病见于手术切除不足的患者。病变直乙结肠段残留可使复发率增加2倍。IBS也可造成症状的反复。考虑憩室病且有腹部绞痛和不规则腹泻等符合IBS症状的患者，手术切除的功能学结果不佳。

常见肛肠疾病

直肠脱垂（rectal prolapse）

［发病率和流行病学］ 直肠脱垂在女性中比男性常见，是男性发病的6倍。女性直肠脱垂的发病高峰>60岁。患有直肠脱垂的女性合并盆底功能障碍的概率更高，包括尿失禁、直肠膨出、膀胱膨出和肠膨出。约20%发生直肠膨出的儿童患有囊性纤维化，所有表现出脱垂的儿童都应进行汗液氯测定。相对少见情况包括Ehlers-Danlos综合征、孤立性直肠溃疡综合征、先天性甲状腺功能退症和Hirschsprung病。

［解剖和病理生理］ 直肠脱垂是一种环状全层直肠壁脱出肛门口。常与乙状结肠冗长、盆腔松弛和直肠阴道隔（Douglas窝）加深并存。以往认为，直肠脱垂是早期上中段直肠内套叠的结果，必然地发展为全层外脱垂，但38例中只有1例内脱垂的患者随访>5年发展为全层脱垂。其他学者认为，全层脱垂是盆底肌支配神经损伤的结果或由于用力排便反复牵拉阴部神经造成。阴部神经损伤可减弱盆底肌（包括肛门外括约肌）力量。与单侧阴部神经损伤相比，双侧损伤与直肠脱垂和失禁显著相关。

［临床表现和评估］ 大部分外脱垂患者的主诉包括肛门占位、直肠出血和肛周卫生不佳。直肠脱垂常出现在排便后，可自行缓解或需患者手动复位。30%～67%的直肠脱垂患者可发生便秘。50%～70%的患者发生不同程度的大便失禁。直肠内脱垂的患者可同时表现为便秘和失禁。其他相关的表现包括30%出口梗阻（肛门痉挛），10%结肠无力，12%孤立性直肠溃疡综合征。

诊室内评估最好在患者灌肠之后进行，这样可使脱垂脱出。应当重点鉴别全层直肠脱垂和痔相关孤立性黏膜脱垂（图19-4）。黏膜脱垂是由于肛管黏膜下层和肌层之间结缔组织松弛所致的，皱褶为辐射状而非肛周环形。直肠脱垂的评估还应包括膀胱直肠造影和结肠镜。这些检查可用于盆底障碍的评估，并除外恶性疾病或脱出的息肉。如果直肠脱垂合并慢性便秘，患者应进行排粪造影和吞服不透光标志物胃肠动力试验（sitzmark试验）。上述检查可评估是否存在肛门痉挛和结肠无力。肛门痉挛是排便动作时盆底关闭，也被称为耻骨直肠肌失弛缓。在透视检查中，患者排便时可见直肠不能变直。sitzmark试验可以发现结肠无力的患者，在吞服标记5d后，腹部X线可发现>20%的残留。对于有大便失禁的患者，可在脱垂手术前进行肛门内超声或测压检查，包括肛门括约肌阴部神经检测（见“大便失禁”）。

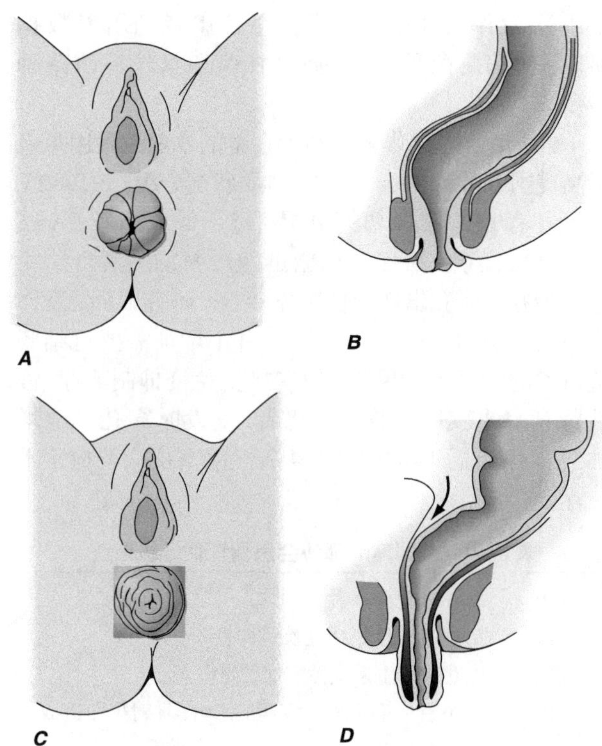

图19-4 直肠脱垂分度

仅有黏膜脱垂（A，B冠状面）。全层脱垂合并直乙段冗长和Douglas窝加深（C，D冠状面）

治疗 直肠脱垂

直肠脱垂的内科治疗手段有限，包括大便膨松剂或补充纤维，从而促进排空。外科干预是直肠脱垂的主要治疗手段。常用两种术式，经腹或经会阴。经腹手术复发率低，对部分有严重合并症的患者更适合行经会阴手术。

常用的经会阴手术包括经肛门直肠切除术（Altmeier术）、黏膜直肠切除术（Delorme术）或肛门Tirsch线圈环扎。经会阴手术的目标为去除冗长的直乙结肠。常用的经腹手术包括骶前缝合，或网片直肠固定术（Ripstein）+切除（Frykman-Goldberg）或不切除冗长乙状结肠。经腹手术可在腹腔镜下完成，而不增加复发率。经腹手术的目标为切除冗余肠段，重新将直肠支持组织附着于骶前筋膜，从而恢复正常解剖结构。最后一种选择为经腹结肠切除+末段乙状结肠造口。结肠切除通常用于便秘和出口梗阻的患者。如果存在全结肠无力，即存在便秘史和sitzmark试验阳性，在直肠固定术的同时可能需要行次全结肠切除+回肠乙状结肠或直肠吻合。

既往认为，影像学发现的直肠内脱垂不需要手术治疗，建议生物反馈治疗。但仅有1/3的患者可通过生物反馈治疗成功缓解症状。现已证明，有两种手术较生物反馈效果更佳。STARR（经肛吻合器直肠切除）术（图19–5）可经肛门手术治疗内脱垂的患者。通过肛门置入环形吻合器，识别并结扎内脱垂。腹腔镜直肠前壁固定术（LVR，图19–6）在直乙左侧腹膜开口，并将此开口向前下方引入Douglas窝内。无须行直肠固定，因而避免了自主神经损伤。将网片固定于直肠前部和侧部、阴道穹窿及骶骨岬，关闭直肠阴道隔，校正内脱垂。两种手术1年复发率均较低（<10%），且超过3/4的患者症状得到改善。

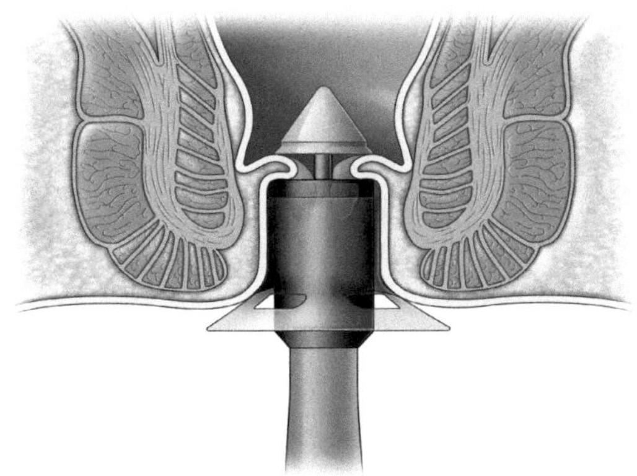

图19–5　经肛吻合器直肠切除术

环形吻合器置入的模式图

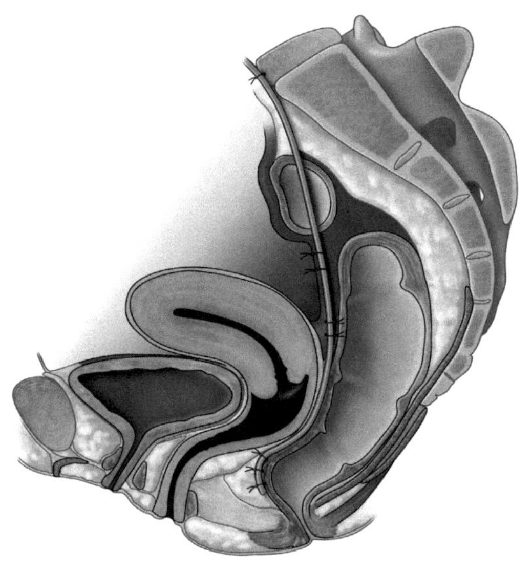

图19–6　腹腔镜直肠前壁固定术（LVR）

为了减少内脱垂，并关闭直肠阴道隔缺损，打开Douglas窝，将网片固定于直肠前外侧、阴道穹窿和骶骨上

大便失禁（fecal incontinence）

［发病率和流行病学］　大便失禁指的是粪便物质非自主流出>10ml，持续至少1个月。大便失禁在美国的患病率为0.5%～11%。大部分患者为女性。经产妇的发病率相对高。50%的大便失禁患者同时合并尿失禁。大便失禁主要是由于产科损伤盆底造成的，包括孕期或生产过程中的损伤。女性生产后的括约肌解剖缺陷发生率可达32%，无论有无可见的会阴损伤。生产过程中的高危因素包括滞产、应用产钳及会阴切开。目前所知的与大便失禁发生相关的情况见表19–4。

［解剖和病理生理］　肛门括约肌复合体是由内括约肌和外括约肌组成的。内括约肌为平滑肌，是直肠壁环形纤维的延续。由肠肌间神经丛支配，因而不受随意控制。外括约肌由肛提肌的延续形成，受随意支配。阴部神经为外括约肌提供运动神经支配。产伤可在生产时造成前部肌纤维撕裂。在经肛门超声上可见明显的前部缺损。损伤也可由阴部神经牵拉造成。大部分产伤患者在最后一个孩子出生后的数年内都患有大便失禁。

［临床表现和评估］　患者可表现为不同程度的大便失禁。轻度失禁包括排气失禁和偶尔液状粪便漏出。重度失禁表现为频繁的不能控制成形粪便。大便失禁会造成肛周卫生差。除了大便失禁相关的即刻问题以外，这些患者通常表现出退缩和抑郁。因此，生活质量测定已成为大便失禁患者评估的重要组成

表19–4　造成大便失禁症状的医学情况

造成大便失禁症状的医学情况
神经疾病
痴呆
脑肿瘤
卒中
多发性硬化症
脊髓痨
马尾损伤
骨骼肌肉疾病
重症肌无力
肌病，肌肉萎缩
其他
甲状腺功能减退症
肠易激综合征
镇静药物
严重腹泻

部分。

大便失禁患者的评估应包括完整的病史询问和体格检查、肛门测压、阴部神经末梢运动潜伏期（PNTML）测定和经肛门超声。大便失禁患者治疗中心有肛门直肠生理实验室，可应用标准化的方法评价肛门直肠生理。肛门测压可用腔内水灌注导管测定肛管静息和收缩压力。阴部神经测定可通过肛门内指状电极评价神经支配肛管的功能。这些神经的牵拉损伤会造成括约肌对刺激的反应延迟，提示潜伏期延长。最后，超声可评价术前括约肌的损伤程度。其中仅PNTML被证明能够有效预测手术干预的结局。

盆底障碍单独存在的情况罕见。大部分大便失禁的患者都有不能程度的尿失禁。类似的，大便失禁是盆腔器官脱垂表现的一部分。因此患者可同时有排便梗阻和大便失禁的症状。应当进行包括动态排粪造影在内的详细检查，寻找其他合并的缺陷。手术修补失禁而不关注其他合并的缺陷，会造成修补成功率低下。

治疗　大便失禁

大便失禁合并孤立性括约肌缺陷的治疗"金标准"是重叠括约肌修补术。肛门外括约肌和瘢痕组织，以及任何内括约肌均从周围脂肪和结缔组织被游离开，后进行重叠修补，以重建肌肉环恢复其功能。其他的新方法包括肛管射频治疗，有助于胶原纤维形成，增加括约肌张力。骶神经刺激和人工肠括约肌都是为治疗尿失禁而改良的治疗手段。骶神经刺激适用于肛门括约肌完整但薄弱的患者。在第3骶神经部位置入暂时神经刺激器。如症状可缓解至少50%，则在皮下放置永久刺激器。人工肠括约肌是一种套囊和储存装置，允许手动为肛周的套囊充气，增加肛门张力。因此患者可手动关闭肛管，直至需要排便时。

重叠括约肌修补术的长期结果显示，5年的失败率达50%左右。长期PNTML的效果更差。而骶神经刺激的长期效果很有前途，但这一治疗的适应证目前仅限美国内。不幸的是，人工括约肌的感染率高达30%。

痔（hemorrhoidal disease）

［**发病率和流行病学**］　症状性痔在西方国家每年影响>100万人。痔的患病并无年龄和性别特异性。但年龄对肛管的不良影响是公认的。痔的患病率在发展中国家相对低。典型的低纤维、高脂肪西方饮食与便秘、排便费力和症状性痔相关。

［**解剖和病理生理**］　痔垫是正常肛管的一部分。这一组织中的血管结构可通过避免损伤括约肌而协助节制排便。主要的3个痔复合体穿过肛管——左外侧、右前和右后。充血和用力排便会导致这些组织脱出肛管。随着时间的推移，痔复合体的解剖支持系统变得薄弱，将这些组织暴露于肛管之外，故易被损伤。痔通常被分为内痔和外痔。尽管确实存在较小的外部痔垫，痔的标准分类仍然是根据其自正常内部位置向外脱垂的程度来分的（表19–5）。

［**临床表现和评估**］　患者通常由于两个原因就诊：出血和脱出。疼痛较肛裂少见，常被描述为钝痛，系痔组织充血所致。严重的疼痛提示血栓痔存在。痔出血表现为马桶内或擦拭后的鲜红色血。少部分患者可出现严重出血而造成贫血；此种情况需要除外结肠肿瘤。出现脱出的患者会主诉肛周卫生不佳，且常常会担心恶性可能。

痔通过体格检查诊断。观察肛周是否存在血栓或抓痕，进而行仔细的指诊。肛门镜检查时需要特别注意痔的位置。要求患者用力，如果较为困难，可以坐在马桶上做这一动作。医生可以注意到组织脱出，很重要的是鉴别全层直肠脱垂的环形表现和脱垂痔的辐射样特征（见直肠脱垂）。确定痔复合体的分期和位置。

治疗　痔

出血性痔的治疗基于疾病的分期（表19–5）。对于所有出血的患者都需要考虑其他病因的可能性。年轻患者，无结直肠癌家族史者，可先按痔治疗，如果出血持续存在则行结肠镜检查。老年患者从未行结直肠癌筛查者，应当行结肠镜或软式乙状结肠镜检查。

罕见的情况下，急性血栓痔可在72h内行椭圆形切除。并予坐浴、膳食纤维和大便软化剂。出血痔的其他治疗包括胶圈套扎、硬化剂、手术痔切除和吻合器痔切除。感觉起自齿状线，因此，套扎和硬化剂疗

表19–5　痔的分期和治疗

分期	分期的描述	治疗
Ⅰ	增大伴出血	补充膳食纤维，可的松栓剂，硬化剂
Ⅱ	突出且可自行回纳	补充膳食纤维，可的松栓剂
Ⅲ	突出需要手动回纳	补充膳食纤维，可的松栓剂，束带，手术痔切除（吻合器或传统）
Ⅳ	突出无法回纳	膳食纤维补充，可的松栓剂，手术痔切除

法并不会造成不适，可在诊室中操作。将胶圈放置在脱出组织周围，造成缺血和纤维化。这种方法可帮助固定肛管近端的组织。患者在进行胶圈套扎操作后的24h内可能有钝痛感。硬化剂治疗用25G注射器向痔复合体黏膜下层注射1~2ml硬化剂（通常是十四烷基硫酸钠）。需要注意不要围绕肛管注射，否则会导致狭窄。缝合或吻合器痔切除术对于治疗症状性3度和4度痔有效。由于缝合痔切除术包括去除直至肛门边缘的多余组织，故同时也会去除引起不适的肛门皮赘。吻合器痔切除所致的不适相对轻，但不能同时去除肛门皮赘。对于免疫抑制状态或有活动性直肠炎的患者，不应进行针对痔的任何操作。出血性痔行紧急痔切除的并发症发生率更高。

痔治疗的急性并发症包括疼痛、感染、反复出血和尿潴留。应当注意合适地放置胶圈，并避免痔切除术中过度水化。迟发并发症包括手术分离损伤括约肌所致的大便失禁。过度切除后，用于上皮再生的黏膜皮肤桥丧失可导致肛门狭窄。最后，还可出现肛门外翻（直肠黏膜从肛管内脱出）。肛门外翻的患者常主诉肛门“潮湿”，是由于一旦直肠黏膜暴露于齿状线以下，就难免会弄脏。

肛门直肠脓肿(anorectal abscess)

［发病率和流行病学］ 肛周脓肿的发生在男性中比女性更多见，比例为3∶1。发病的高峰在30~50岁。脓肿造成的肛周痛是15%的患者就诊结直肠外科医生的原因。这一疾病在免疫抑制患者中更加常见，例如糖尿病、血液系统疾病或炎性肠病（IBD）和HIV阳性患者。在反复肛周感染的患者当中应考虑上述疾病。

［解剖和病理生理］ 肛门直肠脓肿是肛门直肠部位的异常含液腔体。肛周脓肿是由于围绕肛管的腺体感染造成的。正常情况下，这些腺体向肛管内分泌黏液，能够协助排便。当粪便偶然进入肛门腺时，腺体即感染并发展为脓肿。肛门直肠脓肿在40%~50%的患者位于肛周，20%~25%位于坐骨直肠窝，2%~5%位于括约肌间，2.5%位于肛提肌上（图19-7）。

［临床表现和评估］ 肛周疼痛和发热是脓肿的标志。患者可有排便困难、大便带血。前列腺脓肿的患者可有类似的主诉，包括排尿困难。前列腺脓肿的患者常有反复性传播疾病的病史。体格检查中，常很容易触及较大的波动区。常规实验室检查提示白细胞计数升高。诊断常常不需要借助特殊的手段，除非是用于评价复发的脓肿。CT扫描或MRI在评价引流不完全时有80%的准确性。如果怀疑IBD的可能，可在引流时行硬性或软性乙状结肠镜检查评价直乙段炎症。更全面的克罗恩病的评估还包括全结肠镜和小肠的评估。

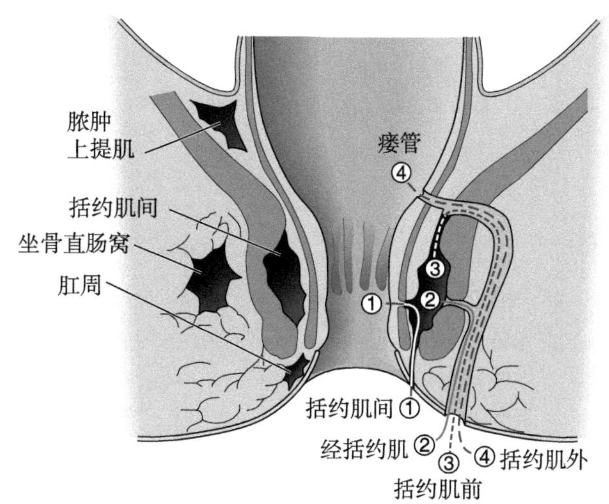

图19-7 肛门直肠脓肿（左）和肛瘘（右）的常见部位

治疗 肛门直肠脓肿

对于没有并发症的肛门直肠脓肿，诊室内引流即可。在肛门边缘行一小切口，并将Mallenkot引流管置入脓腔内。对于有并发症的脓肿，或者患有糖尿病或免疫抑制的患者，应当在手术室麻醉下行引流。这些患者发生坏死性筋膜炎的风险更高。抗生素的疗程问题尚存争议，但对免疫抑制或人工心脏瓣膜、人工关节、糖尿病或IBD的患者，应不少于2周。

肛瘘(fistula in ano)

［发病率和流行病学］ 肛周瘘管疾病的发病率和患病率与肛门直肠脓肿平行。30%~40%的脓肿会发展为肛瘘。大部分肛瘘来源于隐窝脓肿，10%与炎性肠病、结核、恶性肿瘤和放疗相关。

［解剖和病理生理］ 肛瘘的定义是，脓腔和肛管内可见开口之间的沟通。此可见的开口最多见于齿状线，即肛门腺进入肛管的位置。肛周脓肿治疗后持续有脓液引流的患者，很可能存在肛瘘。这些瘘管根据其与肛门括约肌的关系分类，70%为括约肌间型，23%为经括约肌型，5%为括约肌上型，2%为括约肌外型（图19-7）。

［临床表现和评估］ 肛瘘患者常主诉肛周区域持续引流。引流量可随着排便增多。肛周的清洁则很难维持。麻醉下体格检查是评估肛瘘的最好办法。检查时，通过肛门镜寻找内开口。稀释的过氧化氢溶液能够帮助寻找。作为麻醉的代替，带有肛门内线圈的MRI可发现80%病例的瘘管。在脓肿引流后插入Mallenkot导管，通过导管进行瘘管造影可找到隐匿瘘管走行。正

如Goldsall法则所述，后外部瘘管会在后中线进入肛管，而前部瘘管会在最近的隐窝进入。瘘管出口距肛门边缘>3cm提示瘘管位置更高，可不符合Goodsall法则。

治疗 肛瘘

对于新诊断的引流性瘘管，挂线是最佳治疗，将管环或丝线穿过瘘管，保持管路通畅，控制由于反复管路堵塞造成的炎症。一旦炎症减少，就能确定瘘管和括约肌的关系。对于括约肌间型和低位（不超过1/3肌肉）经括约肌型肛瘘，可行单纯瘘管切开术。对于高位经括约肌型肛瘘，可选择肛门直肠推进黏膜瓣联合引流导管或纤维蛋白黏合剂治疗。很长（>2cm）且狭窄的瘘管对纤维蛋白黏合剂的反应比短瘘管更好。治疗单纯瘘管选择单纯内瘘口结扎（LIFT术）也取得了成功。

患者在肛瘘术后应当持续应用大便膨胀剂、非麻醉镇痛药和坐浴。早期并发症包括尿潴留和出血。晚期并发症罕见（<10%），包括一过性和持续性大便失禁。瘘管切开术后的复发率在0~18%，而肛门直肠推进黏膜瓣和LIFT术后为20%~30%。

肛裂（anal fissure）

［发病率和流行病学］ 肛裂可见于各个年龄，但在第3~5个10年更多见。肛裂是婴儿直肠出血最常见的病因。患病率在男性和女性中相等。其与便秘、腹泻、感染、肛周创伤和克罗恩病相关。

［解剖和病理生理］ 排便后可发生肛管损伤。这种损伤可见于肛管前方，而更常见于后方。创伤对肛管带来的刺激会造成内括约肌静息压力升高。括约肌和肛门黏膜的血供从侧方进入，故肛门括约肌张力增高会造成肛裂部位的相对性缺血，并导致肛门损伤愈合困难。出现在后方或前方部位以外的肛裂应当考虑其他原因，包括结核、梅毒、克罗恩病和恶性肿瘤。

［临床表现和评估］ 仅仅根据病史就可以很容易诊断肛裂。典型的主诉为疼痛，明显与排便相关，为持续性。肛裂相关的鲜红色出血没有痔明显。查体可发现多数肛裂位于后方或者前方。侧方肛裂应引起注意，因其存在恶性可能，且需要除外系统性疾病。肛裂近端肛乳头肥大和远端前哨痔或皮赘均提示慢性肛裂。通常在肛裂的基部可见内括约肌环形纤维肥大。如行肛门内测压，肛门静息压力升高以及锯齿畸形伴括约肌反常收缩为特征性改变。

治疗 肛裂

急性肛裂的治疗应选择保守。便秘者可给予大便软化剂、增加膳食纤维、局部麻醉、糖皮质激素和坐浴，能使60%~90%的肛裂恢复。超过6周为慢性肛裂。这种情况可通过降低肛管静息压力的方法治疗，包括尼群地平或硝酸甘油软膏，每日3次，以及A型肉毒毒素，在肛裂两侧内括约肌各注射20U。手术治疗包括肛门扩张和侧方内括约肌切开术。通常切开1/3的内括约肌；因其肥大故易于辨认。药物治疗的复发率更高，但括约肌切开术存在术后大便失禁的风险。侧方内括约肌切开术导致的大便失禁在女性中更多见。

（王 曦 译 杨 红 校）

第20章

Chapter 20

肠系膜血管供血不足

Susan L.Gearhart

肠缺血(intestinal ischemia)

[发病率和流行病学] 肠缺血是一种高病死率的罕见血管疾病。根据病因，被分为以下几种类型：①动脉闭塞型肠系膜血管缺血(arterioocclusive mesentericischemia，AOMI)；②非闭塞性肠系膜血管缺血(nonocclusive mesenteric ischemia，NOMI)；③肠系膜静脉血栓形成(mesenteric venous thrombosis，MVT)。急性肠缺血较其对应的慢性(肠系膜)动脉缺血更常见。急性动脉缺血的危险因素包括心房颤动、近期心肌梗死、心脏瓣膜病和近期心脏或血管导管手术。西方国家肠缺血的发病率升高与动脉粥样硬化的发病率及人口老龄化相平行。除了绞窄性小肠梗阻以外，缺血性结肠炎是急性(肠系膜)缺血最常见的表现，也是心血管手术最常见的胃肠并发症。择期主动脉修补术后，缺血性结肠炎的发病率为5%~9%。肠缺血其他不太常见的表现包括与动脉粥样硬化疾病和MVT相关的慢性肠绞痛。后者与高凝状态相关，包括蛋白C或蛋白S缺乏、抗凝血酶Ⅲ缺乏、真性红细胞增多症及癌症。

[解剖和病理生理] 当肠道灌注不足而产生缺血性组织损伤时，会发生肠缺血。肠道的血供如图20-1所示。肠系膜血管主干与其分支之间存在广泛的侧支循环以预防缺血损伤(表20-1)。小肠的侧支血管很多，并在十二指肠及胰床处汇合。结肠的侧支血管在其脾曲及降/乙状结肠处汇合。这些天生即存在血流减少风险的区域，分别被称为Griffins点和Sudeck点，是结肠缺血最好发的部位(图20-1，阴影部分)。内脏循环血流可占心排血量的30%。对肠缺血的保护对策包括：充足的侧支循环，血流的自动调整和增加从血液中提取氧的能力。

表20-1　肠道血流的侧支循环动脉

累及相关循环	肠系膜动脉	毗邻动脉	侧支动脉
体循环	腹腔干	降主动脉	膈
体循环	IMA	下腹	痔中
肠系膜	腹腔干	SMA	胰十二指肠上/下
肠系膜	SMA	IMA	Riolan弓
肠系膜	SMA	腹腔干/IMA	肠系膜内
肠系膜	SMA	IMA	结肠缘

IMA.肠系膜下动脉；SMA.肠系膜上动脉

供应肠道的主要血管因栓塞或进展性血栓形成导致血流中断，造成闭塞性缺血。>75%病例的栓子来自心脏，并且多阻塞在肠系膜上动脉(superior mesenteric artery，SMA)发出中结肠动脉之后的稍远端。至少两支供应肠道的主要血管发生进展性血栓，才会导致慢性肠绞痛。非闭塞性缺血是严重生理应激如脱水或休克引起的不成比例的肠系膜血管收缩(小动脉痉挛)。若不治疗，早期黏膜应激性溃疡可进展为全层损伤。

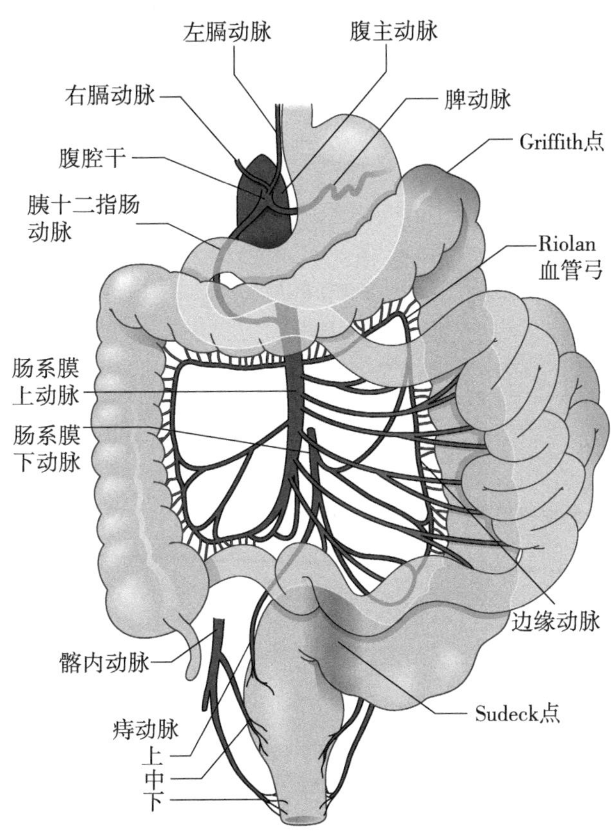

图20-1　肠道的血供包腹腔干、肠系膜上动脉(superior mesenteric artery，SMA)、肠系膜下动脉(inferior mesenteric artery，IMA)

阴影部分所指示的Griffins点和Sudeck点是结肠血供的分水岭区域，为常见的缺血部位

[临床表现、评估及治疗] 肠缺血仍然是最富有挑战性的诊断之一。病死率>50%。最重要的生存指标是及时的诊断和治疗。每种类型肠缺血的诊断和处理的概览参见表20-2。

动脉栓塞或血栓形成导致的急性肠系膜血管缺血，表现为严重、不能缓解的急性腹痛，其疼痛程度与查体表现明显不一致。伴随症状可能包括恶心、呕吐、短暂腹泻和血便。除轻微腹胀和肠鸣音减弱之外，早期腹部查体常不引人注意。之后的（查体）发现会表现为腹膜炎和心血管衰竭。评估急性肠缺血，应进行常规实验室检查，包括全血细胞计数、血清生化、凝血功能、动脉血气、淀粉酶、脂肪酶、乳酸、血型及交叉配型、心肌酶。无论是否接受急诊手术，均建议急诊入院进行监护或入重症监护病房，以进行复苏及进一步评估。若考虑肠缺血诊断，需要请外科会诊。

其他诊断性检查，包括心电图（electrocardiogram，ECG）、腹部X线片、CT和肠系膜血管造影，可能有助于诊断，但不应延迟手术。最近，肠系膜多普勒显像和可见光光谱结肠镜检查均被证明有益。ECG可显示心律失常，表明栓子的可能来源。腹部X线片可能显示腹腔游离气体，提示消化道穿孔，需要急诊探查手术。腹部X线片上，肠缺血的早期征象包括肠壁水肿，被称为“拇纹征”。若缺血进展，可观察到肠壁内（肠壁积气症）和门静脉系统的气体。其他特征包括主动脉及其分支的钙化，提示动脉粥样硬化性疾病。口服和静脉给予造影剂的动态CT及重建是对肠缺血高度敏感的检查。在急性栓塞性疾病中，肠系膜血管造影最好在手术中进行。肠系膜多普勒成像显示肠系膜上动脉（superior mesenteric artery，SMA）的高峰值流速，对肠系膜血管缺血的阳性预测值为80%。更有意义的是，阴性的多普勒成像结果实际上可除外肠系膜血管缺血的诊断。多普勒成像可作为一项筛选检查，进一步检查需要血管造影。运用可见光的内镜技术，可被用于诊断慢性缺血。

诊断和处理急性动脉闭塞性缺血的“金标准”是开腹手术。如果高度怀疑急性闭塞性肠系膜血管缺血

表20-2 急性肠缺血的治疗

状态	早期诊断的关键	治疗根本病因	治疗特定病变	全身治疗
动脉栓塞	早期开腹手术	抗凝 心脏复律 近端血栓切除术 动脉瘤切除术	开腹手术 栓子切除术 血管旁路术 评价活力并切除坏死肠管	确保水化 给予抗生素 纠正酸中毒 优化氧输送 支持心排血量 治疗其他栓塞部位 避免血管收缩
动脉血栓形成	多普勒超声 血管造影	抗凝 水化	血管内支架 动脉内膜切除术/取栓术或血管旁路术 评估活力并切除坏死肠管	给予抗生素 纠正酸中毒 优化氧输送 支持心排血量 避免血管收缩
静脉血栓形成	螺旋CT	抗凝 积极水化	抗凝±开腹手术/取栓术/门体分流术 评估活力并切除坏死肠管	给予抗生素 纠正酸中毒 优化氧输送 支持心排血量 避免血管收缩
非闭塞型肠系膜血管缺血	血管痉挛：血管造影	确保水化	血管痉挛：动脉内使用血管扩张药	确保水化
	低灌注：螺旋CT或结肠镜	支持心排血量 避免血管收缩 消融肾素-血管紧张素轴	低灌注：推迟开腹手术 评估活力并切除坏死肠管	给予抗生素 纠正酸中毒 优化氧输送 支持心排血量 避免血管收缩

改编自GB Bulkley，in JL Cameron，ed.Current Surgical Therapy.2nd ed.Toronto：BC Decker，1986.

或存在临床恶化或明确腹膜炎的证据，应立即进行外科探查。手术探查的目的在于切除受损的肠管并恢复血供。术中或术前行血管造影术及全身肝素化可能有助于血管外科医师恢复受损肠管的血供。（术中）应评估自Treitz韧带起的全部小肠和大肠。肠缺血的模式可显示动脉闭塞的水平。SMA闭塞时栓子常位于中结肠动脉开口近端，近端空肠常幸免，而其余小肠至横结肠会发生缺血。小肠急性肠系膜血管缺血的外科处理，是通过术中血管造影术或动脉切开尝试取栓。虽然血管成形术（放置或不放置血管内支架）更常用于慢性疾病，亦可用于处理急性血栓。如果不成功，将建立从主动脉至肠系膜上动脉的旁路。

非闭塞性或血管痉挛性肠系膜血管缺血表现为弥漫性腹痛、食欲缺乏、血便及腹部压痛。这些患者常反应迟钝，查体结果可能无助于诊断。出现白细胞增多、代谢性酸中毒、淀粉酶或肌酐磷酸激酶升高和（或）乳酸酸中毒有助于支持进展性肠缺血的诊断；然而这些标志物可能不能指示可逆性缺血或坏死。研究中的肠缺血标志物包括D-二聚体、谷胱甘肽S-转移酶、血小板活化因子（PAF）和黏膜pH监测。无论是否需要急诊手术，均建议急诊入院进行监护或入重症监护病房，以进行复苏和进一步评估。肠缺血的早期表现包括由于肠壁内液体隔离，导致间隙容量的损失。积极的液体复苏可能是必要的。可能给予鼻导管吸氧和输血，以优化氧输送。应给予广谱抗生素以足够覆盖肠道致病菌，包括革兰阴性菌和厌氧菌。经常监测患者的生命体征、尿量、血气及乳酸水平是最重要的，同样应经常进行腹部查体。应避免使用所有血管收缩药物；液体复苏是维持血流动力学的首选干预。如果考虑缺血性结肠炎可能，应行结肠镜评估结肠黏膜的完整性。观察直乙区域可能发现黏膜完整性降低，这与非闭塞性肠系膜血管缺血更常相关，或偶尔与主动脉手术后肠系膜下动脉血流急性损失导致血管闭塞相关。结肠黏膜缺血分级为：轻微黏膜水肿为轻度，苍白的黏膜溃疡和有扩展至肠壁肌层的证据为中度。重度缺血性结肠炎表现为严重溃疡，导致黏膜变色为黑色或绿色，这与全层肠壁坏死一致。黏膜所见可以预测（缺血损伤）的可逆程度：轻度水肿几乎100%可逆，中度50%，明确坏死也即死肠。为除外缺血性结肠炎进展，可行随访性结肠镜。

非闭塞性肠系膜血管缺血的患者出现腹膜炎体征或内镜下所见恶化，并且经积极复苏治疗后其情况未改善，开腹手术是必要的。缺血性结肠炎的最佳治疗是切除缺血肠管，并在近端造口。急性肠缺血的患者不应行一期吻合术。

MVT的患者可能表现为渐进或突发起病。症状包括部位模糊的腹痛、恶心及呕吐。查体发现包括腹胀伴轻到中度的压痛和脱水体征。肠系膜（静脉）血栓形成常由口服和静脉给予造影剂的腹部螺旋CT诊断。CT所见包括肠壁增厚和腹水。静脉造影剂可显示动脉期延迟和肠系膜上静脉内的血凝块。处理的目标为通过大量液体复苏，优化血流动力学和纠正电解质异常。应开始静脉抗生素及抗凝治疗。如果已行开腹手术且怀疑MVT诊断，应立刻开始肝素抗凝并切除受损肠管。在所有急性肠缺血疾病中，肠系膜静脉缺血的预后最好。

慢性肠缺血表现为肠绞痛和与肠道所需血流增加相关的腹痛。患者诉餐后腹部绞痛。亦可能注意到体重下降和慢性腹泻。不伴体重下降的腹痛不是慢性肠绞痛。查体常会发现腹部存在血管杂音及其他动脉粥样硬化的表现。肠系膜血管的多普勒超声评估已得到普及。无肥胖和肠气增多的情况下，放射科医师可能能够确定血管内的流速或是否缺乏对进食的血管舒张反应。对存在提示慢性肠系膜血管缺血的患者，这种工具被用作一种筛查检查。确诊肠系膜动脉闭塞的金标准为肠系膜血管造影。使用肠系膜血管造影允许识别并可能介入治疗血管腔内的血栓，也可以评估其余肠系膜血管的通畅性。在肾衰竭或造影剂过敏的情况下，肠系膜血管造影的使用可能受限。如果禁忌使用造影剂，磁共振血管成像是一种替代检查。

慢性肠缺血的治疗包括通过降脂药物、运动、戒烟治疗动脉粥样硬化。在干预前应进行全面的心脏评估。在经选择的人群，较新的血管内治疗可能避免手术干预。血管内支架成形术治疗慢性肠系膜血管缺血长期成功率为80%。在需要手术探查的患者，肠系膜血管造影可确定采用的术式。自Treitz韧带起的小肠和大肠的全长均应评估。在开腹手术时完成肠系膜旁路手术，以恢复血流。

在术中确定怀疑肠缺血患者的肠道活力可能是富有挑战的。血运重建后，应观察肠壁颜色（是否）恢复粉红色及肠蠕动的情况。不仅可以在肠壁的对系膜侧触诊主要动脉，而且可应用多普勒流量计，但两者均不是（肠道）活力的确定指标。静脉给予1g荧光素钠后，在标准Wood灯（3600A）的紫外光照射下观察肠管的灌注模式。无荧光区域直径>5mm提示无活力。若仍存在怀疑，术后24～48h行再次探查术，将可明确划分无活力肠管。缺血性肠病患者中行一期肠吻合术总是令人担心，而再吻合术应推迟至二次开腹探查术后。

（张晟瑜　译　杨　红　校）

第21章

Chapter 21

急性肠梗阻

William Silen

［病因及分类］ 75%的急性肠梗阻患者，是由于既往腹部手术之后发生附属脏器粘连或腹外疝引起。术后最初几周内发生急性肠梗阻需要住院的发病率为5%~25%，10%~50%的患者需要手术干预。腹腔镜手术后肠梗阻的发生率较开腹手术低。然而，腹腔镜胃旁路手术可能伴发肠梗阻发生率较高，同时再次手术率较高。肠梗阻的其他原因，与既往腹部手术史无关的，包括肠壁的内在炎症，如憩室炎、癌及局限肠炎，以及肠腔梗阻，如结石梗阻和肠套叠。

有两种情况必须与急性肠梗阻相鉴别，即麻痹性肠梗阻及原发性假性肠梗阻。麻痹性肠梗阻是由交感神经系统的激素类物质介导，可发生于任何腹膜损伤后。肠梗阻的严重性及持续时间取决于腹膜损伤的种类及程度。盐酸、结肠内容物、胰酶是对腹膜刺激最强的因素，而血和尿的刺激略小。麻痹性肠梗阻一定程度上可能发生于腹部手术之后。腹膜后血肿（尤其是椎骨骨折）常引起严重的麻痹性肠梗阻。后者常伴发于其他腹膜后情况，如输尿管梗阻或肾盂积水。胸部疾病，包括下叶肺炎、肋骨骨折及心肌梗死，电解质紊乱尤其是低血钾，也经常引起麻痹性肠梗阻，最后，不管由于血管梗阻还是肠扩张导致的肠缺血，可能导致麻痹性肠梗阻。假性肠梗阻是一种慢性动力紊乱性疾病，常类似机械性肠梗阻，镇痛药易加重病情。

［病理生理学］ 肠道扩张是由于梗阻段及梗阻近端肠道内气体和液体积聚。肠道内积气70%~80%为吞咽的空气。空气中主要含有氮气，很难通过肠腔吸收，通过持续胃管开放抽吸是治疗肠管扩张的有效辅助方法。梗阻近端肠段液体积聚不仅包括咽下的液体、涎液、胃液及胆汁、胰腺分泌液，同时也是正常水钠转运紊乱的结果。在梗阻的最初12~24h，在扩张的近端肠段从肠腔至血液的水钠转运显著减少。24h后，水钠进入肠腔，加重肠道扩张及液体丢失。肠腔内压力从正常的0.196~0.392kPa（2~4cmH_2O）上升至0.784~0.98kPa（8~10cmH_2O）。液体及电解质的丢失可能持续加重，除非及时的替代治疗，否则可能发生低血容量、肾功能不全及休克情况。呕吐、肠腔内液体积聚，液体进入水肿的肠壁及腹腔可能导致肠道静脉回流，最后导致严重的体液及电解质丢失。

“闭襻”是急性肠梗阻最可怕的并发症。当肠腔两端因为某一机制如筋膜疝或附着带同时发生梗阻，就可能导致闭襻梗阻，产生一个封闭的环，闭襻的血供同时被疝气或附着带阻断。如果闭襻梗阻存在，肠蠕动过程中肠道压力可达到2.94~5.88kPa（30~60cmH_2O）。闭襻的绞窄段常导致受累肠段近段显著扩张。回盲瓣功能正常的患者中（85%的病例）发生完全性肠梗阻时，发生闭襻梗阻。虽然这种梗阻不影响结肠血供，但由于盲肠直径较大，易发生显著的扩张（Laplace's law），黏膜内血供受损，进而可能发生坏疽。一旦胃肠道血供受损，将出现细菌感染，发生腹膜炎。肠管极度扩张的影响包括膈肌上抬、通气受限以及肺不张。下腔静脉血流回流受影响。

［症状］ 机械性肠梗阻典型表现为中腹部痉挛性疼痛，随着梗阻程度加重腹痛逐渐加重。腹痛主要表现为发作性，而发作间期患者稍感舒适。腹痛发作时可闻及肠鸣音。当扩张加重时，腹痛可能会减轻，可能由于水肿的肠道运动受损所致。当出现绞窄时，疼痛常趋于局限性，可能持续性剧痛而不伴有绞痛的感觉，而这时常导致肠梗阻诊断延误。呕吐是最常见的，梗阻部位越高，呕吐越早越严重。呕吐物常含有胆汁及黏液，只要肠道内有梗阻物，就可能反复呕吐。而低位回肠梗阻，呕吐物含有粪汁样物如黄褐色伴有恶臭，这是由于梗阻近端细菌过量生长所致。呃逆症状很常见。当梗阻完全时，顽固性便秘及肛门停止排气不同程度存在。尽管一些大便及肠气可能自主排出或完全梗阻后马上通过灌肠排出。部分肠梗阻时可能发生腹泻，而大便带血比较少见，但在肠套叠病例中可见到。

在麻痹性肠梗阻及假性肠梗阻中，常无腹部绞痛，仅有肠管扩张所导致的腹部不适。呕吐可能较为频繁但大量罕见。完全停止排气排便可能发生也可能没有。呃逆症状很常见。

［体格检查］ 腹胀是各种类型肠梗阻的典型表现。高位小肠梗阻时不为多见，而结肠梗阻时腹胀非常常见。在小肠及大肠早期梗阻时，压痛及肌紧张常较为轻微，体温很少超过37.8℃（100° F）。而休克的表

现、腹痛、肌紧张及发热常提示腹膜被感染的肠道内容物污染。有包块时应仔细检查是否有疝口。响亮、高调的肠鸣音常提示绞痛，而在绞窄或非绞窄肠梗阻晚期，这个体征常缺失。腹部查体正常不能排除梗阻的可能性，也不能肯定麻痹性肠梗阻的诊断。腹部包块常提示小肠闭襻性绞窄性梗阻，可触及的包块是充满液体的肠襻。

［实验室及X线结果］ 实验室检查及放射学研究用于鉴别肠梗阻的两类：绞窄性和非绞窄性以及部分还是完全肠梗阻。白细胞增多，伴随核左移，常发生于绞窄性肠梗阻，但是正常的白细胞计数不能除外绞窄性肠梗阻的发生。所有类型的肠梗阻中都可能偶尔见到血淀粉酶升高。在小肠梗阻时放射学影像常可见到扩张的气-液平面阶梯状排列，结肠未见充气。排气排便停止及X线检查远端肠管未见充气可考虑完全梗阻。腹腔积液所致影像模糊以及咖啡豆形状肠管多见于绞窄性肠梗阻。上消化道稀钡剂显像可帮助区分部分及完全性肠梗阻。然而，当怀疑高度或完全肠梗阻时应避免经口钡剂显像，这是由于残留的钡剂可能加重肠梗阻，使不完全肠梗阻变为完全性肠梗阻，或者被患者吸入气管内。CT检查是最常用的方法评价肠梗阻患者，但是要鉴别麻痹性肠梗阻、部分性肠梗阻以及完全性肠梗阻有一定困难（图21-1）。CT检查对绞窄性肠梗阻的敏感性和特异性很低（分别为50%和80%）。

结肠梗阻的常见原因可以通过腹部影像学检查而发现。乙状结肠扭转影像学检查可见鸟嘴征，盲肠扭转时可见扩张的盲肠。回盲瓣功能完整的结肠梗阻很容易鉴别，可见气体主要积聚于结肠。泛影葡胺有助于证实完全性结肠梗阻。另外，决不能对可能结肠梗阻的患者经口钡剂检查，除非已完全排除结肠梗阻。

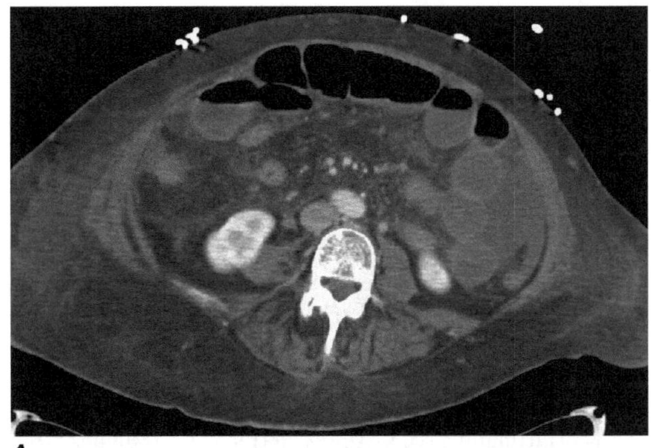

A

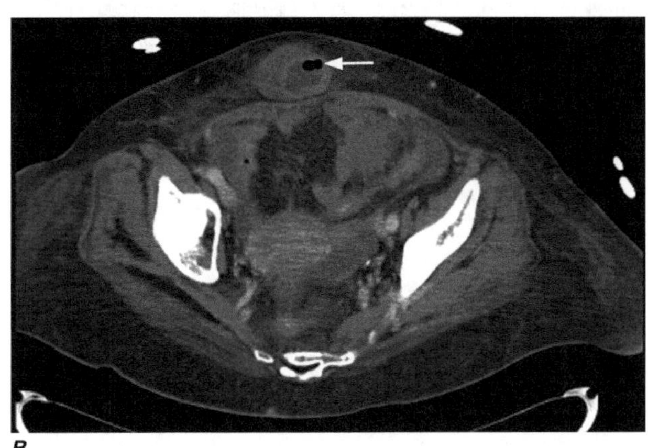

B

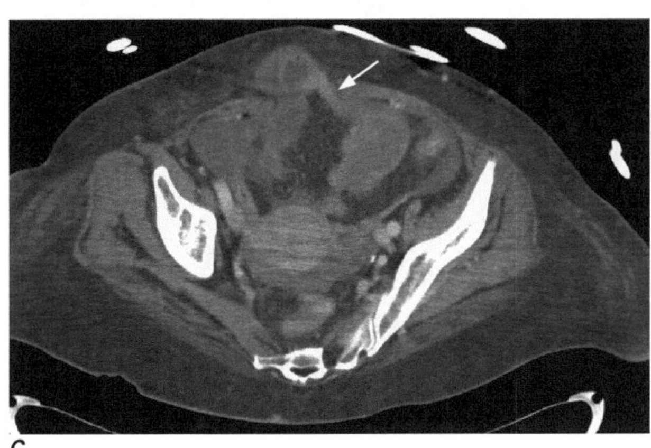

C

图21-1 A小肠梗阻伴随气液平支持小肠梗阻；B 腹部嵌顿疝（箭头所示）所致小肠部分梗阻；C 疝气（箭头示）远端减压的肠管

治疗　急性肠梗阻

小肠梗阻总体病死率约为10%。非绞窄性肠梗阻病死率为5%～8%，绞窄性肠梗阻病死率为20%~75%。由于绞窄性小肠梗阻总是完全性，合适的术前准备之后通常需要手术干预治疗。手术前，应尽量维持水、电解质平衡，并通过鼻胃管进行减压。由于梗阻期间钾摄入很少及大量呕吐丢失钾，钾的补充很重要。不推荐使用长的鼻肠管。手术干预可通过腹腔镜技术进行，其创伤并发症概率较低。然而，腹腔镜粘连分解常需要更长的手术时间，同其他腹腔镜操作手术相比，有较高的比率需转换为开腹手术。同样，粘连分解术也可以通过开腹手术完成。一般情况下，>50%的粘连发生于既往的手术切口部位。单纯的非手术治疗仅在不完全肠梗阻的情况下是安全的，最好用于无腹痛加重或白细胞增多的情况。小肠梗阻的总复发率为16%。基于人群的研究发现尽管小肠梗阻的手术治疗伴随较长的住院时间，但是再次粘连梗阻率较低。然而，不论采用何种治疗，5年随访期间总共20%的患者需要再次入院。

结肠梗阻

结肠梗阻（colonic obstruction）的病死率大约为20%。在小肠梗阻中，非手术治疗是禁忌，除非为不完全梗阻。如果存在肿瘤所致的不完全梗阻，可通过结肠镜减压及放置金属支架治疗，成功率可以达到90%，左半结肠的成功率明显高于右半结肠。一般情况下，结肠支架多认为为暂时缓解方法或“手术前旁路移植”，可以在手术干预前做好肠道准备。如果为完全梗阻，特别是回盲瓣功能完全患者，考虑到会存在盲肠穿孔，必须尽早手术治疗。当腹部X线片盲肠直径超过10cm时可能发生穿孔。

结肠梗阻的手术处理决定主要取决于梗阻的原因及患者的一般状况。左侧结肠梗阻手术策略包括通过盲肠及横结肠造口术减压或行结肠切除、末端回肠造口术（Hartmann术式）。切除梗阻的左半结肠同时术中冲洗目前可以安全完成。对右侧结肠及横结肠病灶，原位手术切除同时行肠吻合术，因为回肠扩张使回结肠管径不一致的问题减少，潜在的吻合风险减少。另外右半结肠细菌和肠内容物少，减少了感染的风险。

麻痹性肠梗阻

麻痹性肠梗阻（adynamicileus）通常对非手术减压治疗及原发病治疗反应好。预后较好。注意纠正电解质异常（血钾、血镁）。重复结肠镜检查可能使结肠减压。非手术治疗无效时新斯的明可能有一定效果。少数情况下，结肠扩张太显著时，由于担心盲肠坏疽需行盲肠造口术。

（唐晓燕　译　杨　红　校）

第22章

Chapter 22

急性阑尾炎及腹膜炎

William Silen

急性阑尾炎

［发病率及流行病学］　阑尾炎是美国最常见的腹部外科急症，每年超过250 000位患者行阑尾切除术。急性阑尾炎的发病年龄高峰在10—30岁，在年龄较大或较小者则罕有发生。然而，穿孔多发生于婴幼儿及老年患者，这两类患者死亡率也最高。在青春期至25岁之间，男女发病比例为3∶2，除了这个年龄段，男性与女性发病率无差别。在过去30年中，美国的阑尾炎发病率相对稳定，在发展中国家特别是非洲部分地区及较低社会经济阶层中阑尾炎发病率较低。在1941—1970年，美国的阑尾炎死亡率降低了8倍，始终保持在1/100 000以下。

［发病机制］　阑尾炎是由阑尾管腔梗阻导致的。最常见的梗阻原因是粪石，而粪石则是粪质包绕蔬菜纤维后经聚集和浓缩形成的。淋巴滤泡增大也可造成管腔阻塞。阑尾炎通常与以下因素有关：病毒感染（比如麻疹）、浓缩的钡剂、蠕虫（比如蛲虫、蛔虫及绦虫）和肿瘤（如良性肿瘤及癌）。其他常见的病理学变化包括阑尾溃疡，尽管有假设指出病毒感染可导致阑尾溃疡，但具体的病因仍不明确。耶尔森鼠疫杆菌感染可导致阑尾炎，因为30%确诊阑尾炎的患者中体内相应补体结合抗体滴度升高。由于阑尾管腔内的高压力可导致静脉淤血，随之动脉充血，阑尾管腔内的细菌大量繁殖并侵犯阑尾管壁，最终造成阑尾坏疽及穿孔。如果这个过程进展缓慢，邻近的器官比如末端回肠、盲肠及网膜会将病变包围在阑尾周围，形成局部脓肿，而病变进展较快会造成血管损伤，造成与腹膜腔相通的游离穿孔。随着最初局部阑尾脓肿的破裂，可造成在阑尾及胆囊之间、阑尾及小肠之间、阑尾及乙状结肠之间或阑尾与盲肠之间的内瘘。偶尔急性阑尾炎会是克罗恩病的首发表现。

尽管阑尾的慢性感染如结核、阿米巴及放线菌感染也可能会发生，但有一条临床精粹是：慢性阑尾炎通常不是持续数周及数月腹痛的原因。相反，复发的急性阑尾炎确实可以发生，通常表现为炎症的痊愈和反复的急性发作。如果阑尾切除术后残留的阑尾残根较长，那么反复发作的急性阑尾炎也可出现。

［临床表现］　急性阑尾炎特征性的症状是腹部不适及厌食。腹痛最初定位在脐周，逐渐转移至右下腹。这一经典的转移性右下腹痛只在66%的患者中出现。脐周及右下腹痛的鉴别诊断见表22-1。脐周腹痛属内脏性疼痛，是由于阑尾管腔的扩张造成的。这种疼痛是由C型慢传导神经传导，并不能精确定位在脐周及上腹部。通常内脏性疼痛较柔和，常常为痉挛痛并持续4～6h，可能不会被痛觉不敏感的人注意。随着炎症扩散至腹膜壁层，则会出现躯体性的、固定部位的疼痛，并且在运动及咳嗽时更剧烈。腹膜壁层的传入纤维是A类δ纤维，是单侧的快传导纤维，可把腹痛定位于右下腹。厌食十分常见；一个饥饿的患者几乎从不得急性阑尾炎。50%～60%的患者出现恶心和呕吐，但是呕吐通常是自限性的。排便习惯改变对该病的诊断价值微乎其微，因为我们几乎发现不了肠道有什么变化，尽管阑尾毗邻乙状结肠时，阑尾发炎导致腹泻会导致诊断困难。如果阑尾与膀胱毗邻，急性阑尾炎时会出现尿频及排尿困难。

随着疾病发病时间和阑尾解剖部位的不同，阳性体征也不相同，阑尾可位于盆腔深部，也可位于右

表22-1　依据脐周痛及右下腹痛的解剖部位进行阑尾炎的鉴别诊断

脐周痛	
阑尾炎	
小肠梗阻	
胃肠炎	
缺血性肠病	
右下腹痛	
胃肠道疾病	妇科疾病
阑尾炎	卵巢肿瘤/扭转
炎性肠病	盆腔炎性疾病
右半结肠憩室炎	肾疾病
胃肠炎	肾盂肾炎
腹股沟疝	肾周围脓肿
	肾结石

下腹，并与腹膜、盲肠以及小肠间存在不同的解剖关系；可出现在右上腹（尤其是妊娠期间），甚至可以在左下腹。除非可以引出腹部压痛，否则诊断不能成立。然而在疾病早期的内脏性疼痛阶段，有时无法发现腹部压痛，最终病情逐渐进展，并在阑尾所处部位出现相应部位的压痛。经典的阳性体征是位于右髂前上棘与脐连线的中外1/3处的麦克伯尼点的压痛。如果阑尾是盲肠后位或位于盆腔，那么可以完全没有腹部压痛，这种情况下，唯一的阳性体征可能为侧腹部压痛，肛诊或盆腔检查时出现疼痛。相应部位的反跳痛也可被查体发现，但在疾病早期几乎不可能出现。患者右髋部的屈曲受限及保护性动作是由于腹膜壁层受累所致。右下腹皮肤感觉过敏、腰大肌疼痛阳性或者闭孔神经疼痛阳性通常是后期表现，对疾病的诊断价值有限。

患病时通常体温正常或轻度升高（37.2～38℃［99～100.5°F］），体温>38.3℃提示存在穿孔可能。心动过速通常伴随体温升高同时出现。随着疾病进展发生穿孔、局部或弥漫的腹膜炎时，板状腹及腹部压痛会更加明显。除非出现严重的弥漫性腹膜炎，否则不会出现腹部膨隆。如果是局部穿孔，会形成包块，但是一般都在穿孔发生3d之后才能被发现。疾病早期出现腹部包块提示盲肠肿瘤或者克罗恩病。出现症状的24h内极少发生穿孔，但起病48h后穿孔发生率可高达80%。

尽管中度白细胞升高（10～18）$\times 10^9$/L（常伴有核左移）较常见，白细胞不升高并不能排除急性阑尾炎。白细胞升高>20$\times 10^9$/L提示穿孔可能。贫血及便中带血提示原发病为盲肠癌，特别是老年人。如果阑尾靠近右输尿管或者膀胱，那么可能会出现少量无菌性尿红细胞、尿白细胞增高。要与阑尾炎症状类似的泌尿生殖系统疾病进行鉴别诊断，尿液分析是最有用的检查。

腹部X线检查仅对右下腹不透明的粪石（见于5%的患者）具有诊断价值（尤其是儿童）。因此，除非存在肠梗阻或输尿管结石等情况，否则不常规行腹部X线检查。如果超声下见到肿大、管壁增厚的阑尾征象，可诊断为急性阑尾炎。超声最有助于排除卵巢囊肿、异位妊娠或输卵管脓肿。最近几项研究证实增强或平扫CT在急性阑尾炎诊断上比腹部超声及腹部X线片更有优势。CT上可表现为阑尾增粗、周围条纹征及粪石影像（图22-1和图22-2）。已有报道CT诊断急性阑尾炎的阳性预测值为95%～97%，总体准确性为90%～98%。此外，CT中看不到阑尾提示阑尾正常的概率为98%。即使出现阑尾穿孔，也很少见到腹腔内游离气体。

50%～60%的急性阑尾炎患者会出现经典的转移性右下腹痛和麦克伯尼点压痛，临床上会遇到一些不

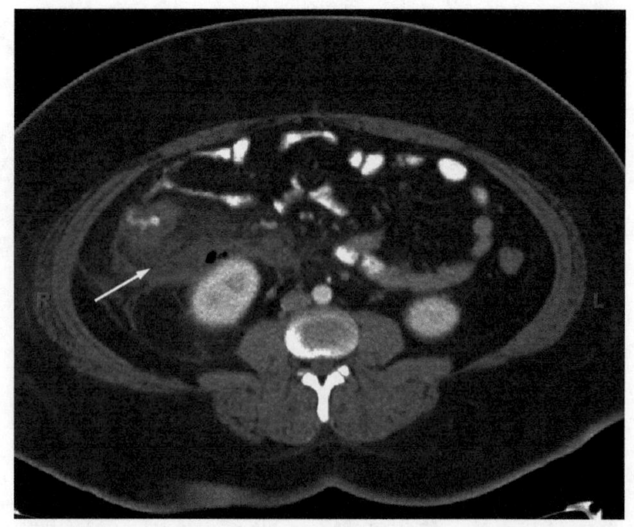

图22-1 急性阑尾炎口服和静脉注射造影剂后的CT表现阑尾粪石（箭头）

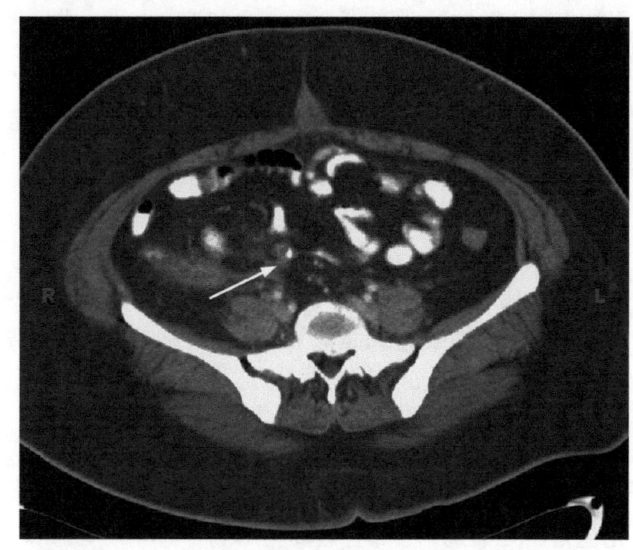

图22-2 可见阑尾壁增厚及阑尾周围条纹征（箭头）

典型的疾病表现，特别是在婴幼儿、老年患者及孕妇中。年龄<2岁的婴儿出现穿孔及弥漫性腹膜炎的概率高达70%～80%。这主要是因为延误诊断造成的。任何有腹泻、呕吐、腹痛表现的婴幼儿、儿童应高度怀疑急性阑尾炎。在这一年龄段的人群中，发热更常见，腹部胀气通常是唯一的查体发现。在老年人中，腹痛和腹部压痛通常为钝痛，因此常被延误诊断，导致70岁以上的老年人穿孔发生率达30%。老年患者起病初期通常表现为轻度疼痛的包块（原发阑尾脓肿），或者在发生阑尾穿孔5～6d后未被诊断而造成粘连性肠梗阻。

每500～2000位孕妇中就会有1人患阑尾炎，它是最常见的需要腹部手术治疗的子宫外疾病。由于妊娠期常常出现轻微的腹部不适、恶心和呕吐，且由于妊娠中期及妊娠晚期阑尾会逐渐由右下腹转移至右上腹，所以妊娠期阑尾炎常被漏诊或延误诊断。阑尾炎最常发

生于妊娠中期。超声是诊断孕期阑尾炎的最佳手段，准确性可达80%；然而，如果已经发生了穿孔，超声诊断的准确率就会降至30%。因为阑尾正常时流产的发生率是1.5%，阑尾穿孔后流产发生率高达20%～35%，所以妊娠期阑尾炎的早期诊治是必要的。

［鉴别诊断］　急性阑尾炎被认为是一种善于"伪装"的疾病，特别是在年轻女性中诊断更困难。采集包括性行为及阴道分泌物在内的全面的好的病史，有助于鉴别急性阑尾炎及盆腔炎性疾病。如果阴道分泌物有恶臭且涂片染色可见革兰阴性双球菌，则考虑盆腔炎性疾病。宫颈举痛对诊断盆腔炎性疾病的特异性较高，但是在阑尾炎穿孔后、阑尾与子宫或附件毗邻时，也可以出现宫颈举痛。卵泡破裂（排卵痛）发生在月经期中期，与阑尾炎疼痛相比，其所致的腹痛和腹部压痛较弥漫，程度较轻。黄体破裂与卵泡破裂在临床上表现基本相同，但多发生于月经周期末期。如果存在附件包块、阴道出血，以及妊娠试验阳性，有助于鉴别输卵管妊娠破裂。卵巢囊肿扭转及子宫内膜异位症有时较难与阑尾炎相鉴别。对这些妇科情况来说，超声和腹腔镜检查具有极大的诊断价值。

当一个右下腹压痛的患者在接受手术时发现肠系膜根部淋巴结轻度发红、增大，而阑尾正常时，需要考虑到急性肠系膜淋巴结炎和急性胃肠炎。回顾会发现，这些患者会表现出更高的体温、腹泻、更弥漫性的疼痛和腹部压痛以及淋巴细胞增多；腹部绞痛间期，腹部是软的。儿童似乎比成年人更容易罹患急性肠系膜淋巴结炎。一些患者感染假结核菌耶尔森菌或小肠结肠炎耶尔森菌，疾病的确诊有赖于肠系膜淋巴结培养以及血清学检查。与急性阑尾炎相比，沙门菌感染所致胃肠炎的腹部体征基本相同，尽管腹痛可能更剧烈、更局限，发热和寒战更常见，家庭中其他成员出现类似的症状有助于疾病诊断。局限性回肠炎（克罗恩病）通常病史较长，除非之前已做出诊断，否则早期的急性加重常被认为是胃肠炎发作，常常可触及腹部炎性包块。此外，急性胆囊炎、溃疡穿孔、急性胰腺炎、急性憩室炎、扭转性肠梗阻、输尿管结石以及肾盂肾炎都会造成鉴别诊断的困难。

治疗　急性阑尾炎

如果诊断存在疑问，严密观察病情4～6h，注意腹部体征的变化，通常利大于弊。当诊断未明确时，不宜使用抗生素，因为他们只会掩盖穿孔的临床表现。拟诊为阑尾炎时，应在患者耐受的情况下尽早行外科手术治疗切除阑尾。阑尾切除术通常行腹腔镜下切除，术后更少使用麻醉药镇痛并且住院时间更短。为避免阑尾穿孔，阑尾切除术时切除正常阑尾的概率在15%～20%是可以接受的。没有经典转移性右下腹痛患者中，早期腹腔镜切除阑尾的预后并不优于临床密切观察。

如果在症状发生3～5d后出现腹部包块，则疾病的处理流程将会不同。右下腹包块通常意味着阑尾蜂窝织炎或脓肿，这种情况下行阑尾切除术，常会发生术后并发症。给予该类患者广谱抗生素治疗，对>3cm的脓肿进行引流，静脉补液让肠道休息，通常1周内症状可缓解。延期的阑尾切除术可在发病6～12周之后进行。一项随机对照研究证实单纯抗生素治疗非穿孔型急性阑尾炎男性患者的有效率达86%。然而，与治疗后行阑尾切除术组相比，单纯抗生素治疗组的阑尾炎复发率较高。如果腹部包块增大或全身中毒症状加重，则需行脓肿引流。游离的阑尾穿孔可导致弥漫性腹膜炎及其相关并发症，包括膈下、盆腔或其他部位的脓肿，早期诊断则可避免上述情况发生。非穿孔型急性阑尾炎死亡率为0.1%，比全身麻醉的风险仅略升高；穿孔型急性阑尾炎的病死率高达3%（老年人可达15%）。

急性腹膜炎

腹膜炎是发生在腹膜的炎症，根据部位可分为局限性、弥漫性腹膜炎，根据病程可分为急性、慢性腹膜炎，根据发病机制可分为感染性、无菌性。急性腹膜炎以感染性最多见，常与内脏穿孔相关（称为继发性腹膜炎）。当没有发现腹腔脏器感染灶时，感染性腹膜炎也被称为原发性或自发性腹膜炎。急性腹膜炎时肠道蠕动减慢，会导致肠腔因气体和液体积聚扩张（麻痹性肠梗阻）。液体在肠腔内积聚，同时经口摄入不足，导致血管内血容量迅速减少，从而影响心脏、肾以及其他系统。

［病因学］　感染病原体可通过内脏穿孔、腹壁贯通伤、或者经感染或被污染的外源性物品进入腹膜腔（如长期的腹膜透析管）。在没有免疫抑制的情况下，宿主的防御系统可以清除小的污染物。最常见的导致细菌进入腹膜腔的情况包括阑尾破裂、憩室破裂、消化性溃疡穿孔、嵌顿性疝、胆囊坏疽、肠扭转、肠坏死、癌症、炎性肠病或肠梗阻。更多的可导致腹膜炎的情况详见表22-2。在没有明确腹腔内细菌感染来源时也可以发生细菌性腹膜炎（原发性或自发性细菌性腹膜炎）。90%的原发性细菌性腹膜炎发生在有腹水的肝硬化患者，且腹水蛋白水平较低（<1g/L），见第42章。细菌性腹膜炎将在第25章中详细讨论。

无菌性腹膜炎可能是由于腹膜腔内异常存在的生

表22-2　继发性细菌性腹膜炎的病因

肠道穿孔	其他器官的穿孔或瘘
外伤，钝挫伤或者贯通伤	胰腺-胰腺炎
炎症	胆囊-胆囊炎
阑尾炎	膀胱-外伤，破裂
憩室炎	肝-活检后胆漏
消化性溃疡	输卵管-输卵管炎
炎性肠病	腹腔出血
医源性原因	**腹膜腔完整性被破坏**
内镜操作导致穿孔	外伤
吻合口瘘	持续的自主腹膜透析（留置导管）
导管导致的穿孔	
血管病变	腹腔内化疗
栓塞	肾周脓肿
缺血	医源性-手术后异物
梗阻	
粘连	
绞窄性疝	
肠扭转	
肠套叠	
肿瘤	
吞入的异物，牙签、鱼骨	

理性液体（如胃液，胆汁，胰酶，血液或尿液）或无菌性异物（如外科海绵或仪器，手术手套上的滑石粉）刺激腹膜导致，或者是罕见的系统性疾病导致的腹膜并发症，如系统性红斑狼疮、卟啉病、家族性地中海热。对腹膜的化学性刺激最大的是酸性的胃液和胰酶。化学性腹膜炎常继发细菌感染。

［临床特点］　急性腹膜炎的主要表现是急性腹痛和腹部压痛，通常伴发热。疼痛的部位取决于其致病原因以及炎症是局限的还是弥漫的。局限性腹膜炎最常见于单纯性阑尾炎和憩室炎，并且阳性体征局限在炎症部位。弥漫性腹膜炎由分布广泛的炎症所致，表现为弥漫的腹部压痛和反跳痛。板状腹可见于局限性和弥漫性腹膜炎。常伴肠鸣音消失，但并非都伴有肠鸣音消失。此外，心动过速、低血压以及脱水的表现也常见于急性阑尾炎。常见的实验室检查表现为白细胞升高和明显的酸中毒。腹部X线片可见结肠及小肠扩张、肠壁水肿。膈下游离气体提示内脏穿孔。CT和（或）超声检查可以发现腹腔游离液体或脓肿。当存在腹水时，行诊断性穿刺送检腹水细胞计数（腹膜炎时中性粒细胞>250/μl）、蛋白和乳酸脱氢酶以及病原学培养是必要的。对于老年人和免疫抑制的患者，腹膜刺激征常比较难发现。

［治疗和预后］　治疗方案包括补液纠正脱水，纠正电解质紊乱，抗生素治疗以及手术治疗致病的原发病变。在既往体健的人中，溃疡穿孔、阑尾破裂或憩室破裂导致的非复杂性腹膜炎病死率<10%，对老年人、有潜在疾病、腹膜炎发病超过48h的患者，病死率高达40%以上。

（孙　静　译　李　骥　校）

第四部分　消化道感染

第23章

Chapter 23

急性感染性腹泻和细菌性食物中毒

Regina C.LaRocque Edward T.Ryan Stephen B.Calderwood

感染性急性腹泻是全球最为常见的疾病之一，每年约有46亿人次患病，症状从轻症腹泻到致死性脱水不等。腹泻（diarrheal）是全球感染性疾病中导致患者病死的常见病因，仅次于下呼吸道感染。在<5岁的儿童中，腹泻是尤为重要的病死原因。每年，约有200万该年龄段的儿童死于腹泻，这其中绝大多数生活在贫困地区。腹泻可导致营养不良并降低机体对其他病原体的抵抗力，间接导致了医疗负担的进一步增加。

急性感染性腹泻广泛分布于全球。其病原体包括病毒、细菌和寄生虫（表23–1）。本章节将会讨论病原体引起肠道疾病的原因，机体的防御机制，并描述急性腹泻的评估和治疗流程。特定致病菌所致的腹泻将会在其他章节中详细讨论。

［发病机制］ 肠道病原菌有多种方法可以突破机体的防御机制。了解这些病原菌的致病机制对于疾病的临床诊断和治疗十分重要。

1.接种量　微生物引起疾病所需的数量根据种属的不同而有显著的不同。对志贺杆菌、肠出血性大肠埃希菌、贾第鞭毛虫或阿米巴属而言，10～100的菌量即可引起感染；然而对于霍乱弧菌，需要经口摄入10^5～10^8的菌量才能引发感染。沙门菌的感染菌量根据病原菌、宿主和食物的不同而有显著的不同。病原微生物攻克宿主防御是病原菌传播的重要环节。志贺杆菌、肠出血性大肠埃希菌、阿米巴和贾第鞭毛虫可以通过人–人接触传播；而在特定情况下沙门菌需要在食物中繁殖数小时才能到达有效菌量。

2.黏附　许多微生物致病的第一步是黏附胃肠道黏膜，进而可以同正常肠道菌群竞争并定植于肠道黏膜。将细菌黏附至肠道细胞的特殊细胞表面蛋白对于决定微生物侵袭力非常重要。例如霍乱弧菌，通过特殊的表面黏附因子黏附小肠细胞刷状缘，这些黏附因子包括毒素协同菌毛和其他辅助定植因子。引起水样腹泻的产肠毒素性大肠埃希菌产生一种名为定植因子抗原的黏附蛋白，可以在产生肠毒素前先定植于小肠上部。青年儿童腹泻的病原菌之一肠致病性大肠埃希菌和引起血性腹泻及溶血尿毒综合征的肠出血性大肠埃希菌可以黏附于小肠上皮刷状缘。

3.毒素产生　产生一种或多种外毒素对于众多的肠道病原菌至关重要。这些毒素包括直接作用于肠道黏膜分泌引起水样腹泻的肠毒素、破坏肠道黏膜细胞引起炎症性腹泻的细胞毒素和直接作用于中枢或外周神经系统的神经毒素。

肠毒素的典型代表是霍乱毒素，它是由1个A亚单位和5个B亚单位组成的异质二聚体。A亚单位具备毒素的酶活性，而B亚单位组成的五聚体可以将全毒素结合到肠道细胞表面受体神经节苷酯G_{M1}。全毒素结合后，A亚单位的一个片段可以透过真核细胞细胞

表23–1　急性腹泻的胃肠道病原菌

机制	部位	疾病	大便特点	病原菌举例
非炎性(肠毒素)	近端小肠	水样腹泻	无白细胞；乳铁蛋白无变化或轻度升高	大肠埃希菌、产气梭状杆菌、蜡状芽胞杆菌、金黄色葡萄环菌、嗜水气单胞菌、类志贺邻单胞菌、轮状病毒、诺瓦克病毒、肠腺病毒、贾第鞭毛虫、隐孢子虫、环孢子虫、微孢子虫
炎性(侵袭或细胞毒素)	结肠或远端小肠	痢疾或炎性腹泻	多形核白细胞；乳铁蛋白显著升高	志贺杆菌、沙门菌、空肠弯曲菌、肠侵袭性大肠埃希菌、小肠结肠炎耶尔什菌、单核细胞增生利斯特菌、副溶血弧菌、难辨梭菌、嗜水气单胞菌、类志贺邻单胞菌、溶组织内阿米巴、产酸克雷伯菌
穿透性	远端小肠	肠伤寒	单核白细胞	伤寒沙门菌、小肠结肠炎耶尔森菌

膜，核苷酸化GTP结合蛋白的ADP，持续激活腺苷酸环化酶。其最终结果是增加肠道黏膜的cAMP，从而增加Cl^-分泌和降低Na^+吸收，进而导致液体丢失产生腹泻。

部分产肠毒素性大肠埃希菌可产生一种名为热不稳定的肠毒素（LT），其作用类似于霍乱毒素。其他产肠毒素性大肠埃希菌可以产生一种名为热稳定肠毒素（ST），其可以激活鸟苷酸环化酶从而增加细胞内cGMP水平。一些产肠毒素性大肠埃希菌可以同时产生这两种肠毒素。

相对的，细菌性细胞毒素可以破坏肠道黏膜细胞产生含炎症细胞的血性大便，类似于痢疾样表现。产生细胞毒素的肠道病原菌包括志贺Ⅰ型菌、副溶血弧菌和艰难梭菌。志贺Ⅰ型菌和产志贺毒素的大肠埃希菌产生的细胞毒素与出血性结肠炎和溶血尿毒综合征的暴发相关。

神经毒素往往由细菌在机体外产生，在进食后迅速出现临床症状。这类毒素包括葡萄球菌和蜡状芽胞杆菌毒素，它们可以作用于中枢神经系统引起呕吐。

4.侵袭　痢疾不仅仅是由于细胞毒素的产生，也包括细菌侵袭破坏肠道黏膜细胞。志贺菌和肠侵袭性大肠埃希菌感染的特点是病原菌侵袭肠道、上皮细胞内繁殖和邻近细胞扩散。沙门菌的炎性腹泻与病原菌侵袭肠道黏膜有关，与肠道细胞破坏或痢疾的所有临床表现无必然联系。伤寒沙门菌和小肠结肠炎耶尔森菌可穿透完整的肠道黏膜，在Peyer淋巴结和肠道淋巴结内繁殖，进而血行播散引起肠伤寒，其临床特点是发热、头痛、相对缓脉、腹痛、脾大和白细胞减少。

［宿主防御］　考虑到每次都有大量的病原微生物和食物一同进入胃肠道，正常机体必须要和进入肠道的潜在病原菌进行抗争。对于防御机制改变的感染患者的研究，我们了解到许多正常机体的防御机制。

1.正常菌群　正常情况下，大量的细菌定植于胃肠道，在机体抵抗潜在病原菌定植中起到重要作用。肠道菌群较少的人群，诸如婴儿尚未形成正常的肠道菌群，或服用抗生素的患者，其肠道病原菌感染的概率大大增加。肠道菌群的组成和它的数量一样重要。>99%的正常肠道菌群由厌氧菌构成，这些正常菌群形成的酸性pH环境和挥发性脂肪酸是抵抗病原菌定植的关键部分。

2.胃酸　胃的酸性pH环境是抵御肠道病原微生物的重要屏障，在胃部手术或其他原因导致胃酸缺乏的患者中，沙门菌、贾第鞭毛虫和蠕虫感染率显著增加。同样的，在住院患者中，使用抗酸药、质子泵抑制药或H_2受体阻滞药中和胃酸会增加肠道病原菌感染风险。此外，一些微生物可以在胃极度酸性的环境下存活，例如对酸性环境高度稳定的轮状病毒。

3.肠道蠕动功能　正常的肠道蠕动是清除近端小肠细菌的主要机制。当肠道蠕动功能受损时（例如，阿片类或其他抗肠蠕动药物、解剖学异常或低蠕动状态），细菌过度繁殖和小肠病原菌感染的发生率显著增加。一些志贺杆菌感染者给予盐酸地芬诺酯和阿托品，其发热和清除病原菌的时间显著延长。而沙门菌胃肠炎接受阿片类药物治疗的患者其菌血症发生率高于未接受阿片类治疗的患者。

4.免疫力　细胞免疫应答和抗体生成在抵抗肠道病原菌感染中均起到重要作用。肠道病原菌的体液免疫包括体循环的IgG和IgM抗体以及分泌的IgA抗体。黏膜免疫系统是机体对抗许多胃肠道病原菌的第一道防线。细菌抗原结合到远端小肠表面的M细胞，进而递呈抗原至上皮下的淋巴组织，引起致敏淋巴细胞增殖。这些淋巴细胞经循环系统定植于机体所有黏膜组织形成分泌IgA抗体的浆细胞。

5.遗传决定因素　机体基因多样性可影响对于腹泻性疾病的易感性。O型血的人群会增加对霍乱弧菌、志贺杆菌、大肠埃希菌O157和诺瓦克病毒的易感性。基因编码炎症介质的多态性与肠侵袭性大肠埃希菌、产肠毒素性大肠埃希菌、沙门菌、难辨梭菌和霍乱弧菌感染的预后相关。

患者的处理方法　感染性腹泻或细菌性食物中毒

对于怀疑感染性腹泻或细菌性食物中毒的患者的处理方案详见图23-1。

1.病史　具有高鉴别诊断价值的病史可以迅速缩小导致腹泻的可能原因并帮助我们确定治疗方案。病史询问的重要部分详见图23-1。

2.体格检查　对于患者脱水体征的检查可以提示腹泻的严重程度和快速治疗的必要性。口渴、口干、腋窝出汗减少、尿量减少和轻度的体重减低提示轻度脱水。直立性低血压、皮肤隆起、眼窝凹陷（或者在婴儿中，囟门凹陷）提示中度脱水。嗜睡、反应迟钝、脉搏微弱、低血压和休克提示重度脱水。

3.诊断途径　在评估完腹泻严重程度后，临床医生必须区别炎性疾病和非炎性疾病。通过病史和流行病学特点的指导，临床医生可以迅速决定进一步确定特定病因和治疗干预是否必需。大便标本的检查可以补充患者的病史。大量的血性或黏液样大便提示炎性病程。腹泻患者大便白细胞检查可以提示炎性疾病，然而对于它的预测价值尚存在争议。大便乳铁蛋白作为大便白细胞标志物，检测敏感性更高。此外还可以用乳胶凝集试验和酶联免疫计数检测。急性感染性腹泻的炎性和非炎性病因详见表23-1。

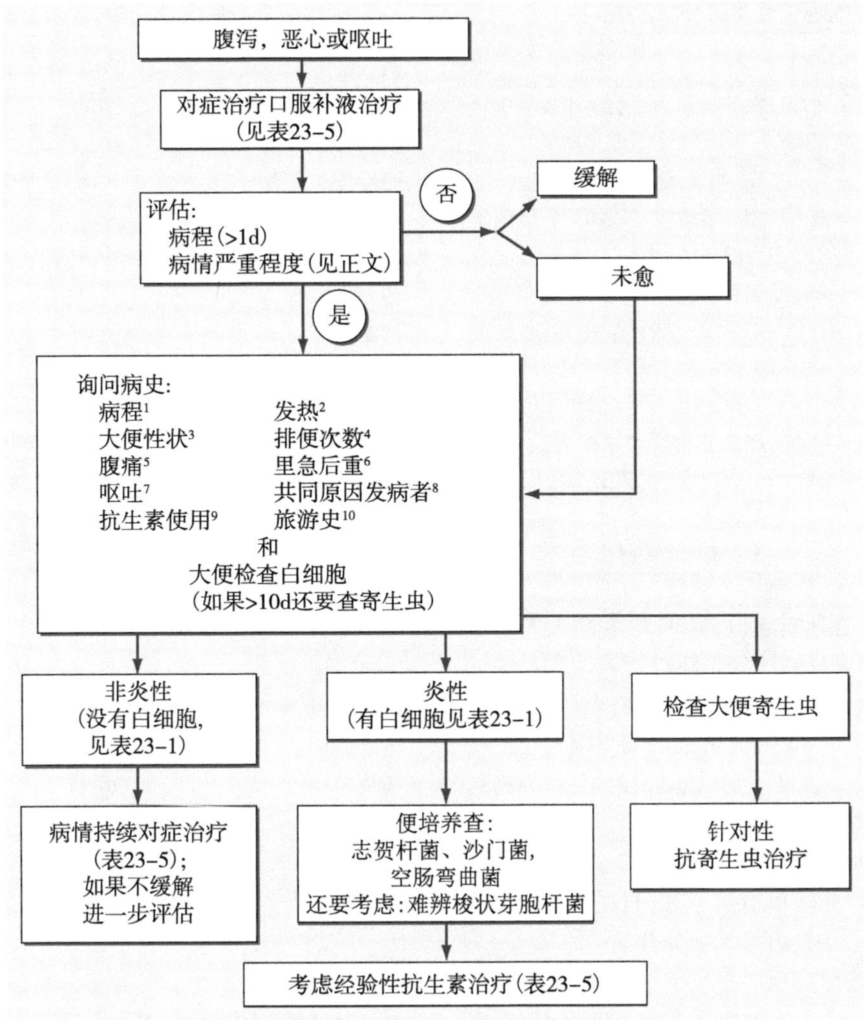

图23-1　社区获得性感染性腹泻或细菌性食物中毒患者的临床治疗方法

关键点：1.腹泻持续2周通常被定义为慢性；在这种情况下，许多急性腹泻的病因是不太可能的，需要考虑一系列新的病因。2.发热通常意味着侵袭性疾病，尽管发烧和腹泻也可能是由于胃肠道以外的感染，如疟疾。3.血便或黏液便提示大肠溃疡。血便无粪便白细胞应该提醒实验室人员可能与产志贺氏毒素的肠出血性大肠杆菌感染有关。巨大的白色样便提示小肠吸收不良。丰富的“米泔水样”便提示霍乱弧菌或类似毒素感染过程。4.短时间内频繁大便需警惕即将到来的脱水。5.腹痛可能是最严重的炎症过程，比如那些由于志贺氏菌、弯曲杆菌和坏死性毒素导致的。由于电解质流失而引起的腹部肌肉痉挛可能发展成严重的霍乱。腹胀常见于贾第虫病中。阑尾炎样综合征应及时用冷富集法培养小肠结肠炎耶尔森菌。6.里急后重（痛性直肠痉挛，有强烈便意又无法解出）可能是直肠炎的指征，如细菌性痢疾、阿米巴痢疾。7.呕吐意味着急性感染（如毒素介导的疾病或食物中毒），但也可能在各种全身性疾病（例如疟疾）和肠梗阻中表现穿出。8.询问患者是否有他们认识的其他人生病是一个识别共同来源的更有效方法，而不是构建最近食用的食物清单。如果共同来源看起来有可能，可以调查特定的食物。请见细菌性食物中毒部分。9.目前抗生素治疗或近期治疗史提示难辨梭菌腹泻（见第24章）。如果可能的话停止抗生素治疗，并考虑难辨梭菌检测。抗生素的使用可能会增加其他感染的风险，如沙门菌病。10.请见旅行者腹泻部分（TS Steiner, RL Guerrant等：Principles and syndromes of enteric infection, in Mandell, Douglas, and Bennett's Principles and Practice of Infectious Diseases 第7版，编者GL Mandell等人。Philadelphia, Churchill Livingstone, 2010年，第1335-1351页；RL Guerrant, DA Bobak：《N Engl J Med》杂志，325: 327, 1991年，经许可）

4.*腹泻后并发症*　急性腹泻缓解后往往伴有慢性并发症。临床医生如果遇到表23-2中所列情况需要询问患者先前的腹泻病史。

［流行病学］

1.*旅行史*　每年有几百万人从温带工业化国家去往亚洲、非洲、中美洲和南美洲等热带地区旅行，20%~50%的旅行者会经历突发的腹部绞痛、厌食和水样腹泻，因此旅行者腹泻是旅行者最常见感染性疾病。症状多于旅行者到达贫困地区后3d至2周后出现，绝大多数于到达3~5d出现。疾病往往呈自限性，持续1~5d。最相关的危险因素是进食污染的食物或水源。

引起旅行者腹泻的病原体和耐药性随地区的不同

表23-2 急性感染性腹泻腹泻后并发症

并发症	注解
慢性腹泻：乳糖酶缺乏；小肠细菌过度增殖；吸收不良综合征	在旅行者急性腹泻中发生率约1%，约1/3为原虫感染
炎性肠病表现或炎性肠病加重	旅行者腹泻可能加重炎性肠病的病情
肠易激惹综合征	旅行者腹泻中发生率约10%
反应性关节炎(Reiter综合征)	多见于侵袭性病原菌(志贺杆菌、沙门菌、弯曲菌、耶尔森菌)感染后
溶血尿毒综合征(溶血性贫血，血小板减少，肾衰竭)	产志贺毒素病原菌感染后(志贺I型菌和肠出血性大肠埃希菌)
Guillain-Barre综合征	多见于弯曲菌感染后

表23-3 旅行者腹泻病因

病原菌	病例数	注解
细菌	**50~75**	
产肠毒素性大肠埃希菌	10~45	最重要的病因
肠侵袭性大肠埃希菌	5~35	世界范围内流行
空肠弯曲菌	5~25	亚洲更常见
志贺杆菌	0~15	痢疾的主要病因
沙门菌	0~15	
其他	0~5	包括气单胞菌，邻单胞菌和霍乱
病毒	**0~20**	
诺瓦克病毒	0~10	与游艇相关
轮状病毒	0~5	儿童中更为常见
寄生虫	0~10	
贾第鞭毛虫	0~5	背包客和露营者应用溪水；俄罗斯污染水源
隐孢子虫	0~5	氯气消毒无效
溶组织内阿米巴	<1	
环孢子虫	<1	
其他	**0~10**	
急性食物中毒[1]	0~5	
未确定病原菌	10~50	

(1) 病原作用见表23-4。

参考文献：Hill博士等. Clin Infect Dis.43期，1499页，2006

而不同（表23-3）。在所有地区，产肠毒素性大肠埃希菌和肠侵袭性大肠埃希菌是分泌性旅行者腹泻最常分离的病原菌。空肠弯曲菌感染最常见于亚洲地区。

2.场所　日托中心是肠道感染的高发场所。轮状病毒是<2岁的儿童最常见的肠道病原菌，发病率高达75%~100%。贾第鞭毛虫多见于年长儿童，发病率较轮状病毒低。其他常见病原菌多通过粪-口途径传播，诸如志贺杆菌、空肠弯曲菌和隐孢子虫。日托中心儿童感染的特点是家庭成员中会有继发感染患者。

医院同样是肠道感染高发场所。腹泻是医源性感染最常见的表现之一。在美国成年人中，难辨梭菌感染是医源性腹泻的主要病原菌。产酸克雷伯杆菌已经被证明是抗生素相关出血性结肠炎的原因之一。病毒，尤其是轮状病毒，可以在儿科病房中迅速传播。致肠病性大肠埃希菌与育儿室新生儿暴发性腹泻有关。在慢性病治疗中心，每年1/3的老年患者会出现腹泻症状，这其中1/2是由于产细胞毒素的难辨梭菌所致。抗生素治疗可改变肠道正常菌群，引起难辨梭菌繁殖，导致假膜性结肠炎（见第24章）。

3.年龄　全球范围内，<5岁的儿童肠道病原菌感染发病率和病死率最高。母乳喂养的婴儿可以从母体中获得保护性抗体，以此来抵抗污染的食物和水源，然而他们感染的风险在开始进食固体食物后迅速增加。轮状病毒感染十分普遍，绝大多数儿童在出生后的1~2年即会经历。其他在儿童中高发的病原菌包括产肠毒素性大肠埃希菌、肠致病性大肠埃希菌、肠出血性大肠埃希菌、志贺菌、空肠弯曲菌和贾第鞭毛虫。

4.机体免疫状态　机体处于免疫抑制状态会增加急慢性感染性腹泻的风险。细胞免疫缺乏（包括AIDS）的患者是侵袭性肠道病变的高危患者，其病原菌包括沙门菌、利斯特菌和隐孢子虫。低丙种球蛋白血症的患者是难辨梭菌性结肠炎和贾第鞭毛虫感染的高危患者。肿瘤患者于化疗或频繁住院治疗后易感染难辨梭菌。在免疫抑制的患者中，感染性腹泻可以是致命性的，其并发症包括菌血症和转移性播散感染。此外，脱水可以损害肾功能并增加免疫抑制药的不良反应。

5.细菌性食物中毒　如果病史和粪检查提示非炎症性腹泻，且有证据提示同源暴发，进食特定食物和进食后腹泻出现时间可以提示感染病原菌。细菌性食物中毒的病原菌详见表23-4。

释放肠毒素的细菌性疾病，诸如金黄色葡萄球菌或蜡状芽胞杆菌，其潜伏期往往较短（1~6h），持续<12h。绝大多数金黄色葡萄球菌食物中毒往往是食物被人类携带者污染所致。金黄色葡萄球菌可以在一个较宽的温度范围内繁殖，因而如果食物在烹饪后自然冷却并在室温下保存，金黄色葡萄球菌就有机会形成肠毒素。野炊进食土豆沙拉、蛋黄酱和奶油糕点后腹泻暴发是金黄色葡萄球菌性食物中毒的典型情况。腹泻、恶心、呕吐和腹部绞痛是常见的临床表现，而发热相对少见。

蜡状芽胞杆菌可以分泌金黄色葡萄球菌样肠毒素引起短潜伏期的以呕吐为主要表现的肠道感染，或类似于大肠埃希菌肠毒素引起的长潜伏期的以腹泻为主要表现的肠道感染，后者腹泻和腹部绞痛是其典型表现，呕吐相对少见。呕吐型蜡状芽胞杆菌感染多为大米污染所致，这一病原菌在生大米中较为多见，且由于其芽胞具有热抵抗性，因此煮熟后仍能存活。如果大米煮熟后未冷藏保存，芽胞可以繁殖并产生毒素。油炸并不能清除已经产生的热稳定的毒素。

产气荚膜梭菌所致的食物中毒往往也需要一较长的潜伏期（8～14h），多为热稳定性的芽胞污染未完全煮熟的肉类、家禽或豆类。进食后在消化道产生毒素，可引起中重度的腹部绞痛和腹泻，呕吐和发热少见。病程多呈自限性，很少会持续>24h。

并非所有的食物中毒均是由细菌所致。非细菌源性的短潜伏期食物中毒包括在辣椒中发现的辣椒素和在鱼类和甲壳类水深动物中发现的多种毒素。

［实验室检查］　大多数非炎症性腹泻呈自限性或经验性抗生素治疗有效，临床无须明确特定病原菌。常规粪培养不能区别大肠埃希菌感染和肠道正常菌群，而大多是实验室目前尚不能进行肠毒素检查。怀疑霍乱的患者，粪培养需要诸如硫代硫酸盐–枸橼酸盐–胆汁酸盐–蔗糖琼脂（TCBS）或亚碲酸盐牛磺胆酸盐明胶琼脂（TTG）特定的培养基。目前大多数实验室可使用乳胶凝集试验快速筛查大便轮状病毒，反转录聚合酶链反应和特异性酶联免疫技术检测诺瓦克病毒。临床疑诊的贾第鞭毛虫或隐孢子虫感染，粪标本需进行免疫荧光快检测或粪镜检（低敏感性）。

所有院外获得性腹泻伴发热的患者需进行沙门菌、志贺杆菌和空肠弯曲菌的粪培养。沙门菌和志贺杆菌可在非乳糖发酵的MacConkey琼脂上培养，也可在抑制除沙门菌和志贺菌外其他病原菌的沙门菌–志贺菌琼脂或亚硒酸盐增菌液中培养。所有院内获得性腹泻的患者初始需评估难辨梭菌感染，粪培养因其检出率较低而缺乏性价比。快速酶联免疫和乳胶凝集试验可检测难辨梭菌分泌的毒素A和B（见第24章）。粪培养空肠弯曲菌阳性需要新鲜标本在特定培养基、42℃及低氧环境下培养。在美国大部分实验室，大肠埃希菌O157：H7是血性腹泻的主要病原菌。部分实验室可使用血清学分型确定肠道出血性大肠埃希菌感染的具体病株，但也可根据乳糖发酵、吲哚阳性菌株山梨醇MacConkey琼脂山梨醇不发酵（白色菌株）经验性诊断。临床疑诊肠阿米巴的患者，需进行粪抗原快速筛查或粪镜检（低敏感性）。

治疗

对于大多数患者，明确特定病原菌感染对于治疗是非必须的也是不现实的。临床上，完善病史收集、粪检查和脱水严重程度评估后可开始治疗。旅行者腹泻的经验性治疗方案详见表23–5。治疗的主要方法是充分补液。口服补液盐（ORS）革新了霍乱或其他脱水性腹泻的治疗，其作用机制是在存在霍乱毒素的情况下，葡萄糖可促进具有完整黏膜屏障的小肠吸收钠离子和水。口服补液盐的应用将霍乱的病死率从>50%（未接受治疗）降至<1%。临床上有多种口服补液盐的配方。初始的口服补液盐配方是基于对霍乱的治疗，每升水含3.5g氯化钠，2.5g碳酸氢钠，1.5g氯化钾和20g葡萄糖（或40g蔗糖）。这一配方可用于重度霍乱的治疗。然而，大多数分泌性腹泻电解质的丢失

表23–4　细菌性食物中毒

病原菌潜伏期	症状	常见污染食物
1～6h		
金黄色葡萄球菌	恶心、呕吐、腹泻	火腿、家禽、土豆或鸡蛋沙拉、蛋黄酱、奶油蛋糕
蜡状芽胞杆菌	恶心、呕吐、腹泻	炒饭
8～16h		
产气梭状杆菌	腹部绞痛、腹泻(呕吐少见)	牛肉、家禽、豆类、肉汁
蜡状芽胞杆菌	腹部绞痛、腹泻(呕吐少见)	肉类、蔬菜、干豆、谷物
>16h		
霍乱弧菌	水样腹泻	水生贝壳类动物、水
产肠毒素大肠埃希菌	水样腹泻	沙拉、奶酪、肉类、水
肠出血性大肠埃希菌	血性腹泻	牛肉、意大利香肠、未加工的牛奶、生蔬菜、苹果汁
沙门菌属	炎症性腹泻	牛肉、家禽、鸡蛋、奶制品
空肠弯曲菌	炎症性腹泻	家禽、未加工牛奶
志贺杆菌属	痢疾	土豆或鸡蛋沙拉、莴苣、生蔬菜
副溶血性弧菌	痢疾	软体动物、甲壳类动物

表23-5 依据临床症状的旅行者腹泻的相应治疗

临床症状	建议治疗方案
水样腹泻(无血性腹泻，无发热)，每天1~2次不成形便无其他肠道症状	口服补液(口服补液盐、Pedialyte液、Lytren液、矿泉水)和苏打饼干
水样腹泻(无血性腹泻，无发热)，每天1~2次不成形便伴其他肠道症状	水杨酸亚铋(成年人)：30ml或2片(262mg/片)；每30分钟1次，8次；或者洛哌丁胺：首剂4mg，此后每排1次不成形便服用2mg，每天不超过8片（16mg，处方剂量）或4粒（8mg，非处方剂量）；药物可服用2d
水样腹泻(无血性腹泻，无发热)，每天>2次不成形便	抗生素加洛哌丁胺(成年人)
痢疾(血性腹泻)或发热(>37.8℃)	抗生素
呕吐，轻度腹泻	水杨酸亚铋
婴儿(<2岁)腹泻	液体和电解质(口服补液盐、Pedialyte液、Lytren液)；继续喂食，尤其是母乳喂养；中度脱水、发热>24h，血性腹泻或腹泻持续数天须及时就诊

并不像霍乱如此严重，2002年WHO指出低盐低渗透压的口服补液盐效果优于经典的口服补液盐，并且耐受性更好。这一配方每升水含2.6g氯化钠，2.9g柠檬酸钠，1.5g氯化钾和13.5g葡萄糖（或27g蔗糖）。用大米或谷类作为糖类的口服补液盐可能优于以葡萄糖作为糖类的口服补液盐。对于重度脱水或剧烈呕吐不能耐受口服补液盐的患者，可给予静脉乳酸林格液补液治疗。

尽管对于大多数分泌型的旅行者腹泻（病原菌通常为产毒素的或侵袭性大肠埃希菌或弯曲菌），补液治疗、水杨酸亚铋或抗胃肠蠕动药治疗往往有效，但抗生素治疗可以将病程从3~4d缩短至24~36h。改变饮食并不显著缩短疾病病程，肠道益生菌的作用目前也尚存在争议。大多数痢疾（血性腹泻伴发热）患者在明确病原菌之前应进行经验性抗生素治疗（如喹诺酮类或大环内酯类）。志贺杆菌感染的患者需抗生素治疗3~7d。弯曲杆菌感染的患者抗生素治疗同样有效。由于弯曲杆菌对喹诺酮类抗生素的耐药性逐渐增加，尤其是亚洲地区，大环内脂类抗生素如红霉素或阿奇霉素常为首选治疗。

沙门菌感染的治疗必须因人而异。由于抗生素治疗常常延长肠道沙门菌的定植，在青少年、置入假体设备、老年或免疫抑制的患者中，抗生素只应用于有高危沙门菌播散感染的患者。对于临床疑诊肠道出血性大肠埃希菌感染的患者（尤其是儿童）不应使用抗生素。实验室研究发现部分抗生素可诱导志贺毒素的产生，从而加重病原菌分泌志贺毒素。临床研究的结果同样支持实验室的发现。并且抗生素可以将肠出血性大肠埃希菌感染并发溶血尿毒综合征和肾衰竭的风险增加20倍。临床上血性腹泻伴低热或无发热的患者需要考虑肠出血性大肠埃希菌感染可能。

［预防］ 在发展中国家，提高卫生清洁水平以阻断肠道病原菌通过粪-口途径传播可以有效的降低疾病发病率。旅行者可以通过只吃清洁熟食、避免生食蔬菜、沙拉和未剥皮的水果、只喝煮过或消毒过的水来降低腹泻发生率。历史上，只有很少的旅行者能够遵从这些饮食限制。水杨酸亚铋是一种便宜的预防旅行者腹泻的药物，它的服药剂量是每天4次，每次2片（525mg）。治疗3周有效性和安全性尚可，但可能会出现诸如舌一过性变黑和耳鸣的不良反应。一项荟萃分析指出肠道益生菌可以减少15%旅行者腹泻的发生率。预防性使用抗生素，虽然有效，但并不推荐，除非是免疫抑制或基础疾病增加肠道感染风险的患者。预防性使用抗生素的风险包括细菌耐药或者更为严重的侵袭性细菌感染需要短期经验性抗生素治疗。如果具备预防治疗的指征，在诸如拉丁美洲和非洲这些大肠埃希菌感染流行的地区可以使用肠道不吸收的利福昔明。

在世界范围内的，腹泻病死率和并发症促进了对常见肠道细菌和病毒疫苗的研发。一种有效的轮状病毒疫苗已经上市。伤寒杆菌和霍乱弧菌疫苗也已上市，虽然其提供的保护是短效且不完整的。目前尚无经济有效的针对志贺杆菌、产肠毒素性大肠埃希菌、弯曲杆菌、非伤寒沙门菌、诺瓦克病毒或肠道寄生虫的疫苗。

（赖雅敏 译 杨 红 校）

第24章

Chapter 24

艰难梭菌感染，包括假膜性肠炎

Dale N. Gerding　Stuart Johnson

［定义］　艰难梭菌感染（Clostridium difficile infection，CDI）是一类比较特殊的结肠疾病，多与应用抗感染药物及继发正常肠道菌群破坏有关。CDI是最常见的院内获得性腹泻，通过摄入艰难梭菌孢子，植入、繁殖、分泌毒素，最终导致腹泻和假膜性肠炎（pseudomembranous colitis，PMC）。

［病原学和流行病学］　艰难梭菌是一类专属厌氧、革兰阳性、孢子形成的芽胞菌属，其孢子广泛存在于自然界，尤其是医院和慢性护理机构。CDI也多发于抗菌水平高及环境容易受艰难梭菌孢子污染的医院和疗养院。

克拉霉素、氨苄西林和头孢菌素类是第一代与CDI相关的抗生素。二代和三代头孢，尤其是头孢噻肟、头孢呋辛、头孢曲松、头孢他啶，也是常引起CDI的抗生素。最新发现在医院内较多使用的氟喹诺酮类（环丙沙星、左氧氟沙星、莫西沙星）也可引起CDI。青霉素/β-内酰胺酶抑制药（如替卡西林/克拉维酸、哌拉西林/他唑巴坦）出现CDI的风险相对小。然而，所有抗生素包括万古霉素和甲硝唑（最常用于治疗CDI的药物）都有发生CDI的风险。CDI前无抗生素暴露的病例很少。

艰难梭菌是外源性获得的，最常见于医院或疗养院；经常在有症状或无症状患者的粪便中携带。在住院时间超过1周的成年人患者，艰难梭菌的粪便定植率往往>20%；而在社区居民仅为1%~3%。无近期住院史而在社区发病的CDI可能仅占所有病例的不足10%。感染艰难梭菌的风险随着住院时间的延长而增加。粪便中艰难梭菌的无症状携带在健康新生儿中很常见，在6个月内新生儿高达50%，但相关发病者很少。艰难梭菌的孢子被发现存留于环境的表面（有机体可持续存在数月）和不注意手卫生的医院工作人员的手上。医院CDI的流行归因于单一的艰难梭菌菌株，且有多个菌株同时存在。引起CDI的其他危险因素包括高龄、疾病严重程度、胃肠道手术、使用电子直肠体温计、肠内管饲和抗酸治疗。质子泵抑制药（PPI）的应用是可能的危险因素，但这种风险不是很大；也没有足够的证据说明在未使用抗生素的患者中不能应用这类药物。

［病理和发病机制］　产毒素的艰难梭菌孢子被摄入后，可在胃酸环境下存活，在小肠中发芽，定植于下消化道。于下消化道产生两种毒素：毒素A（肠毒素）和毒素B（细胞毒素），这些毒素破坏上皮细胞的屏障功能，导致腹泻和假膜。毒素A是潜在的中性粒细胞趋化因子，两种毒素糖基化Rho亚家族中的GTP结合蛋白（具有调节肌动蛋白细胞骨架的作用）。利用等位基因突变体的毒素基因分子破坏数据表明，毒素B是重要的毒力因子。这种可能性如果得到证实，可能解释由毒素A阴性菌株引起的临床疾病。细胞骨架的破坏导致细胞形态、细胞黏附和紧密连接的缺失，继之出现液体渗漏。第三种毒素是双重毒素CDT，从前仅占6%的菌株，但近来发现是新认识的流行菌株（见“全球的思考”），这种毒素与产气荚膜梭菌毒素相关，它在CDI发病机制中的作用尚未确定。

PMC的假膜局限于结肠黏膜，最初呈现为1~2mm乳黄色斑块。受累黏膜看似无殊，但随着疾病进展，假膜逐渐集结成为较大的假膜斑块，累及整个结肠壁（图24-1）。一般整个结肠均有受累，但有10%的患者直肠不受累。显微镜观察假膜都有黏膜附着点，包括坏死白细胞、纤维蛋白、黏液和细胞碎片。在局部区域上皮细胞被侵蚀破坏，且有中性粒细胞浸润。

以往认为患者体内有艰难梭菌定植，罹患CDI的风险增加。然而4项前瞻性研究发现有艰难梭菌定植的患者反而罹患CDI的风险降低。CDI的发生至少要具备3个条件（图24-2）。第一个条件是要暴露于抗菌药物，才可能导致艰难梭菌感染。第二个条件是暴露于有毒力的艰难梭菌。即使有前两个条件但多数患者不发生CDI，那么第三个条件对CDI的发生就是必要的。可能的第三个条件包括暴露于特殊毒力的艰难梭菌菌株，暴露于抗菌药物尤其是容易导致CDI的药物，以及宿主免疫反应缺陷。与艰难梭菌毒素A反应的宿主记忆血清IgG抗体是最可能的第三个条件，它决定哪些病人可能发展为腹泻，哪些病人保持无症状。在人出生后第1年，大多数人对无症状定植的艰难梭菌毒素产生抗体。婴儿一般不会发生有症状的CDI，因为他们缺乏合

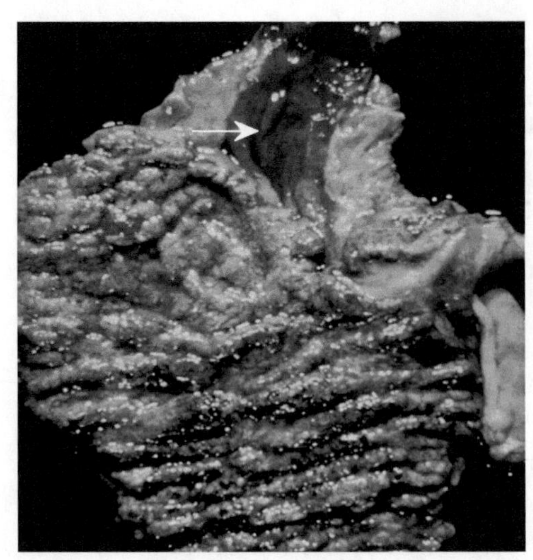

图24-1 尸检标本显示一例假膜性肠炎患者假膜铺满整个盲肠。末段回场亦有受累(箭头所示)

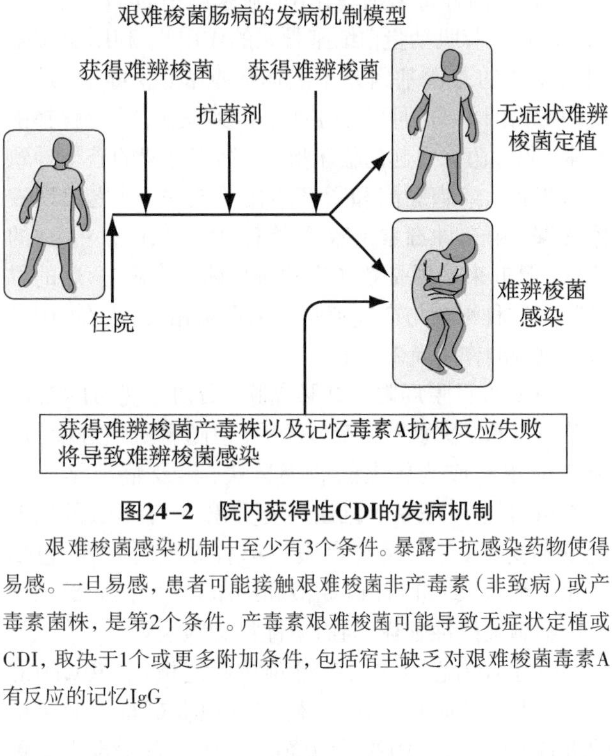

艰难梭菌肠病的发病机制模型

获得难辨梭菌

获得难辨梭菌

抗菌剂

无症状难辨梭菌定植

住院

难辨梭菌感染

获得难辨梭菌产毒株以及记忆毒素A抗体反应失败将导致难辨梭菌感染

图24-2 院内获得性CDI的发病机制

艰难梭菌感染机制中至少有3个条件。暴露于抗感染药物使得易感。一旦易感,患者可能接触艰难梭菌非产毒素(非致病)或产毒素菌株,是第2个条件。产毒素艰难梭菌可能导致无症状定植或CDI,取决于1个或更多附加条件,包括宿主缺乏对艰难梭菌毒素A有反应的记忆IgG

适的黏膜毒素受体(这些受体在以后才会产生)。在成年人,毒素A的血清IgG抗体水平在无症状携带者中高于CDI患者。对发生CDI的患者,治疗中抗毒素A水平的增加与CDI的低复发风险相关。一项临床试验显示,标准治疗+抗毒素A和毒素B单克隆抗体,较标准治疗+安慰剂,复发率降低。

全球的思考: 2000年以来,美国、加拿大和欧洲的CDI发生率和严重程度显著增加。在美国医院,从2000—2005年,CDI的发生率增加了3倍。在蒙特利尔魁北克医院里,CDI发生率较1997年增加4倍,且归因死亡率由1.5%增长为6.9%。在北美、欧洲和亚洲发现的流行菌株是毒素类型Ⅲ,REA类型B1,PCR核酸类型027,脉冲场类型NAP1。这种流行菌株的特点是:①与体外对照菌株相比,其产生毒素A和毒素B的能力增加16~23倍;②存在第三种毒素(双重毒素CDT);③对全部喹诺酮类高水平耐药。新菌株已经且可能继续在医院暴发,它们的出现可能部分解释抗生素的应用模式。

[临床表现] 腹泻是艰难梭菌感染最常见的临床表现。粪便性状几乎无肉眼血便,多为软便、不成形便、水样便,或为黏液便,并有特殊的气味。患者排便次数可每日多于20次。临床和实验室的表现包括28%患者出现发热,22%患者出现腹痛,50%患者出现白细胞增高。当出现麻痹性肠梗阻(X线检查时约20%病例会出现)导致排便停止时,CDI的诊断往往被忽视。在这类患者中提示可能为CDI的线索是难以解释的白细胞增多,一般WBC≥15×10^9/L(15 000/μl)。这部分患者也是出现艰难梭菌感染并发症的高风险人群,尤其是中毒性巨结肠和败血症。

15%~30%的艰难梭菌感染患者在治疗后出现复发,而且这个数字可能还有上升趋势。复发可能为同一菌株的复燃或者新菌株的再感染。CDI复发可能源于治疗CDI抗菌药物导致的正常粪便菌群的破坏。

[诊断] CDI的诊断标准为:①无其他原因可解释的腹泻(每24小时排≥3次不成形便,持续≥2d);②粪便中检测到毒素A或B,通过PCR或培养检测到粪便中产毒素的艰难梭菌,或结肠见到假膜形成。PMC是CDI进展的表现,在艰难梭菌毒素或粪便培养阳性的腹泻患者中有50%左右可在内镜下见到假膜(表24-1)。在危重患者怀疑PMC和急性腹痛时内镜可作为快速诊断工具,但内镜检查阴性不能排除CDI。

尽管临床上有艰难梭菌及其毒素的检测方法,但没有单独的哪一种方法同时具有高敏感性、高特异性和快速性。多数毒素检测的方法(包括ELISA)缺乏敏感性。但也不推荐检测额外大量粪便标本。PCR已经被用于临床诊断,似乎具有快速、敏感和高特异性。如果临床上高度怀疑CDI,即应开始经验性治疗。除非用于流行病学调查,否则不推荐对无症状患者进行检测艰难梭菌。此外,这些检测不推荐用于治疗后随诊,因为很多患者在腹泻停止后仍携带病菌和毒素,检测阳性并不总是预测CDI的复发。因此这些检查不适用于长期在疗养院或护理院住院的患者。

治疗 艰难梭菌感染

1.*初治CDI* 治疗CDI的第一步是尽可能停用

表24-1　艰难梭菌感染（CDI）诊断检测方法的相对敏感性和特异性

检测方法	相对敏感性[a]	相对特异性[a]	说明
粪便艰难梭菌培养	++++	+++	敏感性最高；如果艰难梭菌毒素分离试验阳性，特异性能达到++++；从临床角度，可用于CDI诊断；但实践中培养需要的时间太长
粪便细胞培养细胞毒素试验	+++	++++	临床上可用于CDI的诊断：相对于粪便培养，特异性相对高，敏感性相对低；培养时间长
ELISA法检测粪便毒素A或毒素A+B	++至+++	+++	临床上可用于CDI诊断；快速获得结果，但敏感性低于粪便培养或细胞培养细胞毒素试验
ELISA法检测粪便艰难梭菌普通抗原	+++至++++	+++	检测艰难梭菌和其他粪便微生物中产毒素和非产毒素菌株中的谷氨酸脱氢酶；相对于ELISA法检测毒素，敏感性高，特异性差；获得结果快
PCR法检测粪便艰难梭菌毒素B基因	++++	++++	检测粪便中产毒素艰难梭菌；最新用于临床检测的方法，但较ELISA毒素检测更敏感，特异性与ELISA毒素检测相同
结肠镜或乙状结肠镜	+	++++	如果看见伪膜，即有高度特异性；与其他检测方法比不敏感

a根据临床和实验标准

注：++++，>90%；+++，71%~90%；++，51%~70%；+，~50%

正在使用的抗菌药物。早期研究发现，15%~23%的CDI患者仅停用抗菌药即可缓解。但随着目前流行菌株的出现，对于部分临床迅速恶化的患者，快速启动特异性CDI的治疗已经成为标准治疗。一般治疗包括水化、避免使用抗蠕动药物和阿片类药物（因为可能会掩盖症状、促进病情恶化）。当同时应用万古霉素或甲硝唑时，抗蠕动药物可安全用于轻中度CDI患者。

所有药物，尤其是万古霉素，尽可能口服给药。静脉使用甲硝唑，在急性腹泻期间可获得粪便杀菌药物浓度，可成功治疗CDI。但存在麻痹性肠梗阻时，静脉甲硝唑治疗PMC则无效。在以往的随机试验中，口服万古霉素或甲硝唑的腹泻缓解率≥94%，但最近的4项观察性研究发现甲硝唑的缓解率已经下降到62%~78%。虽然腹泻缓解的平均时间为2~4d，但对甲硝唑的反应可能会更慢。如果药物应用6d无效则宣布治疗失败。基于万古霉素作用时间短，推荐甲硝唑和万古霉素的给药时间至少为10d。美国FDA没有批准甲硝唑用于CDI治疗，但多数轻中度患者对口服甲硝唑500mg，3/d，治疗10d，都是有反应的。对于反应慢者需要延长治疗疗程。随着甲硝唑治疗失败率的增加，一项前瞻、随机、双盲、安慰剂对照研究发现，万古霉素治疗重度CDI要优于甲硝唑。研究中关于严重度的评估包括年龄、实验室指标（体温升高、低白蛋白水平、或白细胞计数升高）、内镜下PMC表现、或在重症监护室治疗CDI。虽然目前还没有有效的严重度评分体系，但对于看起来病情较重的患者启动口服万古霉素的治疗很重要，尤其是血白细胞计数升高（WBC>15×10^9/L）或肌酐≥1.5倍参考值（表24-2）。目前已有关于硝唑尼特、杆菌肽、利福昔明和梭链孢酸治疗CDI的小样本随机试验，但还有待更进一步的研究，且这些药物并没有显示更多的优越性，也没有被FDA批准用于CDI的治疗；日后可能替代万古霉素和甲硝唑成为治疗CDI的药物。

2.复发CDI　总体上，15%~30%CDI患者会出现复发，原因可能为原有病菌的复燃或治疗过程中的再感染。对于年龄>65岁、治疗CDI时仍继续使用抗感染药物以及最初罹患CDI后仍继续住院的患者，CDI复发率更高。有过一次CDI复发经历的患者，二次复发的风险更高（33%~65%）。第一次复发时，再次使用甲硝唑治疗与万古霉素疗效相当（表24-2）。对于复发病例，即使一度被认为是相对轻的患者，现在认为仍有11%风险出现严重并发症（包括休克、巨结肠、穿孔、结肠切除或30d内死亡）。目前对于多次复发的治疗没有标准方案，但应避免长期反复使用甲硝唑，因有潜在神经毒性。治疗选择包括万古霉素+酵母酿酒酵母菌，万古霉素+合成的粪便细菌灌肠，非产毒素艰难梭菌菌株的有意定植。这些生物治疗手段还没有被美国FDA批准。其他治疗措施包括①万古霉素递减给药或隔天脉冲给药，疗程2~8周；②万古霉素（125mg，4/d，疗程10~14d）序贯利福昔明治疗（400mg，2/d，疗程14d）。静脉免疫球蛋白可提供抗艰难梭菌毒素的抗体，也成功用于部分病例。

3.重症有并发症或暴发性CDI　暴发性CDI（快速进展、病情严重）治疗选择很难。暴发性CDI患者往往不出现腹泻，整个起病更像是外科急腹症。重症

CDI可能导致败血症（低血压、发热、心动过速、白细胞升高）。急腹症（伴或不伴有中毒性巨结肠）包括梗阻征象（腹部CT提示肠梗阻，结肠壁增厚和腹水）和外周血白细胞升高（≥20×10^9/L）。在过去2个月内有抗感染药物应用史，不论是否伴有腹泻，在出现急性腹痛、败血症或中毒性巨结肠者都应当想到与CDI鉴别。在无腹泻患者，小心地进行乙状结肠镜或结肠镜发现PMC和腹部CT，是最好的辅助检查手段。

暴发性CDI的药物治疗很难达到满意效果，因为在肠梗阻时口服甲硝唑或万古霉素，药物很难达到结肠（表24-2）。在一些非对照研究中，联合应用万古霉素（鼻胃管给药加上保留灌肠）和静脉甲硝唑有成功的报道；静脉替加环素也在小样本非对照研究中有应用。药物治疗无反应的患者，救命的办法是外科行结肠切除术。如果可能，结肠切除应在血乳酸水平达到5mmol/L之前进行。目前暴发性CDI需要行结肠切除的比率似乎有上升趋势。

［预后］ 以往CDI的病死率在0.6%~3.5%，近来数据显示上升至6.9%，且随着年龄增长而增加。多数患者可恢复，但复发仍很常见。

［预防和控制］ CDI的预防措施包括两类：避免病菌传播给患者；患者已携带病菌但降低CDI的发生风险。临床实践中艰难梭菌的传播可以通过戴手套，减少使用污染的电子体温计和患者房间使用次氯酸盐溶液（漂白剂）进行环境消毒来预防。手卫生很重要，因为乙醇没有杀孢子作用，在CDI暴发单位推荐要洗手。CDI的暴发可以通过严格限制特殊抗生素的使用得以很好的控制（包括克拉霉素、二代和三代头孢菌素）。因耐克拉霉素菌株引起的CDI暴发，在限制克拉霉素使用后，已经得到迅速有效的解决。

表24-2 艰难梭菌感染治疗选择

临床分型	治疗	说明
初治，轻中度	口服甲硝唑（500mg 每日3次，10~14d）	
初治，重度	口服万古霉素（125mg，每日4次，10~14d）	重度指征包括白细胞升高（≥15 000/μl）和肌酐≥1.5倍正常值
初治，重度有并发症或爆发性	万古霉素（500mg口服或经鼻胃管）+甲硝唑（500mg 静脉 每8小时）+可以考虑万古霉素保留灌肠（500mg+100ml生理盐水，保留灌肠，每6~8h）	重度有并发症或暴发性CDI指重症CDI伴有低血压、休克、肠梗阻或中毒性巨结肠。治疗疗程可能要大于2周，取决于治疗反应。也可以考虑静脉使用替加环素（100mg负荷量后每12h 50mg）代替甲硝唑。
第一次复发	同初治	
第二次复发	万古霉素递减或脉冲式给药	典型的递减/脉冲式给药方案：125mg 每日4次，10~14d；然后每日2次，1周；然后每日1次，1周，然后每2~3d 1次，2~8周
多次复发	可以考虑一下治疗选择： （1）重复万古霉素递减/脉冲给药 （2）万古霉素（500mg 每日4次，10d）+酿酒酵母菌（500mg 每日2次，28天） （3）万古霉素（125mg 每日4次，10~14d）；然后停万古霉素，开始利福昔明（400mg 每日2次，2周） （4）硝唑尼特（500mg 每日2次，10d） （5）粪便移植 （6）静脉免疫球蛋白（400mg/kg）	对于治疗复发CDI的唯一对照研究是应用酿酒酵母菌，结果发现与安慰剂相比其疗效接近有统计学意义

（李晓青 译 杨 红 校）

第25章

Chapter 25

腹腔感染和脓肿

Miriam J.Baron　Dennis L.Kasper

腹腔内感染(intraperitoneal infections)的发生通常是因为正常解剖屏障受到破坏。这种解剖屏障的破坏可能发生于阑尾炎、憩室炎或溃疡穿孔；也可能发生于由缺血，肿瘤或炎症(例如炎症性肠病)所导致的肠壁受损；还可能发生于腹腔内相邻器官的炎症过程，例如胰腺炎或盆腔炎性疾病，这种情况的发生于前者可能是因为胰腺胰酶激活，而后者是因为微生物渗漏至腹腔。无论诱因是什么，一旦炎症进展，原来位于肠道内或其他器官的微生物进入正常情况下无菌的腹腔，则可以预见一连串事件即将发生。

腹膜炎

腹膜炎(peritonitis)是危及生命的疾病常常伴有菌血症和脓毒血症。腹腔较大但可区分为不同的部分。横结肠为界可将腹膜腔区分为上腹膜腔和下腹膜腔；大网膜起源于横结肠系膜和胃的下极延续至下腹膜腔。胰腺、十二指肠、升结肠和降结肠位于前腹膜后间隙。肾、输尿管、肾上腺位于后腹膜后间隙。其他器官，包括肝、胃、胆囊、脾、空肠、回肠、横结肠、乙状结肠、盲肠和阑尾位于腹膜腔内。腹膜腔被覆一层浆膜，腹膜腔可作为液体的管道——这个特点可开发用于腹膜透析(图25-1)。正常情况下在腹膜腔内有少量的浆液，这些浆液中蛋白(主要由白蛋白构成)含量<30 g/L，白细胞计数(主要是中性粒细胞)<300×10^6/L。在细菌感染时，白细胞聚集到感染的腹膜腔包括早期的中性粒细胞内流和随后持续的单核细胞迁移。在炎症过程中浸润的白细胞表型主要由炎症部位细胞趋化因子的合成调节。

原发性(自发性)细菌性腹膜炎(primary/spontaneous bacterial peritonitis)

腹膜炎可分为原发性(即没有明显的感染源)和继发性。这两种腹膜炎感染的微生物类型和临床表现是不同的。在成年人，原发性腹膜炎最常见的原因是肝硬化(多由饮酒导致)。但是，成年人原发性腹膜炎同样也见于转移性恶性疾病、坏死后肝硬化、慢性活动性肝炎、急性病毒性肝炎、充血性心力衰竭、系统性红斑狼疮、淋巴水肿以及没有潜在疾病的患者。虽然原发性腹膜炎实质上总是发生于已经有腹水的患者，但通常情况下，原发性腹膜炎并不常见，它仅仅发生于≤10%的肝硬化患者。原发性腹膜炎的原因目前还不十分清楚，但是目前认为它与患有肝疾病患者微生物的血行播散以及已改变的门脉循环导致正常过滤功能的缺陷有关。腹水是细菌很好的培养基，细菌在腹水中数量将增加。肝硬化患者腹水中补体级联蛋白水平低于其他原因所致腹水中补体级联蛋白的水平。在进展期肝病患者，其中性粒细胞的调理素特性和吞噬特性均下降。原发性腹膜炎的临床表现不同于继发性腹膜炎。最常见的临床表现是发热，有报道发热出现在高达80%的患者。腹水被发现但实际上总是早于感染。急性出现的腹痛，体格检查发现腹膜刺激征有助于诊断，但是没有出现上述症状和体征并不能除外这一常见且易忽略的诊断。对于临床可疑的患者，非定位症状(例如

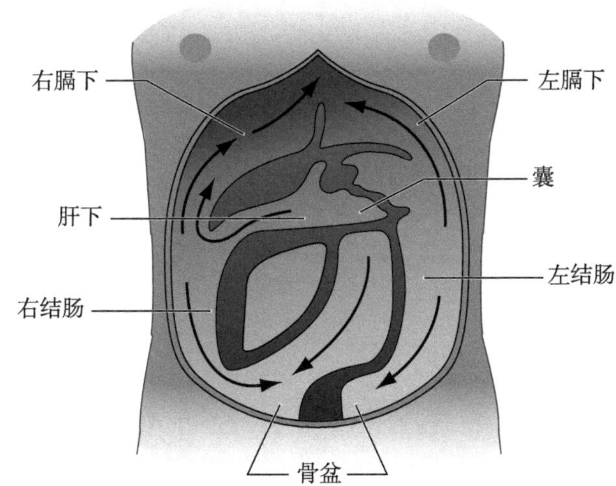

图25-1　腹膜间隙，显示液体循环和脓肿形成的潜在间隙

这些间隙较其他部位更容易存积浆液或脓液。这些间隙包括盆腔(腹腔最低点)，右膈下和左膈下间隙，以及右肝下间隙-位于肝右叶下方区域，为仰卧位时脊柱旁沟最低点。将膈下间隙分隔为左右两部分的肝镰状韧带，可作为感染蔓延的一个屏障，因此，不容易出现双侧膈下感染

全身乏力，疲劳或肝性脑病）而没有另一明确的病因也应提出原发性腹膜炎的诊断考虑。对于任何有腹水和发热的肝硬化患者进行腹水检查是非常重要的。依据Conn的诊断标准（http://jac.oxfordjournals.org/cgi/content/full/47/3/369），腹水中中性粒细胞>250×10^6/L（250/μl）则可诊断原发性腹膜炎。这一标准并不适用于继发性腹膜炎的患者（详见后面的章节）。原发性腹膜炎感染的病原菌也是独特的。虽然肠源性革兰阴性杆菌如大肠埃希菌最常遇到，革兰阳性的微生物如链球菌、肠球菌甚至肺炎球菌有时也能遇到。在原发性腹膜炎，一个单一的微生物常常被分离出来。厌氧菌在原发性腹膜炎中较继发性腹膜炎少见，在继发性腹膜炎中常见含厌氧菌的混合菌丛。事实上，如果怀疑原发性腹膜炎，而在腹水中再次发现包括厌氧菌在内的多种微生物，那么诊断应当重新考虑，同时寻找继发性腹膜炎的感染源。

原发性腹膜炎的诊断并不容易。它取决于要除外原发性腹腔内感染源所致的感染。增强CT有助于确认是否存在腹腔内感染源。从腹水中培养出致病菌可能较为困难，推测可能因为致病菌的数量较少。但是，如果把10ml腹水直接放入血培养瓶进行培养，阳性率可能得以提高。既然菌血症常常伴随原发性腹膜炎发生，因此应同时进行血培养。非特异的影像学检查有助于诊断原发性腹膜炎。期望通过腹平片显示腹水。对于有腹痛的患者应进行胸部和腹部的影像学检查以除外腹腔内有无游离气体，腹腔内游离气体是穿孔的信号（图25-2）。

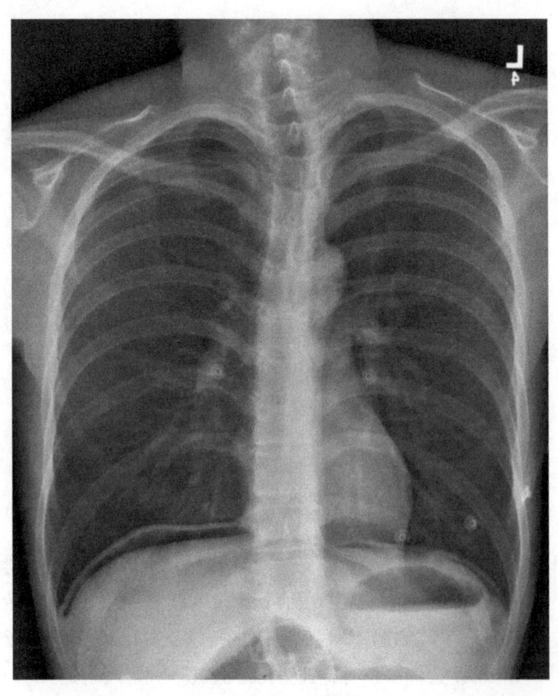

图25-2 气腹

正位胸片发现膈下游离气体，提示肠穿孔及所致的腹膜炎

治疗 原发性腹膜炎

原发性腹膜炎的治疗原则主要依据从血液或腹水中分离培养出的微生物。对于导致原发性腹膜炎的细菌，腹水的革兰细菌涂片结果常常为阴性。因此，在培养结果出来前，治疗应该覆盖革兰阴性需氧杆菌和革兰阳性球菌。第三代头孢菌素例如头孢噻肟（2g，8h 1次，静脉使用）可经验性的用于疾病中等程度患者的初始治疗。广谱抗生素，例如青霉素/β-内酰胺酶抑制药复合制剂（如哌拉西林/他唑巴坦，3.375g，6h 1次静脉用于肾功能正常的成年人）或也可选择头孢曲松（2g，1/d，静脉使用）。经验性治疗并不需要覆盖厌氧菌。在感染微生物被确认后，治疗药物的抗菌范围应缩小到仅针对特异的致病微生物。原发性腹膜炎的患者通常在72h内对适当的抗生素治疗有效。如果临床症状迅速缓解且血培养阴性，抗菌治疗可仅使用5d，但对于有菌血症和临床症状缓解较慢的患者，抗生素的疗程可能需要延长至2周。对于治疗后腹水中白细仍持续较高的患者应及时寻找更多的诊断。

［预防］

1.一级预防 一个观察性研究提出质子泵抑制药的治疗可能增加原发性腹膜炎发生的风险。但目前还无前瞻性研究阐述避免使用质子泵抑制药是否能预防原发性腹膜炎的发生。

2.二级预防 原发性腹膜炎的复发率较高。高达70%的患者在1年内会复发。抗生素的预防使用将这一复发率降至20%以下，同时提高患者的短期存活率。对于肾功能正常的成年人患者，预防方案包括氟喹诺酮类（环丙沙星，每周750mg；诺氟沙星，400mg/d）或复方磺胺甲噁唑（一个双倍治疗强度的药物，每日1片）。但是，在这种情况下长期使用广谱抗生素会增加严重葡萄球菌感染的风险。

继发性腹膜炎（secondary peritonitis）

当腹腔内器官内容物流出导致细菌污染腹膜，则会导致继发性腹膜炎的发生。继发性腹膜炎的病原菌几乎都是混合菌群，其中革兰阴性杆菌和厌氧菌均占主导地位，尤其是在污染来源是结肠时。在感染的早期，当机体做出抑制感染的反应，包含纤维蛋白和中性粒细胞的渗出物被发现。在这一阶段的早期死亡原因主要因为革兰阴性杆菌败血症和严重的内毒素血症。革兰阴性杆菌，尤其是大肠埃希菌，是最常见的血培养病原菌，但是脆弱拟杆菌菌血症也常发生。腹痛的严重程度和临床病程取决于发病的起始事件。腹水中培养出的病原菌因起始事件的来源和这个部位的正常菌丛分布而不同。继发性腹膜炎的病因主要分为化学性刺激和（或）细菌感染。例如，只要患者没有胃酸缺乏，一旦发生胃溃疡穿孔将释放低pH的胃内容物，这将作为一种化学刺激物刺激腹膜。胃内的正常菌丛与口咽分布的菌丛种类一致，但菌丛数量较低。因此，与阑尾穿孔相比，一个胃溃疡穿孔导致的细菌负荷是可以忽略的。屈氏韧带以下的结肠正常菌群，每克粪包括10^{11}厌氧菌，但是仅有10^8需氧菌。因此，厌氧菌种类占到细菌种类的99.9%。结肠内容物（pH 7~8）的泄露不会导致严重的化学性腹膜炎，但是因为含有大量的细菌数量会导致严重的腹腔感染。

依赖于起始事件的不同，继发性腹膜炎可能出现局部症状——例如，胃溃疡穿孔导致上腹痛。而对于阑尾炎（见第22章），最初的临床症状常常是非特异的，可以表现为脐周不适和恶心，随之而来，数小时后疼痛常常会逐渐集中在右下腹。非常见部位的阑尾（包括盲肠后位）会进一步让临床表现复杂化。一旦感染已播散至腹膜腔，尤其是累及壁层腹膜，由于壁层腹膜由广泛神经支配，则疼痛将加重。患者常躺着不动，取屈膝体位，以避免牵拉到腹膜腔的神经纤维。咳嗽和打喷嚏均会增加腹膜腔内的压力，因此会导致剧烈的疼痛。对于继发性腹膜炎，疼痛可能局限于最初病变的器官或感染器官，也可能不局限于上述部位。继发性腹膜炎的患者通常在腹部检查会有异常发现，表现为明显的自主和非自主的腹部肌紧张。接下来就会发现压痛，尤其是反跳痛。除此之外，这些异常体征常常定位在初始发病部位。通常情况下，患者会出现发热，伴有明显的白细胞升高和中性粒细胞核左移。

虽然对于继发性腹膜炎，腹水培养找病原菌比原发性腹膜炎更容易，但是通常不会选择对继发性腹膜炎的患者放腹水。除非涉及外伤的患者，需要腹腔穿刺以迅速除外腹腔内积血的可能。如果患者血流动力学稳定，应进行急诊检查（例如腹部CT）寻找腹腔感染的原因；而对于血流动力学不稳定的患者则可能需要在没有前期影像学结果时进行外科干预。

治疗　继发性腹膜炎

继发性腹膜炎的治疗包括早期使用特别针对需氧革兰阴性杆菌和厌氧菌的抗生素（稍后讨论）。轻到中度的患者许多覆盖这些细菌的抗生素都可以选择作为治疗药物，包括广谱青霉素/β-内酰胺酶抑制药的复合制剂（例如替卡西林/克拉维酸盐，3.1g，4~6h 1次静脉注射），头孢西丁（2g，4~6h 1次静脉注射）或氟喹诺酮的组合（例如，左氧氟沙星，750mg，24h 1次静脉注射）或第三代头孢菌素（如头孢三嗪2g，24h 1次静脉注射）加甲硝唑（500mg，8h 1次静脉注射）。在监护室的患者应接受在重症监护病房应接受亚胺培南（500mg，6h 1次静脉注射），美罗培南（1g，8h 1次静脉注射）或多药联合的治疗，如氨苄西林加甲硝唑加环丙沙星。肠球菌和念珠菌在混合感染中的作用是有争议的。继发性腹膜炎常常需要外科干预解决起始病因，同时也需要抗生素治疗早期的菌血症，降低脓肿形成和伤口感染的发生率，防止感染的远处播散。虽然外科手术很少用于原发性腹膜炎的患者，但它可能挽救继发性腹膜炎的患者的生命。重组人活化蛋白C能降低严重败血症患者的病死率，因此可能对部分继发性腹膜炎的患者有益。

腹膜炎可能作为外科手术的并发症发生。这些感染可能伴随局部疼痛和（或）非局部症状如发热，乏力，纳差和毒性症状。作为一个非社区获得性感染，术后腹膜炎可能与如葡萄球菌，革兰阴性院内微生物菌群的细菌，以及前述可能导致原发性腹膜炎和继发性腹膜炎的病原菌均相关。

持续门诊腹膜透析（CAPD）患者相关的腹膜炎（peritonitis in patients undergoing CAPD）

第3种类型的腹膜炎为正在经历持续门诊腹膜透析患者发生的腹膜炎。原发性腹膜炎和继发性腹膜炎的感染源均为体内细菌，与之不同的是，CAPD相关腹膜炎的感染源常常涉及皮肤的微生物。此种感染的发病机制与导管相关血流感染的发病机制类似，皮肤微生物可沿导管迁移入体内，导管可作为感染的入口点，同时导管作为一个异物也发挥了一定的作用。CAPD相关腹膜炎可能伴随也可能不伴随出口处或隧道感染。与原发性腹膜炎相似，CAPD相关腹膜炎通常由单一病原菌导致。事实上，腹膜炎是停止CAPD治疗最常见的原因。CAPD仪器设备设计的改良，尤其是Y型连接器的改良，导致CAPD相关腹膜炎的发生率从每9个月1例下降到每24个月1例。

CAPD相关腹膜炎的临床表现类似于继发性腹膜炎，常见临床表现为弥漫性疼痛和腹膜刺激征。透析液通常是浑浊的，每微升含有>100个白细胞，其中中性粒细胞占到50%以上。最常见的病原菌为葡萄球菌，葡萄球菌感染见于该种类型腹膜炎中约45%的患者。从历史上看，凝固酶阴性的金黄色葡萄球菌是这类感染中最常见的病原菌，但最近这类细菌导致感染的比例在降低。与鼻腔未携带金黄色葡萄球菌的患者相比，鼻腔携带金黄色葡萄球菌的患者更易发生这种细菌的感染，同时这种细菌也是明显出口部位感染最常见的病原菌。革兰阴性杆菌和真菌例如念珠菌也被发现。耐万古霉素的肠球菌和对万古霉素中介的金黄色葡萄球菌也被报道能导致CAPD相关腹膜炎。如果在透析液培养中找到超过1种以上细菌则要考虑继发性腹膜炎的可能。与原发性腹膜炎一致，用血培养瓶进行透析液细菌培养会提高阳性率。为了便于诊断，在细菌培养前应对几百毫升已去除的透析液进行离心浓缩。

治疗　CAPD相关腹膜炎

对于CAPD相关腹膜炎的经验性治疗应覆盖金黄色葡萄球菌、凝固酶阴性的葡萄球菌以及革兰阴性杆菌，直到获得透析液细菌培养结果。2005年发表的指南建议各医疗中心可根据各自单位细菌耐药的经验选择治疗方案。在某些医疗中心，选择第一代头孢菌素如头孢唑林（针对革兰阳性菌）和氟喹诺酮或第三代头孢菌素如头孢他啶（对于革兰阴性细菌）可能是合理的。在另一些具有耐甲氧西林金黄色葡萄球菌高感染率的医疗中心，应使用万古霉素替代头孢唑林，同时针对革兰阴性菌的治疗应选择抗菌谱更广的抗生素。针对中毒症状明显的患者和出口部位感染的患者，尤其应考虑使用包括万古霉素在内的广谱抗细菌的治疗。可选择负荷剂量腹腔内给药，剂量的确定依赖于透析方法和患者的肾功能。抗生素的给药方案可选择持续性给药（如每次交换）或间隙性给药（如每天1次，以允许的剂量在腹膜腔中持续至少6h）。如果患者病情较重，静脉使用抗生素应根据患者肾衰竭的严重程度来确定合适的剂量。经验性的治疗方案应迅速起效；如果患者在治疗后48～96h仍无反应，则应考虑拔除导管。

结核性腹膜炎（tuberculous peritonitis）

结核性腹膜炎的产生源于腹腔淋巴结破裂和腹腔内结核感染器官结核菌的直接播散或结核的血行播散。如果结核性腹膜炎同时合并肝硬化则诊断困难。对于结核性腹膜炎，腹水穿刺提示蛋白含量高和较多淋巴细胞的渗出。腹水涂片和细菌培养通常阳性率较低，但是腹膜活检通常能通过找到典型的干酪样坏死的肉芽肿和快速抗酸染色阳性而确立诊断。

腹内脓肿（intraabdominal abscesses）

腹膜腔内脓肿（intraperitoneal abscesses）

无论是否存在明显的革兰阴性细菌败血症，未治疗的腹膜炎易出现脓肿形成，但这并不致命。在脓肿形成的动物模型，需氧和厌氧的混合菌群被植入腹腔。没有针对厌氧菌的治疗，动物模型将出现腹腔脓肿。正如在人类中观察到的一样，这些动物模型形成的脓肿可能点缀在腹膜腔，位于大网膜和肠系膜内，或者甚至发生在内脏器官的表面和里面，例如肝。

［发病机制与免疫］ 关于脓肿代表的是疾病状态还是机体的免疫反应常常存在分歧。在某种意义上，脓肿代表了这两个方面：虽然一个脓肿是有活力的细菌在局部形成的感染，中性粒细胞被包含在纤维囊内，脓肿同时也是机体将致病微生物限制在局部以防止远处播散的过程。在任何情况下，脓肿会导致明显的症状，有脓肿的患者可能病情较重。实验研究有助于说明宿主细胞和细菌毒力因子均对脓肿的形成有作用，最显著的例子就是脆弱拟杆菌。这种细菌，虽然仅占正常结肠菌群种类的0.5%，却是最常见导致腹腔感染的厌氧菌，尤其有脓肿时更明显，同时也是最常见的厌氧血培养病原菌。因此，根据临床表现，脆弱拟杆菌似乎是唯一致命的。此外，脆弱拟杆菌单独作用即可导致腹腔感染动物模型形成腹腔脓肿，但是其他大多数杆菌种类必须与兼性微生物协同作用才能诱导脓肿形成。

在已确定的几个脆弱拟杆菌的毒力因子中，有一个是关键：细菌表面发现的荚膜多糖复合物（CPC）。CPC至少由8种不同的表面多糖组成。这些多糖的结构分析显示由相反电荷的糖构成一个不寻常的基序。具有这些两性离子特征的多糖，如多糖A（PSA），引起机体在腹腔内出现将细菌局限在脓肿的反应。在体外实验中发现脆弱拟杆菌和PSA黏附原代间皮细胞；这种黏附会反过来刺激腹腔巨噬细胞产生肿瘤坏死因子α（TNF-α）和细胞间黏附分子1（ICAM-1）。虽然脓肿的特征包括中性粒细胞，但脓肿诱导的过程依赖于由这些独特的两性多糖导致的T淋巴细胞激活。激活的$CD4^+$T淋巴细胞分泌白细胞吸附因子和趋化因子。补体的替代途径和纤维蛋白原也参与形成脓肿。

虽然CPC的抗体能提高脆弱拟杆菌的血流清除，但$CD4^+$T细胞在对脓肿的免疫反应中是非常关键的。当皮下使用这种药，脆弱拟杆菌的PSA具有免疫调节特性，刺激$CD4^+$调节性T细胞通过白介素（IL）2依赖的途径产生IL-10。IL-10下调炎性反应，从而防止脓肿形成。

［临床表现］ 在所有的腹腔脓肿中，74%是腹膜腔内或腹膜腔后脓肿而不是内脏脓肿。大多数腹膜腔内脓肿源于结肠来源的粪便溢出，例如阑尾炎。脓肿也能来源于其他病程。它们常常在腹膜炎进展的数周内形成，而且被发现可能位于腹腔内不同的部位——从网膜到肠系膜，盆腔到腰大肌，膈下空间到内脏器官，例如肝，同时脓肿可形成于内脏的表面或里面。阑尾周围和憩室脓肿发生常见。憩室脓肿最不可能破裂。女

性生殖道感染和胰腺炎也是最常见的导致脓肿的原因。当脓肿发生于女性生殖道——无论是原发感染（例如卵巢输卵管的脓肿）或其他感染延伸至盆腔或腹膜——分离培养的微生物中脆弱拟杆菌最常见。在正常阴道菌群中，脆弱拟杆菌的数量并不多。例如，在没有相关脓肿的盆腔炎症疾病和子宫内膜炎中，脆弱拟杆菌通常不太常见。胰腺炎中由于具有破坏作用的胰酶漏出，炎症非常显著。因此，临床表现例如发热，白细胞增多，甚至腹痛都不能区分是胰腺炎本身的症状所致还是胰腺炎并发症如胰腺假性囊肿、胰腺脓肿（见第48章）或腹腔内脓液聚集所致。尤其是坏死性胰腺炎，胰腺局部感染率可能高达30%，CT引导下细针穿刺可用于取样培养。许多医疗中心使用强效抗生素治疗坏死性胰腺炎。亚胺培南常用于治疗坏死性胰腺炎，因为它在胰腺组织中可达到高浓度（虽然它在这方面不是唯一的）。对于急性坏死性胰腺炎的病例，如果细针穿刺抽吸出感染液体，大多数专家均认为手术优于经皮穿刺引流。急性胰腺炎后期出现假性囊肿感染，多半与胰腺坏死无关，治疗可通过 手术或经皮导管引流联合恰当的抗生素。

［诊断］ 扫描技术明显方便了腹腔内脓肿的诊断。腹部CT可能阳性率最高，但是超声对于右上腹、肾和盆腔的病变也非常有用。铟标记的白细胞和镓均倾向聚集在脓肿，这对于寻找脓肿的部位是非常有帮助的。虽然镓在肠道内被吸收，但是铟标记的白细胞可能对于显示肠道附近的脓肿阳性率稍高。但是，无论铟标记的白细胞扫描或镓扫描都不能作为确定诊断的依据。如果通过这两种扫描已确定一个可能异常的区域，那么需要后续进行一些其他更特异的检查，例如CT来明确诊断。紧邻憩室或包含于憩室内的脓肿尤其难以通过扫描检查诊断。少数时候，钡剂灌肠可能检测出其他检查方法不能诊断的憩室脓肿，但是如果怀疑肠穿孔则不能使用钡剂。如果一种检查结果阴性，第二种检查有时可能显示脓肿。虽然CT出现以来剖腹探查术已较少使用，但是在少数情况下，如果根据临床表现强烈怀疑腹腔脓肿仍然必须进行剖腹探查术。

治疗 腹膜腔内脓肿

对于腹腔脓肿（包括腹膜腔内脓肿）的处理流程见图25-3。腹腔感染的治疗涉及确定感染的原发灶，使用覆盖感染灶相关病原菌的广谱抗生素，如果确定有1个或多个脓肿形成进行脓肿引流。通常情况下，抗生素只是脓肿引流和（或）外科手术处理腹腔脓肿潜在病变或过程的辅助治疗。对于大多数腹腔脓肿，采取某种形式的脓肿引流常常是必需的，与此不同，憩室炎相关的脓肿常常在憩室破裂后自行引流，所以这种类型脓肿并不需要常规外科干预。

多数药物对需氧革兰阴性杆菌显示出较好的效果。既然腹腔内脓毒症患者的病死与革兰阴性细菌菌血症相关，所以针对腹腔感染的经验性治疗常常需要包括能足以覆盖革兰阴性需氧，兼性及厌氧菌的抗生素。即使临床标本难以培养出厌氧菌，仍应选择覆盖厌氧菌的治疗方案。经验性抗生素的治疗应与前述所讨论的继发性腹膜炎一致。

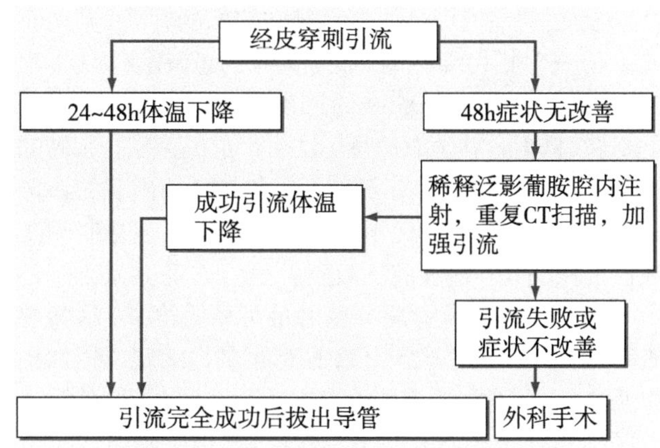

图25-3 经皮穿刺引流腹腔脓肿处理流程

同时使用抗生素治疗

内脏脓肿（visceral abscesses）

1.肝脓肿（liver abscesses） 肝是最容易发生脓肿的器官。在一项540例腹腔内脓肿的研究中，26%是内脏脓肿。肝脓肿占总数的13%，或内脏脓肿的48%。肝脓肿可能是单发或多发；肝脓肿可能来源于细菌的血行播散或腹膜腔内邻近部位感染的局部播散。过去，阑尾炎穿孔和稍后的感染扩散是肝脓肿最常见的原因。现在，与胆道相关的疾病是最常见的原因。肝门静脉炎（化脓性肝门静脉血栓形成），常常源于盆腔感染但是有时也源于腹膜腔内其他部位的感染，是细菌播散到肝另一个常见的原因。

发热是肝脓肿最常见的临床症状。部分患者，尤其是胆道相关疾病的患者，表现出定位在右上腹的症状和体征，包括疼痛、肌紧张、深压痛，甚至反跳痛。非特异的症状，如寒战、厌食、体重下降、恶心和呕吐也见于肝脓肿。但是，只有50%的肝脓肿患者表现为肝大、右上腹压痛、或黄疸；因此，一半的肝脓肿患者没有与肝相关的症状或体征。不明原因的发热（FUO）可能为肝脓肿唯一的临床表现，尤其是老年患者。腹部尤其是右上腹的查体应成为任何FUO诊断流程的一部分。最可靠的实验室检查结果是血清中升高的碱性磷酸酶水平，见于70%的肝脓肿患者。肝功检查的其他结果均可能正常，但是50%的患者有血清胆红素的升高，48%的患者有门冬氨酸氨基转移酶的升高。其他实验室检查包括白细胞增多见于77%的患者，贫血（常为正细胞，正色素）见于50%的患者，低蛋白血症见于33%的患者。同时合并菌血症见于1/3～1/2的患者。肝脓肿的诊断有时可通过胸片得到提示，尤其是新出现的右侧膈肌的抬高。其他有提示意义的检查结果包括右侧基底段的浸润和右侧胸腔积液。

影像学检查是诊断肝脓肿最可靠的检查。这些检查包括超声、CT（图25-4），铟标记的白细胞或镓扫描以及MRI。可能需要多种检查方法明确诊断。肝脓肿培养的细菌种类因原因不同差别较大。由于胆道疾病造成肝感染的病例，肠道革兰阴性需氧杆菌和肠球菌是常见的菌株。除非之前做过手术，厌氧菌一般不会见于因为胆道感染而造成的肝脓肿。相反，由于盆腔或其他腹腔内感染源造成的肝脓肿，一个同时包括需氧菌和厌氧菌的混合菌群是常见的。脆弱拟杆菌是最常分离培养的细菌。血行播散感染的病例，常常只会遇到单一的细菌；这种细菌可能是金黄色葡萄球菌或链球菌如*S.milleri*。从引流部位获得的培养结果对于确定感染的病因并不可靠。肝脓肿也可能由白念珠菌所致。这种类型的肝脓肿通常发生于接受化疗的癌症患者，肝脓肿继发于真菌血症，同时常常发生于在经历一段时间白细胞减少后白细胞恢复时。阿米巴肝脓肿常见（见第32章）。超过95%的阿米巴肝脓肿患者阿米巴血清检测为阳性；因此，阴性结果有助于除外诊断。

治疗　肝脓肿

（图25-3）脓肿引流，无论是经皮引流（将一个猪尾导管保持在固定位置）或外流引流，是腹腔脓肿治疗的主要方法（包括肝脓肿），但目前对于单用内科药物治疗细菌性肝脓肿的关注在增加。经验性治疗肝脓肿的药物与腹腔内败血症和继发性腹膜炎的药物一致。通常情况下，应在经验性治疗开始前进行血培养和诊断性脓肿内容物抽吸，然后在革兰染色和培养结果出来后再进行相应抗生素的调整。没有进行明确脓肿引流的病例通常需要更长时间抗生素治疗。

皮下引流与开放的外科手术引流比较，前者的平均住院时间是后者的2倍，但是这两种治疗方案中患者发热的时间和病死率是一致的。尽管采用皮下引流，病死率仍然较为明显，平均15%。有些因素能预测皮下引流方法的失败，所以这类病例可能倾向于在初始治疗时就选择外科干预。这些预测因子包括出现多个较大脓肿；脓肿内容物黏稠可能堵塞导管；相关疾病（如胆道疾病）需要手术治疗；或经皮引流4～7d后缺乏临床反应。念珠菌肝脓肿的治疗常常采用初始两性霉素B或两性霉素脂质体，随后序贯氟康唑的治疗方案。在某些病例，也可使用单用氟康唑的治疗方案［6mg/（kg·d）］——如临床稳定的患者，其细菌培养结果显示对该药敏感。

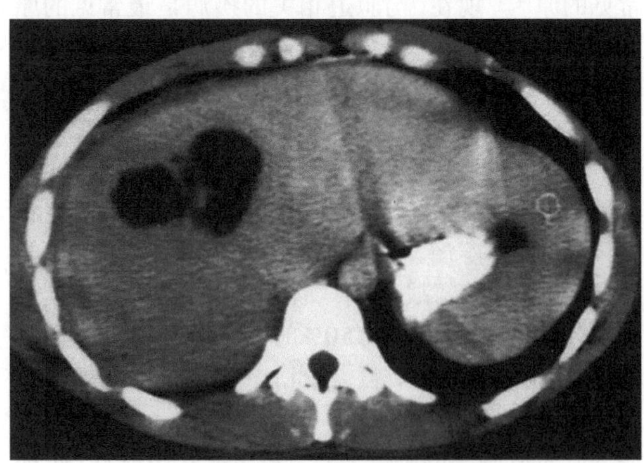

图25-4　多腔肝脓肿CT扫描

多个及多腔肝脓肿比单发肝脓肿更为常见

引自：B Lorber等. Atlas of Infectious Diseases, Vol Ⅶ: Intra-abdominal Infections, Hepatitis, and Gastroenteritis. Philadelphia, Current Medicine, 1996: 图1.22.)

2.脾脓肿（splenic abscesses）　脾脓肿远少见于肝脓肿。根据不同医疗中心尸检的结果，脾脓肿的发生率为0.14%～0.7%。脾脓肿的临床表现和分离培养的病原菌通常不同于肝脓肿。临床上要高度警惕脾脓肿的发生，因为如果不及时治疗这种疾病常常是致命的。即使在最近发表的文献中，37%的病例仅在尸检时才被诊断。虽然脾脓肿偶尔源于邻近部位感染的播散或脾的直接外伤，感染的血行播散致脾脓肿更常见。细菌性心内膜炎是脾脓肿最常见的感染源。脾脓肿可发生于接受广泛免疫抑制治疗的患者（尤其是累及脾的恶性疾病）和患有血红蛋白病或其他血液系统疾病（尤其是镰状细胞贫血）的患者。

虽然大约50%的脾脓肿患者表现为腹痛，但是这些腹痛的病例中，仅有50%的患者疼痛会定位在左上腹。脾增大见于约50%的病例。发热和白细胞增多常见；对于一个这样的病例，从出现发热到诊断脾脓肿平均大约需要20d。左侧胸部体格检查可能发现异常听诊，胸片检查结果可能显示左侧肺浸润或左侧胸腔积液。腹部CT扫描是最敏感的检测方法。超声也可诊断脾脓肿但敏感性稍低。肝-脾扫描或镓扫描也有助于诊断。链球菌是脾脓肿分离培养最常见的细菌种类，其次是金黄色葡萄球菌（推测可能与心内膜炎相关）。有报道显示脾脓肿分离培养出革兰阴性需氧菌的发生率在增加；这些细菌通常源于尿道感染，及其相关的菌血症，或源于另一个腹腔内感染源。沙门菌非常常见，尤其是患有镰状细胞血红蛋白病的患者。在最大的菌群研究中，厌氧菌仅占到了分离培养菌的5%，但是"无菌脓肿"的报道也可能提示厌氧菌检测手段不适合。

治疗 脾脓肿

由于研究显示脾脓肿病死率高，所以脾切除术辅以抗生素治疗历来被认为是治疗脾脓肿的标准方案，同时也是治疗复杂，多房脓肿或多个脓肿的最佳方案。但是，对于某些单个，较小（<3cm）的脾脓肿病例，经皮引流能起到较好的治疗效果，同时对于手术风险较高的患者也适用。接受脾切除术的患者应该接种针对荚膜细菌的疫苗（肺炎链球菌、流感嗜血杆菌、脑膜炎奈瑟球菌）。成功治疗脾脓肿最关键的因素是早期治疗。

3.肾周和肾脓肿（perinephric and renal abscesses） 肾周和肾脓肿并不常见：前者仅占约住院患者的0.02%，在Altemeier's报道中540例腹腔脓肿患者中有约0.2%伴有肾脓肿。在抗生素问世前，多数肾和肾周脓肿来源于血行感染，常常使长时间的菌血症更恶化，此时，金黄色葡萄球菌是最常见的致病菌。现在，与之相反，>75% 的肾周和肾脓肿来源于尿路感染。感染从膀胱上移至肾，在脓肿发生前先有肾盂肾炎的发生。细菌可直接侵入从肾髓质到肾皮质的肾实质。肾内局部血管通道也可能促进病原菌的转移。肾实质内脓肿区域的进展可能破溃至肾周间隙。肾和肾上腺被一层肾周脂肪所包围，肾周脂肪又依次被肾筋膜包围，肾筋膜向上延伸至膈肌向下延伸至盆腔脂肪。延伸至肾周间隙的脓肿可能经由肾筋膜进入腰大肌或腹横肌，进入前腹膜腔，向上进入膈下间隙，或向下进入盆腔。在所有与肾周脓肿进展相关的危险因素中，最重要的因素是并发肾结石阻塞尿道。在肾周脓肿的患者中，20%～60%有肾结石。其他尿道结构的异常，之前泌尿外科手术史，创伤和糖尿病也被确认为危险因素。

肾周脓肿和肾脓肿最常见的病原菌是大肠埃希菌、变形杆菌和肺炎克雷伯菌。大肠埃希菌是结肠菌群中最常见的需氧菌，在尿道似乎具有独特的毒性特征，包括促进与尿路上皮细胞黏附的因素。变形杆菌的尿素酶分解尿素，因此为细菌繁殖创造了更碱性更适宜的环境。变形杆菌常见与大尿路结石相关，大尿路结石由碱性环境中硫酸镁沉淀所导致。这些结石是尿路感染反复发作的病因。虽然肾周脓肿或肾脓肿病原菌常为单一细菌种类，有时也发现病原菌为多个细菌种类。如果尿液培养未被尿道周围的细菌污染，且尿液培养发现病原菌超过1个种类，在鉴别诊断时应考虑肾周脓肿或肾脓肿的可能。在膀胱憩室的病例，尿液培养病原菌也可能是多种细菌。

念珠菌也能导致肾脓肿。这种真菌可通过血流播散至肾或从膀胱上移至肾。后者感染途径的标志是输尿管被大型真菌球阻塞。

肾周脓肿和肾脓肿的临床表现是相当非特异的。腰痛和腹痛常见。至少50%的患者出现发热。疼痛可能涉及腹股沟或腿，尤其在感染扩散时。肾周脓肿的诊断，像脾脓肿的诊断一样，常常被延迟，所以在某些医院，肾周脓肿的病死率虽然比过去稍低，但仍然较高。当一个患者表现为肾盂肾炎的症状和体征，在治疗4～5d后仍然发热，则应高度考虑肾周脓肿或肾脓肿的可能。此外，当尿培养结果为多种细菌，当患者有肾结石史，或者当尿培养阴性但发热和脓尿同时存在，这些情况均应考虑肾周脓肿和肾脓肿的可能。

肾超声和腹部CT是最有用的诊断手段。如果诊断肾或肾周脓肿，应除外肾结石，尤其尿液高pH提示分解尿素细菌存在时。

治疗 肾周和肾脓肿

与腹腔其他脓肿的治疗相似，肾周和肾脓肿的治疗包括脓液引流和针对病原菌的抗生素治疗。对于肾周脓肿，经皮穿刺引流常常是成功的。

4.腰大肌脓肿（psoas abscesses） 腰大肌也是脓肿发生的部位。腰大肌脓肿可能源于血行感染，也可来源于腹腔或盆腔邻近部位感染的播散，或来源于附近骨性结构感染的播散（例如椎体）。与腰大肌脓肿相关的骨髓炎非常常见，因为感染可从骨骼播散至肌肉或从肌肉播散至骨骼。当结核性脊柱炎常见时，结核分枝杆菌是腰大肌脓肿常见的病原菌。目前在美国，无论是金黄色葡萄球菌或包括肠源性需氧和革兰阴性厌氧的混合细菌是腰大肌脓肿常见的病原菌。当腰大肌脓肿源于血行播散或邻近骨髓炎的播散，金黄色葡萄球菌是最常见的病原菌；当腰大肌脓肿源于腹腔或盆腔，病原菌最有可能为混合性肠道菌群。患腰大肌脓肿的患者常常表现为发热，下腹部疼痛或背痛，或累及髋部或膝盖的疼痛。CT是最有用的诊断技术。

治疗 腰大肌脓肿

腰大肌脓肿的治疗包括外科手术引流和针对致病菌的抗生素治疗方案。

5.胰腺脓肿（pancreatic abscesses） 见第48章。

（李 攀 译 杨 红 校）

第26章

Chapter 26

幽门螺杆菌感染

John C. Atherton　Martin J. Blaser

［**定义**］　全世界约50%的人在一生中会出现胃部幽门螺杆菌定植。该微生物的定植是消化性溃疡（见第14章）、胃癌和胃黏膜相关淋巴组织（mucosa-associated lymphoid tissue，MALT）淋巴瘤（见第49章）的主要危险因素。根除幽门螺杆菌使消化性溃疡的治疗方案发生变革，大部分患者得以痊愈。同时也是低级别胃MALT淋巴瘤的一线治疗方案。虽然根除幽门螺杆菌对于胃癌的治疗无益，但预防幽门螺杆菌定植可预防胃癌变和消化性溃疡。不过也有越来越多的证据提示终身幽门螺杆菌定植可预防胃食管反流病（gastroesophageal reflux disease，GERD）的并发症如食管腺癌的发生。近期的研究关注幽门螺杆菌定植是否为一些胃外疾病的危险因素，以及是否可预防某些疾病如哮喘和肥胖的发生。

［**病原体**］　幽门螺杆菌是一种革兰阴性杆菌，至少已在人类体内定植50 000年，而且很可能将一直伴随人类的进化。它生活在胃黏液中，其中一小部分细菌附着在黏膜上，极少部分可能进入细胞或穿透胃黏膜；分布并不均一。它的螺旋外形和鞭毛使其能在黏液中运动。它具有多种耐酸机制，其中最重要的是通过高表达尿素酶来催化尿素水解产生具有中和作用的氨。在体外，幽门螺杆菌是一种微需氧、生长缓慢、需要复杂生长培养基的微生物。1997年以来发表的一些全基因测序的结果对其生物学的认识提供了新的进展。

一小部分胃螺杆菌感染不是幽门螺杆菌，很可能是动物传染病。这些非幽门螺杆菌感染是否致病仍存在争议。对于免疫缺陷的宿主，一些非胃（肠）螺杆菌属感染可出现类似弯曲杆菌感染的临床特征，具体将在第29章介绍。

［**流行病学**］　在美国和其他一些发达国家幽门螺杆菌在成年人中的发生率约30%，而在大部分发展中国家超过80%。在美国，其发生率随年龄而不同：60岁人群定植率约50%，30岁约20%，儿童<10%。幽门螺杆菌通常是在儿童时期获得的。该年龄相关性主要是基于出生队列效应。幽门螺杆菌在成年人时期自发获得或消失并不常见。其他幽门螺杆菌定植的主要危险因素包括环境拥挤和母系定植。目前发达国家儿童的低感染率，至少部分是由于母系定植的减少和抗生素使用的增加。

人类是幽门螺杆菌唯一的重要宿主。儿童可从他们父母（多为母亲）或其他儿童获得该病原体。虽然粪-口传播和口-口传播途径哪个更常见尚不明确，但从呕吐物和胃食管反流物中比从粪便中更易培养出幽门螺杆菌。

［**病理和发病机制**］　幽门螺杆菌定植会诱发胃的组织反应，即慢性浅表性胃炎，包括单核细胞和多核细胞在黏膜中的浸润（胃炎这个词主要用于描述组织学特点；但也用以描述内镜和临床表现，后者与显微镜下表现或是否有幽门螺杆菌无关）。尽管幽门螺杆菌具有多种预防过度激活免疫系统的适应机制，但定植仍会伴发大量持续的免疫反应，包括局部及全身抗体的产生和细胞免疫。然而这些反应并不足以清除细菌，这一定程度上可能是因为幽门螺杆菌能下调免疫系统，来促进自己的生存。

大部分幽门螺杆菌定植者没有临床反应。是否发病与下述因素有关：菌株差异、宿主疾病易感性和环境因素。

很多幽门螺杆菌致病因子在一些与疾病相关的菌株中更常见。cag岛是一组编码细菌分泌系统的基因，该系统可使一种特殊的蛋白CagA易位到上皮细胞内。CagA会影响宿主的信号传导，诱导增生、细胞骨架和炎性改变；一部分胃部表达CagA的转基因小鼠可出现胃癌。这个分泌系统也能使肽聚糖细胞壁的可溶成分易位到胃上皮细胞内；这些成分可被细胞内紧急细菌受体Nod1识别，该受体可刺激促炎细胞因子释放增强胃部炎症。消化性溃疡或胃癌患者cag阳性菌株定植更常见。分泌的幽门螺杆菌蛋白VacA有多种存在形式。含活性形式的菌株在消化性溃疡或胃癌患者更常见。其他增加疾病风险的细菌因子包括黏附素如BabA和SabA，以及不完全特征基因如dupA。

疾病最特征的宿主因素是增强激活固有免疫反应的基因多态性，如细胞因子基因和编码细菌识别蛋白（如Toll-like受体，TLR）基因的多态性。例如，定植宿主的白介素1（IL-1）基因多态性在感染幽门螺杆菌时会合成大量该细胞因子，从而增加胃癌的风险。此外，环境辅助因素也很重要。吸烟会增加幽门螺杆菌阳性个体的溃疡和癌症的风险。高盐饮食和腌制食物增加癌症风险，富含抗氧化剂和维生素C的食物具有保护作用。

胃炎的形式与疾病风险相关。胃窦为主的胃炎与十二指肠溃疡关系最密切，而全胃炎与胃溃疡和腺癌相关。这种差别可能解释了为什么虽然有幽门螺杆菌定植，但十二指肠溃疡后期出现胃癌的风险不高。

目前胃内定植导致十二指肠溃疡的机制已越来越清楚。幽门螺杆菌诱导的炎症可减少分泌生长抑素的D细胞的数目。生长抑素可抑制胃泌素的释放，因此幽门螺杆菌阳性者较阴性者的胃泌素水平高，导致胃体部食物诱导分泌的胃酸增加，而胃窦为主的胃炎中仅轻度炎症。虽然胃酸分泌增多如何增加十二指肠溃疡风险仍存争议，但其有利于十二指肠溃疡患者形成有潜在保护作用的胃上皮化生。十二指肠胃上皮化生可被幽门螺杆菌定植，继而出现炎症和溃疡。

胃溃疡和胃癌的病理机制尚不十分明确，虽然两者在全胃炎和胃体为主的胃炎中更常见。前文提到的激素改变依然存在，但在胃体炎症时虽然存在高胃泌素血症，但胃酸分泌减少。胃溃疡通常发生在胃窦和胃体交界的黏膜，该区域尤其容易发生炎症。胃癌很可能是因为DNA损伤的积累和异常上皮细胞克隆的存活。DNA损伤主要是因为炎症细胞释放活性氧和氮类，可能与其他在胃酸减少的环境中存活的细菌有关。纵向分析同一患者数年的胃活检标本显示常见的肠型胃腺癌患者的确会按照简单胃炎、胃萎缩、肠上皮化生和癌变的顺序演变。而弥漫型胃腺癌则直接由慢性胃炎发展而来。

［临床表现］　基本上所有幽门螺杆菌定植者都会出现胃组织反应，但只有不到15%的患者发生疾病，包括消化性溃疡、胃癌或胃淋巴瘤（图26–1）。

全世界范围，80%以上的十二指肠溃疡和60%以上的胃溃疡与幽门螺杆菌定植相关［见第14章，虽然阿司匹林和非甾体抗炎药（NSAIDs）所致的溃疡正逐渐增多，尤其是在发达国家］。幽门螺杆菌促进溃疡形成的主要证据包括：①其定植是溃疡形成的危险因素；②无幽门螺杆菌定植者很少发生非NSAIDs所致的溃疡；③根除幽门螺杆菌可以显著降低溃疡复发；④幽门螺杆菌感染的沙鼠实验模型可出现胃溃疡。

前瞻性的巢式病例对照研究显示幽门螺杆菌定植是远端（非贲门部）胃腺癌发生的危险因素（见第49章）。长期感染的实验沙鼠亦可出现胃腺癌。而且，幽门螺杆菌的感染与原发性胃淋巴瘤相关。很多起源于MALT的低级别胃B细胞淋巴瘤受T细胞增殖驱使，而后者由幽门螺杆菌抗原刺激所致；幽门螺杆菌抗原驱使的肿瘤在根除幽门螺杆菌后部分或完全缓解，但需长期监测。

很多患者有上消化道症状，但胃镜表现正常（称为“功能性或非溃疡性消化不良”；见第14章）。由于幽门螺杆菌的广泛存在，一些患者可能存在定植。根除幽门螺杆菌较空白对照可使稍多（7%）患者症状缓解。究竟

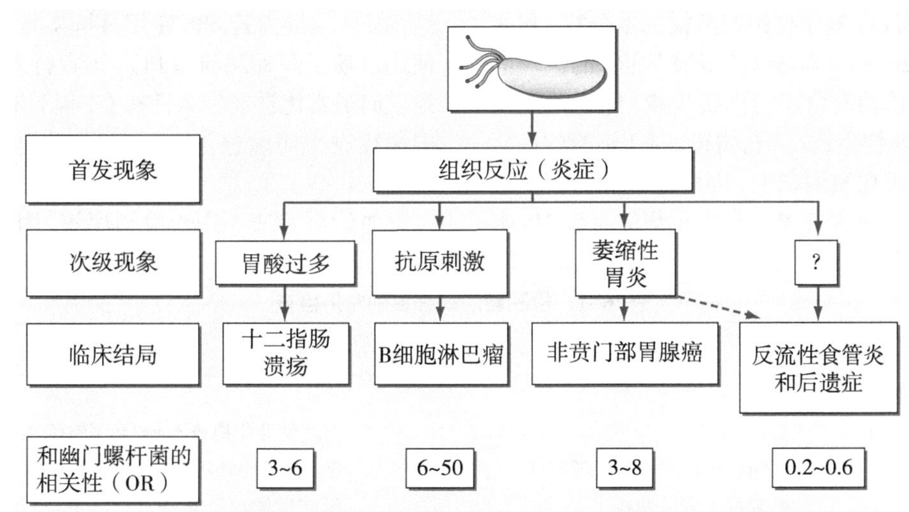

图26–1　图解发达国家幽门螺杆菌定植与上消化道疾病的关系

基本上所有幽门螺杆菌定植者都会出现宿主反应，即通常所说的慢性胃炎。宿主与特定菌群相互作用的类型决定了临床结局。幽门螺杆菌定植会增加消化性溃疡、非贲门部胃腺癌和B细胞非霍奇金胃淋巴瘤的终身风险［总体比值比（OR）>3］。相反，越来越多的证据显示，幽门螺杆菌定植（尤其是cagA阳性菌株）对食管腺癌和癌前病变如Barrett食管有保护作用（OR<1）。在发达国家，消化性溃疡（非NSAIDs相关）和非贲门胃癌的发生率逐渐下降，但食管腺癌的发生率正快速增长［修改自MJ Blaser.Hypothesis: The changing relationships of Helicobacter pylori and humans: Implications for health and disease.J Infect Dis, 1999（179）: 1523.with permission］

上述患者是消化性溃疡，做内镜时正处于缓解期，还是的确为对幽门螺杆菌治疗有效的一小部分功能性消化不良患者，尚不清楚。

很多学者关注幽门螺杆菌可能对GERD（第13章）、Barrett食管和食管腺癌、胃贲门腺癌有保护作用。主要的证据包括：①胃幽门螺杆菌定植率的下降与上述情况增多之间存在短暂的相关性；②大多数研究显示幽门螺杆菌（尤其是有促炎症反应的cagA+菌株）在食管疾病患者中的定植率明显低于对照组。这种保护机制可能包括幽门螺杆菌诱导的胃酸分泌减少。在个体层面，根除幽门螺杆菌治疗后GERD的症状可能减轻、加重或不变。因此，当存在根治幽门螺杆菌的治疗指征时，不因存在GERD而改变治疗决策。

幽门螺杆菌在其他胃部疾病的作用被认识。其可能是自身免疫性胃炎和恶性贫血的始动因素，也可通过隐性失血和（或）胃酸分泌减少和铁吸收减少导致一些患者铁缺乏。此外，很多胃外的疾病与幽门螺杆菌定植相关，虽然因果的证据没有那么充分。一些小规模研究显示，抗幽门螺杆菌治疗可使特发性血小板减少性紫癜患者的血小板回升甚至正常。其与缺血性心脏病和脑血管疾病可能存在重要关联，但更受争议。但是，如果把混杂因素考虑在内，这些相关性的强度就会削弱；大部分权威认为这之间不存在因果关系。近期研究显示，cagA+幽门螺杆菌与儿童起病的哮喘、枯草热和特应性疾病呈负相关。幽门螺杆菌定植仅是一个标记，还是对上述疾病有保护作用尚不明确。

［诊断］ 检测幽门螺杆菌的检查可分为两类：侵入性检查（需要胃镜，基于胃组织活检标本分析）和非侵入性检查（表26-1）。对于无“报警”症状的年轻消化不良患者初始诊治时常不行内镜检查，但对于老年患者常用于除外恶性疾病。若行胃镜，基于活检的最简便检查是活检组织尿素酶试验，即取1块大的或2块小的胃窦活检标本放入含有尿素和指示剂的凝胶中。幽门螺杆菌中所含的尿素酶会使pH改变，从而导致变色，该反应常在数分钟内完成，但可能需要24h。活检标本的组织学检查也很准确，通过采用特殊染色（如改良吉姆萨染色或银染）理想地观察到该微生物。若在胃窦和胃体同时取活检，组织学检查可获得更多信息，包括炎症、萎缩和化生的程度和范围。微生物培养最特异但不够敏感，因为幽门螺杆菌分离困难。一旦被培养出来，可通过革兰染色的典型形态及氧化酶、过氧化氢酶和尿素酶试验来证实。而且可以明确微生物对抗生素的敏感性，这对临床诊治困难的病例帮助很大。有时活检标本中会含有非幽门胃螺杆菌，其尿素酶试验仅弱阳性。这类细菌的确诊需组织学上见到其典型的紧密长螺旋结构。

非侵入性幽门螺杆菌检查适用于无需内镜除外胃癌的患者。其中准确性最高的是尿素呼气试验。患者饮一杯含无放射性核素^{13}C标记的尿素溶液，然后再对着一个管子吹气。如果存在幽门螺杆菌尿素酶，尿素会被水解，并在呼出的气体中检测到被标记的二氧化碳。另一个简单的检查是粪抗原试验，更方便且可能会比尿素呼气试验更便宜，但一些对比研究显示其准确性稍差。明确有无幽门螺杆菌最简单的检查是通过ELISA或免疫印迹的方法检测血清中的特异性IgG抗体。上述检查的准确性可以做到等同其他诊断方法，但很多商业化检查特别是快速办公室检测效果并不理想。

尿素呼气试验、粪抗原检测和基于活检的检查可用于评估疗效（图26-2）。但由于这些检查依赖于幽门螺杆菌的载量，所有治疗后4周以内可能会出现假阴性。而且，4周内若同时使用过抗生素或铋剂，或2周内使用过质子泵抑制药（PPI），不宜行上述检查。在评估疗效时通常优选非侵入性检查；但若有胃溃疡，需重复内镜检查来明确愈合情况，并通过组织学标本来排除胃癌。

血清学检查不用于检测疗效，因为幽门螺杆菌特

表26-1 检测幽门螺杆菌的常用检查

检查	优点	缺点
侵入性检查（基于内镜活检）		
活检组织尿素酶试验	快速，简单	有些商业化检查不满24h不够敏感
组织学	可能能提供更多组织学信息	敏感性依赖经验和特殊染色
培养	明确抗生素敏感性	敏感性依赖经验
非侵入性检查		
血清学	便宜和方便；不受抗生素和质子泵抑制药的影响	不能用于治疗后的早期随诊；有些商业化试剂盒不够准确；准确性均劣于呼气试验
^{13}C尿素呼气试验	较内镜便宜和简便；可用于随诊疗效	需空腹；不如血和粪便检查方便
粪抗原试验	便宜和方便；可用于随诊疗效；可用于儿童	有文化背景的人可能不喜欢；准确性稍劣于呼气试验，尤其是在用于评估疗效时

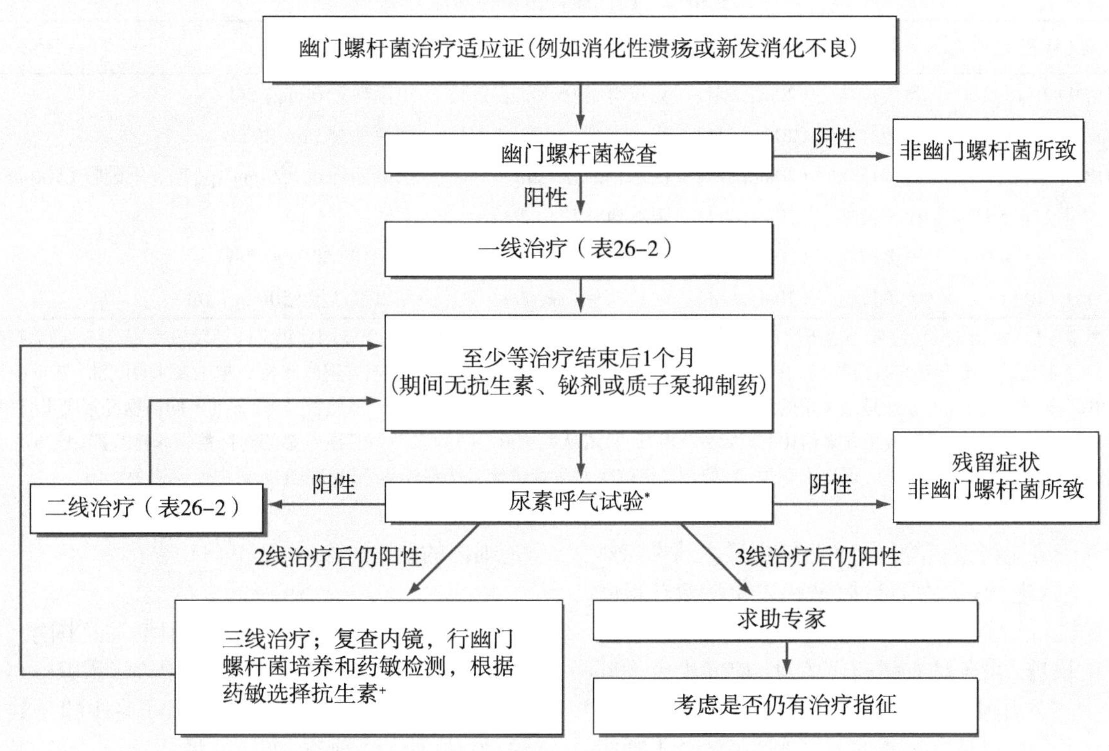

图26-2　图解幽门螺杆菌感染的处理

*有时候，治疗后随诊时会用内镜和基于活检的检查替代尿素呼气试验。这些有创检查的主要适应证是胃溃疡；这种情况下，与十二指肠溃疡不同，明确愈合情况，并除外胃腺癌可能非常重要；+有些学者现在经验性采用三线方案，在此列举了其中几种

异性抗体滴度下降太慢，无法满足实际运用。

治疗　幽门螺杆菌感染

最明确的治疗指征是幽门螺杆菌相关的十二指肠或胃溃疡和低级别胃B细胞淋巴瘤。既往有溃疡病史，无论当下溃疡是否活动，均需清除幽门螺杆菌来减少复发风险（表26-2）。目前很多指南推荐未经调查单纯消化性不良患者在非侵入性诊断后给予根治幽门螺杆菌；其他指南也推荐用于治疗功能性消化不良，因为7%的患者可能获益（相比空白组）。有明确胃癌家族史的个体需根治幽门螺杆菌以降低癌症风险。目前不推荐幽门螺杆菌普遍的社区筛查和治疗来作为胃癌和消化性溃疡的初级预防，主要是因为治疗幽门螺杆菌是否减少非感染者的胃癌风险尚不明确。目前最大的随机对照研究（在中国开展）显示随诊7年，癌症风险并未降低，尽管随后的亚组分析无胃萎缩或肠化生组有所改善。其他研究发现治疗后癌症风险降低，但其疗效在不同人群中并不明确，有待更大规模的前瞻性干预研究证实。不推荐无症状人群治疗幽门螺杆菌的其他原因包括①使用多种抗生素的不良反应（很常见，且少数情况会很严重）；②幽门螺杆菌和其他同时携带细菌的抗生素耐药性；③其他健康人可能会更加焦虑，特别是如果治疗失败；④虽然总体来讲治疗幽门螺杆菌不影响GERD的症状和严重程度，但的确有一部分患者治疗后会出现GERD症状。

虽然幽门螺杆菌在体外对很多抗生素敏感，但单药治疗通常无效，可能是因为定植区域的抗生素量不足。单药治疗的失败推动多药方案的产生，其中最成功的是三药和四药联合。首先这些方案在很多试验中幽门螺杆菌根治率在90%以上；但是近年来主要抗生素的耐药性越来越常见，导致很多常用方案的幽门螺杆菌根治率仅75%～80%。目前常用的方案为包含PPI或枸橼酸铋雷尼替丁和2～3种抗生素治疗7～14d（表26-2）。目前仍在研究方案优化以提高疗效。随着研究进展和国家对个体化治疗的推动以满足局部抗生素耐药谱和经济需要，指南很可能也会更新。成功治疗幽门螺杆菌的两个最重要因素是患者的依从性和幽门螺杆菌对使用的药物尚无耐药。依从性不佳导致治疗失败很常见，且常导致对甲硝唑或克拉霉素的获得性耐药。应向患者提供书面指导，解释药物的低不良反应，以确保依从性的重要性。克拉霉素和甲硝唑耐药越来越被关注。克拉霉素耐药相对少见，但如果出现，常导致治疗失败。幽门螺杆菌对甲硝唑耐药相对更常见，但仍可能被含甲硝唑的方案清除，只

表26-2 幽门螺杆菌推荐治疗方案

方案（疗程）	药1	药2	药3	药4
方案1：OCM（7~14d）(1)	奥美拉唑(2)（20mg，2/d）	克拉霉素（500mg，2/d）	甲硝唑（500mg，2/d）	
方案2：OCA（7~14d）(1)	奥美拉唑(2)（20mg，2/d）	克拉霉素（500mg，2/d）	阿莫西林（1g，2/d）	
方案3：OBTM（14d）(3)	奥美拉唑(2)（20mg，2/d）	次水杨酸铋（2/d）	盐酸四环素（500mg qid）	甲硝唑（500mg，3/d）
方案4d：序贯（5d+5d）(4)	奥美拉唑(2)（20mg，2/d）	阿莫西林（1g，2/d）		
	奥美拉唑(2)（20mg，2/d）	克拉霉素（500mg，2/d）	替硝唑（500mg，2/d）	
方案5e：OAL（10d）(5)	奥美拉唑(2)（20mg，2/d）	阿莫西林（1g，2/d）	左氧氟沙星（500mg，2/d）	

（1）荟萃分析显示治疗14d疗效稍优于治疗7d。但是，就人群而言治疗7d已有很高成功率，因此仍常选择较短疗程。（2）奥美拉唑可用其他任何一种等效剂量的质子泵抑制药替代；在方案1和2中，可用雷尼替丁铋剂替代。（3）该方案的支持数据主要来自欧洲，基于使用了次枸橼酸铋和甲硝唑（400mg，3/d）。这是最常用的二线方案。（4）该方案的支持数据来自欧洲。虽然2个5d疗程的不同药物经常序贯给用，但目前证据显示该方法并无获益。因此4联方案给10d或许效果相当，且依从性更好。（5）该二线/三线方案的支持数据来自欧洲。该方案在经常使用喹诺酮的地方疗效可能要打折扣。理论上来说，在使用广谱抗生素后难辨梭状芽胞杆菌感染高发的人群中也应避免使用

是清除效率可能稍差。治疗前评估抗生素耐药性当然很好，但不常进行；因为需行内镜和黏膜活检获得幽门螺杆菌进行培养，而大部分微生物实验室不擅长幽门螺杆菌培养。由于没有耐药性信息，应向患者询问既往抗生素使用史（即使很遥远）；尽可能避免曾经使用的药物，特别是克拉霉素（如曾用于治疗上呼吸感染）。若初始幽门螺杆菌治疗失败，可采用两种策略中一种（图26-2）。最常用的策略是选择其他药物再次经验性治疗，多用四药联合（表26-2）。若再次治疗失败，理论上需进行耐药性检测，虽然常采用三线经验性治疗。

清除非幽门胃螺杆菌可采用单用铋剂或三药方案。但是由于缺乏临床试验，尚不清楚是治疗成功还是细菌的自然清除。

［预防］ 携带幽门螺杆菌是发达国家（与消化性溃疡和胃腺癌相关）和发展中国家（胃腺癌可能是导致中老年人癌症病死更常见原因）关注的公共健康问题。如考虑广泛预防，疫苗是最佳选择，动物免疫实验已获得理想结果。然而幽门螺杆菌已经和人类宿主共同进化超过数千年，在人群层面上预防或根除其定植可能会引起明显不良反应。例如，终身缺乏幽门螺杆菌是GERD并发症（包括食管癌）的危险因素。我们推测幽门螺杆菌的消失可能会增加其他新兴的与目前西方生活方式相关疾病的风险，包括哮喘、肥胖和2型糖尿病。

（阮戈冲 译 李 玥 校）

第27章

Chapter 27

沙门菌病

David A. Pegues　Samuel I. Miller

沙门菌属细菌高度适应人和动物体内的生存环境，可引起一些疾病。血清型伤寒沙门菌（S.typhi）和副伤寒沙门菌（*S.paratyphi*）仅感染人类，引起伤寒。其他血清型［非伤寒沙门菌（nontyphoidal*Salmonella*，NTS）］可在各种动物胃肠道内定植，包括哺乳动物、爬行动物、鸟类和昆虫。超过200种血清型对人有致病性，常引起胃肠炎，与局部定植和（或）菌血症有关。

［病因］　该革兰阴性杆菌隶属于肠杆菌科，包括2个种：肠道沙门菌（包含6个亚种）和邦哥沙门菌。肠道沙门菌亚种Ⅰ包含几乎所有对人致病的血清型。按照目前沙门菌命名系统，完整国际名称肠道沙门菌种肠道亚种伤寒血清型（*S.entericasubspecies entericaserotype typhimurium*）可简称为沙门菌种伤寒血清型（*Salmonella* serotype *typhimurium*）或简称伤寒沙门菌（*S.typhimurium*）。

7个沙门菌亚种可进一步根据菌体O抗原（脂多糖LPS细胞壁成分），表面Vi抗原（仅限于伤寒沙门菌和副伤寒沙门菌C）和鞭毛H抗原划分为超过2500个血清型。简便起见，大部分沙门菌的血清型以发现城市命名，而血清型也常用作种名。

沙门菌是一种革兰阴性无芽孢兼性厌氧菌，大小（2～3）μm×（0.4～0.6）μm。沙门菌最初是在实验室根据生长特性发现的。沙门菌，和其他肠杆菌一样，糖酵解会产生酸，能分解硝酸盐，但不合成细胞色素氧化酶。此外，所有沙门菌［除了鸡/鸡白痢沙门菌（*S.gallinarum-pullorum*）］都通过周身鞭毛运动，所有沙门菌（除了伤寒沙门菌）在糖酵解是会产生气体（H_2S）。值得一提的是只有1%临床分离株能酵解乳糖；必须高度警惕这部分罕见的乳糖酵解临床分离株。

虽然所有的表面抗原血清型均可用于命名，但大部分实验室只通过一些简单的凝集试验来定义O抗原血清组，分别命名为A，B，C1，C2，D和E。约99%的人和其他恒温动物的沙门菌感染是由这6个血清组所致的。分子分型手段，包括脉冲场凝胶电泳和聚合酶链反应（PCR）指纹，已用于区分沙门菌常见血清型菌株的流行病学研究。

［发病机制］　所有沙门菌感染都始于摄入病原体，最常见的包括污染的水和食物。感染剂量为10^3～10^6集落生成单位（colony-forming unit）。减少胃酸度（年龄<1岁，摄入抗酸药，或胃酸缺乏症）或肠黏膜完整性（炎症性肠病，既往胃肠道手术史，或因服用抗生素致肠道菌群紊乱）都会增加沙门菌感染的易感性。

一旦伤寒沙门菌和副伤寒沙门菌达到小肠，就会进入肠黏膜层，穿过肠壁，通过巨噬M细胞定居在Peyer淋巴结中。沙门菌可诱导正常非巨噬上皮细胞形成膜皱褶。这些皱褶会伸长，通过细菌介导的内吞作用（*bacteria-mediated endocytosis*，*BME*）将黏附的细菌装入大囊泡中。BME是一种通过专门的细菌分泌系统（Ⅲ型分泌）将沙门菌蛋白直接转运到上皮细胞胞质内的过程。这些细菌蛋白介导了摄取沙门菌所需的肌动蛋白细胞骨架的改变。

伤寒沙门菌和副伤感沙门菌穿过小肠上皮层，引起肠（伤寒）热后，被巨噬细胞吞噬。这些沙门菌通过感知那些可引起被吞噬细菌调节系统改变的环境信号来适应巨噬细胞的抗菌环境。例如，PhoP/PhoQ（最有特征的调节系统）可刺激外膜蛋白的表达，介导LPS的修饰，从而细菌表面改变，来抵抗杀菌活动，并可能改变宿主细胞的信号通路。而且，沙门菌可编码另一个Ⅲ型分泌系统来直接转运细菌蛋白穿过吞噬体膜进入巨噬细胞胞质中。该分泌系统可改变包含沙门菌的囊泡，来促进细菌的存活和复制。

一旦被吞噬，伤寒沙门菌就会随巨噬细胞沿着淋巴管扩散到全身，定植在网状内皮系统（肝、脾、淋巴结和骨髓）。在这个初始潜伏期，患者往往几乎没有症状和体征。包括发热和腹痛在内的症状和体征，多是因为细菌复制达到一定数量，其产物被固有免疫受体识别，刺激巨噬细胞和上皮细胞分泌细胞因子所致。之后，随着单核细胞的招募和对伤寒沙门菌特异的获得性细胞免疫反应，可能会出现巨脾。在初始定植或感染后数周，单核细胞和淋巴细胞招募到Peyer淋巴结会导致Peyer淋巴结增大和坏死，这可能是因为细菌产物促进细胞凋亡和炎症反应。

和伤寒热不同（以单核细胞浸润到小肠黏膜为特点），非伤寒沙门菌胃肠炎（NTS gastroenteritis）以大量多形核白细胞（PMN）浸润小肠和大肠黏膜为特点。该反应是由白介素8（IL-8）（沙门菌定植并将细菌蛋白转运至宿主细胞胞质内后刺激肠道细胞分泌的一种很强的中性粒细胞趋化因子）诱导引起。中性粒细胞分解和释放有毒物质可能会导致肠黏膜损伤，可引起炎症性腹泻。

伤寒热（肠热病）

伤寒热（肠热病）是一种以发热和腹痛为特点的全身性疾病，由伤寒沙门菌和副伤寒沙门菌感染所致。该疾病临床表现与伤寒症类似，故最初被称为伤寒热。但是到18世纪早期，伤寒热在病理上被明确定义为以Peyer淋巴结和肠系膜淋巴结增大为基础的独特疾病。1869年，根据感染部位，提出另一个名称肠热病来区分伤寒热和伤寒症。但是现在，这两个名称可互换。

［流行病学］ 不同于其他沙门菌血清型，伤寒热的病原体（伤寒沙门菌和甲型、乙型、丙型副伤寒沙门菌）除了人类，无其他已知宿主。

经食物和疫水传播（被患者或无症状慢性携带者的粪便污染）最常见。男性伴侣之间的性传播曾被报道。医护人员在与感染者接触后或处理临床标本和培养物时偶尔会感染肠热病。

随着食品加工，水/污水处理技术的改善，肠热病在发达国家已很罕见。但是全世界范围之内，估计约有2200万例肠热病患者，其中年病死20万。其中中亚和东南亚发病率最高（超过每年100例/10万人口），亚洲其他地方、非洲、拉丁美洲和大洋洲其次（10～100例/10万人口），世界其他地区最少。肠热病的高发病率与卫生条件差，干净饮用水匮乏有关。在疫区，肠热病在城镇比在农村更常见，在儿童和青少年更常见。危险因素包括污染的水或冰、洪水、从街头小贩购得的食物和饮料、污水浇灌的生果蔬、与生病家庭接触、便后不洗手、既往幽门螺杆菌感染史（很可能与长期慢性胃酸分泌不足有关）。据估计每4例伤寒热中有1例副伤寒热，但甲型副伤寒沙门菌（*S.paratyphiA*）的感染率正不断增加，特别是在印度，可能与伤寒沙门菌疫苗的接种有关。

1989年，在中国和东南亚发现伤寒沙门菌多耐药菌株，并已广泛传播。这些菌株含有可编码对氯霉素、氨苄西林、甲氧苄氨嘧啶（长期用于治疗肠热病的抗生素）耐药的质粒。19世纪90年代，随着氟喹诺酮治疗多耐药肠热病的增加，在印度次大陆、南亚和（现在）撒哈拉以南非洲地区出现了对环丙沙星不敏感性的伤寒沙门菌和副伤寒沙门菌，并出现临床治疗失败。通过检测分离株对一代喹诺酮萘啶酸的耐药性可发现大部分（但不是全部）对环丙沙星不敏感的菌株。

美国旅行者中肠热病的发病率为10万分之3～30例。疾病控制与预防中心（CDC）报道的1902例（1999—2006年）伤寒沙门菌相关的肠热病中，79%有近期国际旅行史，最常见的为印度（47%）、巴基斯坦（10%）、孟加拉国（10%）、墨西哥（7%）和菲律宾（4%）。诊断肠热病的旅行者中只有5%接受过伤寒沙门菌疫苗。总体来说，在美国分离的伤寒沙门菌菌株中13%对氨苄西林、氯霉素和复方磺胺甲噁唑（TMP-SMX）耐药；对萘啶酸耐药的分离株比例由1999年的19%增加至2006年的58%。萘啶酸耐药（NAR）的伤寒沙门菌的感染与到印度次大陆的旅行有关。美国报道的肠热病有25%～30%为国内获得，大部分为散发，但也有因食品污染和未发现慢性携带者而发生暴发感染。

［临床病程］ 肠热病用词并不恰当，该疾病的特征表现，即发热和腹痛并非都有。75%以上的患者有发热，而腹痛仅见于30%～40%的患者。因此，当出现发热，且有发展中国家近期旅行史者，需高度警惕该具有潜在致命性的系统性疾病。

伤寒沙门菌的潜伏期平均为10～14d，波动范围3～21d，取决于菌量和宿主的健康和免疫状况。最突出的症状为稽留热（38.8～40.5℃；101.9～104.9℉），若不治疗，最长可持续4周。甲型副伤寒沙门菌引起的疾病较伤寒沙门菌轻，主要是胃肠道症状。但是，一项包含669例来自加德满都和尼泊尔肠热病患者的前瞻性研究显示，两者从临床表现很难区分。在该研究中，初次医疗评估时报道的症状包括头痛（80%）、寒战（35%～45%）、咳嗽（30%）、出汗（20%～25%）、肌痛（20%）、萎靡（10%）和关节痛（2%～4%）。消化道症状包括厌食（55%）、腹痛（30%～40%）、恶心（18%～24%）、呕吐（18%），腹泻（22%～28%）比便秘（13%～16%）更常见。体征包括舌苔（51%～56%）、脾大（5%～6%）和腹部压痛（4%～5%）。

肠热病的早期体征包括皮疹（“玫瑰疹”，30%），肝脾大（3%～6%），鼻出血和发热时的相对心动过缓（50%）。玫瑰疹（图27-1）是一种边界模糊橙黄色发白的斑丘疹，多分布于躯干和前胸。30%的患者在病程1周时可出现该皮疹，2～5d后完全消失。患者可残留2～3处皮损，从此处取活检可培养出沙门菌。皮疹模糊，因此肤色深的患者较难识别。

重症疾病（见于10%～15%患者）的出现取决于宿主因素（免疫抑制、抗酸药、既往暴露和疫苗），菌株毒力和接种量，和抗生素治疗的选择。胃肠道出血（10%～20%）和肠穿孔（1%～3%）最常发生于病程中

图27-1 伤寒沙门菌或副伤寒沙门菌所致肠热病的“玫瑰疹”

的第3～4周，其原因包括增生、溃疡和沙门菌最初浸润的回盲部Peyer结坏死。这些并发症都是致命性的，并且需要紧急液体复苏和外科干预。2%～40%的人会出现神经系统临床表现，包括脑膜刺激征、Guillain-Barre 综合征、神经炎和神经精神症状（被称作“低语瞻望”或“昏迷警戒”），表现为拿起床上的物品或想象中的物品。

罕见的并发症包括弥散性血管内凝血、噬血细胞综合征、胰腺炎、肝脾脓肿、肉芽肿、心内膜炎、心包炎、心肌炎、睾丸炎、肝炎、肾小球肾炎、肾盂肾炎以及溶血尿毒综合征、重症肺炎、关节炎、骨髓炎、腮腺炎。这些并发症的发生已经通过抗生素的使用而减少。高达10%的患者会有轻度的复发，通常发生于发热缓解后的2～3周且为具有相同药敏谱的同一菌株感染。

高达10%的未经治疗的伤寒热患者在长达3个月的时间内粪便中都可以分离出伤寒沙门菌。1%～4%的患者会发展成为慢性无症状带菌者，他们的尿液或粪便中在长达1年以上的时间都会有被排出的伤寒沙门菌。慢性带菌者在妇女、婴儿、胆道畸形者或并发血吸虫膀胱感染的患者中更常见。与后者相关的解剖异常为细菌长期定植提供了可能的条件。

［诊断］ 既然肠热病的临床表现相对不特异，诊断上需要关注那些从疫区回来的发热人群，疫区主要有印度次大陆、菲律宾或拉丁美洲。其他需要考虑到该疾病诊断的人群包括合并疟疾、肝炎、细菌性肠炎、登革热、立克次体感染、螺旋体感染、阿米巴肝脓肿和急性HIV感染的旅行者。培养阳性，是唯一可以确诊肠热病的实验室手段。在15%～25%的病例中发现了白细胞减少或粒细胞减少。在儿童以及并发肠穿孔或继发感染的患者中，发病最初10d内更常见白细胞增多。其他非特异化验指标异常包括轻度肝功异常和肌酶升高。

肠热病的诊断依靠从血液、骨髓液、其他无菌性体液、玫瑰疹、大便或肠道分泌物中分离出伤寒沙门菌或副伤寒沙门菌。血培养的阳性率仅为40%～80%，可能与疫区高抗生素使用率以及血流中伤寒沙门菌数量少（<15/ml）有关。由于几乎所有血液中伤寒沙门菌的存在均与单核细胞与血小板的比值有关，因此血液离心后取白膜层培养，可以大大地缩短分离病原体的时间，但不会增加培养的敏感性。

骨髓培养的敏感度为55%～90%，不同于血培养，其检出不会在抗生素使用的最初5d内有所下降。肠道分泌物（最好通过非侵袭性十二指肠吞线试验获得）培养在骨髓培养阴性的患者中可呈阳性。如果血、骨髓、肠道分泌物均送检培养，阳性率>90%。尽管大便培养在发病最初1周内阴性率为60%～70%，在未经治疗的患者中感染第3周可以转为阳性。

有一些血清学检查，包括经典的“热凝集”肥达反应，是可以表现为阳性的。在发达国家中，但是没有任何一项实验室检查的敏感性或特异性可以取代依靠培养检出病原菌而作为诊断肠热病的金标准。PCR和检测血液中伤寒沙门菌的DNA探针已经研发出来但是还没有应用于临床。

治疗 肠热病（伤寒热）

抗生素的合理使用可以预防肠热病的并发症，把病死率降到1%以下。抗生素初始选择很大程度上依据疫区伤寒沙门菌和非伤寒沙门菌的菌株型（表27-1）。对于药物敏感的肠热病，喹诺酮类是最有效的抗生素，其治愈率高达98%，复发率和粪便带菌率<2%。环丙沙星的临床应用经验丰富。短疗程左氧氟沙星对于治疗萘啶酸敏感的菌株也获得了相似的成功。然而，喹诺酮类的广泛使用，导致亚洲耐药伤寒沙门菌的增加，这限制了有循证医学依据的上述抗生素的使用。对于感染耐药伤寒沙门菌的患者，应该使用头孢曲松、阿奇霉素或大剂量环丙沙星。疗程为7d的大剂量喹诺酮治疗，可以引起发热延迟缓解及恢复期粪便高带菌率。对于耐药菌株，推荐10～14d为疗程的大剂量环丙沙星。

头孢曲松、头孢噻肟和（口服）头孢克肟，对于治疗MDR引起的肠热病是有效的，包括NAR和喹诺酮类耐药的菌株。这些抗生素可以在1周内控制发热，失败率为5%～10%，粪便带菌率<3%，复发率为3%～6%。口服阿奇霉素可以在4～6d退热，其复发率和恢复期粪便带菌率<3%。对于NAR菌株，阿奇霉素与喹诺酮类相比，获得了更低的治疗失败率和更短的住院时间。尽管1代和2代先锋霉素和氨基糖苷类在体外试验中可以杀灭沙门菌，但它们在临床治疗中是无效的。

大多数非复杂性肠热病患者可以在家中口服抗

表27-1 成年非伤寒沙门菌感染的抗生素治疗

指征	药物	剂量（常规）	疗程（d）
经验性治疗	头孢曲松[(1)]	1~2g/d（IV）	7~14
	阿奇霉素	1g/d（PO）	5
易感人群	环丙沙星[(2)]（一线）	500mg，2/d（PO）或400mg，每12小时1次（IV）	5~7
	阿莫西林（二线）	1g，3/d（PO）或2g，每6小时1次（IV）	14
	氯霉素	25mg/kg，3/d（PO或IV）	14~21
	复方新诺明	160/800mg，2/d（PO）	7~14
多耐药	环丙沙星	500mg，2/d（PO）或400mg，每12小时1次（IV）	5~7
	头孢曲松	2~3g/d（IV）	7~14
	阿奇霉素	1g/d（PO）[(3)]	5
萘啶酸耐药	头孢曲松	2~3g/d（PO）	7~14
	阿奇霉素	1g/d（PO）	5
	大剂量环丙沙星	750mg，2/d（PO）或400mg，每8小时1次（IV）	10~14

（1）或其他第三代头孢［如头孢噻肟2g，每8小时1次（IV），或头孢克肟400mg，2/d（PO）］；（2）或氧氟沙星400mg，2/d（PO），2~5d；（3）或第1天1g，之后6d，500mg/d PO；IV.静脉注射；PO.口服

生素及解热药进行治疗。持续呕吐、腹泻、腹胀的患者应入院治疗，给予对症支持并依据药敏结果给予第三代头孢菌素或喹诺酮类治疗。疗程至少10d或持续到发热缓解后5d。

在20世纪80年代印度尼西亚的一项以严重肠热病患者（如并发休克或意识迟缓）为研究对象的随机、前瞻性双盲试验中，相比于单一应用氯霉素，地塞米松（初始剂量为3mg/kg，以1mg/kg为维持剂量，每6小时1次，共8次）联合氯霉素治疗，可以显著降低病死率（由55%降低到10%）。尽管此项研究并没有在“后氯霉素时代”得到重复性证实，严重肠热病仍然是为数不多的在感染治疗中使用糖皮质激素的指征之一。

有1%~5%的患者进展为慢性沙门菌带菌患者，可以口服抗生素治疗4~6周。口服阿莫西林、复方新诺明、环丙沙星或诺氟沙星根除慢性带菌的有效率为80%。然而，在解剖学异常（如胆道异常或肾结石）的病例中，病原菌的根除需要联合抗生素治疗和外科干预。

［预防及控制］ 理论上讲，消灭引起肠热病的沙门菌是有可能的，因为它仅以人类为宿主，并且通过污染的食物和水传播。然而，考虑到疾病仍然在一些缺乏污水处理系统的发展中国家流行，消灭肠热病的目标在目前是不现实的。因此，对于前往发展中国家的旅行者，建议他们严密监测摄入体内的食物和水源并打疫苗。

有两种已经上市的伤寒疫苗：①Ty21a，这是一种口服的伤寒沙门菌减毒活疫苗（在第1、3、5、7天接种，此后每5年加强1次）；②Vi CPS，是一种肠外疫苗，是从菌壳中分离提纯的Vi多聚糖（接种1次，此后每2年加强1次）。从前使用的肠外完整细胞成分的伤寒/副伤寒A及B疫苗，因为其严重的不良反应（稍后会提到）已经不再使用。一种丙酮灭活的全细胞疫苗只在美国军队中被允许使用。Ty21a接种的最小年龄是6岁，Vi CPS接种最小年龄是2岁。目前，还没有副伤寒热的疫苗通过批准。

一项比较疫区人群接种全细胞疫苗、Ty21a疫苗、Vi CPS疫苗的大规模试验的Meta分析显示，尽管在第一年内3种疫苗的有效率很相近，但全细胞疫苗的3年累计有效率（73%）超过了Ty21a（51%）疫苗和Vi CPS（55%）疫苗。另外，高温灭活的全细胞疫苗的有效率可以维持5年，而Ty21a和Vi CPS的有效期限分别为4年和2年。然而，全细胞疫苗的不良反应明显高于另外两种疫苗（16%vs1%~2%，尤其是发热）。

因为Vi CPS伤寒疫苗依赖T细胞介导发挥作用，所以其在年龄<5岁的儿童体内免疫源性差，近年来改良后的Vi-rEPA疫苗，将Vi结合到一种无毒的重组蛋白上，这种蛋白与铜绿假单胞菌分泌的外毒素A是相同的。在2—4岁的儿童中，注射两针Vi-rEPA疫苗可以引起T细胞应答并在血清中产生高水平的抗Vi抗原的IgG抗体，这种抗体的产生水平比Vi CPS疫苗在5—14岁儿童中产生的抗体水平更高。在一项针对越南2—5岁儿童开展的两针剂量的试验中，Vi-rEPA疫苗27个月有效率为91%，43个月有效率为88%，并且耐受性非常好。这种疫苗还没有在美国商品化。至少另外3中活疫苗仍在临床研究中，可能比现存的活疫苗的作用更有效、更

持久。

在国际旅行中，伤寒疫苗没有被要求接种，但是对于那些前往有伤寒沙门菌暴露风险的地区的旅行者，尤其是前往南亚和其他亚洲发展中国家、非洲、加勒比海和中美、南美的人群，以及可能暴露于有着潜在被污染可能的食物和饮水中的人群，伤寒疫苗是被推荐的。伤寒疫苗在那些旅行计划<2周的前往高风险地区的人群中也是被推荐的。另外，实验室中接触伤寒沙门菌的工作人员以及与伤寒沙门菌带菌者共同生活的人群也应该接种疫苗。由于经常会遇到疫苗的保护效果因暴露于污染的食物而失效的情况，因此疫苗接种只是一种辅助措施，并不能代替避免接触高危的食物和饮料。对于居住在伤寒疫区的成年人，或者对于很可能已经暴露于疾病暴发地区感染源的疾控者，接种疫苗是不被推荐的。

肠热病在美国是必须要上报的。各个健康部门均有相关政策，规定何时允许患病或病菌定植的食品加工和医疗服务的人员返回工作岗位。上报系统使得公共健康部门得以辨别潜在的感染源，并治疗慢性带菌者，目的是控制疾病流行。另外，由于1%~4%的伤寒沙门菌感染者会进展为慢性带菌者，必须对患者（尤其是儿童看护者和食品加工者）进行监管，及时发现并治疗慢性带菌者。

非伤寒沙门菌病

［流行病学］ 在美国，NTS感染的发生率在过去20年中翻了1倍，2009年的数据是每年1400万。在2007年一年中，美国NTS感染的发生率是每10万分之14.9，居于11种积极监管的食源性肠道病原体之首。其5种血清型占据2007年美国感染总数的50%，分别是鼠伤寒型（19%）、肠炎型（14%）、纽波特型（9%）、爪哇那型（5%）和海德堡型（4%）。

在热带地区，非伤寒沙门菌病的发生率在雨季最高，在温带地区则在温暖月份发生率最高，这与食源性感染疾病暴发的高峰时间是相符的。NTS在下述人群的发病率和病死率高，包括老年人、婴儿和免疫低下的人群，如血红蛋白病、HIV感染以及引起网状内皮系统功能障碍的感染性疾病（如巴尔通体病、疟疾、血吸虫病和组织胞浆菌病）。

与以人类为唯一宿主的伤寒沙门菌及副伤寒沙门菌不同，NTS有多种动物宿主。最常见的传播途径包括以动物为来源的食物制品，如蛋类、禽类、生肉、奶制品以及被动物排泄物污染的生鲜类食物。

在20世纪80—90年代，食用鸡蛋引起的肠炎沙门菌感染是食源性疾病的主要病因。母鸡子宫和输卵管感染肠炎沙门菌后会导致蛋壳形成之前鸡蛋内容物被污染。通过喂养鸡群以及与鸡饲料及肥料的接触，感染在鸡群中得到传播。在1985—2003年，上报到CDC的有明确感染来源的997起肠炎沙门菌感染暴发事件中，75%与食用生鸡蛋或鸡蛋烹饪不完全有关。自从1995年在美国引起每10万分之3.9的感染事件高峰之后，肠炎沙门菌感染的发生率自行下降至2003年的每10万分之1.7。这一定程度上是因为农场控制措施的改进、制冷技术的应用以及对食物供应商和消费者的教育。鸡蛋感染的传播途径可以被切断，通过烹饪鸡蛋直至蛋黄凝固以及对蛋类制品的巴氏灭菌法得以预防。

食物生产过程的集中以及广泛的食品分配导致了发达国家NTS的发生率增高。追查近期沙门菌感染暴发事件的食物生产，以下食物被追查到：包括花生酱、奶制品（包括婴儿奶粉）、各种加工食品（包括袋装早餐麦片、调味料）、冷冻食品和零食。

大规模暴发与生鲜食品相关，包括苜蓿、哈密瓜、鲜榨橙汁和番茄。上述食物被肥料和水源所污染，这些病因起先局限在单一的地点，而后广泛播散。

在美国，散发的沙门菌感染发生率估计在6%，主要由于接触了爬行类和两栖类动物，尤其是蜥蜴、蛇类和龟类。与接触爬行类动物相关的沙门菌感染，通常需要住院治疗，且更容易感染婴儿。其他的宠物接触，包括非洲刺猬、蛇类、鸟类、雏鸡、鸭子、狗和猫，也存在感染NTS的风险。

在NTS治疗中抗生素耐药性的增加，已经成为了世界性的难题，主要因为在可食用动物上应用抗生素，尤其是在饲料中加入抗生素。20世纪90年代初，鼠伤寒沙门菌最终噬菌体型104（DT104）出现于世界各地，其特性是对多于5种抗生素耐药（氨苄西林、氯霉素、链霉素、磺胺类和四环素；R-type ACSSuT）。2005年，对ACSSuT耐药的MDR表型成为美国最常见的NTS分离株。其主要通过患病动物及各种肉制品获得，包括未经烹饪或烹饪不完全的牛肉。尽管毒性低于易感的鼠伤寒沙门菌菌株，但DT104菌株与血流感染及住院率的增加有关。NAR和甲氧苄氨嘧啶耐药的DT104菌株是在英国新出现的菌株。

由于对传统抗生素耐药率的增加，尤其是氨苄西林和TMP-SMX，广谱头孢菌素和喹诺酮被使用并作为MDR NTS感染的治疗方案。2005年，对克林霉素耐药菌株占全部NTS菌株的2%，占纽波特沙门菌血清型菌株的12.6%。这些菌株含有质粒编码AmpCβ-内酰胺酶的质粒，这种变异可能来源于食源性动物体内大肠埃希菌基因水平的转移，并且与兽医广泛使用头孢菌素有关。

对萘啶酸和奎诺酮类的耐药也开始出现且最可能与gyrA和gyrB基因的点突变有关。萘啶酸耐药的发生可以作为临床中喹诺酮类耐药的预测因子。在1996—2005年，NAR NTS的病原体分离率翻了5翻（由0.5%~2.4%）。在丹麦，NAR 鼠伤寒沙门菌DT104菌株的感染被认为与猪相关，其侵袭性感染或90d死亡率的风险上升了3倍。

［临床特点］

1.胃肠炎 NTS感染最常导致胃肠炎，并且与其他肠道疾病引起的胃肠炎难以区分。在食用被污染的食物或水后6~48h出现恶心、呕吐和腹泻。患者通常感到腹部绞痛伴发热（38~39℃；100.5~102.2℉）。腹泻的大便形状松散，无便血，量中等。然而，大量水样便、血便或痢疾样的症状也可以发生。比较罕见的情况包括NTS所致假膜性肠炎或类似炎症性肠病的表现。

NTS引起的胃肠炎通常是自限性的。腹泻通常3~7d，发热72h。大便培养在4~5周呈阳性，罕见的病例中在1年内可检出阳性（<1%）。抗生素治疗通常不被推荐并且可能延长便中带菌的时间。新生儿、老年人和免疫抑制的（如接受移植的患者或HIV感染的患者）NTS胃肠炎患者，很可能会发生脱水和病原菌播散，需住院及接受抗生素治疗。近期一项来自西班牙的研究认为，急性NTS胃肠炎患者在1年内发生消化不良和肠易激综合征的风险升高了3倍。

2.菌血症和血管内感染 高达8%的NTS胃肠炎患者会发展为菌血症，其中，5%~10%引起局部感染。菌血症和转移感染最常见于猪霍乱沙门菌和都柏林沙门菌，且最常见于婴儿、老年人和免疫抑制患者。在高度或持续菌血症患者中，应怀疑NTS血管内感染，尤其是对于先前就存在心脏瓣膜病、周围动脉粥样硬化症、人工瓣膜移植以及腹主动脉瘤的患者。对于胃肠炎发作后伴有持续发热及胸、背、腹部疼痛的老年患者，应怀疑动脉炎。尽管血管内感染及动脉炎的发生率很低（<1%），但可能导致致命并发症，包括瓣膜穿孔、心内膜下脓肿形成、感染性附壁血栓、心包炎、真菌性动脉瘤形成、动脉瘤破裂、主动脉肠瘘和椎骨骨髓炎。在非洲撒哈拉下游的一些地区，NTS可能是引起儿童菌血症的最常见原因之一甚至是首要。在这些儿童中，NTS菌血症与腹泻无关，而是和营养状态及HIV感染相关。

3.局部感染

（1）腹腔内感染：NTS引起的腹腔内感染很少见，其特点通常表现为肝、脾脓肿或胆囊炎。危险因素包括肝胆解剖异常（如胆结石）、腹部恶性肿瘤、镰状细胞病（尤其脾脓肿的患者）。感染的根治通常要依靠手术切除病灶及经皮脓肿引流。

（2）中枢神经系统感染：NTS脑膜炎最常见于1~4个月大的婴儿。通常会导致严重的后遗症（包括癫痫、脑积水、脑梗死和精神弛缓），并且病死率高达60%。其他少见的中枢神经系统感染包括脑室炎、硬膜下积脓和脑脓肿。

（3）肺部感染：NTS肺炎通常表现为大叶性肺炎，其并发症包括肺脓肿、脓胸和支气管胸膜瘘。大多发生于有肺癌、器质性肺疾病、镰状细胞病或者糖皮质激素使用的患者中。

（4）泌尿生殖系统感染：NTS引起的泌尿道感染可以表现为膀胱炎或肾盂肾炎。危险因素包括恶性肿瘤、泌尿系结石、解剖结构异常、HIV感染和肾移植。NTS生殖系统感染比较少见，包括卵巢和睾丸脓肿、前列腺炎和附睾炎。和其他局部感染一样，不论是生殖系统感染还是泌尿道感染都可以合并脓肿形成。

（5）骨、关节、软组织感染：沙门菌骨髓炎最常累及股骨、胫骨、肱骨和腰椎，最常见于镰状细胞病、血红蛋白病或有骨病基础的患者（如骨折）。长疗程的抗生素治疗是被推荐的，可以减少复发及慢性骨髓炎的发生。化脓性关节炎通常累及膝关节、髋关节和肩关节。反应性关节炎可能发生于NTS胃肠炎之后，最常见于HLA-B27阳性的患者。NTS很少引起软如织感染，通常发生于有局部创伤或免疫抑制的患者。

［诊断］ NTS感染的诊断依靠新鲜粪便或血液中或其他无菌性体液中分离出病原体。所有在临床实验室中分离出的沙门菌都应该送检到地方公共卫生部门进行血清型分析。对于持续发热或间断发热的患者应抽取血培养。高级别菌血症的患者（3次及以上血培养中>50%以上为阳性）应怀疑血管内感染。心脏超声、CT及铟标记白细胞扫描被用于诊断局部感染。当有另外一处局部感染被怀疑时，根据临床提示，应送检关节液、脓肿引流液或脑脊液培养。

治疗

对于单纯性NTS胃肠炎，不推荐常规使用抗生素。因为症状通常是自限性的，而且抗生素使用也并不能缩短发热或腹泻的时间。另外，抗生素治疗被认为与疾病复发或胃肠道带菌时间延长有关。若腹泻继发脱水，应该采取补液及电解质替代治疗。

对于侵袭性NTS感染高风险的人群，包括新生儿（3个月龄以下）、年龄>50岁的动脉粥样硬化患者、免疫抑制的患者、心脏瓣膜病或血管内疾病的患者，以及严重关节疾病的患者，应考虑抗生素治疗（表27-2）。治疗方面应给予48~72h的口服或静脉抗生素直至患者发热缓解。<1%的极少数患者，可

能发展为NTS的慢性带菌者（在前面已经提到过这部分鼠伤寒沙门菌的带菌者），对他们应延长抗生素治疗疗程。

由于抗生素耐药流行趋势的上涨，对于威胁生命的NTS菌血症或者局部NTS感染患者应采用第三代头孢菌素或喹诺酮类（表27–2）。对于低级别菌血症（血培养阳性率<50%）的患者，疗程为7～14d。合并HIV或AIDS感染的NTS菌血症患者，应接受1～2周静脉抗生素治疗并续惯4周的口服喹诺酮类治疗。对于上述治疗后感染复发的患者，应根据药敏结果采取长疗程的喹诺酮或TMP–SMX抑菌治疗。

如果患者发生了心内膜炎或关节炎，治疗疗程要延长为6周，抗生素要选用静脉β–内酰胺类（如头孢曲松或氨苄西林）。可以给予静脉头孢菌素续惯长程口服治疗，但是这方面的经验有限。推荐早期手术切除感染性菌灶或其他血管内感染灶。人工血管移植后假体感染的患者，由于假体不能被移除，治疗主要依靠长疗程口服抗菌药治疗。对于肠外非血管感染患者，2～4周的抗生素治疗（依据感染灶）是被推荐的。对于慢性骨髓炎、脓肿形成或继发于解剖异常的肝、胆道或泌尿系统感染患者，要求在长疗程抗生素治疗基础上采取手术切除感染灶。

［预防及控制］ 经多种努力来预防和减少动物源性食物的感染，提高食物安全教育，但和其他食物传播病原体相比，美国NTS发生率的下降并不十分显著。有效的风险降低策略依靠于对于食物生产过程每一环节的监测，主要通过对生鲜类动植物食品加工过程的监控。通过采取巴氏灭菌法、放射灭菌或有效的烹饪，可以保证被污染食物的食用安全。所有NTS感染事件均要上报当地公共健康部门，因为追踪和监测这些事件的感染源有助于控制大规模的暴发。目前，鉴于MDR沙门菌发生的严峻趋势，在人或动物身上需谨慎使用抗生素。

表27–2 成年人非伤寒沙门菌感染的抗生素治疗

指 征	药 物	剂量（常规）	疗程（d）
抢先治疗[(1)]	环丙沙星[(2)]	500mg，2/d（PO）	2～3
严重胃肠炎[(3)]	环丙沙星	500mg，2/d（PO）或400mg，12h/1次（IV）	3～7
	复方磺胺甲噁唑	160/800mg，2/d（PO）	
	阿莫西林	1g，3/d（PO）	
	头孢曲松	1～2g/d（IV）	
菌血症	头孢曲松[(4)]	2g/d（IV）	7～14
	环丙沙星	400mg，12h 1次（IV），然后500mg，2/d（PO）	
心内膜炎或动脉炎	头孢曲松	2g/d（IV）	42
	环丙沙星	400mg（IV），然后750mg，2/d（PO）	
	氨苄西林	2g，4h 1次（IV）	
脑膜炎	头孢曲松	2g，12h 1次（IV）	14～21
	氨苄西林	2g，4h 1次（IV）	
其他局灶感染	头孢曲松	2g/d（IV）	14～28
	环丙沙星	500mg，2/d（PO）或400mg，12h 1次（IV）	
	氨苄西林	2g，6h 1次（IV）	

（1）适用于新生儿、>50岁可能存在粥样硬化性血管者、免疫抑制者、血管内置入物者或人工关节者；（2）或氧氟沙星400g，2/d（PO）；（3）适用于严重腹泻、高热需要住院患者；（4）或头孢噻肟2g，8h/次（IV）；PO.口服；IV.静脉注射

（阮戈冲 译 李 玥 校）

第28章

Chapter 28

细菌性痢疾

Philippe Sansonetti　Jean Bergounioux

痢疾是一组表现为发热、肠绞痛、频发少量黏液脓血便的临床综合征。其致病源志贺菌的发现归功于日本微生物学家。1987年的一次大规模痢疾流行中，Kiyoshi Shiga从患者粪便中分离出了志贺杆菌（现在被称为1型痢疾志贺菌）。DNA杂交并不能区分志贺菌和大肠埃希菌，仅因历史和临床的原因，志贺菌仍作为一个单独的菌种。

［定义］　志贺菌是一种无芽胞革兰阴性菌，与大肠埃希菌不同，其不具动力，不能利用糖产气、水解精氨酸或使赖氨酸脱羧。某些血清型菌株可以产生吲哚，偶尔利用醋酸钠。可以通过其生物化学和血清学特性分为痢疾志贺菌、福氏志贺菌、鲍氏志贺菌和宋内志贺菌（分别为血清型A、B、C、和D）。基因组序列表明，大肠埃希菌K12，福氏2a，宋内痢疾型、痢疾志贺菌1型和鲍氏志贺菌有93%的基因相同。志贺菌的3个主要的基因组“特征”是①一个包含大部分的致病力（特别是侵入能力）所需基因的215 kb的毒性质粒；②基因序列编码产物缺乏或改变（例如赖氨酸脱羧酶），如果表达，可以抑制致病性；③在痢疾志贺菌1型中，存在编码志贺毒素即一种蛋白毒素的基因。

［流行病学］　人类的肠道是志贺菌主要的储存场所，高级灵长类的肠道中也有发现（尽管少见）。志贺菌的传播主要在痢疾的急性炎症期，经手接触后通过粪口途径传播。但是痢疾暴发感染也反映了其食物传播和水源传播途径。在欠发达地区，志贺菌可以通过苍蝇传播。志贺杆菌的高传染性表现在志愿者试验中感染仅需要极小量的培养液［100菌落形成单位（CFU）］，在日托中心造成高感染率的暴发（33%~73%），而且在患儿的家庭中造成高感染率的二次传播（26%~33%）。志贺杆菌也可以通过性行为感染。

纵观历史，志贺菌流行多在环境卫生条件差且人群拥挤的情况下出现。例如，在军营中的士兵，城市周围的居民。在一些地区如印度次大陆和非洲撒哈拉以南地区，疾病流行以循环模式出现。这些毁灭性的流行，通常是由痢疾志贺菌1型引起，其特点是高侵袭性和病死率。例如在孟加拉国，由痢疾志贺菌1型引起的疾病流行与1—4岁儿童病死率增加42%相关。除了这些流行，细菌性痢疾是最为常见的传染病。99%的病例发生在发展中国家，且最贫困地区患病率最高，因为这些地区个人和总体卫生条件均不达标。福氏志贺菌菌株在不发达地区占主导地位，而在经济新兴的国家和工业化地区，宋内志贺菌更为普遍。

1.发展中国家流行情况　在一份获世界卫生组织（World Health Organization，WHO）赞助发表的回顾分析中显示，1966—1997年每年发病总数估计为16 500万例，69%的患者为5岁以下儿童。回顾分析中也指出每年死亡例数在50万到110万。近期（2000—2004）亚洲6国的数据表明，虽然细菌性痢疾的发病率稳定，但疾病相关病死率则显著下降，与营养状况改善有关。然而，广泛及不受限制的使用抗生素一方面可以降低病死率，但增加了多重耐药志贺菌株的出现率。一个经常被忽视的并发症是细菌性痢疾流行区儿童的短期和长期营养不良。渗出性腹泻导致的黏膜损伤以及厌食可以造成患者营养状况的迅速恶化。细菌性痢疾是发展中国家儿童生长发育迟缓的一个重要原因。

2.发达国家流行情况　在儿童人群中细菌性痢疾的局部暴发，与日托中心、残障儿童中心等机构的卫生政策欠妥当相关。成年人中，以及儿童，散发的病例主要为从细菌性痢疾流行地区返回的旅行者。少见的不同规模的暴发流行为经水源或食物传播的感染。

［病理机制］　志贺菌主要通过粪-口途径经口感染，志贺菌在外界环境中难以适应和存活。耐低pH环境的能力使志贺菌能够顺利通过胃屏障，可以部分解释为何小菌量的接触（只要100 CFU）也足以引起感染。

水样泻通常先于痢疾症状出现，主要由于水的主动分泌和异常重吸收所致。这一空肠的分泌现象在志贺菌感染恒河猴实验中有所描述。这种腹泻与肠毒素（ShET-1）的作用和黏膜炎症相关。痢疾综合征，表现为血便和黏液脓性便，则反映志贺菌侵袭黏膜。

志贺菌的致病源主要由一个包含约100基因的214kb的巨大毒性质粒构成。其中25个基因编码一种Ⅲ型分泌物质，其可以插入到宿主细胞膜内，使效应分子可以从细菌的细胞质转运到宿主细胞的细胞质中（图28-1）。细菌最初通过M细胞（覆盖黏膜淋巴小结的滤泡相关上皮中的专门转运上皮细胞）通过上皮屏障，再通过诱发自身摄取来侵入小肠上皮细胞。细菌可以诱导上皮下的固有巨噬细胞凋亡。一旦进入肠上皮细胞的细胞质内，志贺菌的效应分子触发的细胞骨架重排，允许细菌直接转运到上皮细胞中。然后包含志贺菌的液泡迅速溶解，释放细菌进入细胞质。

侵入细胞内的志贺菌将利用细胞骨架成分协助自身在被感染的宿主细胞中移动。当移动的志贺菌与细胞膜接触时，细胞突起形成，并被邻近细胞吞噬。这一系列事件使细菌在细胞间扩散。

随着越来越多的肠上皮细胞被感染，其释放细胞因子吸引更多的免疫细胞［特别是多形核白细胞（中性粒细胞，PMNs）］到感染部位，从而进一步破坏肠上皮屏障，加重炎症，导致急性结肠炎，这是细菌性痢疾的主要特点。有证据表明，一些Ⅲ型分泌系统-侵入相关的效应分子可以控制炎症作用的程度，从而有利于细菌生存。

志贺毒素由痢疾志贺菌1型产生，可以增加疾病的严重程度。这种毒素属于一组A1-B5蛋白毒素，其B亚基与靶细胞表面的三聚己糖神经酰胺受体相结合，同时催化剂A亚基可以依靠受体介导的内吞进入靶细胞，并通过与亚细胞器的相互作用，表达28S核糖体RNA的 N-糖苷酶活性来抑制蛋白质合成。这个过程将抑制氨基酰tRNA与60S核糖体亚基结合，从而整体降低蛋白质的生物合成。志贺毒素可以通过肠道进入血液循环。当毒素与肾的靶细胞结合后，其病理生理改变可能导致溶血尿毒综合征（hemolytic-uremic syndrome，HUS；稍后讨论）。

［临床表现］　细菌性痢疾的临床表现和严重程度，在一定程度上与感染的血清型相关，但更取决于宿主的年龄、免疫和营养状况。贫穷和恶劣的卫生条件与腹泻发作的次数和严重程度密切相关，尤其对于5岁以下并已断奶的儿童。

典型的细菌性痢疾病程通常包括了4个阶段：潜伏期、水泻期、痢疾期和感染后期。潜伏期通常为1～4d，也可能长达8d。典型的初期表现为短暂的发热，自限性水样泻，乏力，厌食。症状可以从轻微的腹部不适到严重的腹绞痛、腹泻、发热、呕吐和里急后重。这些症状通常在儿童中更为严重，体温可高达40～41℃（104～105.8°F）以及更严重的厌食和腹泻。初期表现也可能是细菌性痢疾仅有的临床表现，尤其是在发达国家。否则，几个小时或几天内将出现痢疾期，其特点是持续的少量黏液脓血便，里急后重感明显和腹绞痛。在这个阶段，志贺菌可以引起急性结肠炎，主要位于远端结肠和直肠。与大部分的腹泻症状不同，痢疾很少表现为脱水，这是其主要特征之一。内镜下可见黏膜水肿、出血和溃疡，甚至有可能出现类似假膜的渗出物覆盖表面。病变的严重程度与大便的次数、频率以及与渗出物导致的蛋白丢失程度相关。大多数病程具有自限性，治疗后1周内可缓解。经过适当的治疗，患者可以在几天内至1周恢复，并且没有后遗症。

急性危及生命的并发症最常见于5岁以下的儿童（特别是营养不良的）和老年患者。临床上重症患者病死的危险因素包括非血性腹泻、中度至重度脱水、菌血症、不伴发热、存在腹部压痛和直肠脱垂。主要并发症包括肠道并发症（例如中毒性巨结肠、肠穿孔、直肠脱垂）或代谢性并发症（例如低血糖、低钠血症、脱水）。菌血症相对罕见，主要在严重营养不良和HIV感

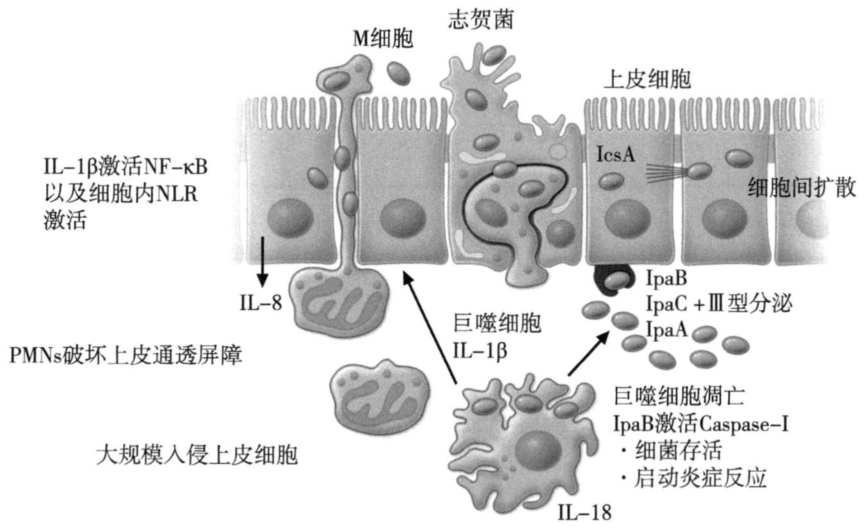

图28-1　福氏志贺菌侵入方式

IL.白介素；NF-κB.核因子κB；NLR.NOD样受体；PMN.多核中性粒细胞；IpaA，IpaB，IpaC.志贺菌侵袭质粒抗原，IcsA.细菌膜表面转运蛋白

染患者中有报道。还可能出现意识改变，包括癫痫、谵妄、昏迷，尤其在5岁以下儿童中，且预后较差。发热和严重的代谢异常往往是意识改变最主要的原因，比脑膜炎或Ekiri综合征（与怪异姿态、脑水肿以及脏器脂肪变性相关的中毒性脑病）更常见，报道的大部分病例为日本儿童。肺炎、阴道炎以及志贺菌相关角膜结膜炎较为少见。在严重营养不良患者中，可以出现严重的和不寻常的临床表现，如脑膜炎，可能与遗传所致的先天免疫功能缺失相关［例如白细胞介素1受体-相关激酶4（IRAK-4）缺乏］并且可能需要相关基因检查。

两个非常重要的并发症是中毒性巨结肠和溶血尿毒综合征（HUS）。中毒性巨结肠是由于严重的炎症延伸至结肠平滑肌层，引起麻痹和扩张所致。患者可表现为腹胀、压痛、伴或不伴局部或弥漫性腹膜炎的体征。腹部X线平片特征性表现包括显著的横结肠扩张（升结肠和降结肠段的扩张最著）；拇纹征（主要由黏膜炎症水肿所致），以及正常结肠袋结构消失，并假息肉形成，假息肉多突向肠腔。偶尔也可见到结肠肠壁积气。如果发生穿孔，X线可以看到气腹表现。诱发因素（例如，低钾血症和使用阿片类药物、抗胆碱能药物、洛哌丁胺、洋车前子和抗抑郁剂）都应进行排查。

与痢疾志贺菌1型产生的志贺毒素相关的HUS多在发展中国家出现，发达国家相对罕见，发达国家肠出血型大肠埃希菌（EHEC）是导致HUS的主要病因。HUS属于早期并发症，常常在腹泻数天后出现。临床查体可见面色苍白、乏力、烦躁不安，在某些情况下，还可有鼻及牙龈出血、少尿和水肿加重。HUS是一种非免疫相关（Coombs试验阴性）的溶血性贫血，其诊断三联征包括：微血管病性溶血性贫血［血红蛋白水平通常<80 g/L（<8g/dl）］、血小板减少症［轻度至中度；通常$<60\times10^9$/L（60 000/μl）］、肾小球毛细血管血栓形成所致的急性肾衰竭（肌酐水平显著升高）。HUS的贫血严重，外周血涂片可见破碎的红细胞（裂红细胞），血清乳酸脱氢酶和游离血红蛋白浓度升高，网织红细胞计数升高。55%～70%患者可出现急性肾衰竭。但是，大多数肾功能可恢复（不同病例系列报道中最高为70%）。还可以出现HUS相关类白血病反应，即白细胞计数到50×10^9/L（50 000/μl）。

感染后的免疫并发症即熟知的反应性关节炎可以在细菌性痢疾感染数周或数月后出现，尤其是组织相容性抗原HLA-B27阳性患者中。约3%的福氏志贺菌患者感染后可出现一系列综合征，包括关节炎、眼炎和尿道炎，这种综合征可以持续长达数月或数年，并可进展为难治的慢性关节炎。感染后关节病变只出现在福氏志贺菌感染患者，而其他志贺菌血清型感染患者不会出现。

［实验室诊断］ 有痢疾综合征症状的患者鉴别诊断依赖于临床表现和环境背景。在发展中国家应考虑其他侵入性病原菌引起的感染性腹泻（沙门菌、空肠弯曲菌、难辨梭状芽胞杆菌、小肠结肠炎耶尔森菌）或寄生虫感染（溶组织内阿米巴）。只有粪便中的细菌和寄生虫学检查才能真正区分这些病原体。发达国家的患者首先应鉴别炎症性肠病，如克罗恩病或溃疡性结肠炎（见第17章）。尽管有类似的症状，既往史可有助于与细菌性痢疾鉴别，通常是从细菌性痢疾流行区旅游归来和其他情况等需考虑细菌性痢疾。

粪便涂片的显微镜检查显示阿米巴感染患者的粪便中可见噬红细胞滋养体的存在且中性粒细胞数（PMNs）较少，而肠道细菌的侵袭性感染（特别是细菌性痢疾）的特点则是在每个显微镜视野中均可见高中性粒细胞（PMN）计数。但是，由于细菌性痢疾常常仅表现为水样泻，因此分离志贺菌株显得尤为重要。

细菌性痢疾诊断的“金标准”仍然是粪便中病原菌的分离和鉴定。其中的一个主要的难题是运输过程中，特别是在温度和pH快速变化的环境内，志贺菌易消失的脆弱特性，尤其在无法立即获取实验室设施的流行地区。在缺乏可靠的富集培养基情况下，缓冲甘油盐水或Cary-Blair培养基可以作为保存培养基，但必须及时接种到分离培养基。如果直接接种血便和（或）黏液便，分离的阳性率更高。可以使用直肠拭子，因为疾病急性期其分离的成功率最高。血培养阳性率<5%，但当患者出现严重脓毒症的临床表现时，应做血培养。

除了快速处理，多种培养基的使用也增加了分离成功的可能性：包括使用非选择性培养基如溴甲酚紫琼脂乳糖；选择性低的培养基如MacConkey或伊红美蓝；和高选择性培养基如Hektoen，沙门菌-志贺菌培养基，或木糖赖氨酸-脱氧胆酸琼脂。在这些培养基接种并在37° C（98.6° F）培养12～18h，志贺菌可表现为无乳糖发酵菌落，直径0.5～1mm，并且有一个凸起，为半透明，表面光滑。在非选择性或低选择性培养基培养出的可疑菌落低，可接种到高选择性培养基或直接通过标准商业化系统以4个主要特征进行筛选：葡萄糖阳性（通常无产气）、乳糖阴性、H_2S阴性和活动度缺乏。志贺菌的4种血清型（A-D）可以通过其他的特征来鉴别，但这些方法增加了鉴别流程的难度和时间。初步诊断后，可以考虑使用血清学方法（例如玻片凝集以及先组特异-后血清型特异的抗血清）。组特异性抗血清容易获取；相反，由于血清型和亚型众多，型特异性抗血清相对罕见而且昂贵，因此往往仅限于参考实验室。

治疗

细菌性痢疾作为一种肠道侵袭性疾病，需要抗生素治疗。然而，自20世纪60年代中期开始，耐多药菌株的增多一直影响治疗决策的主要因素。耐药率与地域有极高的相关性。特定菌株的克隆传播和耐药横向转移，尤其是通过质粒和转运子，是导致多重耐药的原因。目前全球现状，例如，经典的一线抗生素如阿莫西林的高耐药率，导致了抗生素治疗快速转换至喹诺酮类药物和萘啶酮酸。但是，由于初代喹诺酮药物使用后细菌出现染色体突变影响DNA旋转酶和拓扑异构酶Ⅳ，短期内产生对初代喹诺酮的耐药性，使得许多地区选择新的喹诺酮类药物作为一线治疗。例如，一篇关于对印度志贺菌的耐药历史的综述中表明，他们在20世纪80年代末引入的第二代喹诺酮类药物诺氟沙星、环丙沙星、氧氟沙星，在细菌性痢疾的治疗中非常有效，包括对痢疾志贺菌1型的多重耐药株引起的病例。然而，随后在暴发的印度和孟加拉国细菌性痢疾中，可以检测到有5%的分离株对诺氟沙星、环丙沙星和氧氟沙星耐药。多重耐药的发生与广泛的、不受控制的使用抗生素相关，需要呼吁合理使用有效的药物。

1.细菌性痢疾的抗生素使用 (表28-1)由于志贺菌的传染性，当前在美国公共卫生机构的建议每一例细菌性痢疾均需抗生素治疗。推荐的一线治疗方案是环丙沙星。其他一些药物包括头孢曲松、阿奇霉素、匹美西林和一些第五代喹诺酮类药物，已经检测并证明是有效的。对于免疫功能正常的非痢疾的志贺菌感染，常规抗生素治疗3d，同时建议痢疾志贺菌1型感染抗生素治疗5d，而免疫功能低下的志贺菌感染患者则需7~10d的抗生素治疗。

细菌性痢疾的治疗必须适应临床需求，特别是对于最为弱小的5岁以下儿童，他们占了全世界近1/3的病例。目前关于儿童中使用喹诺酮的数据较少，但志贺菌所致痢疾是公认的适应证。环丙沙星在婴儿中的半衰期比年长者长。儿童使用环丙沙星的常规推荐剂量为30mg/(kg·d)，每日分2次给药。在卫生条件较好地区生活的成年人，其患病更多为轻型、短期病程，而在流行地区的婴儿更易发展为重型，有时甚至是致命性的痢疾。前一种情况下，治疗的需求并不高，而且感染的病原学证据往往在症状缓解后才获得。而在后一种情况下，需要抗生素和更为积极的治疗措施，有时甚至需要液体复苏等治疗。

2.补液和营养支持 志贺菌感染很少引起严重脱水。需要积极补液支持(特别是在发达国家)的病例较为罕见。在发展中国家，营养不良仍然是腹泻相关病死的主要指标，使早期的营养支持显得尤为重要。除患者昏迷或出现休克外，更提倡口服补液。由于提高了低渗透压口服补液溶液的有效性(特别是对于急性非典型霍乱腹泻的儿童)，WHO和UNICEF目前推荐的溶液为245mmol/L[钠75mmol/L；氯65mmol/L；葡萄糖(无水)75mmol/L；钾20mmol/L；柠檬酸10mmol/L]。对于细菌性痢疾，钠和葡萄糖的协同转运可能会受到影响，但口服补液治疗依然是最简单和最有效的方法，特别是重症情况下。

早期补液完成后应尽早开始营养支持。早期进食是安全的，耐受性良好，并且临床受益。因为母乳喂养可以降低腹泻的丢失并补充婴儿对水分的需要。但是母乳喂养应在无禁忌证(例如孕产妇HIV感染)的情况下进行。

表28-1 细菌性痢疾抗生素推荐方案

抗生素	治疗方案		限制因素
	儿童	成年人	
一线治疗方案			
环丙沙星	15mg/kg，2/d，共3d，口服	500mg，2/d，共3d，口服	
二线治疗方案			
匹美西林	20mg/kg，4/d，共5d，口服	100mg，4/d，共5d，口服	价格较高 无儿科处方 给药频繁 耐药出现
头孢曲松	50~100mg/kg，1/d，肌内注射，2~5d	50~100mg/kg，1/d，肌内注射，2~5d	效果不明确 必须注射
阿奇霉素	6~20mg/kg，1/d，1~5d，口服	1~1.5g，1/d，1~5d，口服	价格较高 效果不明确 MIC接近血药浓度 短期内出现耐药性并可传播至其他细菌

源自WHO在版编目数据库：Guidelines for the control of shigellosis,including epidemics due to Shigella dysenteriae type 1(www.searo.who.int/LinkFiles/CAH_Publications_ shigella.pdf)

3.*非特异性对症治疗*　抗动力药物可能延长细菌性痢疾患者发热的时间。这些药物可能增加感染EHEC儿童发生中毒性巨结肠和HUS的风险。安全起见，腹泻血便时最好避免使用抗动力药物。

4.*并发症治疗*　对于中毒性巨结肠的最佳治疗方案尚未达成共识。患者应经常接受内科和外科医生评估。贫血，脱水，电解质缺乏（特别是低钾血症）可能会加重结肠麻痹，并且需要积极治疗。鼻胃管减压有助于减轻结肠积气。尚无证据表明肠外营养获益。若持续发热超过48~72h，表明有局部穿孔或脓肿可能。大多数的研究建议，若结肠持续扩张超过48~72h，应考虑行结肠切除术。然而，一些内科医生则推荐，对于临床症状改善并且无穿孔的患者，尽管有持续的巨结肠表现，仍可将药物治疗延长至7d。无论是单独出现的肠穿孔或是中毒性巨结肠并发的肠穿孔，都需要手术治疗和重症监护支持。

直肠脱垂需尽早治疗。患者为胸膝位，使用外科手术手套或柔软温暖湿润的布，将脱出的直肠轻轻推回原位。如果直肠黏膜水肿明显（重新复位困难），可以使用浸渍了饱和硫酸镁温溶液的纱布减轻水肿。直肠脱垂易复发但通常会随着痢疾症状减轻逐步改善。

HUS需限水治疗，包括停用口服补液溶液和补钾制剂。通常需要血液滤过治疗。

［预防］　排便或处理儿童粪便之后以及接触食物前都建议洗手。在细菌性痢疾暴发时，粪便净化（例如使用次氯酸钠），以及医护人员和病人的清洁流程已被证实可以有效的限制感染传播。理想情况下，患者粪培养阴性才能认为是治愈。如果治疗方案和预防措施得当，复发相对罕见。

虽然一些口服减毒活疫苗和非肠道亚型疫苗已经生产并且正在进行临床试验，目前尚无可用的疫苗。特别是在志贺菌耐药性迅速升高的情况下，迫切需要通过疫苗预防疾病。

（唐　颢　译　李　玥　校）

第29章

Chapter 29

弯曲杆菌及其相关菌群的感染

Martin J. Blaser

［**定义**］　弯曲杆菌属及相关弓形杆菌和螺杆菌属（见第26章）感染可引起一系列炎症改变。最常见的表现是急性腹泻，但这些微生物实际可引起机体任何部位的感染，尤其是对于免疫缺陷的宿主，感染可导致迟发的非化脓性后遗症。弯曲杆菌的名称来源于希腊语“弯曲的棍子”说明该细菌的形态呈弧形的杆状。

［**病原学**］　弯曲杆菌是运动的、不产芽胞的、革兰阴性厌氧杆菌。最初从胎儿霍乱弧菌中分离出来，直到1973年发现了它与其他弧菌的差异后重新将其命名分类。它可以分为以下属类：弯曲杆菌属、弓形杆菌属以及螺杆菌属。以上三类不都是致病菌群。致病菌主要分为致人腹泻的菌群和引起肠道外感染的菌群。引起人类腹泻主要致病菌为空肠弯曲杆菌，80%~90%来源于弯曲杆菌及其相关菌属。其他腹泻致病菌包括：结肠弯曲杆菌、海鸥弯曲杆菌、拉里弯曲杆菌、豚肠弯曲杆菌、胎儿弯曲杆菌及布氏弓形杆菌、嗜低温弓形杆菌、同性恋螺杆菌、芬纳尔螺杆菌。引起腹泻的两种螺杆菌同性恋螺杆菌和芬纳尔螺杆菌是肠道感染微生物而非胃部感染。从疾病的临床角度出发，以上两种螺杆菌引起的临床表现更接近于其他弯曲杆菌而非幽门螺杆菌（见第26章），所以也在本章中介绍。

最易引起肠道外症状的是胎儿弯曲杆菌，其他的细菌也可以引起宿主局部和全身的临床症状。这种微需氧菌群适于生活在胃肠道黏膜层中，与严格意义上的需氧和厌氧菌不同。本章以空肠弯曲杆菌和胎儿弯曲杆菌为主要代表，将其主要临床表现详细列于表29-1。

［**流行病学**］　弯曲杆菌在可食用动物（家禽、牛、羊、猪）或者家养宠物（鸟、狗和猫）的胃肠道中发现。这种微生物通常不会引起动物宿主发生疾病。当人损伤的皮肤直接接触到带病动物或者食用未煮熟的带病动物后，致病菌就会进入人体内引起相应的疾病。在发达国家如美国，食用未煮熟的带菌家禽是最常见的感染途径（30%~70%病例）。其他感染途径，包括食用生（未巴氏消毒）牛奶或饮用未煮沸的水，接触家养的宠物和到感染高发的地区旅游（弯曲杆菌是旅行

表29-1　“不典型”弯曲杆菌感染以及与种属相关的人类疾病的临床特征

种属	常见的临床表现	少见的临床表现	其他信息
大肠弯曲杆菌	发热、腹泻、腹痛	菌血症[1]	与空肠弯曲杆菌症状无法区别
胎儿弯曲杆菌	菌血症[1]、败血症、脑膜炎、血管感染	腹痛、反复发热	在含头孢噻吩的培养基或42℃培养不能存活
乌普萨拉弯曲杆菌	水样便、低热、腹痛	菌血症、脓肿	因对头孢噻吩敏感而分离困难
拉里弯曲杆菌	腹痛、腹泻	结肠炎、阑尾炎	海鸥为主要宿主，常通过污染的水源传染人类
豚肠弯曲杆菌	水样腹泻，或者血样便，呕吐、腹痛	菌血症	猪中引起增生性结肠炎
芬纳尔螺旋杆菌	慢性轻度腹泻、腹部绞痛、直肠炎	菌血症[1]	氟喹诺酮类疗效好
同性恋螺旋杆菌	慢性轻度腹泻、腹部绞痛、直肠炎	菌血症[1]	氟喹诺酮类疗效好；健康豚鼠中可见
空肠弯曲杆菌，海豚亚属	腹泻	慢性胃炎、菌血症[2]	作为人类致病菌的意义不明确
嗜低温弓形杆菌	腹泻	菌血症	需氧条件培养
布氏弓形杆菌	发热、腹泻、腹痛、恶心	菌血症、阑尾炎	需氧条件培养；地方性的非人类灵长类动物
唾液弯曲杆菌	肺部、肛周、腹股沟和腋下脓肿、腹泻	菌血症	3个临床相关的生物型：唾液、粪便、解脲亚种

（1）免疫缺陷患者，特别是HIV感染者；（2）儿童

摘选自 BM Allos,MJ Blaser.Clin Infect Dis，1995（20）:1092.

中腹泻的主要致病菌，见第23章），口-肛性交，也有接触失禁患者的粪便（例如婴儿）的报道。

弯曲杆菌的感染相当普遍。在美国，较之沙门菌及志贺杆菌更为常见。全年都可以患病，最常见于夏季和早秋。各年龄均可感染，空肠弯曲杆菌多见于儿童和青年，而胎儿弯曲杆菌常见于幼儿和老年人。由胎儿弯曲杆菌（及其他弯曲杆菌或相关种属）所致的系统性感染多发生于免疫缺陷患者。艾滋病、低丙种球蛋白血症、肿瘤、肝病、糖尿病和动脉粥样硬化及新生儿和孕妇均是高危人群。但是，也时有健康非怀孕人群发生消化道感染并发生一过性弯曲杆菌菌血症。

在发展中国家，空肠弯曲杆菌感染高度流行，尤其是<2岁的儿童发生率最高。随着年龄的增长，感染率及患病率都有所降低。这样的数据表明，频繁暴露于空肠弯曲杆菌的可致机体免疫耐受。

［病理学及发病机制］ 空肠弯曲杆菌的感染可以是亚临床的，尤其是不发达地区，以往反复感染从而获得一定免疫力的人群。有症状的感染通常出现在接触含有致病菌的食物或水源后2～4d（范围1～7d）。致病部位包括空肠、回肠和结肠。活检病理标本镜下显示非特异性炎性反应，固有层中中性粒细胞、单核细胞及嗜酸性粒细胞浸润，以及上皮损伤包括黏液减少、腺体退化和隐窝脓肿。病理表现与溃疡性结肠炎或克罗恩病类似。但后两种特发性结肠炎的诊断必须在排除了由弯曲杆菌等致病菌感染造成的结肠炎后才可做出诊断。

低丙球蛋白血症患者感染空肠弯曲杆菌的严重程度和复发率都很高，证实了抗体具有显著的保护作用。感染的病理学机制目前还不清楚。菌株在黏膜上的动力性和黏附性可能是致病关键因素，而细菌产生的肠毒素和细胞毒素（细胞致死肿胀毒素，或CDT）并非组织损伤及致病的主要因素。在上皮细胞内发现了少量的空肠弯曲杆菌，证实组织侵入是该菌重要的致病机制之一，在体外试验中也证明了这点。

胎儿弯曲菌的致病机制更明确。所有临床分离的胎儿弯曲杆菌都具有包膜壳蛋白（S层），这种蛋白表层使得该菌株能抵御补体介导的免疫调节杀伤作用。而且胎儿弯曲杆菌能引起菌血症并播散至胃肠道外的部位。该微生物可改变其S-层包膜壳蛋白的表达，因此具有抗原性变异的能力，可能是免疫缺陷者慢性感染或复发率高的原因。

［临床症状］ 由弯曲杆菌及弓形杆菌和螺旋杆菌引起的临床症状十分相似。因为空肠弯曲杆菌是最常见的致病菌，它的临床表现最具有代表性。前驱症状包括发热、头痛、肌肉痛等不适，通常在腹泻12～48h前出现，也可以没有明显的不适。主要临床表现为肠道症状：腹泻、腹痛及发热。有不同程度的水样便甚至血便。肠道蠕动活跃最高可听到10/min的肠鸣音。最常见的症状是腹部紧缩牵拉感。疼痛的部位可以为广泛或者局限。弯曲杆菌的感染可以引起假性阑尾炎的症状。发热可以是空肠弯曲杆菌感染的最初唯一症状，与伤寒病的最初症状相似。发热的儿童可以引起惊厥抽搐。弯曲杆菌性肠炎通常为自限性的，但是症状可以持续大于1周，10%～20%患者需要药物治疗，未经治疗的患者5%～10%复发。一般的流行致病菌通常引起无症状的感染或者轻微症状。

胎儿弯曲杆菌引起的腹泻症状和空肠弯曲杆菌相似。它也能引起反复发作的腹泻或者非特异部位的腹痛。通常不会引起后遗症，预后较好。胎儿弯曲菌也可引起免疫缺陷持续性复发症状，包括全身症状（发热、寒战和肌痛）。二次播散至主要器官（例如脑膜、脑、骨、泌尿系或者软组织），使病情更加严重甚至致死。胎儿弯曲杆菌具有感染血管部位的倾向，可出现心内膜炎、真菌性动脉瘤、化脓性血栓性静脉炎等。孕期的感染会导致胎儿死亡。弯曲杆菌中大部分和同性恋螺杆菌会引起免疫低下的人群中反复蜂窝织炎并发热和菌血症。

［并发症］ 除胎儿弯曲杆菌，菌血症非常少见，可发生于免疫缺陷者或年龄两极。肠道外感染分3种形式：①一过性菌血症，通常有肠炎表现（良性病程，不需要特殊治疗）；②正常宿主持续性菌血症或者局限性感染（菌血症来源于肠炎，抗菌治疗效果好）；③免疫缺陷持续性菌血症或局限性感染。临床上也可无肠炎相关症状。延长抗菌治疗可抑制或治愈感染。

弯曲杆菌、弓形杆菌及肠道螺杆菌对于艾滋病或低丙球蛋白血症患者的感染更为严重、持久及具有肠道外表现；停药后复发也很常见。低丙球蛋白血症患者通常会发展为骨髓炎和丹毒样皮疹及蜂窝织炎。

局灶性化脓性并发症包括胆囊炎、胰腺炎、膀胱炎；远处化脓性并发症包括脑膜炎、心内膜炎、关节炎及腹膜炎，蜂窝织炎及脓毒性流产。除了免疫抑制患者，上述并发症很罕见。肝炎、间质性肾炎及溶血尿毒综合征也可在急性期发生。反应性关节炎及其他风湿性症状通常在感染后数周出现，尤其HLA-B27阳性人群。感染弯曲杆菌后，吉兰-巴雷综合征或者米勒-菲希尔（颅脑多神经病）综合征中也有报道发生，例如在感染空肠弯曲菌一种血清型（O19）后，发病率为1∶（100～200）；而总体发病率为1∶（1000～2000）。尽管并发症的发生率比较低，但是空肠弯曲菌的感染，在吉兰-巴雷综合征的致病原因中占20%～40%。无症状的感染也会引起该综合征。免疫增殖性肠病（α链病）——一种起源于小肠黏膜相关性淋巴组织的淋巴瘤，与空肠弯曲杆菌的感染相关，抗菌治疗有效。

［诊断］　在弯曲杆菌肠炎中，外周血中白细胞数值反应了炎症的进程。在美国几乎所有就诊患者的便检均有白细胞和红细胞。对疑似均应行粪涂片革兰染色或者赖特染色。当临床具有弯曲杆菌性肠炎的相关症状（发热、便中白细胞增多），需要临床医生提示微生物实验室仔细寻找便中是否存在弯曲弧形的革兰阴性细菌，或利用相差或暗视野显微镜观察其具有特色的投掷状运动。明确诊断有赖于便分离培养、血液标本或者其他组织培养结果。所有脓血便的粪便均应采用弯曲杆菌特异的培养基进行培养。因为该细菌对生长环境和培养基要求极为苛刻。并非所有的弯曲杆菌属细菌所需要的培养基都一致，培养阴性并不能完全排除感染的可能性。便中发现病原体常提示感染，但也存在感染恢复后一个时间段的粪便带菌期，无证据提示在人类共生。相反，生痰弯曲菌和相关微生物在口腔中共生，但很少致病。因为在标准血培养基中该菌新陈代谢活性低，弯曲杆菌菌血症临床发现困难，除非实验室对弱阳性结果进行进一步定量分析。

［鉴别诊断］　弯曲杆菌肠炎的临床症状与沙门菌、志贺菌、鼠疫耶尔森菌等病原菌感染所致肠炎不具有鉴别性。发热、便中红白细胞增多提示感染性腹泻，确诊主要依靠粪培养或者涂片中发现特异的致病菌。同样，弯曲杆菌的肠道外感染也需要细菌培养而确诊。发生感染性流产需怀疑弯曲杆菌感染，出现化脓性血栓性静脉炎时需警惕胎儿弯曲杆菌感染。值得重申的是：①弯曲杆菌肠炎临床表现与溃疡性结肠炎或克罗恩病相似；②弯曲杆菌肠炎比上述两种疾病在年轻人中更多见；③活检不能区分上述疾病。因此，炎症性肠病的诊断必须排除空肠弯曲杆菌感染，特别是有国外旅游史、动物接触史、免疫缺陷或暴露于其他高传输风险。

治疗

补充液体和电解质是治疗腹泻性疾病的主要手段（见第23章）。即使对于就医的弯曲杆菌肠炎，特异性抗微生物治疗并不是明确有益的。治疗的适应证包括高热、血便、严重腹泻、持续时间超过1周以及症状加重。标准的药物治疗方案是红霉素口服5～7d［250mg，4/d；儿童30～50mg/（kg·d），分次］。体内和体外药物试验证明其他大环内酯类，包括阿奇霉素（1d或者3d的疗程），也同样有效。成年人可选择的药物还有氟喹诺酮（500mg，口服，2/d）或其他喹诺酮类5～7d，但该类和四环素类耐药逐渐增高。耐药菌株感染的预后不良。避免使用抑制肠道蠕动的药物，以免延长症状，且可能诱发中毒性巨结肠甚至死亡。

对于全身性感染，可经验性给予庆大霉素（首剂2mg/kg，1.7mg/kg 静脉滴注，1次/8h）、亚胺培南（500mg，静脉滴注，1次/6h），或者（氯霉素50mg/kg，静脉滴注，每天分3次或4次），但应同时进行细菌的药敏试验。非免疫低下或血管内感染，抗菌治疗14d。胎儿弯曲杆菌感染造成免疫低下的全身性感染以及血管内感染的，需要延长抗菌治疗疗程（可达4周）。对于免疫低下的复发性感染，需考虑长期药物治疗/预防。

［预后］　大多数弯曲杆菌感染的可自发或经抗生素治疗后痊愈。个别死亡病例报道多是由于体液丢失所致。如前所述，一些可出现反应性关节炎、吉兰–巴雷综合征或其变异型。胎儿弯曲菌所致的全身性感染致死性高于其他种属。疾病的预后取决于恰当治疗开始的及时性。相对健康人的胎儿弯曲菌感染通常可无后遗症生存。免疫低下常出现反复和（或）危及生命的弯曲杆菌属病原体感染。

（鲁　佳　译　李　玥　校）

第30章

Chapter 30

霍乱及其他弧菌

Matthew K. Waldor　Edward T. Ryan

弧菌属的成员可引起许多重要的感染综合征，其中典型的是霍乱，这是由霍乱弧菌引起的一种极具破坏性的腹泻性疾病，在近2个世纪里已经引起了7次全球性的大流行。在当代发展中国家，霍乱疫情仍然是重要的公共卫生问题。由其他弧菌引起的弧菌病包括腹泻综合征、软组织感染或者原发性败血症。弧菌属的所有成员都是具有高度运动性、兼性厌氧革兰阴性菌，菌体弯曲呈弧状，有一个或多个鞭毛。在自然界中，弧菌最常存在于盐度适中、有潮汐的河流和海湾。夏季当水温超过20° C时，它们开始繁殖。正如所料，在温暖的季节发病增多。

霍乱

[定义]　霍乱是一种急性腹泻性疾病，可以在数小时内引起严重的、迅速进展的脱水和死亡。因此，重型霍乱（霍乱最严重的类型）是令人恐惧的，尤其在流行病学表现方面。值得庆幸的是，迅速、积极的液体补充和支持治疗能够降低历来的高病死率。虽然术语霍乱有时用于表示任何引起严重脱水的分泌性腹泻疾病，但是现在不论病因学上有无传染性，该词指的是由O1或O139群霍乱弧菌这两种具有流行潜力的血清群引起的疾病。

[微生物学和流行病学]　根据其脂多糖（LPS）O抗原的糖类决定簇，霍乱弧菌可分为200多个血清群。虽然一些非O1霍乱弧菌血清群（在抗O1型抗原血清中不凝集的菌株）偶尔也可引起腹泻的零星暴发，但是在1992年O139血清群出现之前，O1血清群一直是引起霍乱疫情的主要原因。O1群霍乱弧菌有两个生物型，古典生物型和埃尔托生物型。每一型可进一步分为两种血清型，为Inaba型（稻叶型）和Ogava型（小川型）。

霍乱弧菌的自然栖息地是具有一定咸度的海岸水域及河口，与浮游生物密切相关。人类偶尔会被感染，但一旦被感染，就可以成为传播的载体。摄入被人类粪便污染的水是感染霍乱弧菌最常见的方式。食用受污染的食物也能引起传播。目前尚未发现动物宿主。感染所需菌量相对较高，但对于胃酸减少者、服用抗酸剂以及因进食而胃酸被缓冲的患者，感染剂量可明显降低。在霍乱疫区，霍乱主要是一种儿科疾病。但当被引入新的人群时，其感染成年人和儿童的概率是相同的。在疫区，疾病负担在与高温、暴雨、洪水有关的“霍乱季节”里最为严重，但该病全年均可发生。令人费解的是，霍乱的易感性明显受到ABO血型的影响，O型血的人在感染后最容易发展为重症，而AB型血的人患重症的可能性最小，原因目前尚不清楚。

霍乱的发源地位于印度次大陆的恒河三角洲。自1817年以来，出现了7次全球性的大流行。目前的（第7次）流行首次由埃尔托生物型引起，于1961年起源于印度尼西亚而波及整个亚洲，在很多地方埃尔托型霍乱弧菌取代了当地的古典型。在20世纪70年代初，埃尔托型霍乱在成为持续存在的疫情问题前，曾在非洲引起了疫情暴发。目前，每年向世界卫生组织（WHO）报告的霍乱病例中，超过90%来自于非洲。但是，非洲及亚洲的真实疾病负担尚不清楚，这是由于诊断常常是基于症状的，而且很多出现霍乱疫情的国家没有向WHO报告。目前大约每年有>3 000 000例的新发霍乱病例（其中只有大约2 000 000例报告了WHO），造成每年超过100 000人病死（其中大约<5000例报告了WHO）。

近来，霍乱曾出现了几次严重的暴发，尤其是发生于贫困和流离失所的人群中。这种暴发往往是由于战争或者其他可引起公共卫生措施崩溃的情况所导致的。这些例子包括1994年在扎伊尔；2008—2009年在津巴布韦；2010年在海地。自1973年以来，在美国路易斯安那和德克萨斯湾沿岸发生的散发病例，是与第7次大流行有关的O1群霍乱弧菌所致。这些感染通常与食用当地捕获的被污染的贝类有关。偶尔，在美国距离海湾地区较远的地方，一些病例与输入的墨西哥湾海鲜有关。

在拉丁美洲一个世纪没有出现霍乱疫情之后，最近一次的霍乱大流行于1991年发生在中美和南美。最初的暴发性传播影响到了数百万人，之后该次流行在拉丁美洲引起的疾病负担才明显减少。然而，就像20年前在非洲的情况一样，流行性的埃尔托菌株能够在内陆淡水水域中繁殖，而不是其经典的沿海咸水生态环境。2010年，在长达一个世纪没有出现流行之后，霍乱再次出现于海地。

1992年10月，在印度东南部出现了一次大规模的霍乱疫情暴发。此次暴发是由一种新的血清群O139引起的。此菌株似乎是埃尔托O1的衍生物，但是具有截然不同的LPS和免疫相关O抗原多糖荚膜（O1菌株没有荚膜）。经过最初在11个亚洲国家传播之后，O139群霍乱弧菌再次大范围地被O1群取代，但它还在一些亚洲国家引起少部分病例。由O139群霍乱弧菌引起的疾病的临床表现与O1群霍乱弧菌很难区分。但是，能够预防其中一种菌株感染的疫苗对另一种菌株无效。

［发病机制］　霍乱是一种由毒素介导的疾病。其特征性的水样腹泻是由霍乱毒素引起的。该毒素是霍乱弧菌在小肠合成的一种强效的肠毒素蛋白。毒素协同调节菌毛（TCP）是霍乱弧菌在小肠生存及繁殖所必不可少的，之所以这样命名是由于其合成的调节与霍乱毒素的合成调节相一致。霍乱毒素、TCP和其他几种毒力因子由ToxR协同调控。该蛋白通过大量的调节性蛋白对环境信号做出应答，调节编码毒力因子的基因的表达。另外的调节过程，包括细菌对菌群密度的反应（这种现象叫作细菌群感效应），调控着霍乱弧菌的毒力。

一旦在人类小肠定植，菌株就产生霍乱毒素，该毒素包含一个单体酶部分（A亚单位）和一个五聚体结合基团（B亚单位）。B亚单位五聚体与GM1神经节苷脂结合，后者是位于肠上皮细胞表面的一种糖脂，作为毒素受体将A亚单位传递到细胞溶质中的靶点。激活的A亚单位（A1）不可逆地将ADP-核糖体从烟碱腺嘌呤二核苷酸转运到其特异性的靶蛋白上——腺苷酸环化酶的GTP结合调节元件。ADP核糖基化G蛋白上调腺苷酸环化酶的活性，结果导致胞内cAMP的高水平累积。在肠上皮细胞内，cAMP环腺苷酸抑制绒毛细胞的吸收性钠转运系统，激活隐窝细胞的分泌性氯转运系统，从而导致肠腔内氯化钠的累积。为了维持渗透压，水被动性地移动，使得等渗液体在肠腔内积聚。当液体的量超出了其余部分肠腔的吸收能力时，便出现了水样腹泻。丢失的液体和电解质如果不能得到充分补充，就会出现休克（严重脱水所致）和酸中毒（碳酸氢盐丢失所致）。虽然腺苷酸环化酶途径紊乱是霍乱毒素引起液体过量分泌的首要机制，霍乱毒素也能通过前列腺素类和（或）神经组胺受体来促进肠道分泌。

霍乱弧菌的基因组包含两个环状染色体。侧向基因转移在霍乱疫情的演变过程中发挥了关键作用。编码霍乱毒素（ctxAB）的基因是噬菌体CTXΦ基因组的一部分。在霍乱弧菌表面上对应这种噬菌体的受体是肠道定植因子TCP。由于ctxAB是移动性遗传元素（CTXΦ）的一部分，所以此种噬菌体的水平转移将导致新的产毒素霍乱弧菌血清群。那些与霍乱弧菌发病机制密切相关的基因，包括调控TCP生物合成的基因、调控辅助性定植因子的基因和调节毒力基因表达的基因，都聚集在霍乱弧菌的致病岛。类似的毒力基因聚集也见于其他细菌病原体。致病岛被认为是通过水平基因转移而获得的。O139群霍乱弧菌很可能是源于一种埃尔托O1菌株，该菌株通过水平基因转移获得了O139 O抗原的合成基因。

［临床表现］　感染了O1或O139群霍乱弧菌的个体会出现一系列的临床表现。有些人无症状或者仅有轻度腹泻，另一些人表现为突然暴发的、危及生命的严重腹泻（重型霍乱）。在疾病征象和表现上有所不同的原因尚不完全清楚，可能与预先存在的免疫力、血型和营养状况有关。在24～48h的潜伏期后，典型的霍乱表现为突然出现的无痛性水样腹泻，可以很快转为大量。患者常常有呕吐。在严重病例，第一个24h液体丢失可以超过250 ml/kg。如果液体和电解质没有得到及时补充，继而可发生低血容量性休克和死亡。患者通常不发热。电解质紊乱而导致的肌肉痉挛很常见。粪便具有特征性的外观：呈非胆汁性，灰白色、略混浊的液体，伴有一些黏液斑，无血液，带一点不刺鼻的腥味。由于外观与洗过米的水相似，这样的粪便曾被称作“米泔水样”大便（图30-1）。临床症状与血容量缩减相平行：体液丢失小于正常体重的5%时，出现口渴；体液丢失为正常体重的5%～10%时，出现直立性低血压、体弱无力、心动过速和皮肤弹性下降，体液丢失大于正常体重的10%时，出现少尿、脉细弱或触及不到、眼窝凹陷（婴儿前囟凹陷）、皮肤起皱、嗜睡和昏

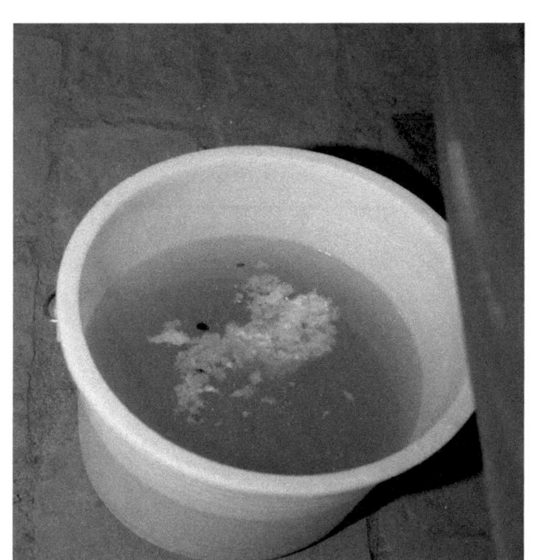

图30-1　霍乱的米泔水样大便，可见漂浮的黏膜和灰白色外观（经达卡国际腹泻疾病研究中心 Dr.ASG Faruque允许转载）

迷。并发症取决于容量和电解质丢失的程度，包括急性肾小管坏死导致的肾衰竭。然而，如果患者得到充分的液体和电解质补充治疗，可以避免并发症的发生，病程呈自限性，可在数天内恢复。

实验室检查结果通常显示为非贫血患者的血细胞比容升高（血液浓缩导致），中性粒细胞轻度增多，与肾前性氮质血症相一致的血尿素氮和肌酐水平升高，血钠、钾和氯正常，碳酸氢盐浓度明显下降（<15mmol/L），以及阴离子间隙升高（血清乳酸盐、蛋白质和磷酸盐增加所致）。动脉血pH通常较低（约7.2）。

［诊断］ 对临床上怀疑为霍乱者，可进行大便霍乱弧菌的鉴定而确定诊断，但是，对病原体必须进行特异性鉴定。对于有经验的人来说，可以直接在通过暗视野显微镜下观察新鲜粪悬滴来检测出病原体，进行特异性抗血清固定可以分辨其血清型。病原体的实验室分离需要使用选择性培养基，例如牛磺胆-碲酸盐-凝胶（TTG）琼脂或者硫代硫酸盐-柠檬酸盐-胆盐-蔗糖（TCBS）琼脂培养基。如果预计标本处理过程可能会耽搁，也可以使用Carey-Blair运送培养基和（或）碱性蛋白胨含水丰富的培养基。虽然对于有些地区霍乱弧菌是罕见的分离菌，生物化学鉴定和定性是有价值的，但是在流行地区不需要进行这些工作。用于肠杆菌科的标准微生物生化检测足够用于霍乱弧菌的鉴定。所有的弧菌都是氧化酶阳性。目前市售的用于床旁即时检测的霍乱抗原试纸测定，可以用于现场或者是实验室设施缺乏的情况。

治疗

霍乱引起的死亡是由低血容量性休克导致的，而治疗霍乱患者首要的是液体复苏和管理。根据脱水程度（表30-1）和患者的年龄、体征，应首先迅速补充至正常血容量，继而保持足够的水分供给来补充不断丢失的体液（表30-2）。服用口服补液盐（ORS）利用己糖-钠协同转运机制将钠离子转运出肠黏膜外，伴随有葡萄糖（或乳糖）分子的主动转运。氯离子和水跟着进行运输。即使霍乱毒素有活性时，这套运输机制仍保持完好。口服补液盐可以通过向含有糖和盐的包装袋中添加安全饮用水而制得，或者通过向1L安全饮用水中加入0.5茶匙精制食盐（NaCl 3.5g）和4大勺蔗糖（葡萄糖40 g）而制得。应鼓励进食香蕉或绿椰子水来摄入钾。口服补液盐有多种制剂，目前WHO推荐"低渗透压"口服补液盐用于治疗任何原因引起的脱水性腹泻（表30-3）。条件允许时，以稻米为基础的ORS被认为在治疗霍乱时优于标准的口服补液盐。对于不能饮水的患者，可以通过鼻饲管给予口服补液盐；但是，重度脱水患者的最佳管理包括静脉输液和电解质的补充。由于严重酸中毒（pH <7.2）在本疾病中常见，林格液是同类商业产品中最好的（表30-4）。使用时必须附带性地补充钾，推荐口服补充。对于重度脱水患者（丢液量>10%体重），安全起见，在治疗开始的1h内补充液体丢失总量的1/2，3~6h内补足全部丢失量。短暂的肌肉痉挛和手足抽搐是常见的。过后通常可以开始口服治疗，以保持液体入量与出量相等。然而，持续大量腹泻的患者可能需要延长静脉治

表30-1 霍乱患者脱水程度的评估

脱水程度	临床表现
无或轻度，但有腹泻	某些病例有渴感，丢失液量少于总体重的5%
中度	口渴，直立性低血压，虚弱无力，心动过速，皮肤弹性下降，口/舌干燥，无泪，丢失液量为总体重的5%~10%
重度	意识不清，昏睡，脉搏弱或测不到，不能饮水，眼窝凹陷（婴儿前囟凹陷），丢失液量超过总体重的10%

表30-2 霍乱患者基于脱水程度的治疗[(1)]

脱水程度，患者年龄（体重）	治 疗
无或轻度，但有腹泻[(2)]	
<2岁	1/4~1/2杯（50~100ml）ORS，最大量0.5L/d
2—9岁	1/2~1杯（100~200ml）ORS，最大量1L/d
≥10岁[(2)(3)]	尽可能多，最大量2L/d
中度	
<4个月(<5kg)	200~400ml ORS
4—11个月(5~8kg)	400~600ml ORS
12—23个月(8~11 kg)	600~800ml ORS
2—4岁(11~16 kg)	800~1200ml ORS
5—14岁(16~30 kg)	1200~2200ml ORS
≥15岁 (≥30 kg)	2200~2400ml ORS
重度[(2)]	
所有年龄和体重	乳酸林格液静脉补液（或者，如果没有的话使用生理盐水）：前3h内100ml/kg（或12个月以下的儿童头6h内）；开始快，之后放慢；第1个24h总量为200ml/kg,持续到患者清醒，可以使用OR，不再触及脉搏微弱

注：在治疗过程中继续正常进食

表30-3 世界健康组织口服补液盐（ORS）组成

成分	浓度（mmol/L）
钠离子	75
钾离子	20
氯离子	65
枸橼酸盐	10
葡萄糖	75
总渗透压	245

表30-4 霍乱患者粪便与静脉补液的电解质组成

项目	浓度（mmol/L）			
	钠离子	钾离子	氯离子	基值
粪便				
成年人	135	15	100	45
儿童	100	25	90	30
乳酸林格液	130	4[(1)]	109	28

（1）即最好给予口服补钾以补充粪便中的常规失钾量

疗，以弥补胃肠液的丢失。重度低钾血症可以进一步发展，但对静脉补钾或者口服补钾均有反应。在没有足够人员来监测患者疾病进展的情况下，口服补液和补钾治疗比静脉补充更为安全。

虽然抗生素不是治疗必需的，但是，使用病原体敏感的抗生素能够缩短液体丢失的时间和量，促进病原体从粪便中排出。WHO建议仅当霍乱患者出现严重脱水时给予抗生素，但更为广泛的应用抗生素也常被认为是合理的。多西环素（单次剂量300mg）或者四环素（12.5mg/kg，4/d，使用3d）可能对成年人有效，但不建议用于8岁以下的儿童，因为其可能沉积于骨骼和发育中的牙齿。新出现的耐药性是需要持续关注的问题。在四环素耐药性普遍存在的地区，对于非妊娠的成年人霍乱患者，环丙沙星［单次剂量（30mg/kg，总剂量不超过1 g）或者短程疗法（15mg/kg，2/d，连用3d，每天总剂量不超过1g）］，红霉素（每天总量40～50mg/kg，分3次，共用3d），或者阿奇霉素（单剂量1g）可能是临床有效的替代药物。怀孕妇女和儿童通常用红霉素或阿奇霉素治疗（儿童剂量为10mg/kg）。

［**预防**］ 提供安全的用水和粪便卫生处理设施，改善营养，注重家庭中食物的储藏和制备，可以显著降低霍乱的发病率。在过去的几十年里，人们投入了大量精力以研制有效的霍乱疫苗，特别是口服疫苗。传统的霍乱疫苗经肌内注射，对于无免疫力的人群保护作用小，而且有可预见的不良反应，包括注射部位疼痛、不适和发热。疫苗功效有限的部分原因是其不能诱导肠黏膜表面的局部免疫反应。

目前已经研制出了两种口服霍乱疫苗。第一种是全细胞灭活疫苗（WC），它有两种形式：一种包含霍乱毒素的无毒性B亚单位（WC/BS），另一种仅由杀灭的细菌组成。在孟加拉进行的一项安慰剂对照试验中，这两种灭活疫苗均在接种6个月后表现出显著的保护作用，WC疫苗的保护率约为58%，WC/BS疫苗的保护率约为85%。在接种3年后两种疫苗均可达到50%的保护率。5岁以后接种疫苗的人群其免疫力比年幼者更为持久。在撒哈拉以南非洲地区具有艾滋病高患病率人群中进行的一项试验证实了WC/BS疫苗的有效性。在越南、加尔各答和印度进行了针对当地生产的死疫苗的临床试验，未能显示出预期结果。口服灭活疫苗对于生活在接种者周围的未接种者也有保护作用。世界卫生组织目前推荐，对于具有患霍乱风险的人群，霍乱疫苗接种应成为一项更大的应对计划。口服灭活疫苗在欧洲和亚洲均有供应，但是（像其他霍乱疫苗一样）在美国没有供应。

第二型霍乱疫苗正在开发中，包括口服减毒活疫苗，例如，通过分离或者创建缺少霍乱毒素基因的突变株。CVD 103-HgR就是一个这样的疫苗，在1期和2期研究中具有安全性和免疫原性，但是在印度尼西亚进行的一项大型现场试验中显示出的保护作用较小。其他的减毒活疫苗候选株已经从埃尔托El Tor和O139群霍乱弧菌中制备出来，目前正在进行临床试验。发展有效、安全的霍乱疫苗，提供持久的黏膜保护性免疫，是当务之急，特别是对于营养不良、贫困和潜在艾滋病毒感染的成年人和儿童（此类人群患霍乱的危险性最大）。如前所述，在美国并没有可售的霍乱疫苗。

其他弧菌种类

弧菌属包括几种不引起霍乱的病原体。全世界的近海水域中均富含非霍乱弧菌，在滤食性贝类组织中可以达到较高浓度。因此，人们通常是由于饮用海水，或者进食了生的或未煮熟的贝类（表30-5）而感染。大多数非霍乱弧菌可以在血液或者麦康基琼脂培养基上培养，这种培养基含有足够的盐分以维持这些嗜盐病原体的生长。在微生物学实验室，可以通过标准生化试验来区分非霍乱弧菌。其中最重要的是副溶血性弧菌和创伤弧菌。这些弧菌所引起的综合征中主要的两种类型是胃肠道疾病（由副溶血性弧菌、非O1/O139群霍乱弧菌、拟态弧菌、河流弧菌、霍利斯弧菌和弗氏弧菌引起）和软组织感染（由创伤弧菌、溶藻弧菌和美人鱼弧菌引起）。创伤弧菌也是引起一些患者中原发性败血症的原因。

表30-5 入选的非霍乱弧菌特点

病原体	传播途径	易感人群	综合征
副溶血性弧菌	贝类、海水	正常人	胃肠炎
	海水	正常人	伤口感染
非O1/O139	甲鱼、旅行	正常人	胃肠炎
霍乱弧菌	海水	正常人	伤口感染、中耳炎
创伤弧菌	贝类	免疫低下者(1)	败血症、继发性蜂窝织炎
	海水	正常人、免疫低下者(1)	伤口感染、蜂窝织炎
溶藻弧菌	海水	正常人	伤口感染、蜂窝织炎、中耳炎
		烧伤者、其他免疫低下者	败血症

（1）尤其是有肝疾病或者血色病患者

1.与胃肠道疾病原发相关的种类

（1）副溶血性弧菌：嗜盐的副溶血性弧菌广泛存在于海洋环境中，可在全球范围内引起食源性肠炎。该菌种最初于1953年在日本引起肠炎，在一项研究中24%的报告病例由其引起，该发病率大概与日本人有生食海鲜的习惯有关。在美国，由此菌引起的腹泻暴发常与未煮熟的或者处理不当的海鲜及被海水污染的食物有关。从20世纪90年代中期以来，副溶血性弧菌感染的发病率在包括美国在内的数个国家有所增加，血清型O3：K6，O4：K68和O1：K-不定型是主要致病血清型，它们遗传学上彼此相关。副溶血性弧菌的肠道致病性与其能在Wagatsuma琼脂培养基上引起溶血这一能力有关（即Kanagawa现象）。尽管副溶血性弧菌引起腹泻的机制尚不清楚，其基因组序列包含两个Ⅲ型分泌系统，能够将有毒性的细菌蛋白直接注入宿主细胞。针对所有在流行病学上可与进食海鲜或与接触海水有关的腹泻病例，副溶血性弧菌应被认为是一个可能的致病因素。

副溶血性弧菌感染可引起两种截然不同的胃肠道表现。这两种表现（包括北美的几乎所有病例）中更常见者是水样泻，通常伴有腹痛、恶心和呕吐，约25%的病例伴有发热和寒战。潜伏期波动于4h到4d，症状持续时间平均约3d。较少见的表现为痢疾，其特征是严重腹痛、恶心、呕吐和血便或者黏液便。副溶血性弧菌也可引起罕见的伤口感染和耳炎以及极罕见的败血症。

不论临床表现如何，大多数的副溶血性弧菌相关性胃肠道疾病是自限性的，不需要抗菌药物治疗，也不需要住院。在免疫力正常者中死亡很罕见。严重的感染与糖尿病、预先存在的肝疾病、铁过量状态或者免疫抑制等基础疾病有关。对偶尔出现的严重病例，应像前面描述的霍乱的治疗一样给予液体补充和抗生素治疗。

（2）非O1群霍乱弧菌：异种的非O1/O139群霍乱弧菌病原体在常规生化试验中与O1群无法鉴别，但却不能凝集O1抗血清。非O1/O139群霍乱弧菌引起了数次已详细描述的经食物传播胃肠炎的暴发流行，以及散发的耳炎、伤口感染及菌血症病例；尽管非O1/O139群霍乱弧菌可以导致胃肠炎暴发，但不引起霍乱流行。与其他弧菌一样，非O1/O139群霍乱弧菌广泛分布于海洋环境中。大多数情况下，美国已经确诊的病例与食用牡蛎或近期旅游史，特别是去墨西哥有关。由非O1群霍乱弧菌所致腹泻病的临床表现很多，可能与此组病原体毒力不同有关。

在美国大约有一般的非霍乱弧菌是从大便标本中分离出来的。与非O1群霍乱弧菌有关的胃肠炎，其典型的潜伏期<2d，病程持续2~7d。患者的粪便可以是较多的水样便，也可以是部分成形的，血性或黏液性。腹泻可以导致严重脱水。很多病例会出现腹痛、恶心、呕吐及发热。像霍乱一样，明显脱水的患者应给予口服或静脉补液治疗，而抗生素的作用不确切。

由非O1/O139群霍乱弧菌引起的肠外感染常有因职业或娱乐而接触海水的病史。大约10%的非O1/O139群分离株可致伤口感染或耳炎，20%可致菌血症（尤其可能发生于肝病患者）。存在肠道感染应给予抗生素治疗。在选择抗生素制剂和剂量上尚缺乏资料，但是大多数菌株在体外对四环素、环丙沙星和第三代头孢菌素敏感。

2.与原发软组织感染或菌血症有关的种类

（1）创伤弧菌：创伤弧菌感染罕见，但该菌是美国重症弧菌感染中最常见的原因。如同大多数弧菌那样，此菌在温暖的夏季繁殖，其生长需要盐性环境。人类感染一般发生于5月份到10月份的沿海地区，最常累及40岁以上的男性。该菌与两种截然不同的综合征有关：原发性败血症通常发生于先前有肝疾病的患者，原发伤口感染通常发生于没有潜在疾病的患者。一些学者认为，该菌也可引起不伴随其他症状的胃肠炎。该菌具有一系列毒性特征，包括一种抗吞噬的荚膜、血清耐药性、细胞毒素/溶血素。毒力可用鼠50%致死量来评估，在铁过量时明显增高，这与血色病患者易于感染此菌的特点相一致。

原发性败血症最常发生于有肝硬化或者血色病的患者，但是也可见于造血功能障碍或者慢性肾功能不全的患者、使用免疫抑制药物或者饮酒者，或者（极罕见的情况下）见于没有已知的基础疾病的患者。经过16h的中位潜伏期后，患者会出现萎靡不振、寒战、发热和虚脱。低血压可见于1/3病例，常在入院时即出现。多数病例会出现皮肤表现（通常在起病36h内），常累及肢端（下肢比上肢更常见）。常见的出疹顺序是红色斑疹、瘀斑、水疱及大疱。事实上，败血症和出血性大疱性皮损在合适的情况下均可提示诊断。坏死和腐败也可发生。实验室研究显示，白细胞减少比白细胞增多常见、血小板减少和纤维蛋白裂解产物水平升高更为常见。创伤弧菌可以从血液或者皮肤病变中培养得到。病死率接近50%，大多数是死于无法控制的败血症。因此，迅速、及时的治疗是非常关键的，应当包括经验性的抗生素使用、彻底清创和常规支持治疗。创伤弧菌在体外对包括四环素、氟喹诺酮类和第三代头孢菌素在内的多种抗生素敏感。来自动物模型的数据表明，在创伤弧菌败血症的治疗中应当使用氟喹诺酮类或者是联用米诺环素和头孢噻肟。

不论是新鲜伤口或者先前的伤口，不论患者有或无基础疾病，接触海水后均可感染创伤弧菌。经过短暂的潜伏期（4h至4d，平均为12h）后开始发病，首先出现的症状是伤口肿胀、发红以及伤口周围剧烈疼痛（见于许多病例）。之后会出现迅速播散的蜂窝织炎，有时伴有水疱、大疱或者坏死性病变。迁移性病灶不常见。多数患者有发热和白细胞增多。从皮肤病变中可以培养出创伤弧菌，偶尔血液中也可培养出来。及时迅速的抗生素治疗和清创术通常是有效的。

（2）溶藻弧菌：此种类最初于1973年被确定为一种人类病原体，可引起偶发的眼、耳及伤口感染。它是弧菌中最耐盐的菌种，可以在盐浓度>10%的环境中生长。大多数临床分离株来自于重复感染的伤口，据推测这些伤口多是在海滩受到污染。虽然感染的严重程度不一，但往往并不严重，对抗生素治疗和引流的反应良好。少数病例出现外耳道炎、中耳炎和结膜炎。通常使用四环素可以治愈。溶藻弧菌是免疫力低下患者发生菌血症的罕见原因。

（董旭旸　译　李　玥　校）

第31章

Chapter 31

病毒性胃肠炎

Umesh D. Parashar　Roger I. Glass

急性感染性胃肠炎是一种影响到全世界所有年龄人群的常见疾病。它是发展中国家儿童死亡的首要原因，据估计每年约导致1 800 000人死亡。在包括美国在内的工业化国家里，该病占儿童住院患者的10%~12%。老年人，尤其是身体虚弱者，患急性胃肠炎后可发生严重并发症和死亡的风险。在健康的年轻人中，急性胃肠炎是很少致命的，但会带来大量的医疗和社会成本，包括工作时间的损失。

一些肠道病毒已被确定为急性感染性胃肠炎的重要病因（表31–1，图31–1）。大多数病毒性胃肠炎是由RNA病毒引起的，但是DNA病毒偶尔也会参与发病（例如40型和41型腺病毒），所以也被列入本章内容。这些病毒引起的疾病的典型特征是急性发作的呕吐和（或）腹泻，可伴有发热、恶心、腹部绞痛、厌食和全身乏力。如表31–2所示，有一些特征性的表现有助于区分病毒性胃肠炎和细菌性胃肠炎。然而，仅根据临床和流

表31–1　引起人类胃肠炎的病毒

病毒	家族	基因组	主要危险人群	临床严重程度	检测方法
轮状病毒（A组）	呼肠孤病毒科	双链节段性RNA	5岁以下儿童	+++	EM,EIA,PAGE,RT–PCR
诺如病毒	杯状病毒科	正义单链RNA	所有年龄	++	EM,EIA,RT–PCR
札幌病毒	杯状病毒科	正义单链RNA	5岁以下儿童	+	EM,EIA,RT–PCR
星状病毒	星状病毒科	正义单链RNA	5岁以下儿童	+	EM,EIA,RT–PCR
腺病毒（40型和41型）	腺病毒科	双链DNA	5岁以下儿童	+/++	EM,EIA,RT–PCR

EIA.酶免疫测定；EM.电子显微镜；PAGE.聚丙烯酰氨凝胶电泳；PCR.聚合酶链反应；RT–PCR.反转录PCR

表31–2　病毒和细菌所致胃肠炎的特征

特征	病毒性胃肠炎	细菌性胃肠炎
地域背景	发展中国家和发达国家发病率相似	更常见于卫生条件差的地区
感染量	大多数较低（10~100病毒颗粒）	大肠埃希菌、沙门菌、霍乱弧菌较高（$>10^5$菌）；空肠弯曲菌中等量（10^2~10^5）；志贺菌属低（10~100菌量）
季节性	温带气候里多数在冬季发病，热带地区全年可发生	更常见于夏季或雨季，特别是在疾病负担重的发展中国家
潜伏期	大多数为1~3d，诺如病毒可更短	通常为1~7d（弯曲杆菌、大肠埃希菌、志贺菌、沙门菌），产毒素菌数小时（例如金黄色葡萄球菌、芽胞杆菌）
病原体宿主	主要是人类	取决于细菌种类
发热	轮转病毒和诺如病毒常见，其他病毒不常见	常见于引起炎性腹泻的菌种（沙门菌、志贺菌）
呕吐	突出，可以是唯一症状，尤其是在儿童	产毒素细菌中常见，其他细菌引起的腹泻中少见
腹泻	常见，大多数病例大便中无血	突出，炎性腹泻中常有血
病程	诺如病毒和札幌病毒为1~3d，其他病毒2~8d	产毒素细菌1~2d，其他多数细菌2~8d
诊断	通常是临床排除诊断，有检测轮状病毒和腺病毒的商业化酶联免疫测定试剂盒，其他病毒的检测限于实验室	粪便查白细胞和血有助于鉴别诊断，粪便培养能确定一些病原菌，有时需要特殊培养基。分子技术是有用的流行病学工具，但在大多数实验室不是常规应用
治疗	支持治疗给予充足液体和营养，抗生素和抗动力药有争议	大多数患者需要支持补液治疗，对于志贺菌和霍乱弧菌痢疾患者、一些艰难梭菌结肠炎患者推荐使用抗生素

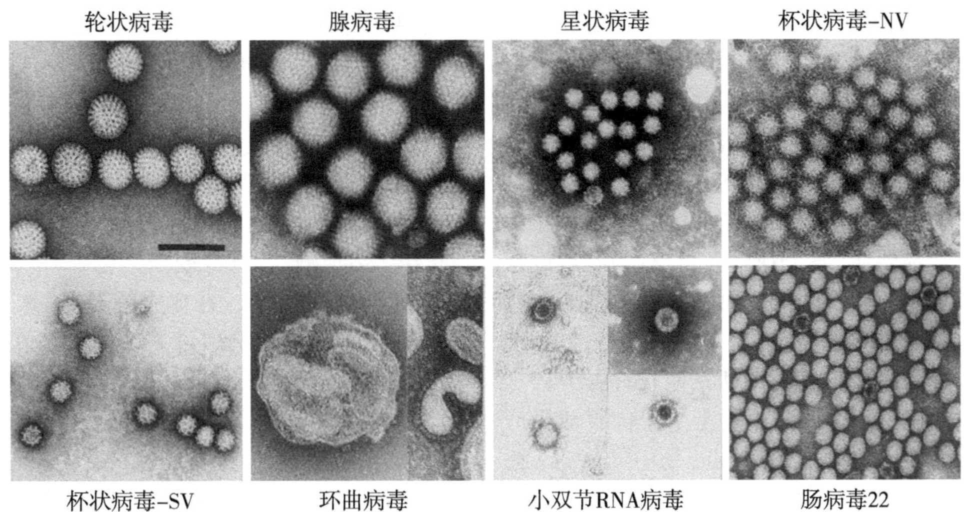

图31-1 引起胃肠炎的病毒

NV.诺如病毒；SV.札幌病毒

行病学参数进行区别往往是困难的，需要进行实验室检查以确定诊断。

人类杯状病毒

［病原学特征］ 诺沃克病毒（Norwalk）是一组无包膜的原型株，小（27～40nm）的、圆形的二十面体病毒，电镜下观察其表面特性呈相对非晶态。这些病毒很难分类，因为它们不适合细胞培养，在粪便中数量少，且只存在几天时间，也没有可用的动物模型。分子克隆和定性分析表明，这些病毒具有一个长度约7.5kb的单股正链RNA基因组，并且和典型杯状病毒相似，具有一个分子量60kDa的单独的病毒相关蛋白。基于这些分子特征，人类杯状病毒目前被分为两类：诺如病毒和札幌病毒（以前分别被称为类诺沃克病毒和类札幌病毒），这两类病毒均属于杯状病毒科家族。

［流行病学］ 诺沃克病毒和相关的人类杯状病毒感染在全世界范围内都是常见的，大多数成年人具有对这些病毒的抗体。在发展中国家，获得抗体的年龄比发达国家小，这种现象支持这些病毒通过粪-口途径传播的推测。人类杯状病毒感染全年均可发生，但是在温带气候，冬季有明显的高峰。诺如病毒可能是社区轻度胃肠炎最常见的传染源，可感染所有年龄组，而札幌病毒主要引起儿童胃肠炎。诺如病毒可以引起旅行者腹泻，在分配到世界各地的军人中曾出现暴发。有限的数据表明，诺如病毒可能是幼儿第二常见的（次于轮状病毒）、以及年龄较大儿童和成年人中最常见的病毒感染体。例如，在英国胃肠炎患者中开展的8种肠道病原体综合评估中，3/4的患者粪便中至少检出一种病原体，诺如病毒是最常见的，在36%的患者和18%的健康对照者中均被检出。诺如病毒也被认为是引起世界范围内胃肠炎流行的主要原因。在美国，超过90%的非细菌性胃肠炎暴发是由诺如病毒引起的。

病毒主要通过粪-口途径传播，也存在于呕吐物中。由于极少数病毒的接种物即具有传染性，病毒可以通过雾化作用、或通过接触污染物、或者是人与人之间的接触传播。在急性期病毒排出和其传染性是最强的，但是在志愿者中进行的关于诺沃克病毒的挑战研究显示，无症状感染者可以排出病毒抗原，有症状患者在症状出现前以及疾病治愈后几周内也可排出病毒抗原。

［发病机制］ 病毒颗粒附着的确切部位和细胞受体尚未确定。数据表明，类似于人类组织-血型抗原、存在于分泌型胃十二指肠上皮的糖类可能是诺沃克病毒附着的配体。进一步的研究必须更充分地阐明诺如病毒和该糖类之间的相互作用，包括潜在的不同菌株之间的差异。志愿者感染该病毒后，空肠上段出现可逆性病变，绒毛扩大和钝化，微绒毛缩短，被覆上皮空泡化，隐窝增生，固有层内中性粒细胞和淋巴细胞浸润。症状消退后病变仍持续至少4d，与糖类和脂肪吸收不良、刷状缘酶水平降低相关。腺苷酸环化酶的活性没有改变。在胃或结肠无组织病理学改变，但胃运动功能被延迟，目前认为这种改变导致了疾病特有的恶心和呕吐。

［临床表现］ 由诺沃克和相关人类杯状病毒引起的胃肠炎发病突然，平均潜伏期24h（范围为12～72 h）。疾病一般持续12～60h，并有下列症状中的一项或多项：恶心、呕吐、腹部绞痛和腹泻。呕吐在儿童中更为普遍，而成年人患腹泻的比例更大。全身症状常见，包括头痛、发热、寒战和肌痛。大便是典型的松散、水样，没有血液、黏液或白细胞。白细胞计数一

般正常；偶尔可以见到白细胞增多伴淋巴细胞相对减少。死亡是一种罕见的结果，通常是体弱患者（例如身体虚弱的老年患者）出现严重脱水所导致的。

免疫力：大约50%的人感染诺沃克病毒后发病，获得对感染菌株的短期免疫力。机体针对诺瓦克病毒的免疫力似乎与抗体水平呈负相关；即体内预先存在较高抗体的人更容易生病。这一观察表明，有些人对该疾病具有遗传易感性。特异的ABO血型和分泌型血型的表型可能影响诺如病毒的易感性。

［**诊断**］　利用诺沃克病毒和其他几种人类杯状病毒基因组的克隆测序技术，使得基于聚合酶链反应（PCR）的方法能够检测粪便和呕吐物中的病毒。通过在重组杆状病毒载体中表达衣壳蛋白来产生病毒样颗粒，用来利用酶联免疫测定法（EIAs）检测粪中的病毒，或者检测机体对特异性病毒抗原的血清学应答。与以前的检测方法相比，新的诊断技术（如电镜、免疫电镜、和基于来源于人的试剂的EIAs）相当敏感。然而，由于人类杯状病毒在遗传学和抗原学上极具多样化，目前没有可用的单一的方法可以检测出所有这些病毒。此外，虽然公共卫生实验室也正在越来越多地采用这些方法来作为胃肠炎患者粪便样本的常规检查，检测仍然是烦琐的，主要用于研究性实验室。商业化的EIA试剂盒在一些欧洲国家和日本已经应用，但美国没有，具有有限的敏感性和临床实用性。但在疾病暴发流行时，这些试剂盒可显示出极大作用，同时检测大量标本，其中只有少数阳性需要进一步检测是否由诺如病毒引起。

治疗　诺沃克病毒及相关的人类杯状病毒

本病呈自限性，口服补液疗法是最主要治疗手段。如果出现了严重脱水，需要静脉补液治疗。无特异的抗病毒治疗。

［**预防**］　预防有赖于针对具体情况的措施，如控制食物和水的污染，通过良好的个人卫生和对污染物的消毒来减少人与人之间传播。免疫接种的作用尚不清楚，自然感染后缺乏长期免疫力，目前正在努力开发诺如病毒疫苗。

轮状病毒

［**病原学特征**］　轮状病毒是呼肠孤病毒家族的成员。病毒基因组为包含11个片段的双链RNA。病毒蛋白6（VP6）是主要的结构蛋白，也是商品化免疫测定试剂盒的靶点，决定了轮状病毒的组间特异性。轮状病毒共有七大组（从A到G），A组病毒株是使人类致病的主要病毒株，B组和C组相对少见。病毒有两个表面蛋白，VP7（G–蛋白）和VP4（P–蛋白），决定了其血清型特异性，诱导中和性抗体的产生，并且是轮状病毒二分类法的依据。轮状病毒基因组是分段的，它们可以在共感染时发生基因重组（例如病毒之间基因组片段的交换），此特性可能在病毒进化中起作用，并被用于研制重组人–动物轮状病毒疫苗。

［**流行病学**］　在世界范围内，几乎所有3—5岁的儿童都感染过轮状病毒。新生儿感染是常见的，但常常无症状或者症状轻微，据推测是由于来自母亲的抗体或者是母乳喂养对孩子有保护作用。3个月龄后出现的第一次感染可能是有症状的，发病高峰出现在4—23个月龄的婴儿。再感染是常见的，但随着每一次重复感染，疾病的严重程度减轻。因此，在年长儿童和成年人中，严重的轮状病毒感染相对不常见。然而，轮状病毒可以发生于受感染患儿的家庭成员和看护人、免疫低下者、旅行者和老年人，因此在成年人胃肠炎的鉴别诊断中应当予以考虑。

在热带地区，轮状病毒感染全年均可发生，但季节峰不如温带地区明显。在温带地区，轮状病毒感染主要发生于凉爽的秋季和冬季。在轮状病毒疫苗接种之前，美国每年的季节性感染流行于秋季和初冬（10—12月）从西南部开始，蔓延过美洲大陆，于晚冬和春季（3—5月）在东北部达到高峰。这种特征性流行模式的原因尚不清楚，但近期一项研究显示出生率的州间特异性差异能够影响每次发病季节后易感患儿的累积发病率。2006年美国在婴儿中常规进行轮状病毒疫苗接种后，2007—2008年和2008—2009年的轮状病毒发病季节分别延迟了11周和6周，发病季节亦分别缩短至14周和17周，而之前2000—2006年的发病季节中位数为26周（图31–2）。随着轮状病毒活动性的季节性模式的上述变化，病毒的检出率较2000—2006年也有所下降，根据定点实验室国家网络收集的数据，2007—2008年和2008—2009年的病毒检出率分别下降64%和60%。

在轮状病毒相关性腹泻的发作期，粪中可排出大量的病毒（$10^7 \sim 10^{12}$/g）。可以用EIA检测到的排出的病毒数量通常在1周之内下降，但是在免疫低下的个体可以持续超过30d。使用敏感的分子测定方法，例如PCR，可以检测出较长一段时间的病毒排出。轮状病毒主要通过粪–口途径传播。通过呼吸道分泌物、人与人接触、或者是经污染环境物表面传播，被认为可以解释3岁以内抗体的迅速获得，不论其卫生条件如何。

在人类中已发现A群轮状病毒的至少10种不同G血清型，但只有5型（G1～G4，G9）是常见的。虽然人类轮状病毒株与已在动物体内鉴定出的病毒株有高度的基因同源性，动物到人的传播看起来并不常见。B群轮状

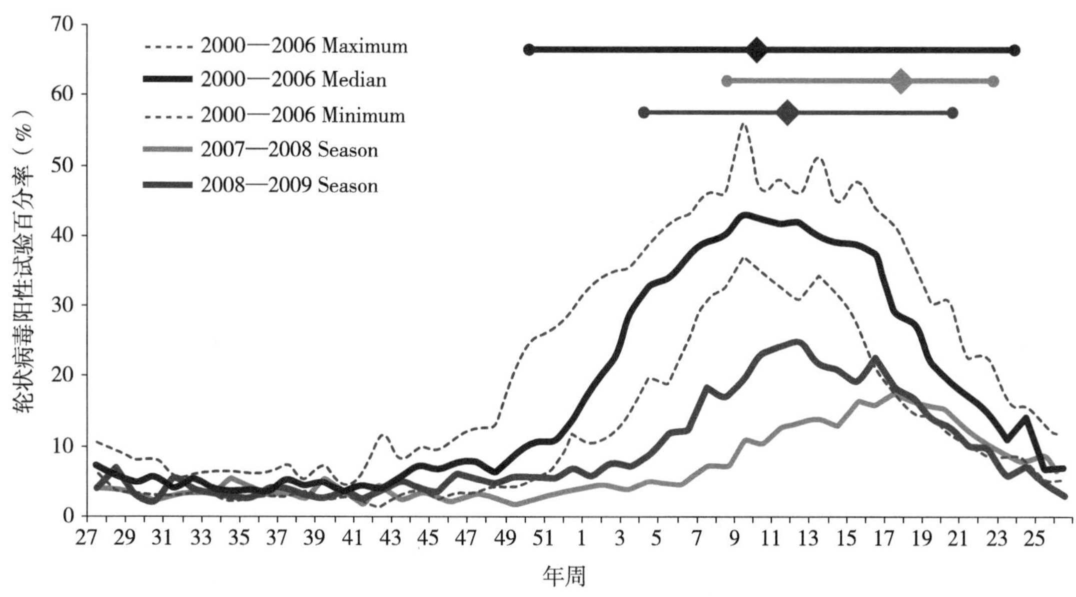

图31-2　2000—2006年轮状病毒阳性试验的最大或最小百分比可能发生于6个基线季节中任意一个

轮状病毒发病季节被定义为粪便标本轮状病毒检测为阳性的最初2个连续周，结束季节的定义是粪便标本轮状病毒检测阳性率≥10%的最后2个连续周。图中在顶部的右侧，点代表轮状病毒季节从开始到结束的过程，菱形表示每个时期的高峰期［改编自疾病控制和预防中心：MMWR Morb Mortal Wkly Rep，2009（58）：1146.］

病毒与1982年以来中国成年人中暴发的几次严重胃肠炎流行有关，在印度也有检出。C群轮状病毒与一些国家一小部分儿童胃肠炎病例有关。

［发病机制］　轮状病毒感染后最终破坏位于近端小肠绒毛上皮成熟的肠上皮细胞，造成吸收性绒毛上皮缺失，加上分泌性隐窝细胞的增生，导致分泌性腹泻。分化细胞的刷状缘酶特性下降，导致未代谢双糖的累积和随之发生的渗透性腹泻。在小鼠中的研究提示，轮状病毒编码的一种非结构蛋白NSP4起到肠毒素的作用，通过改变上皮细胞功能和通透性而引起分泌性腹泻。另外，轮状病毒也可以通过活化肠壁上的肠神经系统而引起液体分泌。近期的研究数据表明，虽然血清中的病毒抗原和RNA水平远远低于粪便中的水平，但是轮状病毒抗原血症和病毒血症在急性感染的儿童中是常见的。

［临床表现］　轮状病毒感染的临床表现谱可以是从亚临床感染到严重胃肠炎而导致危及生命的脱水。经过1～3d的潜伏期后，疾病呈突然发作，频繁呕吐，之后出现腹泻。1/3的患者体温可超过39° C。典型的粪便为松散、水样，很少有红细胞或白细胞。胃肠道症状通常在3～7d缓解。

已有报道轮状病毒感染的儿童可出现呼吸道和神经系统症状，但其因果关系并不肯定。而且，轮状病毒感染与其他很多临床综合征相关（例如突发婴儿死亡综合征、坏死性小肠结肠炎、肠套叠、川崎病和1型糖尿病），但是这些临床综合征与轮状病毒感染之间的因果关系也都未确定。

轮状病毒似乎并不是HIV感染患儿中主要的机会性病原体。在严重免疫缺陷的儿童中，轮状病毒可以引起迁延性腹泻，伴有长期的病毒排泄。在罕见的情况下，可以引起全身多系统播散。因骨髓移植而免疫抑制者也有出现重度甚至致死性轮状病毒感染的风险。

免疫：针对轮状病毒感染的免疫与存在于肠道的病毒特异性分泌性IgA抗体有关，在某种程度上也与血清中存在的抗体有关。由于肠黏膜表面病毒特异性IgA的生成是短暂的，因此针对疾病的免疫保护只是暂时的。但是，每次感染及随后的再感染都逐渐地增强免疫力，因而严重感染最常见于首次或第二次感染的幼儿。目前认为免疫记忆对于再感染时疾病严重程度减轻非常重要。

［诊断］　轮状病毒感染难以从临床症状上与其他肠道病毒引起的感染相鉴别。由于大量病毒自粪便排泄，通常可以使用多种商业化的免疫测定试剂盒或者是DNA探针技术来进行诊断，例如凝胶电泳、探针杂交或者PCR。

治疗　轮状病毒感染

轮状病毒胃肠炎可以导致严重脱水。因此，应当及早制定恰当的治疗方案。对于大多数可以口服液体的患儿，标准口服补液疗法是成功的，但是对于重度脱水或者因频繁呕吐而不能耐受口服补液的患者，应当给予静脉补液。益生菌、碱式水杨酸铋、脑啡肽酶抑制药和硝唑尼特的治疗作用已在临床研究中进行了评估，但未能明确。应避免使用抗生素和抗动力药物。在患有慢性症状性轮状病毒疾病的免疫低下儿童中，口服免疫球蛋白或者初乳可使症状缓解，但是这些药物及其剂量的最佳选择仍有待研究，目前的治疗决策常常是经验性的。

[预防] 人们致力于研发轮状病毒疫苗，因为无论是在欠发达国家还是工业化国家，卫生保健和卫生设施的改善未能减低疾病的发病率。第一支轮状病毒疫苗于1998年在美国得到批准，但其因为与一种严重的肠道梗阻——肠套叠有关，而在1年内从市场上撤销。

2006年北美、欧洲和拉丁美洲开展了大型临床试验，报道了关于两种新型轮状病毒疫苗安全性和有效性的一些有希望的结果。目前这两种疫苗均被推荐用于美国所有婴儿的常规免疫，其应用已迅速降低了轮状病毒在美国引起的住院和急诊病例数。在墨西哥也记录到接种轮状病毒疫苗后幼儿腹泻所引起的病死数在下降。此外，尽管基于现有数据尚不能排除低风险，但是上市后监测的信息并未显示任何严重不良事件（包括肠套叠）。

[全世界需考虑的问题] 轮状病毒是普遍存在的，可以感染全球范围内所有5岁以内的儿童。然而与工业化国家相比，轮状病毒感染在发展中国家的发病年龄更小，季节性更不明显，而且更常出现少见病毒株的感染。此外，由于补液治疗开展有限，轮状病毒仍是发展中国家儿童腹泻相关死亡的首要原因，在撒哈拉沙漠以南非洲地区和亚洲南部儿童中引起的死亡率最高。

轮状病毒感染的流行病学差异、在发展中国家其与其他肠道病原体共感染的高患病率、合并症及营养不良的高发生率可能对口服疫苗的性能产生不利影响，就像口服的脊髓灰质炎疫苗、霍乱疫苗和伤寒疫苗在这些地区的情况一样。因此，特别推荐在资源匮乏的非洲和亚洲进行关于轮状病毒疫苗效能的评估，这些试验至今尚未完成。正如人们所预料，与工业化国家相比，这些地区轮状病毒疫苗的效能位于中等（50%~70%）。尽管如此，即使是中等效能的轮状病毒疫苗接种仍有可能给这些疾病高负担地区带来可观的公共卫生收益。基于以上考虑，世界卫生组织在2009年4月推荐轮状病毒疫苗接种在全世界范围所有国家内进行。

其他肠道病毒

肠道腺病毒40和41血清型属于F亚组，是70~80nm的双链DNA病毒，幼儿腹泻发作中2%~12%是由此病毒引起。与导致呼吸系统疾病的腺病毒不同的是，肠道腺病毒难以在细胞系中培养，但是可以使用商业化的免疫测定试剂盒检出。

星状病毒 直径为28~32nm，有特征性二十面体超微结构，含单股正链RNA基因组。已证实至少有7种不同的血清型，其中血清型1最为常见。星状病毒感染主要见于小儿，2%~10%的幼儿轻、中度胃肠炎由该病毒引起。使用直接免疫测定法检测粪便标本中的病毒，以及使用分子学方法对病毒株进行鉴定，将会对其致病作用进行更为全面的评估。

环曲病毒是直径100~140nm、有包膜的正股RNA病毒，被认为是引起马（伯尔尼病毒）和牛（布雷达病毒）胃肠炎的病原体。其在人类腹泻中的作用尚不明确，但是来自加拿大的研究表明，环曲病毒排泄与新生儿的医院感染性胃肠炎和坏死性小肠结肠炎均有关系。这些相关性需要进一步的评估。

小核糖核酸病毒是小的双节、双链RNA病毒，在很多动物中引起腹泻。其在人类胃肠炎中的主因作用尚不明确，但有几项研究发现小核糖核酸病毒与HIV感染成人中发生的胃肠炎有关。

在腹泻患者的粪便中也鉴定出其他一些病毒（如肠道病毒、呼肠孤病毒、瘟病毒和细小病毒B），但是它们在胃肠炎病因学中的作用还没有得到证实。近来发现一些主要引起严重呼吸道疾病的病毒，如严重急性呼吸综合征相关冠状病毒（SARA-CoV）、H5N1型禽流感病毒和当前大流行的甲型H1N1流感病毒株，这些病毒感染时也会出现腹泻。

（董旭旸 译 李 玥 校）

第32章

Chapter 32

阿米巴病和自由生活阿米巴感染

Samuel L. Stanley, Jr.

阿米巴病

［定义］ 阿米巴病（Amebiasis）是一种肠道原虫溶组织内阿米巴（Entamoebahistolytica）感染。大多数的感染可能是无症状的，但溶组织内阿米巴会引起从痢疾到包括肝脓肿在内的肠外感染一系列疾病。

［生活周期和传播］ 溶组织内阿米巴的生活周期分为两个阶段：抵抗力强的多核包囊形式（图32-1）和可运动的滋养体阶段（图32-2）。人类作为自然宿主，通过食入包囊而获得感染。这些包囊来自于被粪便污染的食物或水，更罕见的是通过口-肛性行为。包囊能够在胃酸中存活，然后在小肠内脱囊，形成20~50nm大小的滋养体。滋养体能够作为无致病作用的共生体在大肠肠腔存在，或者侵犯肠道黏膜引起阿米巴结肠炎。在某些患者，滋养体侵入黏膜进入血流，引起阿米巴肝脓肿。具有运动性的滋养体可被排泄至粪便中——对诊断很重要——但可因暴露于空气或者胃酸而被迅速杀死，因此不能引起感染。大肠肠腔中的滋养体形成包囊后随粪便排出，继续其生活周期。

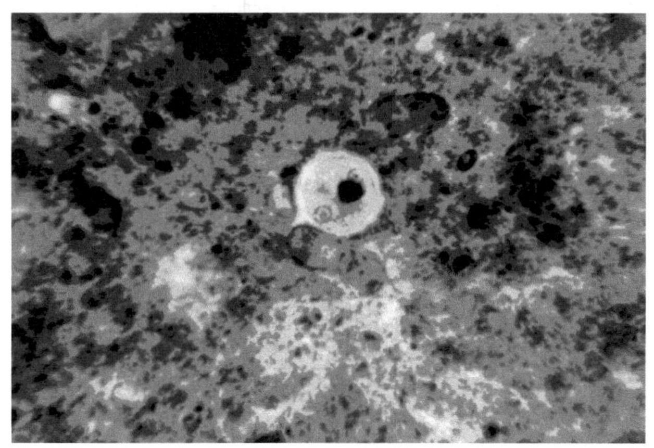

图32-1　溶组织内阿米巴包囊，4个核中有3个可见（由疾病控制和预防中心George Healy博士提供）

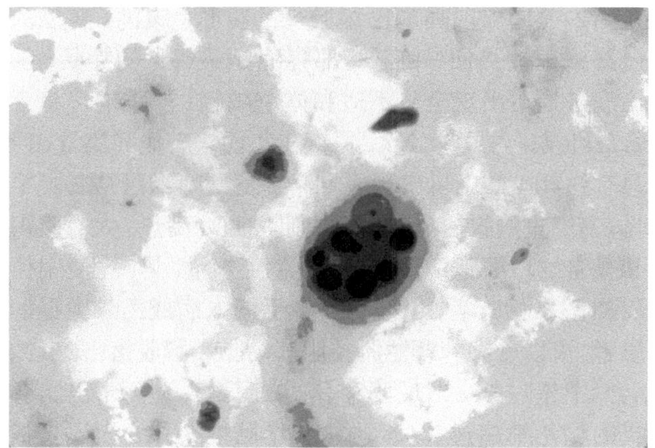

图32-2　摄入了红细胞的溶组织阿米巴滋养体。注意中央有核仁的单个核（由疾病控制和预防中心提供）

［流行病学］ 既往关于溶组织内阿米巴感染及相关疾病的真实发病率和患病率是不清楚的，如今分子诊断技术正在逐渐阐明这些问题。以前的大多数教科书上写到，世界人口大约10%受到阿米巴感染。现在我们知道，大多数在粪便中发现的阿米巴滋养体或包囊的无症状者是感染了非侵袭性虫种：迪斯帕内阿米巴或莫斯科内阿米巴。迪斯帕内阿米巴似乎并不引起疾病，即使是在免疫抑制者中。而且，目前尚无证据表明莫斯科内阿米巴致病，尽管流行病学研究只是在初期阶段。相反，溶组织内阿米巴感染可以致病，即使不是所有患者都表现出症状。目前仍不清楚感染了溶组织内阿米巴的患者出现症状的概率有多大；在高流行地区进行的一项研究显示，感染者中只有10%在1年的观察期内出现症状。阿米巴病的一个显著特征是，虽然溶组织内阿米巴感染在男性和女性中的患病率无差异，但是阿米巴病在男性较女性更为常见。特别明显的是阿米巴肝脓肿，男性的患病率约是女性的7倍。这种差异的原因尚不清楚，但有报道，与女性相比，男性血清中针对阿米巴滋养体的补体介导杀伤作用效力较弱，可能是原因之一。

溶组织内阿米巴感染最常见于卫生状况不佳和人口密集的地区，这两大因素造成这些地区的食物和饮用水受到人类粪便的污染。高发病率地区包括墨西哥、印度、热带的非洲、中南美洲国家和亚洲。在孟加拉国的一项大型系列研究中，腹泻患者中约2.1%存在溶组织内阿米巴感染，而无症状对照组中为1.4%。2007年阿米巴病被列为墨西哥第六大常见疾病，发病率为

544/100 000人。在美国和其他的发达国家，阿米巴病较少见，主要见于旅游者和来自于流行地区的移民。收容院里的被收容者中偶有感染暴发，据记载，在男男同性恋中感染率增加，但是这种感染大多数是无症状的，很可能是感染了迪斯帕内阿米巴。

［**发病机制和病理学**］ 阿米巴滋养体具有一大类潜在的毒力分子，包括黏附素、蛋白酶、成孔蛋白和其他效应分子，能够溶解细胞和组织，诱导细胞坏死和凋亡，抵抗固有免疫和适应性免疫防御。疾病开始时，阿米巴滋养体黏附于结肠黏膜上皮细胞。病变结肠的病理切片上可以见到结肠黏液屏障的破坏，但不清楚这种破坏到底是由寄生物引起并促进其黏附至黏膜细胞，还是由黏附事件所引起并导致随后的黏膜损伤。黏附主要是由表面凝集素分子家族介导的，这些分子能够与半乳糖和N-乙酰半乳糖残基结合。溶组织内阿米巴能够通过一个叫作阿米巴穿孔素的双亲性肽家族与宿主细胞接触而使其溶解，这种肽可在靶细胞膜上形成"木桶式"孔洞。在溶组织内阿米巴与宿主细胞接触后，细胞坏死和凋亡均可发生，哪种结局占主导地位与靶细胞和组织环境的固有特点有关。阿米巴半胱氨酸蛋白酶在疾病过程中起到了重要作用，这一点是一致和明确的。

溶组织内阿米巴有一个半胱氨酸蛋白酶大家族，可溶解宿主细胞间的细胞外基质（从而分离细胞和促进入侵），并裂解宿主防御分子（包括补体、抗体）。在动物模型（包括人肠道移植嵌合体小鼠）中的研究表明，通过直接基因打靶或者化学抑制剂来抑制溶组织内阿米巴半胱氨酸蛋白酶的活性，能够显著减少疾病的发生。所有这些阿米巴毒力因子对人结肠的最终效应是产生小溃疡，这些溃疡边界隆起，局部上皮细胞缺失，有中度的炎症反应和黏膜出血。溃疡间的黏膜通常是正常的，但有时可见弥漫性充血。阿米巴滋养体可以接着从侧面侵入黏膜下层，形成典型的烧瓶样溃疡（病理学检查上表现为窄颈病变），沿黏膜下扩展，在坏死组织的边缘含有溶组织内阿米巴滋养体（图32-3）。溃疡往往在肌层停止，全层病变和结肠穿孔不常见。阿米巴瘤是其肠道疾病的一种罕见的并发症，表现为肉芽肿性肿块突入肠腔，伴有肠壁增厚、水肿和出血，可引起梗阻症状。

在一些溶组织内阿米巴慢性感染的个体，滋养体侵入肝门静脉系统到达肝，引起阿米巴肝脓肿。阿米巴滋养体必须抵抗血清补体介导的溶解作用，在血流中生存。阿米巴肝脓肿在病理检查上具有典型的外观：类圆形脓肿，中心为大片坏死物呈鱼酱样，坏死物质外包绕着薄层的少量炎症细胞和纤维，偶尔也有少量阿米巴滋养体。邻近肝实质通常是完全正常的。阿米巴肝脓肿的啮齿类动物实验模型研究结果表明，初始病变可

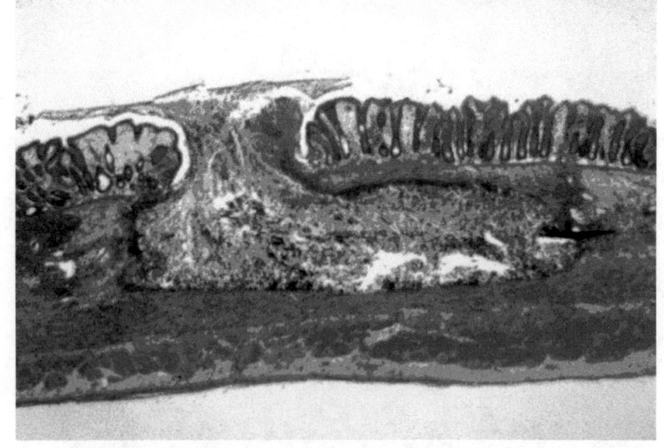

图32-3 溶组织阿米巴引起猫肠道烧瓶样溃疡（由疾病控制和预防中心Mae Melvin博士提供）

能有更多的炎性细胞，阿米巴滋养体引起的中性粒细胞溶解可能造成组织损伤。在疾病的小鼠模型中，细胞凋亡是肝细胞死亡的一个重要部分，阻断含半胱氨酸的天冬氨酸蛋白水解酶的活性可显著降低肝脓肿形成，但这些因素是否适用于人类疾病尚不清楚。先天性和适应性免疫在预防阿米巴感染或控制疾病中的作用需要进一步阐明。在高度流行地区儿童中的研究表明，先前的阿米巴肠道感染可刺激针对阿米巴抗原的黏膜IgA抗体，从而减少后续感染的可能性；这种保护是相对短暂的。相反，在越南一个具有阿米巴肝脓肿高患病率的地区人群中，尽管血清抗体是存在的，先前的疾病发作却并没有减少第二次发病的风险。动物模型的研究表明，细胞介导的免疫可能在宿主防御中发挥作用，使用糖皮质激素与阿米巴性结肠炎患者的不良预后相关。然而，艾滋病患者并没有表现出感染阿米巴的风险增加，也没有证据表明他们比免疫功能正常的宿主有更严重的疾病倾向。

［**临床综合征**］

1.肠阿米巴病 大多数患者是无症状携带阿米巴，但溶组织内阿米巴感染者可以发病。食入感染性包囊后2～6周出现阿米巴结肠炎的症状。腹泻（典型的血红素阳性粪便）和下腹部疼痛是最常见的症状。随疾病进展可出现全身不适和体重减轻。严重痢疾患者每日可以排便10～12次，每次量小而含有血和黏液，但只有约40%的患者出现发热。暴发型阿米巴结肠炎罕见，有严重的腹痛（包括腹膜刺激征）、高热、大量腹泻和显著的白细胞增多，主要发生于儿童、孕妇、使用糖皮质激素治疗者，也可能发生于糖尿病或乙醇中毒的患者。可以见到麻痹性肠梗阻和结肠黏膜脱落；暴发性病例中超过75%出现肠穿孔。有时暴发型阿米巴结肠炎的病死率超过40%。阿米巴结肠炎的并发症还包括中毒性巨结肠和阿米巴瘤。中毒性巨结肠（见于0.5%的结肠炎患者）表现为重度肠管扩张和肠腔积气，阿米巴

瘤表现为腹部肿块，可能与结肠癌混淆。

2.阿米巴肝脓肿　阿米巴肝脓肿是阿米巴病最常见的肠外表现，在1个世纪以前它还常常是致命的，但是在目前快速的诊断方法和有效的治疗下，如今的病死率为1%～3%。疾病开始时阿米巴滋养体穿过结肠黏膜，通过门静脉循环到达肝。大多数阿米巴肝脓肿患者并不同时出现结肠炎的症状或体征，粪便中也没有阿米巴滋养体。唯一例外的是暴发型阿米巴结肠炎患者，他们中并发阿米巴肝脓肿是常见的。疾病可以出现在旅行到或居住在流行地区数月至数年内，因此，仔细询问旅行史对诊断很关键。阿米巴肝脓肿的典型表现有右上腹疼痛、发热和肝区触痛。疾病进展通常呈急性，症状持续<10d。然而也可以出现较为慢性的表现，突出的伴随特征为体重下降和厌食。黄疸不常见，但右肺底部浊音和啰音（继发于胸腔积液）是常见的。实验室检查最常发现白细胞增多（无嗜酸粒细胞增多）、碱性磷酸酶水平升高、轻度贫血和红细胞沉降率升高。

3.阿米巴病的其他肠外病变　右侧胸腔积液和肺不张在阿米巴肝脓肿中常见，通常不需要治疗。但是，有10%的患者会出现脓肿破溃穿透膈肌引起胸膜阿米巴病。突然发作的咳嗽、胸膜炎样胸痛和气短等症状均提示脓肿破裂进入胸膜腔。一些阿米巴肝脓肿患者表现为胸膜阿米巴病，可能与细菌性肺炎和脓胸相混淆。肝支气管瘘是一个显著的并发症，患者可咳出肝脓肿内容物——大量褐色痰中可能含有阿米巴原虫。1%～3%的患者脓肿破裂入腹膜，出现腹膜刺激征和休克。更罕见的是脓肿破裂入心包，会出现心包炎常见的症状和体征（胸痛、心包摩擦感、呼吸困难、气促或者心脏压塞），接近30%的患者最终死亡。不到0.1%的阿米巴肝脓肿患者并发脑脓肿，突然出现头痛、呕吐、癫痫发作、精神状态改变，病死率高。皮肤阿米巴病（通常包括肛门和肛周）、生殖器病变（包括直肠阴道瘘）和泌尿道病变均有报道，是阿米巴病罕见的并发症。

［诊断试验］　阿米巴结肠炎的诊断一直是基于在腹泻患者的粪便或结肠黏膜中检出溶组织内阿米巴滋养体或者包囊。但是，显微镜下不能区分溶组织内阿米巴和其他的内阿米巴属种（例如迪斯帕内阿米巴和莫斯科内阿米巴），从而限制了其作为专门诊断方法的效力。至少要检查3次粪便标本，这样可提高检测灵敏度。有学者认为，腹泻患者粪便中出现含有阿米巴滋养体的红细胞可高度提示溶组织内阿米巴感染。但是，由于大多数的溶组织阿米巴感染患者其粪便中未见到含有滋养体的红细胞，因此，该检查方法的适用性受到限制。

尽管存在这些内在局限性，显微镜结合血清学检测在世界各地很多医院和诊所里仍然是标准的诊断方法。粪便培养检测溶组织内阿米巴滋养体是一种研究手段，但一般不用于临床。PCR法测定粪便样本中的DNA是目前确定溶组织阿米巴感染的最具敏感性和特异性的方法，已成为有价值的流行病学研究工具；探针也可以用来检测迪斯帕内阿米巴和莫斯科内阿米巴。虽然在降低PCR相关诊断技术的成本方面已经取得了显著进步，该方法对于大多数流行地区的临床诊断仍不可行。采用酶联免疫吸附试验（ELISA）和免疫层析技术的商品化试剂盒来检测内阿米巴抗原，价格更为低廉，更容易开展，使用越来越多。一些领先的试剂盒自称比显微镜有更高的灵敏度，能够特异性地检测溶组织阿米巴，比显微镜具有显著优势。不幸的是，不是所有的临床研究都支持这些论点，人们担心这些检测方法在非流行地区的特异性，而且ELISA法的灵敏度和特异性不如PCR相关诊断技术高。此时，基于抗原检测的ELISA方法能够特异性检测粪便中的溶组织阿米巴，很可能是流行地区的最佳选择；但是，任何这些诊断试验的结果需要根据临床表现进行解释，最好进行二次验证试验［例如显微镜和（或）阿米巴血清学检查］。当临床上怀疑一个急性结肠炎患者患阿米巴病而最初的粪便检查为阴性时，结肠镜下黏膜活检找阿米巴滋养体可能有助于确立诊断，或者有助于识别其他疾病（比如炎症性肠病或者假膜性肠炎）。

阿米巴肝脓肿的诊断是基于检测（一般通过超声或CT；图32-4）到肝内有一个或多个占位性病变，且血清学检测抗溶组织阿米巴抗体为阳性。正如前面所提到的，阿米巴病可以在患者旅行或居住在流行区数月甚至数年后出现，所以对于任何肝脓肿患者必须详细询问旅行史。典型的阿米巴肝脓肿为单个、较大，位于

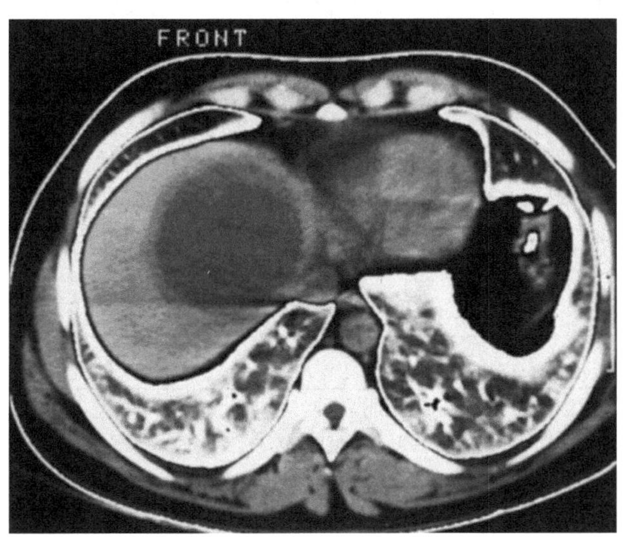

图32-4　肝右叶巨大阿米巴脓肿的腹部CT扫描（由M.M.Reeder博士提供，International Registry of Tropical Imaging）

肝右叶，但敏感成像技术表明，多发性脓肿要比之前所认为的多。当一个患者有肝占位性病变时，阿米巴血清学检测阳性对于诊断阿米巴肝脓肿具有高度的敏感性（>94%）和特异性（>95%）。曾有报道脓肿发病极早期（起病7~10d）的血清标本中出现血清学检测假阴性结果，但是重复检测几乎总是阳性。

［**鉴别诊断**］ 阿米巴结肠炎的鉴别诊断包括细菌性痢疾（例如志贺菌和弯曲杆菌感染）、血吸虫病、结肠纤毛虫感染、假膜性肠炎、炎症性肠病和缺血性结肠炎。粪便细菌培养、显微镜检和阿米巴血清学检查有助于阿米巴结肠炎与上述这些结肠炎的鉴别。阿米巴瘤可能与结肠癌相混淆，一些病例报道就描述了阿米巴瘤和相关肝脓肿最初被认为是结肠癌伴肝转移的例子。阿米巴肝脓肿必须与化脓性肝脓肿、肝棘球蚴病、原发或转移性肝肿瘤相区分。单从临床表现很难区别化脓性肝脓肿与阿米巴肝脓肿，但是阿米巴血清学检测通常是排除或者诊断阿米巴肝脓肿的关键。脓肿破裂入胸膜腔可伴有咳嗽、咳痰和呼吸困难，可能会先被诊断为支气管肺炎。

治疗 阿米巴病

咪唑类复合物替硝唑和甲硝唑是治疗阿米巴结肠炎和阿米巴肝脓肿的药物（表32-1）。到目前为止，溶组织内阿米巴尚未表现出对任何一种常用药物的耐药性，这就大大简化了治疗。替硝唑的耐受性更好，在治疗阿米巴结肠炎和阿米巴肝脓肿时比甲硝唑的疗效略好一些。对于不能口服的患者，甲硝唑可以静脉注射给药。对于暴发性阿米巴结肠炎，应尽可能地保守处理，即使出现肠穿孔，需加用抗生素治疗肠道细菌并根据需要行经皮置管引流腹腔内积聚液体。

值得注意的是，考虑到阿米巴肝脓肿体积较大，给予治疗阿米巴结肠炎相同剂量的替硝唑或甲硝唑几乎均治疗成功。超过90%的患者在开始治疗后72h内出现应答，腹痛和发热减轻。对于阿米巴肝脓肿，很少需要引流；在一个大的系列研究中，内科治疗的同时行经皮X线引导下脓肿引流术的患者与仅仅给予内科治疗的患者相比，在体温下降至正常的时间、住院天数方面均未表现出显著差异。肝脓肿抽吸术适用于：怀疑为化脓性脓肿或者双重细菌感染但诊断不明确的患者；替硝唑或甲硝唑治疗失败的患者（例如治疗4d后仍有持续性发热或者腹部疼痛）；肝左叶有大的脓肿（因有破裂入心包的风险）；或者是大的脓肿病情进展快即将发生破裂者。相反，对于胸膜阿米巴病和脓胸（阿米巴肝脓肿破裂进入了胸膜腔）患者，抽吸术和（或）经皮置管引流可改善其预后，并且，经皮置管或者外科引流是阿米巴心包炎的绝对指征。对于阿米巴肝脓肿破裂入腹膜腔通常采取保守处理，给予内科治疗，如果需要的话行经皮置管引流腹腔内积聚液体。

表32-1 抗阿米巴药物的推荐治疗剂量

药物	剂量	疗程（d）
·阿米巴结肠炎或阿米巴肝脓肿		
替硝唑	2g/d随餐口服	3
甲硝唑	每次750mg，3/d，口服或静脉输注	5~10
·溶组织内阿米巴肠道感染		
巴龙霉素	30mg/（kg·d），分3次口服	5~10
双碘喹啉	650mg口服，3/d	20

无论甲硝唑还是替硝唑均不能在肠腔内达到高水平，因此，阿米巴结肠炎或者阿米巴肝脓肿患者应该接受肠腔内药物治疗（巴龙霉素或者双碘喹啉），以确保感染的根除（表32-1）。巴龙霉素是首选药物。检测到溶组织内阿米巴感染但是无症状的患者应该接受治疗，因为其有将来发展为阿米巴结肠炎或者阿米巴肝脓肿或者传染他人的危险性。对于这些病例应按表中列出的巴龙霉素或者双碘喹啉的量进行治疗。

硝唑尼特是一种广谱抗寄生虫药物，在组织和肠腔中对于溶组织内阿米巴的治疗都是有效的，可能成为治疗方法的重要补充。但是，目前使用硝唑尼特治疗溶组织内阿米巴感染的临床经验仍有限。

［**预防**］ 避免摄入被人类粪便污染的食物和水，是预防溶组织内阿米巴感染的唯一途径。到流行地区旅游的游客应该采取和旅行者腹泻一样的预防措施。对粪便中排出溶组织内阿米巴包囊的无症状患者进行治疗，可以帮助减少疾病传播的机会。目前没有任何有效的化学预防药，也没有疫苗。

自由生活阿米巴感染

溶组织内阿米巴寄生虫只能在人类和其他一些灵长类宿主体内生存，与之相比，自由生活阿米巴的耐格里属、棘阿米巴属和巴拉目属分布遍及世界，生活在咸水或者淡水环境中（包括湖、自来水、游泳池、空调设备和供热装置），引起突发性和机会性感染。

耐格里属感染

耐格里属（“食脑阿米巴”）是引起原发性阿米巴脑膜脑炎（PAM）的病原菌。已有15个国家和除南极洲以外的所有大洲报道过PAM病例，极为罕见但几乎总是致命的；美国在1998—2009年报道过35例。耐格里属喜欢温暖的淡水，大多数病例发生于过去2周内曾在湖中或游泳池中游泳的健康儿童。耐格里属通过水吸入或溅入鼻而进入中枢神经系统，其滋养体破坏嗅黏膜，侵入筛板，通过嗅觉神经上行进入大脑。最早表现为嗅觉丧失（通常认为是口味改变）、头痛、发热、畏光、恶心和呕吐。可出现脑神经麻痹，特别是第三、第四和第六脑神经麻痹。症状出现7~10d疾病常发生快速进展，出现癫痫发作、昏迷和死亡。病理检查显示脑组织出血性坏死（通常在嗅球最为突出）、颅内压增高的表现、可能含有少许阿米巴虫的少脓性物质、以及明显的脑脊髓膜炎（图32-5）。

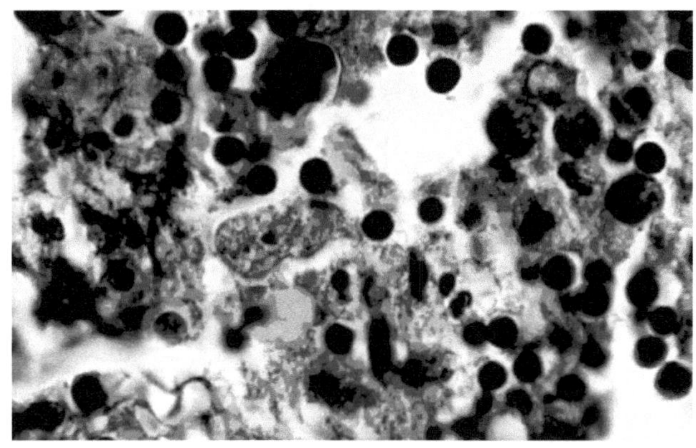

图32-5　一位原发性阿米巴脑膜脑炎患者脑组织中的耐格里属原虫（由疾病控制和预防中心George Healy博士提供）

PAM的诊断是基于在新鲜脑脊液（CSF）湿片中检测到活动的耐格里属滋养体。脑脊液的实验室检查类似于细菌性脑脊髓膜炎所见，颅内压升高，糖降低，蛋白浓度升高，以多形核细胞为主的白细胞计数升高。任何化脓性脑脊髓膜炎患者经革兰染色、抗原检测和PCR检查找其他病原体、细菌培养等结果为阴性时（没有细菌感染的证据时），应该考虑到本病的诊断。不幸的是，PAM预后不佳。有报道少数幸存者用大剂量的两性霉素B和利福平联合治疗。

棘阿米巴属感染

棘阿米巴属是一种自由生活阿米巴虫，引起两个主要的临床综合征：肉芽肿性阿米巴脑炎和角膜炎。肉芽肿性阿米巴脑炎发生在衰弱、慢性病和免疫抑制患者（接受化疗、糖皮质激素，或者患淋巴细胞增生性疾病、系统性红斑狼疮或艾滋病）。感染常从鼻窦、皮肤或肺等处的原发病灶经血源传播侵犯中枢神经系统。感染扩散的速度比PAM慢。肉芽肿性阿米巴脑炎往往表现为脑内占位性病变。常见的症状包括精神异常、颈强直和头痛，伴有局灶性损害，包括偏瘫、共济失调和脑神经麻痹。癫痫发作和昏迷常先于死亡出现。脑组织病理学检查发现脑水肿及多发灶性坏死和出血灶。阿米巴滋养体和包囊散在分布于脑组织，通常位于血管附近（图32-6）。多核巨细胞形成的肉芽肿，疾病由此而得名，但是较少见于免疫功能极度低下的患者。活检标本中检出棘阿米巴滋养体或者包囊，通常可以做出诊断；从疾病预防和控制中心（CDC）获得的荧光标记抗血清可以用于识别显微切片中的棘阿米巴。棘阿米巴滋养体和包囊偶尔可见于脑脊液中，但是大多数肉芽肿性阿米巴脑炎患者的脑脊液样本表现为：以淋巴细胞为主的轻度细胞增多、蛋白水平轻度升高、糖浓度正常或稍降低、无阿米巴虫。CT表现各不相同，在一些患者中出现类似于梗死的低密度病变，另一些患者出现与弓形虫病表现相似的多发性增强病变。不幸的是，没有对这种疾病有效的治疗方法，几乎所有的病例都以死亡告终。有报道使用包括喷他脒、磺胺嘧啶、氟胞嘧啶、利福平和氟康唑在内的多药联合治疗，一些患者得以存活。棘阿米巴角膜炎与角膜损伤合并接触污染水或土壤有关，还与佩戴角膜接触镜有关。在角膜接触镜相关感染中，重要的危险因素包括延长佩戴时间、违反卫生和消毒程序、游泳时佩戴接触镜、使用受棘阿米巴污染的自制盐水。棘阿米巴角膜炎在美国的发病率为每百万角膜接触镜用户中1.65~2.01例，在英国的发病率为每百万接触镜用户中17.53~19.5例。单侧畏光、流泪过多、发红和异物感是最早的体征和症状；一些角膜接触镜使用者双眼均发病。棘阿米巴角膜炎可以进展迅速；在数周内出现脓肿、前房积脓、巩膜炎、角膜穿孔伴视力丧失。确诊的方法包括角膜刮片或者活检标本中找到多边形包囊、在大肠埃希菌接种琼脂平板上培养活检标本或接触镜、通过激光共聚焦显微镜以及PCR法。鉴别诊断包括细菌、真菌、分枝杆菌和病毒（尤其是疱疹病毒）感染。目前的治疗包括局部使用有或无二脒剂的阳离子杀菌剂如

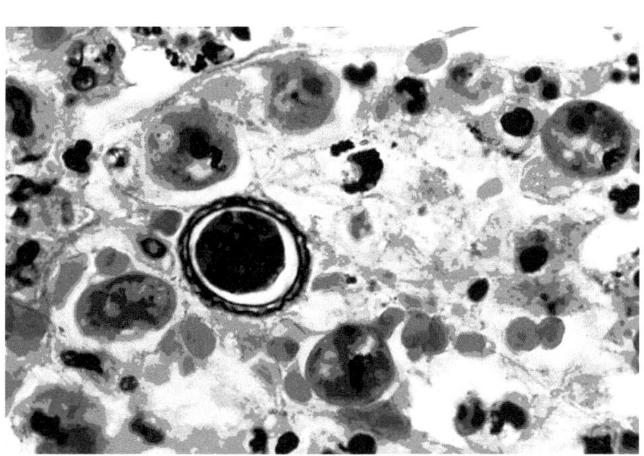

图32-6　一位肉芽肿性阿米巴脑炎患者脑组织中的棘阿米巴包囊（由疾病控制和预防中心George Healy博士提供）

双胍类或氯己定。棘阿米巴囊肿使治疗变得复杂，需要长时间用药（6个月至1年）。在严重的情况下，特别是当视力可能下降或已经减弱时，常需穿透性角膜移植术。

巴拉目属感染

Balamuthia mandrillaris一种自由生活阿米巴，在免疫抑制和免疫功能正常的宿主中均可引起脑膜脑炎，尤其是儿童和老年人。本病的表现与棘阿米巴引起的肉芽肿性阿米巴脑炎相似，后者的各个方面——关于临床表现、病理学表现以及缺少有效治疗方法——同样可见于巴拉目属感染。大多数诊断是在死后尸检确定的，少数生前确诊的病例是通过脑活检标本的组织学检查而发现。从CDC获得的特异性抗血清有助于在临床样本中鉴别B.mandrillaris。

（董旭旸 译 李 玥 校）

第33章

Chapter 33

肠道原虫感染和毛滴虫病

Peter F. Weller

原虫感染

贾第虫病

肠贾第虫（又称蓝氏贾第鞭毛虫或十二指肠贾第虫）是一种分布在世界各地的原虫，寄生在人和其他哺乳动物的小肠内。贾第虫病是发达国家和发展中国家最常见的寄生虫病之一，可导致地方性和流行性肠病和腹泻。

［生活史和流行病学］ 感染开始于经口摄入环境中的包囊（图33-1），包囊在小肠中脱囊，释放出有鞭毛的滋养体（图33-2），滋养体以二分裂的方式繁殖，滋养体游离在肠腔内或通过腹侧吸盘吸附肠黏膜上皮，贾第虫是停留在近端小肠的一种病原体，不会经血液播散。当环境变化后，滋养体转变成包囊，这是贾第虫发育过程中的另一种形态，大便中通常以包囊的形态存在。稀便或水样便中可以出现滋养体甚至以滋养体为主，但是只有对外界抵抗力强的包囊才能在体外存活并传播。包囊不耐受高温、干燥或持续暴露于大便中，但可以在冷淡水中存活数月。大便中所含有的包囊数量差异很大，每克大便中最多可达10^7个包囊。

人体只需摄入10个包囊就足以致病。因为随粪便排泄的包囊具有传染性，当卫生条件差时易发生人-人传播，贾第虫病（有症状或无症状）尤其易在日托中心流行；人-人传播也发生在卫生条件差、肛口接触后。食物传播发生在烹饪过或准备好的食物被贾第虫包囊污染后。露营者或旅行者的偶发感染或都市区的大流行主要为经水传播。从山涧小溪到大型市政水库，这些地表水都可以被大便携带的贾第虫包囊污染；陈旧的供水系统可以被渗漏的污水管道交叉污染。贾第虫包囊只需少量即可传播致病、在冷水中存活时间长以及对常规足以杀灭细菌的含氯消毒法抵抗增强了经水传染的效力。可通过煮沸或者过滤水来清除水中有活力的包囊。在美国，贾第虫（类似隐孢子虫，后面将讨论到）是经水传播的胃肠炎的常见病原体。

贾第虫在发达国家很常见，旅行者可能被感染。

感染人的贾第虫基因型和感染其他哺乳动物的相似，包括疫区水库里的海狸。狗和猫作为传染源不是很明确。

贾第虫病，类似于隐孢子虫病，会造成巨大的经济负担，这些开支源于安装用于阻断水源传播的水过滤系统、管理受累社区的疫情、评估和治疗地方性传染病。

［病理生理］ 为何被感染的患者仅部分出现临床表现以及贾第虫通过何种机制改变小肠功能等问题

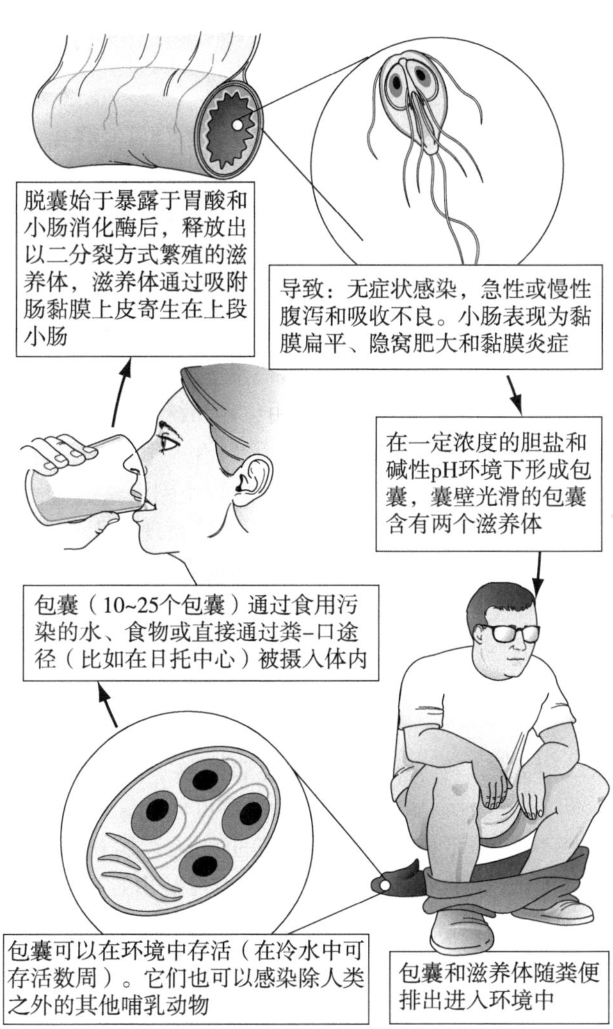

图33-1 贾第虫生活史

源自 RL Guerrant, et al.TropicalInfectious Disease: Principles, Pathogens and Practice, 2nd ed, 2006: 987.with permission from Elsevier Science

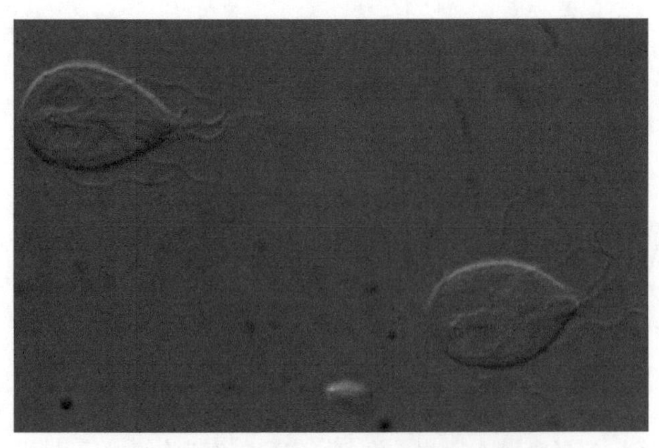

图33-2 有鞭毛的、双核的贾第虫滋养体

仍不十分清楚。虽然滋养体可黏附于肠上皮，但它们不会引起侵入性或局部破坏性改变。乳糖不耐受患者和一少部分感染贾第虫的成年人或儿童出现严重吸收不良是小肠刷状缘酶活性消失的临床征兆。在大多数感染者中，肠形态不发生改变，但是有些患者（通常指慢性感染、有症状的患者）的组织病理和临床表现与热带口炎性腹泻和谷蛋白敏感性肠病类似。贾第虫导致腹泻的病理机制目前不明。

贾第虫感染的自然史变化很大。感染可能终止、短暂、复发或慢性化。寄生虫和宿主因素影响感染和疾病的病程。人感染贾第虫后，细胞免疫和体液免疫都会被激活，但它们在控制感染和（或）疾病过程中的准确角色尚不清楚。低丙种球蛋白血症患者贾第虫感染的病程长、病情重、对治疗反应差，由此可见体液免疫的重要性。年轻患者较年长患者、新近感染患者较慢性感染患者对治疗敏感性高说明免疫系统可起到一部分保护作用。贾第虫分离株的基因型、生化和生物学行为变异大，使得感染各类分离株后病程不同。

［临床表现］ 贾第虫病临床可表现为无症状到暴发性腹泻和吸收不良。大多数感染者无症状，但在流行期，有症状的感染者比例高。症状可急性发作或逐渐进展。急性贾第虫病患者，在最短为5~6d，通常为1~3周的潜伏期后出现症状。早期主要表现包括腹泻、腹痛、腹胀、嗳气、胃肠胀气、恶心、呕吐。虽然腹泻常见，但恶心、呕吐、胃肠胀气、腹痛这些上消化道症状可能更为突出。虽然腹泻常常可停止，急性贾第虫病病程通常>1周。慢性贾第虫病患者病初可经历或不经历急性发作，腹泻不一定为最突出症状，亦可出现胃肠胀气、稀便、具有硫磺味道的嗳气和（某些情况下）体重下降等症状。症状可持续存在或间断发作，病理多年。有些长期以来症状相对轻的人只是在回顾时才意识到曾经身体的不适。发热、大便中有血或黏液和其他一些结肠炎相关的症状及体征并不多见，出现以上症状或体征可能提示其他诊断或存在伴随疾病。与许多肠道细菌感染引起的急性不适症状相比，贾第虫病症状常为间断发作、易于反复，逐渐使人变得虚弱。

因为贾第虫病相对不严重且趋于慢性感染，患者感染后就诊时间晚，疾病可能进展至较为严重状态，出现吸收不良、体重下降、生长迟缓、脱水等表现。贾第虫病也有一些肠外表现：荨麻疹、前葡萄膜炎和关节炎，这些肠外表现是由贾第虫病导致还是其伴随疾病导致尚不清楚。

低丙种球蛋白血症的患者感染贾第虫后病情严重，且将会使一些已有的肠道疾病如囊性纤维化等疾病恶化。对于艾滋病患者，贾第虫使其肠道疾病变得更为难治。

［诊断］ 贾第虫病的诊断有赖于在粪便中检出寄生虫抗原（表33-1）、在粪便中检出包囊或者在粪便或小肠中检出滋养体。包囊是椭圆形的，大小（8~12）μm×（7~10）μm，其典型特征是包含4个核。滋养体是梨形、背部稍凸、扁平的，有2个核、4对鞭毛（图33-2）。诊断有时候很困难，应对新鲜粪便或正确保存的粪便进行直接检测和浓集法检测。由于包囊排泄率差异很大，可能无法及时检出。需要重复粪便、十二指肠液标本的检测和小肠活检以检出寄生虫。粪便中寄生虫抗原检测的敏感性和特异性与显微镜下检出寄生虫体一样，而且更易实施。以上这些检查方法偶尔会出现假阴性的结果。

表33-1 肠道寄生虫感染的诊断

寄生虫	粪便虫卵+寄生虫	粪便抗酸染色	粪便抗原免疫分析	其他
贾第虫	+		+	
隐孢子虫	−	+	+	
等孢子球虫	−	+		
环孢子虫	−	+		
微孢子虫	−			粪便特殊染色，组织活检

治疗 贾第虫病

甲硝唑（250mg，3/d，持续5d）治愈率通常>90%。替硝唑（2g，1次顿服）被报道比甲硝唑更有效。也可选择硝唑尼特（500mg，2/d，持续3d）治疗贾第虫病。巴龙霉素，一种口服但不易被吸收的氨基糖苷类抗生素，可用于治疗感染贾第虫后有症状的孕妇，但其根治贾第虫病有效性相关的信息有限。

几乎所有患者都对治疗有反应并且能够被治愈，但有一些慢性贾第虫病患者在根除贾第虫后症状延迟消失。后者遗留的症状可能反映了刷状缘酶的延迟再生。持续感染的患者应该在重复治疗前行粪便检查以证实。重复治疗后仍感染的患者需要评估，是否为接触家庭成员、亲密的身体接触和环境中存在感染源所致，或是否患有低丙种球蛋白血症。对于多疗程难治的患者，延长甲硝唑疗程（750mg，3/d，持续21d）可有效。

［预防］　虽然贾第虫病传染性极强，但是可以通过使用未被污染的食物和水、照顾被感染的小孩时做好个人卫生等方式来预防。煮沸或过滤可能污染的水可阻断传播。

隐孢子虫病

感染寄生虫隐孢子虫导致的腹泻在免疫功能正常的患者体内呈自限性过程，但艾滋病患者或者其他免疫缺陷的患者感染后症状很严重。导致人类感染的主要为人型隐孢子虫和微小隐孢子虫。

［生活史和流行病学］　隐孢子虫广布世界各地。人摄入卵囊（50%感染剂量：没有免疫功能的个体摄入约132个卵囊）后发病，卵囊发生脱囊，子孢子被释放、进入并感染胃肠道上皮细胞。隐孢子虫可通过有性生殖和无性生殖繁殖，可以产生两种不同功能的卵囊：一种为可以感染其他上皮细胞的卵囊，另一种卵囊随粪便排出体外并可繁殖下一代卵囊。隐孢子虫也感染一些动物，微小隐孢子虫可经感染的动物传染人。粪便中的卵囊具有传染性，在托儿所、家庭成员接触后、医疗过程中易发生人–人传播。旅游者或同源性流行主要是经水传播（尤其是微小隐孢子虫）。隐孢子虫卵囊抵抗力强，不能经加氯消毒杀灭。饮用生水和娱乐场所（如游泳池、滑道）的水被高度认为是感染的途径。

［病理生理学］　隐孢子虫寄生在肠上皮细胞胞内液泡中，其导致分泌性腹泻的机制不明。活检无特征性的病理改变。在主要感染部位小肠，感染灶可呈斑点状分布。隐孢子虫也被发现存在一些人的咽部、胃、大肠，甚至呼吸道。在艾滋病患者中，隐孢子虫感染可累及胆道系统，导致乳头狭窄、硬化性胆管炎或胆囊炎。

［临床表现］　在免疫功能健全或免疫功能不全的患者中均可能无症状。免疫功能健全的患者经过约1周的潜伏期后开始出现症状，主要表现为无血丝的水样泻，有时伴随腹痛、恶心、厌食、发热和（或）体重下降等症状。在这些宿主中，病情通常在1～2周好转。但是，免疫功能缺陷的患者（尤其是艾滋病患者且$CD4^+T$细胞计数<100/μl）表现为慢性、持续、严重的腹泻，可导致严重脱水及电解质紊乱。粪便体积可达1～25L/d。体重下降、消耗症状、腹痛可能很严重。胆道受累可表现为中腹部或右上腹痛。

［诊断］　首先是在（表33–1）粪便中检查隐孢子卵囊，它（直径4～5μm）比其他多数随粪便排出的寄生虫卵囊小。因为常规的粪便虫卵及寄生虫检查无法检出隐孢子虫，因此需要使用特殊检查方法。使用改良的抗酸染色法、直接免疫荧光染色法和酶免疫分析法这些技术对粪便（数天收集的标本）进行检查使卵囊检出水平提高。另外，在光学显微镜和电子镜显微镜下也可从小肠活检标本的肠上皮表面检出隐孢子虫，大肠标本中相对较少见。

治疗　隐孢子虫病

甲唑尼特已被美国FDA批注用于治疗隐孢子虫病，目前有适用于成年人（500mg，2/d，连用3d）的片剂，且该药可用于儿童。但是，该药至今没有成功治愈过HIV感染者的隐孢子虫病，抗反转录病毒疗法使HIV感染者免疫状态提高，隐孢子虫感染可随之缓解。另外，治疗方面还包括补液、纠正电解质平衡紊乱、止泻等对症支持治疗。胆道梗阻需行乳头切开术或置入T管引流。预防方面，需尽可能避免接触人或动物粪便中具有传染性的卵囊。使用超微孔过滤器可减少经水传染。

等孢子球虫病

贝式等孢子球虫可致人类肠道疾病。卵囊被摄入后，寄生虫体入侵肠道上皮细胞并通过有性生殖和无性生殖繁殖下一代。卵囊不是随粪便排出后马上就具有传染性的，而是经过发育变为成熟卵囊后才具有传染性。

贝式等孢子虫感染很多动物，但是关于它在人群中的流行情况了解很少。等孢子球虫病在热带和亚热带最常见。急性感染表现为突发高热、腹痛、水样非血性便，可持续数周至数月。艾滋病患者或因为其他原因导致免疫功能不全的患者感染等孢子球虫后表现类似隐孢子虫病，为慢性严重水样泻，病程不能自限。在其他肠道寄生虫感染疾病中不多见嗜酸粒细胞浸润，而本病中可见。诊断有赖于通过改良抗酸染色法在粪便中检出大卵囊（25μm）。但是卵囊分泌呈间歇性且每次分泌量少，如果重复粪便检查不能检出，则有必要取十二指肠引流液或小肠活检标本（常使用电子显微镜检查）检查。

治疗　等孢子球虫病

复方磺胺甲噁唑（TMP–SMX，160/800mg 4/d，持续10d；对于HIV感染者3/d，持续3周）治疗等孢子球虫病有效。对于不能耐受复方磺胺甲嘧唑的患者，可选择乙胺嘧啶（50～75 mg/d）。艾滋病患者等孢子球虫病治疗后可能复发，故有必要使用复方磺胺甲嘧唑（160/800mg 每周3次）维持治疗。

环孢子虫病

环孢子虫病是一种世界范围分布的腹泻性疾病，在美国、亚洲、非洲、拉丁美洲和欧洲均有报道。这种寄生虫病的流行病学目前尚未完全清楚，但已知的是该病可以经水或罗勒、进口的山竹果这些食物传播。环孢子虫所致的疾病谱目前尚未完全明确。一些患者可能携带病原菌但无症状，但是许多患者会表现为腹泻、流感样症状、胃肠胀气或嗳气。环孢子虫病病程可呈自限性、复发与缓解，更多则表现为长期腹泻、厌食和上消化道症状，一些患者可伴随长期乏力、体重减轻等症状。腹泻可能持续1个月以上。环孢子虫可导致HIV感染者患肠道疾病。

环孢子虫可从小肠活检标本的上皮细胞中检出，其引起分泌性腹泻的机制不明。粪便中无红白细胞提示环孢子虫引起的肠病并不引起肠黏膜的破坏。诊断（表33-1）有赖于从粪便中检出大小8～10μm的圆形卵囊，虽然常规粪便虫卵+寄生虫检查不够充分。有必要使用特殊粪便检查方法以检出卵囊，如改良抗酸染色法和在紫外线显微镜下观察卵囊发出的荧光。长期腹泻患者不论有无出国旅行史，鉴别诊断均需考虑环孢子虫病。

治疗 环孢子虫病

环孢子虫病的治疗可选择复方磺胺甲嘧唑（160/800mg，2/d，持续7d）。HIV感染者治疗后可能会复发，故有必要长期维持治疗。

微孢子虫病

微孢子虫是专性胞内经孢子繁殖的原虫，可感染许多种动物，并使人类患病。作为一种机会感染性病原体，艾滋病患者易患微孢子虫病。微孢子目属于微孢子门，它包含数十个属、数百个种。各种各样的微孢子虫可以通过生活史、超微结构特征、基于核糖体RNA的分子分类学来鉴别。微孢子虫有着复杂的生活史，产生具有传染性的孢子（图33-3）。目前，已知微孢子目中有8个属可使人类患病：脑炎微孢子虫属、匹里虫属、小孢子虫属、条纹微胞子虫、气道普孢虫、短粒虫、微孢子虫属和肠上皮细胞微包子虫属。在免疫功能健全的

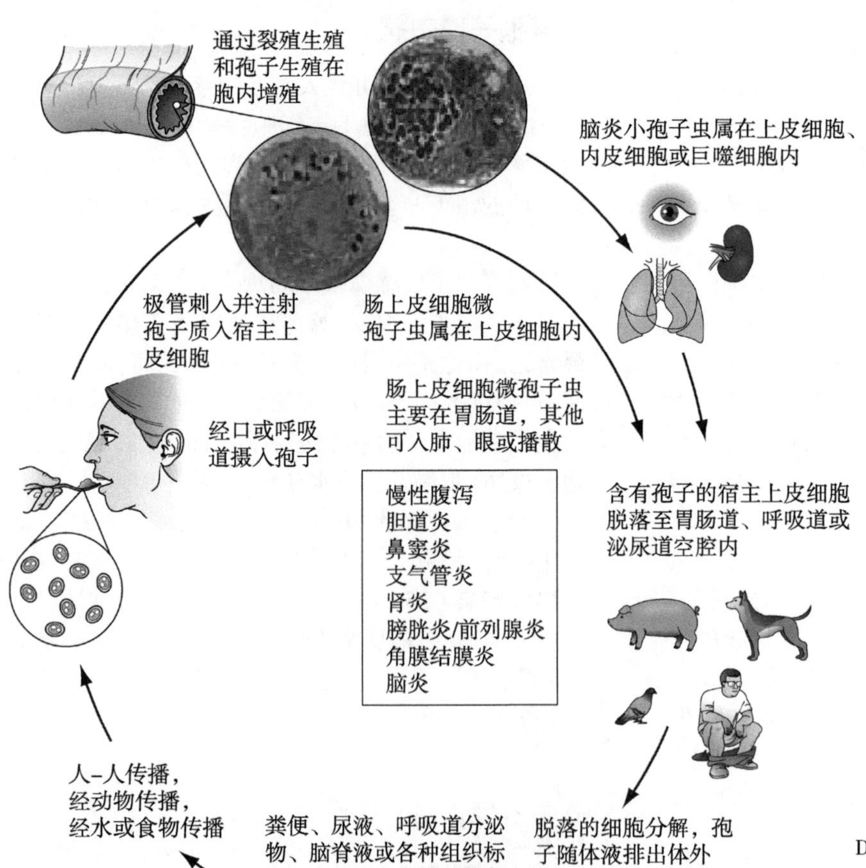

图33-3 微孢子虫生活史

源自 RL Guerrant et al: Tropical Infectious Disease: Principles, Pathogens and Practice, 2nd ed, 2006: 1128.with permission from Elsevier Science

宿主中，有些微孢子虫感染后很可能病程自限或为无症状感染。关于这些宿主是如何感染微孢子虫的尚不明确。

微孢子虫病最常见于艾滋病患者中，不太常见于其他免疫功能不全的患者，罕见于免疫功能健全的宿主。在艾滋病患者，肠上皮细胞微孢子虫属和脑炎微孢子虫属（旧称间隔微胞子虫属）被认为导致患者慢性腹泻和消瘦，10%～40%的慢性腹泻患者存在微孢子虫感染。胆囊炎患者的胆道系统内也曾发现这两种微孢子虫。脑炎微孢子虫属还可能导致发热、腹泻、鼻窦炎、胆管炎和支气管炎。脑炎微孢子虫属曾使艾滋病患者出现角膜结膜炎、鼻窦炎、呼吸道疾病和播散性感染。匹里虫属被记录可致肌炎。小孢子虫属、条纹微胞子虫属和微孢子虫属在免疫功能健全的人中曾引起创伤相关的基质性角膜炎。

微孢子虫革兰染色呈阳性，成熟孢子大小为（0.5～2）μm×（1～4）μm。虽然细胞内孢子通过苏木精-伊红染色、吉姆萨染色或组织革兰染色后可以在光学显微镜下被检出，但诊断组织微孢子虫感染时仍常需使用电子显微镜。肠道微小孢子虫诊断有赖于通过改良三色液染色、铬变酸-2R染色、抗酸荧光染色或卡尔科弗卢尔荧光染色显示粪便或十二指肠引流液涂片中的孢子。针对微小孢子虫病的治疗方案尚待制定。对脑炎微孢子虫属引起的角膜结膜炎，局部治疗可选择烟曲霉素。HIV患者肠道中肠上皮细胞微孢子虫属和脑炎微孢子虫属感染时使用阿苯达唑可能有效。

其他肠道原虫

1.小袋虫病　结肠小袋虫是一种虫体较大、有纤毛的原虫，可导致类似阿米巴病的大肠疾病。这种寄生虫广布世界各地。因为它可以感染猪，所以在饲养家猪的区域该病更为常见。具有传染性的包囊可以在人与人之间传播或经水传播，但是很多病例包囊的摄入与屠宰、使用猪粪施肥或饮用被猪粪污染的水有关。

被吞咽的包囊释放出滋养体，后者在大肠定植并繁殖。许多患者无症状，但一些患者表现为长期间歇性腹泻，个别患者甚至出现暴发性痢疾。对于有症状的患者，大体或镜下大肠病理表现均与阿米巴病类似：不同程度的黏膜受侵，局灶性坏死和溃疡形成。小袋虫病，不同于阿米巴病的是前者不会经血液播散至其他器官。诊断有赖于在粪便或结肠组织标本中找到滋养体。四环素（500mg，4/d，持续10d）是一种对其有效的药物。

2.人牙囊原虫感染　人牙囊原虫，被一些人认为是一种可致肠病的原虫，其致病性目前尚不确定。有些人粪便中排出人芽囊原虫但无感染相关的症状，然而还有一些人则出现腹泻等肠病相关症状。进一步的评估发现部分有症状的患者体内存在其他潜在的可致腹泻的细菌、病毒或原虫。由于人牙囊原虫的致病性不明确，其治疗方案不特异且疗效不一致，患者有突出的肠道症状时应全面评估是否存在其他导致腹泻的原因。如果人芽囊虫感染所致的腹泻症状严重，可选择甲硝唑（750mg，3/d，持续10d）或复方磺胺甲噁唑（160mg/800mg，2/d，持续7d）治疗。

3.脆弱双核阿米巴感染　脆弱双核阿米巴是一种特殊的肠道原虫，它只有滋养体期，没有包囊期，其传播途径目前尚不清楚。脆弱双核阿米巴感染后症状通常比较轻，可表现为间歇性腹泻、腹痛和厌食。诊断有赖于在粪便中检出滋养体。由于滋养体的不稳定性，收集粪便后迅速保存起来可提高检出率。由于粪便滋养体排泄率有差异，隔日多次送检粪便可提高检出率。治疗上可选择双碘喹啉（650mg，3/d，持续20d）、巴龙霉素［25～35mg/（kg·d），分3次给药，持续7d］、甲硝唑（500～750mg，3/d，持续10d）或四环素（500mg，4/d，持续10d）。

毛滴虫病

口腔中可以发现各种各样的毛滴虫（与牙周炎相关），偶尔在胃肠道发现毛滴虫。阴道毛滴虫——美国最常见的原虫寄生虫——存在于泌尿生殖道，是引起有症状的阴道炎的主要病原菌。

［生活史和流行病学］　阴道毛滴虫是一种梨形、活动能力强的有机体，大小约10 μm×7 μm，通过二分裂繁殖，寄生在女性下生殖道和男性泌尿道及前列腺。在美国，女性阴道毛滴虫感染率约每年3百万次。毛滴虫在潮湿环境中可以生存数小时，人可以通过直接接触被感染，几乎所有毛滴虫病都是由人-人之间性交传播的。在有多个性伴侣和有其他性传播疾病的人群中，它的患病率最高。

［临床表现］　很多男性感染阴道毛滴虫后无症状，但有些人会出现尿道炎，少数人出现附睾炎或前列腺炎。相反，女性感染阴道毛滴虫后通常有症状。其潜伏期为5～28d，表现为伴有臭味的阴道分泌物（通常为黄色）、外阴水肿和瘙痒、排尿困难或尿频（30%～50%患者）和性交困难。但是这些表现不足以清晰的将阴道毛滴虫病和其他感染性阴道炎相鉴别。

［诊断］　常规的诊断方法是阴道或前列腺分泌物湿片在显微镜下镜检发现能活动的毛滴虫。虽然这种方法可立即帮助确诊，但它检出阴道分泌物中阴道毛滴虫的敏感性只有50%～60%。直接免疫荧光抗体染色法敏感性（70%～90%）比湿片检查法高。阴道毛滴虫可从男性或女性的尿道重新获得，男性经过前列腺按摩后可检出阴道毛滴虫。寄生虫培养是最敏感的检查方

法，但培养时间需3～7d且培养设备非常规配备。

治疗 毛滴虫病

甲硝唑（给药方式：2g，1/d或500mg，2/d，持续7d）通常是有效的。替硝唑（2g，1/d）也有效。所有性伴侣都必须同时接受治疗以防止再感染，尤其是通过无症状的男性再感染。在接受了非淋菌性尿道炎治疗方案后，仍持续有症状的男性尿道炎患者，应该考虑使用甲硝唑治疗可能存在的毛滴虫病。对于孕妇，除了甲硝唑，目前没有其他可供选择的药物，但是连续2周每晚使用100mg克霉唑阴道栓剂可治愈部分孕妇阴道毛滴虫病。再感染是目前治疗失败的主要原因，也可能是遇到甲硝唑高耐药的阴道毛滴虫菌株。可通过提高甲硝唑口服剂量，非肠道给药或口服、经阴道同时给药，或使用替硝唑来治疗这种耐药感染。

（陈 丹 译 李 玥 校）

第34章

Chapter 34

肠道线虫感染

Peter F.Weller　Thomas B.Nutman

全球范围内有超过10亿人感染一种或多种肠道线虫。表34–1总结了主要肠道寄生线虫感染的生物学和临床特征。这些寄生虫常见于粪便处理卫生条件较差的地区，尤其是在资源贫乏的热带和亚热带国家。但是在资源富裕国家的移民和难民中发病率也在上升。虽然线虫感染通常不致命，但是会导致营养不良和劳动力下降。有趣的是，这些寄生虫感染或许能够保护宿主免于过敏性疾病。通常仅感染动物的线虫在偶然情况下也可以感染人类，诸如毛圆线虫、异尖线虫、毛细线虫和腹部血管圆线虫等经动物传染可导致人类患病。

表34–1　人类主要肠道寄生线虫

特点	寄生线虫				
	似蚓蛔线虫（蛔虫）	美洲板口线虫，十二指肠钩口线虫（钩虫）	粪类圆线虫	毛首鞭形线虫（鞭虫）	蠕形住肠蛲虫（蛲虫）
全球患病率（百万）	807	576	100	604	209
流行区域	全球	炎热、潮湿地区	炎热、潮湿地区	全球	全球
感染期	虫卵	丝状幼虫	丝状幼虫	虫卵	虫卵
感染途径	经口	经皮肤	经皮肤或自体感染	经口	经口
寄生虫所在消化道部位	空肠肠腔	空肠黏膜	小肠黏膜	盲肠、回肠黏膜	盲肠、阑尾
成虫大小	15～40cm	7～12mm	2mm	30～50mm	8～13mm（雌虫）
幼虫肺迁移	是	是	是	否	否
潜伏期（天）	60～75	40～100	17～28	70～90	35～45
寿命	1年	美洲板口线虫：2～5年，十二指肠钩口线虫：6～8年	数十年（取决于自体感染）	5年	2个月
繁殖力（虫卵/天数/线虫）	240 000	美洲板口线虫：4000～10 000，十二指肠钩口线虫：10 000～25 000	5000～10 000	3000～7000	2000
主要症状	罕见，消化道或胆道梗阻	严重感染出现缺铁性贫血	消化道症状，高度传染出现营养不良或败血症	消化道症状，贫血	肛周瘙痒
诊断时期	粪便可见虫卵	新鲜粪便中可见虫卵，陈旧粪便中可见幼虫	粪便或十二指肠抽吸物中可见幼虫，高度传染时痰中也可发现	粪便中可见虫卵	使用醋酸纤维素胶带可在肛周皮肤发现虫卵
治疗	甲苯咪唑、阿苯达唑、双羟萘酸噻嘧啶、伊维菌素、硝唑尼特	甲苯咪唑、双羟萘酸噻嘧啶、阿苯达唑	伊维菌素、阿苯达唑	甲苯咪唑、阿苯达唑、伊维菌素	甲苯咪唑、双羟萘酸噻嘧啶、阿苯达唑

肠道寄生虫是圆形虫，成熟后长度为1mm到数厘米（表34-1）。它们的生活史非常复杂且差异性很大。一些种类，包括粪类圆线虫和蠕形住肠线虫，可以直接在人和人之间传播。而另一些，如似蚓蛔线虫、美州板口线虫和十二指肠钩口线虫需要土壤期进行发育。因为大多数寄生虫无法自我复制，多次重复暴露于感染期寄生虫（即幼虫或虫卵）才会导致大量成虫感染。因此，不同于无症状感染，临床疾病通常仅发生于在流行区长期居住时，并且通常与感染强度有关。对处于营养不良边缘的人，肠道寄生虫感染可能危害生长和发育。嗜酸粒细胞增多症和血清IgE水平升高是许多寄生虫感染的特征，在无法解释这一结果时应立即寻找是否存在肠道寄生虫。人类似乎不会对肠道寄生虫出现强烈的保护性免疫，尽管寄生虫的免疫逃避和宿主对感染的免疫应答机制尚未详细阐明。

蛔虫病

似蚓蛔线虫是人体最大的肠道寄生虫，长度可达40cm。大多数被感染个体寄生虫载量较低，临床无任何症状。当幼虫移行到肺部或成虫影响肠道时出现临床疾病。

［生活史］　成虫生活在小肠肠腔中。成熟雌虫生殖力旺盛，每天产卵量可达240 000个，并经粪便排出。蛔虫卵对环境压力抵抗力很强，在土壤中经数周发育成熟后获得感染力，并可维持数年。吞咽下具有感染力的虫卵后，在小肠内孵化成为幼虫，幼虫侵入小肠黏膜并经血循环移行至肺部，进入肺泡，沿支气管树上升，最后经吞咽重新回到小肠并在小肠发育成为成虫。从初始感染到虫卵排出需要2~3个月。成虫可生存1~2年。

［流行病学］　蛔虫在热带、亚热带和其他潮湿地区分布广泛，包括美国东南部乡村地区。传播主要通过粪便污染土壤，由于卫生设施缺乏或使用人工肥。幼童由于粪便更容易通过手-口路径转移，是最容易受到感染的人群。非流行地区也可以出现感染，虽然并不常见，通常是由于食用被虫卵污染的蔬菜导致的。

［临床特征］　为摄入虫卵后的9~12d，在幼虫移行至肺部时，患者可能出现刺激性干咳和胸骨后灼烧感，在咳嗽或深吸气时上述症状加重。呼吸困难和血丝痰并不常见。发热是常见症状。在症状期嗜酸粒细胞会增多，并于数周后缓慢下降。胸部X线可能发现嗜酸粒细胞性肺炎的证据（Löffler 综合征），表现为直径几毫米至数厘米的圆形浸润影。这些浸润影可能是暂时和间断的，在数周后消退。在该寄生虫季节性传播的地区，既往感染者和敏感宿主可能会出现季节性肺炎伴有嗜酸粒细胞增多症。

感染后，小肠内的成虫通常不引起症状。严重感染时，尤其是儿童，大量缠绕的蛔虫可能引起腹痛和小肠梗阻，有时并发穿孔、肠套叠或肠扭转。单一蛔虫迁移至特殊位置时可能引发疾病。大的蛔虫能够进入和堵塞胆管树，导致胆绞痛、胆囊炎、胆管炎、胰腺炎，或者罕见的肝内脓肿。成虫移行至食管可能引发咳嗽和经口排出虫体。在高流行区，肠道和胆道蛔虫和急性阑尾炎、胆道结石并列为外科急腹症的主要原因。

［实验室检查］　大多数蛔虫病能够通过显微镜下发现粪便样本中存在特征性蛔虫卵（65μm×25μm）而诊断。偶然情况下患者在经口鼻或粪便排出成虫后就诊。成虫体积大而且有呈奶油色的光滑表面，容易识别。在跨肺移行早期，出现嗜酸粒细胞性肺炎时，可以先于粪便中找到诊断虫卵前，在痰或胃抽吸物中发现幼虫。早期突出的嗜酸粒细胞增多在感染建立后通常会下降至接近正常水平。在消化道造影试验中可能偶尔能看到成虫。小肠梗阻患者的腹部平片可在充满气体的肠袢中见到大量蛔虫。胰胆道蛔虫可以通过超声或内镜逆行胰胆管造影发现，后一种方法还可用于取出胆道蛔虫。

治疗　蛔虫病

应积极治疗蛔虫病以预防严重并发症。阿苯达唑（400mg，1次）、甲苯咪唑（100 mg，2/d，持续3d或500mg，1次）或伊维菌素（150~200μg/kg，1次）均有效。然而妊娠时禁止使用这些药物。妊娠期使用双羟萘酸噻嘧啶（11mg/kg，1次，最大剂量1g）是安全的。硝唑尼特（7.5mg/kg，1次，最大剂量500mg）也能够用于治疗蛔虫病。轻度腹泻和腹痛是这些药物的不常见不良反应。不完全性肠梗阻应用鼻胃管抽吸、静脉输液、经鼻胃管灌注哌嗪处理，而完全性肠梗阻及其严重并发症需要立即手术干预。

钩虫

人类感染的钩虫包括两种，十二指肠钩口线虫和美州板口线虫。大多数感染是无症状的。钩虫病由多种因素共同导致——高虫载量、长感染期、铁摄入不足，最终导致缺铁性贫血，以及偶尔出现低蛋白血症。

［生活史］　钩虫成虫长约1cm，使用颊齿（十二指肠钩口线虫）或吸盘（美州板口线虫）吸附于小肠黏膜表面，吸食血液（每只十二指肠钩口线虫0.2ml/d）和间质液体。钩虫成虫每天产生数千个虫卵。虫卵随粪便排入土壤，杆状幼虫在土壤中孵化，经过1周后进入感染性丝状幼虫期。感染性幼虫穿透皮肤经血液进入

肺部，侵犯肺泡、随气道上升最后被吞咽抵达小肠。从穿透皮肤到粪便中出现虫卵为潜伏期，时间6～8周，但十二指肠钩口线虫的潜伏期更长。十二指肠钩口线虫幼虫如果被吞咽后能够直接在小肠黏膜中生存发育。钩虫成虫可以存活超过10年，但通常十二指肠钩口线虫能够存活6～8年而美州板口线虫能够存活2～5年。

［流行病学］　十二指肠钩口线虫在欧洲南部、北非、亚洲北部流行，而美州板口线虫主要在西半球和近赤道非洲流行。两种钩虫在很多热带区域出现重叠，尤其是在东南亚。在大部分地区，年长儿童发病率最高，钩虫感染程度最重。在使用人工肥的乡村地区，年长的劳动者也可能出现严重感染。

［临床特征］　大多数钩虫感染是无症状的。在致敏宿主中，感染期幼虫在穿透皮肤的位置和皮下匍行通道（和皮肤幼虫移形症类似）可能刺激引发斑丘疹皮炎（“土痒”）。幼虫在肺内移行时偶尔可引起轻度的一过性肺炎，但是与蛔虫相比这一现象并不常见。在肠道早期，感染患者可能会出现上腹部疼痛（经常在餐后加重）、感染性腹泻或其他腹部症状伴有嗜酸粒细胞增多。慢性钩虫感染的主要后果是铁缺乏。如果铁摄入足量的话症状很轻微，但是营养状态不良的患者可能出现进展性缺铁性贫血和低蛋白血症，以及乏力和呼吸短促。

［实验室检查］　在粪便中发现大小约40μm×60μm特征性卵圆形钩虫虫卵可明确诊断。可能需要通过粪便浓缩操作来识别轻度感染。通过光学显微镜无法区分这两种钩虫虫卵。在不新鲜的粪便样本中，虫卵可能已孵化成为杆状幼虫，需要与粪类圆线虫相鉴别。小细胞低色素性贫血，偶尔伴有嗜酸粒细胞增多或低蛋白血症是钩虫病的特征表现。

治疗　钩虫感染

可以使用多种安全高效的驱虫药根除钩虫感染，包括阿苯达唑（400mg，1次），甲苯咪唑（500mg，1次）和双羟萘酸噻嘧啶（11mg/kg，1/d，3d）。轻度缺铁性贫血可以口服铁剂治疗。伴有蛋白丢失和营养不良的严重钩虫病需要同时给予营养支持、口服铁剂和驱虫药。人们担心苯并咪唑类药物（甲苯咪唑和阿苯达唑）抗钩虫感染效果与过去相比正逐渐下降。

犬钩口线虫和巴西钩口线虫：犬钩口线虫是犬钩虫，被发现可以引起人嗜酸粒细胞性肠炎，尤其在澳大利亚东北部。在这种动物源感染中，成虫吸附于小肠（内镜可观察到）引起腹痛和严重的局部嗜酸粒细胞增多。甲苯咪唑（100mg，2/d，共3d）、阿苯达唑（400mg，1次）或内镜下取出幼虫都均有效。两种动物钩虫均可引起皮肤幼虫移形症（“匍行疹”）。

类圆线虫病

粪类圆线虫能够通过它在人类宿主中奇特的复制能力与其他寄生虫相鉴别（除后文将要讨论的毛细线虫）。由于可以自体产生感染性幼虫，它可以自发进入自体感染循环。因此，在无持续暴露于外源性感染性幼虫的情况下，类圆线虫病也可以持续存在数十年。在免疫功能不全的宿主中，大量侵袭性类圆线虫幼虫可以广泛播散甚至致命。

［生活史］　除了寄生世代，类圆线虫也可以在土壤中自由生存（图34–1）。这种适应能力使得它可以在无哺乳动物宿主存在的情况下存活。排入粪便的杆状幼虫可以直接转化为感染性丝状幼虫或在自由发育期后转化。被粪便污染土壤中的丝状幼虫可以穿透皮肤或黏膜感染人体。幼虫经血流移行至肺部，进入肺泡、沿支气管树上升，最终被吞咽进入小肠。幼虫穿透近端小肠黏膜，并在其中发育成熟变为成虫。微小（2mm长）的寄生雌虫通过单性生殖进行繁殖，无成熟雄虫。虫卵在小肠黏膜孵化，释放出杆状幼虫，进入肠腔并随粪便排入土壤。或者肠道中的杆状幼虫可以直接发育为丝状幼虫，穿透肠壁或肛周皮肤进入循环，通过重复移行过程建立体内的重复感染。这种自体感染循环使得类圆线虫病可以存在数十年。

［流行病学］　粪类圆线虫在热带地区和其他炎热潮湿的地区散发，在东南亚、撒哈拉以南的非洲和巴西最为常见。这种寄生虫在美国东南部区域流行，且在移民、难民、旅行者和曾在流行区生活的士兵中被发现。

［临床特征］　在非复杂性类圆线虫病中，许多患者无症状或仅有轻微的皮肤和（或）腹部症状。复发性荨麻疹，常累及臀部和腕部，是最常见的皮肤表现。移行幼虫能够引起一种特征性的匍行疹，称为肛周匍行疹（“奔跑的幼虫”）。这种瘙痒的、突出皮面的红斑在幼虫移行过程中能够以10cm/h的速度进展。成虫钻入十二指肠和空肠黏膜，能够引起腹痛（通常在中上腹），类似消化性溃疡，除了进食后症状加重。也可以出现恶心、腹泻、消化道出血、轻度慢性结肠炎和体重减轻。在严重感染早期可能出现小肠梗阻。在非复杂性类圆线虫病中肺部症状罕见。嗜酸粒细胞增多较为常见，升高程度随时间波动。

正常情况下类圆线虫病的自体感染循环受宿主免疫系统的某些未知的因素制约。使用糖皮质激素、或者少数情况下使用其他免疫抑制药废除宿主免疫会导致高度传染，产生大量的丝状幼虫。可能导致结肠炎、小肠炎或吸收不良。在播散型类圆线虫病中，幼虫

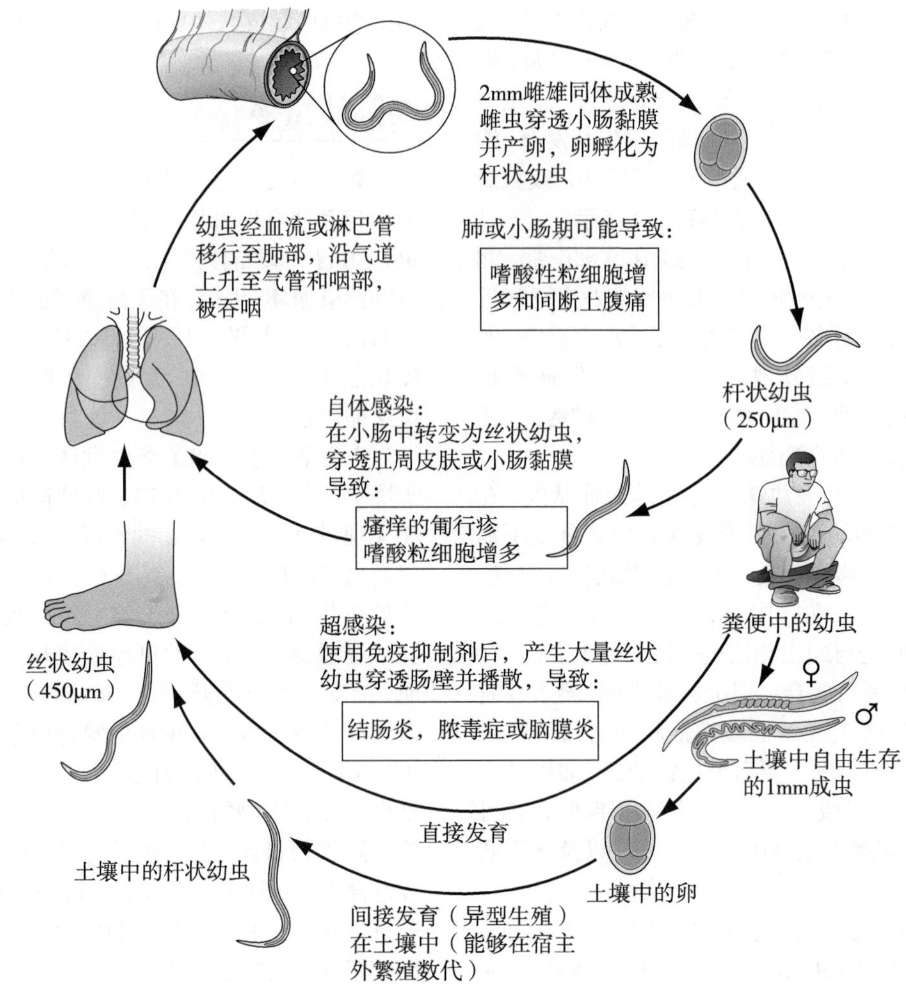

图34–1　粪类圆线虫的生活史

改编自Guerrant RL等［eds］：热带传染病：原则，病原体和实践，第2版，p1276. © 2006，Elsevier Science已许可

不仅仅侵入消化道和肺部，甚至可能侵犯中枢神经系统、腹膜、肝和肾。此外，肠道菌群通过破损的黏膜屏障可能引发菌血症。临床病程中可能伴有革兰阴性败血症、肺炎或脑脊髓膜炎，或以这些症状为主。重度感染患者无嗜酸粒细胞增多。播散型类圆线虫病，尤其是在给予糖皮质激素的未知感染患者中，可能致命。类圆线虫病是人类T淋巴细胞病毒Ⅰ型感染的常见并发症，但是感染HIV–1的患者中很少出现播散型类圆线虫病。

［诊断］　在粪便中找到杆状幼虫即可诊断非复杂性类圆线虫病。杆状幼虫长约250μm，可以通过短的颊腔与钩虫幼虫鉴别。在非复杂性感染中，仅排出少量幼虫，单次粪便检测只有约1/3可以检出。连续检测或使用琼脂板方法可以提高粪便诊断的敏感性。在非复杂性感染中（非高度传染），粪便检测可以多次重复阴性。通过抽吸或活检十二指肠和空肠内容物也可能发现类圆线虫幼虫。使用酶联免疫吸附法检测血清类圆线虫抗体是诊断非复杂性感染的敏感方法。对于居住史提示存在可能暴露的患者应进行这些血清学检查，尤其是存在嗜酸粒细胞增多和（或）因其他疾病拟行糖皮质激素治疗的患者。对于播散型类圆线虫病，应在粪便、可疑幼虫移行部位找到丝状幼虫，包括痰、支气管肺泡灌洗液或手术引流液中。

治疗　类圆线虫病

即使是在无症状期，由于存在潜在致死性高度传染的可能，也必须对类圆线虫病进行治疗。伊维菌素（200mg/kg，1/d，共2d）较阿苯达唑（400mg，1/d，共3d）更为有效。对于播散型类圆线虫病，伊维菌素疗程应延长至至少5~7d，或者直到寄生虫被除。

鞭虫病

大多数毛首鞭虫感染是无症状的，但是严重感染可能会导致胃肠道症状。与其他土源性寄生虫类似，鞭虫分布于热带和亚热带地区分，在资源贫乏地区的贫困儿童中最为常见。

[生活史] 鞭虫成虫生活在结肠和盲肠，虫体前部穿透进入表面黏膜。成年雌虫每天产生数千个虫卵，随粪便排出并在土壤中发育成熟。摄入人体后，感染性虫卵在十二指肠孵化，释放出幼虫，在进入大肠前发育成熟。整个生活史需要约3个月，成虫能存活数年。

[临床特征] 组织对鞭虫反应较轻。大多数感染个体无症状或仅有嗜酸粒细胞增多。严重感染可能导致腹痛、厌食、与炎性肠病类似的血性或黏液性腹泻。儿童大量感染可能引起直肠脱垂，他们常患有营养不良和其他腹泻性疾病。中重度鞭虫载量可能引起发育迟缓。

[诊断和治疗] 粪便检查可容易发现特征性大小约50μm×20μm柠檬样鞭虫卵。直肠镜下偶尔可见长3~5cm的成虫。甲苯咪唑（500mg，1次）或阿苯达唑（400mg，1/d，共3次）是安全且有效地治疗方法，治愈率为70%~90%。伊维菌素（200mg/kg，1/d，共3次）同样安全，但有效性不如苯并咪唑。

蛲虫病（蛲虫）

蛲虫在温带较热带更常见。在美国，约4千万人感染蛲虫，儿童中病例数居多。

[生活史和流行病学] 蛲虫成虫长约1cm，生活在盲肠中。产卵期雌虫在夜间迁移到肛周皮肤，每次可释放出近10 000个未成熟虫卵。虫卵在数小时内发育至感染期并经手口途径传播。摄入虫卵后，孵化变成幼虫最终成熟变为成虫。生活周期约1个月，成虫可存活约2个月。挠抓肛周皮肤并将感染卵经手或指甲下转运至口中导致自体感染。由于人与人之间的传播很容易，家族成员中出现蛲虫感染很常见。

[临床特征] 大多数蛲虫感染是无症状的。肛周瘙痒是主要症状。由于雌虫在夜间迁移，瘙痒在夜间加重，并可能导致表皮脱落和细菌双重感染。严重感染能够导致腹痛和体重减轻。偶然情况下，蛲虫侵入女性生殖腔道，导致外阴阴道炎、盆腔或腹膜肉芽肿。嗜酸粒细胞增多并不常见。

[诊断] 由于蛲虫虫卵并不排入粪便，传统的粪便找虫卵和寄生虫检测无法得出诊断。反而能够通过清晨使用干净的醋酸纤维素胶带在肛周部位发现虫卵。将胶带转移到玻片上，通过显微镜检查可发现卵圆形、大小约55μm×25μm，贴附在玻片上的蛲虫虫卵。

治疗　蛲虫病

应给予儿童和成年人感染者甲苯咪唑（100mg，1次）、阿苯达唑（400mg，1次）或双羟萘酸噻嘧啶（11mg/kg，1次，最大剂量1g）的治疗，2周后重复此治疗方法。建议家庭成员同样接受治疗，根除潜在重复感染的无症状源头。

毛圆线虫病

毛圆线虫是食草动物的常见寄生虫，偶然情况下可感染人类，尤其是在亚洲和非洲。人类偶然食用被毛圆线虫幼虫污染的叶类蔬菜可以获得感染。幼虫在人体内不移行，直接在小肠内发育为成虫。成虫的吸血量远小于钩虫，大多数感染者无症状，但是严重感染可能导致轻度贫血和嗜酸粒细胞增多。粪便检测到的毛圆线虫卵与钩虫卵相似，但是直径更大（85μm×115μm）。治疗药物包括甲苯咪唑或阿苯达唑。

异尖线虫病

异尖线虫病是由于偶然食用了未烹饪的含有异尖线虫科幼虫的海鱼而引起的消化道感染。由于生鱼烹饪越来越受到欢迎，异尖线虫病在美国的发病率正在上升。大多数病例发生在日本、挪威和智利，生鱼片、腌制青鱼、酸橘汁腌鱼分别是这些国家的烹饪主食。异尖线虫寄生于大型海洋哺乳动物如鲸鱼、海豚和海豹体内。作为涉及海洋食物链的复杂寄生生活史的一部分，感染性幼虫迁移到很多鱼类的肌肉组织中。单一异尖线虫和拟地新线虫都是人异尖线虫病的感染源，但是同样的胃部症状可能由寄生在食鱼鸟类体内的真圆线虫红色幼虫引起。

人类食用生鱼后，可能在48h内咳出活的幼虫。然而幼虫也可以立即钻入胃黏膜。数小时内，出现剧烈上腹痛，伴有恶心，偶尔伴有呕吐，类似急腹症。在胃镜下直视找到幼虫、造影检查勾勒出幼虫轮廓、或取出的组织进行病理学检查皆可明确诊断。内镜下取出正在钻入的幼虫是一种治愈方法。此外，幼虫可以进入小肠，穿透黏膜引起强烈的嗜酸粒细胞性肉芽肿反应。进食感染源1~2周或以后出现症状，主要表现为类似克罗恩病的间断腹痛、腹泻、恶心和发热。钡剂检查可以疑诊，并由治愈性手术切除内含线虫的肉芽肿确诊。由于幼虫不在人体内发育成熟，粪便中无法找到异尖线虫虫卵。已开发血清学检查，但尚未广泛使用。

海鱼体内的异尖线虫幼虫可被烹饪至60℃，冷冻在-20℃ 3d或商用吹风式冷冻杀死，但是盐腌、卤汁浸泡或者冷熏并不能杀死幼虫。目前没有可行的药物治疗方法，应行手术或内镜下切除。

毛细线虫病

小肠毛细线虫病是由于食用被菲律宾毛细线虫感染的生鱼而引起的。后续的自体感染能够引起严重的消耗综合征。该疾病主要出现在菲律宾、泰国，偶然出现在亚洲其他地区。菲律宾毛细线虫的自然生活史涉及淡水和海水鱼类。人类食用被感染的生鱼后，幼虫在小肠内发育成熟为成虫，产生侵袭性幼虫引起肠道炎症和绒毛丢失。毛细线虫病起病隐匿，起初表现为不特异的腹痛和水样泻。如果未经治疗，逐渐进展的自体感染能够导致蛋白丢失性肠病、严重吸收不良，患者最终死于恶病质、心衰或双重感染。粪便检查发现特征性的花生样（约20μm×40μm）虫卵可明确诊断。重度患者在延长的阿苯达唑（200mg，2/d，共10d）驱虫治疗的基础上需要住院和支持治疗。

腹部血管圆线虫病

腹部血管圆线虫病发现于拉丁美洲和亚洲。食用被污染的蔬菜后，这种动物源性寄生虫哥斯达黎加血管圆线虫（Angiostrongyluscostaricensis）可引起嗜酸粒细胞性回结肠炎。哥斯达黎加血管圆线虫通常寄生在棉鼠和其他啮齿类动物体内，蛞蝓和蜗牛是中间宿主。人类在偶然摄入蔬菜和水果上的含有感染性幼虫的软体动物黏液而被感染。儿童的感染风险最高。幼虫穿透肠壁移行至肠系膜血管，在肠系膜血管内发育为成虫。位于肠壁的虫卵能够引起严重的嗜酸粒细胞性肉芽肿反应，成虫可能引起肠系膜血管炎、栓塞或肠梗死。症状与阑尾炎相似，包括腹痛、压痛、发热、呕吐，右侧髂窝可以摸到包块。白细胞增多和嗜酸粒细胞增多较为明显。增强CT显示肠道炎症，常伴有梗阻，但是明确诊断需要手术切除部分肠管。病理检查可显示围绕血管圆线虫虫卵的嗜酸粒细胞性肉芽肿，伴有肠壁增厚。在非手术病例中，诊断单纯依赖临床背景，因为粪便中无法发现幼虫和虫卵。药物治疗腹部血管圆线虫病的疗效并不确切。对于症状严重者密切观察和手术切除是主要的治疗方法。

（孙颖昊 译 蒋青伟 校）

第五部分　肝病患者的评估

第35章

Chapter 35

肝病患者概况

Marc Ghany　Jay H.Hoofnagle

通过详细的询问病史、体格检查以及必要的实验室检查，通常可以准确的诊断肝疾病。有时肝病的诊断还需借助影像学检查。作为评估肝疾病的标准方法，目前肝活检多用于判断疾病的分级和分期，而非单纯用于诊断。本章节主要介绍肝疾病的诊断和治疗（包括肝的结构和功能）；肝病的主要临床表现；以及肝病患者的病史、体格检查、实验室检查、影像学表现和肝活检。

肝的结构与功能

肝是人体最大的器官，重量为1~1.5kg，占瘦体重的1.5%~2.5%。肝的大小和形态与体型有关——瘦长型或矮胖型。肝位于右季肋区，在胸廓的右下方，紧邻膈肌，并向左季肋区延伸。通过韧带与膈肌、腹膜、大血管以及上消化道器官相连。肝接受双重血供，20%血流为来自肝动脉的富含氧分血流，80%血流来自肝门静脉，富含营养物质，肝门静脉汇集了来自胃、小肠、胰腺及脾的血流。

肝的主要细胞是肝细胞，构成了2/3的肝实质。其他类型的细胞还包括Kupffer细胞（网状内皮系统）、星状细胞（Ito细胞或贮脂细胞）、内皮细胞、血管和胆管上皮细胞以及支持结构。从光镜下看，肝由肝小叶构成，中央静脉位于小叶中心，汇管区位于外周。从功能的角度来看，肝由肝腺泡构成，肝动脉和肝门静脉的血流通过汇管区（1区）进入肝腺泡，然后经过肝血窦汇入终末肝静脉（3区），2区则由两者之间的肝细胞构成。将肝腺泡作为肝的生理结构单位，有助于解释许多用肝小叶分布难以解释的血管和胆管疾病的形态模式和区域。

肝汇管区由小静脉、动脉、胆管和淋巴管组成，汇集于含有支撑基质和少量胶原的疏松结缔组织层内。汇管区的血流通过肝血窦，也就是从肝腺泡的1区流向3区，汇入终末肝静脉（“中央静脉”）。肝分泌的胆汁的引流方向则相反，从3区逆流至1区。肝血窦由特殊的内皮细胞排列而成，内皮细胞表面突出大小不一的窗孔，允许血浆成分自由通过，但细胞成分无法通过。因此，血浆可以进入内皮细胞下的Disse间隙与肝细胞直接接触。

肝细胞有明显的极性，底侧面朝向Disse隙排列并有丰富的微绒毛，通过胞吞和胞饮作用主动摄取养分、蛋白质和其他分子。肝细胞的顶极面构成胆小管膜，并由此排泌胆汁成分。肝细胞的胆小管形成网状，汇入汇管区的胆道系统。Kupffer细胞通常位于肝血窦的血管间隙内，是体内固定巨噬细胞的最大群体。星形细胞位于Disse间隙内，通常不突出，除非被激活产生胶原和基质。血流通过肝小叶时，红细胞在肝血窦内，白细胞则通过内皮细胞移行进入Disse间隙，继而进入汇管区，通过淋巴管回流至循环系统。

肝细胞在维持稳态和机体健康中发挥多种重要作用。包括合成多种必需的血清蛋白（白蛋白、载体蛋白、凝血因子、多种激素和生长因子）、生成胆汁及其载体（胆汁酸、胆固醇、卵磷脂、磷脂）、调节营养成分（葡萄糖、糖原、脂类、胆固醇、氨基酸）、代谢并结合亲脂化合物（胆红素、阴离子，阳离子，药物）并通过胆汁或尿液排泌。检测肝细胞的这些活性以评估肝的多种多样的功能是非常复杂的。最常用的肝“功能”试验是检测血清胆红素、白蛋白和凝血酶原时间。血清胆红素水平反映肝的结合与分泌功能；血清白蛋白水平和凝血酶原时间则反应肝的合成功能。胆红素、白蛋白和凝血酶原时间的异常是典型的肝功能受损表现。肝衰竭时通常难以维系生命，由于肝功能过于复杂和多样，替代肝功能需要机械泵、透析膜、调节补充多种激素、蛋白和生长因子等共同推进。

肝疾病

肝疾病的病因很多（表35-1），临床表现一般包括以下几型：肝细胞性、胆汁淤积性（包括梗阻性）、混合性。肝细胞性疾病（如病毒性肝炎、酒精性肝病）多以肝损伤、炎症和坏死为突出特点。胆汁淤积性疾病（如胆石症、恶性梗阻、原发性胆汁性肝硬化、一些药物诱导的肝病）以胆汁排泌受阻为突出特点。混合性肝病则兼具肝细胞性和胆汁淤积性肝病的特点（如淤胆型病

表35-1 肝疾病

遗传性高胆红素血症	**系统性疾病累及肝**
Gilbert综合征	结节病
Crigler-Najjar综合征，Ⅰ型和Ⅱ型	淀粉样变
Dubin-Johnson综合征	糖原贮积症
Rotor综合征	乳糜泻
病毒性肝炎	结核
甲型肝炎	鸟胞内分枝杆菌感染
乙型肝炎	**胆汁淤积综合征**
丙型肝炎	良性术后胆汁淤积
丁型肝炎	脓毒症性黄疸
戊型肝炎	全肠外营养（TPN）诱导性黄疸
其他（单核细胞增多症、疱疹、腺病毒性肝炎）	妊娠期胆汁淤积
隐源性肝炎	胆管炎与胆囊炎
免疫和自身免疫性肝病	肝外胆道梗阻（结石、狭窄、肿瘤）
原发性胆汁性肝硬化	胆道闭锁
自身免疫性肝炎	Caroli病
硬化性胆管炎	隐孢子虫病
重叠综合征	**药物诱导性肝病**
移植物抗宿主病	肝细胞型（异烟肼、对乙酰氨基酚）
同种异体移植排斥	胆汁淤积型（甲基睾酮）
遗传性肝病	混合型（磺胺类、苯妥英）
α_1抗胰蛋白酶缺乏	小泡型和大泡型脂肪变性（甲氨蝶呤、非阿尿苷）
血色病	**血管损伤**
Wilson病	静脉闭塞性疾病
良性复发性肝内胆汁淤积（BRIC)	Budd-Chiari综合征
进展性家族性肝内胆汁淤积（PFIC)I-III型	缺血性肝炎
其他（半乳糖血症、酪氨酸血症、囊性纤维化、Newman-Pick病、Gaucher病）	静脉淤血
酒精性肝病	肝门静脉血栓
急性脂肪肝	结节状再生性增生
急性酒精性肝炎	**占位性病变**
Laënnec肝硬化	肝细胞肝癌
非酒精性脂肪肝	胆管癌
脂肪变性	肝腺瘤
脂肪性肝炎	肝局灶性结节状增生
妊娠期急性脂肪肝	肝转移瘤
	肝脓肿
	胆囊肿
	肝血管瘤

毒性肝炎和许多药物诱导的肝病等）。通过发病形式和症状特点通常可以迅速做出诊断，尤其需要考虑患者年龄、性别、暴露史或危险行为等主要危险因素。

肝疾病典型的表现包括黄疸、乏力、瘙痒、右上腹痛、恶心、食欲缺乏、腹胀和消化道出血。但实际上很多患者诊断肝疾病时没有明显的临床症状，而是在常规体检或在献血、入保险或入职体检筛查时发现肝功能生化检查异常的。肝功能检测的广泛应用使得明确存在肝损伤显得相对容易，同时也可排除怀疑肝病的患者。

肝病患者的评估应包括：①明确病因诊断；②评估病情的严重程度（分级）；③明确肝病的分期。诊断应明确疾病分型，如肝细胞性、胆汁淤积性或混合性损伤；还要做出特异性的病因诊断。分级是指评估病情的严重程度和活动性——活动或不活动，轻度、中度或重度。分期是指评估病情所处的自然病程的阶段，如急性或慢性、早期或晚期、以及硬化前期、肝硬化期或终末期。

本章节的目标是介绍评估肝病患者的基本概念，以期有助于后续章节的诊断讨论。

［临床病史］　临床病史应着重于肝病的症状（包括自然病程、起病形式和进展等）和肝病的潜在危险因素。肝病的症状包括全身症状，如疲劳、乏力、恶心、食欲缺乏、精神不振，以及更多的肝特异性症状，如黄疸、尿色加深、大便色浅、瘙痒、腹痛和腹胀。有些症状可能提示存在肝硬化、终末期肝病或肝硬化并发症如门脉高压。通常综合征状及其起病形式，而非特异性症状，更有助于判断病因。

易疲劳是肝病最常见和最有特征性的症状。其表现多样，如倦怠、乏力、萎靡、精神不振、睡眠增加、体力下降、精力变差等。典型的肝病性疲劳出现在活动或运动后，在充足休息后的早晨很少有症状或很少有严重症状，即下午疲劳而非早晨疲劳。肝病性疲劳通常是间歇性的，其严重程度在数小时或数天内变化不定。在有些患者，可能不清楚疲劳是源于肝病还是其他原因，如应激、焦虑、睡眠障碍或其他并存的疾病。

比较严重的肝病可出现恶心，可能与疲劳伴发，或由食物气味或高脂饮食诱发恶心。可出现呕吐，但很少持续存在或很突出。急性肝病时容易出现食欲下降和体重减轻，但慢性肝病时较少出现，除非存在进展性肝硬化。肝病时腹泻不常见，除非有严重的黄疸，小肠内缺乏胆汁酸而导致脂肪泻。

许多肝病患者会出现右上腹不适或疼痛（肝区疼痛），往往伴有肝区触痛。疼痛是由于肝周富含神经末梢的Glisson囊受伸拉或刺激所致。严重的疼痛更多见于典型的胆囊疾病、肝脓肿、严重的静脉闭塞性疾病，偶可见于急性肝炎。

急性肝病时可出现瘙痒，见于早期的梗阻性黄疸（胆道梗阻或药物诱导的胆汁淤积），或某些晚期的肝细胞疾病（病毒性肝炎）。慢性肝病也可出现瘙痒，特别是淤胆性肝病，如原发性胆汁性肝硬化、硬化性胆管炎，瘙痒经常在黄疸之前出现。因此，所有的肝病都可以出现瘙痒，特别是肝硬化。

黄疸是肝病的标志性症状，也是判断病情严重性的可靠指标。患者通常在注意到巩膜黄染之前发现尿色加深。胆红素水平<43 μmol/L（2.5 mg/dl）时通常难以察觉黄疸。严重的胆汁淤积时可出现大便颜色变浅及脂肪泻。不伴有尿色加深的黄疸往往提示高间接（非结合）胆红素血症，见于溶血性贫血和遗传性胆红素结合障碍，如常见的良性经过的Gilbert综合征和少见的重症的Crigler–Najjar综合征。Gilbert综合征的发病率高达5%，禁食或压力较大时黄疸会比较明显。

收集临床病史应注意肝病的主要危险因素，包括详细的饮酒史、用药史（包括草药、避孕药、非处方药等）、个人习惯、性生活史、旅游史、与黄疸患者及其他高危人群的接触史、静脉吸毒史、近期手术史、输血或血液制品输注史、职业、血液意外暴露或针刺伤和肝病家族史。

在评估病毒性肝炎风险时，需要详细地询问患者的性行为，包括日常性伴侣的数量及男性的同性性行为。乙型肝炎的一个常见的传播途径即为性传播，而丙型肝炎则极少通过性途径传播。肝炎、肝病以及肝癌的家族史也非常重要。乙型和丙型肝炎均可通过母婴途径传播，其中对新生儿进行被动和主动免疫可以避免乙型肝炎的母婴传播。丙型肝炎的垂直传播并不常见，但目前也没有可靠的预防方法。母亲同时感染HIV时比较容易出现垂直传播，尤其是出现产程延长或难产、胎膜早破、宫内胎儿监测时。静脉吸毒史，即便是在很久之前有过，在评估乙型或丙型肝炎风险时也至关重要。静脉吸毒目前是丙型肝炎唯一最常见的危险因素。输注血液或血液制品不再是急性病毒性肝炎的重要危险因素。然而，输注1992年推广酶联免疫法筛查丙型肝炎病毒抗体（anti–HCV）之前的血液，仍是慢性丙型肝炎的重要危险因素。同样，输注1986年筛查乙型肝炎病毒的核心抗体（anti–HBc）之前的血液，也是乙型肝炎的危险因素。去不发达地区旅游，接触黄疸的人群以及接触日间护理中心的小孩是甲型肝炎的危险因素。在亚洲和非洲，戊型肝炎是导致黄疸的一个较常见原因。戊型肝炎在发达国家比较少见，轻中度病例多与食用生的或未熟的猪肉或猎物（鹿和野猪）有关。经常会提到文身和人体穿孔艺术（乙型和丙型肝炎）以及食用贝类（甲型肝炎），但实际上这种暴露很少罹患肝炎。

饮酒史对于评估肝病的病因非常重要，同时也关系到下一步的治疗和建议。在美国至少70%的成年人都会不同程度的饮酒，但大量饮酒的并不常见。基于人群的调查发现，仅有5%的人每日饮酒2次以上，平均每次饮酒量为11～15g乙醇。酒精性肝病相关的乙醇摄入量一般认为是女性每日2次以上（22～30g）、男性每日3次以上（33～45g）。很多酒精性肝硬化患者的每日饮酒量更多，且大量饮酒超过10年才会出现肝病。在评估饮酒情况时，应注意是否存在酗酒或酒精依赖。乙醇中毒一般靠行为方式和饮酒的后果来定义，而不靠饮酒量的多少。酗酒则是指反复的饮酒，并对社会、家庭、职业和健康状况造成不良的影响。酒精依赖则是强调觅酒行为，而不论乙醇的不良后果。许多酗酒者既有酒精依赖又有酗酒行为，其中酒精依赖被认为是更加严重和高级的乙醇中毒。CAGE问卷（表35–2）有助于临床上诊断酒精依赖和酗酒，推荐用于所有的临床病史采集。

家族史有助于评估肝疾病。家族因素导致的肝病包括Wilson病、血色病、α_1抗胰蛋白酶缺乏症以及更为

表35-2　CAGE问卷[1]

首字母缩写	问题
C	你是否曾经觉得应该减少（cut down）饮酒
A	别人批评你喝酒是否令你感觉恼火（annoyed）
G	你是否曾经对饮酒有负罪感（guilty)或觉得不好
E	你曾经有过早上起来（睁开眼睛，eye-opener）的第一件事就是先喝酒来稳定精神或者摆脱宿醉

（1）一个回答"是"应怀疑存在酒精滥用的可能；一个以上回答"是"高度提示存在酗酒或酒精依赖

少见的遗传性儿童肝病，如家族性肝内胆汁淤积、良性复发性肝内胆汁淤积、Alagille综合征。儿童期或青春期起病的严重肝病，有肝病家族史或神经精神障碍，应考虑Wilson病的可能。成年的肝病患者，有肝硬化家族史、糖尿病或内分泌障碍，应进一步筛查铁代谢以除外血色病。典型的遗传性血色病除了有铁代谢异常外，还有HFE基因的C282Y和H63D突变基因型。儿童或青少年的铁过量则应考虑非HFE所致的血色病。有肺气肿的家族史时应进一步筛查α_1抗胰蛋白酶水平，如果减低应进一步查Pi基因型。

［**体格检查**］　如果患者没有症状或实验室检查异常，体格检查一般不会发现肝功能异常的证据，且肝病的大多数体征也不能做出特异性诊断。因此，体格检查只是对其他检查手段的补充，而不能替代。除非重症和进展期肝病，很多患者的体格检查是正常的。但是，体格检查仍然是很重要的，它可以为肝衰竭、肝门静脉高压或肝功能失代偿提供第一手证据。另外，体格检查可以提示对特异性诊断有帮助的征象，包括危险因素和相关疾病。

肝病的典型体征包括黄疸、肝大、肝区触痛、脾大、蜘蛛痣、肝掌、皮肤抓痕等。进展期肝病的表现有肌肉萎缩、腹水、水肿、腹壁静脉曲张、肝病性口臭、扑翼样震颤、意识模糊、昏睡、昏迷。男性肝硬化患者，尤其是酒精性肝硬化时，可有高雌激素血症的体征，如男性乳房发育、睾丸萎缩、缺乏男性毛发分布特征。最好在自然光线下观察巩膜来发现黄疸。肤色浅的人很容易辨别皮肤颜色变黄，而肤色深的人可通过观察舌下黏膜的颜色发现黄疸。血清胆红素水平低于43μmol/L（2.5mg/dl）时通常很难发现黄疸，但在黄疸消退的过程中，由于结合胆红素与蛋白及组织的结合，胆红素低于2.5mg/dl时仍可见到。

急性和慢性肝病时均可出现蜘蛛痣和肝掌，肝硬化患者尤为突出，但在正常人群，尤其妊娠期也可出现。蜘蛛痣是一种表浅且曲折的小动脉，与简单的毛细血管扩张不同，其充盈方向是从中央向外周的。蜘蛛痣仅分布于上肢、面部和躯干上部，可以有搏动性，在肤色深的患者可能难以发现。

肝大并不是肝病的一个非常可靠的体征，每个人的肝大小和形态都不相同，查体时通过叩诊和触诊的方法评估肝大小是有不足之处的。显著的肝大可见于肝硬化、静脉阻塞性肝病、淀粉样变等浸润性疾病、转移性或原发性肝癌、酒精性肝炎等。仔细的评估肝边缘可能会发现硬度异常、表面不规则、突出的结节等异常。肝查体最可靠的体征可能是肝触痛，通过叩击仔细对照右上腹和左上腹来判断肝是否存在触摸或压迫的不适感。

许多疾病均可有脾大的表现，但在肝病患者查体发现脾大则有重要的提示。通过超声检查可以验证查体发现的脾大。

晚期肝病的体征包括肌肉萎缩、体重下降、肝大、瘀斑、腹水、水肿等。仔细的叩诊移动性浊音可以发现腹水的存在，查体腹水可疑的情况可通过超声检查进一步确定。存在或不存在腹水的情况下均可有外周水肿。晚期肝病时有很多原因可以导致水肿，包括低白蛋白血症、静脉回流障碍、心功能不全、药物因素等。

肝衰竭的定义是严重急性或慢性肝病的患者出现肝性脑病的体征或症状。早期肝性脑病的征象一般不明显且没有特异性——可表现为睡眠习惯的改变、人格改变、易激惹及精神迟钝等。后期可出现意识混乱、定向力障碍、嗜睡，最终可进展为昏迷。急性肝衰竭时可有过度兴奋和躁狂的表现。体格检查可发现身体和舌头的扑翼样震颤。肝病性口臭指的是肝衰竭患者口中可有轻度发甜的氨味，尤其是在肝周围存在门体分流的患者。诊断肝性脑病需要注意除外其他原因导致的昏迷和定向力障碍，包括电解质紊乱、镇静药的使用、肾功能或呼吸衰竭等。急性肝炎期间出现肝性脑病是诊断暴发性肝炎的主要标准，同时提示预后不佳。慢性肝病时，肝性脑病通常由临床并发症诱发，如消化道出血、过度利尿、尿毒症、脱水、电解质失衡、感染、便秘、使用麻醉镇痛药等。

通过连线测验仔细检查精神状态有助于发现肝性脑病，该测验的做法是在纸上有25个数字标记的圆圈，让患者用铅笔以最快的速度将这些圆圈连接起来。正常人完成连线测验的时间是15～30s，早期肝性脑病患者的完成时间则延长。其他的检测方法包括画出抽象的物体或与以前的签名笔迹进行对照等。更为复杂的检测方法包括脑电图、视觉诱发电位等，可以发现轻型肝性脑病，但在临床实际中很少应用。

晚期肝病的其他体征包括腹水导致的脐疝、胸腔积液、腹壁静脉显露以及海蛇头（海蛇头是由从脐向周围放射分布的静脉组成，这部分静脉由脐静脉再通所致）。肝硬化的患者可出现水钠潴留，增加心排血量并降低外周阻力，从而导致脉压差增大和高动力性循环的体征。长期肝硬化和门脉高压的患者可出现肝肺综合征，表现为肝病、低氧血症、肺动静脉分流三联征。肝肺综合征的特征性表现包括斜卧呼吸和体位性低氧血症，即在直立位时可出现气短和氧饱和度减低。因此，通过脉氧仪检测氧饱和度是筛查肝肺综合征的可靠筛查手段。

肝病患者常常出现一些皮肤病变。原发性胆汁性肝硬化、硬化性胆管炎等晚期慢性淤胆性疾病可出现典型的皮肤色素沉着。同时，高水平血脂和胆固醇的滞留可导致黄色瘤和腱黄瘤形成。血色病时如果血清铁的水平长期升高也可出现石板灰色色素沉着。皮肤血管炎伴可触知的紫癜多见于下肢，是慢性丙型肝炎伴冷球蛋白血症的典型表现，也可见于慢性乙型肝炎。

部分体征对一些肝病的诊断有特异性。K-F环见于Wilson病，是金褐色铜沉积在在角膜周围的后弹力层形成的，在裂隙灯检查时容易发现。掌腱膜挛缩和腮腺肿大提示慢性乙醇中毒或酒精性肝病。肝转移瘤或原发性肝细胞肝癌的患者恶病质和消瘦表现突出，同时可有硬性肝大和肝区血管杂音。

［实验室检查］ 肝疾病的诊断很大程度上依赖于可靠而敏感的反映肝损伤和肝功能的试验检测。评估肝疾病的一组基本的血液化验包括血清丙氨酸和天冬氨酸转移酶（ALT和AST）、碱性磷酸酶（AlkP）、血清总胆红素和直接胆红素、白蛋白和凝血酶原时间等。检测异常的形式可以提示肝细胞性还是胆汁淤积性肝病，帮助判断疾病是急性还是慢性，以及是否存在肝硬化和肝衰竭。根据这些结果可以进一步的开展必要的检查。还有一些实验室检查也很有帮助，例如γ谷胺酰转肽酶（gGT）水平有助于判断碱性磷酸酶的升高是否由于肝病所致，肝炎的血清学检测可以明确病毒性肝炎的类型，自身免疫指标有助于诊断原发性胆汁性肝硬化（抗线粒体抗体，AMA）、硬化性胆管炎（核周抗中性粒细胞胞质抗体，p-ANCA）以及自身免疫性肝炎（抗核抗体、抗平滑肌抗体、抗肝-肾微粒体抗体）。表35-3列出了部分实验室检查异常与常见肝疾病的关系。

肝功能检测的应用和说明在第36章详细总结。

［影像学诊断］ 虽然没有办法来准确的判断早期肝硬化，但肝的影像学已经取得了很大的进展。有很多肝的成像模式可供选择，其中超声、CT和MRI是最常用的检查方法，且互相弥补。一般来说，超声和CT检测胆道扩张的敏感性高，对于怀疑梗阻性黄疸的患者是首选。3种影像学检查均可检测到脂肪肝，其中CT和MRI可对肝脂肪进行定量，从而可以监测脂肪肝患者的治疗效果。磁共振胰胆管造影（MRCP）和内镜逆行胰胆管造影（ERCP）均可用来观察胆道系统。相对于ERCP，MRCP有多项优势，无需造影剂且没有致电离辐射，成像更迅速，不依赖于操作者，且不会导致胰腺炎。MRCP检测胆总管结石要优于超声和CT，但特异性差。MRCP多用于诊断胆道梗阻和先天性胆道异常，而ERCP对于壶腹部病变和原发性硬化性胆管炎的评估更有优势。ERCP可以进行活检，直接观察壶腹部和胆总

表35-3 常见肝疾病的主要诊断性检查

疾 病	诊断性检查
甲型肝炎	抗HAV-IgM
乙型肝炎	
急性	HBsAg和抗-HBc IgM
慢性	HBsAg和HBeAg和（或）HBV-DNA
丙型肝炎	抗HCV和HCV RNA
丁型肝炎	HBsAg和抗HDV
戊型肝炎	抗HEV
自身免疫性肝炎	ANA或抗SMA，IgG水平升高，相应的组织学改变
原发性胆汁性肝硬化	抗线粒体抗体，IgM水平升高，相应的组织学改变
原发性硬化性胆管炎	P-ANCA，胆道造影
药物性肝病	相应的用药史
酒精性肝病	过度饮酒史和相应的组织学改变
非酒精性脂肪性肝炎	脂肪肝的超声或CT表现和相应的组织学改变
α_1抗胰蛋白酶缺乏	α_1抗胰蛋白酶水平减低，PiZZ或PiSZ表型
Wilson病	血清铜蓝蛋白减低和尿铜增高，肝铜水平升高
血色病	铁饱和度和血清铁蛋白升高，HEF基因突变
肝细胞肝癌	甲胎蛋白>500，超声或CT发现肝肿块

HAV，HBV，HCV，HDV，HEV分别表示甲型、乙型、丙型、丁型、戊型肝炎病毒；HBsAg.乙型肝炎表面抗原；抗-HBc.乙型肝炎核心（抗原）抗体；HBeAg.乙型肝炎e抗原；ANA.抗核抗体；抗SMA.抗平滑肌抗体；P-ANCA.核周型抗中性粒细胞胞质抗体

管，并可进行胆道内超声。ERCP还可以对梗阻性黄疸的患者进行治疗，如括约肌切开术、取石术、放置鼻胆管和胆道支架。多普勒超声和MRI用于评估肝血管和血流动力学情况，监测手术或介入下的血管分流，如经颈静脉肝内门体分流术。CT和MRI用于确定及评估肝肿瘤，进行分期及术前评估。对于肝的占位性病变，影像学检查的敏感性在不断提高，但特异性尚有待提高，通常需要2个有时需要3个检查才能最终明确诊断。近来，弹性成像技术可通过测定肝的硬度来评估肝纤维化的程度。目前正在评估超声和MR弹性成像技术用于检测不同程度肝纤维化的可行性，以期避免通过肝活检来进行疾病分期。肝弹性成像可能是监测肝纤维化和病情进展的有效手段。另外，介入成像技术可以对实性病变进行活检，对肿瘤病变进行射频消融和化疗栓塞，对肝脓肿进行引流，测定门脉压力，对门脉高压的患者进行血管分流。根据治疗方法的效果、费用以及放射科医生的技术经验可以选择不同的方案。

[肝活检] 肝活检是评估肝疾病尤其是慢性肝病的标准方案。在某些情况下，肝活检是诊断的必要手段，但肝活检更常用于评估肝损伤的严重性（分级）和分期、评估预后或监测治疗反应。肝活检取材的大小是影响其可靠性的重要因素，至少要1.5~2cm的取材长度才能准确的评估肝纤维化的情况。将来，非侵入性的方法，如通过成组的血液化验评估病情的活动度，通过弹性成像或纤维化标记物来评估肝纤维化程度，可能会取代肝活检来对肝疾病进行分级和分期。

[肝病的诊断] 表35-3列出了肝病的主要病因和主要诊断特征，图35-1列出了怀疑肝病患者的评估流程。后面章节会讨论诊断细节。急性肝病最常见的原因包括病毒性肝炎（特别是甲型、乙型和丙型病毒性

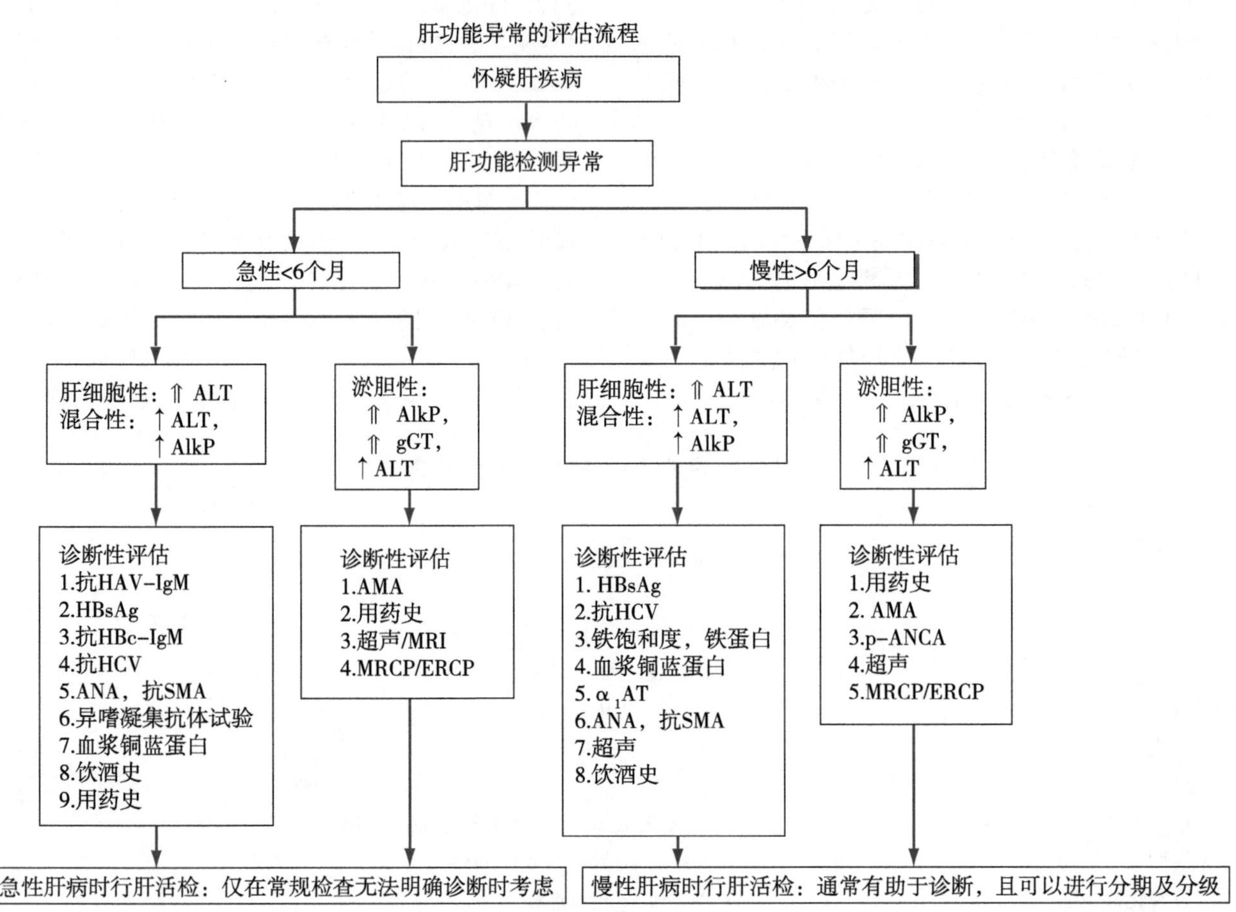

图35-1 肝功能异常的评估流程

对于怀疑肝疾病的患者，正确的评估流程应该从检测常规的肝功能化验开始，包括胆红素、白蛋白、丙氨酸转移酶（ALT）、天冬氨酸转移酶（AST）和碱性磷酸酶（AlkP）。这些化验结果（有时需要补充检测γ谷胺酰转肽酶，gGT）有助于明确肝病变是肝细胞性、淤胆性还是混合性的。另外，症状和肝功能异常持续的时间显示疾病是急性还是慢性。如果是急性病程，但通过病史、实验室和影像学检查均不能明确诊断，肝活检可能有助于明确诊断。如果是慢性病程，肝活检除了有助于明确诊断，还可以明确病情的活动度分级和进展分期。该流程可普遍用于没有免疫缺陷的患者。对于HIV感染或骨髓移植或实体器官移植的患者，诊断时尚需考虑到机会性感染（如腺病毒、巨细胞病毒、孢子菌等）、血管性（肝小静脉闭塞病）及免疫性病变（移植物抗宿主病）的可能。HAV，HCV.甲型或丙型肝炎病毒；HBsAg.乙型肝炎表面抗原；抗-HBc.乙型肝炎核心（抗原）抗体；ANA.抗核抗体；抗SMA.抗平滑肌抗体；MRCP.磁共振胰胆管造影；ERCP.内镜逆行胰胆管造影；α_1AT.α_1抗胰蛋白酶；AMA.抗线粒体抗体；P-ANCA.核周型抗中性粒细胞胞质抗体

肝炎)、药物性肝损伤、胆管炎和酒精性肝病。急性肝病的诊断和治疗通常无须进行肝活检,但如果通过全面的临床和实验室检查仍不能明确诊断时可考虑进行肝活检。肝活检有助于诊断药物性肝病和急性酒精性肝炎。

慢性肝病的常见原因按发病情况见于慢性丙型肝炎、酒精性肝病、非酒精性脂肪性肝炎、慢性乙型肝炎、自身免疫性肝炎、硬化性胆管炎、原发性胆汁性肝硬化、血色病和Wilson病。大部分肝疾病还没有严格的诊断标准,但肝活检对部分肝病的诊断至关重要,如自身免疫性肝炎、原发性胆汁性肝硬化、非酒精性和酒精性脂肪性肝炎和Wilson病(肝铜水平定量)。

[肝疾病的分级和分期] 分级指评估肝病的严重性和活动性,如急性或慢性、活动或不活动、以及轻度、中度或重度。肝活检是评估严重性最精确的方法,尤其是慢性肝病。血清转氨酶水平是监测疾病活动性的方便且非侵入性方法,但有时转氨酶并不能很好地反映病情的严重性。HBsAg阳性患者,血清转氨酶正常可能提示非活动性HBsAg携带状态,或可能反映轻度慢性乙型肝炎,或乙型肝炎波动性活动。进一步检测HBeAg和HBV-DNA可以揭示这些不同的状态,但这些标志物也可以随着时间变化而出现波动。同样,在慢性丙型肝炎,病情中度活动血清转氨酶水平也可以正常。最后,在酒精性和非酒精性脂肪性肝炎,血清转氨酶水平无法反映疾病严重度。在这些情况下,肝活检对指导治疗有益,尤其是慢性病毒性肝炎,治疗困难、疗程长且价格昂贵的情况。对于慢性肝病的活动性分级,现有几个比较成熟的评分标准,最常用的包括肝组织活动指数和Ishak组织学标准。

肝活检也是评估肝疾病分期的最准确的方法,是早期还是晚期,肝硬化前期和肝硬化期。通过分期可以判断病情是否进展为肝硬化或终末期肝病,但这一进程往往需要数年或数十年之久。临床特点、生化学以及肝影像学检查对评估分期有益,但往往只有在肝硬化的中晚期才出现异常。有些非侵入性检查可以提示晚期纤维化,如胆红素轻度升高、凝血酶原时间延长、血清白蛋白轻度减低、轻度的血小板减少(通常是肝纤维化进展的首发表现)等。综合血液化验结果用于建立预测进展期肝病的模型,但不够准确,只能鉴别疾病早期还是晚期。近年来,有报道认为弹性成像和非侵入性的^{13}C标记复合物的呼气试验有助于发现早期纤维化和肝功能不全,但其可靠性和可重复性仍有待进一步证实。因此,目前仅能通过肝活检来明确轻中度肝纤维化。肝纤维化的程度通常可分为0~4+级(Metavir标准)或0~6+级(Ishak标准)。分期的意义在于判断预后和指导并发症的处理。肝硬化患者需要筛查及监测食管静脉曲张和肝细胞肝癌。非晚期纤维化患者无须进行筛查。

肝硬化也可以进行临床分期。可靠的分期系统是改良的Child-Pugh 5~15分评分系统:5~6分为Child-Pugh A级(即代偿期肝硬化),7~9分为B级,10~15分为C级(表35-4)。该评分系统最早用于严格区分门脉高压患者行减压手术前的危险人群。Child-Pugh评分对很多肝病都可以可靠合理地预测生存期,并预测肝硬化的主要并发症发生的可能性,如食管静脉曲张出血、自发性细菌性腹膜炎等。Child-Pugh评分既往被用于肝硬化的预后评估,并以此作为肝移植的标准(Child-Pugh B级)。但近来终末期肝病模型(MELD)评分已经取代了Child-Pugh评分作为肝移植的评估标准。MELD评分是一个前瞻性的评分系统,用于预测肝病和门脉高压患者的预后,通过计算3个非侵入性变量得出结果——凝血酶原时间的国际标准化比值(INR),血清胆红素和血清肌酐水平(http://www.unos.org/resources/meldPeldCalculator.asp)。

MELD评分可以更客观的评估疾病的严重程度,与Child-Pugh评分相比,不同中心间的差异较小,且分值范围更宽。美国目前应用MELD评分来确定接受肝移植手术的优先顺序。12岁以下的儿童使用类似的儿童终末期肝病(PELD)系统进行评估,包括胆红素、INR、血清白蛋白、年龄及营养状态。

总之,肝活检除了有助于诊断,对慢性肝病的治疗和评估预后也有帮助。由于肝活检是有创性操作,无法

表35-4 肝硬化Child-Pμgh分级

指标	单位	1	2	3
血清胆红素	μmol/L	<34	34~51	>51
	mg/dl	<2.0	2.0~3.0	>3.0
血清白蛋白	g/L	>35	30~35	<30
	g/dl	>3.5	3.0~3.5	<3.0
凝血酶原时间	延长秒数	0~4	4~6	>6
	INR	<1.7	1.7~2.3	>2.3
腹水		无	易控制	难控制
肝性脑病		无	轻度	重度

注:Child-Pμgh评分通过5项指标得分累加而成,总分5~15分,分为A级(5~6分)、B级(7~9分)、C级(10分及以上)。Child-Pμgh评分≥7分(B,C级)提示肝硬化失代偿期。这一水平被认为可接受肝移植的标准

完全避免并发症，应在其对调整治疗有明确价值时才考虑应用。

肝病患者的一般治疗

后续的章节将介绍各种急性或慢性肝病的具体治疗方法，但有些治疗是适用于任何肝病患者的，包括一些关于饮酒、用药、免疫接种以及肝病并发症监测等方面的建议。肝病患者应尽量避免饮酒。对于乙醇相关性肝病及正在接受干扰素治疗的乙型肝炎或丙型肝炎患者，应建议其戒酒。关于免疫接种，所有的患者应接种甲肝疫苗，高危人群应同时注射乙肝疫苗。也建议患者接种流感和肺炎球菌疫苗。除了最必需的药物，肝病患者应慎用药。药物导致的肝中毒与多种形式的肝病相似，可导致慢性肝炎和肝硬化的恶化。在任何不明原因的肝功能恶化时都应注意排除药物性因素。最后，应注意检测慢性肝病的并发症，如静脉曲张出血和肝细胞肝癌。肝硬化的患者应接受胃镜检查评估静脉曲张情况，如果发现较大的静脉曲张，应加用β受体阻滞药或行内镜下闭塞治疗。肝硬化的患者还应的接受长期的随访，以防进展为肝细胞肝癌。目前关于随访监测的间隔时间尚未达成共识，每6～12个月随访肝超声是比较适宜的方案。

（王 强 译 李晓青 校）

第36章

Chapter 36

肝功能评估

Daniel S.Pratt　Marshall M.Kaplan

许多血生化检查对于肝功能异常患者的评估和治疗非常有意义，这些检查可以用来发现肝疾病、鉴别肝疾病的种类、反映已有肝损伤的程度以及随诊治疗反应。

肝功能检查也有不足之处，它们可能在重症肝病时正常，也可能在非肝受累疾病中出现异常。肝功能检查很少提示某种特异性的肝病诊断，往往只能提示存在某一大类肝疾病，如肝细胞性或胆汁淤积性肝病，以指导进一步的检查评价。

肝承担着成千上万种生物化学反应，绝大多数很难通过血液检查来测定。现有的实验室检查仅能检测有限的小部分生化功能。实际上，许多检查（如转氨酶或碱性磷酸酶）根本没有衡量肝的功能，而只是反映了肝细胞破坏或胆汁引流异常。因此，没有一项检查能让临床医师准确地综合评价全部肝功能。

为提高实验室检查检测肝疾病的敏感性和特异性，最好的办法就是将它们组合起来构建系列检查。临床实践中常用的实验室检查包括胆红素、转氨酶、碱性磷酸酶、白蛋白和凝血酶原时间。当上述检查中不止一项异常，或在多次检查中持续异常，那么存在肝疾病的可能性更高。当上述所有检查均正常，那么漏诊肝疾病的可能性会更低。

在评估肝病患者时，将各种肝检查进行分门别类是十分有帮助的。我们发现最有用的检查分类将在本章后面内容中讨论。

与肝解毒和外分泌功能相关的检查

1.*血清胆红素*　胆红素（见第8章），是血红素蛋白卟啉环的降解产物，在血清中有两种成分，即结合型胆红素和非结合型胆红素。非结合型胆红素，也称间接胆红素，不溶于水，在血中与白蛋白结合。结合型（直接）胆红素可溶于水，因此也可经肾排出。当采用改良后的Van Den Bergh方法测定血清总胆红素水平正常范围在17~25.5μmol/L（1~1.5mg/dl），95%正常人群在3.4~15.3μmol/L（0.2~0.9mg/dl）。如果直接胆红素比例<15%，那么可以认为所有胆红素均为间接胆红素。最常采用的结合型胆红素的上限值为5.1μmol/L（0.3mg/dl）。

间接胆红素的升高很少是由肝疾病引起的。孤立的间接胆红素升高主要见于溶血性疾病及一部分遗传性疾病（如Crigler-Najjar和Gilbert综合征），见第8章。孤立的间接胆红素升高（直接胆红素比例<15%）应行溶血相关的系列检查（图36-1）。如果没有溶血，孤立的间接胆红素升高在其他方面均健康的患者可归因于Gilbert综合征，并不需要做进一步的检查。

反之，高结合型胆红素血症总是能提示肝或胆道疾病。胆红素代谢的限速步骤不是胆红素的结合，而是结合型胆红素排泌到胆小管的过程。因此，结合型胆红素升高可见于任何类型的肝疾病。在大多数肝病中，结合型胆红素及非结合型胆红素往往都升高。除非是单纯的高非结合型胆红素血症，否则胆红素比例对黄疸病因的诊断几乎无帮助。

尽管血清胆红素升高的水平并不用于肝疾病的预后标志，但在某些情况下仍非常重要。病毒性肝炎患者的血清胆红素越高，肝细胞损伤越重。酒精性肝病患者血清总胆红素与疾病预后密切相关。血清胆红素也是终末期肝病模型评分（MELD评分）的重要组成部分。药物诱发肝病患者血清总胆红素越高提示肝损伤越重。

2.*尿胆红素*　非结合型胆红素常常与血清白蛋白结合，无法经肾排出。因此，尿中所测到的胆红素均为结合型胆红素，尿胆红素的出现提示存在肝病。理论上尿dipstick检测能提供与血清胆红素一样的信息。该检查基本上能达到100%准确率，在Ictorest操作板上吩噻嗪类利尿药可造成假阳性结果是一例外。在黄疸恢复阶段，尿胆红素消失早于血清胆红素。

3.*血氨*　血氨是机体内正常蛋白代谢的产物，主要是蛋白质被结肠内的细菌降解产生。肝通过将其转化成尿素起到解除血氨毒性的作用，尿素进而经肾排出。横纹肌也参与血氨的解毒，可通过与谷氨酸结合形成谷氨酰胺来实现。晚期肝病患者往往会伴有显著的肌肉含量降低，可能也会造成血氨的升高。虽然应用

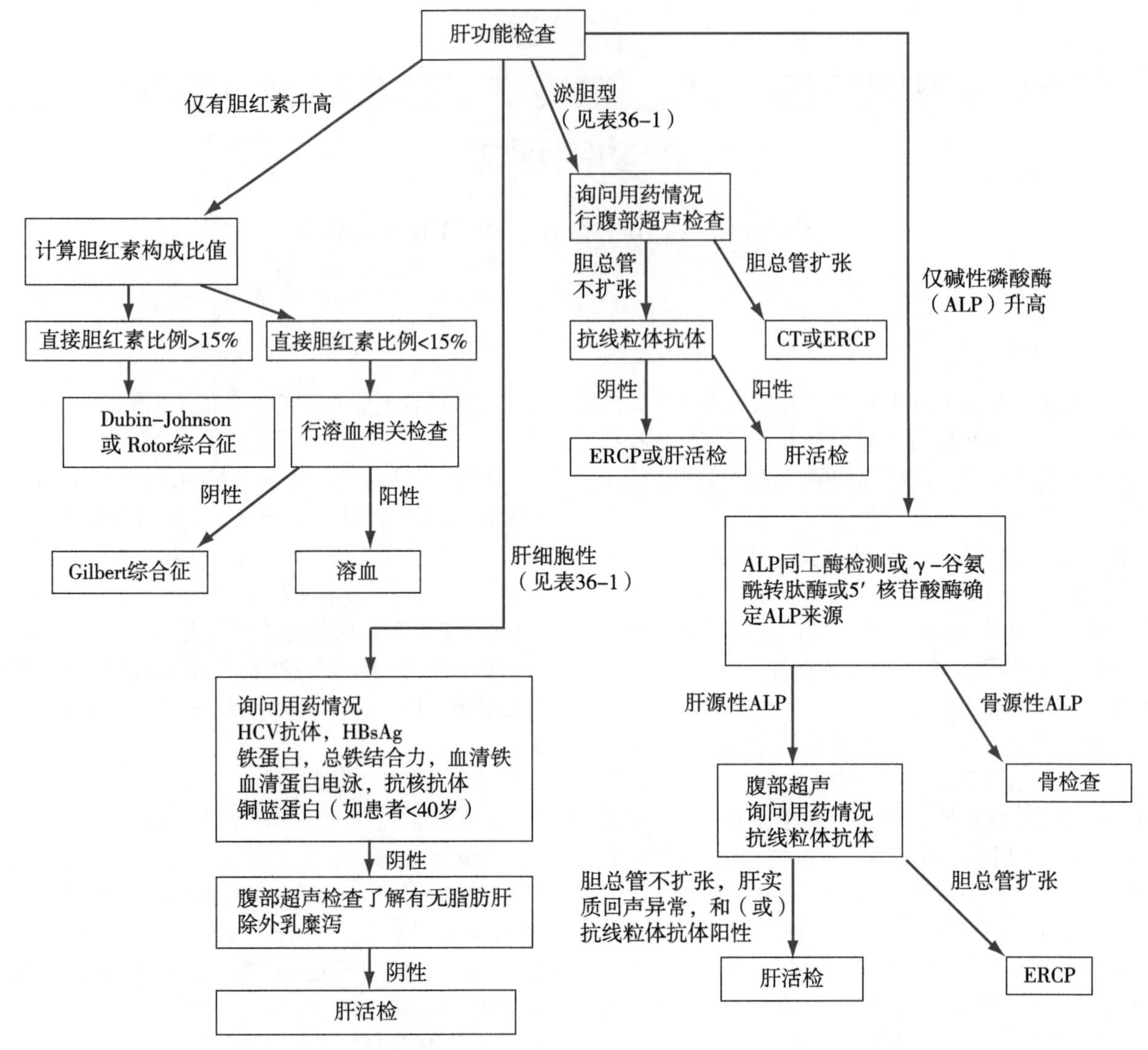

图36-1 慢性肝相关检查异常的处置流程图

ERCP.内镜下逆行胰胆管造影；CT.计算机断层扫描

血氨来检测肝性脑病及监测肝合成功能存在一些问题，但部分医师在临床上仍这样来做。血氨升高与急性肝性脑病的存在及其严重程度的相关性很差，也很少用于辨别隐匿肝病患者神志状态的变化。此外血氨与肝功能的相关性也很差。血氨增高可见于重度门脉高压患者或者肝功能正常或完全正常的肝周门体分流患者。动脉血氨升高被证实与暴发性肝衰竭相关。

4.*血清酶* 肝含有数以万计的酶，部分酶在血清中浓度非常低。血清中这些酶的功能尚不得而知，如同其他血中蛋白一样。它们分布于血浆和肠液中，具有特定的半衰期，常常以天为计。血清酶可能被网状内皮细胞系统中的细胞清除，但对其更具体的代谢过程知之甚少。血清中某种酶水平的升高被认为主要反映了酶从破坏的肝细胞进入血浆的增多。

血清酶检查可分为三大类：①酶的升高反映肝细胞的破坏；②酶的升高反映胆汁淤积；③无法归于以上两类。

（1）反映肝细胞破坏的酶：转氨酶是反映肝细胞破坏的敏感指标，能有效识别急性肝细胞破坏性疾病（如肝炎）。这类酶包括丙氨酸氨基转移酶（ALT）、天冬氨酸氨基转移酶（AST）。AST按浓度降序排列依次分布于肝、心肌、骨骼肌、肾、脑、胰腺、肺、白细胞以及红细胞。ALT主要存在于肝，因此，它是一项更特异的提示肝细胞损伤的指标。正常情况下转氨酶在血清中浓度很低。当肝细胞膜被破坏导致细胞通透性增加，这些酶则被大量释放入血。肝细胞坏死并不一定出现转氨酶的释放，且转氨酶水平与肝细胞破坏间的相关性很差。因此，在急性肝细胞性疾病中，转氨酶绝对数值的升高并没有提示预后的价值。

转氨酶的正常范围在不同实验室间差异很大，总体范围在10～40U/L。不同实验室间正常范围的差异主要是技术原因；当前还没有公认的ALT及AST正常上限的参考标准。有些学者建议根据性别和体重指数调整转氨酶的上限，但另一些学者则提出这种改变会增加潜在成本且获益不明确。

任何类型的肝细胞损伤都可以导致一定程度的血清转氨酶的升高。转氨酶>300U/L无特异性，可出现在任何类型的肝病中。无症状献血者轻微的ALT升高很少预测有严重肝病，研究发现，脂肪肝可能是其最常见的病因。转氨酶的显著升高，如>1000U/L，基本发生在广泛肝细胞损伤的情况下，如病毒性肝炎，缺血性肝病（较长时间的低血压或急性心力衰竭）或毒物、药物诱导性肝损伤。

转氨酶升高的类型有助于疾病的诊断。在大多数急性肝细胞性疾病中，ALT多高于或等于AST。慢性病毒性肝炎和非酒精性脂肪性肝病时AST∶ALT比值常<1，但进展为肝硬化患者这个比值会>1。AST∶ALT比值>2∶1，尤其是是>3∶1时，高度提示酒精性肝病。酒精性肝病患者AST很少>300U/L，且ALT往往正常。血清ALT水平较低是由于酒精诱导的吡哆醛磷酸盐缺乏所致。

转氨酶在梗阻性黄疸时一般不会显著升高，但胆囊结石排至胆总管引起胆道梗阻急性期例外，这种情况下，转氨酶可达1000～2000U/L。然而转氨酶的下降迅速，且肝功能检查会迅速出现典型胆汁淤积的改变。

（2）反映胆汁淤积的酶：胆汁淤积时常出现3种酶的升高：碱性磷酸酶（ALP）、5′-核苷酸酶和谷氨酰转肽酶（GGT）。ALP和5′核苷酸酶在肝细胞的胆小管膜内或邻近胆小管膜，而GGT位于内质网和胆管上皮细胞内。由于GGT在肝内分布更广，相对于ALP和5′-核苷酸酶，GGT对胆汁淤积诊断的特异性较低。部分学者主张应用GGT来识别隐匿饮酒患者。GGT缺乏特异性使得它在预测胆汁淤积方面的价值存留疑问。

正常血清中ALP存在多种不同的同工酶，存在于肝、骨、胎盘，较少部分存在于小肠。>60岁的患者常有轻度的ALP升高（1～1.5倍正常值），且O型、B型血的人群在进食脂肪餐后会有血清ALP升高，原因是肠源性ALP入血。儿童或青春期少年也会出现非病理性的ALP升高，主要是由于骨骼快速生长所致；在晚孕期也会因为胎盘源性ALP入血而出现血清ALP升高。

肝源性ALP升高对于胆汁淤积并不完全特异，任何肝病变都可出现低于3倍正常值的轻度升高。>4倍的ALP升高主要见于胆汁淤积性肝病、浸润性肝病如肿瘤、淀粉样变，以快速骨转换为特征的骨病（如Paget病）。在骨病中，ALP的升高源于骨源性同工酶的升高。同样在肝病中，ALP水平升高主要源于肝源性同工酶的升高。

如果一个表面上健康的人仅有血清ALP的升高，或它升高的水平超出临床预期时，确定升高ALP的同工酶的来源则有益（图36-1）。这个问题可通过多种方式来实现。第一种方法，最准确的就是ALP的电泳分离。第二种方法是依据不同组织来源的ALP对热失活的敏感性不同来判断。热稳定患者的血清ALP水平升高，强烈提示血清ALP来源于胎盘或肿瘤组织。热失活敏感性按照肠道、肝和骨依次增加，其中骨是最敏感的。第三种方法，最有效也是最可行的方法是测定5′-核苷酸酶或GGT，这些酶在非肝病情况下很少升高。

在没有黄疸或转氨酶升高的情况下，肝源性ALP升高常常但不总是提示早期胆汁淤积，其次见于肿瘤或肉芽肿性肝浸润。其他原因导致的单纯ALP升高可见于霍奇金病、糖尿病、甲状腺功能亢进、充血性心力衰竭、淀粉样变和炎症性肠病。

血清ALP升高水平对于鉴别肝内还是肝外胆汁淤积没有帮助，对发现引起梗阻性黄疸的原因的诊断价值没有差异，如肿瘤、胆总管结石、硬化性胆管炎或胆管狭窄。ALP升高水平在造成肝内胆汁淤积的疾病间基本相当，如药物诱导性肝炎、原发性胆汁性肝硬化、移植肝排异和少见的酒精脂肪性肝炎。ALP显著升高也可见于AIDS患者的肝胆疾病（如巨细胞病毒或隐球菌感染所致AIDS胆管疾病和结核感染累及肝）。

测定肝生化合成功能的检查

1.*血清白蛋白*　血清白蛋白完全由肝合成，其半衰期长达18～20d，以每天4%的速度降解。由于血清白蛋白转换慢，因此，不是一个很好的反映急性或轻度肝功能异常的指标，在急性肝病（如病毒性肝炎、药物诱发的肝毒性以及梗阻性黄疸）患者中血清白蛋白仅有轻度改变。肝炎患者如血清白蛋白<30g/dl，提示存在慢性肝病的可能性增加。低白蛋白血症在慢性肝病（如肝硬化）中更常见，通常提示严重肝损伤及白蛋白合成下降。但有一个例外是腹水患者，白蛋白合成可能正常甚至增加，而血清水平偏低，是由于白蛋白的分布容积增大所致。然而，低白蛋白血症并不是肝病所特异的，也可见于任何原因造成的蛋白质营养不良、蛋白丢失性肠病、肾病综合征和慢性感染，后者与长时间的血清白介素1和（或）肿瘤坏死因子的增加有关，这些细胞因子抑制了白蛋白的合成。在不怀疑肝病的患者可不比筛查血清白蛋白。一项来自全科诊所的研究发现，在没有指征做血清白蛋白检查的患者中，12%血清白蛋白检查异常，而真正有临床意义的仅占0.4%。

2.*血清球蛋白*　血清球蛋白是一组蛋白，包括B淋巴细胞产生的γ球蛋白（免疫球蛋白）及主要由肝细胞产生的α和β球蛋白。慢性肝病（如慢性肝炎和肝硬化）患者的γ球蛋白增高。在肝硬化，增高的血清γ球蛋白是由于抗体的合成增加，其中部分抗体是用于防御肠道细菌的，因为硬化的肝无法清除正常情况下通过肝循环进入肝的的细菌抗原。

γ球蛋白特异性分型浓度的增加有助于识别某些慢性肝病。IgG弥漫多克隆增加在自身免疫性肝炎中常见，IgG增加>100%更提示临床医生有这种可能性。IgM水平增高常见于原发性胆汁性肝硬化，而IgA水平升高可见于酒精性肝病。

凝血因子

除由血管内皮细胞生成的Ⅷ因子外，凝血因子都由肝细胞合成。凝血因子的血清半衰期明显短于白蛋白，从Ⅶ因子的6h到纤维蛋白原的5d。因为它们的快速转换，测定凝血因子是唯一最好的检测肝合成功能的指标，且有助于急性实质性肝病的诊断及预后判断。血清凝血酶原时间检测可用于实现此目的，它相当于联合检测了Ⅱ、Ⅴ、Ⅶ和Ⅹ因子。Ⅱ、Ⅴ、Ⅶ、Ⅹ因子的生物合成依赖于维生素K。国际标准化比值（INR）用于反映华法林抗凝治疗的程度。INR标化了凝血酶原时间的检测，根据在特殊实验室使用的促凝血酶原激酶试剂的特点，并用国际敏感指数（ISI）来表示。因为ISI仅用于使用维生素K拮抗药患者，其将来能否有效的用于慢性肝病患者有待关注。

凝血酶原时间延长可见于肝炎、肝硬化以及梗阻性黄疸或脂肪吸收不良所致维生素K缺乏性疾病。显著的凝血酶原时间延长，较正常上限延长5s，注射维生素K无法纠正，是急性病毒性肝炎和其他急慢性肝病预后不良的指标。国际标准化比值总胆红素及肌酐是用于评估肝移植的MELD评分的构成因素。

其他诊断性检查

如图36-1所示，实验室检查可能帮助医生指向某一类肝病，但额外的影像学检查或操作对于做出明确诊断也是必要的。最常用的2项辅助检查见下文。

1.*经皮肝穿刺活检* 经皮肝穿刺活检是一项安全的、易于床旁进行的操作，可在局部麻醉及超声引导下完成。肝活检在以下情况有明确的价值：①不明原因的肝细胞疾病；②迁延的肝炎可能发展为慢性活动性肝炎；③不明原因肝大；④不明原因脾大；⑤影像学提示肝充盈缺损；⑥不明原因发热；⑦恶性淋巴瘤的分期。肝活检在弥漫性肝病变中最为准确，而在局灶性肝病变（如肝转移癌）可能存在取样误差。肝活检不应作为诊断胆汁淤积的首选操作。应首先评估胆道系统是否有梗阻征象。经皮肝活检的禁忌证包括明显的腹水及INR延长，在上述情况下可考虑经颈静脉肝活检。

2.*超声* 超声是肝化验提示胆汁淤积患者首选的诊断检查，以明确有无扩张的肝内或肝外胆管，或明确有无胆结石。此外，超声可以显示肝内的占位性病变，帮助临床医师鉴别囊性或实性病变，并帮助引导经皮活检。多普勒超声可以检测到肝门静脉、肝动脉和肝静脉的开放及判断血流方向。当怀疑患者患有Budd-Chiari综合征时，多普勒超声是首选检查。

肝检验的应用

如前所示，增加肝疾病诊断实验室检查的敏感性和特异性的最好办法就是进行肝系列检查，包括转氨酶、碱性磷酸酶、胆红素、白蛋白和凝血酶原时间，以及本章节中提到的其他合理的检查。表36-1显示了肝检查的方式可以指导临床医师诊断某一类疾病，并进一步指导评估手段。然而，需要牢记一点，没有任何一套肝检查必定提示某一个诊断。在疾病明确诊断前，在某些情况下过几天重复这些检查常常是必要的。图36-1是评价慢性异常肝检查的流程图。

表36-1 肝胆疾病中的肝系列检查的变化

疾病类型	胆红素	转氨酶	碱性磷酸酶	白蛋白	凝血酶原时间
溶血或Gilbert综合征	正常至86μmol/L（5mg/dl）85%是非结合型胆红素 尿胆红素阴性	正常	正常	正常	正常
急性肝细胞坏死（病毒性和药物性肝炎，肝毒素、急性心力衰竭）	结合型胆红素及非结合型胆红素均升高 高峰往往在转氨酶高峰之后 胆红素尿	升高，常>500U，ALT>AST	正常至<3倍正常值	正常	通常正常。如果较正常上限延长5s以上或无法被静脉维生素K纠正提示预后差
慢性肝细胞疾病	结合型胆红素及非结合型胆红素均升高 胆红素尿	升高，常<300U	正常至<3倍正常值	通常降低	通常延长 无法被静脉维生素K纠正

续表

疾病类型	胆红素	转氨酶	碱性磷酸酶	白蛋白	凝血酶原时间
酒精性肝炎肝硬化	结合型胆红素及非结合型胆红素均升高 胆红素尿	AST：ALT>2提示酒精性肝炎或肝硬化	正常至<3倍正常值	通常降低	通常延长 无法被静脉维生素K纠正
肝内和肝外胆汁淤积（梗阻性黄疸）	结合型胆红素及非结合型胆红素均升高 胆红素尿	正常至中度升高 很少> 500U	升高，常>4倍正常上限值	正常，除非慢性	正常 如果延长，可被静脉维生素K纠正
浸润性肝病（肿瘤、肉芽肿性疾病），部分胆道梗阻	通常正常	正常至轻微升高	升高，常>4倍正常上限值 同工酶，或通过5'核糖核酸或GGT明确肝来源	正常	正常

（李　骥　译　李晓青　校）

第六部分　肝和胆疾病

第37章

Chapter 37

高胆红素血症

Allan W.Wolkoff

胆红素代谢

胆红素代谢的细节已经在第8章提到了。然而，结合胆红素代谢和运输特殊方面的扰乱机制，才能更好地理解高胆红素血症，图37-1简要地回顾这些机制。

胆红素是血红素降解的最终产物。70%～90%的胆红素源于衰老红细胞的血红蛋白的降解。外周产生胆红素随血浆输送到肝，由于其不溶于水，故与白蛋白紧密结合。正常情况下，胆红素通过肝细胞快速有效地从循环中清除。胆红素由血液转运至胆汁涉及4个不同的、但相互关联的步骤（图37-1）。

1.*肝细胞摄取*　肝细胞对胆红素摄取借助于载体介导的动力学。虽然已经提出了一些候选胆红素转运体，但真正的转运体仍不明确。

2.*细胞内结合*　在肝细胞内，胆红素作为非基质配体与部分谷胱甘肽-S-转移酶（以前被称为连接蛋白）结合，存在于溶液中。

3.*结合*　胆红素通过特定的UDP-葡萄糖醛酸转移酶结合一个或两个葡萄糖醛酸分别形成胆红素单葡萄糖苷酸或胆红素二葡萄糖苷酸。这种结合破坏了内部氢键，限制了胆红素的水溶性，从而产生的葡萄糖醛酸结合物更容易溶于水。这种结合是把胆红素通过胆小管膜排入胆汁所必须的。根据各种亚型mRNA间同源性的程度，UDP-葡萄糖醛酸转移酶分别为不同的基因家族。与胆红素及某些其他基质结合的UDP-葡萄糖醛酸转移酶被命名为UGT1家族。这些是通过使用替代的启动子从一个单一的基因复合物表达的。这种基因复合物包含多个基质-特异的第一外显子，即A1，A2，等（图37-2），每个都有各自的启动子和各自编码特定亚型的氨基末端。此外，4个常见的外显子（外显子2～5）编码全部UGT1亚型共享的羧基末端。各种第一外显子编码每个异构体特异的糖苷配基底物结合位点，而共享外显子编码糖供体，UDP-葡糖醛酸和跨膜域的结合位点。外显子A1和4种常见的外显子被共同命名为UGT1A1基因（图37-2），编码生理关键酶——胆红素-UDP-葡萄糖醛酸转移酶（UGT1A1）。UGT1基因的组织功能体现在，第一外显子的一个突变只影响一种酶的亚型；相反，外显子2～5的突变会改变所有UGT1基因复合体编码的亚型。

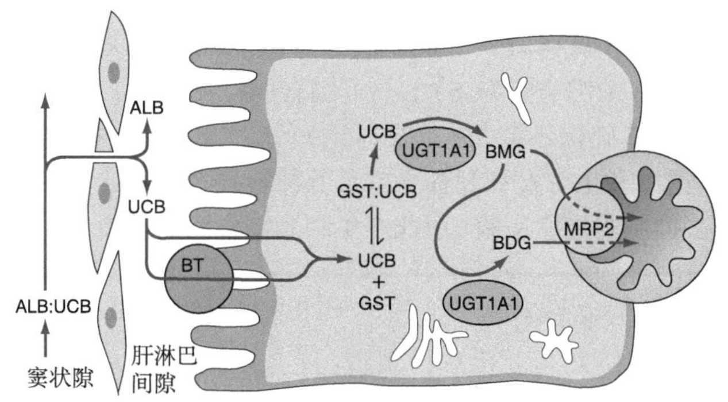

图37-1　肝细胞胆红素转运

在血窦，白蛋白结合胆红素穿过内皮细胞膜孔到达肝细胞表面，通过主动运输和自由扩散进入细胞。在细胞内，它连接谷胱甘肽-S-转移酶并与胆红素-UDP-葡萄糖醛酸转移酶（UGT1A1）结合，形成单葡萄糖苷酸和二葡萄糖苷酸，随后通过胆小管膜主动转运至胆汁中。ALB.白蛋白；BDG.胆红素二葡萄糖苷酸；BMG.胆红素单葡萄糖苷酸；BT.假设的胆红素转运体；GST.谷胱甘肽-S-转移酶；MRP2.多药耐药相关蛋白2；UCB.非结合胆红素；UGT1A1.胆红素-UDP-葡萄糖醛酸转移酶

4.*胆汁排泄*　胆红素单葡糖苷酸和胆红素二葡糖苷酸透过胆小管浆膜被排泄到胆小管，通过一种称为多耐药相关蛋白2（MRP2）介导的依赖ATP的传输过程来实现。MRP2的突变导致了Dubin-Johnson综合征（见下文讨论）。

胆红素的肝外分布

1.*肠道内胆红素*　结合胆红素分泌入胆汁后，到达十二指肠，并通过各肠段，不被肠黏膜再吸收。相当一部分在肠道由细菌代谢转换为水溶性的无色化合物——尿胆原。尿胆原进入肝肠循环。尿胆原不被肝摄取的则进入循环系统，其中部分被肾清除。非结合胆红素通常不会达到肠道，除了在新生儿或在严重的高非结合胆红素血症时存在异常的替代途径[如I型Crigler-Najjar综合征（CN-I）]。非结合胆红素到达肠道被部分重吸收，加重任何潜在的高胆红素血症。近期

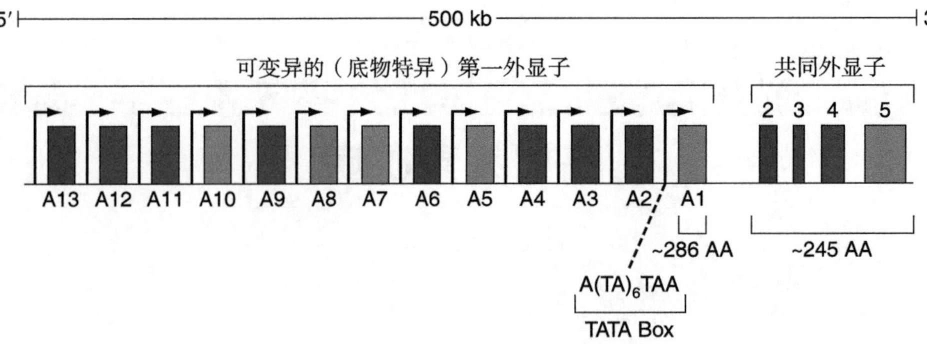

图37-2 人UGT1基因复合物的结构

这个巨大复合物位于2号染色体，包含至少13个底物特异的第一外显子（A1，A2等）。既然其中4个是假基因，其余9个UGT1异构体被表达，它们具有不同的底物特性。每个1号外显子都有它自己的启动子，并编码各种UGT1编码的异构体的氨基端底物特异的286个氨基酸。而普通2~5号外显子编码所有异构体共同的羧基端的245个氨基酸。特定异构体的mRNA通过剪切第一外显子再组装，比如胆红素特异的外显子A1到外显子2~5上。由此产生的信使编码一个完整的酶，尤其是胆红素-UDP-葡萄糖醛酸转移酶（UGT1A1）。第一外显子的突变只影响单独一个异构体。2~5号外显子的突变则影响所有UGT1复合物编码的酶

研究表明，口服磷酸钙，联合或不联合酯酶抑制药奥利司他，可能有效中断胆红素的肝肠循环以降低此种情况下的血清胆红素水平。尽管给16名Crigler-Najjar综合征患者应用奥利司他4~6周，其中7例患者血清胆红素水平下降10%~20%，但成本和不良反应（如腹泻）以及很少的获益限制了这种药物的应用。

2.胆红素结合物的肾排泄 非结合胆红素不从尿中排出，因为它与白蛋白紧密结合以达到有效的肾小球滤过，而没有肾分泌的小管机制。相反，在以循环胆红素结合物增加为特点的疾病中，胆红素结合物很容易被肾小球滤过而出现在尿中。

胆红素代谢障碍导致高非结合胆红素血症

胆红素产生增多

1.溶血 红细胞破坏增加导致胆红素转换增加和高非结合胆红素血症；肝功能正常时通常为轻度的高非结合胆红素血症。特别是为了应对溶血应激，骨髓产红细胞的能力只能保持8倍增加。因此，单纯的溶血不会导致持续超过68μmol/L（4 mg/dl）的高胆红素血症。过高的数值意味着伴随肝功能异常。如果溶血是唯一异常，而其他方面均正常的个体，会出现单纯的高非结合胆红素血症，典型的临床实验室检查直接胆红素≤15%。若存在系统性疾病，可能包括一定程度的肝功能异常，除了非结合胆红素升高以外，溶血可能导致一部分高结合胆红素血症。持续的溶血可能导致胆盐在胆囊或胆管树内的沉积，从而导致胆结石的形成，胆石的主要成分是胆红素，而不是胆固醇。这种色素结石可能导致急性或慢性胆囊炎，胆道阻塞，或任何其他胆道结石疾病。

2.无效红细胞的生成 红细胞的成熟过程中，少量的血红蛋白可能在核挤出时丢失，部分发育中的红细胞在骨髓中破坏。这些过程通常只占胆红素产生的一小部分。在各种疾病，包括重型球蛋白生成障碍性贫血，叶酸或维生素B_{12}缺乏性巨幼细胞性贫血，先天性红细胞生成性卟啉病，铅中毒以及各种先天性和获得性纯红细胞再生障碍性贫血，由无效红细胞产生的总胆红素的百分比增加，可达到总量的70%，这也可以产生适度的高非结合胆红素血症。

3.其他方面 血管外聚集红细胞的血红蛋白的降解，可导致一过性高非结合胆红素血症，如大面积组织梗死或大血肿。

肝胆红素清除率降低

1.肝摄取减少 肝胆红素的摄取减少被认为可导致Gilbert综合征（GS）的高非结合胆红素血症，尽管其分子基础仍不清楚（下文讨论）。有些药物（包括黄绵马酸、新生霉素和利福平以及各种胆囊造影对比剂）能够抑制胆红素吸收。由此产生高非结合胆红素血症，而迫使停药。

2.结合障碍

（1）新生儿生理性黄疸：胎儿产生的胆红素被胎盘清除，并通过母体肝清除。在出生后，新生儿肝必须立即承担清除和排泄胆红素的责任。然而，在出生时肝的许多生理过程发育不完全。UGT1A1水平低，替代的排泄途径将非结合胆红素排入肠道。由于肠道菌群还不能将胆红素转换为尿胆原，非结合胆红素即进入肠肝循环。结果大部分新生儿出生后2~5d会出现轻度的高非结合胆红素血症。峰值通常<85~170 μmol/L（5~10 mg/dl），2周内可下降到正常成年人水平，作为胆红素处理成熟的机制。早产儿，常伴有更严重的肝功

能不成熟和更多的溶血，可以导致更高水平的高非结合胆红素血症。迅速升高的非结合胆红素浓度，或绝对值>340 μmol/L（20 mg/dl），使婴儿面临胆红素脑病的风险。在这些情况下，胆红素穿过未成熟的血-脑脊液屏障并沉积在基底神经节和脑的其他区域。结果可出现明显的神经功能缺陷，甚至死亡。治疗方法包括光照疗法（将胆红素转换为水溶性的光异构体并直接排泄入胆汁）及换血疗法。出生时负责胆红素排泄的胆小管机制也不成熟，它们的成熟可能会落后于UGT1A1；这可能会导致一过性新生儿高结合胆红素血症，尤其是合并溶血的婴儿。

（2）获得性结合缺陷：晚期肝炎及肝硬化患者的胆红素结合能力下降。然而，这种情况下，与其他胆红素处理方面（如胆小管排泌）相比，结合功能保护得更好。多种药物（包括孕二醇、新生霉素、氯霉素和庆大霉素）可能通过抑制UGT1A1活性产生高非结合胆红素血症。母乳中的某些脂肪酸可能抑制胆红素结合，而不是新生儿高胆红素血症患儿母亲的血清（母乳性黄疸）。或者这些婴儿胆红素的肠肝循环可能增加。最近一项研究发现母乳中表皮生长因子（EGF）含量与婴儿胆红素升高水平相关；然而，其因果关系尚未确立。母乳性黄疸的发病机制似乎与短暂的家族性新生儿高胆红素血症（Lucey-Driscoll综合征）不同，后者的母体血清中含有UGT1A1抑制剂。

先天性胆红素结合缺陷

长久以来人们认识了以高非结合胆红素血症程度不同为特征的3种家族性疾病。下面将具体描述各自的临床特点（表37-1）。这些疾病已经被认识了数十年，其反映了胆红素结合能力缺陷程度的不同，而最新的关于UGT1基因复合体的分子生物学进展阐明了它们间的相互关系，澄清了以前令人费解的特点。

1.Crigler-Najjar综合征Ⅰ型（CN-Ⅰ） CN-Ⅰ的特点是显著的高非结合胆红素血症，340～765 μmol/L（20～45 mg/dl），新生儿期出现并持续存在。其他常规肝功能生化检查（如血清转氨酶和碱性磷酸酶）正常，并没有溶血证据。肝组织学检查也基本正常，除了偶见的小胆管阻塞。胆汁中几乎不存在胆红素葡糖苷酸，且在肝组织检测不到UGT1A1活性的组成型表达。UGT1A1活性和血清胆红素浓度均对苯巴比妥或其他酶诱导剂无应答。缺乏胆红素的结合，非结合胆红素蓄积在血浆中，非结合胆红素在血浆中的清除非常缓慢，取而代之，它们直接进入胆汁或小肠，使得粪便中可发现少量尿胆原。尿中无胆红素。1952年第一次描述该疾病时，十分罕见[估计患病率为（0.6～1.0）/100万]。大多数患者来自地理或社会上孤立的社区，血缘关系常见，系谱分析显示为常染色体隐性遗传。大部分患者（IA型）存在除胆红素外，一系列底物与葡萄糖醛酸的结合缺陷，包括各种药物和其他外源物。这些人存在UGT1基因共同外显子（2～5）中的一个突变（图37-2）。在相对少的亚型（IB型），这种缺陷主要在胆红素结合，其致病基因位于胆红素特异的外显子A1。雌激素葡萄糖醛酸化由UGT1A1介导，且所有CN-Ⅰ患者均有缺陷。目前已经明确了30多种不同的CN-Ⅰ相关UGT1A1的遗传病变，包括缺失，插入，内含子剪切供体和受体位点改变，外显子跳跃以及引入过早终止密码子或改变关键氨基酸的点突变。它们的共同特点是，它们编码的蛋白质缺少或仅有微量胆红素-UDP-葡萄糖醛酸酶

表37-1 Gilbert和Crigler-Najjar综合征的主要鉴别特征

特征	Crigler-Najjar综合征		Gilbert综合征
	Ⅰ型	Ⅱ型	
血清总胆红素，μmol/L(mg/dl)	310～755（通常>345）[18～45（通常>20）]	100～430（通常≤345）[6～25（通常≤20）]	在没有禁食或溶血时通常≤70（≤4）
常规肝功能检查	正常	正常	正常
苯巴比妥反应	正常	胆红素下降>25%	使胆红素降到正常
胆红素脑病	常有	少有	无
肝组织学	正常	正常	一般正常；有些脂褐素增多
胆汁特征			
颜色	苍白或无色	有色的	正常深色
胆红素比例	>90%非结合胆红素	大部分（平均57%）单结合体	主要是二结合体，但是单结合体升高（平均23%）
胆红素-UDP-葡萄糖醛酸转移酶活性	通常无活性；有些患者微量	显著降低：为正常的0～10%	降低：通常是正常的10%～33%
遗传（全部为常染色体）	隐性	隐性为主	启动子突变：隐性 错义突变：7/8显性，1/8隐性

活性。

在光照疗法出现前，多数CN-I患者在婴儿或儿童早期死于胆红素脑病（核黄疸）。尽管很多敏感的检测已经提示有轻度但逐渐进展的脑损伤，仍有一些患者在成年早期没有表现出明显的神经损伤。在没有肝移植的情况下，患者往往死于因非特异性发热性疾病引起的迟发胆红素脑病。尽管孤立的肝细胞移植已经用于少数CN-I患者，早期肝移植仍然是最有希望避免脑损伤和死亡的方法（见第46章）。

2.Crigler-Najjar综合征Ⅱ型（CN-Ⅱ） 1962年这一疾病被认为是一个独立的疾病，以显著的高非结合胆红素血症为特征，没有其他常规肝生化检查、肝组织学或溶血的异常。CN-Ⅱ在几个特定的方面不同于CN-Ⅰ（表37-1）：①虽然有相当部分的重叠，CN-Ⅱ的平均胆红素浓度要低一些；②相应的，CN-Ⅱ很少出现胆红素脑病；③胆汁是深色的，且存在胆红素葡糖苷酸，其中单葡糖苷酸的比例显著增加；④肝UGT1A1的水平通常下降（典型的≤正常值的10%），但用老的不敏感的方法可能检测不到；⑤典型的在婴儿期可检测到的高胆红素血症，在某些病例可能会到后期才被检出，比如在3.4岁。和CN-I一样，大部分CN-Ⅱ病例出现与其他化合物结合的异常，如水杨酰胺和薄荷醇，但在某些情况下，这种缺陷限于与胆红素的结合。对酶诱导剂如苯巴比妥有反应，即血清胆红素浓度下降>25%，可以用来鉴别CN-Ⅱ和CN-I，尽管这种反应在婴儿早期可能不会出现，且通常不伴随可测量的诱导UGT1A1。苯巴比妥用药期间胆红素浓度不能恢复到正常，但通常在51～86 μmol/L（3～5 mg/dl）。虽然在CN-Ⅱ中胆红素脑病的发病率较低，但婴儿甚至青少年和成年人，在合并疾病、禁食或有其他一过性增高血清胆红素浓度并降低血清白蛋白水平的因素时，仍可发生胆红素脑病。由于这个原因，推荐应用苯巴比妥治疗，一次睡前剂量往往能维持临床安全的血浆胆红素浓度。

目前已经明确的导致CN-I或CN-Ⅱ的UGT1基因突变超过77种。错义突变在CN-Ⅱ患者中较多见，如预期一样，这是相对不严重的表型。它们的共同特点是编码胆红素-UDP-葡萄糖醛酸转移酶，这个酶活性显著降低，但仍可检测到。残余的酶活性谱解释了产生的高胆红素血症的表型程度谱。分子学分析发现绝大多数CN-Ⅱ的患者或是纯合子或是CN-Ⅱ突变的复合杂合子，而携带一个突变和一个完全正常等位基因的个体有正常的胆红素浓度。

3.Gilbert综合征 这种综合征的特点是轻度的高非结合胆红素血症，标准肝生化检查值正常，肝组织学正常（除了在一些患者中脂褐质色素少量增加）。血清胆红素浓度大多数<51μmol/L（<3 mg/dl），但浓度更高和更低也很常见。高胆红素血症的临床表现与血清胆红素浓度86～136μmol/L（5～8mg/dl）的CN-Ⅱ相似。另一方面，GS的轻症病例和正常状态难以区别。胆红素浓度在任一个体都可能有大幅度波动，至少25%的患者在长期随访中可表现为暂时的正常。胆红素升高多与应激，疲劳，饮酒，热量摄入减少以及并发疾病相关，而增加热量摄入或使用酶诱导剂会降低胆红素水平。GS多在青春期或刚过青春期或成年人包括生化分析的常规检查时诊断。UGT1A1活性通常降低至正常的10%～35%，而胆色素表现出胆红素单葡糖苷酸特征性的增加。放射胆红素动力学研究表明，肝胆红素清除平均降至正常的1/3。应用苯巴比妥可以使血清胆红素浓度和肝胆红素清除正常化；然而，如果在这种情况下UGT1A1活性不能改善提示可能存在其他缺陷。胆红素房室药动学数据分析表明，GS患者存在胆红素摄取和结合的缺陷。在一小部分患者中可以看到肝摄取其他有机阴离子［如磺溴酞和吲哚氰绿（ICG）］的缺陷，而有机阴离子摄取至少部分与胆红素摄取共用一个机制。不用胆红素摄取机制的胆汁酸的代谢和转运是正常的。如禁食48h或烟酸的Ⅳ级服用等激发试验诱导的血浆胆红素浓度变化幅度有助于鉴别GS患者和正常。其他的研究与这一结果有分歧。此外，理论上，这些研究结果没有提供比单纯检测基线血浆胆红素浓度更多的信息。家系研究表明，GS和遗传性溶血性贫血（如遗传性球形红细胞症、葡萄糖-6-磷酸脱氢酶缺乏和β-球蛋白生成障碍性贫血）独立地排序。既然GS合并溶血患者的胆红素浓度较高，且比单独某一缺陷的患者更容易出现黄疸，那么超过50%GS患者的报告溶血被认为能更好地反映病例特点。

GS很常见，其患病率≥8%。男性患病率高于女性（1.5∶1至>7∶1）。然而，这些比率可能有很大的人为成分，因为正常男性的平均胆红素水平高于正常女性，但GS的诊断通常基于与男性正常胆红素范围的比较。GS在普遍人群中的高患病率可以解释肝移植受者中轻度的高非结合胆红素血症的发生率。由葡萄糖醛酸化代谢产生的大多数外源物的蓄积在GS患者中是正常的，如同大多数已报道研究中氧化的药物代谢。抗肿瘤药伊立替康（CPT-11）的代谢是个例外，其活性代谢物（SN-38）被胆红素-UD-葡萄糖醛酸基转移酶特异性地糖醛酸化。GS患者使用CPT-11导致一些毒性反应，包括顽固性腹泻和骨髓抑制。还有报道显示有薄荷醇、苯甲酸雌二醇、对乙酰氨基酚、甲苯磺丁脲和利福霉素SV的异常蓄积。虽然部分研究仍有争论，且没有报道发现在GS患者中使用这些药物出现临床并发症；这种情况下，在处方这些药物或任何主要由葡萄糖醛酸化代谢的药物时应该很谨慎。还应当指出的是，HIV蛋白酶抑制药印地那韦和阿扎那韦能够抑制UGT1A1，导致高胆红素血症，这在之前就存在GS的患者身上最明显。

大多数早期的GS谱系研究普遍认为GS为常染色体显性遗传，且表现度差异大。然而，GS中UGT1基因的研究已经阐明了表型图像的多种分子遗传基础和几种不同的遗传模式。欧洲和美国的研究发现，几乎所有的患者有正常的UGT1A1编码区，但在第一外显子的启动子区插入一个额外TA的纯合突变［即A（TA）$_7$TAA而非A（TA）$_6$TAA］。既然15%的正常对照也是这个突变的纯合体，这对于临床上表现为GS似乎是必要但并不充分的。尽管用普通的标准来看是正常的，但这些人相比其他对照有稍高的胆红素浓度。这种突变的杂合体与具有正常的A（TA）$_6$TAA等位基因的纯合子的胆红素浓度相同。A（TA）$_7$TAA等位基因在普通西方群口中的携带率是30%，其中9%是纯合子。这比纯粹基于表型参数的GS患病率略高。有观点认为，其他变量（如轻度溶血或胆红素吸收缺陷）可能会是提高缺陷的表型表达的因素。

仅由于A（TA）$_7$TAA启动子异常导致的GS表型表达是一种常染色体隐性遗传。许多CN-Ⅱ亲属中已经确定也携带包含正常编码区但异常A（TA）$_7$TAA启动子的等位基因。携带A（TA）$_6$TAA启动子的CN-Ⅱ杂合体，其表型正常，然而携带A（TA）$_7$TAAA启动子的CN-Ⅱ杂合体则表达GS的表型。这样家族里的GS也可能是由于纯合的A（TA）$_7$TAA启动子异常而导致的。在日本人中，已经报道的导致GS显性遗传的UGT1基因有7个不同错义突变。另一个轻度非结合高胆红素血症的日本患者是第5外显子错义突变的纯合子。其家族里的GS是隐性遗传。导致GS的错义突变在某些亚洲以外人群尚无报道。

引起混合型或以结合胆红素升高为主的胆红素代谢疾病

因获得性肝疾病导致的高胆红素血症（如急性肝炎、胆总管结石），通常结合胆红素和非结合胆红素的血清浓度都升高。虽然胆道梗阻或肝细胞性胆汁淤积可能发生以结合胆红素升高为主的情况，但一般不可能通过非结合胆红素和结合胆红素的血清水平或者相对比例来鉴别肝内或肝外原因造成的黄疸。确定血清中的非结合胆红素和结合胆红素数量的主要原因，是为了初步鉴别肝实质性疾病、梗阻性疾病（结合与非结合混合型高胆红素血症）及之前讨论以非结合胆红素升高为主的遗传性和溶血性疾病。

家族性肝排泌功能缺陷

1.Dubin-Johnson综合征（DJS）　这种良性、相对少见的疾病的特点是轻度的结合型胆红素升高为主的高胆红素血症（表37-2）。典型的总胆红素浓度在34～85μmol/L（2～5mg/dl），但偶尔可以在正常范围内或者高达340～430μmol/L（20～25mg/dl），且在某一特定患者身上可以大幅度波动。高胆红素血症的程度可能因并发疾病、使用口服避孕药和妊娠而加重。当高胆红素血症以结合胆红素升高为主，多出现特征性的胆红素尿。除了血清胆红素水平升高，其他常规实验室检查都是正常的。体格检查除了黄疸之外通常是正常的，尽管偶尔有患者可能存在肝脾大。

DJS患者通常无症状，有些患者可能有不确定的症状，这部分患者通常因为不明原因的黄疸做了大量但不必要的诊断性检查，且很焦虑。女性患者多为亚临床型，直到患者怀孕或口服避孕药时，化学性的高胆红素血症成为明显的黄疸。即使在这些情况下，其他常规肝功能检查，包括血清碱性磷酸酶和转氨酶，都是正常的。

DJS的一个重要特征是在小叶中心肝细胞的溶酶体中深色粗颗粒色素的沉积。结果使肝外观可能看起来很黑。这种色素被认为是从非正常排出的肾上腺素代谢产物衍生而来。色素可以在病毒性肝炎发作时消失，而仅在恢复后慢慢重新沉积。

在DJS患者中，一部分阴离子化合物的胆汁分泌受损，包括各种胆囊造影剂和磺溴酞（磺溴酞钠，BSP）——以前用于检测肝功能的一种合成染料。在这个试验中，BSP从血浆消失的速率在弹丸式静脉给药后来确定。BSP在肝细胞内与谷胱甘肽结合，产成的结合物一般迅速排出到胆小管。DJS患者在注射DSP 90min后，由于结合的BSP从肝细胞回流到血液中，其血浆浓度呈特征性升高。像ICG这样的染料，被肝细胞吸收，但在胆汁排泌前不被进一步代谢，故不出现这种回流现像。连续注射BSP的研究表明，胆汁分泌的t_{max}减少。胆汁酸的处理（包括肝细胞吸收和胆汁分泌）在DJS患者中是正常的。这些患者的血清和胆道中的胆汁酸浓度正常，且没有皮肤瘙痒症。

通过几个突变大鼠系的比对研究发现，DJS在人类存在特征性的在胆红素结合物和某些其他类但不是胆汁酸的有机化合物的胆汁分泌中的选择性缺陷，反映了MRP2（一个ATP依赖的微管膜转运体）的表达缺陷。MRP2基因的不同突变产生Dubin-Johnson表型，是一种常染色体隐性遗传模式。毫无疑问，MRP2对于结合胆红素的胆汁分泌非常重要，但这种色素在没有MRP2时仍然可以排泌的事实表明，其他尚未鉴定的转运蛋白可能在此过程中发挥次要作用。

DJS患者也存在尿粪卟啉排泄异常。存在两种天然的粪卟啉异构体，Ⅰ和Ⅲ。正常情况下，尿中约75%的粪卟啉是异构体Ⅲ。DJS患者的尿中，总粪卟啉含量是正常的，但>80%为异构体Ⅰ。杂合体的症状表现为中间型。这一现象的分子基础仍不清楚。

2.Rotor综合征 这种良性的、常染色体隐性遗传疾病在临床上与DJS相似（表37–2），但更少见。一个主要的表型差异是Rotor综合征患者的肝没有色素沉着的增加，看起来完全正常。常规化验的唯一异常是以结合胆红素升高为主的血清总胆红素的升高，同时伴有胆红素尿。还有一些其他特征鉴别DJS与Rotor综合征。Rotor综合征患者口服胆囊造影时胆囊通常是可见的，而DJS患者胆囊多不可见。尿粪卟啉排泄模式也有所不同。Rotor综合征与许多获得性肝胆疾病相似，胆汁中主要的粪卟啉异构体——粪卟啉I，从肝细胞回流至循环系统，从尿液中排出。因此，Rotor综合征患者总的尿中粪卟啉排出量明显增加，而DJS患者正常。虽然尿中粪卟啉I的比例偏高，但通常＜总量的70%，而DJS往往≥80%。这两种疾病也可以通过BSP排泌的模式来区分。虽然Rotor综合征BSP从血浆中清除延迟，但没有DJS中见到的结合BSP回流入血现象。血浆BSP注射研究的动力学分析发现该化合物在肝细胞内储存存在缺陷。此前从未直接阐述这一观点，Rotor综合征的分子基础也不清楚。

3.良性复发性肝内胆汁淤积（BRIC） 这种罕见疾病的特点是反复发作性瘙痒和黄疸。典型的发病过程，开始时有轻度不适和血清转氨酶水平升高，紧接着快速出现碱性磷酸酶和结合胆红素的升升高以及黄疸和瘙痒的发作。疾病的第一或第二阶段可能被误诊为急性病毒性肝炎。胆汁淤积阶段可开始于儿童期或成年期，持续时间从数周到数月，随后可出现临床和生化的完全恢复。疾病发作间隔可从几个月到几年。发作间期，体格检查正常，血清胆汁酸、胆红素、转氨酶和碱性磷酸酶也正常。这种疾病具有家族性，为常染色体隐性遗传。BRIC被认为是良性疾病，不导致肝硬化或终末期肝病。然而，黄疸和皮肤瘙痒的发作可以持续很久并使人虚弱，有些患者通过肝移植来缓解难治的致残性症状。胆汁淤积期的治疗是对症治疗，没有预防或缩短发作的特异性治疗。

FIC1基因近期被鉴定识别，且在BRIC患者中发现存在突变。奇怪的是，这个基因在小肠中被强烈表达，而在肝中表达很弱。FIC1编码的蛋白与那些在胆小管分泌各种化合物过程中发挥作用的蛋白质相似点很少。然而，它似乎是一个从各种细胞膜外向内转运氨基磷脂的P型ATP酶家族的成员。但它与这种疾病的病理生物学关系尚不清楚。BRIC第二种表型形式，即BRIC2型，被认为是胆盐排泄蛋白（BSEP）的突变所致，在进展性家族性肝内胆汁淤积2型（表37–2）中有此蛋白的缺陷。这种蛋白的某些突变是如何导致阶段性BRIC表型仍不清楚。

4.进展性家族性肝内胆汁淤积（FIC） 这个名称被应用到三个表型相关的综合征（表37–2）。进展性1型FIC（Byler病）在婴儿早期出现胆汁淤积，这可能是最初的发作。然而不同于BRIC，Byler病在儿童时期会进展到营养不良、生长发育迟缓以及终末期肝病。这种疾病也是FIC1突变的结果。FIC1蛋白与这些疾病中胆汁淤积的发病机制的功能相关性不清楚。进展性FIC的其他两种类型（2型和3型）已经被描述。进展性2型FIC与一种叫作“p–糖蛋白姐妹”的蛋白突变相关，这个蛋白是胆汁酸排泄胆小管的主要出口，也被称为胆盐排泄蛋白。如前所述，该蛋白质的某些突变与BRIC2型有关，而不是进展性FIC2型的表型。进展性FIC3型与MDR3的突变相关，MDR3是一种肝细胞正常排泄磷脂至胆小管必不可少的蛋白质。虽然所有3种类型的进展性FIC有类似的临床表型，只有3型与血清谷氨酰转移酶活性升高相关。相反，在有症状的BRIC及进展性FIC1型和2型中，这种酶的活性正常或仅轻度升高。

表37–2 遗传性胆小管功能障碍疾病的主要鉴别特征

	DJS	ROTOR	PFIC1	BRIC1	PFIC2	BRIC2	PFIC3
基因	ABCCA	?	ATP8B1	ATP8B1	ABCB11	ABCB11	ABCB4
蛋白质	MRP2	?	FIC1	FIC1	BSEP	BSEP	MDR3
胆汁淤积	无	无	有	发作性	有	发作性	有
血清γ–GT	正常	正常	正常	正常	正常	正常	↑↑
血清胆汁酸	正常	正常	↑↑	发作时↑↑	↑↑	发作时↑↑	↑↑
临床特点	轻度的高结合胆红素血症；其他肝功能正常；肝深色素沉着；尿中粪卟啉有特征性模式	轻度的高结合胆红素血症；其他肝功能正常；肝无异常色素沉积	儿童期开始的严重胆汁淤积	任何年龄开始的反复发作的胆汁淤积	儿童期开始的严重胆汁淤积	任何年龄开始的反复发作的胆汁淤积	儿童期开始的严重胆汁淤积；胆汁中磷脂减少

注：BRIC.良性复发性肝内胆汁淤积；BSEP.胆盐排泄蛋白；DJS.Dubin–Johnson综合征；γ–GT.γ谷氨酰转移酶；MRP2.多药耐药相关蛋白2；PFIC.进展性家族性肝内胆汁淤积症；↑↑.增加

（赵一晓 译 李晓青 校）

第38章

Chapter 38

急性病毒性肝炎

Jules L.Dienstag

急性病毒性肝炎是一种以肝受累为主的系统性感染性疾病。病毒性肝炎的几乎都是由以下5种病毒引起的：甲型肝炎病毒（HAV）、乙型肝炎病毒（HBV）、丙型肝炎病毒（HCV）、乙肝病毒相关δ因子或丁型肝炎病毒（HDV）以及戊型肝炎病毒（HEV）。其他输血传播相关病毒（如“庚肝”病毒和“TT”病毒）虽然已被识别，但并不会引起肝炎。除了乙肝病毒为DNA病毒外，其他人类肝炎病毒都是RNA病毒。虽然这些肝炎病毒可以通过分子和抗原特性来区分，但几乎所有的肝炎病毒都会引起相似的临床症状。一方面，所有类型的病毒性肝炎均可从无症状、隐性感染到暴发感染甚至致命性急性感染，另一方面，所有血播性病毒（HBV, HCV和HDV）感染均可以表现为从亚临床持续感染到快速进展的慢性肝病——肝硬化甚至肝细胞肝癌。

［病毒学和病因学］

1.甲型肝炎（甲肝）　甲肝病毒（HAV）是肝病毒属微小RNA病毒科，无包膜，直径27nm，耐热、耐酸、耐乙醚的RNA病毒（图38–1）。其病毒体包括4种衣壳多肽即VP1～VP4，由一个7500核苷酸基因组编码的多聚蛋白产物经翻译后切割形成。煮沸1min，接触甲醛和氯仿或紫外线照射可使病毒失活。虽然HAV病毒株的核苷酸序列变异性高达20%，而且已经识别出了4种可以感染人的基因型，但所有病毒株的免疫表型都是一致的，属于同一血清型。甲型肝炎潜伏期约4周。病毒复制仅限于肝脏内，但在疾病潜伏期和黄疸前期，肝、胆道、粪便和血液中均可有病毒存在。虽然病毒持续在肝中存在，但一旦出现明显的黄疸，粪便、血液中的病毒以及传染性就会迅速减弱。HAV可在体外再生培养。

疾病急性期，当血清转氨酶升高及粪便中仍有病毒排出时，可以检测到HAV抗体。早期抗体应答主要是IgM抗体并持续数月，很少达到6～12个月。但在疾病恢复期，IgG抗体成为主要抗体（图38–2）。因此，甲型肝炎急性期的诊断主要靠检测抗HAV–IgM抗体。急性期过后，抗HAV–IgG抗体可一直被检测到，而且有血清抗HAV抗体的患者对再次感染存在免疫。中和抗体活性与抗HAV相平行，而免疫球蛋白中的抗HAV–IgG抗体能够保护机体免受HAV的感染。

2.乙型肝炎（乙肝）　乙肝病毒是一种基因结构相当紧密的DNA病毒。虽然乙肝病毒DNA较小、呈环形、只有3200个碱基，但它可编码4组病毒产物，形成一个复杂的多粒子结构。乙肝病毒通过编码4个重叠基因（S, C, P和X）蛋白的有效策略来实现其基因组的经济性（图38–3）。乙肝病毒一度被认为是唯一的嗜肝病毒，现在认为是动物病毒家族的一员，嗜肝病毒（嗜肝

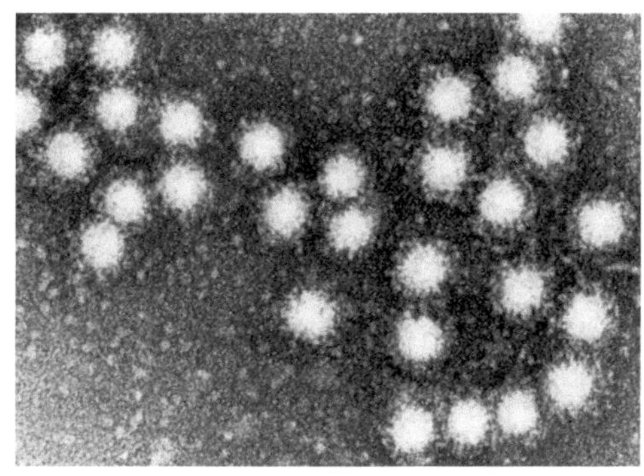

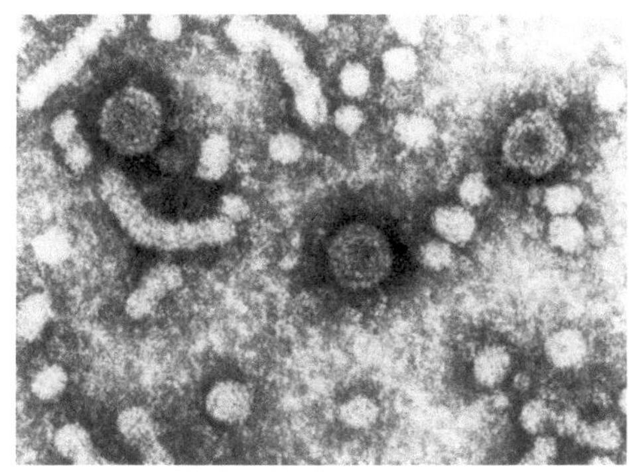

图38–1　甲肝病毒微粒和乙型肝炎患者血清的电子显微照片

左图：从急性甲肝患者粪便中分离提纯出的27nm甲肝病毒微粒，并与甲肝病毒抗体结合。右图：乙肝患者的浓缩血清，显示了42nm病毒颗粒，呈管状，乙肝病毒表面抗原球形22nm的颗粒。132 000×（丁肝病毒和乙肝病毒42nm病毒颗粒类似，但更小，为35～37nm；戊肝病毒和甲肝病毒类似，但略大，为32～34nm；丙肝病毒为55nm颗粒）

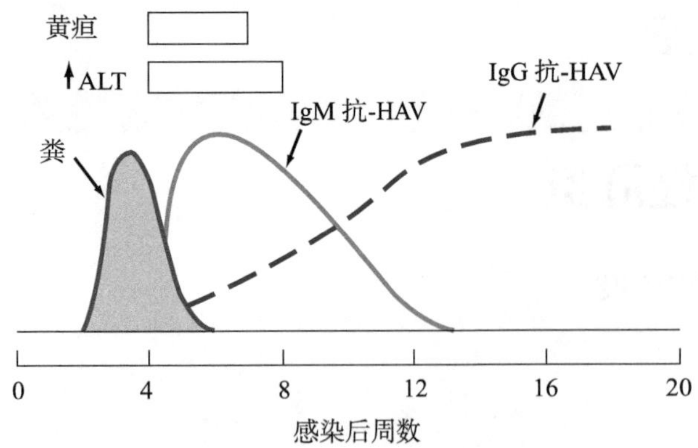

图38-2　甲型肝炎典型的临床和实验室特点

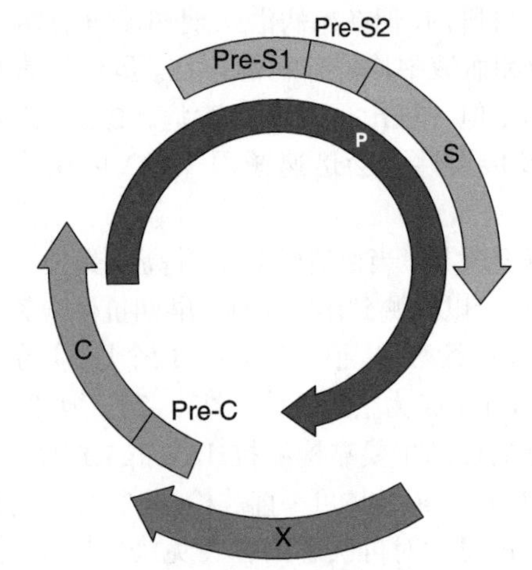

图38-3　HBV的紧密基因组结构

这种结构，通过重叠基因，使HBV得以编码多种蛋白。S基因编码"主要"包膜蛋白HBsAg。前S1和前S2基因——S基因上游的基因，与S基因共同编码两个更大的蛋白，"中间"蛋白，前S2+S产物，以及"大"蛋白，前S1+前S2+S产物。最大的基因，P，编码DNA多聚酶。C基因编码两个核衣壳蛋白，HBeAg【一种可溶性的分泌蛋白（从基因的前C区域开始）】和HBcAg【细胞内核心蛋白（从前C之后开始）】。X基因编码HBxAg，可反式激活细胞和病毒基因的转录；其临床相关性尚不清楚，但可能通过与p53结合促进肿瘤形成

DNA病毒），属于嗜肝病毒1型。类似的病毒会感染土拨鼠、地松鼠和鸭子等。像乙肝病毒一样，它们同样都有3种与众不同的形态，同样的包膜和HBV病毒核衣壳抗原，并在肝复制，但也可存在于肝外，有它们自己的内源性DNA多聚酶，有部分双链和部分单链基因组，与急慢性肝炎和肝细胞肝癌相关，依赖于一种在DNA病毒中特异的、但在反转录病毒中典型的方式进行复制。与直接按DNA模板复制不同，嗜肝病毒依赖反转录方式复制（受DNA聚合酶影响），从"前基因组"的RNA中间产物反转录负链DNA。然后在依赖DNA的DNA聚合酶作用下，正链DNA以负链DNA为模板转录，转移到肝细胞核中形成共价闭合环状DNA，作为信使RNA和前基因组RNA的模板。病毒蛋白由信使RNA翻译而来，蛋白和基因组被包装成病毒体，从肝细胞中分泌出来。虽然传统观念认为HBV在体外很难培养，但目前已建立多种可转染HBVDNA的细胞系。这些转染的细胞支持完整病毒和其成分蛋白的体外复制。

（1）病毒蛋白和颗粒：在HBV的3种颗粒形式中（表38-1），数量最多的是22nm微粒，呈球形或长丝状。它们从抗原性上很难与HBV的外表面或外壳蛋白相区分，代表了额外的病毒外壳蛋白。血清中占球形及管状颗粒1/100或1/1000的是体积大，42nm，双壳的球形颗粒，它是完整的乙肝病毒颗粒（图38-1）。在病毒颗粒的外表面及在小球和小管状结构上表达的包膜蛋白为乙肝表面抗原（HBsAg）。血液中的乙肝表面抗原和病毒颗粒的浓度可达500μg/ml和10×10^{12}/ml。包膜蛋白HBsAg是乙肝病毒S基因的产物。

很多HBsAg亚型已被鉴定。有一个共同的群组-反应性抗原，α，为所有HBsAg分离体所共有。此外，HBsAg还可包括以下几种亚型特异性抗原中的一种——d或 y，w或r——以及其他更多新近发现的特征。乙肝分离体属于8种亚型和8种基因型（A-H）中至少1种。各种基因型和亚型的地理分布都不同：基因型A（与adw亚型相对应）和D（ayw）主要流行区为美国和欧洲，而基因型B（adw）和C（adr）主要在亚洲。临床经过和转归与亚型无关，但初步研究表明，和基因型C相比，基因型B的肝疾病进展不那么迅速，发展为肝细胞肝癌的可能性更小，或者更晚出现。基因型A的患者更容易清除循环病毒血症，自发地或对抗病毒治疗的反应而实现HBsAg的血清学转换。此外，"前核心区"突变在某些基因型中更容易出现（后面详细讨论）。

S基因的上游是前-S基因（图38-3），编码前-S基因产物，包括HBV表面的聚合人血清白蛋白受体和肝细胞膜蛋白受体。前-S基因区实际上包括前-S1和前S-2。根据转录起始的位置，合成了3种潜在的HBsAg基因产物。S基因的蛋白产物是HBsAg（主蛋白），S区及邻近前-S2区的产物是中间蛋白，前-S1、前-S2以及S基因区的产物是大蛋白。与HBV较小的球管状颗粒不同，完整的42nm颗粒在大蛋白中含量高。前-S蛋白和相应的抗体在HBV感染中均能检测到，前-S抗原血症和病毒复制的其他标记物同时出现（稍后详述）。

完整的42nm病毒颗粒包括一个27nm核衣壳核心颗粒。核衣壳蛋白由C基因编码，核衣壳核心表面表达的抗原是乙肝核心抗原（HBcAg），相应的抗体是乙肝核心抗体（抗HBc）。第三种HBV抗原是乙肝e抗原（HBeAg），是一种可溶性、非颗粒状核衣壳蛋白，HBeAg在免疫学特性上不同于完整的HBcAg，但是同一C基因的产物。C基因有两个起始密码子，一个前核心区和一个核心区（图38-3）。如果翻译在前核心区

表38-1 肝炎病毒的命名和特点

肝炎类型	病毒颗粒（nm）	形态	基因组	分类	抗原	抗体	附注
甲肝	27	二十面体，无包膜	7.5kb RNA，线状，单链，正链	肝病毒属	甲肝病毒	甲肝病毒抗体	早期从粪便中脱落 诊断：抗HAV IgM 既往感染：抗HAV IgG
乙肝	42	双壳病毒颗粒（表面和核心），球形	3.2kb DNA，单链/双链	嗜肝病毒属	HBsAg乙肝表面抗原 HBcAg乙肝核心抗原 HBeAg乙肝e抗原	乙肝表面抗体 乙肝核心抗体 乙肝e抗体	血源性病毒；携带状态 诊断急性：HBsAg，抗HBc IgM 诊断慢性：抗HBc IgG，HBsAg 复制指标：HBeAg，HBV DNA 存在于肝、淋巴细胞、其他器官
	27	核衣壳（核心）			HBcAg乙肝核心抗原 HBeAg乙肝e抗原	乙肝核心抗体 乙肝e抗体	核衣壳包含DNA和DNA聚合酶；存在于肝细胞核中；HBcAg不进入血液循环；HBeAg（可溶，非颗粒状）和HBV DNA进入血液循环——与传染性相关并完成病毒颗粒
	22	球形和丝状；代表额外的病毒外壳物质			HBsAg乙肝表面抗原	乙肝表面抗体	HBsAg在95%以上的急性乙肝患者中可检测到；存在于血清、体液、肝细胞胞质中；抗HBs在感染后即出现，为保护性抗体
丙肝	40～60	有包膜	9.4kb RNA，线状，单链，正链	丙型肝炎病毒属	HCV C100-3 C33c C22-3 NS5	抗HCV	血源性，曾命名为非甲非乙型肝炎 诊断急性：抗HCV（C33c，C22-3，NS5），HCV RNA 诊断慢性：抗HCV（C100-3，C33c，C22-3，NS5）和HCV RNA；位于肝细胞胞质中
丁肝	35～37	有包膜的含HBsAg外壳和HDV核心的混合颗粒	1.7kb RNA，环状，双链，负链	类似于类病毒和植物卫星病毒	乙肝表面抗原 丁肝病毒抗原	抗HBs 抗HDV	缺陷RNA病毒，需要乙肝病毒（嗜肝病毒）的辅助；丁肝病毒抗原存在于肝细胞核中 诊断：抗HDV，HDV RNA；HBV/HDV同时感染——抗HBc IgM和抗HDV；HDV重叠感染——抗HBc IgG和抗HDV
戊肝	32～34	无包膜；二十面体	7.6kb RNA，线状，单链，正链	肝炎病毒属	戊肝病毒抗原	抗HEV	经肠道传播肝炎；美国少见；主要发生在亚洲、地中海地区、中美洲国家 诊断：抗HEV IgM/IgG（检测并非常规开展） 病毒存在于粪便、胆管、肝细胞胞质中

开始，蛋白产物是HBeAg，它有一个单肽，与滑面内质网结合，并分泌到循环中。如果翻译在核心区开始，蛋白产物则是HBcAg，它没有单肽结构，不能分泌，但其可以组装到核衣壳颗粒，结合并整合RNA，最终包含到HBV DNA中。同样能整合到核衣壳核心的还有DNA聚合酶，它指导复制并修复HBV DNA。当完成组装病毒蛋白后，不完整的正链合成停止，这导致了单链间隙以及间隙大小的不同。HBcAg颗粒始终在肝细胞内，可通过免疫组化染色检测到，在被HBsAg衣壳包被后运输出去。因此，裸露的核心颗粒不在循环血清中。分泌的核衣壳蛋白——HBeAg，为HBV复制及相关的感染性提供了一个方便易行的定性指标。

与HBeAg阴性或抗-HBe阳性血清相比，含有HBeAg的HBsAg阳性血清，感染性更强，且与存在乙肝病毒颗粒（以及可检测到的HBV DNA，稍后讨论）相关。例如HBeAg阳性的HBsAg携带的母亲几乎全部（>90%）将乙肝传播给后代，然而抗-HBe阳性HBsAg携带的母亲则很少（10%~15%）传播给后代。

在急性乙型肝炎的病程早期，HBeAg一过性出现，HBeAg的消失往往是临床改善、疾病缓解的先兆。HBeAg在血清中持续存在超过急性感染的前3个月可能预示发展为慢性感染，在慢性乙肝中HBeAg的持续存在与病毒的持续复制、传染性以及炎性肝脏损伤相关。

第三种HBV基因是最大的P基因（图38-3），编码DNA聚合酶。如前述，这个酶兼有DNA依赖的DNA聚合酶和RNA依赖的反转录功能活性。第4个基因，X基因，编码一种小的、非颗粒状蛋白，即乙肝病毒x抗原（HBxAg），能够反式激活病毒和细胞基因的转录（图38-3）。在胞质中，HBxAg影响钙离子释放（可能从线粒体中），激活单转导通路，从而刺激HBV反转录和HBV DNA复制。这种反式激活可以增强HBV的复制，因此临床上可以观察到慢性重型肝炎及肝细胞肝癌患者HBxAg的表达与其抗体相关。这种反式激活活性可以增强除HBV外其他病毒的转录和复制，例如HIV。X基因反式激活的细胞内进程中包括了人干扰素-γ基因和主要组织相容性Ⅰ类基因，这些作用可以潜在增加感染HBV的肝细胞对细胞毒性T细胞的易感性。X基因的表达也可以诱导程序性细胞死亡（凋亡）过程。

（2）血清学和病毒学标志：人感染HBV后，血清中最早能检测到的病毒学标记物是HBsAg（1~12周内，通常是8~12周），见图38-4。循环中HBsAg比血清转氨酶水平升高和临床症状早2~6周出现，而且在急性肝炎及以后的整个黄疸期和症状期均可检测到。在典型的病例中，黄疸出现1~2个月后HBsAg就检测不到了，很少持续超过6个月。HBsAg消失后，HBsAg抗

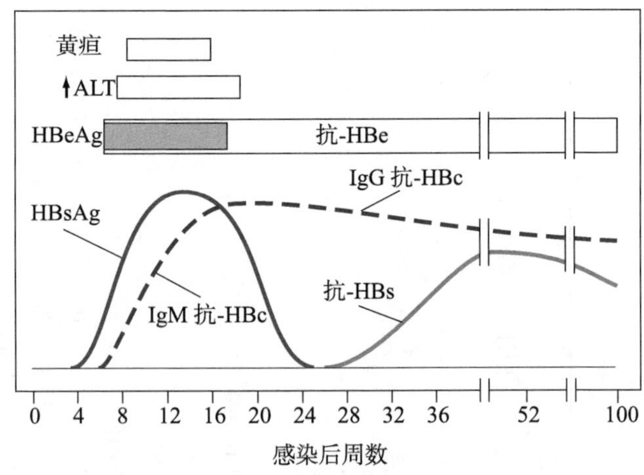

图38-4 急性乙型肝炎典型临床和实验室特征

体（抗-HBs）在血清中即可以检测到，且此后持续存在。由于HBcAg存在于细胞内，在血清中是被隔离在HBsAg包壳内，裸露的核心颗粒不在血清中循环，因此，在HBV感染患者的血清中并不能常规检测到HBcAg。相比而言，抗-HBc在血清中很容易检测到，从HBsAg出现后的前1~2周开始，早于能检测到抗-HBs的数周到数月即可出现。由于在HBV感染后抗HBs的出现时间各有不同，有时HBsAg消失和抗HBs出现之间会出现几周或者更长的间隔期。在“间隔期”或“窗口期”，抗HBc可能是代表现症或近期HBV感染的唯一血清学标志，含有抗HBc而不含有HBsAg和抗HBs的血液往往与输血相关性乙型肝炎有关。然而，在某种程度上由于HBsAg和抗HBs免疫测定法的敏感性增加，这种窗口期已很少遇到。在一部分患者中，HBV感染数年以后，抗HBc可能持续存在于循环中，长于抗HBs。因此，单独的抗HBc并不一定表明活动的病毒复制，大部分情况下单独的抗HBc提示在很久以前存在乙肝感染。然而，极少情况下，抗HBc代表了低水平的乙肝病毒血症，HBsAg在检测阈值水平以下；偶尔，单独的抗HBc可能与交叉反应或免疫特异性的假阳性有关。近期和以往的HBV感染可以根据抗HBc免疫球蛋白的种类来区分。抗HBc IgM主要出现在急性感染的前6个月，然而抗HBc IgG主要在感染6个月以后出现。因此，现症和近期感染急性乙肝患者，包括处于抗HBc窗口期者，血清中存在抗HBc IgM。在以往乙肝感染恢复期患者和慢性HBV感染患者，抗HBc以IgG为主。不常见的是，在≤1%~5%的急性HBV感染患者中，HBsAg水平太低以至于检测不到，在这种情况下，抗HBc IgM则成为诊断的依据。当单独的抗HBc出现在极少数HBsAg水平低于目前免疫测定的灵敏度阈值下的慢性乙型肝炎患者（低水平携带者）中时，抗HBc多为IgG。一般来说，在乙肝恢复者中，抗HBs和抗HBc会持续存在。

抗HBs出现与HBV感染缓解之间的暂时关系，以及血清中存在抗HBc的患者可以保护其不受HBV再感染的现象，均表明抗HBs是保护性抗体。因此，避免HBV感染的策略基于给易感人群提供循环抗HBs抗体（稍后讨论）。在10%～20%的慢性乙肝患者中，偶尔可以检测到低水平、低亲和力的抗HBs。这种抗体的出现是针对某种不同于HBsAg的亚型，其存在被认为反映了抗体形成细胞相关克隆的激活，但没有临床相关性，也并不表示乙型肝炎即将被清除。带有HBsAg和这种非中和性抗HBs抗体的患者应被归类为存在慢性HBV感染。

另外一种容易检测的HBV感染的血清学指标是HBeAg，它和HBsAg同时出现或者继HBsAg后很快出现。HBeAg的出现基本和高水平的病毒复制同时发生，反映了循环中完整的病毒颗粒和可检测到的HBV DNA的存在（除外前核心区基因突变的患者，不能合成HBeAg，见"分子变异"章节），见图38-5。前-S1和前-S2蛋白在复制高峰期亦能表达，但没有常规检测这些基因产物的手段。在自限性的HBV感染中，转氨酶水平达峰后不久，HBsAg消失之前，HBeAg往往检测不到，随后可检测到抗HBe，与相对低的传染期同时出现（图38-4）。因为HBV复制的标记物在急性感染后一过性出现，所以在急性HBV感染的典型病例中检测这些标记物临床作用不大。相比之下，检测HBV复制的标记物在持续感染患者中更有意义。

与急性HBV感染的典型模式不同，在慢性乙型肝炎中，HBsAg在6个月后仍可检测到，抗HBc主要为IgG，抗HBs或者检测不到或者可检测到但水平很低（图38-5）。在慢性HBV感染早期，在血清和肝细胞核中均可检测到HBV DNA，它以游离体或附着体的形式存在。HBV感染的"复制期"是感染性最强、肝损伤最重的时期，HBeAg是复制期的定性指标，HBV DNA是复制期的定量指标，在这个时期，3种形式的HBV均在循环中出现，包括完整的HBV病毒颗粒。随着时间推移，慢性HBV感染逐步从复制期进入一个相对的非复制期，以每年10%的速度出现，伴随着从HBeAg阳性到抗HBe阳性的血清转换。在大多数病例中，这种血清转换伴随着一过性的、类似于急性肝炎的转氨酶升高，反映了感染病毒肝细胞的细胞介导免疫清除过程。在慢性感染的非复制期，当HBV DNA出现在肝细胞核中，它倾向于整合到宿主基因组中。在这个阶段，只有球管状结构的HBV，而非完整的病毒颗粒，进入循环，且肝脏炎症趋于消退。大部分这类患者被归类为非活动性HBV携带者。事实上，定义"复制"和"非复制"只是相对的，即使在所谓的"非复制期"，用高敏感性的扩增探针如多聚酶链式反应（PCR）仍可检测到≤10^3水平的HBV复制；在此复制阈值以下，肝损伤和HBV传染性

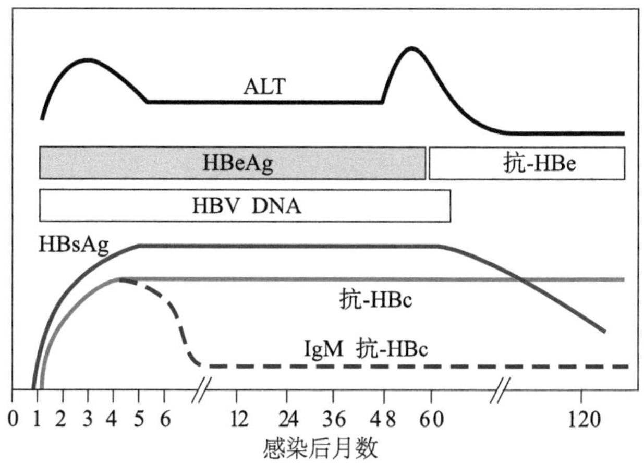

图38-5 野生型慢性乙型肝炎典型实验室特征

在慢性感染的复制期，血清中可以检测到HBeAg和HBV DNA，复制期与传染性及肝损伤相关。从复制期到非复制期的血清转换以每年约10%的概率出现，该过程可能会出现类似急性肝炎的ALT升高；在非复制期，传染性和肝损伤有限。与HBV基因组前核心区突变相关的HBeAg阴性的慢性乙型肝炎，慢性乙肝病毒复制在没有HBeAg时仍存在

就微乎其微了。而且用这一阈值区分有病理生理和临床意义。偶尔情况下，HBV感染的非复制期可能转换回复制期。这种自发的再激活伴随着HBeAg和HBV（有时包括抗HBc IgM）的重新表达，以及肝损伤的加重。因为高滴度的抗HBc IgM会在慢性肝炎急性加重时重新出现，所以根据抗HBc IgM和抗HBc IgG来区分急性和慢性乙肝并不总是可靠的。在这种情况下，病史在帮助区分急性乙肝重新感染和慢性乙肝急性加重中，就显得尤为重要。

（3）分子变异：变异存在于整个HBV基因组中，且临床分离出的不表达特定病毒蛋白的HBV可归因于单个甚至多个基因位点的突变。例如，变异株可能缺乏核衣壳蛋白、被膜蛋白、或两者均缺乏。两类自然出现的HBV变异株最引人关注。其中一类最早在地中海国家患者中发现，有特殊的血清临床谱。这些患者存在严重的慢性乙肝感染，可检测到HBV DNA，血清中存在抗HBe而不是HBeAg。这些患者被发现感染了一种HBV突变株，这种变异株在前核心区发生了改变以致于病毒无法编码HBeAg。虽然一些潜在的突变位点存在于前C区，C基因区是表达HBeAg所必需的（见"病毒学和病因学"），这些患者最常见的是单一碱基替换，G→A，在核苷酸1896前C基因的从第二个到最后一个密码子。这种碱基替换导致了TGG色氨酸密码子替换为一个种终止密码子（TAG），阻止了HBeAg的翻译。另一突变是在核心-启动子区阻止了HBeAg编码区的转录，从而产生了HBeAg阴性的表型。在前核心区出现这种突变的患者不能分泌HBeAg，肝病变更加严重，更迅速进展为肝硬化；或者，它们往往在慢性

乙肝的自然病程后期才在临床上被识别，而疾病已进展。“野生型”HBV和前核心-突变HBV可以在同一个患者体内共存，或者突变的HBV可能在野生型HBV感染的后期才出现。此外，在以色列和日本集体暴发性乙肝归因于一种普通的前核心区突变病毒株的感染。然而，北美和西欧的暴发性乙肝出现在没有前核心区突变的野生型HBV感染的患者中，而且即使在典型的、自限的、轻型HBV感染中，前核心区突变和HBV基因组的其他突变都有可能会发生。存在前核心区突变的HBeAg阴性的慢性乙肝现在是地中海国家和欧洲最常见的类型。在美国，HBV基因型A（不易发生G1896A突变）很流行，前核心区突变的HBV较少见。然而，亚洲人和欧洲人移民的结果导致美国HBeAg阴性的乙肝感染人群比例已经增加，目前约占慢性乙肝患者的1/3。这种HBeAg阴性慢性乙肝的特点包括：HBV DNA水平较低（一般拷贝≤10^5/ml），转氨酶活性变化呈以下一种：持续升高，高于正常范围呈周期性波动，介于正常和升高范围内周期性波动。

第二种重要的HBV变异类型是逃逸突变，发生在所有HBsAg亚型所共有的的免疫显性α位点的145位的单个氨基酸替换，从甘氨酸替换为精氨酸。HBsAg的这种改变造成了一种关键的构象改变，导致抗HBs中和活性的丧失。这种特异性HBV/α突变发生在两种情况下，主动和被动免疫，体液免疫迫使病毒产生进化改变（“逃逸”）——小部分乙肝疫苗接种者虽然已经有中和性抗HBs，但仍罹患HBV感染；一些肝移植受者接受乙肝处理，给予高剂量人单克隆抗HBs抗体。尽管这些突变不常出现，但它们的存在可能会使免疫接种策略和血清学诊断变得复杂化。

不同类型的突变出现在慢性乙肝应用核苷类似物抗病毒治疗过程中；像“YMDD”和HBV聚合酶元件的类似突变将在第40章中予以讲述。

（4）肝外部位：乙肝抗原和HBV DNA在多个肝外部位被发现，包括淋巴结，骨髓，循环淋巴细胞，脾和胰腺。虽然病毒和这些肝外部位的组织损伤好像不相关，但它们在这些“远处”储存库中存在可以（但并不必要）解释原位肝移植后HBV感染的复发。肝外HBV的临床相关性需要更加全面的研究来阐明。

3.*丁型肝炎* 丁肝病毒，或称HDV，是代尔塔病毒属（Deltavirus）的唯一成员，HDV是一种缺陷RNA病毒，和HBV共同感染，在复制和表达上需要HBV（或其他嗜肝病毒）的辅助。HDV比HBV体积稍小，是一种甲醛敏感的，35～37nm的混杂结构病毒。其核衣壳表达丁肝抗原，和任何一种HBV抗原都没有抗原同源性，并包含了病毒基因组。HDV核心被HBsAg外膜所包被，除了HBsAg的主要蛋白、中间蛋白、大蛋白各组分蛋白之外，与HBV没有什么区别。基因组是一种较小的、1700个核苷酸的环形单个负链RNA，和HBV DNA不同源（除了聚合酶基因的一个小区域外），但HDV基因组有自己的特征，及植物卫星病毒或类病毒普遍应用的滚环复制模型。HDV RNA包括很多内部互补区域；因此可以通过内部碱基配对自我折叠形成一种特殊的、非常稳定的、棒状结构，这种结构包含一种十分稳定、可以自我剪切和自我连接的核酶。HDV RNA需要宿主RNA聚合酶Ⅱ来完成复制，通过RNA介导的RNA合成方式，将基因组RNA转录为一个互补的抗基因组（正链）RNA；这个抗基因组RNA反过来又为接下来的基因组RNA合成提供模板。HDV RNA只有唯一一个开放读码框；丁肝抗原（HDAg），抗基因组链产物，是唯一已知的HDV蛋白；HDAg以两种形式存在：一种较小，有195个氨基酸，有助于HDV RNA的复制；另一种较大，有214个氨基酸，可能抑制基因复制，却是抗原组装为病毒颗粒时所需要的。丁肝抗原可以直接结合RNA聚合酶Ⅱ，从而激活转录过程。虽然完整的丁肝病毒颗粒和肝损伤需要HBV的辅助功能才能形成，但是HDV RNA的细胞内复制却可以不依赖HBV。HDV病毒株的基因组异质性已经被阐明，然而，这种基因多样性的病理生理学和临床结局尚未明确。丁型肝炎的临床谱与所有已知的7种基因型表现一致，其中基因型1最多见。

HDV既可以和HBV感染同时发生（同时感染），又可以感染已有HBV感染的患者（重叠感染）；当HDV感染从一个HBsAg亚型的供者传播给另一个不同亚型的HBsAg阳性受者时，HDV接受的是受者的HBsAg亚型，而不是供者的。因为HDV完全依赖于HBV而存在，HDV感染的病程也取决于（不会超过）HBV感染的病程。HDV抗原主要在肝细胞核中表达，偶尔在血清中可以检测到。急性HDV感染时抗HDV主要是IgM，从临床症状出现到能检测到抗HDV可能需要30～40d的时间。在自限性感染中，抗HDV滴度较低且为一过性，在HBsAg和HDV抗原清除后就很少能检测到了。在慢性HDV感染中，循环中抗HDV的滴度很高，而且抗HDV IgM和IgG都能检测到。在HDV复制期，可以检测到肝中的HDV抗原、血清和肝中的HDV RNA。

4.*丙型肝炎* 丙肝病毒，在识别前曾被称为“非甲非乙肝炎”病毒，是一种线性、单链、正义、9600个核苷酸的RNA病毒，其基因组与虫媒病毒和瘟病毒的结构类似；HCV是黄病毒科、肝炎病毒属的唯一成员。HCV基因组包括一个单独的较大的开放读码框架（基因），编码一种约3000个氨基酸的病毒多聚蛋白，经翻译后切割形成10种病毒蛋白。基因组的5'端包括一段非翻译区（含有一个内部核糖体进入位点），邻近4种结构蛋白基因：核衣壳蛋白，C；两种被膜糖蛋白，E1和E2；以及一种膜蛋白p7。5'非翻译区以及核心基因在基因型上高度保守，但是被膜蛋白是由高度变异区编码的，不同病毒株之间互不相同，使得病毒有可能通过被膜蛋白感染宿主，逃脱宿主的免疫监视。基因组3’端同样包括一段非翻译区，包含了6种非结构基因：NS2，NS3，NS4A，NS4B，NS5A以及NS5B。NS2半胱氨酸蛋白酶将NS3从NS2上切割下来，NS3-4A丝氨酸蛋白酶将所有下游的蛋白从多聚蛋白上切割下来。对病毒复制至关重要的NS蛋白包括NS3解旋酶，NS3-NS4A丝氨酸蛋白酶，以及NS5B RNA依赖的RNA聚合酶（图38-6）。HCV并不通过DNA介导的方式来复制，它并不整合到宿主基因组中。由于HCV在循环中滴度较低，10^3～10^7/ml，因此发现直径40～60nm的病毒颗粒仍然比较困难。然而，HCV的复制速度很快，10^{12}/d，其半衰期为2.7h。黑猩猩是一种有帮助但较笨重的动物模型。虽然缺乏一种强健、繁殖力强、小型的动物模型，但是HCV复制曾在一种在移植人肝的免疫缺陷小鼠模型中，以及转基因小鼠和兔的模型中建立过。虽然体外复制比较困难，但研究发现来源于肝细胞癌的细胞系（复制子系统）可以支持转基因的、缩短的或者全长的HCV RNA（但并非完整的病毒颗粒）的复制。近期，HCV完整复制过程以及完整的55nm病毒颗粒已经可以在细胞培养系统中实现。HCV通过非肝特异性CD81受体以及肝-特异性紧密连接封闭蛋白-1得以进入肝细胞。依赖于与低密度脂蛋白（LPLs）相同的组装和分泌途径，HCV伪装成脂蛋白，限制了适应性免疫系统对其的可见性，这可以解释它为什么能逃逸免疫监控和清除。

HCV有至少6种不同的主要基因型，以及基因型中有>50种亚型，已经通过核苷酸测序的方式被识别。基因型在序列同源性上有≥30%的比例互不相同。由于HCV病毒株在某一基因型或亚型以及在同一宿主中存在差异，这种差异可能不足以来定义某一种独特的基因型，这种基因型间的差异被称为“准种”，它们仅有一小部分序列同源性存在不同。这种HCV基因型和准种的多样性，是由于其高突变率导致的，干扰了有效的体液免疫。HCV的中和抗体已经被发现，但它们存在时间短，且HCV感染并不能诱导产生对不同病毒株甚至是相同病毒株再次感染的持续免疫。因此，在急性HCV感染后既不能产生异源性免疫，也不能产生同源性免疫。一部分HCV基因型在世界范围内广泛分布，而另一部分在地理分布上相对局限（见“流行病学和全球特征”）。此外，不同基因型之间对抗病毒治疗的应答存在差异；然而，对不同基因型之间病原性差异的早期报道并无证据支持。

目前应用的第三代免疫测定法，合并了核心、NS3和NS5区的蛋白，来检测急性期的抗HCV抗体。HCV感染最敏感的指标是存在HCV RNA，需要通过PCR或者转录介导扩增（TMA）的方法来进行分子扩增（图38-7）。为了使HCV RNA定量在不同实验室和应用不同商业检测方法之间更加标准化，HCV RNA含量均采用国际单位（IUs）每毫升（ml）的计量方法；HCV RNA定量检测的敏感性最低可至5U/ml。暴露HCV数天后即可检测到HCV RNA—恰好在出现抗HCV之前—并且在HCV感染的整个病程中持续存在；但偶尔在一些慢性HCV感染患者中，HCV RNA只能间断地被检测到。HCV RNA敏感分子探针的应用揭示了外周血淋巴细胞中复制HCV的存在；然而，正如HBV在淋巴细胞中一样，HCV淋巴细胞感染的临床相关性尚未明确。

5.戊型肝炎 戊肝以前被称为流行性或肠道传播的非甲非乙型肝炎，戊肝病毒是一种肠道传播病毒，主要在印度、亚洲、非洲和中美洲流行；在这些地区，戊肝是最常见的急性肝炎。戊肝与甲肝的流行病学特征相似，戊肝病毒是一种32～34nm，无包膜、甲肝病毒样的病毒，它是7600个核苷酸组成的单链正链RNA病毒。戊肝病毒有3个开放阅读框［（ORF）基因］，其中最大的是ORF1，它编码着参与病毒复制的非结构蛋白。中等大小的基因ORF2编码着最主要的非结构蛋

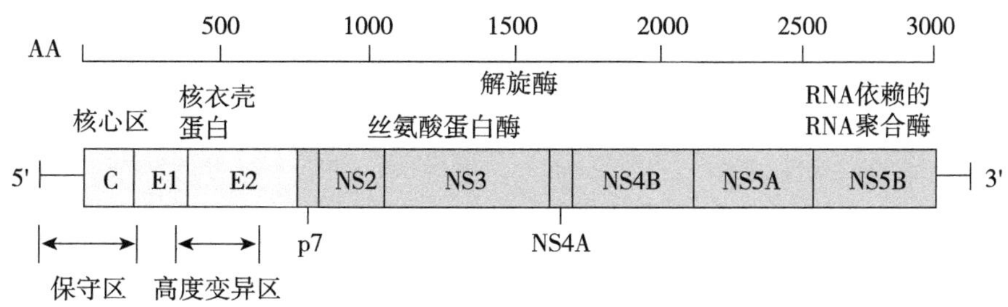

图38-6 丙肝病毒基因组及其相关的3000个氨基酸蛋白的结构

5’端有3个结构基因：核心区，C，编码核衣壳蛋白；被膜区，E1和E2，编码被膜糖蛋白。5’非翻译区和C区在病毒株中高度保守，而被膜区E2包括高度变异区。邻近的结构蛋白是p7，是一种在离子通道中起作用的膜蛋白。3’端有6种非结构区（NS）：NS2.编码半胱氨酸蛋白酶；NS3.编码丝氨酸蛋白酶及RNA解旋酶；NS4和NS4B；NS5A；NS5B，编码一种RNA依赖的RNA聚合酶。在整个多聚蛋白翻译完成后，宿主和及病毒蛋白酶将其剪切为各个单独的蛋白

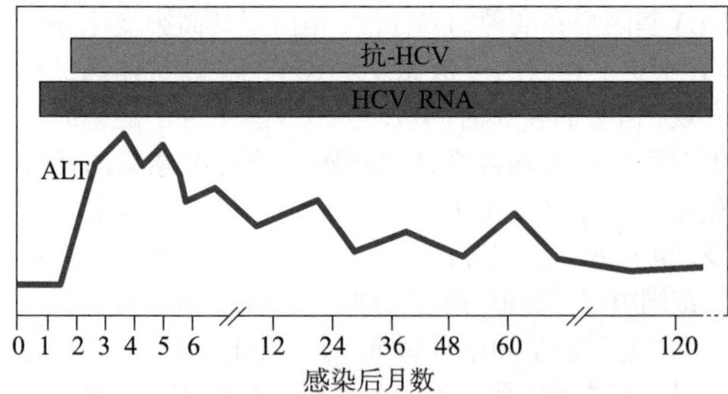

图38-7 急性丙肝进展为慢性过程中的典型临床特征

HCV RNA是最早能检测到的指标，早于丙氨酸氨基转移酶（ALT）升高和出现抗HCV

白—核衣壳蛋白。最小的ORF3编码一种结构蛋白，其功能尚不明确。所有的HEV分离株似乎属于单一血清型，尽管基因异质性高达25%，且存在5种基因型（其中4种在人类中检出）；基因型1型和2型似乎毒性更大，基因型3和4的毒性较低，引起亚临床感染。动物宿主使得戊肝病毒得以长时间存在，尤其是猪。在戊肝病毒和甲肝病毒或其他小RNA病毒之间没有基因组或抗原同源性；尽管戊肝病毒与环状病毒类似，但HEV与其他已知病毒完全不同，在肝炎病毒科家族内形成其特有的分类，戊肝病毒属。戊肝病毒已在粪便、胆汁和肝中被检测到，并在潜伏期内经粪便排出；对病毒抗原的免疫反应也在急性感染的非常早期出现。抗HEV IgM和IgG均可检测到，但在急性感染后两者都急剧下降，在9~12个月降至低点。目前，HEV感染的血清学检测尚未常规开展。

［发病机制］ 在正常情况下，已知的任何肝炎病毒都没有直接的肝细胞毒性。研究表明，病毒性肝炎所致急性肝损伤的临床表现和转归是由宿主的免疫应答所决定的。在所有病毒性肝炎中，乙型和丙型肝炎被研究得最多。

1.乙型肝炎 非活动性乙肝病毒携带者的肝组织学及肝功能正常，提示病毒并没有直接的细胞毒性。细胞免疫竞争缺陷的患者更容易表现为慢性感染而不是清除病毒，这一事实支持乙肝相关肝损害中细胞免疫反应的作用。实验室支持证据最多的模型是识别宿主及肝细胞表面HBV抗原的特异性致敏的细胞毒T细胞。表达在细胞膜表面的微量核壳蛋白（HBcAg，可能HBeAg）是病毒靶抗原，它与宿主抗原一起介导细胞毒T细胞损害HBV感染的肝细胞。$CD8^+$细胞毒T细胞对稳定性和多克隆性的反应及T细胞分泌的抗病毒细胞因子的区别，解释了从急性肝炎恢复或进展为慢性的不同转归，以及急性乙肝病毒感染轻型和重型（暴发型）的不同转归。

尽管稳定的细胞毒T细胞反应发生在急性乙型肝炎中，并清除病毒感染的肝细胞，然而实验感染的黑猩猩模型中，在T细胞浸润肝达峰前及肝损害的生化和组织学表现达峰前，超过90%的HBV DNA就已经在肝及血液中检测不到了。这表明，先天免疫系统和炎性细胞因子，独立于细胞毒性抗病毒机制，参与到了早期HBV感染的免疫应答中；表现为从胞质中清除HBV复制中间体及从感染的肝细胞核中清除共价闭合环状病毒DNA。因此，HBV-HLA-特异的细胞毒T细胞在获得性免疫系统中的应答被认为对HBV感染的恢复起主要作用。

关于病毒因素和宿主因素在HBV相关肝损的发病机制及转归中的相对重要性仍存在一定争议。如前文所述，HBV前核心区基因的突变与HBV感染的严重度及转归相关（慢性重型和暴发型肝炎），提示在某些情况下，相对致病性可以是病毒本身的特性而不是宿主的特性。而HDV及HBV共同感染所致肝损要较HBV单独感染更严重，体外转染HDV抗原基因的细胞表达HDV抗原，然后在没有任何免疫影响下出现坏死，这一事实与病毒对致病性的影响也一致。类似的，终末期慢性乙肝行肝移植的患者，偶尔在新肝中出现迅速进展的肝损伤。这样的临床表现与新肝中一种少见的组织学表现相关，称为纤维化淤胆性肝炎，在微结构上表现为HBsAg过载细胞的阻塞。这表明，在为避免排斥反应而应用的有效免疫抑制剂的影响下，HBV可能会对肝细胞产生独立于免疫系统之外直接的细胞毒作用。

尽管HBV感染所致肝损的准确机制还不清楚，关于核壳蛋白的研究阐明了高度复制的（HBeAg阳性）慢性HBV感染母亲生出来的婴儿具有对HBV的免疫耐受。在表达HBeAg的转基因小鼠中，由于在子宫内就暴露于HBeAg，可诱导T细胞对两种核壳蛋白的耐受。相应的，这也可能解释了为什么在生命早期出现感染时，不发生免疫清除，并导致终身感染。

出生时获得性HBV感染多见于流行病区，如远东，而成年时获得性HBV多见于西方国家，这是两者之间很重要的区别。新生儿期的感染与获得HBV的免疫耐受有关，缺乏急性肝炎表现，但往往会表现为慢性终身感染。新生儿期获得的HBV感染可以在几十年后出现肝硬化及肝细胞肝癌（参见“并发症及后遗症”）。相反，青春期或成年早期获得的HBV感染中，HBV感染肝细胞的宿主免疫反应往往是强大的，会出现急性肝炎样表现，且均可恢复。成年期获得的感染，慢性化很少见，发生肝细胞肝癌的风险也非常低。根据这些现象，一些研究者将HBV感染分为“免疫耐受”阶段、“免疫反应”阶段和“失活”阶段。这种简便的分类方式并不完全适用于典型的西方成人自限性急性乙肝，因这类患者中没有免疫耐受阶段。即使是新生儿获得的HBV感染，免疫耐受已经建立，在早期的几十年里仍然会间断出现肝细胞坏死性炎症，这期间肝损伤可能是静止性的（有些被称为“免疫耐受”阶段）。此外，即使在后几十年（所谓的免疫反应或免疫耐受阶段）出现了临床明显的肝损伤和进行性纤维化，对HBV免疫耐受的水平仍然很乐观。更准确地说，新生儿获得性HBV感染患者中，免疫耐受与不耐受之间存在动态平衡，其结局决定了慢性感染的临床表现。这部分患者可能会在早期的几十年里表现为相对高水平的免疫耐受，而在以后的几十年表现为相对低水平的耐受（甚至于缺乏）。

2.丙型肝炎　细胞介导的免疫反应及T细胞分泌的抗病毒细胞因子参与了对抗感染及丙肝相关肝损伤的机制。或许HCV感染的淋巴细胞在减轻抗病毒的免疫反应中也发挥一定作用。在慢性丙肝患者中，可有肝细胞内HLA Ⅰ型限制的细胞毒T细胞对病毒核衣壳、包膜及非结构性蛋白抗原的反应。然而这些病毒特异的细胞毒T细胞的应答并不完全与肝损程度或愈合相关。但在HCV所致肝损的发病机制中，病毒激活的CD4辅助性T细胞，通过分泌的细胞因子，激活HCV-特异的CD8细胞毒T细胞，这已形成共识。与慢性感染相比，从丙肝恢复患者的免疫应答表现得更强（数量更多，病毒抗原特异性更多样化，功能更加有效，并且更加持久）。一些HLA等位基因与自限性丙肝相关，其中最明确的是IL28B基因的C/C单体型。尽管人们更加关注获得性免疫，但已经发现HCV蛋白干扰先天免疫，最终阻断1型干扰素应答及在干扰素信号级联放大中抑制干扰素信号和效应分子。同样当成功的获得性免疫需要的HLA Ⅰ型分子表达时，先天免疫系统中NK细胞发挥作用，并抑制了HCV感染。值得注意的是，大量病毒准种多样性和HCV序列变异的出现允许病毒通过宿主体液及细胞免疫逃避HCV感染。

最后，病毒抗原（HCV NS3和NS5A）和宿主自身抗原（细胞色素P450 2D6）之间的交叉反应可以解释丙肝和一些自身免疫性肝炎及携带抗肝肾微粒体抗体（anti-LKM）患者之间的关系（见第40章）。

［肝外表现］　免疫复合物介导的组织损伤可能在急性乙肝的肝外表现中发挥一定致病作用。急性乙肝中偶有前驱的血清病样综合征可能与HBsAg-抗HBs循环免疫复合物在组织血管壁的沉积相关，导致了补体系统的激活及血清补体水平的降低。

慢性乙肝患者中可以观察到其他类型的免疫复合物疾病。偶尔会出现表现为肾病综合征的肾小球肾炎。在肾小球基底膜上可见HBsAg及免疫球蛋白、C3的沉积。<1%的慢性乙肝患者会出现系统性血管炎（结节性多动脉炎），20%~30%的结节性多动脉炎患者血清中存在HBsAg。在这些患者中，受累的小、中动脉壁中存在HBsAg及免疫球蛋白、补体成分。病毒性肝炎的另一肝外表现为混合型冷球蛋白血症，最初报道可能与乙肝相关。临床特点为关节炎、皮肤血管炎（可触及的紫癜），偶伴有肾小球肾炎及血清中存在不止一种免疫球蛋白的循环冷沉淀免疫复合物。许多冷球蛋白血症患者都有慢性肝病，但与HBV感染相关性有限；相反，有大量患者有HCV感染，循环免疫复合物中包含HCV RNA。免疫复合性肾小球肾炎是慢性丙肝的另一突出的肝外表现。

［病理］　所有类型病毒性肝炎的典型形态学表现类似，包括全小叶单核细胞的浸润、肝细胞坏死、Kupffer细胞增生及不同程度的胆汁淤积。可以出现肝细胞再生，表现为大量细胞有丝分裂、多核细胞及“玫瑰花结”或“假小叶”形成。单核细胞的浸润主要是小淋巴细胞，尽管浆细胞和嗜酸性粒细胞也偶尔会出现。肝细胞损伤包括肝细胞变性和坏死，细胞凋亡，气球样变及肝细胞嗜酸性物质沉积（形成所谓的康氏小体或叫作凋亡小体）。伴有细胞质玻璃样外观的大肝细胞可能出现在慢性HBV感染而不是急性HBV感染，这些细胞内含HBsAg并可通过地衣红或品红醛免疫组化来确定。在无合并症的病毒性肝炎中，网状蛋白骨架仍然存在。

在丙肝中，典型的组织学表现为炎症相对轻，肝窦内细胞的明显活化、淋巴细胞聚集、脂肪存在（基因型3型较常见，与增加的纤维化相关），偶尔会出现胆管损伤，表现为胆管上皮堆积而没有基底膜中断。丁型肝炎偶尔会出现小泡型脂肪变性。戊型肝炎常见的组织学特点是明显的胆汁淤积。在缓慢恢复的急性甲型肝炎也可以出现胆汁淤积的变异。

更严重的组织学改变包括桥接坏死，也被称为亚急性或融合性坏死或界板性肝炎，偶可在急性肝炎中出现。小叶间“桥接坏死”是由大面积肝细胞凋亡伴网状蛋白骨架坍塌所致。典型的桥包括压缩的粗面内质网、炎症碎片和退变的肝细胞，跨越于邻近的门静脉区域、门静脉至中心静脉或中心静脉至中心静脉。这种病变被认为具有评估预后的意义；在很多以往被描述有这种病变的患者往往在几周至几个月内经历亚急性过程最终死亡，或进展为严重的慢性肝炎及肝硬化；但桥接坏死与急性肝炎患者不良预后之间的关系仍未被证实。因此，尽管慢性肝炎患者出现这种病变有评估预后的意义（见第40章），但其在急性肝炎中的意义有限，因此急性肝炎患者不再常规行肝活检明确有无该病变。在广泛性肝坏死（暴发型肝炎，“急性黄色萎缩”）中，尸检中的显著特点是小、萎缩、柔软的肝。组织学表现为大片坏死、大部分小叶的肝细胞凋亡及网状蛋白骨架塌陷。当暴发性或重症肝炎的处理需要组织学报告时，可经造影沿颈静脉路径做活检，这使得存在严重凝血障碍情况下行这种有创操作成为可能。

免疫组化及电镜研究已经将HBsAg定位于感染肝细胞的胞质和胞膜上。相反，HBcAg主要存在于胞核，但偶尔见到少量存在于胞质内和胞膜上。HDV抗原存在于肝细胞核，而HAV、HCV和HEV抗原存在于胞质内。

［流行病学和全球特点］　在应用肝炎病毒的血清学检测之前，所有的病毒性肝炎患者都被定义为“感染性”或“血清性”肝炎。它们的传播方式互相重叠，然而，不同类型的病毒性肝炎之间并不能单独依靠临床或者流行病学特点来明确区分（表38–2）。最精确的区分不同类型的病毒性肝炎的方法是特异性血清学检测。

1.甲型肝炎　该病毒基本全部通过粪–口途径传播。个人卫生条件差和拥挤的生活环境会加剧HAV在人–人之间的传播；大规模暴发流行及散发病例都可以追溯到被污染的食物、水、牛奶、冻树莓和草莓、墨西哥出口的绿洋葱以及贝类。家庭内以及单位内传播也很常见。早期流行病学发现甲肝好发于秋末冬初。在温带地区，每5～20年可记录到1次流行峰，因为这期间有新的未免疫人群出现；然而，在发达国家，甲肝的发病率在逐步下降，推测可能与卫生条件改善相关，这种循环模式就看不到了。在急性甲肝感染后即没有甲肝携带状态存在；病毒在自然界的延续可能依赖于非流行性、非显性亚临床感染、摄入在流行区或来自流行区的污染的食物或水，以及与环境相关的污染。

在一般人群中，抗HAV（早期HAV感染的标志）的流行随年龄增长和社会经济状态下降而上升。在20世纪70年代，早期甲肝感染的血清学证据出现在约40%

表38–2　病毒性肝炎的临床和流行病学特点

特点	HAV	HBV	HCV	HDV	HEV
潜伏期（d）	15～45，平均30	30～180，平均60～90	150～160，平均50	30～180，平均60～90	14～60，平均40
起病特点	急性	隐性或急性	隐性	隐性或急性	急性
易感年龄	儿童，年轻成年人	年轻成年人（性传播或者经皮肤传播），婴儿，儿童	任何年龄，但在成年人中更普遍	任何年龄（和HBV类似）	年轻成年人（20—40岁）
传播途径					
粪–口传播	+++	–	–	–	+++
经皮传播	不常见	+++	+++	+++	–
围产期传播	–	+++	±(1)	+	–
性传播	±	++	±(1)	++	–
临床特征					
严重程度	轻度	偶尔重度	中度	偶尔重度	中度
暴发型	0.1%	0.1%～1%	0.1%	5%～20%(2)	1%～2%(5)
进展为慢性	从不	偶尔（1%～10%）	常见（85%）	常见(4)	从不
携带者	无	0.1%～30%(3)	1.5%～3.2%	可变(6)	无
肿瘤发生	无	+新生儿感染	+	±	无
预后	很好	高龄、虚弱者预后差	中度	急性，好；慢性，差	好
预防	免疫球蛋白；灭活疫苗	HBIG（乙肝免疫球蛋白），重组疫苗	无	HBV疫苗（对于HBV携带者无）	疫苗
治疗	无	干扰素	聚乙二醇干扰素加上利巴韦林	干扰素或聚乙二醇干扰素（中度有效）	无
		拉米夫定	特拉匹韦		
		阿德福韦	博赛泼维		
		聚乙二醇干扰素			
		恩替卡韦			
		替比夫定			
		替诺福韦			

（1）主要是与HIV共同感染，且病毒载量较高；风险约5%。（2）超过5%的急性HBV/HDV共同感染；超过20%的HDV与慢性HBV重叠感染。（3）在世界范围内及国家内的亚群中变化很大；见文中。（4）在急性HBV/HDV共同感染中，慢性化的发生率与HBV相同；在HDV重叠感染中，是否慢性化是不确定的。（5）妊娠妇女的10%～20%。（6）在地中海国家很常见，在北美和西欧少见

HBIG.乙肝免疫球蛋白

的美国城市人群，其中大部分人群从未回忆起曾有过肝炎的症状。然而，在随后的几十年，美国抗HAV的流行率下降。在发展中国家，暴露、感染和接下来的免疫在儿童时期就十分普遍。随着发达国家亚临床儿童感染率的下降，出现了一部分成年易感人群。甲肝在成年人中症状更为明显；因此，随着HAV感染率的下降，成年人易感人群罹患临床显性感染甚至重症HAV感染的可能性增加。去流行区旅行是非流行区成年人感染HAV的主要原因。近期发现的HAV感染的流行聚集区包括育儿中心、新生儿重症监护室、男性同性恋者以及静脉注射毒品者。虽然甲肝很少经血液传播，但也有几次暴发是在凝血因子浓缩物的受者中出现的。在美国，在高发病率州的儿童中进行甲肝疫苗接种已经减少了每年>70%的新发HAV感染，将新发感染的负担从儿童转移到了成年人。

2.乙型肝炎　经皮接触在过去一直被认为是乙型肝炎的主要传播途径，但过去的“血清性肝炎”不能准确反映现在认识的HBV感染的流行病学谱。后面会详细解释，大多数经输血传播的肝炎其实不是HBV引起的。而且，接近2/3的急性乙肝感染者并没有明确的经皮暴露史。因此，我们现在认为许多乙肝感染病例来源于不明显的非经皮传播或隐匿的经皮传播。在乙肝感染者的所有体液中都能检测到HBsAg；当经皮或非经皮感染实验动物时，发现至少部分体液（尤其是精液和唾液）是具有传染性的，尽管比血清要少。在乙肝非经皮传播途径中，经口摄入被认为是一种潜在低效的暴露途径。而两种非经皮途径：亲密接触（特别是性接触）和母婴传播，被认为在乙肝传播中发挥了重要作用。

在撒哈拉沙漠以南的非洲地区，幼儿之间的亲密接触被认为是当地乙肝高发的重要原因之一。母婴传播主要发生于携带HBsAg母亲或者在妊娠晚期或产后早期罹患急性乙肝的母亲。母婴传播在北美和西欧不常见，但在远东和发展中国家是最重要的乙肝传播方式。尽管母婴传播的确切模式还不清楚，尽管约10%的感染是在子宫里就获得的，但是流行病学证据提示大多数感染发生在分娩的一刻，而与母乳喂养无关。HBV是否发生母婴传播与存在HBeAg和高水平的病毒复制有关。90%HBeAg阳性的母亲会将乙肝传染给孩子，但只有10%～15%抗HBe阳性的母亲会传染下一代。在大多数情况下，新生儿期的急性感染临床上往往无症状，但孩子很可能保持慢性感染。

世界范围内>3.5亿～4亿的HBsAg携带者构成了乙肝的主要人群。在美国和西欧，普通人群的血清HBsAg并不常见，仅为0.1%～0.5%；而部分地区和人群血清HBsAg可达到5%～20%，包括在远东地区和一些热带国家；唐氏综合征、系统性红斑狼疮、白血病、霍奇金淋巴瘤、多发性结节性动脉炎患者；慢性肾病接受血透的患者；吸毒者。

HBV感染的其他高危人群包括急性乙肝患者的配偶、性交史混乱者（尤其是男性同性恋）、暴露于血液的医务工作者、需要反复输血的患者尤其是输注合并的血制品浓缩物（例如血友病患者）、严重残疾人看护机构的工作人员、囚犯和慢性乙肝患者的家人。在献血志愿者中，抗HBs（反映既往HBV感染）阳性率为5%～10%。这个比例在社会低收入人群、老年人和上文提到暴露于血制品的人群中会更高。由于目前对于供者血液病毒筛查的高敏感性，因输血而感染乙肝的风险仅为1/230 000。

感染率、传播方式和人类行为造成了不同地理区域乙型肝炎不同的流行病学模式。在远东地区和非洲，以母婴传播为主，乙肝多发生于新生儿和儿童中。在北美和西欧国家，乙肝多发生在成年人和青年人，因在这个年龄段更容易发生亲密性接触及娱乐性和职业性经皮暴露。在某种程度上，由于人口的流动性，现在乙肝高流行区和低流行区的界限已经被模糊。在20世纪80年代早期，由于乙肝疫苗的出现和在很多国家儿童的广泛接种，这些国家新近乙肝的感染率显著下降了90%，相应的慢性乙肝的患病率和肝癌的发生率也随之降低。推荐进行HBV感染筛查的人群列于表38-3。

3.丁型肝炎　丁型肝炎在全球均有分布，但呈现两种不同的流行病学分布模式。在地中海国家（北非、南欧、中东），HDV感染在乙肝炎患者中流行，且主要以非经皮途径传播，尤其是亲近的个人接触。在美国和北欧等非流行区，HDV感染发生在经常暴露于血液或者血制品的人群，主要是吸毒者和血友病患者。HDV可以通过吸毒者或者通过人们从流行区迁移到非流行区来传播。因此，人口的迁移方式和喜好经皮接触的人类行为

表38-3　推荐进行HBV检测的高危人群

出生于乙肝高流行区（>8%）和中度流行区（>2%）国家或地区的人群，包括移民和领养的儿童，以及出生于美国婴儿期未接种及其父母是从HBV高流行区移民来的
乙肝患者的家人或性伴侣
注射毒品者
有多个性伴侣或者有性传播疾病史者
男同性恋者
戒毒所工作人员
丙氨酸或天冬氨酸氨基转移酶升高者
HCV或HIV感染者
血液透析者
妊娠妇女
需要进行免疫抑制或细胞毒治疗的患者

在HDV的感染和扩散中起重要作用。丁型肝炎的迁移流行病学偶尔可以表现为重症肝炎的暴发流行，比如在遥远的南美村庄和美国的中心城区。最终，这种丁型肝炎的暴发，无论是与急性乙肝同时发生的共感染还是继发于乙肝的超感染，都使得流行区与非流行区的界限变得模糊。从世界范围来看，在20世纪90年代后期丁肝感染出现了下降的趋势。即便是在意大利这样的丁肝流行区，由于对乙肝的公共卫生防治措施的应用，使得在20世纪90年代丁肝的感染率以每年1.5%速度下降。但在21世纪头10年，丁肝的感染率仍未低于20世纪90年代的水平；其主要患病群体包括1970—1980年感染丁肝的人群以及从流行国家向非流行国家移民者。

4.丙型肝炎 20世纪70年代早期，对献血者常规筛查HBsAg和取消商业性血源降低了输血相关肝炎的发生，但没有根除。在20世纪70年代，输注自愿捐助并筛查HBsAg血液罹患肝炎的可能性约10%每人（约0.9%每输血单位）；基于血清学筛查排除了甲肝和乙肝，90%~95%的患者归为“非甲非乙”型肝炎。对于那些需要输注混合血制品的患者，如凝血因子浓缩物，感染的风险更高，达20%~30%。

在20世纪80年代，有AIDS风险因素的供血者自愿进行自我排查，以及随后供血者筛查抗HIV，将输血相关肝炎的可能性降至5%以下。在20世纪80年代末到90年代初，最早出现了“非甲非乙”型肝炎的筛查试验［谷氨酸氨基转移酶（ALT）和抗HBc能识别出很可能将“非甲非乙”型肝炎传给受血者的供血者］，以及在发现了丙型肝炎病毒后出现的第一代抗HCV的免疫分析法，降低了输血相关肝炎的发生率。1986—1990年做的一项关于输血相关肝炎的前瞻性研究显示，在一家城市大学医院，输血相关肝炎发生率在应用替代试验后从基线3.8%每人（0.45%每输血单位）降至1.5%每人（0.19%每输血单位），在应用第一代抗HCV检测方法后降至0.6%每人（0.03%每输血单位）。第二代抗HCV检测方法的出现进一步将输血后肝炎发病率降低到了1/100 000这样一个极低的水平。后来第三代抗HCV检查方法和对捐献血HCV RNA的PCR检测更是将输血后肝炎发病风险降低至1/2 300 000。

丙型肝炎除了经输血传播外，也能通过其他经皮途径传播，例如毒品注射。此外，丙肝病毒可以因职业暴露于血液传播，在血液透析单位感染的风险增加。尽管输血相关性丙肝的发病率随着供血筛查的出现有所下降，但直到20世纪90年代初丙肝的总体发病率并未下降。当丙肝的总体发病率下降80%时，与之平行的注射毒品的新发病例数量减少。在剔除了抗HCV阳性的血浆供者后，仍在静脉输注（而不是肌内注射）免疫球蛋白的受者中出现罕见、散发的丙肝病例。

HCV感染的血清学证据见于90%有输血相关肝炎病史的患者（几乎全部出现在1992年第二代抗HCV筛查试验出现之前）、血友病患者和其他应用凝血因子治疗的患者；静脉注射毒品者；60%~70%散发没有明确危险因素的“非甲非乙”型肝炎患者；0.5%的献血志愿者；以及美国1999—2000年做的最新调查中1.6%的普通人群，约折合410万人（320万例病毒血症）。世界上约有1亿7000万人感染了丙型肝炎，大多数国家的HCV感染率相当，但在某些国家如埃及的丙肝发病率特别高，部分城市人口发病率超过了20%。埃及丙型肝炎的高发病率要归因于其20世纪70年代医疗操作中使用污染的医疗器械和不安全的注射操作。在美国，非洲裔和墨西哥裔美国人HCV感染的发病率高于白种人。在1988—1994年，30—40岁成年男性HCV感染率最高；而1999—2000年的调查显示，丙肝的年龄高峰已经变为了40—49岁；自从1995年，55—64岁是丙肝发病的主要人群，随之丙肝相关死亡率也增加。因此，尽管20世纪90年代新发丙肝感染下降了80%，丙肝感染人群主要是在20~30年前20世纪60、70年代因为自我接种娱乐性药物而罹患感染的那部分人群延续下来的。丙型肝炎占慢性肝病的40%，是肝移植的最常见原因，在美国每年预计约8000~10 000人死亡。

在世界的不同地区，HCV的基因型分布不同。世界范围而言，Ⅰ型HCV最常见。在美国，Ⅰ型HCV占丙肝感染的70%，2型和3型占剩下的30%。在非洲裔美国人中，1型HCV比例更高（约90%）。4型HCV主要分布于埃及。5型分布于南非，而6型分布于中国香港。

大多数检测出抗HCV的无症状供血者以及20%~30%已经报告的急性丙肝患者并不是公认的危险人群。但是，如果仔细询问病史，很多供血者能回忆出相关危险行为。

作为一种血播传染性疾病，丙型肝炎可潜在通过性传播和母婴传播。但这两种形式传播丙肝的效率很低。尽管10%~15%的急性丙肝患者报告有潜在的性感染途径，但是大多数研究不能证实HCV通过性行为传播。丙肝通过性行为或母婴传播的概率约为5%，低于HIV和HBV的相应感染率。而且，丙肝性传播的人群主要局限于那些具有多个性伴侣和有性传播疾病的人群，很少发生于只有单个固定性伴侣的人群。母乳喂养也不会增加HCV感染的母亲传染给婴儿的风险。医务工作者的感染率并没有显著高于普通人群。但是，医务工作者更可能因为意外针刺伤而感染丙肝，这种概率约3%。家庭接触感染的病例也很罕见。

另一些丙型肝炎感染的高危人群包括：血液透析和器官移植患者、需要接受输血的肿瘤化疗患者、HIV感染者和无法解释的血清转氨酶升高的患者。在免疫抑制人群，抗HCV的水平可能检测不到，诊断需要检测HCV RNA。尽管新发急性丙肝感染的病例很少，但如前所述，二三十年前因为试验注射药物的健康人群中新发诊断的病例并不少见。这种情况往往持续多年未明确，直至常规体检、申请保险或者准备献血时实验室筛查才发现。建议推荐HCV感染筛查人群列于表38-4中。

5.戊型肝炎　这种类型的肝炎主要分布于印度、亚洲、非洲、中东和美洲中部。它与甲型肝炎一样，主要是通过粪-口形式传播。戊肝多见于雨季洪水泛滥导致的水源污染后，但可见散发病例。戊肝不同于其他消化道传播疾病的流行病学特点是，它很少出现人传人的现象。这种感染常发生于对甲肝具有免疫力的群体和年轻人。在戊肝流行区，存在HEV抗体的人数≤40%。而在世界上戊肝非流行区，如美国，临床表现突出的急性戊肝非常罕见。但在这些区域，拥有HEV抗体的人群却能高达20%。在非流行区，戊肝并不是任何“非甲非乙”型肝炎。但在美国也曾发现过流行区外来的戊肝病例。一些报道提示猪是HEV的动物宿主。

［临床表现和实验室检查］

1.症状和体征　急性病毒性肝炎起病前均有一段潜伏期，潜伏期的长短取决于感染的病毒类型。一般而言，甲型肝炎的潜伏期为15～45d（平均4周），乙型肝炎和丁型肝炎潜伏期为30～180d（平均8～12周），丙型肝炎为15～160d（平均7周），戊型肝炎为14～60d（平均5～6周）。急性病毒性肝炎前驱症状是系统性的，且十分多样。黄疸出现前1～2周，主要症状有食欲下降、恶心、呕吐、乏力、精神萎靡、关节痛、肌痛、头痛、畏光、咽喉炎、咳嗽、鼻炎。恶心、呕吐和纳差多与嗅觉、味觉的改变密切相关。相对于乙型肝炎、丙型肝炎而言，甲型肝炎、戊型肝炎更容易出现低热（38～39℃），除非乙型肝炎患者出现血清病样反应症状；39.5～40℃（103～104°F）的发热少见。临床上黄疸出现前1～5d，可能会出现尿色加深和灰土样粪。

随着临床黄疸的出现，主要的前驱症状通常缓解，但在部分患者中常有轻度的体重下降（2.5～5kg），可能在整个黄疸期一直持续存在。肝变大、变软，与右上腹疼痛和不适有关。比较少见的是患者表现胆汁淤积，提示肝外胆道梗阻。在急性肝炎中，脾大和颈部淋巴结大见于10%～20%的患者。少数情况下，在黄疸期一些患者可出现蜘蛛痣，但在恢复期消失。在恢复期，临床症状可消失，但是肝增大及肝生化实验异常仍很明显。黄疸后期持续时间不同，2～12周，急性乙肝和丙肝往往更长。甲肝和戊肝患者感染后1～2个月以及3/4自限的乙肝和丙肝患者黄疸后3～4个月（在健康成年人，95%～99%急性乙肝可自限，而仅有15%丙肝可自限），临床和生化才能完全恢复正常。其余情况，生化指标恢复可能延迟。相当部分病毒性肝炎患者从不出现黄疸。

HDV的感染可以出现在急性或慢性乙型肝炎病毒感染。HBV病毒感染的持续时间决定了HDV病毒感染的持续时间。当同时出现急性HDV和HBV感染时，临床表现和生化检查与单独乙肝病毒感染很难鉴别，尽管偶尔病情很重。与急性乙肝患者相比，慢性乙肝患者能支持HDV无限期的复制下去。急性HDV感染发生在急性乙型病毒性肝炎不缓解时也可以出现。更常见的是，在合并慢性乙型病毒性肝炎基础上，急性丁型肝炎病毒感染容易发展为慢性。这种情况下，HDV重叠感染更容易出现临床恶化或类似慢性乙肝基础上出现急性病毒感染。慢性乙肝患者重叠感染HDV，往往导致临床病情加重（随后讨论）。

除了与其他肝炎病毒重叠感染外，慢性乙肝患者出现急性肝炎样临床表现可能伴随着HBeAg向抗HBe的自发血清学转换或自发再激活（例如，从非复制向复制感染的转换）。这种再激活可见于合并慢性乙肝的接受免疫抑制治疗的患者，在停用细胞毒药物/免疫抑制药物后；在这些患者，免疫能力的恢复是指恢复HBV感染肝细胞的细胞介导免疫杀伤。偶尔，慢性乙肝的急性加重提示前核心区的突变（见“病毒学”和“病因学”），此后，该类患者常常出现周期性的加重。

2.实验室特征　在急性病毒性肝炎的前驱期，血清谷草转氨酶（AST）和谷丙转氨酶（ALT）（以往称为SGOT和SGPT）常有不同程度升高，并且早于胆红素的升高（图38-2，图38-4）。然而，转氨酶急性升高的水平与肝细胞损伤程度并不完全一致。峰值波动在400～4000U或者更高。通常在患者临床出现黄疸时这些指标达峰，在急性肝炎的恢复期逐渐降至正常。无黄疸性肝炎的诊断主要根据临床特征和转氨酶升高。

当血清胆红素水平>43μmol/L（2.5mg/dl）时，皮肤或巩膜可出现黄疸。当黄疸出现时，血清胆红素一般可达85～340μmol/L（5～20mg/dl）。即便血清转氨酶水平下降，血清胆红素仍可持续升高。大多数情况下，总胆

表38-4　推荐进行HCV检测的高危人群

曾经注射毒品或通过非注射途径使用非法毒品者
HIV感染者
1987年前输注过凝血因子浓缩物的血友病患者
血液透析者
不能解释的转氨酶升高者
1992年7月前输过血或器官移植受者
丙肝女性的孩子
卫生保健，公共安全，紧急医疗人员，针损伤或黏膜暴露于丙型肝炎病毒污染的血液
丙肝感染者的性伴侣

红素可等分为结合胆红素和非结合胆红素。对于病毒性肝炎，持续性胆红素>340μmol/L（20mg/dl）提示病情严重。然而，在某些溶血性贫血患者，如葡萄糖-6磷酸脱氢酶缺乏和镰状细胞性贫血，血清高胆红素是常见的，主要原因是反复发生溶血。这类患者，即使胆红素>513μmol/L（30mg/dl），也不一定与不良预后有关。

中性白细胞减少症和淋巴细胞减少症是暂时的，随后出现相对的淋巴细胞增多。在急性期，常见的是不典型淋巴细胞（2%~20%）。急性病毒性肝炎患者，检测凝血酶原时间（PT）很重要，因为PT的延长反映了肝合成能力的严重下降，提示肝细胞大量坏死，预后较差。偶尔，PT的延长可出现在血清胆红素和转氨酶轻度升高的患者中。在重症病毒性肝炎患者，持续的恶心和呕吐、糖类摄入不足和肝糖原储备不足可导致低血糖发生。在轻症急性病毒性肝炎患者，血清ALP可能正常或仅轻度升高，但血清白蛋白下降不常见。部分患者可能出现轻度的一过性脂肪泻、轻度镜下血尿和微量蛋白尿。

在急性病毒性肝炎，广泛的、轻度的γ球蛋白升高是常见的。在病毒性肝炎的急性期，约1/3患者出现血清IgG和IgM水平的升高；在急性甲肝，血清IgM水平升高更具特征性。在病毒性肝炎急性期，平滑肌和其他细胞成分的抗体可能出现，偶尔可有低滴度的类风湿因子、抗核抗体和异嗜性抗体。在丙型肝炎和丁型肝炎，可能出现LKM抗体；然而，在这两种肝炎中，LKM的抗体种类不同于2型自身免疫性肝炎特征性的LKM抗体种类（见第40章）。病毒性肝炎的自身抗体是非特异的，也可以与其他病毒或系统性疾病相关。相反，在病毒性肝炎感染期或感染后出现的病毒特异性抗体是具有诊断意义的血清学指标。

如前所述，血清学检验可用于明确甲肝、乙肝、丙肝和丁肝的诊断。粪便或血清中的甲型肝炎病毒检测不是常规检查。因此，甲型肝炎的诊断基于急性病程中抗-HAV IgM的检测。类风湿因子可以导致这个检验出现假阳性结果。

HBV感染的诊断通常可以通过检测到血清中HBsAg来明确。少数情况下，急性HBV感染时，即使使用现代化、高敏感的免疫测定方法，HBsAg水平也会因为浓度太低而检测不出来。在这些病例中，可以通过检测抗-HBc IgM的存在来明确HBV感染的诊断。

HBsAg的滴度并不与临床疾病的严重程度相关。事实上，HBsAg的血清浓度与肝细胞损伤之间呈负相关。例如在免疫抑制的患者中HBsAg的滴度最高，在慢性肝病中略低（但是轻型慢性肝炎的滴度高于重型慢性肝炎），而在急性暴发性肝炎中非常低。这些结果表明，在乙型肝炎中，肝细胞损伤的程度及临床的发展过程取决于患者对乙型肝炎病毒产生的免疫应答的变化，而不是循环中HBsAg的数量。然而，在具有免疫活性的患者中，乙型肝炎病毒复制的指标与肝损害存在相关性（随后讨论）。

乙型肝炎患者中另一个有价值的血清学标志物是HBeAg。它的主要临床应用是提示相对的传染性。因为在急性乙型肝炎早期，HBeAg是一直存在的，HBeAg检测主要用于慢性感染的随访中。

在乙肝表面抗原血症持续时间不详的患者（例如，献血者被发现HBsAg阳性并推荐看医生评估），抗-HBc IgM的检测有助于区别急性或近期感染（抗-HBc IgM阳性）和慢性HBV感染（抗-HBc IgM阴性，抗-HBc IgG阳性）。抗-HBc IgM假阳性可能出现在高滴度类风湿因子的患者中。

急性乙型肝炎患者存在HBsAg时，抗-HBs很少被检测到，但是10%~20%慢性乙肝患者可出现低水平的抗-HBs。这个抗体不是针对常见组决定簇a，而是针对异质性亚型决定簇（如HBsAg的亚型ad和抗HBs的亚型y）。大多数情况下，这种血清学模式不能决定两种不同HBV亚型的感染，而且这个抗体的出现也不预示HBsAg即将清除。当这个抗体被检出时，它的存在没有公认的临床意义（见"病毒学"和"病因学"）。

对仅有乙肝表面抗原的患者，在接种乙肝疫苗后，抗-HBs是唯一出现的血清学标志物。乙肝常见的血清学改变及意义详见表38-5。肝及血清的HBV DNA检测是可行的。像HBeAg一样，血清HBV DNA是HBV复制的一个标志，但是检测HBV DNA更灵敏，更精确。HBV DNA第一代杂交分析敏感性可达10^5~10^6病毒颗粒/ml，低于这一相对阈值，其传染性和肝损伤是有限的，且常检测不到HBeAg。目前，HBV DNA的检测已经从不敏感的杂交检测转换为扩增分析（如PCR为基础的检测，可以检测到病毒颗粒10/ml或100/ml）。在商业化PCR分析中，最有用的是它的最高敏感性（5~10U/ml）和最大幅度波动范围（10^0~10^9U/ml）。随着敏感性增加，对于阈值以下的传染性和肝损伤，扩增分析仍有较好的反应。慢性乙肝接受抗病毒治疗（如干扰素或核苷类似物）（见第40章）的患者，这些标志物对预测HBV复制是非常有用的。在具有免疫能力的慢性乙肝患者，血清HBV DNA水平反映HBV复制能力，与肝损伤程度有关。血清高HBV DNA水平，病毒抗原的表达增加以及肝坏死炎症的活动相伴出现，除非免疫抑制干扰了病毒感染细胞的细胞毒T细胞反应。抗病毒治疗后，HBV复制下降，同时伴随着肝组织学改善。在慢性乙肝患者中，高水平的HBV DNA 可增加肝硬化、肝失代偿和肝细胞肝癌的风险（见"并发症及转归"）。

在丙型肝炎患者中，转氨酶阶段性升高很常见。丙型肝炎的特异性血清学诊断依靠血清抗-HCV阳性。随着当代免疫分析技术的应用，在急性丙型肝

表38-5　乙型肝炎病毒感染常见血清学表现

HBsAg	抗HBs抗体	抗HBc抗体	HBeAg	抗HBe抗体	说　明
+	−	IgM	+	−	急性乙型病毒性肝炎，高传染性
+	−	IgG	+	−	慢性乙型病毒性，高传染性
+	−	IgG	−	+	1.晚期急性或慢性乙型病毒性肝炎，低传染性 2.HBeAg阴性（"前核心突变"）的乙型病毒性肝炎（慢性，或少见的急性）
+	+	+	+/−	+/−	1.HBsAg亚型或异型抗HBs抗体（常见） 2.血清HBsAg转化至抗HBs抗体的过程（少见）
−	−	IgM	+/−	+/−	1.急性乙型病毒性肝炎 2.抗HBc抗体窗口期
−	−	IgG	−	+/−	1.低滴度乙型肝炎病毒携带者 2.既往乙型肝炎病毒感染
−	+	IgG	−	+/−	乙型病毒性肝炎恢复期
−	+	−	−	−	1.对HBsAg免疫（疫苗接种后） 2.既往乙型肝炎病毒感染（？） 3.假阳性

炎转氨酶升高的初期，即可检测出抗-HCV。5%～10%急性丙型肝炎患者可能无法检出这个抗体，丙肝恢复期也可能检不出抗-HCV。>95%慢性丙型肝炎患者可检出抗-HCV。非特异性可能混淆抗-HCV的免疫分析结果，特别是低概率感染的患者，如献血志愿者或患者循环类风湿因子阳性者，这些都对检测分析产生干扰。HCV RNA检测可鉴别抗-HCV测定结果的真阳性、假阳性。HCV-RNA是HCV感染最敏感的检查，也是诊断丙型肝炎的金标准。在急性丙型肝炎中，甚至在转氨酶升高及抗-HCV出现之前，HCV RNA即可被检测到。此外，慢性丙型肝炎患者中，HCV RNA仍长期被检测到，大多数持续存在，部分患者间断出现（在肝功能正常的部分患者中也可检测出，如非活动性携带者）。在小部分无抗-HCV的丙型肝炎患者，HCV RNA检测有助于诊断。如果所有检查均阴性，患者在经皮暴露血液或血制品后，有肝炎的典型表现，则可以考虑诊断不明原因的肝炎。

HCVRNA的检测需要扩增技术，有两种类型：一种是支链互补DNA（bDNA）方法，它的检测信号（是一种结合在互补DNA探针的可检测比色度的酶）被扩增；另一种涉及靶向扩增（即：病毒基因组的多次复制合成）。这种扩增可以应用PCR或TMA技术完成，TMA是病毒RNA反向转录为互补DNA，然后通过DNA合成的反复循环进行扩增。这两种类型均可以作为相对"病毒载量"的定量检测方法；其中，PCR和TMA的敏感度为10～10^2U/ml，高于bDNA（敏感度为10^3U/ml）；且检测可波动在较宽的范围（10～10^7U/ml）。HCV RNA水平的测定并不是判断疾病严重程度或预后的可靠指标，但对预测抗病毒治疗的相对反应性是有帮助的。对于HCV基因型的测定也是如此。

部分丙型肝炎的患者在血中有孤立的抗-HBc抗体，它反映了暴露于多种血源性肝炎病毒的某类人群的普遍风险。在这些病例中，抗-HBc几乎都是IgG，通常代表在过去曾有HBV感染（无法检测出HBV DNA），很少提示低水平病毒携带的现症HBV感染。

HDV感染可以通过肝内HDV抗原，或抗-HDV的血清转化（抗-HDV的滴度升高或抗HDV的新表型）来确定。循环中的HDV抗原只能一过性的检测到，也可以用来诊断急性感染。因为一旦HBsAg消失，抗-HDV就经常检测不到，急性自限性HBV和HDV同时感染的回顾性血清学诊断就很困难。抗HDV一般要延迟30～40d出现，限制了急性感染的早期诊断。

当患者表现为急性肝炎，且血清中有HBsAg和抗-HDV，确定抗HBc的类型有助于明确HBV和HDV感染之间的关系。尽管抗-HBc IgM并不绝对区分急性和慢性HBV感染，但它的出现主要提示近期感染，它的消失提示的既往感染。HBV和HDV同时感染时可检测到抗-HBc IgM，而在慢性乙肝感染基础上的急性HDV重叠感染，抗-HBc 通常为IgG。

HDV RNA的存在有助于确定HDV的复制及相对传染性。美国以外的一些国家，戊肝的诊断性试验只用于商业诊断；在美国，诊断分析可在疾病控制和预防中心（CDC）进行。

急性病毒性肝炎中，肝活检的必要性不大、指征不强，除非诊断有疑问或临床证据提示慢性肝炎。

一套诊断程序可应用于评估急性病毒性

肝炎患者。急性肝炎患者应该进行4种血清学检查，HBsAg，抗-HAV IgM，抗-HBc IgM和抗-HCV（表38-6）。HBsAg阳性，有或无抗-HBc IgM，提示HBV感染。如果抗-HBc IgM阳性，HBV感染考虑为急性；如果抗-HBc IgM 阴性，HBV感染被认为慢性。HBsAg阴性、抗-HBc IgM阳性提示急性乙型病毒性肝炎。抗-HAV IgM阳性考虑为急性甲型病毒性肝炎。如果抗-HAV IgM 阳性，HBsAg阳性，考虑HAV、HBV同时感染；如果抗-HBc IgM 阳性（有或无HBsAg），考虑同时感染急性甲型肝炎和乙型肝炎；如果抗-HBc IgM阴性，考虑慢乙肝基础上发生急性甲型肝炎感染。抗-HCV阳性支持急性丙型肝炎的诊断。有时，在疾病过程中，HCV RNA检测或重复抗-HCV检测对明确诊断是必要的。如果有可靠的流行病学史，所有血清学标志物阴性被认为"非甲、非乙、非丙"肝炎。

在慢性肝炎的患者中，最初的检测应包括HBsAg和抗-HCV。抗-HCV支持慢性丙型肝炎的诊断，HCV RNA明确慢性丙型肝炎的诊断。如果慢性乙型肝炎的血清学诊断成立，则HBeAg和抗Hbe的检测可用于评估相对传染性。在这些患者中，HBV DNA的检测提供了更加定量和更敏感的衡量病毒复制水平的方法。因此，它在抗病毒治疗中非常有用（见第40章）。在HBeAg阴性慢性乙型肝炎但转氨酶正常的患者中，随时间系列检测有助于辨别非活动的携带及有病毒和炎症坏死波动的HBeAg阴性慢性乙型肝炎。在乙型肝炎的患者中，抗HDV的检测在以下情况下是有价值的：重症和暴发性疾病，严重慢性疾病，慢性乙型肝炎和急性肝炎样恶化，反复皮肤暴露以及来自HDV感染流行区。

[预后] 几乎所有既往体健的甲型肝炎患者恢复后完全没有临床后遗症。同样，在急性乙肝中，95%～99%既往体健的成年患者临床过程良性并可以完全恢复。然而某些临床和实验室特征可能提示更复杂和漫长的过程。高龄和有严重基础疾病患者可能病程更长，更容易出现重症肝炎。病初即有腹水、外周水肿和肝性脑病者提示预后较差。此外，PT延长、低血清白蛋白、低血糖及非常高的血清胆红素提示严重的肝细胞病。有这些临床和实验室特征的患者应尽早住院。甲肝和乙肝的病死率很低（~0.1%），但高龄和合并潜在消耗衰竭的疾病可增加病死率。需住院治疗的急性乙型肝炎患者中，病死率是1%。丙肝在急性期较乙肝表现轻微，少见黄疸，死亡罕见，但确切病死率还不知道。在印度和亚洲，水源性戊肝的暴发中，病死率为1%～2%，而在孕妇中可高达10%～20%。急性乙肝合并丁肝患者的病死率并不高于单独急性乙肝患者；但在近期几起静脉注射吸毒者暴发流行急性乙肝合并丁肝病毒感染中，病例病死率可达5%。在慢性乙肝基础上合并HDV感染者中，出现暴发性肝炎和死亡风险大大增加。虽然丁型肝炎病死率尚无确切报道，但在乙肝携带率高的人群重叠严重的HDV暴发感染中，病死率超过20%。

[并发症和后遗症] 一小部分甲型肝炎患者，在急性肝炎明显恢复数周到数月后会出现肝炎复发。复发表现为症状再发、转氨酶升高、偶尔出现黄疸以及粪便排泄HAV。另一种不常见的急性甲型肝炎变异型是胆汁淤积性肝炎，表现为迁延的胆汁淤积性黄疸及皮肤瘙痒。少有肝功能异常持续数月，甚至1年。即使这些并发症出现，甲型肝炎仍是自限性疾病，不会进展为慢性肝病。在急性乙型肝炎的前驱期，5%～10%的患者可出现血清病样综合征，其特征是关节痛或关节炎、皮疹，血管神经性水肿及少见的血尿和蛋白尿。这一综合征在临床黄疸之前出现，这部分患者通常被误诊为风湿性疾病。诊断可以通过检验血清转氨酶水平（一定会升高）及血清HBsAg来确诊。如前所述原发性混合性冷球蛋白血症（EMC）是一种免疫复合疾病，可以伴发慢性丙型肝炎，且是B细胞淋巴增殖性疾病的一部分，在少数情况下可以进展为B细胞淋巴瘤。丙型肝炎与一些皮肤病如迟发性皮肤卟啉病和扁平苔藓的关系也引起了人们的重视，但这种相关性的机制还不清楚。最后，HCV与脂蛋白分泌及装配通路相关，并且HCV与糖

表38-6 急性肝炎患者简化诊断方案

患者血清学检测				
HBsAg	抗HAV-IgM抗体	抗HBc-IgM 抗体	抗HCV 抗体	诊断说明
+	−	+	−	急性乙型肝炎
+	−	−	−	慢性乙型肝炎
+	+	−	−	慢性乙型肝炎基础上合并急性甲型肝炎
+	+	+	−	急性甲型肝炎和急性乙型肝炎
−	+	−	−	急性甲型肝炎
−	+	+	−	急性甲型肝炎和乙型肝炎（HBsAg低于检测阈值）
−	−	+	−	急性乙型肝炎（HBsAg低于检测阈值）
−	−	−	+	急性丙型肝炎

代谢相互作用，HCV感染可能并发肝脂肪变性、高胆固醇血症、胰岛素抵抗（和代谢综合征的其他表现）及2型糖尿病；肝脂肪变性及胰岛素抵抗均可加速肝纤维化并对抗病毒治疗反应钝化（见第40章）。

病毒性肝炎最可怕的并发症是暴发型肝炎（大量肝坏死）；幸运的是这是非常罕见的情况。暴发型肝炎主要见于乙肝、丁肝和戊肝患者，罕见的暴发性甲肝主要见于老年人及有慢性肝病背景的患者（包括慢性乙型或丙型肝炎）。在暴发型肝炎中，乙型肝炎占>50%，其中相当一部分与HDV感染相关，另一部分为有慢性丙型肝炎病史患者。暴发性肝炎在丙型肝炎患者中罕见，但如前所述1%~2%戊型肝炎患者可以合并致死性暴发性肝炎，在妊娠妇女中这个比例达20%。患者通常出现脑病症状体征并可进展为深昏迷。肝通常变小，PT极度延长。迅速缩小的肝体积，迅速升高的胆红素水平，及显著延长的PT，甚至在转氨酶下降时出现意识模糊、定向力障碍、嗜睡、腹水、水肿等临床表现，提示患者出现肝衰竭合并脑病。脑水肿常见；脑干压迫、消化道出血、败血症、呼吸衰竭、循环衰竭及肾衰竭为终末期表现。病死率非常高（合并深昏迷患者中病死率>80%），但是存活患者可达到生物化学和组织学的完全恢复。如果可以及时找到供体，肝移植治疗可以挽救暴发性肝炎患者生命（见第46章）。

在急性乙型肝炎临床明显恢复后HBsAg的消失非常重要。在实验室方法可以分辨急性肝炎和慢性乙型肝炎急性肝炎样发作（自发性再发）之前，研究发现约10%既往体健者在急性乙型肝炎临床表现出现后>6个月HBsAg仍然保持阳性。这些患者中约50%在接下来的几年中从循环中清除这一抗原，但另有5%仍然表现为慢性HBsAg阳性。更多近期研究显示，在正常免疫力的年轻成年人中，临床明显的急性乙型肝炎后慢性感染的发生率仅为1%。早期高估了这一比率可能是混淆了慢性感染急性加重的患者；这些患者在恶化前存在慢性HBsAg阳性，并在之后也不会血清转化为HBsAg阴性。不管慢性率是10%还是1%，这些患者血清中均有抗HBc；抗-HBs要么检测不到，要么可检测到低滴度的针对抗原相反亚型特异的抗体（参见“实验室特点”）。这些患者可能是：①不活动的携带者；②低度轻型慢性肝炎；或者③伴或不伴肝硬化的中重度慢性肝炎。在新生儿、唐氏综合征、慢性血液透析患者及免疫抑制患者（包括HIV感染患者）中，急性HBV感染后持续慢性感染的可能性尤其高。

慢性肝炎是急性乙型肝炎一个重要的晚期并发症，一小部分患者有急性疾病过程，大部分患者没有急性疾病过程即表现慢性感染，典型的就是在新生儿感染后或者在免疫抑制患者出现（见第40章）。一些临床和实验室特点提示急性肝炎进展为慢性肝炎：①厌食、体重减轻、疲劳和持续性肝大等临床症状不完全缓解；②迁延的急性重症肝炎的肝活检中出现桥接/界板或小叶间肝坏死；③血清转氨酶、胆红素、球蛋白在急性疾病期后6~12个月仍不能恢复正常；④在急性肝炎后HBeAg持续>3个月，或HBsAg持续>6个月。

虽然急性丁型肝炎不增加同时伴随的急性乙型肝炎慢性化的概率，但是丁型肝炎会增加慢性乙型肝炎的严重程度。合并丁型肝炎感染可以使不活动的或轻度的慢性乙型肝炎转化为重症进展期肝炎和肝硬化；它还可以加速慢性乙型肝炎的进程。部分慢性乙型肝炎合并丁型肝炎感染会导致暴发型肝炎。在一项超过30年的纵向研究中，慢性丁型肝炎患者进展为肝硬化及肝细胞肝癌的年发生率分别为4%及2.8%。虽然HDV和HBV感染与严重肝疾病相关，但部分患者可表现为轻型肝炎，甚至不活动的携带者，且在感染早期，疾病可呈惰性表现。

急性丙型肝炎病毒感染后，85%~90%的患者可能转变为慢性持续性感染。虽然许多慢性丙型肝炎患者无症状，但仍有多达20%的患者在急性感染10~20年发展至肝硬化；来自推荐中心的系列病例报道中，50%的慢性丙型肝炎患者可以发展至肝硬化。尽管在美国和欧洲，慢性丙型肝炎至少占慢性肝病及终末期肝病需要肝移植患者的40%，但绝大部分慢性丙型肝炎患者在感染后20年内出现终末期肝病的比率和病死率并不高。慢性丙型肝炎的进展可能受以下因素影响，包括发病年龄、感染时间、免疫抑制状态、大量饮酒、脂肪肝、其他肝炎病毒感染及合并HIV感染。实际上，重症快速进展的慢性乙肝和慢性丙肝多与伴随HIV感染患者的增加而出现。与之相反，HAV或HEV不会引起慢性肝病。

病毒性肝炎少见的并发症包括胰腺炎、心肌炎、非典型肺炎、再生障碍性贫血、横贯性脊髓炎和周围神经病变。慢性乙型病肝炎感染者，尤其是在婴儿期或幼儿早期感染的患者以及HBeAg阳性和（或）高水平HBV DNA的患者，罹患肝细胞癌的风险升高。慢性丙型病毒性肝炎患者肝细胞癌的风险也增加，几乎出现在所有肝硬化患者中，肝细胞癌多出现在感染后数十年，通常是在30年后出现（见第50章）。在儿童中，少数乙型肝炎患儿可表现为无黄疸型肝炎，面部、臀部、四肢非瘙痒性丘疹及淋巴结肿大（儿童丘疹性肢端皮炎或Gianotti-Crosti综合征）。

少数情况下，一些自限性的急性肝炎可以诱发自身免疫性肝炎（见第40章），如已报道的急性甲肝、乙肝和丙肝感染后。

［鉴别诊断］ 病毒性疾病，如传染性单核细胞增多症；巨细胞病毒、单纯疱疹病毒、柯萨奇病毒感染；以及弓形虫病，可能与病毒性肝炎存在类似的临床

特点，并可以引起血清转氨酶升高，以及相对不太常见的血清胆红素升高。如果HBsAg，抗HBc，抗HAV IgM及抗HCV检测是阴性时，针对这些病毒的嗜异性和血清学试验可以帮助鉴别诊断。几乎任何一种系统性病毒感染都伴随转氨酶水平的升高；与病毒性肝炎相混淆的肝损伤的其他少见原因包括螺旋体、假丝酵母菌、布鲁菌、分枝杆菌以及肺孢子虫感染。完整的用药史尤为重要，因为很多药物和某些麻醉剂会导致急性病毒性肝炎或者胆汁淤积样表现（见第39章）。不明原因的"反复发作"的急性肝炎病史也很重要。这些病史提醒内科医生有慢性肝炎的可能性。酒精性肝炎也一定要考虑到，但通常血清转氨酶不会显著升高，而且可能有酗酒导致的皮肤红斑等其他表现。肝活检提示脂肪浸润、中性粒细胞炎症反应和"酒精性透明样变"则符合酒精性肝损伤，而不是病毒性肝损伤。由于急性肝炎可以表现为右上腹疼痛、恶心呕吐、发热和黄疸，因此其常常与急性胆囊炎、胆总管结石或上行性胆管炎相混淆。急性病毒性肝炎患者很难耐受手术；因此，排除这些诊断很重要，在难以鉴别的情况下，在开腹手术前有必要行经皮肝活检以明确。老年人的病毒性肝炎常误诊为胆总管结石或胰腺癌导致的梗阻性黄疸。由于老年人急性肝炎可能会病情较重，手术率较高，因此有必要行详尽的评估包括生化检查、胆道的影像学检查、甚至肝活检来除外器质性肝病。另一种与急性肝炎相似的临床情况是伴有继发性肝淤血右心衰竭，或与休克、严重低血压和严重左心衰竭相关的低灌注综合征。任何影响心脏静脉回流的疾病，比如右心房黏液瘤、缩窄性心包炎、肝静脉阻塞（布加综合征），以及静脉栓塞性疾病，也需要与急性肝炎相鉴别。临床特征通常足以鉴别血管性疾病与病毒性肝炎。妊娠期急性脂肪肝、妊娠期胆汁淤积、子痫以及HELLP综合征（溶血、肝检查异常和血小板降低）需要与妊娠期的急性病毒性肝炎相鉴别。极少数情况下，肝恶性转移病变可能与急性甚至暴发性肝炎的表现相似。偶尔，肝遗传或者代谢性疾病（如Wilson病、α_1抗胰蛋白酶缺乏）和非酒精性脂肪性肝病也需要与急性病毒性肝炎相鉴别。

治疗　急性病毒性肝炎

乙型肝炎中，既往体健的临床表现为急性肝炎患者中99%可恢复；因此，抗病毒治疗不一定能提高恢复率，也不需要抗病毒治疗。少数急性重型乙肝，用于治疗慢性乙肝（见第40章）的口服核苷酸类似物已经证实有效。虽然还没有临床试验来验证该方法的有效性，急性重型乙肝也不是该药物的治疗指征，治疗疗程还没有明确，但大部分共识还是推荐在重症乙肝，而非轻-中度乙肝中，使用单核苷酸类似物抗病毒治疗。典型的急性丙肝病例很少恢复，往往会进展为慢性肝炎，小规模临床试验的荟萃分析表明采用干扰素α单一疗法（300万U皮下注射，每周3次）是有益的，在30%~70%的患者中通过诱导持续应答来有效减少慢性化的比率。德国一项44例急性症状性丙肝患者的多中心研究中，在感染后平均3个月内强化干扰素α治疗（每天500万U皮下注射，应用4周，此后每周3次，应用20周）获得了高达98%的持续病毒学应答。虽然推荐对急性丙肝进行治疗，然而最佳方案、治疗疗程、开始治疗的时机尚未形成定论。目前很多专家倾向于将24周的疗程（从起始感染2~3周开始）作为慢性丙肝的最佳治疗方案，采用长效聚乙二醇干扰素联用单核苷酸类似物利巴韦林方案，虽然联用利巴韦林的价值目前尚未明确（见第40章）。在过去20年急性丙肝的发病率明显下降，除了注射毒品者，目前已经很少有机会诊断并治疗急性丙肝患者。然而，医院流行病学家仍然会遇到医务人员被丙肝污染的针刺伤的情况；当发生针刺伤后，若监测到ALT升高和HCV RNA阳性，则说明感染了急性丙肝（风险仅约3%），应立即启动治疗。

虽然存在这些特定的治疗手段，大部分典型的急性病毒性肝炎是不需要特异性治疗的。虽然临床重症者可能需要住院，但大部分患者是不需要住院治疗的。强制的和长期的卧床休息不是完全恢复所必需的，但许多患者在限制体力活动会觉得好很多。建议摄入高能量膳食，因为很多患者晚上容易感到恶心，所以建议主要的能量摄入在早晨会更容易耐受。如果患者在急性期持续呕吐，无法经口进食，则有必要给予静脉营养。应避免应用有可能产生胆汁淤积不良反应的药物以及经肝代谢的药物。如果皮肤瘙痒严重，应用胆盐螯合树脂考来烯胺可能有一定帮助。糖皮质激素治疗在急性病毒性肝炎中没有意义，即使是存在桥接坏死的重症患者，甚至有可能起到反作用，增加慢性化的比例（例如在急性乙型肝炎中）。

除了甲肝和戊肝出现大便失禁，或乙肝（伴或不伴丁肝感染）和丙肝出现大量无法控制的出血时，将肝炎患者物理隔离在单独的房间和厕所的必要性不大。因为大部分甲肝住院患者排出的HAV很少，所以这些患者住院期间传播HAV的可能性也很低。因此，不再推荐烦琐的肠道预防。尽管在处理甲肝患者的便盆或粪便时需要戴手套，但这些预防措施并不代表着所有的住院患者都要违背合理的程序和现有的常规预防措施。对于乙肝和丙肝患者，重点预防措施应放在血液预防上（例如避免直接、不戴手套接触血液和其他体液）。肠道预防措施并不需要。简单卫生预防措施，例如洗手的重要性再怎么强调都不为过。所有患者需要注意的常规预防措施对于病毒性肝炎患者同样适用。

住院患者在大部分症状改善，血清转氨酶和胆红素水平呈下降趋势、PT恢复正常范围之后就可以出院了。轻度的转氨酶水平升高并不是逐渐恢复正常活动的禁忌。

在暴发性肝炎中，治疗的目标主要是支持，包括体液平衡、呼吸和循环的支持、控制出血、纠正低血糖、处理昏迷状态相关并发症，以期望肝的再生和修复。应限制蛋白的摄入，给予口服乳果糖或者新霉素。在对照性临床试验中证明糖皮质激素治疗是无效的。同样的，换血疗法、血浆置换、人交叉循环、猪肝交叉灌流、血液灌流及体外肝支持系统并未证明可以提高生存率。细致的重症监护包括预防性应用抗生素确实可改善生存率。原位肝移植的实施率逐步增多，对暴发性肝炎的患者具有极佳的疗效（见第46章）。

［预防］ 由于急性病毒性肝炎的治疗作用有限，慢性病毒性肝炎的抗病毒治疗时程长，花费贵而且仅对部分人群有效（见第40章），重点就放在了通过免疫接种来进行预防上面。对于不同的病毒性肝炎类型，预防的方式不同。过去，对于肝炎的预防主要通过被动免疫的形式，也就是注射含有肝炎抗体的免疫球蛋白。这些免疫球蛋白需要从大量的正常供血者血浆中通过冰醋酸法提纯得到。现在，甲肝和乙肝的主要预防方式是通过疫苗进行主动免疫。

1.甲型肝炎 可以通过注射免疫球蛋白进行被动免疫或者通过接种灭活疫苗进行主动免疫来实现。所有免疫球蛋白制剂都富含抗HAV，足以起到保护性作用。在接触HAV之前或者HAV感染的潜伏期，免疫球蛋白能有效地预防HAV的显性感染。与甲肝患者密切接触人群（家人、性伴侣和经常接触者）的暴露后预防，推荐在暴露后尽早给予0.02ml/kg 免疫球蛋白；即便在暴露2周后给予免疫球蛋白也可能有效。对于已经接种过甲肝疫苗者、与甲肝患者接触较少者（办公室、工厂、学校或医院）、很可能已经具有免疫力的老年人或者血中检测出HAV抗体者，没有必要进行预防性注射。在发现了甲肝感染的儿童或者员工的托儿所，应该启动对托儿所及儿童家人进行免疫预防处理。在大多数情况下，当识别了甲肝普遍暴发流行时，通常已经超过了注射免疫球蛋白的潜伏期以致无效；但此时免疫预防能够减少二次感染的发生率。对于前往热带国家、发展中国家和标准旅游路线之外的旅行者，推荐在无疫苗前进行免疫球蛋白预防。如果旅行时间少于3个月，给予免疫球蛋白0.02ml/kg；如果旅行时间更长或者要在某个区域久居，推荐每4～6个月注射0.06ml/kg的免疫球蛋白。注射源于血浆的免疫球蛋白是安全的；所有的免疫球蛋白都需进行病毒灭活，必须是通过PCR检测确定为HCV RNA阴性的制剂方为合格。肌内注射免疫球蛋白与HBV，HCV和HIV的传播无关。

甲肝疫苗是通过组织培养减毒的甲肝病毒，再经甲醛灭活制成的，对于预防甲肝是一种安全、免疫原性、有效的方式。甲肝疫苗可应用于1岁以上的人群，并在初次接种4周后对HAV产生足够的免疫力。如果能够在预计暴露之前4周进行接种，例如去甲肝流行地区旅游，优先选择甲肝疫苗作为暴露前的免疫预防。如果旅行马上就要开始，应该在注射第一剂疫苗的同时在不同的注射部位给予0.02ml/kg的免疫球蛋白。由于疫苗提供的是长期的保护作用（HAV抗体的保护性浓度可以维持至疫苗接种后20年），具有长期甲肝暴露危险者（例如频繁旅行者或长期居住于甲肝疫区者）应该接种疫苗，疫苗接种可以取代多次的免疫球蛋白注射。甲肝疫苗问世不久就被推荐用于甲肝高发社区的儿童；1999年，范围扩展到所有甲肝高发的州、县和社区所有儿童。美国公共卫生服务免疫预防接种委员会于2006年制定了儿童甲肝疫苗接种条例。其他被认为HAV感染高风险及拟接种甲肝疫苗的人群包括军人、多次暴发甲肝流行的人群（如阿拉斯加原住民）、托儿所员工、暴露于甲肝或粪便标本的实验室工作人员以及慢性肝病患者。因为慢性丙型肝炎患者中暴发甲肝的风险增加（在部分研究中发现，但并未在其他研究中证实），所以慢性丙肝患者和慢性乙肝患者也推荐进行甲肝疫苗接种。其他有甲肝感染风险的人群也应接种甲肝疫苗，包括男同性恋者、注射毒品者、需要反复输注凝血因子的患者、从美国到其他甲肝疫区的旅行者、与甲肝患者接触的暴露后预防以及来自甲肝高发国家被收养儿童的家庭成员和密切接触者。两种疫苗制剂的推荐剂量和接种频率不同（表38-7）；所有疫苗均肌内注射。甲肝疫苗对于预防急性肝炎患者家庭成员的继发感染都是有效的，但是它在暴露后预防中的作用还有待检验。在美国，由于甲肝疫苗的推广使用，每年甲肝的新发感染率降低，甲肝所致的病死率也随之下降。

2.乙型肝炎 直到1982年，乙肝的预防都是基于被动免疫预防，或者应用含有适量抗HBs的标准免疫球蛋白，或者应用含有高滴度抗HBs的乙肝免疫球蛋白（HBIG）。标准免疫球蛋白的效力尚不确切；即使是HBIG的效力也受到一定的挑战，尽管已经在一些临床试验中有所显示，它的作用似乎在于降低临床患病的比例，而不是预防感染。首次应用于主动免疫的疫苗产生于1982年，是从纯化的、来自健康HBsAg携带者血浆的HBsAg的非感染的22nm球形颗粒中制备出来的。1987年，血浆提取的疫苗被来源于重组酵母菌的基因工程

疫苗所替代。这种疫苗含有非糖基化的HBsAg颗粒，但和天然的HBsAg没有什么区别；两种重组疫苗在美国被批准使用。目前的推荐应用方案可以分为暴露前和暴露后预防两种。

乙肝的暴露前预防应用于频繁暴露者（暴露于血液的医务人员；透析患者和工作人员；发育障碍者托管机构的住院医师和工作人员；注射毒品者；长期教养和拘留机构的犯人；有多个性伴侣的人群；需要接受长期、大量血液制剂的人群，例如血友病患者；HBsAg携带者的家人和性伴侣；居住在或经常进入流行区的人群；8岁以下未接种的儿童；阿拉斯加原住民、太平洋岛居民或流行区国家第一代移民家庭中居民），建议在第0，1，6个月肌内注射（三角肌注射，而非臀大肌）3次乙肝病毒疫苗（其他可选择的接种方案见表38–8）。妊娠并不是疫苗接种的禁忌。在HBV感染低发区如美国，尽管有安全有效的乙肝疫苗，但仅在高危人群中进行疫苗接种的方案并不有效。美国在应用疫苗后，新发乙肝的病例持续增长；<10%的目标高危人群实际完成了接种，约30%的散发急性乙肝人群并没有被归为高危人群中。因此，在像美国这种HBV感染低发区，为了降低HBV感染发生率，建议对儿童进行常规普遍疫苗接种。对于出生于实施普遍婴幼儿接种之后的未接种儿童，建议在青少年早期11—12岁进行接种，该建议适用于0—19岁所有未接种的儿童。在HBV高发地区（例如亚洲），儿童的普遍接种已经使得10～15年乙肝和并发症（包括肝细胞肝癌）的发生率明显下降。

表38–7 甲肝疫苗接种规程

年龄（岁）	接种次数	剂量	时间表（月）
HAVRIX（GlaxoSmithKline）(1)			
1—18	2	720 ELU(2)（0.5ml）	0，6～12
≥19	2	1440 ELU（1ml）	0，6～12
VAQTA(Merck)			
1—18	2	25U（0.5ml）	0，6～18
≥19	2	50U（1ml）	0，6～18

（1）一种甲肝和乙肝的联合疫苗，TWINRIX，对于≥18岁的成年人能够同时对这两种肝炎病毒产生保护作用。每1ml的联合疫苗中含有720ELU的甲肝疫苗和20μg的乙肝疫苗。这些剂量推荐在第0，1，6个月时接种；（2）酶联免疫法单位；ELU.酶联免疫法单位

这两种重组的乙肝疫苗作用相当，一种包含了10μg HBsAg（重组乙型肝炎疫苗），另一种包含20μg HBsAg（Engerix–B），两种制剂的注射剂量不同（表38–8）。也有乙肝疫苗与其他儿童接种疫苗的重组疫苗可供使用（表38–8）。

对于持续HBV暴露的未接种人群，建议联合应用HBIG（以迅速获得高效价的循环抗HBs）和乙肝疫苗（以获得长期免疫，并明显减轻暴露后的临床疾病）来进行暴露后预防。对于HBsAg阳性母亲所产婴儿的围生期暴露，应在出生后即刻于大腿部位肌内注射单剂量HBIG 0.5ml，此后于出生后12h之内开始，接受注射3次乙肝重组疫苗（见此前的剂量）的完整接种流程。对于直接经皮或经黏膜暴露于HBsAg阳性血液或体液的人群（例如意外针刺伤，其他黏膜穿透，或摄入），应在暴露后尽快肌内注射单剂量HBIG，0.06ml/kg，此后从第1周之内开始，继续完成乙肝疫苗的完整接种流程。对于与急性乙肝患者有性接触暴露的人群，应在暴露后14d之内肌内注射单剂量HBIG，0.06ml/kg，此后继续完成乙肝疫苗的完整接种流程。当HBIG和乙肝病毒疫苗联合应用时，应在同一时间不同部位给予接种。

乙肝疫苗提供保护的精确持续时间尚不明确；然而，80%～90%的免疫活性疫苗抗HBs的保护水平能保持至少5年，60%～80%能保持10年。此后乃至抗HBs检测不到后，对临床乙型肝炎、乙肝表面抗原血症和慢性HBV感染仍有保护作用。目前，加强免疫不常规推荐，除非免疫抑制人群，丧失可检测的抗HBs，或者免疫活性人群，在丧失了可检测的抗体后经皮HBsAg阳性接种。特别是，对于血液透析人群，建议接种后每年均行抗HBs检测；当抗HBs水平将至<10mU/ml时，建议给予强化剂量接种。正如前述，对于甲肝和乙肝的高风险人群，可以给予含有720酶联免疫单位（ELUs）灭活HAV和20μg重组HBsAg的联合疫苗（在0，1，6个月接种）。

3.*丁型肝炎* 丁型肝炎感染可以通过对易感人群接种乙肝疫苗预防。目前暂无疫苗能预防乙型肝炎病毒携带者重叠感染HDV；对他们来说，推荐的预防措施是尽可能避免皮肤暴露以及与HDV感染者亲密接触。

4.*丙型肝炎* 免疫球蛋白并不能有效预防丙型肝炎，目前已不再推荐用于围生期、针刺暴露或性暴露后的预防。虽然目前已研发出可以诱导产生抗HCV包膜

表38-8 乙肝疫苗暴露前接种规程

接种人群	接种次数	剂量	时间表（月）
RECOMBIVAX~HB(Merck)(1)			
婴幼儿，儿童（<1—10岁）	3	5μg（0.5ml）	0，1~2，4~6
青少年（11—19岁）	3或4或	5μg（0.5ml）	0~2，1~4，4~6或0，12，24或0，1，2，12
	2	10μg（1ml）	0，4~6（11~15岁）
成年人（≥20岁）	3	10μg（1ml）	0~2，1~4，4~6
血液透析人群(2)			
<20年	3	5μg（0.5ml）	0，1，6
≥20年	3	40μg（4ml）	0，1，6
ENGERIX~B(GlaxoSmithKline)(3)			
婴幼儿，儿童（<1—10岁）	3或4	10μg（0.5ml）	0，1~2，4~6或0，1，2，12
青少年（10—19岁）	3或4	10μg（0.5ml）	0，1~2，4~6或0，12，24或0，1，2，12
成年人（≥20岁）	3或4	20μg（1ml）	0~2，1~4，4~6或0，1，2，12
血液透析人群(2)			
<20年	4	10μg（0.5ml）	0，1，2，6
≥20年	4	40μg（2ml）	0，1，2，6

（1）该厂家生产一种批准应用的乙肝疫苗和b型流感嗜血杆菌、脑膜炎奈瑟菌疫苗的组合制剂，Comvax，应用于婴幼儿和儿童。具体剂量和时间表请参考产品说明书。（2）该组人群也包括其他免疫功能不全的人群。（3）该厂家生产两种批准应用的乙肝疫苗联合制剂：①Twinrix，重组乙肝疫苗联合灭活甲肝疫苗，批准应用于成年人（≥18岁）中这两种病毒的同时感染。每1ml剂量含有720ELU甲肝疫苗和20μg乙肝疫苗。建议在0，1，6个月时应用。②Pediatrix，乙肝疫苗和白喉、破伤风、百日咳、灭活的脊髓灰质炎病毒疫苗的联合制剂，批准应用于婴幼儿和儿童。具体剂量和时间表请参考产品说明书

蛋白抗体的原型疫苗，但HCV疫苗仍不可行。基因型和病毒准种异质性，以及病毒快速变异所致对中和抗体的快速逃避，都使HCV疫苗相关的免疫预防工作成为难题。输血相关的丙型肝炎的预防已通过以下措施成功实现：避免商业献血者供血同时采用志愿者献血供给；对献血者血液进行特异性标志物筛查如ALT（目前已不推荐）和抗HBc，以及可以明确献血人群血源性感染风险增加的标志；排除来自AIDS高危人群中的献血者和引入抗HIV筛查；并相对高敏感的HCV血清学和病毒学筛查。

在缺乏主动免疫或被动免疫的情况下，丙型肝炎预防包括行为改变以及尽量避免暴露于感染者。目前推荐将临床上隐性肝炎患者纳入医疗管理，从而可有助于明确与其接触的人群的感染风险。在一项称为"回顾"的项目中，推荐明确1992年前曾接受输血，供者后期诊断丙型肝炎的人群。此外，还推荐对以下人群进行抗HCV检测，包括在1992年未引入第二代筛查前曾接受输血治疗或器官移植的人群，以及曾注射毒品（或通过非注射途径摄入非法毒品）的人群，长期血液透析患者，1987年前接受血制品提取的凝血因子治疗的凝血功能障碍患者，转氨酶升高患者，曾暴露于HCV阳性血液或污染针头的医务人员，HIV感染者，针刺或其他非经皮暴露于丙型肝炎患者物品的健康中心或公共卫生人员，丙型肝炎患者的性伴侣以及HCV阳性母亲生的孩子。

对于固定的，单一性伴侣的人群，丙型肝炎很少通过性传播，所以并不推荐使用性安全保护措施。对于有多个性伴侣或伴有性传播疾病的人，丙型肝炎的性传播风险则增加，推荐使用性安全保护措施（乳胶避孕套）。丙肝患者应避免与性伴侣和家庭成员共用物品如剃须刀、牙刷、指甲钳等。对于丙肝母亲生的婴儿，不推荐特殊的防护措施，也不需要限制母乳喂养。

5.戊型肝炎　目前尚不能明确免疫球蛋白是否能预防戊型肝炎。一种安全有效的重组疫苗已经研制出来，并用于流行区，但未用于美国。

（李文彬　唐　颢　译　李晓青　校）

第39章

Chapter 39

毒物和药物诱导的肝炎

Jules L.Dienstag

吸入、摄入或注射许多药物或化学物质都有可能导致肝损伤。这些物质包括工业毒物（如四氯化碳，三氯乙烯合黄磷），某些伞形毒菌和盔苞伞属的热稳定二环八肽（肝毒性蘑菇中毒），以及更常见的内科治疗中应用的药物。急性肝衰竭的患者中，药物诱导的肝损伤是最主要的病因，肝毒性是许多新药在研发过程中被放弃的主要原因。任何表现为黄疸或肝功能生化改变的患者都应仔细追问在工作或家中化学制剂的暴露史，医院处方或柜台购买的药物史，以及草药或其他药物史。肝毒性药物可直接损伤肝细胞（如通过自由基或代谢中间产物导致膜脂质过氧化，进而导致肝细胞损伤）。相应地，药物或其代谢产物能造成细胞膜或其他细胞分子的变形，共价结合细胞内蛋白质，激活凋亡通路，干扰胆盐输出蛋白，或阻断生化途径或细胞完整性（图39-1）。干扰胆小管泵可导致内源性胆汁酸的积聚，内源性胆汁酸可以损伤肝。这些损伤依次可引起肝细胞坏死；损伤胆管产生胆汁淤积；或阻断脂质运动途径，抑制蛋白合成；或损伤脂肪酸的线粒体氧化，导致乳酸酸中毒和细胞内三酰甘油的积聚（组织学表现为脂肪变性）。在某些情况下，药物代谢产物使肝细胞对毒性细胞因子致敏，敏感和不敏感药物受体的不同可能决定了竞争的基因多态性，保护性细胞因子，如对乙酰氨基酚肝毒性机制（下文讨论）。免疫介导的肝损伤代表另一种药物肝毒性的机制（下文讨论）。此外，在药物诱导的肝毒性中，有激活核转运蛋白［如雄烷受体（CAR）］的作用。

大部分非水溶性药物，经过一系列肝代谢转化过程，最终可转变为水溶性形式从肾或胆汁排出。这一过程开始于微粒体混合功能氧化酶细胞色素P450介导的氧化和甲基化过程（第一相反应），继之以葡萄糖醛酸化或硫酸化过程（第二相反应），或者由谷胱甘肽灭活。许多药物的肝毒性是由第一相反应的毒性代谢产物介导的，但谷胱甘肽耗竭、谷胱甘肽-s-转移酶失活的有害化合物亦是导致药物肝毒性的病因。

一般情况下，有两种主要类型的化学性肝毒性：①直接毒性；②特质性。如表39-1所示，直接毒性肝炎在暴露于有害物质的个体中发生具有可预测的规律性，并有剂量依赖性。在暴露和肝损伤之间的潜伏期通常较短（常为几小时），尽管临床表现可延迟24～48h出现。导致中毒性肝炎的物质多为全身性毒物，或在肝内被转化为毒性代谢产物。直接肝毒素导致形态异常，对每一种毒素通常有一定特征性和可重复性。例如，四氯化碳和三氯乙烯可导致特征性的肝小叶中心区坏死，而磷中毒可导致门静脉周围损伤。鹅膏蕈肝毒性八肽可产生大面积肝坏死；这一毒素的致死剂量是10mg，这个量是在单一一个鬼尾鹅膏菌种的量。每日静脉注射四环素剂量>1.5g时，可导致肝内小泡性脂肪沉积；这些肝损伤常常是直接肝毒素产生的毒性反应的一方面，往往直到黄疸出现才被发现。

在特质性药物反应中，肝炎的发生并不常见［1/（10^3～10^5）］，且不可预期，非剂量依赖，肝损伤与直接肝毒素有关，肝损伤可发生在用药过程中或用药后的任何时间内。此外，其表现轻微、呈一过性、继续使用药物血清转氨酶也不进行性升高等表现，都增加了预测和确定特质性药物性肝毒性的难度。此类“改变”机制未明，可见于如异烟肼、丙戊酸钠、苯妥英和HMG-CoA还原酶抑制药（他汀类）等药物。约1/4特质性肝毒性反应的患者有肝外高敏感表现，如皮疹、关节痛、发热、白细胞增多、嗜酸性粒细胞增多等，上述表现及特质性药物肝毒性的不可预测，支持这类药物反应是免疫介导的假说。但最近许多证据表明，在多数病例中，即使特质性反应也表现为直接肝毒性，是由药物代谢产物而非完整的化合物引起的。甚至特质性肝毒性反应的原型，如氟烷肝炎、异烟肼肝毒性，多伴随高敏表现，但目前认为是由毒性代谢产物介导，直接损伤肝细胞。目前，大多数特质性反应被认为是源于对某些特定物质的代谢反应性不同；宿主易感性由毒性代谢产物产生的动力学所介导，个体间不同，可能受到药物代谢通路的遗传多态性介导（如细胞色素P450酶亚型和乙酰化的不同）。某些HLA单倍型之间的关联已被认为与一些药物（如阿莫西林/克拉维甲酸、他汀类、氟烷、呋喃妥因、氯丙嗪和氟氯西林）的肝毒性有关。然而，过敏反应的临床特征（明显的组织嗜酸性粒细胞增多，自身抗体等）不容忽视。在体外模型中，当

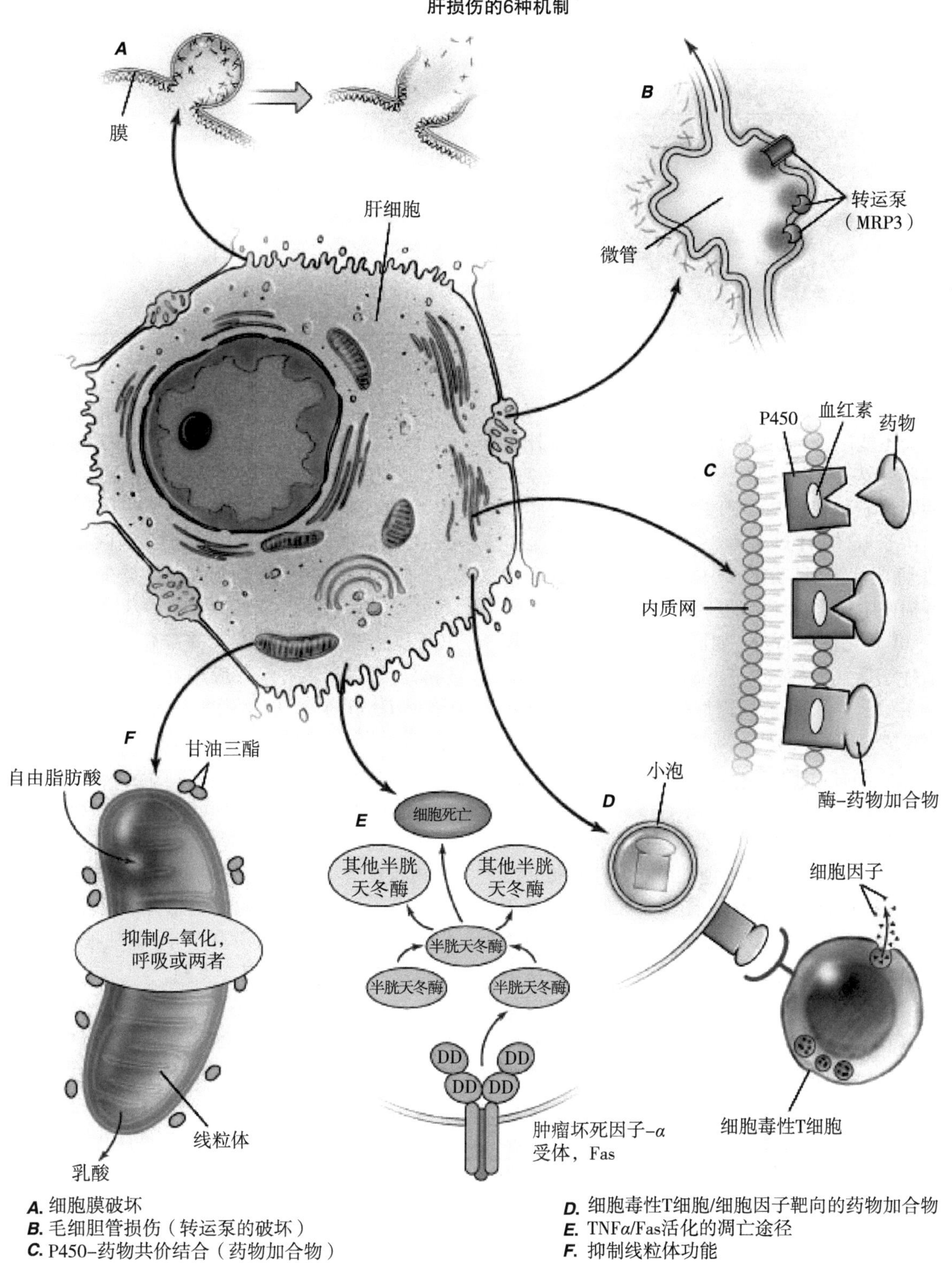

图39–1　肝损伤的6种机制

与潜在毒性药物共同孵育，淋巴细胞毒性可以损伤兔肝细胞。而且，有些情况下，药物的肝毒性损伤时出现自身抗体，包括抗肝肾微粒体抗体，抗LKM2，直接针对细胞色素P450。类似地，在某些病例中，药物或代谢产物与宿主细胞成分结合形成半抗原，针对这种“新抗原”产生的免疫反应在肝损伤发病机制中占重要地位。因此，部分学者将特质性药物肝毒性进一步分为高敏型（过敏性）和“代谢产物”型两类。除了一些特殊的例外，真正的药物过敏很难解释特质性药物引起的肝损伤。

特质性反应导致的形态学改变比直接毒性反应更为多样；单独一种物质能导致各种病变，尽管常以一种

表39-1　毒物和药物诱导肝损伤的一些特征

特征表现	直接毒性反应		特质性		其他[(1)]	
	四氯化碳	对乙酰氨基酚	氟烷	异烟肼	氯丙嗪	口服避孕药
可预测和剂量依赖毒性	+	+	0	0	0	+
潜伏期	短	短	不定	不定	不定	不定
关节痛、发热、皮疹、嗜酸粒细胞增多	0	0	+	0	+	0
肝形态学	坏死，脂肪浸润	小叶中央坏死	类似于病毒性肝炎	类似于病毒性肝炎	淤胆伴门脉炎症	淤胆不伴门脉炎症，血管病变

（1）所列药物为典型例子

病变为主。特质性肝炎引起的临床和形态学改变常与病毒性肝炎不能区分（如氟烷），或者出现类似肝外胆道梗阻的临床表现，并有胆汁淤积的形态学表现。药物诱导的胆汁淤积程度从轻到重可出现：①轻度胆汁淤积及自限于肝的损伤（如雌激素，17，α-替代雄激素）；②炎性胆汁淤积［吩噻嗪、阿莫西林-棒酸（药物诱导性肝损伤中最常被怀疑的药物）、苯唑西林、无味红霉素］；③硬化性胆管炎（如肝内输注化疗药物氟尿嘧啶治疗结肠癌肝转移后）；④胆管消失，"胆管缺失性胆汁淤积"，与肝移植后慢性排斥类似（如卡马西平、氯丙嗪、三环抗抑郁药）。胆汁淤积可能与药物和小管膜转运体结合，因为小管泵衰竭导致的毒性胆汁酸积聚，或小管转运蛋白的基因缺陷有关。形态学改变包括桥接坏死（如甲基多巴）、或少见的肝肉芽肿（如磺胺药物）。一些药物可导致大泡性或小泡性脂肪变性或脂肪性肝炎，可能与线粒体功能障碍和脂质过氧化有关。与脂肪性肝炎相关的严重肝毒性，可能是线粒体中毒的结果，现在认为在接受反转录治疗的艾滋病患者中出现较多，如反转录酶抑制药（叠氮胸苷、二脱氧肌苷）或蛋白水解酶抑制药（茚地那韦、利托那伟）。一般情况下，这些抗反转录病毒制剂的线粒体肝毒性是可逆的，但显著的、不可逆的线粒体损伤相关肝毒性（抑制DNA聚合酶γ）是急性肝衰竭的原因，见于非阿尿苷的早期临床试验，现已停用，该药是氟嘧啶类似物，有潜在的抗乙肝病毒活性。特质性药物肝毒性的另一潜在靶点是正弦排列的细胞，当这些细胞受到如骨髓移植前的高剂量化疗药物的损伤（例如环磷酰胺、马法兰、白消安）时，可导致静脉闭塞性疾病。

但并不是所有的药物性肝毒性都可被分为中毒性反应和特质性反应两类。例如，含雌激素和孕激素复合物的口服避孕药，可能导致肝功能损伤，偶尔出现黄疸；但它们并不产生坏死和脂肪变性，且一般没有高敏表现，口服避孕药诱导的胆汁淤积可能与遗传易感性有关。这种雌激素诱导的胆汁淤积在妊娠期胆汁淤积的女性中更为多见，妊娠期胆汁淤积与多耐药相关的微管转运蛋白的遗传缺陷有关。其他遗传相关的药物肝毒性也已经被认识，例如约10%的人呈现常染色体隐性遗传特征，与细胞色素P450酶2D6缺陷有关，损害了异喹胍-4-羟化酶的活性，结果它们不能代谢，增加了某些化合物如去甲丙米嗪、普萘洛尔、奎尼丁产生肝毒性的风险。

某些形式的药物肝毒性太少见（如发生率<1∶10 000受体），以致于在获得药品注册登记的涉及几千受试者的临床试验中并没有显示出来。例如曲格列酮在获得批准并广泛应用后出现的少见但严重的特质性药物肝毒性，曲格列酮是过氧化物酶增殖活化受体γ激动药，是最早出现的噻唑烷二酮类胰岛素增敏剂。这个药物肝毒性直到药物上市后才被认识，强调上市后监测识别有毒性药物以使这些药物退出临床的重要性。幸运的是，这种肝毒性并不是二代噻唑烷二酮类胰岛素增敏剂罗格列酮和匹格列酮的特点；在临床试验中使用这些药物治疗的患者出现转氨酶升高的发生率与使用安慰剂者没有差异，单独报告这些受试者中出现肝损伤也是极其罕见的。

药物诱导的肝炎经常是一个假设诊断，许多其他疾病也可出现类似的临床病理改变，药物使用和随后肝损害的因果关系很难确定。而这种关系在直接肝毒素造成的肝损害中最易确定，因为它在一个短潜伏期后可发生较高频率的肝损害。特质性反应有时可重复发生，当再次用药时，在无症状期后，再次出现症状、体征、形态学及生化的异常。然而再次用药在伦理上是不可行的，因为可能造成严重的反应。目前采用因果分析方法［系统性评分基于下述变量列表，包括怀疑指数、发作时间、临床-生物学特性、损伤类型（直接，特质性）、肝外特点、病程、组织学特点、药物血清浓度，遗传标志物和多态性，并除外其他潜在病因］增加了诊断药物诱发肝损伤的客观性，然而即便这些方法有其局限性和不确定性。

总之，药物肝毒性并不是更多见于潜在慢性肝病的患者中。例外情况包括阿司匹林、甲氨蝶呤、异烟肼（仅在部分经验中）和HIV感染的抗逆转录病毒治疗等药物的肝毒性。

治疗　中毒性和药物诱发肝病

除对乙酰氨基酚外，治疗主要是支持疗法（见下文）。在药物诱导的暴发性肝炎中，肝移植是挽救生命的措施（见第46章）。一旦出现不良反应，应及时停用可疑药物。对于直接毒性反应的病例，除关注肝外，不能忽略肾或其他脏器受累，其可能是致命的。糖皮质激素可用于治疗有过敏特征的药物性肝损伤，水飞蓟素可用于治疗具有肝毒性的蘑菇中毒，而熊去氧胆酸在胆汁淤积性药物肝毒性方面未被证实有效，故不予推荐。

表39-2中列举了几类化学物质及其造成肝损伤的模式。某些药物既可导致急性也可导致慢性的肝损伤，例如酚丁、甲基多巴和异烟肼可导致中重度慢性肝炎，氟烷和甲氨蝶呤可导致肝硬化。应用氯丙嗪、甲基睾丸素、甲苯磺丁脲及其他药物后，可以导致一种类似原发性胆汁性肝硬化的综合征。维生素A或砷中毒、氯乙烯的工业暴露或二氧化钍的摄入可导致肝结构的改变从而产生非肝硬化性门脉高压。后3种物质还和肝血

表39-2　某些常用药物和化学物质所致的主要肝形态学改变[1]

主要形态学改变	分　类	举　例
胆汁淤积	合成代谢类固醇	甲睾酮
	抗生素	无味红霉素、呋喃妥因、利福平、阿莫西林-克拉维甲酸、苯唑西林
	抗惊厥药	卡马西平
	抗抑郁药	氟西汀、米氮平、三环类抗抑郁药
	抗炎药	舒林酸
	抗血小板药	氯吡格雷
	降压药	厄贝沙坦、福辛普利
	抗甲状腺药	甲巯基咪唑
	钙离子通道阻滞药	尼非地平、维拉帕米
	免疫抑制药	环孢素
	降脂药物	依折麦布
	抗肿瘤药	合成代谢类固醇、马利兰、他莫昔芬、伊立替康、阿糖胞苷
	口服避孕药	异炔诺酮加美雌醇
	口服降糖药	氯磺丙脲
	镇静药	氯丙嗪[2]
脂肪肝	抗心律失常药	胺碘酮
	抗生素	四环素（大剂量，静脉使用）
	抗惊厥药	丙戊酸钠
	抗病毒药	双脱氧核苷（如叠氮胸苷）、蛋白酶抑制药（如茚地那韦、利托那伟）
	抗肿瘤药	门冬酰胺酶、甲氨蝶呤
肝炎	麻醉药	氟烷[3]
	抗雄激素药	氟替阿嗪
	抗生素	异烟肼[3]、利福平、呋喃妥因、泰利霉素、米诺环素[4]、吡嗪酰胺、曲伐沙星[5]
	抗惊厥药	苯妥英、卡马西平、丙戊酸、苯巴比妥
	抗抑郁药	异丙烟肼、阿米替林、丙米嗪、曲唑酮、文拉法辛、氟西汀、帕罗西汀、度洛西汀、舍曲林、耐法唑酮[5]、安非他酮
	抗真菌药	酮康唑、氟康唑、伊曲康唑
	抗高血压药	甲基多巴[3]、卡托普利、依那普利、赖诺普利、氯沙坦
	抗炎药	布洛芬、吲哚美辛、双氯芬酸钠、舒林酸、溴酚酸
	抗精神病药物	利培酮
	抗病毒药	齐多夫定、地达诺新、司他夫定、奈韦拉平、利托那伟、茚地那韦、替拉那韦、扎西他滨
	钙通道阻滞药	尼非地平、维拉帕米、地尔硫䓬

续表

主要形态学改变	分　类	举　例
	胆碱酶抑制药	他克林
	利尿药	氯噻嗪
	缓泻药	酚丁[(3)(5)]
	肾上腺素再摄取抑制药	阿托西汀
	口服降糖药	曲格列酮[(5)]、阿卡波糖
肝炎/胆汁淤积混合型	抗生素	阿莫西林-克拉维酸、复方磺胺甲噁唑
	抗菌药物	克林霉素
	抗真菌药物	特比萘芬
	抗组胺药	赛庚啶
	免疫抑制药	硫唑嘌呤
	降脂药	烟酸、洛伐他汀、依折麦布
中毒性（坏死）	镇痛药	对乙酰氨基酚
	烃类	四氯化碳
	金属	黄磷
	毒蘑菇	鹅膏蕈
	溶剂	二甲基甲酰氨
肉芽肿	抗心律失常药	奎尼丁、地尔硫䓬
	抗生素	磺胺类
	抗惊厥药	卡马西平
	抗炎药	保泰松
	黄嘌呤氧化酶抑制药	别嘌醇

（1）许多制剂可引起不止一类肝损伤，出现在多个分类项里；（2）极少与原发性胆汁性肝硬化样病变相关；（3）偶尔与慢性肝炎或桥接坏死或肝硬化相关；（4）与自身免疫性肝炎样综合征相关；（5）因严重肝毒性而停药

管瘤有关。口服避孕药可以导致肝腺瘤，极少数可致肝细胞瘤和肝静脉栓塞（Budd-Chiari综合征）。另一种不常见的损伤——肝紫癜（肝血囊肿）见于应用合成代谢类固醇可的部分患者中。这些肝病的存在拓宽了化学物质诱导的肝损伤谱，提示对所有肝功能异常的患者应认真调查其详尽的用药史。

以下列出一些典型药物的肝损伤模式。

1.对乙酰氨基酚肝毒性（直接中毒性损伤）　当自杀者摄入大量对乙酰氨基酚或儿童误服时，药物可导致严重肝小叶中央性肝坏死。在美国和英国，对乙酰氨基酚的肝毒性是导致急性肝衰竭的最常见病因，也是药物诱发肝衰竭患者中需要肝移植的首要病因。单次摄入10～15g或更少量，即可导致临床肝损伤。摄入≥25g可导致暴发性致死性肝病。对乙酰氨基酚的血液水平与肝损害的严重性相关（摄入后4h对乙酰氨基酚血浆水平>300μg/ml预测可能发展为严重的肝损害；<150μg/ml则很少发生肝损害）。恶心、呕吐、腹泻、腹痛和休克是摄入4～12h后出现的早期表现，24～48h后当上述表现减轻时，肝损害表现更突出。肝功能异常和肝衰竭在摄入4～6d后尤为突出，但转氨酶水平通常低于10 000U（通常远高于病毒性肝炎的患者）。对乙酰氨基酚中毒还可以出现肾衰竭、心肌损伤等。

对乙酰氨基酚主要通过第二相反应被代谢为无害的硫酸盐及葡萄糖醛酸代谢物；但是一小部分对乙酰氨基酚经第一相反应代谢为细胞色素P450 CYP2E1的母体化合物形成肝毒性代谢物。这种代谢物，即N-乙酰-P-苯唑醌（NAPQI），结合"解毒保肝"谷胱甘肽成为无害的水溶性巯基尿酸，经肾排除体外。当形成过量NAPQI，或谷胱甘肽水平减低、耗竭，抑或受抑制时，NAPQI共价结合到亲核肝细胞大分子形成对乙酰氨基酚-蛋白"加合物"。高效液相色谱法可以测定血清中的这些加和物，并有望成为诊断对乙酰氨基酚肝毒性的诊断标记。对乙酰氨基酚与肝细胞大分子的结合被认为可以导致肝坏死；但确切机制不明确。之前给予乙醇、苯巴比妥、异烟肼或其他药物；或刺激混合功能的氧化酶系统；或耗竭还原型谷胱甘肽，可能会加重肝损伤。在一个对乙酰氨基酚肝毒性的小鼠模型中，外源性（环境或外源性物质）受体CAR被证实可介导对乙酰氨基酚代谢酶，继而调节并增强肝毒性。西咪替丁可抑制细胞色素P450酶，减少毒性代谢产物的生成。乙醇可以介导细胞色素P450 CYP2E1，当慢性乙醇中毒者服用对乙酰氨基酚后，毒性代谢物NAPQI的水平

升高。此外乙醇可以抑制肝谷胱甘肽的产生。因此，在慢性乙醇中毒患者中，对乙酰氨基酚的毒性剂量可以低至2g，即使使用标准剂量的对乙酰氨基酚，这类患者亦应被特别告知其危险性。这种“医源性副作用”也可发生于严重发热或疼痛的患者；几天的禁食以及接近空腹和规律摄入额外强度的对乙酰氨基酚制剂，导致在缺乏对乙酰氨基酚过量的病史情况下，谷胱甘肽的耗竭和相对高水平的NAPQI。在一项2006年的研究中，正常受试者接受14d最大推荐剂量的对乙酰氨基酚（4g/d）后，31%~44%出现转氨酶升高（包括单独摄入，或作为对乙酰氨基酚/阿片类药物复合制剂摄入）；因为这些改变呈一过性，且与胆红素升高无关，故其临床意义仍有待商榷。尽管HCV感染被认为可增加住院患者对乙酰氨基酚过量相关急性肝损伤发生的风险，一般情况下，在非酒精性肝病的患者，使用推荐剂量的对乙酰氨基酚仍然是最安全的镇痛药/解热药。同时，肝硬化患者使用对乙酰氨基酚与肝失代偿无关；另一方面，因为对乙酰氨基酚与肝损有关，且其安全剂量和中毒剂量之间的界限很局限，食品与药品管理局（FDA）建议对乙酰氨基酚的每日剂量从4g/d降至3.25g/d（对慢性嗜酒患者的剂量更低），且所有含对乙酰氨基酚的产品需将这一信息显著标出，在对乙酰氨基酚及含有对乙酰氨基酚的产品包装上突出标准其潜在的肝毒性。

治疗　对乙酰氨基酚过量

对乙酰氨基酚过量的治疗包括洗胃、支持治疗和口服活性炭或考来烯胺以减少残余药物的吸收。如果在摄入对乙酰氨基酚30min后服用上述药物则无效；如应用上述药物，洗胃应在口服其他药物前进行。可能的和高风险肝毒性的概率见列线图（图39-2），可用于急诊室测定摄入对乙酰氨基酚后8h血浆药物水平。对于对乙酰氨基酚血浆水平高的患者（摄入后4h检测>200μg/ml或8h>100μg/ml），应用巯基复合物（如半胱氨、半胱氨酸或N-乙酰半胱氨酸）可以减轻肝坏死的严重程度。这些物质可形成一个巯基池以结合毒性代谢产物，或刺激谷胱甘肽的合成和补充。治疗应在摄入对乙酰氨基酚8h内进行，但如摄入过量即使24~36h给予仍可有效。延迟给予巯基复合物的效果无法明确。常规使用N-乙酰半胱氨酸可降低致死性乙酰氨基酚的肝毒性。如经口给药，N-乙酰半胱氨酸需被稀释为5%的溶液。负荷剂量为140mg/kg，此后为70mg/kg，每4小时给药1次，共15~20次。当遇到可能对乙酰氨基酚中毒的患者，必须与当地毒物控制中心联系。当对乙酰氨基酚血浆浓度降至肝损风险水平以下时，可以停止治疗。尽管在使用N-乙酰半胱氨酸治疗的情况下仍出现肝衰竭的表现（如进行性加重的黄疸、凝血障碍、意识障碍），肝移植可能是唯一治疗选择。对伴有急性肝衰竭的患者进行早期动脉血乳酸水平监测，有助于识别最需要进行肝移植的患者（乳酸水平>3.5mmol/L）。

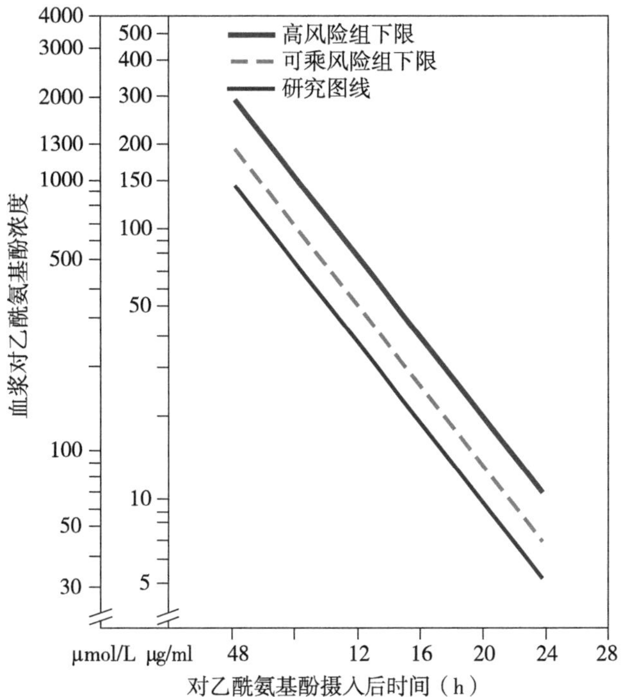

图39-2　依据初始血浆对乙酰氨基酚浓度，获得的对乙酰氨基酚肝毒性列线图

对乙酰氨基酚过量的存活者常无肝后遗症。在少数患者，长期和反复使用治疗剂量对乙酰氨基酚可能导致慢性肝炎和肝硬化。

2.氟烷肝毒性（特质性反应）　尽管目前氟烷麻醉仅在于少数机构使用，但氟烷肝毒性是最典型、研究最深入的特质性药物肝毒性的代表。氟烷是一种非爆炸性氟化烃麻醉药，与氯仿结构相似，应用氟烷可在少数个体中导致严重肝坏死，这部分个体中很多人以往也有过氟烷暴露史。在动物中无法建立类似的肝损伤模型、人群中这种肝损害发生率低以及这种肝损伤表现延迟，提示氟烷并不是直接的肝毒性物质而是一种致敏物质；然而只有<25%的患者出现高敏反应。有人推测氟烷肝毒性可能的机制是基因易感性导致的特异性代谢产物的反应。成年人（而不是儿童）、肥胖和女性可能为易感人群。在应用氟烷后第1周内，可出现发热、白细胞中度升高、嗜酸粒细胞升高。黄疸可在7~10d后出现，但在既往曾有氟烷接触史的患者中黄疸可以出现得更早。恶心、呕吐可在黄疸前出现。肝大多为轻度，但常有肝触痛和血清转氨酶升高。尸检的病理

改变与病毒性肝炎造成的大片肝坏死无法区别。氟烷性肝炎的致死率尚不确定，但严重肝损伤的患者中病死率在20%～40%。当氟烷麻醉后的患者出现不明原因高热，特别是迟发性发热或黄疸时，禁止再次使用此药物。有报道氟烷和甲氧氟烷之间有交叉反应，所以甲氧氟烷不能用于对氟烷有反应的患者。后期出现的卤化烃麻醉药在少数情况下代替氟烷（如特定的甲状腺手术），也被认为有一定的肝毒性。

3.甲基多巴肝毒性（中毒性和特质性反应） 应用这种抗高血压药物的患者中约5%可出现轻度肝功能改变。即使持续用药，这些轻微异常一般可以缓解。在应用甲基多巴后1～20周，不到1%的患者出现类似于病毒性或慢性肝炎的急性肝损害，极少数出现胆汁淤积。50%的患者用药与症状出现的间隔<4周。在黄疸出现前几天可有发热、厌食、乏力等前驱症状。皮疹、淋巴结病、关节痛、嗜酸粒细胞增多等不多见。患者通常检测不到血清免疫学标志物，<5%患者有Coombs试验阳性的溶血性贫血。约15%甲基多巴肝毒性的患者，其临床、生化及组织学改变呈中重度的慢性肝炎，有或无桥接坏死和大结节性肝硬化。停药后病变可自行缓解。虽然甲基多巴目前不常用，但其肝毒性的特征还是很清晰地被认识。目前常用的抗高血压药物中，如卡托普利和依那普利等血管紧张素转化酶（ACE）抑制药，尽管很少但仍有肝毒性（主要为胆汁淤积和胆汁淤积性肝炎，但也有肝细胞性损伤）；如氯沙坦等血管紧张素Ⅱ受体拮抗药则不易出现肝毒性，尽管也有极少肝损的病例报道。

4.异烟肼肝毒性（中毒性和异质性反应） 使用异烟肼抗结核治疗的成年人中，约10%在用药的前几周可出现血清转氨酶水平的升高；这是对毒性代谢产物的适应性反应。无论是否继续使用异烟肼，转氨酶（一般<200U）可在几周内降至正常。大约1%的患者与病毒性肝炎难以区分；其中约一半患者的转氨酶升高发生在治疗的前2个月；其余的可延迟至用药数月后发生。肝活检所示的形态学改变与病毒性肝炎或桥接性肝坏死类似。此类病变可以很严重，致死率达10%。肝损伤是年龄依赖性的，35岁以上明显增加；50岁以上发生率最高，20岁以下最低。对50岁以上的患者用药期间严密监测，仅有2%的患者出现肝毒性。乙醇、利福平和吡嗪酰胺可增加异烟肼的肝毒性，而发热、皮疹、嗜酸性粒细胞增多和其他药物过敏反应的表现比较少见。异烟肼的肝损伤可能与其代谢产物乙酰异烟肼有关，快乙酰化的患者容易发生此类损伤。在部分报道中也有相反的发现，慢乙酰化更容易出现肝毒性，且较快乙酰化肝毒性更严重。与以往研究不同的是，新近越来越多的研究提示慢性乙型肝炎患者更容易出现异烟肼或包含异烟肼的抗结核方案的肝毒性。部分患者中可出现类似慢性肝炎的表现。对使用异烟肼的患者需进行严密的肝功能监测。

5.丙戊酸钠肝毒性（中毒性和特质性反应） 丙戊酸钠是一种抗惊厥药，用于治疗癫痫小发作及其他类型的癫痫，与出现严重肝毒性有关，少数情况是致死性的，主要发生在儿童中，成年人也可出现。在准备做肝移植的儿童中，丙戊酸是最常见的镇静药诱因。45%用药者出现无症状转氨酶升高，但这些“适应性”改变无临床意义，因为大部分患者即使持续用药也不会出现肝毒性。少数患者可以出现黄疸、肝性脑病和肝衰竭的表现，肝组织学提示主要在小叶中心区出现肝小泡性脂肪变性及桥接坏死。胆管损伤也可以比较明显。通常来说，该药本身并无直接肝毒性，而其代谢产物4-戊烯酸可能是造成肝损伤的原因。丙戊酸肝毒性在线粒体酶缺乏的患者中更普遍，静脉注射肉碱可耗尽丙戊酸从而改善症状。

6.苯妥英肝毒性（特质性反应） 苯妥英，是治疗癫痫的主要药物，少数情况可出现严重肝炎样肝损伤，并导致暴发性肝衰竭。许多患者可以伴随高热、淋巴结病、皮疹（Stevens-Johnson综合征或剥脱性皮炎）、白细胞增多和嗜酸粒细胞增多，提示可能存在免疫介导的高敏机制。除上述发现外，代谢的特质性与肝损有关。在肝内，苯妥英被细胞色素P450酶转化为代谢产物，其中包括高反应性的亲电子氧化芳烃。这些代谢产物正常情况下被环氧羟化酶进一步代谢。环氧羟化酶活性的遗传或获得性缺陷允许氧化芳烃与肝内大分子共价结合，从而导致肝损伤。苯妥英肝损伤经常出现在治疗开始的前2个月内。除了肝内大量嗜酸粒细胞浸润外，其临床、生化及组织学改变均类似病毒性肝炎。在少数病例中，胆管损伤以可能是苯妥英肝毒性的突出特征，伴有明显的肝内胆汁淤积。相当一部分长期应用苯妥英的患者出现无症状的转氨酶及碱性磷酸酶水平升高。有学者认为，这些肝改变是强有力的苯妥英肝酶诱导特征，在没有炎性坏死或慢性肝病证据条件下，组织学出现肝细胞浊肿。

7.胺碘酮肝毒性（中毒性和特质性反应） 胺碘酮是抗心律失常药物，15%～50%患者用药时可以有轻度转氨酶升高，尽管继续用药转氨酶仍保持稳定或下降。这些异常可以出现在用药后几天到几个月。一部分转氨酶升高的患者可出现肝大，<5%的患者发展为临床较严重的肝病。代表药物直接作用于肝的特征是超微结构磷脂沉积，这普遍见于多数长期用药的患者，该病变不伴有临床肝病表现，可干扰其他药物的肝混合功能的氧化酶代谢。这一阳离子两亲性药物及其重要代谢产物去乙基胺碘酮，在肝内溶酶体、线粒体和胆管上皮内积聚。该药常见的转氨酶升高被认为是可预测

的、剂量依赖的、直接的肝毒性反应。另一方面，少数临床上明显的、症状性肝病患者，其肝损伤类似酒精性肝病。这种所谓的假乙醇性肝损伤可从脂肪肝到酒精性肝炎样中性粒细胞浸润和Mallory透明变，然后到肝硬化。电镜下观察到磷脂溶酶体板层小体，可以区别胺碘酮肝损伤与酒精性肝病。这种肝损伤的分类源于代谢的特质性，允许产生肝毒性代谢产物。偶尔可见到类似病毒性肝炎或胆汁淤积性肝炎的急性特质性肝细胞损伤。肝肉芽肿偶见。因为胺碘酮的半衰期长，其肝损伤在停药后仍可持续数月。

8.红霉素肝损伤（胆汁淤积性特质性反应） 红霉素最重要的不良反应是胆汁淤积性反应，但不太常见，儿童多于成年人。虽然这类不良反应多与无味红霉素有关，但其他红霉素也可出现。反应通常出现于治疗2~3周内，包括恶心、呕吐、发热、右上腹痛、黄疸、白细胞升高及转氨酶和碱性磷酸酶水平中度升高。临床表现类似急性胆囊炎及细菌性胆管炎。肝活检提示胆汁淤积、淋巴细胞、多形核白细胞及嗜酸性粒细胞浸润的门脉炎、灶性肝细胞坏死。停药后几天症状和实验室指标即恢复，随诊中患者并未发现慢性肝病表现。红霉素诱导药物性肝病的确切机制尚不明确。

9.口服避孕药肝毒性（胆汁淤积性反应） 服用雌激素和孕激素结合的口服避孕药后几周到几个月后少数患者可以出现肝内胆汁淤积，伴瘙痒和黄疸。尤其是反复特发性妊娠黄疸、严重妊娠瘙痒或有家族史的患者更加易感。除肝生化检查外，其他实验室检查是正常的，缺乏肝外高敏的表现。肝活检提示胆汁淤积，扩张的胆管内胆栓形成，肝细胞内胆红素着色明显。与氯丙嗪诱导的胆汁淤积相比，口服避孕药诱导的肝炎通常无门脉炎症。这种病变停药后是可逆的。这两类类固醇成分似乎同时影响肝功能，但以雌激素作用为主。口服避孕药禁用于妊娠期复发性黄疸患者。口服避孕药还可造成肝良性肿瘤（少数为恶性肿瘤）、肝静脉阻塞和外周血窦扩张等，肝的局灶性结节性增生在口服避孕药患者中并不常见。

10.17，α-烷基替代合成的类固醇（胆汁淤积性反应） 大部分患者使用此药物是用来治疗骨髓衰竭，但也有运动员暗地里（或包含在食物添加剂中不知道）在非处方使用此类药物以提高成绩，可以出现轻度肝功能损伤。主要损伤的是肝分泌功能，但确切机制不明。一小部分患者出现剂量相关性黄疸，且可能是肝损唯一的临床表现，此外还可出现厌食、恶心、倦怠等。瘙痒不突出。血清转氨酶水平常<100U，血清碱性磷酸酶常是正常、轻度升高或在<5%的患者中高于正常上限3~4倍。肝组织学检查提示胆汁淤积性，但不伴炎症和坏死。部分患者可以出现肝血窦扩张和紫癜肝。尽管紫癜改变是与致死性相关，但停药后胆汁淤积常常是可逆的。也有报道此类药物与肝腺瘤和肝细胞癌相关。

11.复方磺胺甲噁唑肝毒性（特质性反应） 这类抗生素复合物常用于免疫正常患者的泌尿系感染以及免疫抑制人群（移植受体、艾滋病患者）卡氏肺孢子虫肺炎的预防和治疗。随着药物的使用增加，偶发的肝毒性也随之增加。这种肝毒性的发生是不可预测的，但一般有几周相对规律的潜伏期，常伴发嗜酸性粒细胞增多、皮疹以及其他高敏反应的特征。生化和组织学上，以急性肝细胞坏死为突出表现，但胆汁淤积也较为常见。偶尔出现胆汁淤积不伴坏死，极罕见的表现有严重的胆管溶解。在大部分病例中，肝损伤是自限的，但也有罕见的致死性报道。药物的肝毒性归咎于其中的磺胺甲噁唑成分，与其他磺胺类药物相似；可以看到组织中嗜酸粒细胞浸润和肉芽肿。在HIV感染患者中该药的肝毒性风险升高。

12.羟甲戊二酰辅酶A（HMG-COA）还原酶抑制药［（他汀类）特质性混合性肝细胞和胆汁淤积性反应］ 1%~2%使用应用洛伐他汀、辛伐他汀、普伐他汀、氟伐他汀或其他他汀类药物的高胆固醇血症患者出现无症状、可逆的转氨酶升高（>3倍）。在某些病例中可以出现急性肝炎样组织学改变、小叶中央坏死和小叶中央胆汁淤积。大部分患者在用药的最初几周内出现轻度转氨酶升高。仔细的实验室检测可以区分哪些患者是一过性轻微损伤，可以继续用药；哪些患者损伤重、持续性，应停止用药。由于他汀使用出现临床有意义的转氨酶升高很少，且在meta分析中与使用安慰剂患者的异常实验室指标无显著差异，因而肝专家向国际血脂协会的安全部门建议无需在使用他汀类药物患者治疗期间监测肝功能，且在无症状孤立性转氨酶升高患者中无须停用他汀类药物。他汀类药物肝毒性在慢性丙型肝炎、脂肪肝或其他潜在肝疾病患者中并无升高，可在这些患者中安全使用。

13.全肠外营养（脂肪变性和胆汁淤积） 全肠外营养（TPN）常并发由脂肪变性、胆汁淤积和胆石（或胆泥）造成的胆汁淤积性肝炎。脂肪变性和脂肪性肝炎多由这些静脉营养物质中过量的糖类形成，是成年人TPN相关肝病的主要形式。随着平衡的TPN配方的引入，脂肪作为替代的能量来源，这一并发症的发生持续下降。在婴儿尤其是早产新生儿中，由于缺乏经口摄入而造成胆汁流动和分泌的减少，容易形成胆汁淤积和胆石，是TPN相关性肝病的主要形式。通常情况下，新生儿的胆汁淤积是多因素的，还有败血症、低氧、低血压等原因；偶尔新生儿中TPN诱导的胆汁淤积最终发展为慢性肝病和肝衰竭。当在成年人出现TPN相关肝功能异常时，首要措施是应用TPN平衡配方，在营养物质中加入适量的脂肪。在婴儿TPN相关胆汁淤积中，增加经口喂养可以改善这个问题。还可应用一些其他的治疗措施，如胆囊收缩素、熊去氧胆酸、s-腺苷蛋氨酸和牛磺酸等。

14."替代和补充药物"（特质性肝炎，脂肪性肝炎） 一些科学并未证实有效和缺乏正规机构证实其安全性的草药被错误引导而广泛应用，导致偶发的肝毒性。可造成肝损伤的草药方剂包括金不换、小柴胡汤、石蚕、丛林、番泻叶、槲寄生、黄芩、龙胆、紫草（包含吡咯双烷生物碱）、麻黄、蜜蜂花粉、缬草、薄荷油、胡椒、白屈菜、黑斑羚以及Impila（Callilepsisilaureaola），LipoKinetix，Hyroxynut和草药营养补充剂和草药茶等。使用金不换所致的急性肝炎样组织学损伤很有特征性：局限性肝细胞坏死、混合的单核细胞门脉系统浸润、凝固性坏死、肝细胞凋亡变性，组织嗜酸性粒细胞浸润和小泡性脂肪变性。吡咯双烷生物碱往往会污染中草药制剂，引起静脉闭塞性损伤而导致肝静脉阻塞，它和维生素A过量一样可以造成肝损伤。因为这些替代疗法通过活动的代谢产物诱发毒性，乙醇和药物进一步激活细胞色素P450酶，可能增强部分产物的毒性。广泛使用这些提纯不好的草药制剂，使得药物肝毒性发生率上升；因此急性和慢性肝病患者的用药史应包括使用“替代药品”和其他所谓健康食品店出售的非处方制剂。

15.HIV感染的高活性抗逆转录病毒疗法［（HARRT）线粒体毒性、特质性反应、脂肪变性；肝细胞性、胆汁淤积性和混合型损伤］ HIV感染患者使用药物肝毒性的识别比较复杂，因为这类人群的肝损也可能继发于许多其他病因（慢性病毒性肝炎、脂肪浸润、浸润性疾病、结核分枝杆菌感染等），但HAART相关的药物性肝损仍是HIV感染患者肝损伤的新兴和常见类型。虽然没有任何一种抗病毒药物被认为具有明确的肝毒性，但包含反转录酶和蛋白酶抑制药的联合制剂可导致约10%患者出现肝损。最常提及的组合制剂包括核苷类反转录酶抑制药齐多夫定、地达诺新和应用较少的司他夫定；蛋白酶抑制药利托那伟和茚地那韦（安普那韦可与利托那伟一起使用）以及替拉那韦；非核苷类反转录酶抑制药奈韦拉平和应用较少的依法韦仑。这些药物主要引起肝细胞性损伤，但也可引起胆汁淤积，长期使用（>6个月）反转录酶抑制药可引起线粒体损伤、脂肪变性和乳酸酸中毒。应用蛋白酶抑制药茚地那韦的患者中约10%可出现UDP-葡萄糖醛酸转移酶介导的胆红素结合障碍，导致非结合胆红素升高，但转氨酶、碱性磷酸酶活性正常。区别HIV患者HAART肝毒性与合并肝炎病毒感染有一定困难：①慢性乙型肝炎和丙型肝炎都可以影响HIV患者的自然病程及对HAART的反应；②HAART可影响慢性病毒性肝炎。例如，当HIV患者合并慢性乙型肝炎应用抗病毒药物（如核苷酸类似物拉米夫定）撤药或核苷类似物出现耐药时，HAART的免疫重构可导致免疫介导性肝细胞损伤。文献报道$CD4^+$T细胞计数较低的HIV感染者患者更易出现慢性丙型肝炎相关肝纤维化，且HAART疗法可能会增加合并HCV感染者血清转氨酶水平和HCV-RNA。对HIV和HCV共感染的患者，地达诺新或司他夫定不应与利巴韦林同时使用，因其可增加严重线粒体毒性和乳酸酸中毒的风险。

（金 梦 译 李晓青 校）

第40章

Chapter 40

慢性肝炎

Jules L.Dienstag

慢性肝炎是指不同病因和严重程度的肝病，表现为肝炎症和坏死，病程持续至少6个月。轻型慢性肝炎可无进展或进展缓慢，而大多重型慢性肝炎与形成瘢痕和组织重构有关，随着进展最终形成肝硬化。部分慢性肝炎已被认识，包括慢性病毒性肝炎、药物诱导的慢性肝炎（见第39章）和自身免疫性慢性肝炎。很多患者的临床表现和实验室检查特征不足以归到以上三类中的一类，这些"特发性"病例也被归入自身免疫性慢性肝炎。最后，慢性肝炎临床表现和实验室检查特征也偶尔见于遗传/代谢性疾病，如肝豆状核变性［（铜负荷过量）见第42章］和非酒精性脂肪性肝病（见第44章），甚至少数酒精性肝损伤（见第41章）。尽管所有慢性肝炎在临床表现、实验室检查和组织病理学上有某些特征，慢性病毒性肝炎和慢性自身免疫性肝炎的特征明显，值得单独讨论。急性肝炎的讨论参见第38章。

慢性肝炎分类

所有慢性肝炎根据肝损伤的程度和范围均显示组织病理学的不同，从轻型（以前称慢性迁延性肝炎和慢性小叶性肝炎）到重型（以前称慢性活动性肝炎）。原来的命名方法对预后有提示作用，但近期研究发现组织学分类已不适用。主要依赖组织病理学的分类已经被结合临床表现、血清学和组织学特征的分类所替代。慢性肝炎的分类基于：①病因；②组织学活动性或分级；③进展程度或分期。因此，仅根据临床表现或组织学特征（需肝活检）不足以对慢性肝炎鉴别多种形式的慢性肝炎。

1.按病因分类　根据临床表现和血清学检查可诊断慢性病毒性肝炎（包括乙型肝炎、乙型重叠丁型肝炎或丙型肝炎）；自身免疫性肝炎［根据血清学特征进一步分为可诊断Ⅰ型和Ⅱ型（可能包括Ⅲ型）等亚类］；药物相关慢性肝炎；以及病因未明的，或称隐源性慢性肝炎（表40-1）。这些在后面章节中详细讨论。

2.按分级分类　分级是基于肝活检对肝坏死性炎症活动度进行的组织学评估。其中重要的组织学特征评估，包括汇管区周围坏死程度及汇管区周围肝细胞形成界板是否被炎症细胞破坏（即碎屑样坏死或界板

表40-1　慢性肝炎的临床和实验室特征

肝炎分类	诊断性试验（S）	自身抗体	治　疗
慢性乙型肝炎	HBsAg，抗-HBc抗体IgG，HBeAg，HBV DNA	少见	IFN-α，PEG
			IFN-α
			拉米夫定
			阿德福韦
			恩替卡韦
			替比夫定
			替诺福韦
慢性丙型肝炎	抗HCV抗体，HCV RNA	抗LKM1抗体[(1)]	PEG IFN-α 联合利巴韦林
			PEG IFN-α联合利巴韦林、特拉匹韦（基因型1型）
			PEG IFN-α 联合利巴韦林、波普瑞韦（基因1型）
慢性丁型肝炎	抗HDV抗体，HDV RNA，HBsAg，抗HBc抗体IgG	抗LKM3抗体	IFN-α，PEG
			IFN-α[(3)]
自身免疫性肝炎	ANA[(2)]（均质型）	ANA,抗LKM1抗体	泼尼松

续表

肝炎分类	诊断性试验(S)	自身抗体	治疗
	抗LKMI(±)高球蛋白血症	抗SLA抗体[4]	硫唑嘌呤
药物相关性肝炎	—	少见	停用相关药物
隐源性肝炎	全阴性	无	泼尼松(?)
			硫唑嘌呤(?)

(1)肝肾微粒体抗体1型(自身免疫性肝炎II型和部分丙型肝炎);(2)抗核抗体(自身免疫性肝炎I型);(3)临床试验提示IFN-α治疗可获益;PEG IFN-α有效率相当或更高;(4)可溶性肝抗原抗体(自身免疫性肝炎III型);HBc.乙型肝炎核心;HBeAg.乙型肝炎e抗原;HBsAg.乙型肝炎表面抗原;HBV.乙型肝炎病毒;HCV.丙型肝炎病毒;HDV.丁型肝炎病毒;IFN-α.干扰素-α;IgG.免疫球蛋白G;LKM.肝肾微粒体;PEG IFN-α.PEG聚乙二醇干扰素-α;SLA.可溶性肝抗原

性肝炎);血管间形成桥接的融合坏死程度——肝门束间甚至肝门束和中央静脉间的重要连接——即桥状坏死;肝细胞再生和肝小叶的局灶坏死程度;以及肝门炎症程度。包含上述组织学特征的常用评分系统包括美国的肝组织学活动指数(HAI)和欧洲的METAVIR评分(表40-2)。根据组织学活动特征的存在和程度,将慢性肝炎分为轻度、中度和重度。

3.按分期分类 根据肝纤维化程度对慢性肝炎进行的分期,反映了疾病的进展程度。当肝纤维化扩大以致肝实质结节周围形成纤维分隔并改变了肝小叶的正常结构,组织学改变即为肝硬化。根据肝纤维化程度进行分期评分,包括0~6分(HAI)或0~4分

表40-2 慢性肝炎的组织学分期和分级

组织学特征		肝组织学活动指数(HAI)[1]		METAVIR[2]	
		严重程度	评分	严重程度	评分
坏死性炎症活动度(分级)					
汇管周围坏死,包括		无	0	无	0
碎片状坏死和(或)		轻度	1	轻度	1
桥状坏死(BN)		轻度/中度	2	中度	2
		中度	3	重度	3
		重度	4	桥状坏死	有
					无
肝小叶内	融合性	—无	0	无或轻度	0
坏死		—局灶性	1	中度	1
		—3区部分	2	重度	2
		—3区大部分	3		
		—3区+少量BN	4		
		—3区+多处BN	5		
		—全小叶/多腺泡	6		
	局灶性	—无	0		
		—≤1病灶/10倍视野	1		
		—2~4病灶/10倍视野	2		
		—5~10病灶/10倍视野	3		
		—>10病灶/10倍视野	4		
汇管区炎症		无	0		
		轻度	1		
		中度	2		
		中度/明显	3		
		明显	4		
		总分	0~18		A0-A3[3]

续表

组织学特征	肝组织学活动指数(HAI)[1]		METAVIR[2]	
	严重程度	评分	严重程度	评分
纤维化(分期)				
无		0		F0
汇管区纤维化—部分		1		F1
汇管区纤维化—大部分		2		F1
桥状纤维化—少量		3		F2
桥状纤维化—大量		4		F3
不完全肝硬化		5		F4
肝硬化		6		F4
	总分	6		4

(1)J Hepatol, 1995(22):696.(2)Hepatology, 1996(24):289.(3)坏死性炎症分级: A0.无; A1.轻度; A2.中度; A3.重度

(METAVIR),见表40-2。

慢性病毒性肝炎

甲型肝炎和戊型肝炎是经肠道传播的病毒性肝炎,均可自限,且不引起慢性肝炎(尽管如此,仍有少数报道在基因易感患者中,急性甲型肝炎可诱发的自身免疫性肝炎)。相反,慢性乙型肝炎、慢性丙型肝炎以及慢性乙型肝炎重叠慢性丁型肝炎患者中具有慢性肝炎的完整的临床病理表现。

慢性乙型肝炎

感染时间不同,急性乙型肝炎进展为慢性乙型肝炎的可能性也不同。新生儿急性感染后临床表现沉默,但90%可变为慢性感染;免疫抑制的年轻成年人以急性肝炎起病时临床表现常较重,但仅1%进展为慢性肝炎。但大部分成年人慢性乙型肝炎发生在那些从未有过临床明显的急性病毒性肝炎的患者身上。慢性乙型肝炎患者的肝损伤程度(分级)不同,从非活动的携带者,到轻度、中度和重度。慢性乙型肝炎的成年患者,组织学特征是提示预后的重要因素。一项关于慢性乙型肝炎患者的长期研究发现,轻度慢性肝炎患者的5年生存率为 97%,中至重度慢性肝炎患者的5年生存率为86%,慢性肝炎和坏死后肝硬化患者仅为 55%。这些队列研究患者的15年生存率分别为77%、66%和40%。然而,近期的观察性研究使我们对轻度慢性肝炎患者的预后并不十分乐观;这部分患者随访1~13年后进展为更严重的慢性肝炎和肝硬化的比例超过1/4。

相比于慢性乙型肝炎组织学,乙型肝炎病毒(HBV)复制程度更为重要。如第38章所述,慢性HBV感染患者的血清乙型肝炎病毒e抗原(HBeAg)可为阳性或阴性,但无论HBeAg阳性和HBeAg阴性的慢性乙型肝炎患者,HBV DNA水平与肝损伤程度及进展风险相关。HBeAg阳性的慢性乙型肝炎患者,根据HBV复制的相对水平分为两个阶段。相对复制期的特点是血清HBeAg阳性,HBV DNA拷贝水平>10^5~10^6/ml,肝内肝细胞核衣壳抗原[主要是乙型肝炎核心抗原(HBcAg)]阳性,传染性强,伴有肝损伤。相反,相对非复制期的特点是传统的血清HBV复制的标志物HBeAg阴性,抗HBe阳性,HBV DNA拷贝水平低于10^3/ml,肝细胞内HBcAg阴性,传染性较低,肝损伤轻微。复制期患者的慢性肝炎更重,非复制期患者的慢性肝炎更轻微或是处于非活动期的乙肝携带者。然而乙肝病毒复制和组织学并不一定相符。大概每年有10%~15% HBeAg阳性的慢性乙肝患者能从复制期自动转变为非复制期。在HBeAg抗体阳性的慢性乙肝患者中,亚洲人中先天性或幼儿期获得的患者较多见,且高水平的HBV复制和微不足道的肝损伤水平截然不同。尽管肝病的病程和进展相对缓慢,儿童期获得的HBV感染在晚年仍有较高风险进展为肝硬化和肝细胞肝癌(HCC)(见第50章)。关于慢性乙型肝炎肝损伤病理机制的讨论见第38章。

在地中海和欧洲以及亚洲国家,HBeAg阴性慢性乙型肝炎[即病毒复制活跃的慢性HBV感染,可检测到HBV DNA,但HBeAg阴性(抗HBe抗体阳性)]较HBeAg阳性慢性乙型肝炎更为常见。与HBeAg阳性的慢性乙型肝炎患者相比,HBeAg阴性的慢性乙型肝炎患者的HBV DNA拷贝数比HBeAg阳性患者低几个数量级(拷贝数不多于10^5~10^6/ml)。大部分患者有自然病程晚期才获得的前核心区或核心启动子变异(大部分起病较早,年龄40—55岁,晚于HBeAg阳性慢性乙肝患者);这些变异可阻止HBV基因组前核心区翻译为HBeAg(前核心突变),或下调前核心区mRNA转录(核心-启动子突变;第38章)。尽管HBeAg阴性慢性乙肝患者的HBV DNA水平通常低于 HBeAg阳性慢性乙肝患者,HBeAg阴性慢性乙肝患者更可以出现进展性肝损

伤（合并肝硬化和肝细胞肝癌），且病情易反复，表现为转氨酶水平波动（“波动”）。HBeAg阴性慢性乙肝的生化和组织学活动度与HBV复制水平密切相关，这与之前提到的HBV感染早期HBeAg阳性的亚洲慢性乙肝患者有所不同。值得关注的是，HBV复制水平是HBeAg阳性及HBeAg阴性患者进展为肝硬化和HCC的最重要的危险因素。尽管HBeAg阴性患者的HBV DNA水平较HBeAg阳性者更低，且更稳定地被抑制，但保持这种效应从而停用抗病毒药物在HBsAg阴性患者中的可能性却更小（稍后讨论）。非活动性病毒携带者是指血清乙型肝炎表面抗原（HBsAg）阳性，但血清转氨酶水平正常，HBeAg阴性，且HBV DNA阴性或病毒拷贝≤10^3/ml。HBeAg阴性慢性乙肝患者在相对非活动期也可有上述血清谱；区分两者需要长期监测生化和病毒指标。

慢性乙型肝炎的临床表现谱广，可从无症状感染到消耗性疾病，甚至终末期，致命性肝衰竭。如前所述，多数患者起病隐匿，仅少数患者由临床表现典型的急性乙型肝炎转化而来。急性乙肝转化为慢性乙肝的临床和实验室特征已在第38章讨论过。

疲乏是常见症状，在重症或进展期患者常出现持续或间歇性黄疸。黄疸间歇性加重，反复不适和厌食，以及乏力加重是急性肝炎发作的表现；病情加重可自发出现，常与病毒再激活相关；可导致进展性肝功能损伤；且进展为肝硬化时，可导致肝功能失代偿。肝炎并发症可发生在终末期慢性肝病中，包括腹水、水肿、胃食管静脉曲张出血、肝性脑病、凝血功能障碍或脾功能亢进。少数患者可因并发症首次就诊。慢性乙型肝炎肝外并发症，与急性乙型肝炎前驱期表现相似，与循环中乙型肝炎抗原-抗体免疫复合物沉积相关，包括常见的关节痛和关节炎，紫癜性皮肤病变（白细胞破碎性血管炎）、免疫复合物型肾小球肾炎和系统性血管炎（结节性多动脉炎）较少见（见第38章）。

慢性乙型肝炎的实验室特征不足以区别组织学轻度和重度肝炎。转氨酶一般是轻度升高，但波动于100～1000U。对于急性乙型肝炎，ALT较AST升高水平更高；但一旦出现肝硬化，AST则高于ALT。碱性磷酸酶水平多正常或仅轻微升高。在重症患者，可出现胆红素的中度［51.3～171 μmol/L（3～10mg/dl）］。低白蛋白血症和凝血酶原时间延长见于重症或终末期患者。高球蛋白血症和循环中自身抗体的检测几乎不出现于慢性乙肝患者（区别于自身免疫性肝炎）。慢性HBV感染的病毒标志物在38章中讨论。

治疗 慢性乙肝

尽管重度慢性乙肝比轻度或中度慢性乙肝更易进展为肝硬化，但所有慢性乙肝呈进展性，且主要发生在HBV复制活跃的患者中。而且，在有进展为HCC风险的慢性乙肝人群（见第50章），HBV持续高复制水平的患者风险最高，而在起病时HBV DNA复制水平较高，经过一段时间可自行下降者，则进展为HCC的风险较低。因此，慢性乙型肝炎的治疗主要为抑制病毒复制。尽管临床试验关注1～2年后获得的临床终点（如抑制HBV DNA至无法检测水平，HBeAg/HBsAg转阴，组织学改善，ALT正常），这些短期目标的获得使病情进展、肝失代偿和病死的风险下降。迄今为止，7种药物可用于治疗慢性乙型肝炎：注射用干扰素（IFN）α聚乙二醇干扰素［长效IFN与聚乙二醇（PEG）结合，即PEG IFN］；和口服药物拉米夫定、阿德福韦酯、恩替卡韦、替比夫定和替诺福韦。

自20世纪90年代中期以后，随着HBV DNA检测敏感性增加，乙型肝炎的抗病毒治疗发展迅速。临床试验评价IFN和拉米夫定时，HBV DNA通过敏感性较低的杂交法测定，检测阈值为拷贝10^5～10^6/ml；而阿德福韦、恩替卡韦、替比夫定、替诺福韦和PEG IFN，是通过敏感性较高的扩增法［聚合酶链式反应（PCR）］测定，检测阈值为拷贝10^1～10^3/ml。认识这些差异有助于比较各个治疗方法有效性临床试验结果的分析（下文将按有效性临床试验发表的时间顺序讨论）。

1.干扰素 IFN-α是首个获批用于治疗慢性乙型肝炎的药物。尽管现在已不用于治疗乙肝，标准IFN疗法为普遍抗病毒治疗提供了重要的临床证据。对于免疫力正常的HBeAg阳性慢性乙肝成年患者［高水平HBV DNA（拷贝>10^5～10^6/ml），且肝活检有慢性肝炎组织学证据］，每天皮下注射500万U IFN，或每次注射1000万U，每周3次，连续治疗16周，可使30%患者HBeAg和杂交法检测HBV DNA转阴（如HBV DNA降至拷贝10^5～10^6/ml），同时肝组织学改善。约20%患者出现血清学转换——HBeAg转变为抗HBe抗体；早期临床试验中约8%患者HBeAg转阴。IFN治疗有效且血清学指标转阴，常伴随转氨酶出现急性肝炎样升高，可能是因为细胞毒性T细胞加强清除HBV感染的肝细胞所致。有效治疗后复发率很低（1%或2%）。低水平HBV DNA和ALT持续升高的患者IFN应答率更高。尽管IFN在儿童的应答率与成年人相同，IFN治疗出生即感染的非常小的儿童无效。类似地，IFN治疗免疫抑制人群，ALT轻度升高的亚洲患者，或代偿期慢性乙肝患者疗效不佳（对于这些患者，IFN治疗可使病情恶化，有时可加速进展为失代偿期，常出现严重不良反应）。对治疗期间HBeAg转阴患者的长期随访发现，80%的患者最终可以HBsAg阴性（如治疗后随访9年发现，所有乙肝病毒感染的血清学标志物转阴，且ALT一直正常）。此外，IFN应答患者的长期生存

率、无并发症生存率改善以及HCC发病率降低，支持IFN治疗成功可改善慢性乙肝的自然病程。

HBeAg阴性慢性乙肝患者IFN治疗的初期临床试验效果不佳，提示IFN可暂时抑制HBV复制，但不能产生持续的抗病毒应答。在接下来针对HBeAg阴性慢性乙肝患者的IFN试验中，约20%患者的疗程延至1.5年，可抑制HBV DNA复制，转氨酶活性下降，并维持持续缓解数年。

IFN治疗的并发症包括系统性"流感样"症状；骨髓抑制；情绪不稳（易激惹、抑郁、焦虑）；自身免疫反应（尤其是自身免疫性甲状腺炎）；其他不良反应如脱发、皮疹、腹泻和四肢麻木刺痛。除自身免疫性甲状腺炎外，所有不良反应均在药物减量或停药后可逆缓解。

尽管IFN不再与新一代抗病毒药物竞争，但IFN确实代表了第一个成功的抗病毒药物，为后续药物治疗的疗效评估提供了参考和标准，包括获得持续的病毒学、血清学、生化和组织学应答；巩固维持治疗后数年的病毒学和生化指标；以及改善慢性乙肝的自然病程。标准IFN已被长效PEG IFN取代（稍后讨论），IFN无应答者可用新的口服核苷酸类似物治疗。

2.拉米夫定　双脱氧核苷酸拉米夫定是首个获批的核苷酸类似物，可抑制HIV和HBV的反转录酶活性，是治疗慢性乙肝的潜在有效药物。尽管拉夫米定已经逐渐被新药取代，拉米夫定仍可用于新药未获批或新药难以负担的国家地区。在HBeAg阳性慢性乙型肝炎患者的临床试验中，约40%患者经拉米夫定100mg/d治疗48～52周后，HBV DNA以中位数拷贝5.5 log_{10}/ml下降，至扩增法测不出来的水平。经拉米夫定治疗后，约32%～33%患者HBeAg可转阴；16%～21%患者实现HBeAg血清学转换（如HBeAg阳性变为抗HBe抗体阳性）；40%～75%患者ALT恢复正常；50%～60%患者组织学改善；20%～30%患者肝纤维化减慢；阻止其进展为肝硬化。IFN耐药（如HBV DNA水平高的患者）或以往IFN治疗无效者仍可有HBeAg应答。经IFN治疗后，ALT接近正常水平的慢性乙肝患者可能无HBeAg应答（尽管抑制了HBV DNA），而ALT超过正常上限5倍的患者1年后 HBeAg血清转换率为50%～60%。通常 HBeAg血清转换出现在HBV DNA被抑制至基因组<10^4/ml的患者中。对于可在治疗1年内出现 HBeAg应答，以及停药后应答可持续4～6个月的患者，绝大多数（>80%）有持续性应答；因此，获得HBeAg应答可作为临床治疗终点。除外部分亚洲患者，大部分西方或亚洲患者可维持较长时间的HBeAg应答，且至少在西方患者中，治疗后HBsAg血清学转化率与IFN诱导的HBeAg应答相当。为了强化HBeAg应答，患者在HBeAg血清转换后需接受一个阶段的巩固治疗（西方患者至少6个月，亚洲患者至少1年）；治疗后密切监测对快速识别HBV再激活并开始再治疗非常重要。若 HBeAg对拉米夫定治疗无反应，目前的治疗方案是继续治疗指导出现HBeAg应答，但抑制HBV复制需要长期治疗，因而抑制了肝损伤；治疗5年后HBeAg血清转换率可升至50%。组织学改善不断累积超过治疗的最初1年；在拉米夫定累积治疗3年后，大部分患者坏死性炎症活动下降，甚至可出现肝硬化逆转为肝硬化前期。

拉米夫定治疗第1年内HBsAg转阴的患者很少，这方面的疗效不如IFN；然而标准IFN和拉米夫定单药的头对头比较中，两组患者HBsAg转阴都极少。对初治患者或IFN无应答患者，拉米夫定和IFN联合治疗疗效较拉米夫定单药治疗无明显优势。

HBeAg阴性慢性乙肝患者（如前核心区或核心区启动子突变患者），经拉米夫定治疗1年，3/4患者可抑制HBV DNA复制，ALT降至正常，且2/3患者有组织学改善。拉米夫定治疗可以拷贝4.5 log_{10}/ml抑制HBV DNA（HBV DNA基线水平较较HBeAg阳性慢性乙肝患者低），70%患者可转阴性（PCR扩增法）。若起病初期HBeAg为阴性，HBeAg阴性慢性乙肝患者HBeAg无应答——HBeAg阳性患者的终止指标；而几乎无一例外的是，停止拉米夫定治疗后HBV出现再激活。因此，这些患者需要长期治疗；延长治疗时间后，HBV DNA下降和ALT恢复正常的比例增加。

拉米夫定的临床和实验室不良反应可忽略不计，与安慰剂组无差别。肌酐清除率下降的患者拉米夫定应减量。拉米夫定治疗期间，约1/4患者ALT可短暂升高，与IFN治疗和HBeAg自动转换至抗HBe抗体时相似。HBV复制被抑制，细胞毒性T细胞被激活，导致ALT升高。然而在安慰剂组同样可以出现类似的ALT升高，但与HBeAg血清学转换相关的ALT升高仅见于接受拉米夫定治疗的患者。若治疗1年后停药，20%～30%拉米夫定治疗组患者ALT可升高2～3倍，提示HBV复制激活导致肝细胞再次损伤。尽管治疗后复燃多是暂时的且程度较轻，仍有少数患者，尤其是肝硬化患者，可出现病情恶化，需在停药后保持密切临床随访和病毒学监测。许多权威学着提示肝硬化患者停药需谨慎，肝硬化患者治疗后复燃可能会加快进入失代偿期。

长期拉米夫定单药治疗疗效与甲硫氨酸-缬氨酸（M204V）或甲硫氨酸-异亮氨酸（M204I）突变有关，主要位于HBV DNA 聚合酶酪氨酸-甲硫氨酸-天冬氨酸-天冬氨酸（YMDD）序列的第204个氨基酸，与HIV感染患者接受拉米夫定治疗后的突变相似。在治疗第1年内，15%～30% 患者发生YMDD突变；突变率随治疗时间而增加，第5年的突变率可达70%。YMDD突变患者的临床、生化和组织学应答较差；因此若初始治疗为拉米夫定单药，HBV DNA和ALT水平被抑制后再次升高，即出现拉米夫定耐药，可加用另一种对YMDD变异敏感的抗病毒药物（如阿德福韦、替诺福韦；稍后讨论）。

尽管拉米夫定比较安全且仍在世界其他地方广泛应用，但在美国和欧洲拉米夫定已逐渐被更有效、耐药性更低的抗病毒药物替代（稍后讨论）。然而作为首个成功用于治疗乙肝的口服抗病毒药物，拉米夫定仍提供证据说明聚合酶抑制物治疗可达到病毒学、血清学、生化和组织学改善。此外，拉米夫定治疗乙肝失代偿期患者（IFN禁忌的患者）仍有效，部分患者的失代偿可逆转。而且，对肝硬化或晚期纤维化患者，拉米夫定可有效降低进展为肝失代偿的风险，甚至可降低进展为HCC的风险。

因为拉米夫定单药治疗普遍可使HIV感染者迅速出现YMDD变异，所以慢性乙肝患者治疗前应首先检测抗HIV；如HIV感染明确，则禁用拉米夫定100mg/d的单药治疗。这些患者应同时HIV和HBV治疗，HIV治疗方案应包括或辅以至少两种高效抗HBV药物；高效抗反转录病毒疗法（HAART）通常包括两种抗HBV药物（如替诺福韦和和恩曲他滨），但如果治疗方案中包含拉米夫定，剂量应为300mg/d。妊娠期拉米夫定的安全性尚未确认；但该药在啮齿类动物中无致畸作用，且在HIV和HBV感染的孕妇中是安全的。有限的数据甚至提示拉米夫定治疗妊娠后期高水平乙型肝炎病毒血症（$\geqslant 10^8$ U/ml）的孕妇，可减少乙型肝炎母婴传播的可能性。

3.阿德福韦酯　无环核苷酸类似物阿德福韦酯是阿德福韦的前体，阿德福韦酯10 mg/d口服可使HBV DNA以拷贝3.5～4 $\log_{10}$/ml下降，且对初治患者和IFN无应答者均有效。HBeAg阳性慢性乙肝患者经过48周阿德福韦酯治疗，可达到组织学改善（并减慢纤维化的进程），超过一半的患者ALT可恢复正常，12%患者实现HBeAg血清学转换，23%患者HBeAg转阴，13%～21%患者的HBV DNA受抑制并降至无法检测（PCR法）。与IFN和拉米夫定相似，阿德福韦酯在ALT基线水平较高的患者（如接受阿德福韦治疗的患者ALT>5倍正常值上限）中应答率更高，25%患者出现HBeAg血清学转换。阿德福韦诱导HBeAg应答的耐久性高（一项研究中为91%）；因此在巩固治疗后，HBeAg应答可作为阿德福韦治疗的终点。尽管关于阿德福韦酯治疗1年后是否继续治疗的数据有限，但如果继续治疗，患者的生化、血清学和病毒学指标可进一步改善。

HBeAg阴性慢性乙肝患者接受48周10mg/d阿德福韦酯治疗后，2/3患者可出现组织学改善，3/4患者ALT恢复正常，1/2～2/3患者的HBV DNA受抑制至PCR测不到的水平。因为拉米夫定治疗无法实现HBeAg应答（是潜在的治疗终点），当停止阿德福韦治疗后病毒会再激活，需要不定的长期治疗。治疗1年后继续治疗可巩固疗效；治疗5年后，3/4患者的肝炎症改善，肝纤维化程度减轻，70%患者ALT恢复正常，约70%患者HBV DNA水平检测不到。

阿德福韦含有1个柔性环形连接，而不是拉米夫定的L-核苷环，可避免突变氨基酸的位阻效应。此外，磷酸化阿德福韦的分子结构与其自然底物非常相似；因此阿德福韦突变也影响自然底物dATP的结合。这可以从理论上解释阿德福韦酯耐药率远小于拉米夫定耐药率；临床试验中，治疗1年后尚无患者耐药。继续治疗可出现阿德福韦耐药［第236氨基酸的天冬氨酸至苏氨酸（N236T），第181氨基酸的丙氨酸至缬氨酸或苏氨酸（A181V/T）］，治疗2年后的耐药率为2.5%，但治疗5年后的耐药率为29%（在HBeAg阴性患者中的报道）。同时感染HBV和HIV且$CD4^+$T细胞计数正常的患者，阿德福韦酯可以显著抑制HBV（1项研究报道以拷贝5 $\log_{10}$/ml下降）。此外，阿德福韦酯对拉米夫定抵抗、YMDD突变的HBV患者有效，且当出现拉米夫定诱导的变异时，也可用阿德福韦酯治疗。出现拉米夫定抵抗时，加用阿德福韦优于换为阿德福韦（如维持拉米夫定取代了阿德福韦抵抗的出现）。阿德福韦-突变HBV患者几乎对拉米夫定均有反应（或新药，如恩替卡韦，稍后讨论）。过去阿德福韦可用于治疗合并HIV感染，剂量为60～120 mg/d，这个剂量的阿德福韦具有肾毒性。即使用30 mg/d，仍可导致10%患者的肌酐升高44pmol/L（0.5mg/dl）；然而HBV的有效剂量10mg/d，极少出现肌酐升高。治疗开始6～8个月极少出现肾毒性。尽管肾小管损伤是少见的不良反应，且建议治疗期间监测肌酐水平，阿德福韦酯的治疗指数高，且临床试验中大剂量药物造成的肾毒性是可逆的。对合并肾基础病的患者，阿德福韦酯服药频率应根据肌酐清除率调整，肌酐清除率20～49ml/min的患者每48小时服药1次；肌酐清除率10～19 ml/min 的患者每72小时服药1次；血液透析患者应在透析后每周服药1次。阿德福韦酯的耐受性好，在停药过程中和停药后ALT升高与之前拉米夫定的临床试验结果相似。阿德福韦的优势是相对耐药性较少，但药效不如其他已获批的口服药，它抑制HBV DNA的作用不像其他药物一样快速一致。阿德福韦在所有药物中HBeAg血清转换率最低，且20%～50%患者不能使HBV DNA下降拷贝2 $\log_{10}$/ml（原发性无应答者）。由于这些原因，初治患者和拉米夫定抵抗患者的治疗已被药物抵抗更少的核苷类似物替诺福韦取代（稍后讨论）。

4.聚乙二醇干扰素 在长效PEG IFN证实可有效治疗丙型肝炎后（稍后讨论），这种使用方便的药物也在慢性乙型肝炎治疗中被评价。每周1次PEG IFN较频繁给药的标准IFN更加有效，且PEG IFN与口服核苷类似物比较的大规模临床试验，是在HBeAg阳性和HBeAg阴性慢性乙肝患者中进行的。

HBeAg阳性慢性乙炎患者的2项大规模研究已经完成，1项是关于PEG IFN-α 2b（每周100μg治疗32周，后每周50μg治疗20周，共治疗52周，对照组为PEG IFN联合拉米夫定），307例患者入组；另1项研究关于PEG IFN-α 2a（每周180 μg治疗48周），814例患者入组，主要为亚洲人，且3/4患者的ALT>2倍正常上限，对照组为拉米夫定单药治疗和PEG IFN联合拉米夫定。PEG IFN单药治疗结束（48~52周）时，约30%患者HBeAg转阴，22%~27%患者发生HBeAg血清学转换，10%~25%患者HBV DNA检测不到（拷贝<400/ml，PCR法），34%~39%患者ALT恢复正常，HBV DNA平均下降拷贝2log_{10}/ml（PEG IFN-α 2b组）至拷贝4.5log_{10}/ml（PEG IFN-α 2a组）。试验中完成PEG IFN单药治疗6个月后，约35%患者HBeAg转阴，约30%患者出现 HBeAg 血清学转换，7%~14%患者HBV DNA检测不到，32%~41%患者ALT降至正常，HBV DNA平均下降拷贝2~2.4 log_{10}/ml。尽管PEG IFN与拉米夫定联合治疗结束后，一项或多项血清学、病毒学或生化指标改善较其他组明显，但无论联合治疗（这两项研究）还是拉米夫定单药治疗（PEG IFN-α 2a试验），与PEG IFN 单药治疗6个月相比，均无优势。此外，3%~7%的PEG IFN受试者出现HBsAg血清学转换（有或无拉米夫定）；部分患者在治疗结束时出现血清学转换，但大部分在治疗后随访期间出现。接受PEG IFN治疗的HBeAg阳性患者出现HBeAg转阴的可能性与HBV基因型有关，HBV A>B>C>D（参见PEG IFN a-2b，而非a-2a）。

根据这些试验结果，部分专家认为，PEG IFN单药治疗应作为HBeAg阳性慢性乙肝患者的一线治疗；然而这个结论仍有争议。尽管PEG IFN疗程只有1年，其持续应答率（治疗后6个月）较口服核苷/核苷类似物高，但核苷和核苷类似物在治疗1年结束时仍继续使用，所以该比较容易造成疑惑。相反，由于口服药服药方便，无不良反应，可根据需要可延长疗程或出现HBeAg 应答后才停药。核苷类似物口服药治疗2年后的HBeAg 应答率至少与PEG IFN治疗1年后相当；在缺少注射制剂、难以耐受不良反应及尽量减少直接和间接医疗费用和不便时，可选择口服制剂。此外，仅小部分患者PEG IFN治疗后出现HBsAg应答，若为了这小部分患者在治疗期间或治疗后可能获得HBsAg应答，要求每个患者接受PEG IFN，是存在争议的。此外，接受早期核苷/核苷类似物治疗的患者在治疗后数年内出现HBsAg应答的比例较高，且更新、更有效的核苷类似物治疗第1年的HBsAg转阴率与PEG IFN相当，治疗第2年超过PEG IFN（稍后讨论）。PEG IFN 治疗期间无显著药物抵抗，且药物抵抗的风险显著小于新药（初治患者、恩替卡韦治疗和替诺福韦治疗的患者治疗3~5年的耐药率≤1%；稍后讨论）。最后，新药和拉米夫定对HBV DNA的抑制作用超过PEG IFN，部分患者可超过几个数量级。

一项针对HBeAg阴性慢性乙肝患者的PEG IFN-α 2a 试验（每周180μg，治疗48周与拉米夫定单药治疗及联合治疗比较）共有564例受试者，结果显示PEG IFN单药治疗结束时，可使HBV DNA平均以拷贝4.1 log_{10}/ml下降，63%患者HBV DNA可降至检测不到（拷贝<400/ml，PCR法），38%患者ALT降至正常，4%患者HBsAg转阴。尽管拉米夫定单药治疗和拉米夫定-PEG IFN联合治疗在治疗结束时均优于PEG IFN，拉米夫定单药治疗或联合治疗后6个月较 PEG IFN单药治疗无明显优势——HBV DNA平均下降拷贝2.3 log_{10}/ml，19%患者HBV DNA降至测不到，59%患者ALT降至正常。在参与试验且随访时间超过5年的受试者中，2/3患者初始治疗为PEG IFN，17%可维持HBV DNA 拷贝<400/ml，但仅22%患者的ALT正常；HBsAg转阴率可逐渐升至12%。在初始为拉米夫定单药治疗随访中的那一半患者，7%可维持HBV DNA拷贝<400/ml，16%ALT正常；随访第5年时，3.5%HBsAg转阴。与标准IFN治疗HBeAg阴性患者一样，PEG IFN治疗后一段时间，尽管仍有小部分患者维持应答，这部分患者比例较小，不免提出疑问，这部分患者是短期接受PEG IFN治疗，还是长期口服有效、低耐药的核苷酸类似物。

5.恩替卡韦 恩替卡韦是一类口服环戊基鸟嘌呤核苷类似物聚合酶抑制药，是目前最有效的HBV抗病毒药物，耐受情况与拉米夫定类似。在一项709例HBeAg阳性患者的临床试验中，比较口服恩替卡韦（0.5mg/d）与拉米夫定（100mg/d）。第48周时，恩替卡韦对HBV DNA的抑制作用优于拉米夫定，可分别使HBV DNA 下降拷贝6.9log_{10}/ml和拷贝5.5log_{10}/ml，分别有67%和36%患者HBV DNA可降至不可测水平（拷贝<300/ml，PCR法）；组织学改善率（坏死性炎症HAI评分改善≥2点）分别为72%和62%；分别有68%和60%患者ALT降至正常。两种疗法的HBeAg转阴率（22% vs20%）和血清转换率（21% vs 18%）无明显差异。恩替卡韦治疗96周，80%患者HBV DNA持续检测不到（拉米夫定为39%），31%患者出现HBeAg血清转换（拉米夫定为26%）；该队列患者接受恩替卡韦治疗3年后的HBeAg血清转换率为39%。类似地，一

项针对HBeAg阴性患者的临床试验，共有638例受试者，口服恩替卡韦0.5 mg/d治疗48周，在HBV DNA抑制（平均下降拷贝5.0 log_{10}/ml, 4.5 log_{10}/ml）和HBV DNA转阴率（90% vs 72%）、组织学改善（70% vs 61%）、ALT恢复正常（78%vs 71%）方面优于拉米夫定100 mg/d。初治、恩替卡韦治疗患者在治疗96周未出现抵抗突变；在一项队列研究中，治疗5年后的耐药率为1.2%。恩替卡韦耐药率低，有效率高，是慢性乙肝治疗的一线药物。

恩替卡韦可有效治疗拉米夫定抵抗的HBV感染。在一项286例拉米夫定耐药患者的试验中，恩替卡韦1mg/d治疗48周，疗效优于拉米夫定，包括抑制HBV DNA复制（平均拷贝5.1 log_{10}/ml vs 0.48 log_{10}/ml）；HBV DNA转阴率（72% vs 19%）；ALT降至正常（61% vs 15%）；HBeAg转阴率（10% vs 3%）；HBeAg 出现血清学转换（8% vs 3%）。然而在拉米夫定治疗过的患者中，7%患者在48周时出现恩替卡韦耐药。虽然恩替卡韦耐药需要YMDD突变和其他几个位点之一出现二次突变（如T184A，S202G/I或M250），拉米夫定耐药慢性乙肝患者出现恩替卡韦耐药逐年增加，治疗4年耐药率为43%。因此，对于拉米夫定耐药的慢性乙肝患者，恩替卡韦不如阿德福韦或替诺福韦更被推荐使用。

在一项HBeAg阳性患者的临床试验中，恩替卡韦治疗2年后的HBsAg血清转换率为5%（第1年为≤2%）。此外，恩替卡韦治疗中和治疗后的ALT波动相对少见且程度较轻。临床试验中，恩替卡韦安全性较好；肌酐清除率下降的患者应减量。恩替卡韦抗HIV疗效不佳，不能用于HIV-HBV合并感染患者的抗HBV单药治疗。

6.替比夫定　替比夫定是一种胞嘧啶类似物，与恩替卡韦疗效相当；然而在抑制HBV DNA复制方面疗效略差（HBeAg阳性疾病可下降拷贝6.4 log_{10}/ml，HBeAg阴性疾病可下降拷贝5.2 log_{10}/ml）。在其注册试验中，替比夫定每日口服600mg可抑制60%HBeAg阳性和88%HBeAg阴性患者的HBV DNA拷贝<300/ml，77%HBeAg阳性和74%HBeAg阴性患者的ALT降至正常，65% HBeAg阳性和67% HBeAg阴性患者的组织学表现改善。尽管治疗1年后替比夫定耐药率（M204I，不是M204V突变）较拉米夫定低，但2年后22%患者可出现耐药突变。一般情况下，替比夫定耐受性好，出现无症状肌酸激酶升高的概率低，出现周围神经疾病的概率极低；肌酐清除率下降的患者应减少给药频率。尽管替比夫定疗效较好，但耐药性高限制了它的临床应用；所以替比夫定既不是一线治疗药物，应用也不广泛。

7.替诺福韦　富马酸替诺福韦酯，是一类无环核苷酸类似物，用于治疗HIV感染有效的抗病毒药物，与阿德福韦类似，但在抑制HBV DNA和诱导HBeAg应答方面疗效更好；替诺福韦在野生型和拉米夫定抵抗的HBV感染患者中活性很高，在阿德福韦应答低和（或）有限的患者中活性亦较高。口服替诺福韦300 mg/d，治疗48周，替诺福韦可使HBeAg阳性患者的HBV DNA下降拷贝6.2 log_{10}/ml［76%患者可降至测不到（拷贝<400/ml）］，HBeAg阴性患者的HBV DNA下降拷贝4.6 log_{10}/ml（93%患者可降至不可测水平）；68%HBeAg阳性和76%HBeAg阴性患者的ALT可降至正常；74%HBeAg阳性和72%HBeAg阴性患者出现组织学改善。21%HBeAg阳性患者治疗1年后可实现HBeAg血清学转换，治疗2年后转换率为27%；治疗1年后3%患者HBsAg转阴，治疗2年后6%转阴。替诺福韦的安全性好（轻微肾毒性和轻度骨密度下降）、耐药率低（治疗3年无药物抵抗）；因此替诺福韦已逐渐取代阿德福韦，成为治疗慢性乙肝的一线药物和拉米夫定抵抗慢性乙肝的补充药物。肌酐清除率下降的患者应减少服药频率。

目前使用中的6种抗病毒药物比较见表40-3；它们在抑制HBV DNA复制的相对优势见图40-1。

8.联合治疗　尽管拉米夫定和PEG IFN联合治疗抑制HBV DNA复制的效果较其中任一种单药治疗好（且拉米夫定耐药相关的可能性小得多），联合治疗1年的持续应答效果不如PEG IFN 单药治疗1年。目前，口服核苷/核苷酸制剂联合治疗在病毒学、血清学或生化方面的改善尚不如联合用药中更有效药物的单药治疗。另一方面，无交叉耐药的联合用药（如拉米夫定与阿德福韦或替诺福韦）可减少甚至完全没有耐药的出现。未来的治疗方案可能从目前的单药序贯治

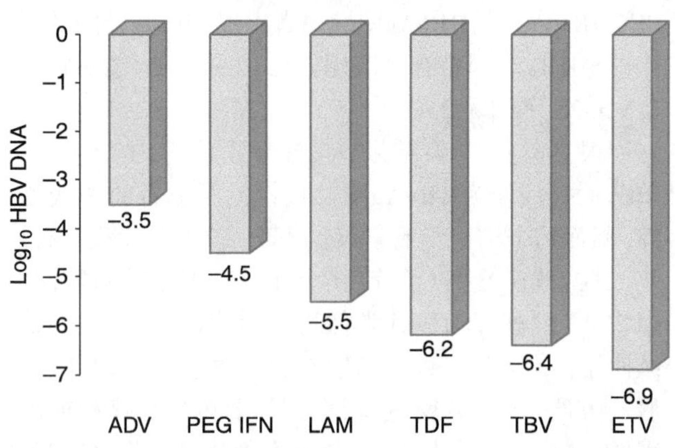

图40-1　抗病毒药物治疗乙肝的相对有效性，可通过HBeAg阳性慢性乙肝患者HBV DNA减少的的中位数表示

这些数据均来自独立的大型随机对照试验报告，是支持药物获批的基础。大多数情况下，这些数据不能用于药物间的直接比较，因为研究人群不同、患者的基线变量不一致、HBV DNA测定的动态范围和敏感性不同。ADV.阿德福韦酯；PEG IFN.聚乙二醇干扰素α-2a；LAM.拉米夫定；TDF.替诺福韦；TBV.替比夫定；ETV.恩替卡韦

表40-3 聚乙二醇干扰素（PEG IFN）、拉米夫定、阿德福韦、恩替卡韦、替比夫定和替诺福韦治疗慢性乙肝的比较[1]

特征	PEG IFN[2]	拉米夫定	阿德福韦	恩替卡韦	替比夫定	替诺福韦
给药途径	皮下注射	口服	口服	口服	口服	口服
疗程[3]	48～52周	≥52周	≥48周	≥48周	≥52周	≥48周
耐受性	差	好	好，建议监测肌酐	好	好	好，建议监测肌酐
HBeAg血清学转换						
1yr Rx	18%～20%	16%～21%	12%	21%	22%	21%
>1yr Rx	NA	高达50%@5年	43%@3年[4]	31%@2年39%@3年	30%@2年	27%@2年
Log10 HBV DNA下降（平均拷贝/ml）						
HBeAg阳性	4.5	5.5	中位数3.5～5	6.9	6.4	6.2
HBeAg阴性	4.1	4.4～4.7	中位数3.5～3.9	5.0	5.2	4.6
治疗1年后HBV DNA PCR阴性（拷贝<300～400/ml；阿德福韦拷贝<1000/ml）						
HBeAg阳性	10%～25%	36%～44%	13%～21%	67%（91%@4年）	60%	76%
HBeAg阴性	63%	60%～73%	48%～77%	90%	88%	93%
治疗1年后ALT正常						
HBeAg阳性	39%	41%～75%	48%～61%	68%	77%	68%
HBeAg阴性	34%～38%	62%～79%	48%～77%	78%	74%	76%
HBsAg转阴 1年后	3%～4%	≥1%	0	2%	<1%	3%
2年后	12%（1年Rx后5年）	尚无数据	第5年5%	5%	尚无数据	6%
1年后组织学改善（HAI下降≥2分）						
HBeAg阳性	6个月后38%	49%～62%	53%～68%	72%	65%	74%
HBeAg阴性	6个月后48%	61%～66%	64%	70%	67%	72%
病毒抵抗	无	1年后15%～30% 5年后70%@	1年后无 5年后29%	1年[5]后≤1% 5年[5]后1.2%	1年后达5% 2年后达22%	1年后0，整个3年0
治疗1年的费用（US$）	$18 000	$2 500	$6 500	$8 700[6]	$6 000	$6 000

（1）通常，这些比较的数据来源于注册临床试验中每种药物与安慰剂组的实验结果；除少数试验外，这些试验通常不是头对头试验，应谨慎考虑这些试验的优势和不足。（2）慢性乙肝的标准干扰素α治疗应每天或每周3次给药，但其以逐渐被每周只需给药1次且更有效的PEG IFN取代。标准干扰素治疗与PEG IFN相比没有优势。（3）临床有效性试验中的治疗时间；临床实践中可有变化。（4）临床试验治疗进行第2年时，由于计算机产生的随机误差造成药物和对照组分配不当，第1年后的HBeAg 血清转换率是根据小部分正确分区的阿德福韦计算出的估算值（Kaplan–Meier分析）。（5）拉米夫定抵抗患者1年内病毒抵抗率为7%(第4年为43%)。（6）拉米夫定难治的患者为$17 400

注：ALT.丙氨酸转氨酶；HAI.组织活动指数；HBeAg.乙型肝炎e抗原；HBsAg.乙型肝炎表面抗原；HBV.乙型肝炎病毒；NA.无；PCR.聚合酶链式反应；PEG IFN.聚乙二醇干扰素；Rx.治疗；yr.年

疗过渡到联合用药；但设计和实施临床试验显示联合用药在有效性和耐药方面优于恩替卡韦或替诺福韦单药治疗是一个巨大的挑战。

9.新的抗病毒药和治疗策略 除了已获批的慢性乙肝的7种抗病毒药物，恩曲他滨是一种与拉米夫定结构、有效性和耐药非常相似的氟胞嘧啶类似物，但不优于拉米夫定。恩曲他滨和替诺福韦联合治疗获批用于治疗HIV感染，也是慢性乙肝的联合治疗推荐。但恩曲他滨单药或联合用药尚未获批用于慢性乙肝的治疗。几种早期流行的抗病毒药由于药物毒性（如克来夫定可导致肌病）已被淘汰。因为直接作用的抗病毒药已经成功应用于慢性乙肝的治疗，更多非常规手段——如免疫或基因疗法——可能没有竞争性。最后，强调乙型肝炎的初始抗病毒治疗为单药治疗；联合治疗是否具有累加或协同效应仍有待明确。

10.*治疗建议* 几个学会和团体的专家发表了对慢性乙肝患者的治疗建议；最权威和最新版（且无药物公司的经济支持）来自美国肝病研究协会（AASLD）和欧洲肝病研究协会（EASL）。尽管两个推荐之间略有不同，多数关键点已达成共识（表40-4）。目前对非活动“非复制”乙型肝炎病毒携带者（HBeAg阴性，ALT正常，且连续监测HBV DNA≤10^3U/ml）仍无推荐或可用的药物。对于HBeAg阳性、HBV DNA拷贝水平>$2×10^4$/ml的患者，AASLD推荐ALT水平>2倍正常值上限的患者需要治疗（EASL推荐HBeAg阳性患者若HBV DNA>$2×10^3$U/ml且ALT 大于正常值上限，需要治疗）。对于HBeAg阳性患者，若ALT<2倍正常值上限，持续应答可能性小且需要长期治疗，故不推荐立即开始抗病毒治疗。上述情况在亚洲先天感染患者早年较为常见；在该组患者中，推荐>40岁、ALT持续高于2倍正常值和（或）肝细胞肝癌家族史，尤其肝活检提示中重度坏死性炎症或纤维化的患者，可以考虑治疗。这部分患者在生命后期ALT升高时应开始抗病毒治疗。对于HBeAg阴性的慢性乙肝患者，若ALT>2倍正常值上限（EASL推荐大于正常值上限）且HBV DNA>$2×10^3$U/ml，建议开始抗病毒治疗。若HBV DNA>$2×10^3$U/ml且ALT>1~2倍正常值上限，应考虑肝活检，如果存在持续肝损伤，应决定开始治疗（由于出现ALT升高，应根据EASL指南开始治疗）。

对于代偿期肝硬化患者，因为抗病毒治疗可减缓临床进展，所以无论患者的HBeAg状态和ALT水平如何，只要HBV DNA>$2×10^3$U/ml即推荐开始治疗（EASL建议HBV DNA阳性即可）；HBV DNA 拷贝<$2×10^3$/ml的患者推荐监测、不需要治疗，直到ALT升高则应开始治疗。对于失代偿期肝硬化患者，无论血清学检查和生化指标如何，只要HBV DNA阳性即需要治疗。失代偿期肝硬化的患者应评估是否行肝移植。

表40-4 慢性乙肝的治疗建议(1)

HBeAg状态	临床	HBV DNA（U/ml）	ALT	建 议
HBeAg阳性	(2)	>$2×10^4$	≤2×ULN(3)	不治疗；监测。年龄>40岁患者，有肝细胞肝癌家族史，和（或）ALT持续维持在2倍正常值水平，肝活检可协助决定是否需要治疗
	慢性肝炎	>$2×10^4$(4)	>2×ULN(4)	治疗(5)
	肝硬化代偿期	>$2×10^3$	<或>ULN	口服药物治疗(5)，非PEG IFN
		<$2×10^3$	>ULN	考虑治疗(6)
	肝硬化失代偿期	阳性	<或>ULN	口服药物(7)治疗(5)，非PEG IFN；优选肝移植
		阴性	<或>ULN	观察；优选肝移植
HBeAg阴性	(2)	≤$2×10^3$	≤ULN	非活动性携带者；不必要治疗
	慢性肝炎	>10^3	1–>2×ULN(4)	考虑肝活检；若活检提示中至重度炎症或纤维化，需治疗(8)
	慢性肝炎	>10^4	>2×ULN(4)	治疗(8)(9)
	肝硬化代偿期	>$2×10^3$	<或>ULN	口服药物治疗(5)，非PEG IFN
		<$2×10^3$	>ULN	考虑治疗(6)
	肝硬化失代偿期	阳性	<或>ULN	口服药物(7)治疗(8)，非PEG IFN；优选肝移植
		阴性	<或>ULN	观察；优选肝移植

（1）根据美国肝病研究协会指南 (AASLD)。除注脚提示内容外，该指南与欧洲肝病研究协会提供的指南相似。（2）肝病的临床表现倾向于轻度或非活动性；大部分患者无需肝活检。（3）这些表现常见于先天性感染的亚洲患者疾病早期。（4）根据EASL指南，如果HBV DNA>$2×10^3$ U/ml且ALT >ULN，应开始治疗。（5）恩替卡韦或替诺福韦耐药率低，其中一种或PEG IFN可作为治疗的一线治疗（见正文）。这些口服药，而非PEG IFN，可用于治疗 干扰素难治性或不能耐受以及免疫抑制的患者。PEG IFN每周皮下注射1次，疗程1年；口服药每天1次，治疗至少1年，至HBeAg血清学转换后至少6个月，或长期治疗。（6）根据EASL指南，代偿期肝硬化、HBV DNA阳性患者，即使ALT水平正常，仍可考虑治疗。大部分专家建议长期治疗，甚至HBeAg阳性患者出现HBeAg血清转换后仍需治疗。（7）耐药的出现可导致抗病毒治疗有效性下降，甚至加速进展为肝硬化失代偿期，建议选择低耐药的治疗方案，恩替卡韦或替诺福韦单药治疗或与耐药率高的拉米夫定（或替比夫定）联合治疗。治疗应尽快开始。（8）由于HBeAg血清学转换不是治疗目标，而是抑制 HBV DNA复制，并维持正常水平ALT。PEG IFN皮下注射，每周1次，疗程1年；治疗后停药6个月需密切监测，明确是否存在持续应答，因为大多数应答会在停药后消失。口服药恩替卡韦或替诺福韦每日一次，直至出现病毒学、生化学应答以及HBsAg血清学转换，但该情况极少出现，常需长期治疗。（9）对老年人和晚期纤维化患者，应使HBV DNA下降 >2 ×10^3 U/ml。

ALT.丙氨酸转氨酶；AASLD.美国肝病研究协会；EASL.欧洲肝病研究协会；HBeAg.乙型肝炎e抗原；HBsAg.乙型肝炎表面抗原；HBV.乙型肝炎病毒；PEG IFN.聚乙二醇干扰素；ULN.正常值上限

在7种用于治疗乙型肝炎的药物中，PEG IFN已取代标准IFN，恩替卡韦取代了拉米夫定，替诺福韦取代了阿德福韦。目前推荐PEG IFN及恩替卡韦或替诺福韦为一线治疗药物（表40-3）。PEG IFN疗程相对短，治疗1年后 HBeAg应答率最高，且无病毒突变，但需要皮下注射，不便捷，患者耐受性差。口服核苷酸类似物在大多数患者需要长期治疗，且拉米夫定和替比夫定单药治疗可出现病毒突变，阿德福韦致突变率较低，恩替卡韦（除外接受过拉米夫定治疗的患者）和替诺福韦几乎无致突变作用。口服药无须注射，患者耐受性好，50%~90%患者的组织学改善，抑制HBV DNA复制的作用较PEG IFN强，且对IFN为基础的治疗无效的患者仍有效。尽管与PEG IFN相比，口服药在治疗第1年很少可能引起HBeAg应答，但治疗超过1年后口服药物治疗开始奇效，到第2年底产生的HBeAg 应答率（甚至HBsAg应答）可与PEG IFN治疗1年HBeAg的应答相比（且无相关不良反应），见表40-5。尽管阿德福韦和替诺福韦很安全，但仍推荐定期监测肌酐。孕期拉米夫定治疗（如前所述）尚未发现致畸性。尽管干扰素一般不导致先天性疾病，但干扰素具有抗增殖作用，不能用于妊娠期。孕期阿德福韦治疗尚未发现与出生缺陷相关；然而自然流产的风险可能增加。孕期恩替卡韦安全性的数据尚未发表。充足的动物实验数据和有限的人类试验数据提示孕期使用替比夫定和替诺福韦是安全的。除拉米夫定外，其他药物的临床数据仍不足，孕期应避免或在密切监测下使用其他乙型肝炎的抗病毒药物。

如前所述，部分医生倾向于以PEG IFN作为初始治疗，而其他医生和患者更倾向于以口服药作为一线治疗。对于失代偿期肝硬化患者，耐药的出现可导致抗病毒作用减弱或失效。因此，这部分患者，选择依赖耐药率低（如恩替卡韦或替诺福韦）或联合治疗（如拉米夫定或替比夫定联合阿德福韦）的阈值低。PEG IFN不能用于肝硬化代偿期或失代偿期患者。

对于终末期慢性乙肝、即将接受肝移植的患者，如果不抗病毒治疗，新移植的肝普遍会出现乙型肝炎再感染。大部分患者是高水平的病毒血症携带者，肝损伤很轻。在出现抗病毒药物治疗前，相当一部分患者出现严重的乙型肝炎相关的肝损伤，有时表现为暴发性肝炎，有时表现为重度慢性乙肝复发（见第38章）。然而目前预防肝移植后乙肝复发可通过乙肝免疫球蛋白联合一种口服核苷或核苷类似物来实现（见第46章）。

若患者接受容易耐药（拉米夫定、替比夫定）或低效（阿德福韦）的口服药治疗，应在治疗第24周（阿德福韦治疗48周）评估应答情况，可识别不充分应答和突破耐药高风险的患者（如存在残余病毒血症）。当认识到患者应答不充分，可加用二线无交叉耐药的药物，或换用更有效的药物。这种“路线图”治疗策略在最新一代高效、低耐药的药物恩替卡韦和替诺福韦的应用下，被认为不相关。第24周若HBV DNA超过2×10^3U/ml，建议换用不同的抗病毒药物或加用一种二线药物。

HBV-HIV共感染的患者可逐渐进展为HBV相关肝病，极少数患者可因高效抗反转录病毒治疗后免疫功能重建导致乙肝严重恶化。拉米夫定单药治疗禁用于HBV-HIV感染患者，因为HIV抵抗迅速出现在这两种病毒。阿德福韦已成功用于HBV-HIV共感染患者慢性乙肝的治疗，但不再是HBV治疗的一线药物。恩替卡韦抗HIV作用弱，可导致HIV选择性耐药；因此HBV-HIV 共感染患者应避免使用恩替卡韦。替诺福韦及联合替诺福韦和恩曲他滨治疗已经获批准治疗HBV-HIV共感染患者的HIV治疗，并代表了治疗HBV感染的优先选择。通常情况下，即使HBV-HIV 共感染患者尚未达到HIV感染的标准，仍推荐同时治疗HBV和HIV。

正在接受细胞毒性化疗治疗恶性肿瘤及接受免疫抑制药、抗细胞因子或抗肿瘤坏死因子治疗的的慢性乙肝患者，化疗期间其体内HBV复制、肝细胞膜病毒表达增强，同时细胞免疫功能受抑制。停止化疗后，这部分患者存在乙型肝炎病毒再激活的风险，且往往为重症，偶尔是致命的。这种反弹式再激活表明细胞毒T细胞对HBV表达丰富靶器官的作用恢复。化疗前开始拉米夫定治疗可降低乙肝病毒再激活的风险。所有药物中，新型高效口服抗病毒药同样起效且耐药风险低。化疗结束后后抗病毒治疗的最佳疗程尚不明确，但推荐非活动性慢性乙肝携带者治疗6个月，HBV DNA基线水平>2×10^3U/ml的患者建议延长疗程，直至达到标准的临床终点（表40-4）。

慢性丁型肝炎（DELTA肝炎）

慢性丁型肝炎（HDV）可在急性HBV感染后合并感染，但发生率不高于急性乙型肝炎慢性化。也就是说，尽管HDV共感染可增加急性乙肝的严重程度，但HDV感染并不增加进展为慢性乙肝的风险。然而当丁型肝炎与已经慢性感染HBV的患者重叠感染，可导致长期HDV感染和病情恶化。除了疾病的严重程度，慢性乙型肝炎合并丁型肝炎的临床表现、实验室检查与单独的慢性乙肝相似。HBV与HDV协同感染，不管是否有肝硬化，一般病情相对重，并进展为慢性肝炎，轻型慢性肝炎除外。少数慢性乙型肝炎合并丁型肝炎的患者为轻度肝炎，甚至极少数为非活动性病毒携带者，并可在感染数年后进入惰性病程。慢性丁型肝炎的血清学特征是循环中抗肝肾微粒体抗体（抗LKM抗体）阳性；然而慢性丁型肝炎的抗LKM抗体为抗LKM3抗体，直接作用于尿苷二磷酸葡萄糖醛酸基转移酶，与自身免疫性肝炎患者和部分慢性丙型肝炎患者（稍后讨论）的抗LKM1抗体不同。慢性HDV感染的临床表现和实验室检查总结见第 38章。

治疗 慢性丁型肝炎

目前尚无标准治疗方案。糖皮质激素治疗无效，且不被使用。IFN-α的预实验研究提示常规剂量和疗程可在治疗期间暂时降低HDV RNA水平和转氨酶活性，但不影响疾病的自然病程。相反，大剂量IFN-α（每次900万U，每周3次）治疗12个月后，可能使约50%患者的HDV复制持续受抑制和临床改善。此外，治疗获益可在持续15年后仍可见，且部分患者与降低肝坏死和炎症等级、逆转进展期纤维化（分期改善）和清除HDV RNA有关。推荐治疗方案为大剂量、长期IFN治疗至少1年；对于治疗应答者，持续治疗至HDV RNA和HBsAg转阴。PEG IFN对于治疗慢性定型肝炎仍有效，且可能替代标准IFN成为更便捷的方法。乙型肝炎的核苷类似物抗病毒药对丁型肝炎患者均无效。继发于慢性丁型肝炎的终末期肝病患者，肝移植有效。若移植肝的丁型肝炎复发，且未合并乙肝（在免疫力正常患者中不常见的血清学表现，但在移植患者中常见），肝损伤程度有限。事实上，慢性丁型肝炎移植的效果优于慢性乙型肝炎；对这部分患者，有指征联合应用乙肝免疫球蛋白和核苷类似物治疗乙型肝炎（见第46章）。

慢性丙型肝炎

无论获得丙型肝炎病毒（HCV）感染的流行病学模式如何，50%~70%慢性丙型肝炎患者由急性丙型肝炎发展而来；慢性感染很常见，即使在急性丙型肝炎后转氨酶水平降至正常的患者中亦如此，增加了急性丙肝后慢性HCV感染85%的可能性。直到近期才发现了一些与慢性丙肝感染相关的宿主间的差异，19号染色体单核苷酸多态性（SNP）变异，IL28B（编码干扰素-λ3），被认为可以鉴别抗病毒治疗应答和无应答（稍后讨论）。与急性感染后自行缓解相关的变异包括：53%基因型为C/C，30%基因型为C/T，仅23%基因型为T/T。

在随访20年的慢性丙型肝炎患者，20%~25%进展为肝硬化。这部分患者可以是临床相对轻的慢性肝炎，包括无症状患者，转氨酶仅轻度升高患者及肝活检为轻度慢性肝炎患者。即使在代偿好的慢性丙型肝炎参与临床试验的患者队列中（无慢性肝病并发症，且肝合成功能正常），肝硬化的发病率也可达到50%。大部分丙型肝炎病例多为无急性丙肝病史的无症状患者（如想要献血时检查、申请人身保险行实验室检查或常规体检）。多数病例HCV感染来源不明，尽管很久以前曾有过皮肤暴露但被遗忘的患者占一定比例，甚至可能是绝大部分感染病例；大部分感染是在20世纪60—70年代获得，在数十年后引起大家的注意。

约1/3慢性丙型肝炎患者的转氨酶活性正常或接近正常；尽管这些患者中1/3~1/2肝活检有慢性肝炎，但大多数肝损伤分级和肝纤维化分期为轻度。部分患者的肝损伤较重，甚至极少数患者为肝硬化，最可能是以前组织学活动的结果。转氨酶维持正常超过5~10年的患者中，极少见到组织学进展；但约1/4转氨酶正常的患者后续出现转氨酶升高，一旦出现生化异常，则组织学损伤进展。因此，即使转氨酶正常的患者，仍建议持续临床监测随访。

尽管慢性丙型肝炎病情进展者占一定比率，尽管终末期慢性丙型肝炎可导致肝衰竭，但大多数慢性丙肝患者的长期预后相对较好。输血相关慢性丙肝患者10~20年后的病死率与相应输血患者且丙型肝炎无进展患者的病死率相比无差异。尽管肝炎组死因更可能是肝衰竭，且这部分患者中15%经过10年可能出现肝功能失代偿，但大部分（约60%）患者无症状，且肝功能代偿好，无慢性肝病的临床后遗症。总体上慢性丙型肝炎患者进展非常缓慢、隐匿，而约1/4慢性丙型肝炎患者最终进展为终末期肝硬化。实际上，因为HCV感染很普遍，因为一部分患者不可避免地会进展为终末期肝病，所以丙肝是最常见的肝移植指征（见第46章）。血制品相关急性肝炎监测的患者或社区医疗机构的患者疾病进展较慢（20年疾病进展仅4%~7%），三级医疗中心的患者病情更重（20年疾病进展≥20%），转诊制度可能是原因之一。然而进展为肝硬化患者的比率范围变化大仍不好解释，即，通过被污染的抗-D免疫球蛋白获得的女性丙肝患者17年后进展为肝硬化的比率为2%，而静脉应用被污染的免疫球蛋白的受体在11年内进展为肝硬化的比率为30%。

慢性丙肝患者肝病进展更容易出现在以下患者中：年龄较大、感染病程长、组织学分级分期晚、基因1型、准种多样性更复杂、肝铁负荷大、合并其他肝疾病（酒精性肝病、慢性乙型肝炎、血色病、抗胰蛋白酶缺乏症和脂肪肝）、HIV感染和肥胖。在这些变量中，病程长是最重要的因素，其他部分变量可能从某些程度反映疾病病程（如准种多样性、肝铁蓄积）。慢性丙型肝炎（如急性肝炎严重程度、转氨酶水平、HCV RNA水平、急性肝炎期间有或无黄疸）的其他流行病学特

表40-5 PEG IFN与口服核苷酸类似物治疗慢性乙肝的比较

	PEG IFN	核苷酸类似物
给药方式	每周注射1次	每日口服
耐受性	耐受性差，需密切监测	耐受性好，有限的监测
疗程	48周	≥1年，大多数患者需长期治疗
最大平均HBV DNA下降值	$4.5\log_{10}$	$6.9\log_{10}$
高水平HBV DNA（≥10^9 U/ml）的有效性	无	有
HBeAg血清学转换		
治疗1年内	~30%	~20%
治疗>1年	不适用	30%（第2年）50%（第5年）
HBeAg转阴		
治疗后HBV DNA被抑制	17%@5年	7%@4年（拉米夫定）
HBsAg转阴		
治疗1年内	3%~4%	0~3%
治疗>1年	不适用	3%~6%@治疗2年
HBeAg转阴后治疗1年	12%@5年	3.5%@5年
抗病毒治疗抵抗	无	拉米夫定：~30%@第1年，~70%@第5年； 阿德福韦：0%第1年，~30%第5年； 替比夫定：5年内均≤1.2%； 替诺福韦：3年内0%
能否用于肝硬化、肝移植、免疫抑制患者	否	是
治疗1年费用	++++	+至++

HBV.乙型肝炎病毒；HBeAg.乙型肝炎e抗原；HBsAg.乙型肝炎表面抗原；U/ml.国际单位每毫升；PEG IFN.聚乙二醇干扰素

征和临床特征均无法预测疾病的最终结局。尽管许多慢性丙型肝炎患者的病程相对良性，但慢性丙肝相关丙肝后肝硬化与数十年后病情进展为HCC相关；丙肝后肝硬化患者每年HCC发生率为1%~4%，主要发生在HCV感染超过30年的患者中。

慢性丙肝最准确的预后预测因子是肝组织学；肝纤维化速度可以很慢、较快或很快。轻度坏死和炎症的患者和肝纤维化有限的患者预后较好，进展为肝硬化有限。相反，中重度坏死性炎症或纤维化患者，包括桥接性纤维化10~20 年后极有可能进展为肝硬化。丙肝相关代偿期肝硬化患者中，10年生存率接近80%，病死率为每年2%~6%；失代偿率为每年4%~5%；HCC发生率为每年1%~4%。慢性丙型肝炎肝损伤的病理讨论见第38章。

慢性丙肝的临床特征与前面描述的慢性乙肝相似。一般情况下，乏力是最常见的症状，黄疸少见。除冷球蛋白血症外，慢性丙型肝炎患者发生免疫复合物介导的肝外并发症较慢性乙型肝炎少[（尽管慢性丙型肝炎患者免疫复合物检测常为阳性）见第38章]，除了混合冷球蛋白血症，它与以下疾病相关，包括皮肤血管炎、膜增生性肾小球肾炎和淋巴细胞增生性疾病，如B细胞淋巴瘤和不能解释的单克隆丙种球蛋白血症。此外，慢性丙型肝炎与肝外并发症相关，而肝外并发症与免疫复合物损伤无关。肝外并发症包括干燥综合征、扁平苔藓、迟发性皮肤卟啉病、2型糖尿病和代谢综合征（包括胰岛素抵抗和脂肪肝）。

慢性丙型肝炎患者的实验室检查与慢性乙型肝炎相似，但转氨酶水平波动较大（转氨酶活性特征性阶段性模式）且较低，尤其是病程较长的患者。有趣且偶尔令人困惑的是发现慢性丙型肝炎患者中存在自身抗体。偶尔，自身免疫性肝炎（稍后讨论）和高丙球蛋白血症患者可有抗HCV抗体假阳性。另一方面，部分血清确诊的慢性丙肝患者可有循环抗LKM抗体阳性。这些抗体是抗LKM1抗体，在2型自身免疫性肝炎患者中也可见抗LKM1（稍后讨论），针对33个氨基酸序列的细胞色P450 ⅡD6。慢性丙型肝炎患者抗LKM1抗体阳性可能是由于抗LKM1的抗原决定簇和HCV 多聚蛋白的两个片段存在部分序列同源。此外，部分慢性丙型肝炎患者自身抗体阳性提示自身免疫可能在慢性丙肝发病机制中发挥一定作用。

慢性丙型肝炎的组织学特征，尤其是区别慢性丙肝和慢性乙肝的组织学特征在第38章讨论。

治疗 慢性丙型肝炎

自从IFN-α用于治疗慢性丙肝以来，慢性丙肝的治疗在过去20年持续进展。治疗药物包括聚乙二醇 IFN（PEG IFN）联合利巴韦林，以及最近问世的治疗HCV基因1型患者的蛋白酶抑制药telaprevir和boceprevir联合PEG IFN和利巴韦林治疗。

1.干扰素、PEG IFN和利巴韦林 首次获批后，皮下注射IFN-α每周3次，共6个月，可获得持续病毒学应答[(SVR)图40-2，治疗结束后监测≥6个月HCV RNA通过PCR法监测不到]低于10%。双倍延长治疗时间，但不增加药物剂量或更改IFN剂型，SVR可增加20%，除了常规每日利巴韦林，口服鸟嘌呤核苷可增加SVR至40%.利巴韦林单药无效，不能降HCV RNA水平，但利巴韦林可通过减少治疗终末治疗反应(ETR)后病毒复发来增强IFN疗效[(见图40-2)，治疗期间监测反应并维持到治疗结束]。目前提出的利巴韦林的作用机制包括直接抑制HCV复制、抑制宿主肌苷酸脱氢酶活性(和相关的鸟苷池消耗)、免疫调节、诱导病毒突变的级联反应，以及增强干扰素诱导的基因表达。干扰素治疗可导致JAK-STAT信号传导通路激活，使得基因和具有抗病毒作用的蛋白产物在细胞内表达。丙肝蛋白可通过作用于通路中的相关步骤，抑制JAK-STAT 信号，且外源性干扰素可恢复干扰素激活基因的表达及其抗病毒活性。

PEG IFN和利巴韦林联合治疗使总体应答率(SVR频率)增至55%，基因型1型和4型应答率>40%，2型和3型应答率>80%。IFN单药治疗和IFN-利巴韦林联合治疗为我们提供了很多慢性丙型肝炎抗病毒治疗的重要经验。即使没有生化学和病毒学应答，在所有接受治疗的患者中，约3/4有组织学改善。与慢性乙肝患者不同，慢性丙肝对治疗的应答一般不伴随一过性、急性肝炎样转氨酶升高。相反，治疗期间ALT水平可突然下降。90%患者在治疗开始12周内获得病毒学应答；之后较少出现病毒学应答。持续的病毒学应答可以维持很久；在治疗后10年仍可有正常ALT水平、组织学改善及血清和肝HCV RNA转阴，持续应答后2年“复发”几乎是闻所未闻的。因此，慢性丙肝抗病毒治疗的SVR，相当于治愈。

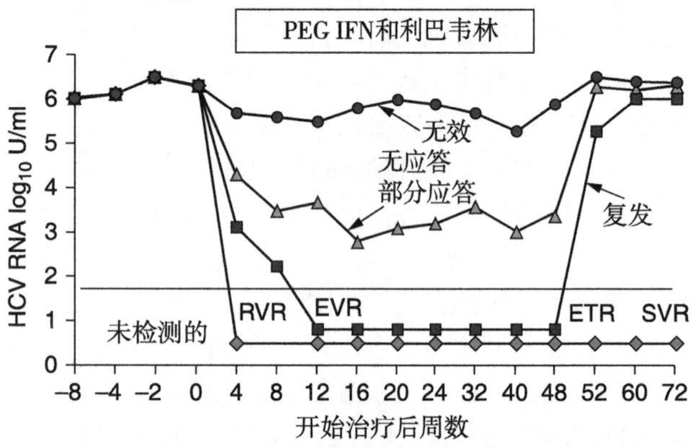

图40-2 基因1或4型的丙型肝炎患者抗病毒治疗48周的病毒学应答(基因2型或3型患者的疗程为24周)

治疗第24周时，非应答患者可分为无应答者(HCV RNA下降<2 $\log_{10}$ U/ml)或部分应答者(HCV RNA下降≥2 $\log_{10}$ U/ml 但仍为阳性)。应答患者的HCV RNA可在治疗4周内转阴[(敏感度高的扩增法)RVR.快速病毒学应答]；或治疗12周内下降≥2 $\log_{10}$ U/ml(早期病毒学应答，EVR；若第12周时HCV RNA转阴，则为“完全性”EVR)；或在治疗第48周结束时转阴(ETR.终末治疗应答)。在应答患者中，若ETR后24及72周HCV RNA仍为阴性，则患者达到持续病毒学应答(SVR)，但如果HCV RNA 转为阳性，则认为该患者病情复发[Reproduced with permission, courtesy of Marc G.Ghany, National Institute of Diabetes and Digestive and Kidney Diseases, National Institutes of Health and the American Association for the Study of Liver Diseases.Hepatology, 2009(49): 1335.]

对干扰素为基础的治疗持续病毒学应答在不同患者之间的差异包括优势基因型(基因型2和3 vs 基因型1和4)，低基线HCV RNA(拷贝<2 000 000/ml，等同于现代定量分析法<800 000U/ml)，组织学轻型肝炎和轻度纤维化，年龄<40岁，不伴有肥胖、胰岛素抵抗和2型糖尿病，以及女性。肝硬化患者可以有应答，但可能性较小。IFN-利巴韦林联合治疗的患者中，基因型1型患者治疗需持续完整的48周，而2型和3型治疗24周就够了(虽然治疗维持的准确时间可能基于应答的快速性或相关辅助因子，后面讨论)。非裔美国人的应答率很低，但原因不太清楚，可能与基因型1型的比例高，治疗时早期病毒动力学较慢，及近期认识的宿主间IL28B等位基因的不同(后面讨论)相关。拉丁美洲的患者应答率也较低，尽管西班牙裔患者中优势的IL28B C等位基因的携带率与白种人相似。而且，如果坚持治疗方案的符合率高(即，如果患者接受≥80%的干扰素和利巴韦林剂量，如果患者接受治疗时间≥80%预期治疗时间)，持续应答的可能性就更高。其他与增加应答率相关的变量包括：感染时间短，HCV准种多样性低，免疫力，没有脂肪肝和胰岛素抵抗，肝铁水平低。高水平HCV RNA，组织学进展期肝病和准种多样性高与感染持续时间长并行，而感染时间长可能是临床决定IFN应答的最重要的独立变量。最不可能进展的患者对干扰素的应答性最高，反之亦然。

病毒基因突变可解释部分患者对治疗反应的差异性(如1b型患者中，非结构蛋白5A基因的氨基酸替换突变可增强IFN应答)。如前在急性丙肝自发缓解部分讨论过，近期基因-范围相关性研究发现，干扰素基因变异对基因型1型患者对抗病毒治疗的应答有持续影响。在接受PEG IFN和利巴韦林治疗的患者研究中，编码IFN-λ3(3型IFN，其受体较IFN-α受体分布更分散，更浓缩在肝细胞内)的IL28B SNP变异与治疗应答密切相关。该位点C等位基因为纯合子的患者获得SVR最高(80%)，T等位基因为纯合子的患者达到SVR的可能性最低(25%),该等位基因为杂合子(C/T)的患者应答率居中(35%获得SVR)。C/C纯合子欧洲白人中常见,在日本人中更常见,但非裔美国人中少见,这有助于解释这些人群间应答率的差异。

IFN治疗的不良反应在前面慢性乙型肝炎治疗部分已经描述。利巴韦林治疗最显著的不良反应是溶血:血红蛋白可下降2~3 g,或血细胞比容下降5%~10%。小部分患者可出现快速严重的溶血,导致症状性贫血;因此,需密切监测血常规;对于贫血或血红蛋白病患者及伴有冠心病或脑血管病患者(这部分患者贫血可导致缺血事件)应避免使用利巴韦林。当出现症状性贫血时,需要利巴韦林减量或加用促红细胞生成素以提高红细胞水平;红细胞生成素可改善患者生活质量,但不能获得SVR。若治疗期间停用利巴韦林,SVR率下降,但只要利巴韦林不停药,且利巴韦林总剂量超过规定剂量的60%,应答就持续存在。此外,利巴韦林经肾排泄,禁用于肾功能不全的患者;利巴韦林有致畸作用,限制了其在孕期治疗的应用,且治疗期间需谨慎使用有效避孕药(干扰素也如此,因为它的抗增殖作用,也是孕期禁用的)。

利巴韦林可引起鼻塞、胸闷、瘙痒和痛风。IFN-利巴韦林联合治疗较IFN单药治疗更难耐受。在一项对比联合治疗和单药治疗的大型临床试验中,治疗1年组中,联合治疗组中21%患者(但在单药治疗组中仅14%)被迫终止治疗,联合治疗组中26%患者(单药治疗组中仅9%)药物需减量。

病毒动力学的研究显示,尽管病毒粒子的半衰期在血清中仅为2~3h,但HCV水平仍可以每天10^{12}丙肝病毒粒子的高复制率维持。IFN-α阻断病毒粒子的产生或有效释放(其随着药物剂量的增加而增加);而且在IFN治疗期间感染细胞的累积死亡率与病毒载量相关;感染肝细胞快速死亡的患者更可能在3个月时获得HCV RNA转阴;事实上,早期病毒学应答(EVR)的失败,即12周时HCV RNA下降≥$2\log_{10}$,预示着接下来SVR的失败。类似的,4周内HCV RNA转阴的患者[即,获得快速病毒学应答(RVR)的患者]有很大可能性获得持续病毒学应答(表40-2)。因此,为快速从血清和肝中清除病毒,提倡大剂量诱导治疗。然而,事实上,IFN为基础的大剂量诱导治疗并没有产生较高的持续应答率。

关于慢性丙型肝炎的治疗,标准IFN疗法已逐渐被PEG IFN取代。PEG IFN的清除时间是标准IFN的7倍(即半衰期更长),能获得更持久的血药浓度,可以每周给药1次(而不是每周3次)。IFN是短效制剂,需频繁给药,导致频繁出现波峰(与不良反应相关)和波谷(当药效消失时),而PEG IFN的血药浓度更稳定,持续时间更长。每周1次PEG IFN单药治疗是标准IFN单药治疗有效性的2倍,与标准 IFN-利巴韦林联合治疗同样有效,且与标准 IFN耐受性相当,未出现比标准IFN更难处理的血小板减少症和白细胞减少症。

目前有2种PEG IFN: PEG IFN-α2b 和-α2a。PEG IFN-α2b由一个12kD的线性PEG 分子与IFN-α2b结合组成,PEG IFN-α2a是由一个40kD的支链PEG分子与IFN-α2a结合组成;PEG IFN-α2a分子大,细胞外分布容积小,可不依赖体重统一给药剂量;而PEG IFN-α2b分子小,细胞外分布容积宽,必须根据患者体重决定药物剂量(表40-6)。在PEG IFN-α2b和利巴韦林联合治疗的注册试验中,最佳治疗方案为PEG IFN 1.5 μg/kg每周1次,联合利巴韦林800 mg 每天1次,共治疗48周。析因分析建议根据体重调整利巴韦林剂量,较研究中固定的800mg剂量[随后允许更宽的剂量/体重范围(见后文)]治疗效果更好。在最早PEG IFN-α2a联合利巴韦林的注册试验中,最佳治疗方案为PEG IFN 180μg/kg,联合利巴韦林1000 mg(体重<75 kg)或1200 mg(体重>75kg),共治疗48周。2项研究中分别有54%和56%患者有持续病毒学应答。下面的一项PEG IFN-α2a和利巴韦林联合治疗的研究显示,基因型2型和3型患者,利巴韦林800 mg疗程24周已足够。在这3项研究的疗效好的患者中,1型患者的SVR率为42%~51%,2型和3型患者的SVR率为76%~82%。2型和3型相比,基因型3型的患者更难治,部分专家建议3型患者可延长治疗至满48周,尤其是进展为肝纤维化或肝硬化和(或)高水平FICV RNA的患者。

在最初PEG IFN和利巴韦林联合治疗的注册试验中,两种PEG IFN制剂联合方案与标准的IFN-α2b联合利巴韦林方案比较。PEG IFN-α2b联合治疗的不良反应与标准IFN联合方案相当;然而,与标准IFN-α2b联合方案相比,PEG IFN-α2a联合方案的流感样症状和抑郁更少见。尽管两种药物研究中的不良反应不同,当与IFN-α2b和利巴韦林联合治疗相比时,PEG IFN-α2a和利巴韦林联合治疗的耐受性更好。在关于两种PEG IFN的头对头试验中(“IDEAL”试验),尽管IFN-α2a治疗组中患者出现头痛、恶心、发热、肌痛、抑郁和任何原因导致的停药等发生率比标准剂量PEG IFN-α2b治疗组更少见,两种PEG IFN的有效性和耐受性相当[(达到SVR)图40-3]。相反,中性粒细胞减少症和皮疹在PEG IFN-α2a治疗组的患者中更常见。在后续的两个头对头试验和一个随机试验的系统综述中,PEG IFN-α2a比IFN-α2b更有效(基因型1~4型的SVR:分别为48%~55% vs 32%~40%)。在PEG IFN-α2b治疗HCV 1型患者的试验中,根据体重计算利巴韦林剂量的范围更广:800mg(体重<65

kg)，1000mg（体重65～85kg），1200mg（体重>85～105kg），以及1400mg（体重>105kg）。两种PEG IFN药物和利巴韦林的推荐剂量及两种治疗方案的其他比较见表40-6。

在2011年引入蛋白酶抑制药前，除非有利巴韦林的禁忌证（见之前讨论），推荐PEG IFN和利巴韦林联合治疗——基因型2型和3型患者治疗24周，1型患者治疗48周。对于基因型1型患者，现在的标准治疗方案包括蛋白酶抑制药（稍后讨论）；然而，PEG IFN/利巴韦林仍是其他基因型患者的标准治疗方案。类似地，PEG IFN/利巴韦林可用于无法得到或禁用蛋白酶抑制药的患者。对于接受PEG IFN/利巴韦林联合治疗的患者，在第12周时定量测定HCV RNA水平有助于指导治疗；若此时HCV RNA下降未达到2$\log_{10}$，达到SVR的可能性极小，加用其他药物也无效。若第12周时HCV RNA下降超过2 $\log s_{10}$（EVR），治疗结束时达到SVR的概率约为2/3；若第12周时HCV RNA转阴（“完全” EVR），持续病毒学应答的概率超过80%（图40-2）。因为缺少EVR是无法最终持续病毒学应答的强烈预测因子，所以若第12周时HCV RNA下降不超过2 $\log_{10}$，则应停止治疗。

研究发现，在PEG IFN/利巴韦林联合治疗中，对应答有权重的基线变量患者（如HCV RNA>8×10^5 U/ml，体重>85kg），通过增加PEG IFN（如PEG IFN-α2a 270μg）和（或）利巴韦林（1600mg/d，可耐受或补充红细胞生成素的情况下）的剂量，或根据病毒应答情况在停止治疗前延长病毒清除时间［如1型患者和病毒学应答较低的患者，即第4周时HCV RNA未快速转阴（缺少“快速病毒学应答”）的患者，延长治疗时间从48～72周］，SVR率会随之增加。根据 HCV RNA下降的动力学制定的个体疗法可缩短1型（和4型）患者的治疗时间。临床试验的结果提示，第4周发生RVR（发生率≤20%）的1型（和4型）患者，尤其是HCV RNA基线水平低、PEG IFN和根据体重调整利巴韦林剂量治疗24 周的患者，SVR率为90%，与该队列中治疗48周达到的SVR率相当。尽管最初的结果提示，在

表40-6 PEG IFN-α2a和IFN-α2b治疗慢性丙肝的比较

	PEG IFN-α2b	PEG IFN-α2a
PEG大小	12kD线性	40kD支链
消除半衰期	54h	65h
清除速度	725ml/h	60ml/h
剂量	1.5μg/kg（根据体重计算）	180μg
储存方式	常温	冷藏
利巴韦林剂量		
基因1型	800～1400mg(1)	1000～1200mg(2)
基因2/3型	800mg	800mg
疗程		
基因1型	48周	48周
基因2/3型	48周(3)	24周
联合治疗有效率(4)	54%	56%
基因1型	40%～42%	41%～51%
基因2/3型	82%	76%～78%

（1）在PEG IFN-α2b 和利巴韦林联合治疗的注册试验中，最佳治疗方案为1.5μg PEG IFN联合800mg利巴韦林；然而该研究的析因分析发现，增加利巴韦林剂量效果更好。在研究 PEG IFN-α2b和利巴韦林联合治疗基因1型患者的后续试验中，利巴韦林剂量已被确认： 体重<65 kg 剂量为800 mg/d，体重>65～85 kg剂量为 1000 mg/d，体重>85～105 kg剂量为1200mg/d，体重 >105 kg剂量为1400 mg/d。（2）体重<75 kg 剂量为1000 mg；体重≥75 kg剂量为1200 mg。（3）在PEG IFN-α2b和利巴韦林联合治疗的注册试验中，所有患者疗程均为48周； 然而，关于 标准干扰素和其他PEG IFN的试验数据显示 ，基因2型和3型患者治疗24周已足够。对于基因3型的晚期纤维化/肝硬化和（或）高水平HCV RNA患者，推荐治疗48周。（4）由于两种PEG IFN制剂注册临床试验的试验方法差异较大（利巴韦林剂量不同、记录抑郁和其他不良反应的方法不同），且研究人群组成（肝桥接纤维化/肝硬化比例、美国和国际患者比例、平均体重、基因1型患者比例、高水平HCV RNA比例均不同），难以对两种制剂进行比较。在两种PEG IFN制剂的头对头比较研究中，2009年报告的“IDEAL”试验提示两种药物的耐受性和有效率相当。PEG IFN-α2b每周给药1次，剂量根据体重调整，1.0 μg/kg或1.5 μg/kg ；PEG IFN-α2a每周给药1次，剂量为180 μg。对于 PEG IFN-α2b，利巴韦林每日剂量应根据体重计算，为 800～1400 mg［见注（1）］，而对于PEG IFN-α2a，利巴韦林每日剂量为1000～1200 mg［见注（2）］。在PEG IFN-α2b的两项研究中，若出现利巴韦林相关不良反应，利巴韦林应减少200～400mg；对于PEG IFN-α2a，若不能耐受利巴韦林，应减至600 mg。低剂量PEG IFN-α2b组的持续病毒血应答率为38.0%，标准、足量PEG IFN-α2b 组为39.8%，PEG IFN-α2a组为40.9%。

PEG.聚乙二醇；PEG IFN.聚乙二醇干扰素；HCV RNA.丙型肝炎病毒RNA

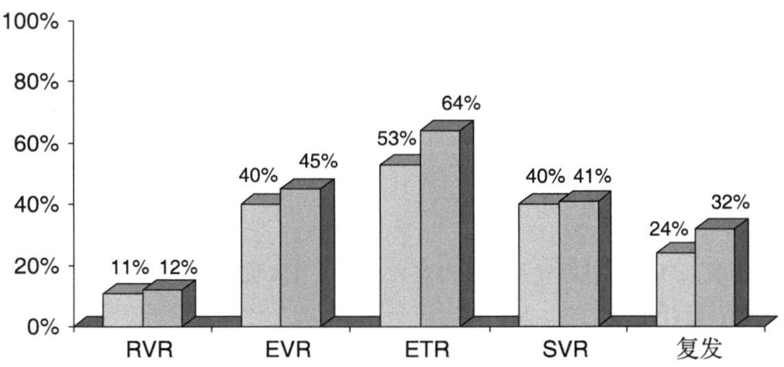

图40-3 标准剂量PEG IFN-α2b每周1.5μg/kg或PEG IFN-α2a每周180μg联合每天利巴韦林治疗的头对头比较试验："IDEAL"试验

PEG IFN-α2b组（绿框）和PEG IFN-α2a 组（橘框）达到治疗目标的百分比。RVR.快速病毒学应答，第4周HCV RNA转阴；EVR.早期病毒学应答，第12周HCV RNA转阴；ETR.终末治疗应答，第48周HCV RNA 转阴；SVR.持续病毒学应答，48周治疗结束后24周HCV RNA仍为阴性。复发，第72周ETR患者HCV RNA 转阳。第12和48周PEG IFN-α2a抑制患者HCV RNA复制的比例更高，但第72周复发率更高，导致最终的SVR率与PEG IFN-α2b组相同

第4周HCV RNA转阴的快速应答的2型和3型患者，达到SVR的总疗程只需12～16周，后续试验提示，若治疗时间缩短，则复发率增高；这些基因型患者最佳疗程应为24周（除非HCV RNA基线水平极低的少数患者）。

慢性HCV感染患者的肝病相关疾病病死率增加。另一方面，若慢性丙型肝炎成功抗病毒治疗能达到SVR，可改善生存率，降低肝衰竭、肝病相关死亡和全因死亡的风险，减慢慢性丙型肝炎的进展，及逆转肝纤维化，甚至肝硬化。尽管成功抗病毒治疗可降低肝硬化患者（以及晚期纤维化患者）病死率，降低发生肝细胞性肝癌的可能性、失代偿风险、死亡以及肝癌持续，虽然在一个非常低的水平，但仍需要对肝硬化患者SVR后进行临床监测和肿瘤监测。另一方面，若未达到SVR，常规剂量/疗程的IFN为基础的治疗不能减少肝细胞肝癌的风险。同样，对于PEG IFN/利巴韦林联合治疗无应答者，三项PEG IFN长期维持治疗的临床试验显示在减慢组织学进展或临床失代偿风险方面，包括发展为肝细胞肝癌，无明显优势。对于已完成足量、足疗程PEG IFN/利巴韦林治疗但仍无应答的患者，再治疗是有获益的，包括大剂量、长疗程原PEG IFN方案或更换其他PEG IFN方案或更换IFN制剂（如复合干扰素）。幸运的是，这些无应答者可以应用蛋白酶抑制药为基础的再治疗（见下文）。

2.蛋白酶抑制药 HCV RNA基因组编码单个多聚蛋白，在转录期间和转录后可被宿主和病毒编码的蛋白酶剪切。其中一个参与病毒多聚蛋白剪切的蛋白酶是NS3-4A病毒蛋白，它具有丝氨酸蛋白酶活性。特拉匹韦和波普瑞韦是丝氨酸蛋白酶抑制药，其作用靶点是NS3-4A。2011年，FDA批准了特拉匹韦和波普瑞韦联合PEG IFN和利巴韦林治疗病情稳定的1型慢性丙肝成年患者，这些患者均为初治或治疗无效的患者。因为以前应用的HCV蛋白酶抑制药并未在1型以外的其他基因型患者中进行研究，所以不推荐用于这类人群。

因为特拉匹韦和波普瑞韦耐药出现快，必须与PEG IFN和利巴韦林为基础的方案联合治疗，不能单药治疗。在蛋白酶抑制药为基础的治疗方案中，利巴韦林可显著降低复发率，不能应用或不能耐受利巴韦林的患者不能从中获益。目前所有特拉匹韦和波普瑞韦治疗方案包括三联治疗期（蛋白酶抑制药、PEG IFN和利巴韦林）和二联治疗期（PEG IFN和利巴韦林）。特拉匹韦方案是在三联治疗的12周，随后二联治疗，疗程根据第4周、12周HCV RNA水平以及前期治疗状况而定。波普瑞韦方案则首先开始4周二联治疗（PEG IFN和利巴韦林），随后三联治疗，有些情况可能需要延续二联方案，疗程根据第4、8、24周HCV RNA水平以及前期治疗状况而定（表40-7）。

与单独PEG IFN联合利巴韦林相比，蛋白酶抑制药可显著提高HCV1型患者的快速和持续病毒学应答率。特拉匹韦初治患者中，在12周三联和12周二联治疗后，79%患者可有持续病毒学应答，且在早期病毒学应答（第4周和第12周HCV RNA转阴）患者中，持续病毒学应答率为83%～89%。波普瑞韦初治患者中，59%～66%患者可有持续病毒学应答，且在第8周HCV RNA转阴的患者中，持续病毒学应答率可升至86%～88%。

在PEG IFN联合利巴韦林治疗失败的患者中已有蛋白酶抑制药的研究。在特拉匹韦研究中，83%～88%前期复发的患者有持续病毒应答，54%～59%患者有部分应答（HCV RNA下降>$2\log_{10}$U/ml），29%～33%患

表40-7 慢性丙型肝炎抗病毒治疗的指征和推荐

治疗的标准适应证

HCV RNA阳性（有或无ALT升高）

肝活检提示汇管区/桥接纤维化或中重度肝炎

推荐的再治疗

基因型1型

标准干扰素单药治疗或标准干扰素/利巴韦林联合治疗或PEG IFN/利巴韦林联合治疗后复发患者、部分应答者或无应答者

PEG-IFN/利巴韦林和蛋白酶抑制药治疗后

基因型2、3、4型

标准干扰素单药治疗或标准干扰素/利巴韦林联合治疗后复发患者

PEG IFN/利巴韦林治疗后

标准IFN单药治疗或标准IFN/利巴韦林联合治疗无应答者

PEG IFN/利巴韦林联合治疗后-既往无利巴韦林治疗、HCV RNA基线水平低、既往治疗中HCV RNA下降≥2 $\log_{10}$，基因型为2型和3型且利巴韦林未减量的高加索患者更易达到持续病毒学应答

抗病毒治疗的决策取决于个体因素

儿童（年龄<18岁）-不推荐蛋白酶抑制药

年龄>70岁（蛋白酶抑制药临床试验中，特拉匹韦试验的患者年龄为18—70岁，波普瑞韦试验的患者年龄为>18岁，无年龄上限）

肝活检提示轻度肝炎

严重肾功能不全患者（需减少PEG IFN和利巴韦林剂量）

推荐长期维持治疗

慢性丙肝相关的冷球蛋白血症性血管炎

无应答者不推荐长期维持治疗

不推荐抗病毒治疗

失代偿期肝硬化

怀孕（利巴韦林有致畸作用）

药物禁忌证

治疗方案

HCV基因1型

初治患者

PEG IFN-α2a 每周180μg+利巴韦林1000mg/d（体重<75kg）至1200mg/d（体重≥75kg）或

PEG IFN-α2b 每周1.5μg/kg+利巴韦林800mg/d（体重≤65kg），1000mg/d（体重>65～85kg），1200mg/d（体重>85～105kg）至1400mg/d（体重>105kg）

若需根据治疗反应加用蛋白酶抑制药，需符合以下几种情况之一

波普瑞韦800mg，3/d，与饭同服（完成4周PEG IFN/利巴韦林治疗后）

· 第8周和第24周HCV RNA转阴的患者应接受三联治疗（PEG-IFN/利巴韦林，波普瑞韦），疗程28周（4周PEG-IFN/利巴韦林续以24周三联治疗）。若第4周HCV RNA仍为阳性，继续治疗至48周（4周PEG-IFN续以44周三联治疗），可增加持续应答率

· 第8周HCV RNA阳性但第24周HCV RNA转阴的患者应接受三联治疗（PEG-IFN/利巴韦林，波普瑞韦）36周（4周PEG-IFN/利巴韦林续以32周三联治疗），后改为PEG IFN/利巴韦林治疗12周，总疗程为48周。

· 初治且第8，24周HCV RNA阴性的肝硬化患者应继续三联治疗（PEG-IFN/利巴韦林，波普瑞韦）48周（4周PEG-IFN续以44周三联治疗）

· 治疗无效的停药指征为：第12周HCV RNA≥100IU/ml，或第24周HCV RNA阳性

特拉匹韦750mg，3/d，与高脂肪食物同服（无需完成4周PEG IFN/利巴韦林治疗后）

· 第4和12周HCV RNA阴性的患者应接受三联治疗（PEG-IFN/利巴韦林，特拉匹韦）12周，续以PEG IFN/利巴韦林治疗12周，总疗程24周

· 第4或12周HCV RNA阳性，且第24周转阴的患者应接受三联治疗（PEG-IFN/利巴韦林，特拉匹韦）12周，续以PEG IFN/利巴韦林治疗36周，总疗程48周。

· 初治且第4和12周HCV RNA阴性的肝硬化患者应接受三联治疗（PEG-IFN/利巴韦林，特拉匹韦）12周，续以续以PEG IFN/利巴韦林治疗36周，总疗程48周。

· 治疗无效的停药指征为：第4或第12周HCV RNA≥1000U/ml，或第24周HCV RNA阳性

续表

治疗经验
PEG IFN-α2a 每周180μg+利巴韦林1000mg/d（体重<75kg）或1200mg/d（体重≥75kg）或
PEG IFN-α2b 每周1.5μg/kg+利巴韦林800mg/d（体重≤65kg）或1000mg/d（体重>65～85kg）或1200mg/d（体重>85～105kg）或1400mg/d（体重>105kg）
下列情况可加用一种蛋白酶抑制药：
根据治疗反应，完成4周PEG IFN/利巴韦林治疗后开始波普瑞韦治疗800mg，3/d，与饭同服
·复发或部分应答患者（既往治疗中HCV RNA下降≥2 $\log_{10}$），应根据治疗反应调整方案（见下）；既往无应答者（既往治疗中HCV RNA下降<2 $\log_{10}$），推荐疗程为48周（4周PEG-IFN续以44周PEG IFN、利巴韦林、波普瑞韦三联治疗）
·第8周和第24周HCV RNA转阴的患者应接受三联治疗（PEG-IFN/利巴韦林，波普瑞韦），疗程36周（4周PEG-IFN/利巴韦林续以32周三联治疗）。若第4周HCV RNA仍为阳性，继续治疗48周（4周PEG-IFN续以44周三联治疗），可增加持续应答率。
·第8周HCV RNA阳性但第24周HCV RNA转阴的患者应接受三联治疗（PEG-IFN/利巴韦林，波普瑞韦）36周（4周PEG-IFN/利巴韦林续以32周三联治疗），后改为PEG IFN/利巴韦林治疗12周，总疗程为48周
·既往治疗过且第8、24周HCV RNA阴性的肝硬化患者应继续三联治疗（PEG-IFN/利巴韦林，波普瑞韦）48周（4周PEG-IFN续以44周三联治疗）
·治疗无效的停药指征为：第12周HCV RNA≥100U/ml，或第24周HCV RNA阳性
特拉匹韦750mg，3/d，与高脂肪食物同服（无须完成4周PEG IFN/利巴韦林治疗后），无须根据治疗反应调整方案，即所有患者接受48周治疗，无论是否有早期应答
·既往复发患者，与上述初治患者方案相同
·既往部分应答患者和无应答患者应接受三联治疗（PEG-IFN/利巴韦林，特拉匹韦）12周，续以36周PEG IFN和利巴韦林联合治疗，总疗程48周。
·治疗无效的停药指征为：第4周或第12周HCV RNA>1000U/ml，或第24周HCV RNA阳性
HCV基因1型但无法购得或禁用蛋白酶抑制剂药物的患者：应治疗48周
PEG IFN-α2a 每周180μg+利巴韦林1000mg/d（体重<75kg）或1200mg/d（体重≥75kg）或
PEG IFN-α2b 每周1.5μg/kg+利巴韦林800mg/d（体重≤65kg）或1000mg/d（体重>65～85kg）或1200mg/d（体重>85～105kg）或1400mg/d（体重>105kg）
HCV基因4型：PEG-IFN/利巴韦林治疗48周
PEG IFN-α2a 每周180μg+利巴韦林1000mg/d（体重<75kg）或1200mg/d（体重≥75kg）或
PEG IFN-α2b 每周1.5μg/kg+利巴韦林800mg/d（体重≤65kg）或1000mg/d（体重>65～85kg）或1200mg/d（体重>85～105kg）或1400mg/d（体重>105kg）
·第12周未达到早期病毒学应答的患者应停止治疗
·未达到早期病毒学应答的患者应在第24周重新评估，若HCV RNA仍为阳性，则应停止治疗
HCV基因2、3型：治疗24周
PEG IFN-α2a 每周180μg+利巴韦林800mg/d或
PEG IFN-α2b 每周1.5μg/kg+利巴韦林800mg/d［基因3型患者若进展为晚期纤维化和（或）HCV RNA水平高，治疗应延长至48周］
对于HCV-HIV共感染患者：无论何种基因型，均应治疗48周，PEG IFN-α2a（180μg）或PEG IFN-α2b（1.5μg/kg）每周一次联合利巴韦林1/d（至少600～800mg），若患者可耐受，利巴韦林剂量可根据体重加至1000～1400mg。蛋白酶抑制药可用于基因1型患者；然而由于HCV蛋白酶抑制药和HIV抗病毒药物间的相互作用，HCV/HIV共感染患者应慎用HCV蛋白酶抑制药：4周PEG IFN/利巴韦林治疗续以44周三联治疗（PEG IFN、利巴韦林、波普瑞韦）；或12周三联治疗（PEG IFN、利巴韦林、特拉匹韦）续以36周PEG IFN和利巴韦林联合治疗。停药指征如前所述
与治疗反应性下降相关的因素
IL28B位点单核苷酸多态性（SNP）T等位基因（而非C等位基因）
基因型1a（与1b相比）
高水平HCV RNA（>800 000U/ml）[1]
晚期纤维化（桥接纤维化，肝硬化）
病程长
年龄>40岁
高HCV准种多样性
免疫抑制

续表

非裔美国人
拉丁美洲人
肥胖
脂肪肝
胰岛素抵抗、2型糖尿病(1)
黏附性下降（药物减量，疗程缩短）
接受波普瑞韦治疗的患者，PEG IFN/利巴韦林联合治疗4周内HCV RNA下降<1 log_{10}
接受蛋白酶抑制药治疗的患者，无延长的快速病毒学应答（eRVR），即特拉匹韦治疗患者第4周和第12周HCV RNA阳性；波普瑞韦治疗患者第8周和第24周HCV RNA阳性

（1）对接受蛋白酶抑制药治疗的患者影响较小

ALT.丙氨酸转氨酶；HCV.丙型肝炎病毒；IFN.干扰素；U.国际单位（1U/ml相当于拷贝2.5/ml）；PEG IFN.聚乙二醇干扰素

者无应答（HCV RNA下降<2 log_{10} U/ml）。在波普瑞韦研究中，75%复发患者和40%～52%部分应答患者有持续病毒学应答；无应答者与特拉匹韦治疗组相似。

两种蛋白酶抑制药均有潜在毒性。5%接受特拉匹韦治疗的患者可有严重皮疹。其他常见的不良反应包括瘙痒、直肠烧灼感、恶心、腹泻、乏力和贫血，其中贫血相对难治，少数情况下需输血治疗。在特拉匹韦治疗基线和治疗第2、4、8、12周时监测全血细胞。贫血约见于一半波普瑞韦治疗的患者，中性粒细胞减少症和血小板减少症发病率相对低。应在波普瑞韦治疗基线和治疗第4、8、12周时监测全血细胞。波普瑞韦的其他不良反应包括乏力、恶心、头痛、味觉障碍（味道改变或难闻）、口干、呕吐和腹泻。

由于多种药物-药物相互作用，蛋白酶抑制药的使用显得更为复杂。由于特拉匹韦和波普瑞韦均通过CYP3A4清除，且抑制CYP3A4，它们不能与其他诱导CYP3A4或依赖CYP3A4清除的药物同时使用。应仔细检查与蛋白酶抑制药和患者正在应用的其他药物间可能存在潜在的相互作用，否则可能发生严重不良反应。

3.治疗建议　开始治疗前应先确定HCV基因型，因为基因型决定了用药疗程和可能应用的药物。PEG IFN联合利巴韦林是所有基因型丙肝患者治疗的基石；1型HCV感染的患者可选择蛋白酶抑制药［（特拉匹韦或波普瑞韦）表40-7］。对于1型慢性丙肝感染，美国肝病研究协会（AASLD）和欧洲肝病研究协会（EASL）2011年发布了治疗指南，2012年英国和法国发布了共识指南。

监测血浆HCV RNA水平对评估治疗反应非常关键。治疗的目标是根除HCV RNA，即停药后6个月PCR测定的HCV RNA仍为阴性（持续病毒应答）。若治疗方案为PEG IFN和利巴韦林，且治疗第12周时不能使HCV RNA下降2log_{10}（早期病毒学应答），使得继续治疗达到持续病毒学应答可能性极低。若治疗方案为PEG IFN/利巴韦林和蛋白酶抑制药，应在治疗基线和治疗第4、8（波普瑞韦）、12、24周测定HCV RNA评估治疗反应，及在治疗期间和治疗后第12周和第24周时测定HCV RNA水平，辅助治疗决策。终止治疗指标对于预防出现耐药非常关键；若特拉匹韦治疗第4周或第12周时HCV RNA>1000U/ml（或第24周时仍为阳性），或波普瑞韦治疗第12周时HCV RNA>100U/ml（或第24周时仍为阳性），应停止所有治疗。

4.抗病毒治疗适应证　血清HCV RNA为阳性的慢性丙型肝炎患者，不管转氨酶水平是否升高，以及分期和分级（汇管区或桥接纤维化）中度以上的慢性肝炎，均为抗病毒治疗的指征。大部分专家推荐基因2型和3型患者的利巴韦林剂量为800mg，联合两种PEG IFN中一种；基因1型（和4型）患者的利巴韦林根据体重调整剂量1000～1200mg（当与PEG IFN-α2a联用）或800～1400mg（当与PEG IFN-α2b联用），除非有利巴韦林禁忌（表40-7）。基因1型患者PEG IFN/利巴韦林和蛋白酶抑制药联合治疗时的剂量同前（表40-7）。尽管ALT正常的患者组织学改变进展缓慢或无进展，其对抗病毒的治疗反应与ALT升高的患者相同；因此，尽管这些患者可观察不治疗，他们也可以接受抗病毒治疗。如前所述，IFN治疗可提高生存率和无并发症生存率，减缓纤维化进展。

HCV基因型决定PEG IFN和利巴韦林治疗的疗程：基因2型和3型患者治疗24周，基因1型和4型（无法获得或禁用蛋白酶抑制药的患者）治疗48周。若基因型4型患者在第12周未达到早期病毒学应答，应停止治疗；对于基因型2型和3型患者，24周足疗程治疗最有效，虽然合并进展期纤维化和（或）高基线病毒血症的3型患者疗程可能需延长至48周。如前所述，若治疗第12周时HCV RNA未下降≥ 2log_{10}（EVR），获得持续病毒学应答的可能性也很小。因此，推荐治疗第12周时常规测定HCV RNA水平（图

40-2），若未达到EVR，则应停止治疗。若基因型4型患者在第24周获得EVR（HCV RNA 下降>$2\log_{10}$）但HCV RNA仍为阳性，不可能获得持续性病毒学应答，应停止治疗。尽管具有某些前期治疗变量的患者应答率较低，但治疗选择不依赖症状、基因型、HCV RNA水平、丙型肝炎的感染途径或晚期纤维化。肝硬化患者可有治疗应答，不应排除在治疗指征外。

IFN单药治疗后复发或无应答（图40-2）的患者有PEG IFN联合利巴韦林再治疗（即需要更有效的治疗方案）的指征，可用于基因型2、3或4型患者的治疗；但基因型1型患者适合蛋白酶抑制药/PEG IFN/利巴韦林联合治疗。基因型2、3或4型患者若对既往IFN单药治疗无反应，再应用IFN单药或IFN联合利巴韦林治疗获得持续病毒学应答的可能性极小；尽管仅有<15%~20%患者可达到持续病毒学应答，仍值得尝试PEG IFN和利巴韦林联合治疗。既往从未接受过利巴韦林治疗的患者、治疗前HCV RNA水平低何无肝硬化的患者（非裔美国人应答率低）、既往治疗HCV RNA不能持续下降的患者（无应答者，图40-2），以及需要利巴韦林减量的患者中，无应答者接受再治疗的持续病毒学应答率更高。提高既往无应答患者对PEG IFN/利巴韦林治疗应答率的方法包括：延长治疗时间；提高PEG IFN及利巴韦林或两者的治疗剂量；更换另一种IFN制剂；然而如前所述，这些方法的效果有限。对IFN单药治疗或PEG IFN/利巴韦林联合治疗后复发或无应答的1型患者应改用蛋白酶抑制药，除非无法购得或有禁忌（表40-7）。

急性丙肝患者应尽早治疗（见第38章）。生化学和组织学轻度的慢性丙肝患者，进展速度慢，可观察监测不治疗；但这些患者对PEG IFN/利巴韦林联合治疗或三联治疗（联合蛋白酶抑制药）的应答率与ALT升高、组织学更严重的患者相当。因此，这部分患者可以考虑治疗，治疗决策应综合考虑患者动机、基因型、纤维化程度、年龄和合并症再决定。治疗前肝活检评估组织学分级和分期，可以提供以后丙肝进展的信息，对后期进展有提示预后的价值，且可发现影响治疗应答的组织学因素（如脂肪肝和纤维化分级）。随着组织学严重患者的治疗改善和无创实验室标志物及纤维化相关影像学的广泛应用，部分专家，尤其是欧洲专家，不建议在治疗前进行肝活检。另一方面，纤维化血清标志物的准确度不高，组织学发现可为医生和患者提供重要的预后信息。所以尽管现在肝活检的地位有所动摇，但治疗前肝活检仍可提供有用的信息，应当考虑。

代偿期肝硬化患者可对治疗产生应答，虽然持续应答的可能性较非肝硬化患者低；而且，肝硬化患者成功抗病毒治疗后可改善生存率。类似地，尽管几项回顾性研究发现，慢性丙肝相关肝硬化的抗病毒治疗可降低HCC发生率，其独立于治疗结果本身，可能的解释是因为接受治疗的肝硬化病情相对较轻，而非治疗本身（即超前时间偏倚）；相关的前瞻性研究除获得持续病毒学应答，否则未显示出其优越性。失代偿期肝硬化患者不是IFN为基础抗病毒治疗的适应证，但适宜行肝移植。部分肝移植中心尝试予以逐渐升级的、低剂量抗病毒治疗以期在肝移植前根除丙肝病毒血症；然而这些治疗可降低，但不能根除，移植后HCV再感染的风险。丙肝相关终末期肝病进行肝移植后，必然会出现丙肝复发，且疾病进展速度较免疫正常患者更快（见第46章）。目前肝移植后PEG IFN和利巴韦林联合治疗对大部分患者效果不佳，但对减轻免疫抑制状态有益。早期使用蛋白酶抑制药治疗很鼓舞人心，但蛋白酶抑制药可抑制CYP3A4活性，导致免疫抑制的钙调蛋白抑制药水平显著升高（尤其是他克莫司），需要密切监测，且很有挑战性。抗病毒治疗对HCV相关的特发性混合性冷球蛋白血症（见第38章）的皮肤和肾血管炎有一定疗效，但停止治疗后极少达到持续应答。因此建议延长治疗时间（目前无蛋白酶抑制药延长治疗时间的指征），甚至需要长期治疗（如IFN为基础的治疗）。其他报道发现抗病毒治疗对丙肝相关迟发性皮肤卟啉症或扁平苔藓可能有效。

与单独HCV感染患者相比，HCV/HIV共感染患者丙肝进展更快，病情更重。尽管HCV/HIV共感染患者对丙肝抗病毒治疗有应答，但应答效果不如单独HCV感染患者。4项大型全国和国际关于HCV/HIV共感染患者的抗病毒治疗的临床试验，结果提示PEG IFN（α2a和α2b）和利巴韦林（每日剂量可为固定剂量600~800mg，或根据体重计算1000~1200mg）联合治疗效果优于标准IFN治疗方案；但SVR率低于仅HCV感染患者，基因型1型和4型患者的SVR率为14%~38%，基因型2型和3型患者为44%~73%。在3项大型临床试验中，包括基因型2型和3型在内的所有患者均治疗满48周。此外，治疗耐受性低于单独HCV感染患者；试验中12%~39%患者因不良反应中断治疗。根据这些临床试验，若患者可以耐受，无论何种基因型，所有共感染患者均可接受与HCV感染患者相同剂量的治疗方案，每周1次PEG IFN联合每日至少600~800mg利巴韦林（甚至到根据体重调整的剂量），治疗疗程满48周。欧洲共识会议提出一个利巴韦林剂量的替代推荐，基因型1型和4型患者采用标准的、根据体重调整的每日1000~1200mg，而基因型2型和3型患者为每日800mg。一项PEG IFN/利巴韦林联合治疗HCV/HIV共感染患者的头对头试验发现，两种PEG IFN的有效率无统计学差异，尽管PEG IFN-α2a具有微弱优势：基因型1型和4型患者对PEG IFN-α2b

和-α2a的持续病毒学应答率分别为28%和32%，基因型2型和3型患者的分别为62%和71%。

尽管研究数据有限，蛋白酶抑制药可用于基因1型患者的治疗；然而因为HCV蛋白酶抑制药和HIV抗逆转录药物间潜在的药物相互作用，HCV/HIV共感染患者应谨慎使用HCV蛋白酶抑制药。若使用蛋白酶抑制药，推荐不根据应答指导治疗，疗程需满48周：对于波普瑞韦，先期4周PEG IFN/利巴韦林治疗，续以44周三联治疗（PEG IFN，利巴韦林、波普瑞韦）；对于特拉匹韦，三联治疗（PEG IFN，利巴韦林、特拉匹韦）12 周后，续以36 周PEG IFN/利巴韦林联合治疗。

HCV/HIV共感染患者，利巴韦林可增强去羟肌苷的毒性（如乳酸酸中毒）和司他夫定的脂肪萎缩作用，齐多夫定可加重利巴韦林相关溶血性贫血；因此，应避免这些药物联合使用。既往滥用注射药物和酗酒的患者，也可有效治疗慢性丙肝，最好联合戒毒和戒酒治疗。因为利巴韦林经肾排泄，所以终末期肾病患者，包括正在透析的患者（不能清除利巴韦林），利巴韦林治疗并不是理想选择。少数报告建议可利巴韦林减量治疗，但贫血发生率高，且治疗有效性有限。肾衰竭的患者（肾小球滤过率<60 ml/min），PEG IFN-α2a剂量应从180μg减量至135μg每周1次，PEG IFN-α2b剂量应从1.5μg/kg减量至1.0μg/kg每周一次。相应的，血液透析患者，利巴韦林的日剂量减至200～800mg（不用或非常小心地使用极低剂量）。这类患者的最佳治疗方案和治疗有效性尚未确定。

5.新型抗病毒药　截至目前，耐受性更好的利巴韦林代替者或改良型IFN-α或长效IFN（而不是PEG IFN）的研发尚未成功。抗病毒治疗应答受IL28B基因变异的影响，IL28B基因编码IFN-λ（如前所述），这种变异增加IFN-λ有效治疗丙肝的可能性；早期试验正在进行中。除了特拉匹韦和波普瑞韦，其他直接抗病毒药的靶点是HCV聚合酶、蛋白酶或NS5A（复制组装必需），或作用于宿主编码的蛋白质。全口服方案成功治疗的试验步伐不断迈进。联合蛋白酶抑制药和NS5A 抑制药；联合蛋白酶抑制药和利巴韦林；联合蛋白酶抑制药、聚合酶抑制药和NS5A抑制药；以及联合蛋白酶抑制药和NS5A抑制药方案正在进行临床试验，其持续病毒学应答率在初治和再治疗患者中均超过90%，甚至接近100%。最早在 2014年或 2015年，这些直接抗病毒药物的联合治疗可用于鸡尾酒治疗，并可完全取代IFN为基础的治疗方案。

自身免疫性肝炎

［定义］　自身免疫性肝炎是以持续肝细胞坏死和炎症为特征的慢性疾病，通常合并肝纤维化，最终可进展为肝硬化和肝衰竭。未经治疗的自身免疫性肝炎的6个月病死率高达40%。经过治疗的自身免疫性肝炎的10年生存率为80%～90%。自身免疫性肝炎突出的肝外表现和血清免疫学异常支持该病在发病机制上为一种自身免疫性疾病；亦可从狼疮样、浆细胞或自身免疫性肝炎的概念中得到反映。然而，自身抗体和其他自身免疫性疾病的典型特征并不是出现在所有病例中；对于更广义的 “特发性” 或隐源性慢性肝炎，大部分患者可能存在自身免疫功能异常。除外嗜肝病毒、代谢性/遗传性疾病和肝毒性药物因素引起的肝功能异常，大部分病因未明的临床表现多样的肝功能异常可归入自身免疫性肝炎。

［免疫机制］　自身免疫性肝炎患者细胞介导的免疫攻击，直接作用于肝细胞，导致肝损伤进行性加重。自身免疫反应具有基因易感性，但环境因素（如化学物质或病毒）可激活这种损伤的肝特异性。例如，自限性急性甲型、乙型或丙型肝炎患者可能因为基因易感性或易感体质进展为自身免疫性肝炎。支持自身免疫性肝炎为自身免疫性疾病的证据包括：①肝内的组织学损伤主要由细胞毒T细胞和浆细胞组成；②循环自身抗体（细胞核、平滑肌、甲状腺等；稍后讨论）、类风湿因子和高球蛋白血症较常见；③其他自身免疫性疾病，如甲状腺炎、类风湿关节炎、自身免疫性溶血性贫血、溃疡性结肠炎、膜增生性肾小球肾炎、幼年型糖尿病、乳糜泻和干燥综合征——在自身免疫性肝炎患者及其亲属中的发病率升高；④自身免疫性肝炎患者中常见与自身免疫性疾病相关的组织相容性单倍型，如HLA-B1，-B8，-DR3和-DR4以及扩展单倍型DRB1等位基因；⑤如同许多自身免疫疾病，自身免疫性肝炎对糖皮质激素/免疫抑制药治疗有反应。

细胞免疫机制在自身免疫性肝炎的发病机制中起了重要作用。体外研究发现，自身免疫性肝炎患者的淋巴细胞对肝细胞膜蛋白敏感并能破坏肝细胞。对细胞毒性淋巴细胞（$CD4^+CD25^+$调节性T细胞受损）的免疫调控异常也起一定作用。对自身免疫性肝炎基因易感性的研究发现，如前所述，部分单倍型与该病相关。涉及这种肝损伤的准确诱发因素、遗传影响、细胞毒性和免疫调节机制尚不完全明确。

观察研究发现，自身免疫性肝炎患者的血清自身抗体常为阳性，对自身免疫性肝炎的发病机制有提示作用。这些患者的自身抗体包括抗细胞核抗体［即抗核抗体（ANAs），主要为均质型］和抗平滑肌抗体（即抗平滑肌抗体，作用于肌动蛋白），抗LKM抗体（稍后讨论），“可溶性肝抗原/肝胰抗原” 抗体（直接作用于U-GA转移RNA抑制蛋白），以及肝细胞特异的唾液酸糖蛋白受体（或“肝凝集素”）和其他肝细胞膜蛋白。尽管部分抗体是具有诊断意义的标志物，但它们在自身免疫性肝炎发病机制中的作用仍不清楚。

体液免疫机制在自身免疫性和特发性肝炎的肝外表现中起到一定作用。自身免疫性肝炎患者的关节痛、关节炎、皮肤血管炎和肾小球肾炎可能与循环免疫复合物在受累组织血管中沉积相关，继而激活补体，产生炎症和组织损伤。虽然急性和慢性病毒性肝炎患者体内可检测出特定病毒性抗原–抗体复合物，自身免疫性肝炎患者体内免疫复合物的性质尚不明确。

自身免疫性肝炎的许多临床特征与慢性病毒性肝炎相似。起病隐匿或突发起病；起病可类似急性病毒性肝炎，或与急性病毒性肝炎相混淆；但急性肝炎反复发作并不常见。部分自身免疫性肝炎患者临床表现较为典型。这些患者主要为中青年女性，具有显著的高丙种球蛋白血症和血清高滴度ANA。这部分患者常常红斑狼疮（LE）阳性（最初命名为“狼疮样”肝炎），其他自身免疫性特征也很常见。另外头晕、乏力、食欲缺乏、闭经、痤疮、关节痛和黄疸也较常见。关节炎、斑丘疹皮损（包括皮肤血管炎）、结节性红斑、结肠炎、胸膜炎、心包炎、贫血、氮质血症和干燥综合征（角膜结膜炎、口干）较为少见。部分患者首次就诊的原因可能是肝硬化的并发症，如腹水和水肿（低白蛋白血症相关）、肝性脑病、脾功能亢进、凝血功能异常或静脉曲张破裂出血。

自身免疫性肝炎病程差异较大。轻型或组织损伤局限（如无桥接性碎片状坏死）的患者，肝硬化的进展有限。重度症状性自身免疫性肝炎（转氨酶水平>10倍正常值，显著的高球蛋白血症，“急进型”组织损伤——桥状坏死或多小叶萎缩、肝硬化），未经治疗的6个月病死率高达40%。重症自身免疫性肝炎的的患者占20%。轻型患者的自然病程差异较大，常自发缓解和加重。提示预后较差的表现包括起病初期组织学提示多小叶萎缩以及治疗2周后胆红素无改善。患者可死于肝衰竭、肝性脑病和其他肝硬化并发症（如肝硬化性出血）和反复感染。已进展为肝硬化患者，HCC可能是晚期并发症（见第50章），但发病率低于病毒性肝炎相关肝硬化。

自身免疫性肝炎患者的实验室特征与慢性病毒性肝炎患者类似。肝生化检查常出现异常，但个别患者与临床表现的严重程度或组织病理学特征不相符。许多自身免疫性肝炎患者的血清胆红素、碱性磷酸酶和球蛋白水平正常，仅转氨酶轻度升高。血清AST和ALT水平升高，变动在100～1000U。重症患者血清胆红素水平中度升高［51～171μmol/L（3～10mg/dl）］。低白蛋白血症见于疾病极度活动或疾病进展的患者。血清碱性磷酸酶水平可中度升高或接近正常。少数患者的碱性磷酸酶水平显著升高；临床表现和实验室特征与原发性胆汁性肝硬化患者重叠（见第42章）。凝血酶原时间常延长，尤其在疾病晚期或活动期。

高球蛋白血症（>2.5g/dl）也是自身免疫性肝炎的常见表现。类风湿因子和血清自身抗体也常为阳性。特征性ANA为均质型。平滑肌抗体相对不特异，在慢性病毒性肝炎中也常出现。因为部分自身免疫性肝炎患者的血清球蛋白水平较高，偶尔球蛋白可以在固相结合免疫测定时非特异性结合病毒抗体。最常见于丙型肝炎病毒抗体的检测。事实上，自身免疫性肝炎自身抗体的研究导致自身免疫性肝炎新分类的出现。Ⅰ型自身免疫性肝炎，是发生在年轻女性的经典症状，特征为明显的高球蛋白血症、狼疮样表现、血清ANA，HLA–DR3或HLA–DR4（尤其B8–DRB1*03）阳性。Ⅰ型自身免疫性肝炎还与抗肌动蛋白自身抗体和不典型核周型抗中性粒细胞胞质抗体（pANCA）相关。

Ⅱ型自身免疫性肝炎常见于儿童，更多见于地中海地区人群，与HLA–DRB1和HLA–DQB1单倍型相关，且与抗LKM相关，而与ANA 无关。抗LKM是一组异质性自身抗体。Ⅱ型自身免疫性肝炎的抗体为抗LKM1，直接作用于细胞色素P450 2D6。同样的抗LKM也见于部分慢性丙型肝炎患者。抗LKM2见于药物诱导的肝炎，抗LKM3抗体见于慢性丁型肝炎患者。Ⅱ型自身免疫性肝炎的另一种抗体直接作用于肝细胞溶质亚胺甲基转移酶环脱氨酶（抗肝细胞质1）。是否存在第三类自身免疫性肝炎，即Ⅲ型自身免疫性肝炎，仍有争议。这些患者缺乏ANA和抗LKM1，但有血清抗可溶性肝抗原/肝胰抗原抗体。大部分患者为女性，且临床表现与Ⅰ型自身免疫性肝炎类似，可能重于Ⅰ型自身免疫性肝炎。Ⅲ型自身免疫性肝炎没有代表单独的一类，而是Ⅰ型自身免疫性肝炎谱的一部分；该分类尚未被国际专家共识认可。

肝活检异常与慢性病毒性肝炎相似。自身免疫性肝炎患者的单核细胞浸润（包括浆细胞）延伸到汇管区，越过汇管周围肝细胞板，浸润到实质（即界板性肝炎或碎片状坏死）。坏死性炎症活动度以小叶实质病变为主要特征，包括肝细胞退化形成“玫瑰花结”，肝细胞板增厚以及退变的 “假小叶”。间隔纤维化、桥状纤维化和肝硬化也很常见。胆管损伤和肉芽肿不常见；但部分自身免疫性肝炎患者在组织学、生化检查和血清学特征与原发性胆汁性肝硬化（见第42章）重叠。

［诊断标准］ 一个国际组织建议明确自身免疫性肝炎的诊断标准，需排除遗传性疾病、病毒性肝炎、药物肝毒性和乙醇引起其他肝疾病，诊断标准包括高球蛋白血症，自身抗体和典型的组织学特征。该组织建议当临床表现不典型时使用一个较为全面的诊断评分系统帮助诊断，典型病例一般不需要使用评分系统。支持诊断的因素包括女性；转氨酶升高为主；球蛋

白水平升高；抗核抗体、抗平滑肌抗体、抗LKM1和其他自身抗体阳性；合并其他自身免疫性疾病；典型的组织学特征（界板性肝炎、浆细胞、玫瑰样花结）；HLA DR3或DR4标志物；及对治疗有反应（稍后讨论）。不支持诊断的因素主要包括碱性磷酸酶升高为主；抗线粒体抗体阳性；病毒性肝炎标志物阳性；肝毒性药物服药史或过度饮酒史；胆管损伤的组织学证据；或非典型组织学特征（如脂肪浸润、铁负荷过量和病毒包涵体）。

［鉴别诊断］ 慢性肝炎起病初期、自身免疫性肝炎表现与典型的急性病毒性肝炎（见第38章）相似。没有组织学评估，仅根据临床和生化标准，无法区分重度慢性肝炎与轻度慢性肝炎。在青少年中，Wilson病（见第42章）可在神经系统表现和K-F环出现前很久就表现出慢性肝炎特征。在这个年龄组，结合血清铜蓝蛋白、血清铜和尿铜以及肝铜水平可明确诊断Wilson病。坏死后或隐源性肝硬化和原发性胆汁性肝硬化（见第42章）与自身免疫性肝炎的临床表现相似，酒精性肝炎（见第41章）和非酒精性脂肪性肝炎（见第44章）与自身免疫性肝炎有许多相似之处；但病史、生化学、病毒学和组织学评估足以鉴别上述疾病和自身免疫性肝炎。当然自身免疫性肝炎和慢性肝炎并不总是能直接鉴别，尤其是自身免疫性肝炎患者体内出现病毒抗体，或病毒感染患者体内出现自身抗体时。此外，肝外表现如关节炎、皮肤血管炎、胸膜炎可与风湿类疾病混淆，如类风湿关节炎和系统性红斑狼疮。进行性坏死性炎症性肝病的临床和生化特征（它与严重肝病不相关）可将慢性肝炎与其他肝病区分开。

最后，自身免疫性肝炎与自身免疫性胆管疾病的表现偶尔重叠，如原发性胆汁性肝硬化、原发性硬化性胆管炎（见第42章和第45章），甚至更少见的线粒体抗体阴性的自身免疫性胆管炎。这些重叠综合征很难分类，常常需要诊断性治疗，根据治疗反应明确诊断。

治疗 自身免疫性肝炎

自身免疫性肝炎的主要治疗药物为糖皮质激素治疗。几项临床对照试验发现，糖皮质激素治疗改善症状、临床表现、生化学和组织学表现，提高生存率。80%患者对治疗有反应，但不能阻止最终进展为肝硬化；但个别患者治疗后可发生纤维化和肝硬化逆转。尽管部分专家推荐使用泼尼松龙（泼尼松的肝代谢产物），大多数专家认为泼尼松同样有效。治疗的起始剂量可为20mg/d，但美国广泛使用的起始价量为60mg/d，并在1个月内逐渐减量至维持剂量20mg/d。另一个同样有效的治疗方案是起始剂量为半量泼尼松（30mg/d）联合硫唑嘌呤（50mg/d）。硫唑嘌呤维持50mg/d，泼尼松在1个月内逐渐减量至维持剂量10mg/d。联合治疗的优势是在18个月治疗过程中，激素治疗的严重并发症发生率从66%降至20%以下。联合治疗方案中，巯嘌呤可代替其前体硫唑嘌呤，但很少应用。但硫唑嘌呤单药和糖皮质激素隔天服药均不能有效维持缓解。布地奈德治疗非肝硬化患者的有限经验，提示这种类固醇不良反应较少的药物可能同样有效。尽管治疗对重症自身免疫性肝炎（AST≥10倍正常值上限或≥5 倍正常值上限同时血清球蛋白≥2倍正常值；肝活检桥状坏死或多小叶坏死；具有相应的临床表现）有效，不建议对轻度慢性肝炎进行治疗，且在轻度或无症状自身免疫性肝炎患者中的有效性尚不明确。

乏力、食欲缺乏、腹泻和黄疸可在几天或几周内改善；生化学指标可在几周或几个月内改善，包括血清胆红素和球蛋白水平下降，血清白蛋白水平上升。转氨酶水平通常迅速下降，但仅AST和ALT改善并不是个体患者恢复的可靠标志；组织学改善，如单核细胞浸润和肝细胞坏死减少，可能会延迟6～24个月出现。如果仔细解读，转氨酶水平是疾病相对活动的有效指标，许多专家不推荐进行连续肝活检以评估治疗效果或指导后续治疗（换药或停药）。高龄（≥69岁）和HLA DBR1*04阳性的患者更常出现快速应答；尽管快速应答患者发展为肝硬化和肝移植的速度更慢，他们治疗后复发的概率并不比慢速应答患者低。治疗应持续至少12～18个月。治疗药物逐渐减停后，复发率至少为50%，即使治疗后组织学改善显示轻度慢性肝炎，大部分患者需要长期维持治疗。泼尼松停药后续以硫唑嘌呤单药治疗（每天2 mg/kg）以减少复发率。

在难治性患者中，应尝试强化治疗，即大剂量糖皮质激素单药治疗（60mg/d）或糖皮质激素（30mg/d）联合大剂量硫唑嘌呤（150mg/d）。治疗1个月后，泼尼松剂量可每月减量10mg，且硫唑嘌呤可每月减量50mg 至最终的常规维持剂量。应用上述方案仍难治的患者可尝试环孢素、他克莫司或霉酚酸酯治疗；然而目前仅有有限报告支持这些方案。若药物治疗无效，或慢性肝炎逐渐进展为肝硬化并出现肝功能失代偿的致命性并发症，肝移植是唯一的治疗方案（见第46章）；若治疗2周后胆红素水平无改善，应建议患者早考虑肝移植。移植肝自身免疫性肝炎复发极少见，但其他患者中的复发率高达35%～40%。

（栾子健 译 李晓青 校）

第41章

Chapter 41

酒精性肝病

Mark E. Mailliard　Michael F. Sorrell

长期、大量饮酒是肝病的主要病因之一。酒精性肝病的病理包括3种肝损伤，往往重叠存在：①脂肪肝；②酒精性肝炎；③酒精性肝硬化。90%长期大量饮酒者有脂肪肝，少部分进展至酒精性肝炎，并最终发展为肝硬化。严重的酒精性肝病预后较差；酒精性肝硬化患者4年病死率近60%。尽管酒精具有直接的肝毒性，但只有10%～20%饮酒者发生酒精性肝炎。其原因并不清楚，其中包括很多因素复杂的相互作用，比如饮酒的频率、饮食及性别等。

［病因和病理生理］　饮酒量及饮酒的年限是酒精性肝病最主要的危险因素（表41–1）。酒精饮料的品种（如葡萄酒、啤酒或烈性酒）和饮酒方式（每日饮或酗酒）是否为危险因素尚不确定。在脂肪肝的基础上肝损伤继续进展，似乎还有其他危险因素参与，但尚不明确。虽然酒精中毒有遗传易感性，肝脂肪变性及纤维化也有候选基因，但性别是引起酒精性肝病的重要决定因素。与男性相比，女性更容易患酒精性肝病。对女性而言，相对较少的饮酒量可能引起较重的肝损伤。一般而言，导致肝损伤的饮酒年限与饮酒量直接相关。估计饮酒量很有用。一杯啤酒、4oz葡萄酒或1oz酒精浓度为80%的烈性酒包含约12g乙醇。导致酒精性肝病的饮酒量阈值是男性摄入乙醇60～80g/d达10年。女性摄入乙醇20～40g/d可导致相同的肝损伤。摄入乙醇160g/d使酒精性肝硬化的风险提高25倍。性别差异可能与雌激素及酒精代谢相关，但并不完全。饮食在酒精性肝病的发病过程中起一定的作用，如高脂饮食加重肝损伤，而咖啡则为保护性因素。

在进展至酒精性肝硬化过程中，长期酗酒者易合并丙型肝炎病毒感染。丙肝患者摄入乙醇20～50g/d就会增加致肝硬化和肝细胞癌的风险。酒精性肝损伤合并丙肝的患者进展至失代偿期的时间较短、生存率较低。酗酒合并丙肝感染加重肝损伤，导致肝内铁储存过多和罕见的迟发性皮肤卟啉病。另外，在抗病毒治疗的丙肝患者中，摄入乙醇50g/d会降低干扰素的疗效。

酒精性肝损伤的发病机制尚不完全清楚。酒精具有直接的肝毒性，但酒精摄入启动了很多导致肝损伤的代谢反应。最初人们认为营养不良是酒精性肝损伤的主要原因，后来认为乙醇在肝内代谢，产生了具有肝毒性的乙醛–蛋白分子结合物，减少了促进脂肪生成和抑制脂肪酸氧化的物质，从而引起肝损伤。内毒素、氧化应激、免疫活化、炎症因子的释放促进肝损伤（图41–1）。小肠细胞及肝细胞复杂的相互作用对酒精介导的肝损伤至关重要。TNF–α和肠源性内毒素血症启动了肝细胞的凋亡和坏死、星状细胞活化、胶原蛋白产生，是导致肝纤维化的关键步骤。肝纤维化引起肝组织结构紊乱，这是长期饮酒的后果。

［病理］　肝对于损伤的修复能力有限。脂肪肝是肝对于毒性物质，如大量乙醇摄入，最初也是最常见的组织反应。脂肪积聚在小静脉周围的肝细胞内，该处是乙醇代谢过程中最主要的酶——乙醇脱氢酶所在的地方。持续乙醇摄入导致整个肝小叶内脂肪积聚。虽然饮酒导致广泛的脂肪变性及肝细胞大泡性脂肪变性，但戒酒会使肝组织结构及肝内脂肪含量恢复正常。长久以来，酒精性脂肪肝被认为是一种完全良性的疾病，但

表41–1　酒精性肝病的危险因素

危险因素	注　释
饮酒量	男性每日摄入40～80g乙醇可致脂肪肝；每日摄入160g乙醇达10～20年可致肝炎或肝硬化。酗酒者中只有15%有酒精性肝病
性别	女性每日摄入>20g乙醇易患酒精性肝病；每日2杯可能是安全的
丙肝	丙型肝炎病毒感染合并酒精性肝病会使年轻患者病情加重、组织损伤加重、生存率降低
遗传因素	基因多态性可能包括乙醇脱氢酶、细胞色素P4502E1和其他与酒精中毒相关的酶（基于同卵双生的研究）
营养不良	酒精损伤不需要营养不良参与，但因糖类对脂肪合成和运输的转录调控的影响,所致的脂肪肝和肥胖可能是影响因素。患者应该接受强有力的营养支持

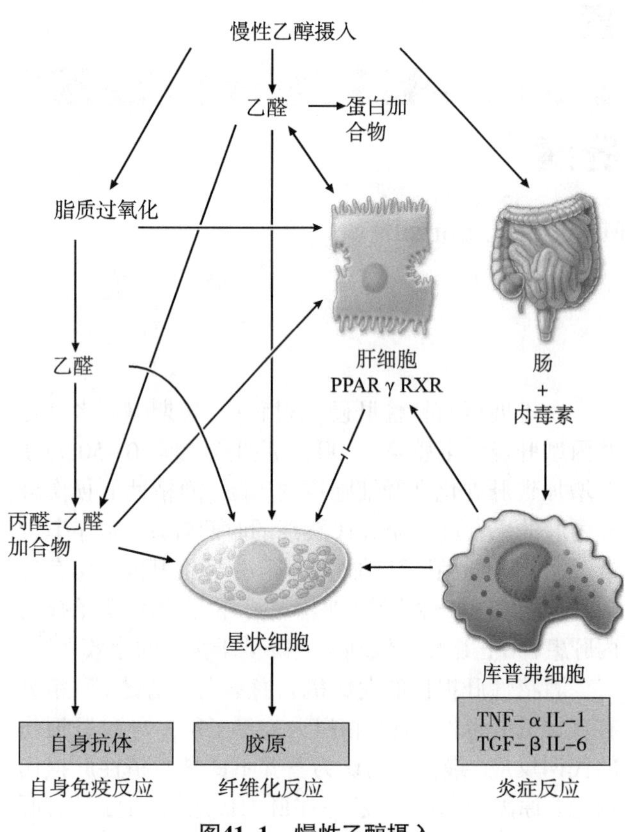

图41–1　慢性乙醇摄入

同非酒精性脂肪肝一样，出现脂肪性肝炎和巨大线粒体、中央静脉周围纤维化、大疱性脂肪变等病理特征，可能与进行性肝损伤相关。

难以明确区分脂肪肝和酒精性肝炎。酒精性肝炎的特点是肝细胞损伤，表现为气球样变、点状坏死、中性粒细胞浸润、静脉周围及窦周间隙纤维化。Mallory小体常见，但它不是确诊酒精性肝炎的充分或必要条件。酒精性肝炎被认为是酒精性肝硬化的前期。脂肪肝在戒酒后可能恢复。肝硬化存在于50%经活检证实的酒精性肝炎患者中，其在戒酒后能否恢复尚不能明确。

［临床表现］　酒精性肝病的临床表现较隐匿，常在因其他疾病就诊时被发现，肝大往往是唯一的临床表现。脂肪肝的患者有时会有上腹不适、恶心等不适，但很少有黄疸。除了明确的饮酒史外，酒精性脂肪肝与非酒精性脂肪肝难以鉴别。只要是肝病的患者，都需要获得其详细的饮酒史。标准、有效的病史采集可准确发现酒精相关的问题。酒精性肝炎临床表现多样，发热、蜘蛛痣、黄疸、类似于急腹症的腹痛均提示进入疾病晚期，但很多患者完全没有症状。在没有肝硬化时，肝门静脉高压、腹水、静脉曲张也可出现。认识酒精性肝炎的临床特征是有效及恰当诊治的关键。酒精性肝硬化和其他病因所致的肝硬化的临床表现相似，认识到这一点十分重要。

［实验室特点］　常规的筛查实验通常可发现酒精性肝病。脂肪肝典型的实验室异常并无特异性，包括谷草转氨酶（AST）、谷丙转氨酶（ALT）、γ谷氨酰转肽酶（GGTP）轻度升高，伴有高三酰甘油血症、高胆固醇血症，有时伴有高胆红素血症。与其他原因引起的脂肪肝相比，酒精性肝炎患者AST和ALT通常升高2~7倍，但很少超过400U/L，且AST高于ALT（表41–2）。高胆红素血症常见，常伴有ALP轻度升高。肝细胞合成功能下降提示病情严重，低蛋白血症和凝血异常多见于终末期肝损伤。超声在发现肝脂肪浸润及测定肝大小时有用。超声发现肝门静脉血流逆行、腹水、腹腔内侧支循环形成提示严重肝损伤，完全恢复的可能性较小。

表41–2　酒精性脂肪肝和酒精性肝炎的实验室诊断

检验	注释
AST	升高2~7倍，<400U/L，>ALT
ALT	升高2~7倍，<400U/L
AST/ALT	通常>1
GGTP	非特异性，易诱导，在所有形式的脂肪肝中都可升高
胆红素	在酒精性肝炎中可能显著增高，而碱性磷酸酶（ALP）轻度升高
中性粒细胞	若>5.5×10^9/L，判别式函数>32，提示严重的酒精性肝炎

AST.谷草转氨酶；ALT.谷丙转氨酶；GGTP.γ谷氨酰转肽酶；PMN.中性粒细胞

［预后］　严重的酒精性肝炎短期（30d）病死率>50%。凝血异常［凝血酶原时间（PT）延长>5s］、贫血、血白蛋白<25g/L（2.5mg/dl）、胆红素>137μmol/l（8mg/dl）、肾衰竭和腹水提示病情危重。判别函数［4.6×PT延长时间（s）+胆红素水平（mg/dl）］可判断患者的预后（如>32提示预后较差）。终末期肝病模型评分（MELD，见第46章）≥21分提示酒精性肝炎患者有较高的病死率。腹水、胃底食管静脉曲张破裂出血、晚期肝性脑病、肝肾综合征提示预后差。病理损伤程度可帮助判断预后。应尽可能争取肝活检，以确定诊断，并判断肝损伤能否恢复，从而指导治疗。

治疗　酒精性肝病

禁止饮酒是酒精性肝病治疗中的关键。不管最初临床表现如何，戒酒可提高存活率、有可能恢复损伤的肝组织。在酒精性肝病的治疗中，指引患者咨询有经验的酒精顾问和制定酒精戒除方案应列为常规。在评估和治疗阶段，应该关注患者的营养及社会心理状态。有证据表明，酒精性肝病的致病机制包括细胞因子释放、免疫介导的持续损伤，所以激素被广泛用于酒精性肝病的治疗。严重的酒精性肝病患者，定义为判别函数>32 或MELD>20，应给予泼尼松40mg/d，或泼尼松龙32mg/d，4周后激素逐渐减量（图41-2）。当并发活动性消化道出血、肾衰竭、胰腺炎时禁用激素。激素特别适用于因严重酒精性肝炎所致肝性脑病的女性患者。Lille评分>0.45分（见http://www.lillemodel.com，用治疗前和激素治疗第7天总胆红素水平变化计算得出）提示患者对治疗无反应。

酒精性肝损伤表达TNF-α和其受体活性，因此TNF-α抑制药成为除激素外严重酒精性肝炎的另一治疗选择。非特异性TNF抑制药（如己酮可可碱）可提高严重酒精性肝炎的生存率（图41-3）。单克隆抗体可中和TNF-α，但不宜用于酒精性肝炎，因最新研究指出继发感染和肾衰竭的病死率升高。因手术死亡率高，且肝移植后容易再度饮酒，酒精性肝炎患者不适合急诊肝移植，而应在病情稳定后重新评估是否有肝移植的机会。

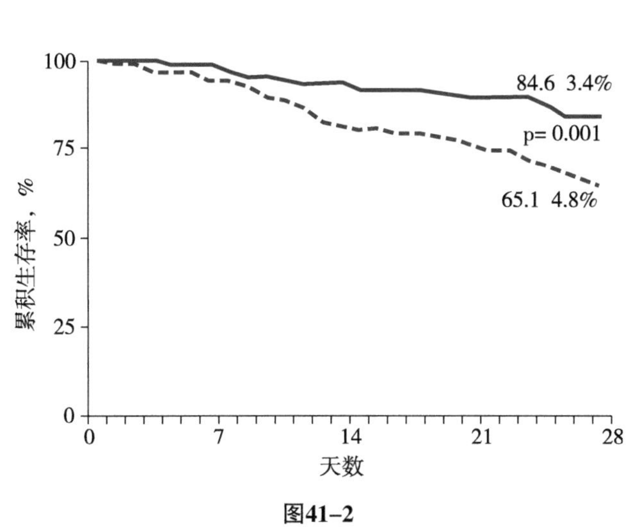

图41-2

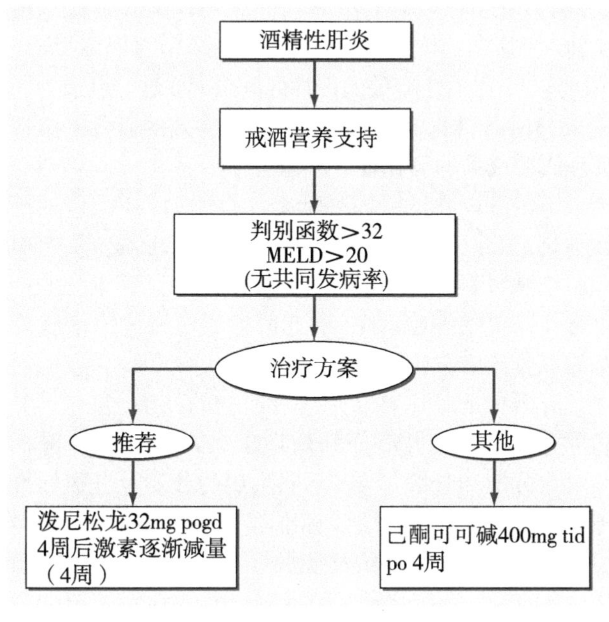

图41-3

（刘爱玲　译　吴　东　校）

第42章

Chapter 42

肝硬化及其并发症

Bruce R. Bacon

肝硬化为病理诊断，有很多的临床表现及并发症，有些并发症可能致命。过去，人们认为肝硬化不可逆转。但显然，当去除引起肝硬化的损伤因素，纤维化可以逆转，在治疗有效的慢性丙肝患者中这一点最为明显。另外，纤维化的逆转也见于治疗有效的血色素沉着症和成功戒酒的酒精性肝病患者中。

不论肝硬化的病因是什么，其病理特征都包括肝纤维化，肝小叶结构改变，伴有再生结节形成，从而引起肝细胞数量减少、功能减低、血流改变。纤维化的产生常伴有星状细胞活化，引起胶原蛋白和其他细胞外基质成分的增多。

肝硬化的临床特点是病理改变的结果，反映了肝病的严重程度。大部分肝病理学家在评估肝活检标本时有分期和分级标准。不同疾病的分期及分级标准不同，且多数情况下这些标准都在不断改进，包括慢性病毒性肝炎、非酒精性脂肪肝、原发性胆汁性肝硬化。晚期的肝纤维化通常包括3期（纤维化和结节的桥接）和4期（肝硬化）。不同的肝硬化患者有不同的肝代偿功能，临床医生需要区分出稳定期、代偿期、失代偿期。有并发症或失代偿期的肝病患者需要考虑肝移植。很多并发症需要特殊治疗。门脉高压是失代偿性肝硬化的重要特点，可引起腹水及胃底食管静脉曲张，这两者的出现意味着肝硬化进入失代偿期。肝功能损伤引起黄疸、凝血异常、低蛋白血症、肝性脑病。不管病因是什么，肝硬化的并发症基本相同。根据病因不同，肝硬化大致可分为酒精性肝硬化、慢性病毒性肝炎引起的肝硬化、胆汁性肝硬化或其他少见的病因，如心源性肝硬化、隐源性肝硬化或其他混杂因素引起的肝硬化（表42–1）。

表42–1　肝硬化病因

酒精中毒	心源性肝硬化
慢性病毒性肝炎	遗传代谢性肝病
乙肝	血色病
丙肝	Wilson病（肝豆状核变性）
自身免疫性肝炎	α_1抗胰蛋白酶缺失症
非酒精性脂肪性肝炎	囊性纤维化
胆汁性肝硬化	隐源性肝硬化
原发性胆汁性肝硬化	
原发性硬化性胆管炎	
自身免疫性胆管炎	

酒精性肝硬化

长期大量饮酒可引起不同类型的肝病，包括酒精性脂肪肝、酒精性肝炎、酒精性肝硬化。另外，对合并其他肝病的患者，如丙型肝炎、血色素沉着症、因肥胖引起的脂肪肝，大量酒精摄入可加重肝损伤。长期酒精摄入可产生纤维化，而不伴炎症或坏死。纤维化可在小叶中央、细胞周围、门脉周围。当纤维化达到一定程度时，会出现正常肝组织结构改变、肝细胞由再生结节替代。在酒精性肝硬化中，结节的直径通常<3mm。这种类型的肝硬化称为小结节性肝硬化。戒酒后，会形成较大的结节，称为大小结节混合性肝硬化。

［发病机制］　在美国，乙醇是常见的饮品，超过2/3的成年人每年饮酒，30%的成年人曾经狂饮过，超过7%的成年人每天喝酒大于两杯。不幸的是，在美国，超过140万的成年人达到酒精滥用或酒精依赖的诊断标准，慢性肝病是引起成年人死亡的第10位病因，酒精性肝硬化约占肝硬化死因的40%。

乙醇主要由小肠吸收，其次由胃吸收。胃内乙醇脱氢酶启动了乙醇的代谢。三大酶类负责肝内乙醇的代谢，包括细胞基质内乙醇脱氢酶、微粒体内乙醇氧化酶系（MEOS）、过氧化物酶。大部分乙醇通过乙醇脱氢酶形成乙醛，乙醛是有很多作用的高活性分子。乙醛被乙醛脱氢酶代谢为乙酸。摄入乙醇增加了脂肪酸摄入、降低了脂肪酸氧化和脂蛋白分泌，从而增加了肝内三酰甘油的积聚，蛋白质的合成、糖基化及分泌受损。活性氧自由基的形成可致肝细胞膜氧化应激损伤。乙醛是高活性分子，可与蛋白质结合形成蛋白–乙醛结合物。这些结合物可与特定的酶反应相互作用，包括微管形成、肝蛋白运输。伴随乙醛介导的肝细胞损伤，某些活性氧自由基可致库普弗细胞活化，从而使胶原蛋白和细胞外基质成分产生过多。结缔组织出现在门静脉周围和小叶中心周围，最终连接汇管区和中央静脉形成再生结节。肝细胞减少，胶原蛋白增多和沉积，持续的肝细胞破坏，肝脏体积缩小。这个过程一般需要几年至十几年，往往是反复的肝损伤所致。

［临床表现］　酒精性肝病的诊断需要准确的饮酒史，包括饮酒量及时间。酒精性肝病临床表现不典型，包括上腹部隐痛、发热、恶心、呕吐、腹泻、厌食、不适等。另外，也可出现慢性肝病的并发症，包括腹水、水肿或上消化道出血。很多肝硬化是在尸检或择期手术时偶然发现的。其他的临床表现包括黄疸、肝性脑病。并发症可能是促使患者就诊的首要原因。其他患者可能因常规的实验室检查异常而被发现。查体可见肝脾大、肝边缘坚硬有结节。其他常见体征包括巩膜黄染、肝掌（图42–1）、蜘蛛痣（图42–2），腮腺肿大、杵状指、肌肉萎缩、水肿、腹水。男性可出现体毛减少、男性乳房发育、睾丸萎缩，这是激素代谢异常或乙醇对睾丸直接毒性作用的结果。晚期酒精性肝硬化的女性患者，经常出现月经不规律，有些女性可能出现闭经。戒酒后这些改变常常可逆。

早期处于代偿期的酒精性肝硬化患者，实验室检查可完全正常。但晚期肝病患者会出现很多异常的检查结果。患者可有贫血，病因可能是慢性消化道出血、营养缺乏、门脉高压引起的脾亢，或酒精对骨髓直接的抑制作用。特殊类型的溶血性贫血（有棘细胞）——Zieve综合征可出现在严重酒精性肝炎患者中。在肝病早期，患者可出现血小板下降，这反映了门脉高压性脾亢。肝病晚期，血清总胆红素可正常或升高。总胆红素正常时，直接胆红素常轻度升高，而随疾病进展直接胆红素升高趋于明显。肝硬化患者的PT经常是延长的，静脉使用维生素K通常无效。除了有腹水的肝硬化患者血钠低（可能因摄入过多的自由水），其他患者的血钠通常正常。肝病患者中，ALT和AST升高，而在长期饮酒的患者中，AST高于ALT，比例通常为2∶1。

［诊断］　凡有上述症状、体征或实验室检查异常的患者，都应考虑酒精性肝病。诊断需明确患者持续饮酒或酗酒。另外，必须考虑或除外其他类型的慢性肝病（如慢性病毒性肝炎、代谢性和自身免疫性肝病），如存在上述疾病，需评估与饮酒的因果关系。肝活检可帮助诊断。一般而言，当患者表现出酒精性肝炎症状但仍在饮酒时，应避免肝活检。至少在戒酒6个月后再行肝活检，以查看残余的不可逆性损伤。

有并发症且持续饮酒的肝硬化患者，5年生存率<50%。相比之下，持续戒酒的患者预后较好。晚期肝病的患者预后较差；但对可成功戒酒的患者，肝移植是可行的选择。

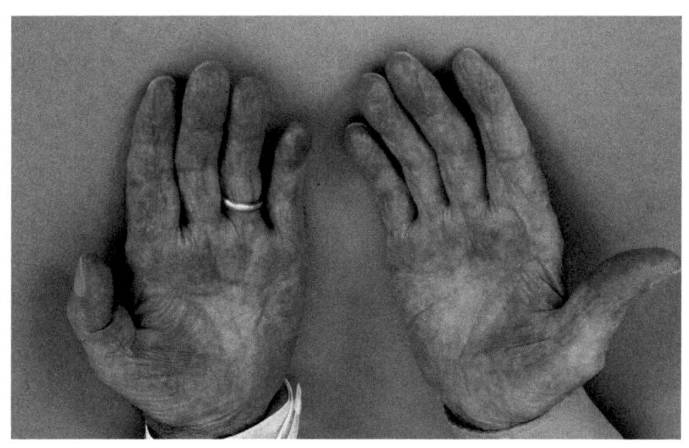

图42–1　掌红斑

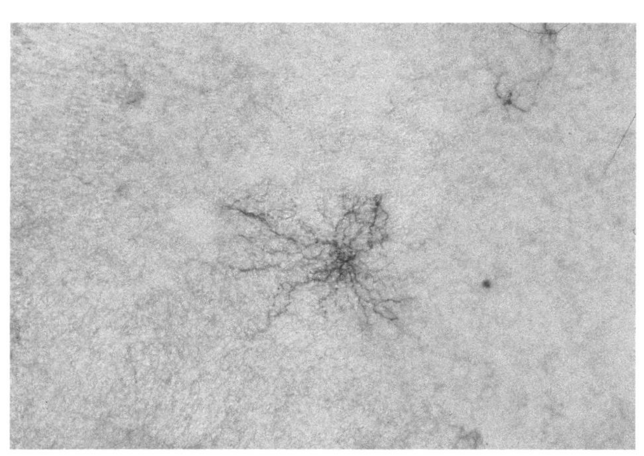

图42–2　蜘蛛痣

治疗　酒精性肝硬化

戒酒是酒精性肝硬化治疗的关键。另外，患者需要充分的营养支持及长期的用药监督，以控制可能出现的并发症。并发症如腹水、水肿、静脉曲张或门体循环所致的肝性脑病都需要特殊的管理和治疗。激素有时用于治疗没有合并感染的严重酒精性肝病，某些研究显示可提高生存率。激素治疗限于判别函数（DF）值>32的患者。DF=［TBil（mg/dl）+PT延长时间（s）］×4.6。对于DF值>32的患者，应用激素可提高28d生存率。

其他的治疗包括口服己酮可可碱，己酮可可碱可减少TNF-α和其他促炎因子的产生。激素可引起并发症，而己酮可可碱服用简单且不良反应少。很多营养治疗被尝试用于治疗肝硬化，包括肠内或肠外营养；但是，这些治疗能否显著提高生存率尚不明确。

最近有研究静脉用TNF-α抑制药，如英夫利息单抗或依那西普治疗酒精性肝硬化，早期结果显示虽然没有不良反应，但生存率无明显改善。合成类固醇、丙基硫氧嘧啶、抗氧化剂、秋水仙碱和青霉胺都曾应于治疗酒精性肝硬化，但没有明确获益，故并不推荐。

像之前提到的，酒精性肝硬化治疗的关键在于戒酒。最近发现可减少酒精依赖的药物（如阿坎酸）效果良好。甚至存在肝硬化时，患者也可服用其他必要的药物。不提倡肝病患者使用对乙酰氨基酚，但剂量≤2g/d一般是安全的。

慢性病毒性肝炎（乙型肝炎病毒或丙型肝炎病毒）肝硬化

约80%感染丙型肝炎病毒（HCV）的患者患慢性丙型肝炎；20%～30%慢性丙型肝炎患者在20～30年后发展成肝硬化。这些患者中，很多人合并酗酒，所以仅因丙型肝炎所致肝硬化的发生率尚不清楚。尽管如此，这代表了相当一部分患者。一般而言，随时间延长，进展至肝硬化的患者增多。在美国，约500万人感染HCV，350～400万人有慢性病毒血症。全球约有1.7亿丙型肝炎患者，而某些地区（如埃及）高达15%的人口感染HCV。HCV是一种非细胞裂解病毒，其肝损伤可能是通过免疫介导的。慢性丙型肝炎进展的特点是以门脉为基础的纤维化，伴桥接纤维化、结节产生，最终出现肝硬化。慢性丙型肝炎肝硬化，活检可见肝体积小且边缘锐利，以大小结节混合为特点。另外，在丙型肝炎肝硬化中，除增多的纤维外，可见门脉区的炎性浸润及界面性肝炎，有时可见某些肝小叶肝细胞损伤及炎症。在HCV 3型的患者中，脂肪变性常见。

慢性乙型肝炎肝硬化也有相似的表现。约5%感染乙型肝炎病毒（HBV）的成年人患慢性乙型肝炎，约20%慢性乙肝患者发展至肝硬化。乙肝核心抗原（HBc）和乙肝表面抗原（HBs）特殊染色阳性，还可能发现代表乙肝表面抗原（HBs-Ag）的毛玻璃样肝细胞。在美国，约200万HBV携带者，而在其他HBV流行地区（如亚洲、东南亚、撒哈拉以南的非洲），高达15%人口可能在出生时通过垂直传播感染HBV。全球乙型肝炎患者超过4亿，约25%最终发展成肝硬化。

［临床表现及诊断］ 不管慢性丙型肝炎还是慢性乙型肝炎肝硬化患者，都可表现为慢性肝病常见的症状及体征。乏力、不适、上腹部隐痛、实验室检查异常是常见的特点。诊断需要全面的实验室评估，包括HCV-DNA定量、HCV基因分型、乙型肝炎血清学检查，包括乙肝表面抗原（HBsAg）、乙肝表面抗体（抗HBs）、乙肝e抗原（HBeAg）、乙肝e抗体（抗HBe）、乙肝核心抗体（抗HBc）、HBV-DAN定量。

治疗　慢性乙型肝炎或丙型肝炎肝硬化

肝硬化并发症的治疗是针对某种并发症的特殊治疗，如食管静脉曲张破裂出血、腹水及水肿、肝性脑病。在慢性乙型肝炎患者中，很多研究显示抗病毒治疗有效，它可有效抑制病毒复制、降低转氨酶、HBV-DNA水平，通过减少炎症及纤维组织改善组织结构。几个临床试验及病例分析显示失代偿期肝病患者经过抗乙肝病毒治疗后可转变为代偿期。目前有效的治疗药物包括拉米夫定、阿德福韦、替比夫定、恩替卡韦、替诺福韦。干扰素α（IFN-α）也可用于治疗乙型肝炎，但不用于肝硬化患者。

因聚乙二醇干扰素的不良反应，以及利巴韦林用药常难以把握，所以丙型肝炎肝硬化的治疗较乙肝要困难一些。可因为剂量限制性血细胞减少（血小板、白细胞、红细胞）或严重不良反应迫使治疗终止。但如果患者可耐受且治疗成功，则益处很大。可减慢疾病进展。

自身免疫性肝炎和非酒精性脂肪肝所致的肝硬化

肝炎后肝硬化的其他原因包括自身免疫性肝炎（AIH）和非酒精性脂肪性肝炎。很多自身免疫性肝炎患者有肝硬化表现。一般而言，这些患者使用免疫抑制剂，如激素或硫唑嘌呤治疗效果差，因为自身免疫性炎症已经消失了。这种情况下，肝活检未见明显的炎症浸润。诊断需要免疫指标阳性，如抗核抗体（ANA）或抗平滑肌抗体（ASMA）。AIH患者有肝硬化及活动性炎症表现并伴有肝酶升高时，免疫抑制药治疗有效。

越来越多的非酒精性脂肪性肝炎患者进展至肝硬化。随着西方国家肥胖的流行趋势增高，非酒精性肝病的患病率有所增加。这些患者中，相当一部分患者患有非酒精性脂肪性肝炎且进展至肝纤维化和肝硬化。在过去几年里，越来越多的人认识到，很多隐源性肝硬化患者实际上患有非酒精性脂肪性肝炎。随肝纤维化进展，肝细胞分解代谢，失去脂肪变性的特点。AIH和非酒精性脂肪性肝炎肝硬化的治疗同其他类型肝硬化一样。

胆汁性肝硬化

胆汁性肝硬化的病理表现不同于酒精性肝硬化或肝炎后肝硬化，但终末期肝病的临床表现相似。胆汁淤积性肝病可能因坏死-炎性损伤、先天或代谢因素、胆道受压所致。根据胆汁淤积的解剖部位分为两类：肝内和肝外。这种分类对治疗有意义。手术或经内镜胆道减压对肝外胆汁淤积有效，而对肝内胆汁淤积效果不佳，后者需其他的治疗方法。

慢性胆汁淤积的主要病因包括原发性胆汁性肝硬化（PBC）、自身免疫性胆管炎（AIC）、原发性硬化性胆管炎（PSC）、特发性成年人肝内胆管缺失症。临床上，这些疾病通过抗体检测、胆管造影和临床表现相互鉴别，但均有慢性胆汁淤积的组织病理特征，如胆汁淤积、铜沉积、肝细胞黄瘤转化、淤胆性纤维化。另外，可有慢性门静脉炎症、界面性肝炎、慢性小叶性炎症。胆管缺失是患者进展至肝硬化的结果。

原发性胆汁性肝硬化

每100万人中有100～200例原发性胆汁性肝硬化（PBC）患者，女性居多，平均确诊年龄约50岁。PBC的病因尚不明确，特点为门静脉炎症及中小胆管的胆管细胞坏死。胆汁淤积的表现显著，胆汁性肝硬化的特点为胆红素升高、进行性肝衰竭。失代偿期PBC的患者可考虑肝移植。多种药物被推荐用于治疗PBC，但熊去氧胆酸（UDCA）是唯一经证实有效的药物，可在一定程度上减缓疾病进展。

约90%PBC患者抗线粒体抗体（AMA）阳性。这些自身抗体识别线粒体内膜蛋白，即丙酮酸脱氢酶复合物（PDC）、支链2-酮酸脱氢酶复合物和2-酮酸脱氧酶复合物。多数与丙酮酸脱氢酶相关。这些自身抗体不是特异性的，但有助于诊断PBC。

［病理］　随疾病进展，PBC的肝病理分为4期。早期为慢性非化脓性破坏性胆管炎，是汇管区坏死炎性改变的过程。中小胆管淋巴细胞浸润、胆道梗阻。轻度纤维化，有时可见胆汁淤积。随疾病进展，炎性浸润减少，胆管数量减少，而小胆管增生。进行性纤维化表现为门静脉周围纤维化扩展至桥接纤维化。最终出现肝硬化，可为小结节性或大结节性肝硬化。

［临床表现］　目前，大部分PBC患者在疾病终末期表现前就被确诊。大部分患者并无症状。如有症状，多表现为严重的乏力，与肝病的严重程度及年龄不相符。约50%的患者确诊时有瘙痒，可严重影响生活质量，多间断出现，夜间较重。瘙痒可在某些患者妊娠晚期出现，被误诊为妊娠期胆汁淤积而非PBC。瘙痒在黄疸前出现提示疾病严重，预后欠佳。

查体可见黄疸和其他慢性肝病并发症表现，包括肝大、脾大、腹水、水肿。其他PBC的特点包括色素沉着、黄斑瘤（xanthelasma）、黄色瘤（xanthomata），与异常的胆固醇代谢相关。色素沉着在躯干及四肢明显，也可见于表皮剥脱和苔藓样硬化斑处，这些病变的地方与皮肤瘙痒引起的抓挠相关。诊断时有时可见因骨量减少和骨质疏松引起的骨痛。

［实验室检查］　PBC的实验室检查示胆管酶异常，γ-谷胱甘肽转移酶（GGT）和碱性磷酸酶（ALP）升高，伴转氨酶（ALT和AST）轻度升高。免疫球蛋白（特别是IgM）升高。一旦出现肝硬化，就会有高胆红素血症。血小板减少、白细胞减少、贫血可见于门脉高压和脾亢进的患者。肝活检可见上述特征性的病理表现，对于任何一个有经验的肝病理学家而言，这些病理表现很容易辨认。高达10%的典型PBC患者也有AIH的特点，称为重叠综合征。这些患者按照PBC进行治疗，进展至肝硬化的速度同典型PBC一样。

［诊断］　长期胆管酶异常的患者需考虑PBC。PBC常见于中年妇女。AMA检测可为阴性，应该记住约10%的PBC患者可为AMA阴性。对于AMA阴性的PBC患者，肝活检很重要。对AMA阴性、伴胆管酶升高的患者，需通过胆管造影除外PSC。

治疗　原发性胆汁性肝硬化

PBC的治疗同其他类型的肝硬化。UDCA可改善生化指标和组织病理。越早开始治疗，治疗效果越好。但出现肝硬化表现时，UDCA的效果较差。UDCA的剂量为13～15mg/（kg·d）。尽管有些病人在UDCA初始治疗时有严重的瘙痒，但通常该药耐受性好。小部分患者可有腹泻或头痛。UDCA可减缓PBC进展，但不能逆转或治愈疾病。PBC患者需要有经验的医师长期随访。如果某些患者处于肝硬化失代偿期，可考虑肝移植。

PBC的主要症状为乏力和瘙痒，控制症状很重要。一些方法被尝试用于治疗乏力，但并无成功先例。鼓励患者适当小睡。抗组胺药、阿片受体拮抗药（纳曲酮）、利福平被用于治疗瘙痒。考来烯胺是一种胆汁盐螯合剂，某些患者对其反应良好，但服药方式较繁琐。血浆置换用于罕见的严重且难治的瘙痒患者。胆汁淤积性肝病患者骨量减少和骨质疏松的发生率增加，应行骨密度检查。当存在骨病时应使用双磷酸盐治疗。

原发性硬化性胆管炎

同PBC一样，原发性硬化性胆管炎（PSC）的病因未明。PSC是一种慢性胆汁淤积综合征，与胆道系统弥漫性炎症和纤维化相关，导致慢性胆汁淤积。这一病理过程最终导致肝内及肝外胆道阻塞，引起胆汁性肝硬化、门脉高压、肝衰竭。尽管有对细菌及病毒感染、毒物、遗传及免疫机制的广泛研究，PSC的病因仍不清楚，目前认为上述因素都对PSC的发病机制及进展有影响。

PSC的病理改变为胆管增生、胆管缺失和纤维性胆管炎（胆管周围炎）。PSC的肝活检病理并无特异性，确诊PSC需要胆道造影。活检标本有时可见胆管周围纤维化，对于诊断很有帮助。随疾病进展，PSC会进展至终末期，即胆汁淤积性肝硬化。

［临床特点］ PSC常见的临床表现同胆汁淤积性肝病，如乏力、瘙痒、脂肪泻、脂溶性维生素缺乏及相应的临床表现。像PBC表现一样，患者乏力明显但无特异性。瘙痒与胆汁淤积相关，对生活质量影响较大。瘙痒程度与疾病的严重程度并不相关。代谢性骨病可在PBC中出现，同样也可在PSC中出现，应予以治疗（前文已述）。

［实验室检查］ PSC常常在评估肝酶异常的过程中被发现。多数患者至少有ALP 2倍升高，也可有转氨酶升高。很大比例的患者在确诊时白蛋白水平低、PT时间延长。静脉用维生素K可部分纠正PT延长时间。小部分患者转氨酶水平高于正常上限5倍，活检病理可有AIH表现。这些患者被认为有PSC和AIH重叠综合征。有重叠综合征的患者自身抗体通常阳性，但只有PSC的患者自身抗体常为阴性。约65%PSC患者核周型-中抗中性粒细胞胞质抗体（p-ANCA）阳性。超过50%PSC患者同时合并溃疡性结肠炎（UC）。所以，一旦确诊PSC，应行结肠镜寻找UC证据。

［诊断］ PSC的诊断需要胆管造影。在过去几年里，磁共振成像（MRI）和磁共振胰胆管造影（MRCP）被用作初步评估中成像技术的首选。有些研究人员认为，一旦患者行MRCP，应行逆行性胰胆管造影（ERCP）明确是否有胆道狭窄。PSC典型的胆管造影表现为肝内及肝外胆道多发狭窄和串珠样表现。尽管存在单独的肝内或肝外胆道受累，但两者同时受累比较常见。这些胆管的狭窄段常较短，中间胆管正常或轻度扩张，从而产生经典的串珠样表现。

15%的患者可有胆囊和胆囊管受累。弥漫性肝内胆管高度狭窄的患者预后较差。胆汁性肝硬化逐渐进展，可进入失代偿期，有腹水、食管静脉曲张破裂出血和肝性脑病的表现。

治疗 原发性硬化性胆管炎

尽管目前有研究用大剂量的UDCA［20mg/(kg·d)］治疗PSC，但并无确切疗效。内镜下扩张明显狭窄的胆管有所帮助，但最终仍需肝移植。PSC的一个严重并发症为胆管癌，它是肝移植的禁忌证。瘙痒是常见症状，治疗瘙痒的药物在前文PBC中已提到（前文已述）。

心源性肝硬化

［定义］ 长期右心衰竭的患者可有慢性肝损伤及心源性肝硬化。随着对心力衰竭患者诊疗水平的进步，心力衰竭引起的肝损伤逐渐减少。

［病因及病理］ 长期右心衰竭患者下腔静脉和肝静脉压力升高，肝窦压力升高，肝窦扩张、充血。肝增大、肿胀，长期被动性充血，因循环差相对缺血，小叶中心肝细胞坏死，致小叶中心纤维化。这种纤维化逐渐扩展至小叶周边，最终产生肝硬化。

［临床表现］ 患者通常有充血性心力衰竭的表现，查体可见肝大。ALP水平特征性升高，转氨酶可正常或轻度升高，AST常高于ALT。患者出现静脉曲张破裂出血或肝性脑病的可能性不大。

［诊断］ 诊断通常需要患者有明确的心脏病、ALP升高及肝大。肝活检病理可见一种特殊的纤维化，可由有经验的肝病理学家辨认。与布-加综合征（BCS）的鉴别点在于前者可见红细胞溢出，而心源性肝病患者则无。静脉阻塞性疾病可影响肝血流输出，肝活检病理可有特征性表现。静脉阻塞性疾病可见于经放疗、化疗的骨髓移植患者，也可见于服用某些花草茶和生物碱的患者。这在加勒比海国家常见，而美国罕见。心源性肝病的治疗主要是治疗心脏基础病。

其他类型的肝硬化

其他少见的引起慢性肝病的病因也可致肝硬化，包括遗传代谢性肝病，如血色病、Wilson病、α_1-抗胰蛋白酶缺乏、囊性纤维化。这些疾病的临床表现同其他类型的肝硬化基本相同，仅有轻微的差别。

血色病是一种铁代谢异常的遗传性疾病，肝内铁沉积逐渐增多，导致门脉周围纤维化，最后进展至肝硬化、肝衰竭和肝细胞癌。血色病相对常见，遗传易感性发生率为1/250，进展至终末期的患者少见，不到5%的遗传易感性患者进展至严重肝病。诊断需血清铁检查，有转铁蛋白饱和度、铁蛋白升高，基因突变分析有基因异常。治疗比较简单，常规用放血疗法。

Wilson病是一种铜代谢异常的遗传性疾病，其不能排泄过多的铜，导致铜在肝内沉积。该病相对少见，发生率1/30 000。该病多发生在青少年及青壮年。在难以逆转的疾病终末期前诊断该病，可改善临床症状。诊断需要血浆铜蓝蛋白低、24h尿铜升高，查体发现Kayser-Fleischer环及特征性肝病理表现。治疗需要铜螯合剂。

α_1-抗胰蛋白酶缺乏症是一种α_1-抗胰蛋白酶折叠异常的遗传性疾病，可引起这种肝内蛋白分泌障碍。这种残留的蛋白如何引起肝损伤尚不清楚。α_1-抗胰蛋白酶缺乏症的患者中，患慢性肝病的通常都有ZZ遗传表型，但这种表型的患者中只有10%～20%有慢性肝病。诊断需α_1-抗胰蛋白酶的水平及表型。肝活检可见特征性的过碘酸雪夫染色（PAS）阳性、耐淀粉酶的球形小体。唯一有效的治疗为肝移植，可以治愈该病。

囊性纤维化是少见的遗传性疾病，北欧高加索人多见。该病可引起胆汁性肝硬化，有些患者长期使用UDCA可获益。

肝硬化主要的并发症

不管肝硬化的病因是什么，晚期肝硬化的临床表现为很多并发症的表现，包括门脉高压及其引起的胃底食管破裂出血、脾大、腹水、肝性脑病、自发性腹膜炎（SBP）、肝肾综合征和肝细胞癌（表42-2）。

表42-2　肝硬化的并发症

门脉高压	凝血异常
胃底食管静脉曲张	凝血因子缺乏
门脉高压性胃病	纤维蛋白溶解
脾大、脾功能亢进	血小板减少
腹水	骨病
自发性腹膜炎	骨量减少
肝肾综合征	骨质疏松
Ⅰ型	骨软化
Ⅱ型	血液系统异常
肝性脑病	贫血
肝肺综合征	溶血
门脉性肺动脉高压	血小板减少
营养不良	中性粒细胞减少

门脉高压

门脉高压定义为肝静脉压力梯度（HVPG）上升＞0.67kPa（5mmHg）。门脉高压由两种血流动力学过程引起：①因纤维化及再生结节引起的通过肝的血流阻力增大。②内脏血管床扩张引起内脏血流增加。门脉高压直接引起肝硬化的两个主要并发症：静脉曲张和腹水。静脉曲张破裂出血可致死亡，每次出血病死率为20%～30%。正常情况下，肝门静脉收集胃、小肠、脾、胰腺、胆囊的静脉血，由肠系膜上静脉和脾静脉汇集形成。肠系膜上静脉收集小肠、胰腺头部、降结肠和部分横结肠静脉血。而脾静脉收集脾、胰腺静脉血，与肠系膜下静脉汇合。肠系膜下静脉收集横结肠、降结肠、直肠上2/3的静脉血。所以，肝门静脉收集大部分消化道的静脉血。

门脉高压的病因通常分为肝前型、肝内型、肝后型（表42-3）。门脉高压的肝前型病因是影响门静脉进入肝前的因素，包括肝门静脉血栓、脾静脉血栓。肝后型病因包括影响肝静脉和静脉回流入心脏的疾病，包括BCS与静脉阻塞性疾病、慢性右心衰竭。超过95%门脉高压的病因为肝内型，是肝硬化的主要类型。肝内型门脉高压可进一步分为窦前性、窦性和窦后性。窦后性病因包括静脉阻塞性疾病，而窦前性病因包括先天性肝纤维化和血吸虫病。窦性病因与多种引起肝硬化的病因相关。

表42-3　门静脉高压的分类

肝前性
门静脉血栓
脾静脉血栓
巨脾（班替综合征）
肝性
窦前性
血吸虫病
先天性肝纤维化
窦性
纤维化——很多病因
酒精性肝炎
窦后性
肝窦阻塞（肝小静脉闭塞综合征）
肝后性
布加综合征
下腔静脉网
心源性
限制型心肌病
缩窄性心包炎
严重的充血性心力衰竭

在美国，肝硬化是门脉高压最常见的病因，超过60%肝硬化患者有门脉高压表现。肝门静脉阻塞可能是特发性的，或与肝硬化、感染、胰腺炎或腹部创伤相关。

导致肝门静脉血栓形成的凝血异常包括红细胞增多，血小板增多，蛋白C，蛋白S，抗凝血酶3，V因子缺乏、凝血酶原产生的基因调控异常。一些患者可能有骨髓增生性疾病的亚临床症状。

［临床表现］　门脉高压3个主要的并发症为胃底食管静脉曲张破裂出血、腹水和脾亢。患者会有上消化道出血，胃镜可见胃底或食管静脉曲张，会有腹水、外周性水肿、脾大，脾大可致血小板和白细胞减少。

食管静脉曲张

在过去几十年里，肝硬化患者行胃镜检查以发现食管静脉曲张已成为常规。筛查显示约1/3病理上证实为肝硬化的患者有静脉曲张。每年5%～15%的肝硬化患者出现静脉曲张。估计大部分肝硬化患者在病程中都会出现静脉曲张。另外，约1/3静脉曲张的患者出现破裂出血。预测出血风险的因素包括肝硬化的严重程度（Child分级，MELD评分）、肝静脉楔入压力梯度、静脉曲张的大小及位置、某些胃镜下表现，如红色征、出血点、弥漫性红肿、蓝色、樱桃红点、乳白色点。大量腹水的患者静脉曲张破裂出血的风险也很大。

［诊断］ 长期随诊的肝硬化患者，常因为血小板减少、脾大、腹水、食管静脉曲张伴或不伴出血而发现门脉高压。在先前未诊断门脉高压的患者中，出现上述任何一种临床表现都需进一步检查是否有门脉高压和肝疾病。静脉曲张应行胃镜检查确诊。腹部影像学如CT或MRI，在发现结节性肝硬化、门脉高压引起的腹腔侧枝循环形成中有帮助。必要的话，可用介入放射法测定肝静脉楔入压和游离压，二者差值为肝静脉压力梯度，与肝门静脉压力相等。正常平均肝静脉压力梯度为0.67kPa（5mmHg），压力梯度>1.6kPa（12mmHg）的患者静脉曲张破裂出血的风险增加。

治疗 静脉曲张破裂出血

因门脉高压引起的静脉曲张破裂出血，其治疗分为两个方面：①预防首次出血；②预防再次出血。预防第一次出血需要对所有肝硬化患者行胃镜检查。一旦发现有出血风险的曲张静脉，应该启动预防出血措施：使用β受体阻滞药或行曲张静脉套扎。目前已有大量有关普萘洛尔或纳多洛尔的安慰剂对照临床试验研究。最有力的证据来自那些明显粗大的静脉曲张或肝静脉压力梯度>1.6kPa（12mmHg）的患者。在1~2年随访时间里，服用β受体阻滞药的患者静脉曲张破裂出血的风险低于安慰剂对照组，因静脉曲张破裂出血死亡的患者也减少。但仅一个研究显示整体生存率提高。进一步研究显示门脉压力下降的程度是决定治疗成功的重要因素。所以，建议反复监测肝静脉压力梯度，可用于指导药物治疗。但从检查成本上分析可能并不可取。一些研究应用食管静脉曲张套扎及硬化剂注射，来预防第一次出血。

内镜下曲张静脉套扎术（EVL）取得一定的成功，且大部分见过这种门脉高压引起的静脉曲张的消化科医师能够掌握此技术。因此，对于经过筛查门脉高压且已发现粗大曲张静脉的肝硬化患者，应使用β受体阻滞药或EVL预防第一次出血。

一旦患者出现静脉曲张破裂出血，首先需要处理急性的、可能致命的出血，其次为预防再次出血。预防再次出血通常需要反复套扎曲张静脉，直到曲张静脉消失。急性出血的治疗需要补充液体及血制品，同时行EVL预防再次出血。

急性静脉曲张破裂出血的药物治疗包括血管收缩药，如生长抑素或奥曲肽。过去使用加压素，但目前已不做常规使用。气囊填塞（三腔二囊管或明尼苏达州管）可用于不能即时行内镜治疗，或需在内镜治疗前稳定病情的患者。大部分患者可控制出血。但大部分未行内镜治疗的患者可再次出血。奥曲肽是一种直接的内脏血管收缩药，静脉泵入速度为50~100μg/h。内镜下治疗是控制急性出血的一线治疗。一些内镜医师在初次治疗时选择静脉曲张注射治疗（如硬化剂注射），特别在出血量很大时。超过90%静脉曲张破裂出血的患者用EVL控制急性出血，应该反复行套扎术直至曲张静脉消失。当食管静脉曲张扩展至近端胃，套扎成功率降低。这种情况下，如胃底静脉曲张破裂出血，可考虑经颈静脉肝内门体分流术（TIPS），这一技术经皮放置可扩张的金属支架，在血管造影指导下至肝静脉，通过肝产生直接的门体分流。这也是除手术外，对门脉高压症行急性减压的方法。TIPS术后约20%患者出现肝性脑病，在老年人及先前存在肝性脑病的患者中尤为明显。对于内镜及药物治疗失败且手术风险大的患者，可考虑行TIPS。TIPS有时可作为肝移植的过渡治疗。手术切断食管曲张静脉已较少应用，患者预后较差。

［预防］ 如患者曾有急性出血且已治疗成功（图42-3），应该注意预防再次出血。通常需要反复套扎曲张静脉，直至消失。在多次套扎的患者中，β阻滞药可能有用。如果曲张静脉消失，就不一定需要β阻

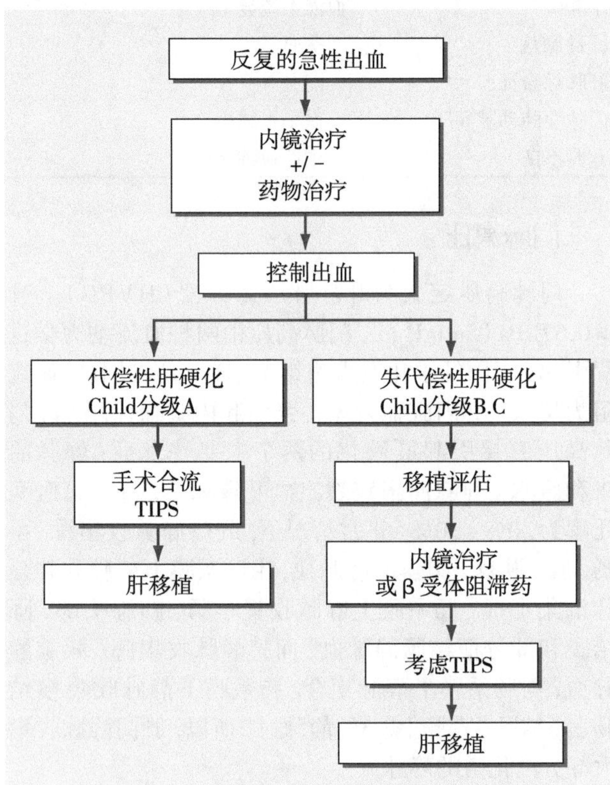

图42-3 反复静脉曲张破裂出血的处理

图显示了反复食管静脉曲张的患者的处理措施。首先为内镜及辅助药物治疗，出血控制后，需要选择行手术分流或TIPS（如果患者分级为child's A）或行肝移植评估（如果他们是child B.C级）。TIPS为经颈静脉肝内门体分流术

滞药治疗。尽管食管胃底曲张静脉消失，很多患者仍然可因门脉高压性胃病而出血。如曲张静脉消失，非选择性β受体阻滞药对于预防门脉高压性胃病引起的出血可能有效。

因TIPS出现，很少行门体分流手术。但对于肝脏合成功能良好，且行门体分流手术可获益的患者而言，可考虑行此手术。

脾大及脾亢

在门脉高压患者中，充血性脾大常见。临床表现包括查体发现脾大，血小板及中性粒细胞减少。一些患者可因增大的脾有左侧及左上腹疼痛。尽管在特殊情况下可成功施行脾切除术，但脾大本身不需特殊治疗。

脾亢伴血小板减少是肝硬化患者常见的临床表现，常常是门脉高压的首发表现。

腹水

［定义］　腹水是液体在腹腔的积聚。腹水最常见的病因是肝硬化所致的门脉高压。但临床医师应该认识到肿瘤及感染也可产生腹水。仔细鉴别其他的病因十分重要。

［发病机制］　肝硬化患者中，门脉高压可促进腹水产生（图42-4）。肝内阻力增加，从而使门脉压力增加；内脏动脉系统扩张，从而引起门静脉血流增加。这两种机制都可使内脏淋巴液产生增多。血管舒张的因素，如一氧化氮可扩张血管。这些血流动力学改变引起肾素-血管紧张素-醛固酮系统激活，醛固酮增多，从而使钠潴留。增多的醛固酮使钠潴留，也促进腹水产生。钠潴留引起液体积聚及细胞外液体增多，导致外周性水肿和腹水。因内脏血管床扩张继发的动脉循环血流不足，从而引起钠潴留，这是机体的一种自我调节机制。因潴留的液体持续从血管内漏出至腹腔，血管不能充盈，使这一过程持续进行。低蛋白血症及低血浆胶体渗透压也促使血管内液体进入腹腔。低蛋白血症是因为肝硬化引起的肝合成功能减低。

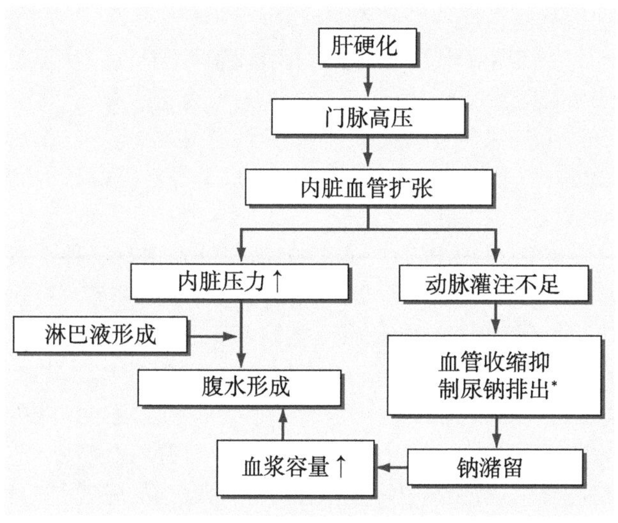

图42-4　肝硬化腹水的产生

该流程图显示了门脉高压合并内脏血管扩张在腹水产生中的重要作用

*抑制尿钠排出因素包括肾素-血管生成素-醛固酮系统和交感神经系统

［临床表现］　患者通常有腹围增加，伴外周性水肿。腹水的产生常是隐匿性的，一些患者腹胀非常明显才去医院就诊。当患者发现有腹水时，腹水的量至少为1～2L。如有大量腹水，呼吸功能会受到影响，患者会主诉气短。这种情况下可产生肝性胸腔积液，加重呼吸系统症状。大量腹水的患者常常有营养不良、肌肉萎缩、乏力、虚弱等表现。

［诊断］　腹水的诊断可通过查体及腹部影像学。患者可有腹部膨隆、液波震颤或移动性浊音。判断移动性浊音，可让患者取左侧卧位或右侧卧位，注意叩诊浊音的变化。超声或CT可见少量腹水。肝性胸腔积液多在右侧，提示腹水通过横膈自由进入胸腔。

患者首次出现腹水时，推荐诊断性穿刺明确腹水性质。检查应包括总蛋白、白蛋白、血细胞计数及分类、培养。有条件应行淀粉酶和细胞学检测。在肝硬化患者中，腹水的蛋白水平低，大部分患者腹水蛋白<10g/L。血清-腹水白蛋白梯度（SAAG）可区分出渗出液和漏出液。当SAAG>11g/L时，腹水最可能是门脉高压性的，常见于肝硬化患者。如SAAG<11g/L，腹水的病因需考虑感染或肿瘤。当腹水的蛋白水平很低，患者患SBP的风险增大。腹水中红细胞水平高提示创伤、肝细胞癌或网膜静脉曲张破裂。当多形核细胞>250×10^6/L（250/μl），需重点考虑腹水感染，应用床旁接种行腹水细菌培养。

治疗　腹水

少量腹水的患者一般仅通过限钠饮食就可好转。在美国，大多数平常饮食含钠6～8g/d，如患者外出至餐厅就餐或吃快餐，饮食中钠的含量就超过此剂量。所以，让患者改变饮食习惯，每日摄入钠<2g非常困难，这也是推荐的摄入钠量。患者通常对标准的美国饮食中含钠量如此之高感到吃惊。所以，制订适用于患者的教育手册很重要。推荐新鲜及冰冻的食物，避免罐装或加工的食物，因这些食物通常加入钠储存。当有中等量的腹水时，利尿药通常是必须使用的。习惯上，先单用螺内酯100～200mg/d，之后加呋塞米40～80mg/d，特别对有外周性水肿的患者。在从未接受利尿药治疗的患者中，上述剂量的利尿药若未

能收效，通常提示未能坚持低钠饮食。如果确实低钠饮食，但腹水未能缓解，螺内酯可加量至400～600mg/d，呋塞米可加量至120～160mg/d。在严格限钠饮食的患者中，此剂量的利尿药治疗后仍有腹水，则定义为难治性腹水。可选择的治疗方法包括反复大量放腹水或TIPS（图42-5）。最近的研究显示，尽管TIPS可控制腹水，但不改善生存率。而且，TIPS提高了肝性脑病的发生率，所以必须根据患者病情进行选择TIPS。肝硬化腹水的患者预后较差，一些研究显示，肝硬化患者出现腹水后2年的生存率<50%。所以，有腹水的患者应该考虑肝移植。

自发性腹膜炎

SBP是腹水的一种常见且严重的并发症，以腹水的自发感染为特点，腹腔内并无感染灶。在严重的肝硬化腹水需住院的患者中，SBP发生率高达30%，住院病死率25%。推测细菌移位是SBP的发病机制，肠道细菌从肠道移位至肠系膜淋巴结，导致菌血症和腹水产生。最常见的致病菌为大肠埃希菌和其他肠道细菌。也可找到革兰阳性细菌，包括草绿色链球菌、金黄色葡萄球菌、肠球菌。如发现超过两种微生物，应考虑内脏穿孔引起的继发性腹膜炎。当腹水标本中中性粒细胞$>250\times10^6$/L（250/μl），可诊断为SBP。当行腹水引流时，需行腹水培养。腹水的患者可能有发热、精神状态改变、白细胞升高、腹痛或腹部不适，或无症状。所以，临床上需高度警惕SBP，腹水穿刺引流对于诊断很重要。治疗可用第二代头孢类抗生素，头孢噻肟是最常用的抗生素。在静脉曲张的患者中，SBP的发生率增加。所以，当患者出现上消化道出血时，建议预防SBP。另外，在发生SBP且治愈的患者中，每周1次使用抗生素可用于预防SBP再发。

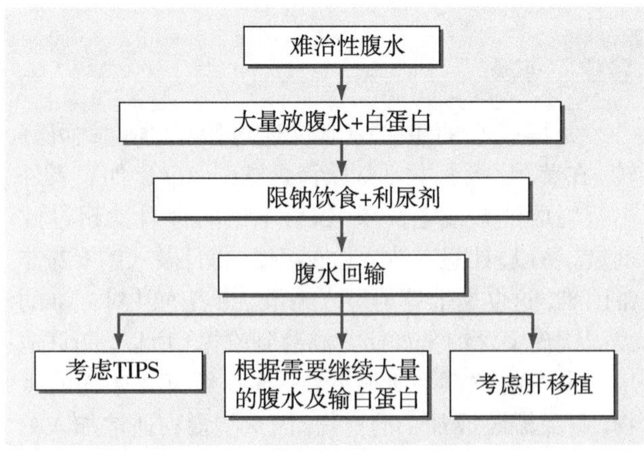

图42-5 难治性腹水的治疗

使用利尿剂治疗腹水过程中出现氮质血症的患者，有些需要反复大量放腹水（LVP），有些可能考虑行经颈静脉肝内门体分流（TIPS），有些则适合行肝移植，这些选择是个体化的

肝肾综合征

肝肾综合征（HRS）是一种功能性肾损伤，并无肾病理改变，约在10%晚期肝硬化或急性肝衰竭的患者中出现。HRS患者的肾动脉血流受阻，这涉及肾血管阻力增加，而体循环血管阻力减低。肾血管收缩的病因是多方面的，尚不明确。大量腹水的患者肌酐进行性上升，是诊断的必要条件。Ⅰ型HRS特点为1～2周进行性肾功能损伤，肌酐清除率显著下降。2型HRS特点为肾小球滤过率减低、肌酐升高，但相对缓慢，预后比Ⅰ型HRS好。

HRS常见于难治性腹水，诊断需除外其他引起急性肾衰竭的病因。治疗很困难。过去，多巴胺和前列腺素类似物用于舒张肾血管。严格设计的研究未能证实这些药物的确切疗效。目前使用米多君、α受体激动药、奥曲肽及白蛋白输注治疗。HRS最好的治疗方法为肝移植。在此情况下，肾功能通常可恢复。不管Ⅰ型还是Ⅱ型HRS，除非短期内行肝移植，否则预后均较差。

肝性脑病

门体分流性肝性脑病是慢性肝病的一个严重并发症，其定义为肝衰竭患者出现的精神、认知功能改变。在急性肝损伤引起的暴发性肝衰竭中，出现肝性脑病需要诊断暴发性肝衰竭。肝性脑病在慢性肝衰竭患者中常见。因门体分流及肝细胞减少，肠道来源的神经毒素不能被肝清除，进入大脑引起肝性脑病的症状。肝性脑病的患者血氨升高，但肝病的严重程度及氨水平不一致，多数肝病医师并不通过血氨水平诊断肝性脑病。其他促进肝性脑病产生的化合物及代谢产物包括某些假性神经递质和硫醇。

［临床表现］ 在急性肝衰竭患者中，精神状态改变可在数周至数月发生。这些患者可有脑水肿，严重的肝性脑病患者有脑灰质水肿。急性肝衰竭患者中，脑水肿的一个严重并发症是脑疝。治疗上需甘露醇和限制输液以减少水肿。

在肝硬化患者中，肝性脑病的发生多有某种诱发因素，如低钾、感染、摄入蛋白过多、电解质紊乱。患者可变得糊涂或性格改变。他们可表现得很暴躁，难以应对。有时患者可嗜睡，难以唤醒。因诱发因素容易发现，故应该仔细寻找。如患者有腹水，应放腹水以减少感染。应寻找消化道出血的证据，及时补充血容量。应检测电解质，纠正电解质紊乱。肝性脑病的患者，多有扑翼样震颤。让患者伸直双臂、屈曲腕关节，可引出扑翼样震颤。这种方式下，突然前移腕关节，肝性脑病的患者可出现扑翼样震颤。这需要患者配合查体，在严重肝性脑病或肝性昏迷的患者中不能引出扑翼样震颤。

肝性脑病是基于临床的诊断，需要有经验的医师能够识别该病，并将各种特点归纳在一起。当患者第一次出现肝性脑病时，他们并不清楚发生了什么，但一旦他们有了第一次的经历，再次发生时就能辨别，并自己用药减缓肝性脑病进展或恶化。

治疗　肝性脑病

治疗是多方面的，包括前文提到的对于诱发因素的治疗。有时补充液体及纠正电解质就足够了。过去对于肝性脑病的患者，需限制饮食中蛋白的摄入。但是，其对机体营养的害处超过治疗肝性脑病的益处，所以并不推荐。在难治性肝性脑病中，用植物蛋白代替动物蛋白可能有益。除了纠正诱发因素，肝性脑病的主要治疗药物是乳果糖，乳果糖是一种不可吸收的二糖，它可使结肠内呈酸性环境，其次有导泻作用，可清除肠道内可致肝性脑病的含氮产物。乳果糖的治疗目标为每日2~3次软便。为达到这一目标，可嘱患者逐渐增加乳果糖的剂量。不能耐受乳果糖治疗的患者，经常使用吸收效果差的抗生素作为辅助治疗。新霉素和甲硝唑交替使用可减少药物不良反应，新霉素可致肾功能不全和耳毒性，而甲硝唑可致外周神经病。最近，利福昔明550mg，2/d治疗肝性脑病的效果好，且无新霉素和甲硝唑的不良反应。肝性脑病的患者补充锌制剂有时有效且相对没有害处。慢性肝病患者出现肝性脑病预后较差，但这种并发症在大部分患者中可以治疗。

肝硬化的营养不良

因为肝在机体的主要作用为调节蛋白和能量代谢，所以晚期肝病患者常出现营养不良并不令人吃惊。一旦患者出现肝硬化，其分解代谢增多，肌肉蛋白被分解代谢。肝硬化营养不良有很多原因，包括进食差、肠道营养吸收差、蛋白代谢改变。对肝硬化患者饮食中补充蛋白有所帮助，可减少机体蛋白的分解代谢。

凝血异常

肝硬化患者凝血异常较常见。凝血因子合成减少、抗凝物质清除减少。另外，患者因门脉高压性脾亢出现血小板减少。维生素K依赖的凝血因子为Ⅱ，Ⅶ，Ⅸ和Ⅹ因子。维生素K的吸收需要胆汁。所以，在慢性胆汁淤积性疾病中，维生素K常常减少。静脉输液或肌内注射维生素K可快速纠正这种异常。更常见的是因肝细胞数量减少，维生素K依赖性凝血因子合成减少。在这种情况下，外周补充维生素K不能纠正凝血因子及PT。慢性肝病患者中，除了因脾亢引起血小板数量减少外，也常有血小板功能障碍。

肝硬化的骨病

因维生素D吸收差及摄入钙减少，慢性胆汁淤积性肝病患者常有骨质疏松。肝硬化患者中骨吸收率超过新骨生成率，导致骨量减少。骨密度（DEXA）是诊断慢性肝病患者骨量减少或骨质疏松的有效方法。当骨密度示骨量减少时，可使用双膦酸盐抑制骨吸收，对治疗骨质疏松有效。

肝硬化的血液系统异常

肝硬化存在很多血液系统方面的表现包括贫血，贫血的原因有很多，包括脾亢、溶血、铁缺乏、因营养不良所致的叶酸缺乏。慢性肝病患者可有红细胞形态异常，大红细胞较常见。也可因脾亢出现中性粒细胞减少症。

（刘爱玲　译　吴　东　校）

第43章

Chapter 43

肝活检图示

Jules L. Dienstag　Atul K. Bhan

临床特点和实验室检查对评估炎症的累及范围（即疾病程度）、瘢痕形成和组织结构改变程度（即病程进展）以及疾病本质有所提示，但是肝活检被公认为是评估肝损伤和纤维化的金标准。肝的组织学检查不仅能为疾病活动度的量化评分提供基础，更能给出大量指导诊断和治疗的定性信息。

一个正常的肝小叶由门管区（zone 1）、小叶区（肝中带或者zone 2）和中央区（zone 3）组成。门管束包括肝动脉（HA）、门静脉（PV）和胆管（BD），前两者代表着对肝的双重血供。小叶区包括肝细胞形成的肝索、肝索周围包绕的血管窦和由肝静脉末端分支——中央静脉（CV）组成的中央区（图43–1）。

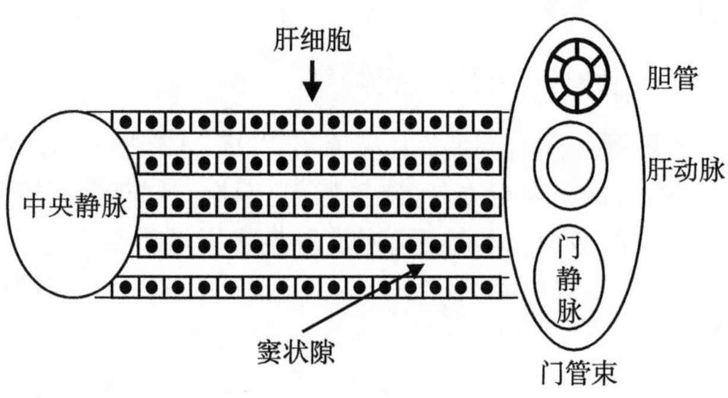

图43–1　肝小叶组成

下述肝活检图集包含了急性和慢性肝疾病的常见形态学特点，有些疾病累及小叶区［例如急性肝炎中的肝小叶炎性变化，急性和慢性肝炎中凋亡性的肝细胞坏死，定位于肝细胞膜和（或）细胞核上的病毒抗原，病毒包涵体，铜或铁的沉积，其他包涵体］，其他疾病累及门管束（例如慢性丙型肝炎中单核细胞浸润门管区并蔓延过门管周围的肝细胞，自身免疫性肝炎和肝移植排斥反应）或者中心区（例如对乙酰氨基酚肝中毒）。其他重要的组织学特点还包括肝细胞脂肪变性（在酒精性肝损害、非酒精性脂肪性肝病、代谢障碍——包括线粒体损害——和慢性病毒性肝炎患者中可以观察到）；门管束中胆管的损伤，是原发性胆汁性肝硬化、原发性硬化性胆管炎和肝移植排斥反应重要的诊断标志之一；胆汁淤积，可见于肝内、肝外胆管阻塞或浸润性疾病；显著肝细胞凋亡背景中的胆管增生；浆细胞浸润常见于自身免疫性肝炎；累及门静脉的门管区炎症（“内皮炎”），在肝移植排斥反应中可见；以及不同分布和模式、不同程度的纤维化，这是许多疾病中常见的肝损害的结果（所有放大倍数指所用物镜的放大倍数）。

肝活检图43–2至图43–31（见书末彩页）。

（陈雪琪　译　吴　东　校）

第44章

Chapter 44

遗传性、代谢性及浸润性肝病

Bruce R. Bacon

一些肝疾病可归类为遗传性、代谢性及浸润性疾病。遗传性疾病包括血色病、Wilson病、α_1-抗胰蛋白酶缺乏症和囊性纤维化。血色病是高加索人种中最常见的遗传性疾病，每250个人中就有1人携带该病的易感基因。代谢性疾病中，非酒精性脂肪肝（NAFLD）近15年来上升为美国人群中肝酶升高的最常见原因。随着肥胖症在美国的流行，目前估计有20%肝酶异常的患者是NAFLD造成的，而且3%可能已患有非酒精性脂肪肝炎（NASH）。肝的浸润性疾病相对罕见。

遗传性肝病

遗传性血色病

遗传性血色病（HH）是一种常见的遗传性铁代谢障碍病。自1996年发现其致病基因HFE以来，人们对该疾病及其性状表现的认识经历了许多变化。1996年，科学家们发现了两个主要的基因突变——C282Y和H63D——是HFE相关HH的致病原因，并实现了对该突变的基因检测。后来，研究又逐步发现了一些其他参与铁平衡调节的基因和蛋白，这使人们的更深入地认识了细胞对铁的摄取和释放过程，以及其他引起遗传性铁过载的原因（表44–1）。

大部分HH的患者无症状，且出现的症状往往也是非特异的，如乏力、疲劳、嗜睡及体重减轻等。特异的、与器官相关的症状包括腹痛、关节痛，以及提示慢性肝病的症状及体征。现在，越来越多的患者在无症状期即可得到诊断，主要通过两种方式实现：家族史的调查和铁代谢的筛查。几个前瞻性人群研究表明，C282Y突变的纯合子在北欧后代中的发生率为1∶250，杂合子约为1∶10。当患者出现HH的症状和体征时，及时考虑HH的诊断是非常重要的。遇到铁代谢指标异常的患者时，临床医生应该在典型症状出现之前就要考虑到HH的诊断。无论是通过铁代谢指标筛查，调查家族史和基因检测，还是通过典型的症状体征，一旦考虑了HH的诊断，确诊的步骤就很简单了。首先应检查转铁蛋白饱和度［血清铁除以总铁结合力（TIBC）或转铁蛋白浓度，乘以100%］和铁蛋白的水平。有症状的患者两者水平都会升高。但是需要注意的是，铁蛋白是一个急性期反应蛋白，在许多其他炎性疾病中也会升高，如类风湿关节炎，和一些肿瘤性疾病如淋巴瘤等。血清铁蛋白在大多数NASH患者中也会升高，但不伴有铁过载。

表44–1　铁过载综合征的分类

遗传性血色素沉着症（HH）
HFE相关型（1型）
C282Y/C282Y
C282Y/H63D
其他HFE突变
非HFE相关型
青少年HH
铁调素调节蛋白HJV（2a型）
铁调素HAMP（2b型）
TfR2相关HH（3型）
膜铁转运蛋白1相关HH（4型）
非洲铁过负荷疾病
继发性铁过载
贫血（频繁输血）
肠外铁过载
慢性肝病
其他
新生儿铁过载
遗传性铜蓝蛋白缺乏症
先天性转铁蛋白缺乏症

HJV.铁调素调节蛋白；HAMP.铁调素；TfR2.转铁蛋白受体2

当一名患者的转铁蛋白饱和度或铁蛋白水平升高时，下一步就要做HFE基因的检测；如果检测出C282Y纯合子，或C282Y/H63D复合杂合子，HH的诊断即可确立。如果铁蛋白的含量超过1000μg/L，需要同时考虑做肝活检，因为这样的患者出现晚期肝纤维化的概率更高。在活检中我们可以发现门脉周围有铁沉积，且密度由门脉周围向小叶中央周围递减；铁主要存在于肝实质细胞中，Kupffer细胞中没有铁沉积。

治疗 遗传性血色病

HH的治疗方案很直接，即每周静脉穿刺放血（phlebotomy），以减少铁储备，因为每单位血液含有200~250mg铁。如果患者在出现肝纤维化之前得到了诊断和治疗，可以不出现任何并发症。大部分患者都需要长期穿刺放血，放血量为每2~3个月1个单位。同时，要对患者所有的一级亲属进行转铁蛋白饱和度、铁蛋白和基因的检测。

Wilson病（肝豆状核变性）

Wilson病是一种遗传性体内铜平衡的紊乱，在1912年首先被描述。Wilson病的致病基因ATP7B在1993年被首次发现，它表达一种P型ATP酶，作用于铜转运的过程，在铜转运出肝细胞的过程中起到不可或缺的作用。ATP7B突变的患者体内的铜蓄积在肝细胞内，导致铜储备增加以及肝疾病的发生。

Wilson病的临床表现多样，主要有慢性肝炎，肝脂肪变性，在青少年和年轻成年人群中还会发生肝硬化。Wilson病患者还会有神经系统受累，包括言语障碍和各种运动障碍，它们的出现提示肝病已经存在。结合临床表现，Wilson病的诊断包括血铜蓝蛋白水平下降，尿铜增加，角膜出现K-F（Kayser-Fleischer）环和肝铜水平的上升。Wilson病的基因诊断比较困难，因为已报道的ATP7B的突变超过200种，且它们在不同人群中有不同的突变率和外显率。

治疗 Wilson病

治疗方式为铜螯合剂，如D-青霉胺和曲恩汀。锌螯合剂对Wilson病的作用也得到阐述。药物治疗是终身性的，擅自停药会出现严重的病情反弹，甚至导致肝衰竭和死亡。根治性的治疗方案是肝移植，它可以纠正先天性铜代谢障碍，恢复正常的铜代谢。

α_1-抗胰蛋白酶缺乏症

α_1-抗胰蛋白酶（AAT）缺乏症首次于19世纪60年代在一位严重肺病的患者身上被描述。AAT是一个52kD的糖蛋白，可由肝细胞、吞噬细胞和肺上皮细胞产生，作用为抑制血清蛋白酶，特别是中性粒细胞弹性蛋白酶的功能。在AAT缺乏症中，过量的中性粒细胞弹性蛋白酶会导致进行性的肺损伤，从弹性蛋白分解到早发性肺气肿的发生。到了19世纪70年代，人们发现AAT缺乏症是导致新生儿肝病的一个原因，被称为“新生儿肝炎”。现在研究发现，不只是新生儿，AAT缺乏症还可导致婴儿期，幼儿早期，青少年和成年期的肝疾病。

在AAT缺乏症中，位于第14染色体上的蛋白酶抑制基因（Pi）的不同变异型改变了AAT的结构，从而影响其从肝细胞的运出，病理状态下使成堆无结构的AAT堆积在肝细胞的内质网中。目前发现有超过75种的AAT变异型。传统命名法中，正常的变异型是PiMM，携带此变异型的个体血AAT的水平是正常的。最常见的异常变异型为S和Z。携带纯合Z突变（PiZZ）的个体血AAT水平降低（约为正常水平的15%），这些患者更容易出现肺病或肝病，但是只有一小部分人（约25%）会有疾病的表现。在携带无功能变异型的个体中，AAT的水平低到测不出，这些人群更容易出现早发性肺部疾病。

所有人种中都有AAT缺乏症的报道，发病率最高的人群为北欧人群及伊比利亚后裔。此疾病在北美的发病率为1/2000~1/1500。AAT缺乏症的自然史表现多样，许多携带PiZZ纯合子的个体一生都未发病，而另一些人却早早地出现儿童时期的肝硬化，最终不得不进行肝移植。

成年人中，AAT缺乏症的诊断往往来自于对异常的肝功能和肝硬化的评估。有肝病或肺部疾病的家族史，并在相对较轻的年龄同时出现肝病和肺部疾病，这是对本病诊断的一个提示。肺部疾病可表现为咳嗽和呼吸困难。肝疾病可能仅仅表现为疲劳，也可能表现为肝病失代偿后出现的并发症。

确诊AAT缺乏症主要靠血清AAT降低和Pi基因的改变。大部分AAT缺乏症的肝病患者为PiZZ或PiSZ的突变，少有PiMZ的突变，因为这种突变虽然可以导致AAT水平下降，但往往不足以达到致病的程度。肝活检也需要进行，以确定肝纤维化处于哪个阶段。AAT缺乏症典型的病理表现为肝小叶周边出现PAS阳性的耐淀粉酶颗粒。

治疗 α_1-抗胰蛋白酶缺乏症

AAT缺乏症的治疗主要以非特异性的支持治疗为主。对肝受累的患者，一定要尽量避免其他可导致肝损伤的因素如乙醇等。同时，应尽量寻找其他肝病的原因（如乙型/丙型病毒性肝炎、血色病、NAFLD等），如果发现了要及时治疗。吸烟可加重AAT缺乏的患者肺部疾病的发展，因此要及时戒烟。肺部受累的患者可接受AAT灌注的治疗，此方法已经被证实可以阻止进一步的肺损伤。当肝病到了失代偿期，肝移植是可以治愈的手段。肝移植之后，患者就会表现为供者的Pi基因表型。最后，AAT缺乏导致的肝硬化可大大提高肝细胞癌的风险。

囊性纤维化

囊性纤维化（CF）也可以被看作是一种遗传性的慢性肝病，尽管它的主要表现还包括慢性肺部疾病和胰腺功能不全。一小部分活到成年的CF患者表现为胆管的纤维化，其特征为胆管酶的异常和慢性肝病的进展。偶尔，胆烷酸可以改善肝酶指标的异常并缓解症状。本病进展非常缓慢。

代谢性肝病

非酒精性脂肪肝

非酒精性脂肪肝（NAFLD）首先于19世纪50年代在一组肥胖的患者身上被发现。1980年，Ludwig和他的同事在梅奥诊所描述了20例患肥胖、糖尿病但不嗜酒的患者，他们肝活检的结果与酒精性肝病患者的活检类似，并引入了非酒精性脂肪性肝炎（NASH）的概念。在美国和欧洲，NAFLD的患病率为14%～20%。不断提高的患病率与人群中肥胖的流行有直接的关系。在美国，通常认为NASH在普通人群中的发病率约为3%，而肥胖患者中40%以上可见到由NASH引起的肝纤维化。NAFLD还包括单纯性脂肪肝，它可以在一段时间后变为NASH，并可进一步发展为肝纤维化和肝硬化。大疱性脂肪变性的原因在表44-2中列出。现在人们发现，那些诊断为“隐源性”肝硬化的患者基础疾病就是NASH，由于一旦患者出现了肝硬化，变性的脂肪组织就会被分解代谢掉，因此在病理上并没有脂肪肝的表现。

表44-2　大疱性脂肪变性的原因

胰岛素抵抗，高胰岛素血症
向心性肥胖
2型糖尿病
药物
糖皮质激素
雌激素
他莫昔芬
胺碘酮
营养缺乏
饥饿
蛋白质缺乏（kwashiorkor）
胆碱缺乏
肝病
Wilson病
慢性丙型病毒性肝炎～基因型3
印度儿童肝硬化
空回肠旁路手术

多数NAFLD的患者是由于偶然发现的肝酶升高（ALT，AST）前来就诊的。NAFLD的症状包括疲劳和右上腹隐隐不适。肝功能检查中，ALT水平通常要高于AST，转氨酶往往只有轻微（1.5～2倍高于正常高限）的升高。最近的研究发现，许多已经发展为严重纤维化甚至肝硬化的NASH患者的肝酶是正常的，提示本病的患病率很可能比之前估计的还要高。NASH经常与代谢综合征的其他表现（高血压、糖尿病、高血脂、肥胖）同时出现，此时，NAFLD就被看作代谢综合征的肝受累表现（见第60章）。胰岛素抵抗为这些异常表现的潜在联系；许多研究表明，实际上所有NASH患者均有胰岛素抵抗。约50%的NASH患者会出现异常的铁代谢指标，铁蛋白升高可能为NASH患者出现胰岛素抵抗的标志物之一。

诊断NAFLD首先要详细询问并掌握患者乙醇摄入情况。大部分脂肪性肝病领域的专家均同意，<20g/d的乙醇摄入量为排除酒精性肝病的标准。其次应完善实验室检查，如乙型/丙型病毒性肝炎指标，铁指标，血浆铜蓝蛋白，α_1-抗胰蛋白酶水平和自身免疫血清学指标等。影像学检查为典型的脂肪肝表现，但脂肪肝和NASH的最终诊断都依靠肝活检。肝活检表现为典型的大疱性脂肪变性和偶尔出现的小疱性脂肪。在一个肝小叶中可有混合性的炎症浸润。NASH的组织学特点与酒精性肝病非常相似；Mallory小体可出现在两种疾病中，不过酒精性肝病中含Mallory小体的肝细胞数目和Mallory小体的大小往往大于NASH。NASH引起的肝纤维化表现为典型的中央静脉和肝窦周围的分布。多数横断面研究表明，30%～40%的NASH患者可以发展为严重纤维化，10%～15%的患者最终出现肝硬化。现在发现，越来越多以前诊断为隐源性肝硬化的患者很可能已有几十年的NASH病史。这些患者可能发展为肝衰竭并需要肝移植，还有一些患者可发展为肝细胞癌。当出现肝硬化时，这些患者在肝活检中不再有脂肪变性的变现，但在肝移植后常常会再次出现NAFLD。

治疗　非酒精性脂肪肝

脂肪肝的主要治疗方式为减重及锻炼，而这在患病的人群中往往难以做到。作为减重的辅助，奥利司他——一种胃脂肪酶和胰脂肪酶的可逆性抑制药——可产生小幅度的减重作用，并可被很好的耐受。现在这个药物为非处方药。减肥手术获得了巨大的成功，然而对减重来说，很明显，手术治疗还是一种相当激进的治疗手段。最近的研究主要集中在NAFLD的病理生理变化的中心环节——胰岛素抵抗上。噻唑烷二酮为PPAR γ的抑制药，它通过上调降低脂肪酸合成的蛋白激酶来提高脂肪细胞和骨骼肌对胰岛素的敏感性。匹格列酮和罗格列酮是两种作为NASH潜在的可选择的上市药物。还会应用抗氧化剂，最近一个多中心的研究已经发现补充维生素E对NASH有效。治疗高脂血症的他汀类药物对肝酶指标也有改善作用，不过还没有对其组织学效果的评估。胆烷酸可以改善各种肝病的肝酶指标，但对脂肪肝并没有明确的效果。目前，主要的努力还是集中在鼓励NAFLD患者减重和锻炼上。

脂质贮积病

有一些的罕见的脂质贮积病可累及肝，包括遗传性疾病如Gaucher病和Niemann–Pick病。其他疾病包括β–脂蛋白缺乏症、Tangier病、Fabray病、以及Ⅰ型和Ⅴ型高脂蛋白血症。这些疾病共同表现为肝大，这主要是由肝内增加的脂肪和糖原沉积造成的。

卟啉病

卟啉病是一组亚铁血红素合成障碍的代谢性疾病，亚铁血红素为组成血红蛋白，肌红蛋白，过氧化氢酶和细胞色素的必需要素。卟啉病可呈急性或慢性发作，急性发作表现为反复发作的腹痛，慢性发作表现为皮肤损伤处的疼痛。迟发型皮肤卟啉病（PCT）是该病最常见的亚型。该病的典型表现为暴露于阳光处的皮肤出现血管损伤，主要在手背、耳尖或脸颊。约40%的PCT患者有血色病基因——HFE基因的突变，并有约50%的患者同时患有丙型病毒性肝炎；因此，任何PCT患者都需要进行铁代谢检查、HFE突变分析及丙肝的检测。PCT还与乙醇过量摄入和一些药物有关，最有代表性的是雌激素。

治疗 卟啉病

PCT的主要治疗手段为治疗性穿刺放血，以减少铁含量。这种方法在大多数患者身上可有效地减少皮肤损伤。如果患者还患有丙肝，丙肝也需要同时治疗。急性间歇性的卟啉病表现为腹痛，通过减少某些诱发因素，比如饥饿或特殊饮食可以得到诊断。静脉输血色素补充亚铁血红素也被用于治疗卟啉病。

浸润性肝病

淀粉样变性

淀粉样变性是一种代谢性贮积性疾病，其发病是由于异常折叠和装配的非可溶性蛋白在各种组织中的沉积。淀粉样变性分为两型，分别为与骨髓瘤有关的原发性淀粉样变和与慢性炎症有关的继发性淀粉样变。后者一般很少见，但某些人群或某些疾病状态的发生率会升高。比如，与家族性地中海热有关的淀粉样变在西班牙系犹太人和亚美尼亚人群中多见，而在德系犹太人，土耳其人和阿拉伯人种中少见。淀粉样变最常累及结核和麻风患者，在类风湿关节炎、克罗恩病和强直性脊柱炎中发病率增加10%～15%。一个手术病理系列研究发现，淀粉样变发生率不到1%。在系统性淀粉样变中，肝是常见的受累部位，但通常没有临床症状，往往尸检时才发现。肝的病理特点为在极性光照下出现的苹果绿双折射，并可被刚果红染色。

肉芽肿性肝病

肉芽肿性肝病往往在评价胆管酶异常时被发现。肉芽肿性肝病可见于原发性胆汁性肝硬化，但还有其他特征性的临床特征（如皮肤瘙痒、疲乏）以及实验室发现（胆管酶检查，抗线粒体抗体）可以帮助明确该疾病的诊断。肉芽肿性浸润还见于结节病，这是最常见的肝肉芽肿的病因。除了结节病的常规治疗外，绝大多数患者不需要其他处理。但是有一小部分患者可发展为肝纤维化，进而导致肝硬化和肝衰竭。这样的患者需要进行免疫抑制药的治疗或者肝移植。若患者肝存在肉芽肿改变，但却排除了结节病，则很少需要治疗。

肉芽肿性肝病的诊断需要肝活检，建立诊断是非常重要的，因为可以明确肝酶升高的原因。另外，还有一些药物，如别嘌醇也可以使肝出现肉芽肿性浸润。

淋巴瘤

淋巴瘤的肝受累有时为大块的占位，但有时仅表现为浸润性损伤，没有任何特征性的改变或异常的影像学改变，为诊断带来了困难。患者可表现为严重的肝病、黄疸、低白蛋白血症、轻到中度的转氨酶升高和碱性磷酸酶升高。

肝活检是必须的，在血液学检查结果难以解释肝功能损伤时，更需要进行该检查。

（马 莉 译 吴 东 校）

第45章

Chapter 45

胆囊和胆道疾病

Norton J. Greenberger　Gustav Paumgartner

胆汁生成和流动的生理学

胆汁的分泌和组成

由肝小叶生成的胆汁分泌到与汇管区的淋巴系统、肝门静脉系统和肝动脉分支相伴行的微细胆管、小胆管和更大一些的胆管里。小叶间胆管汇集成大的胆管，汇合形成左右肝管，再形成肝总管。肝总管与胆囊管汇合形成胆总管（CBD），CBD（通常与主胰管汇合）通过Vater壶腹进入十二指肠。

胆汁是类似于血浆的由电解质组成的等渗液体。胆囊内的胆汁其电解质成分与肝胆汁不同，原因是胆囊上皮细胞的重吸收去除了大部分的无机阴离子、氯离子和碳酸氢根。由于水分的重吸收，肝内胆汁浓度为3~4g/dl，而胆囊内胆汁浓度为10~15g/dl。

胆汁的主要组成包括胆汁酸（80%）、卵磷脂、其他磷脂成分（16%）和未酯化的胆固醇（4%）。胆固醇浓度达8%~10%时可以产生结石。其他组成包括结合胆红素、蛋白质（免疫球蛋白、白蛋白、激素代谢产物和其他在肝代谢的蛋白质）、电解质和黏液，此外还常含有药物及其代谢产物。

500~600ml是肝每天分泌胆汁的基础水平。很多由肝细胞合成或吸收的物质分泌到胆小管里。胆小管膜形成微绒毛，与肌动蛋白微丝、微管和其他收缩成分有关。这些物质由肝细胞摄取，然后分泌进入胆汁，而另一些物质如磷脂、一部分原发性胆汁酸和胆固醇则由肝细胞合成。调节胆汁流动的机制主要有3个：①胆汁酸从肝细胞到胆小管的主动转运；②其他有机阴离子的主动转运；③胆管细胞分泌。最后一个是促胰液素介导和cAMP依赖机制，导致富含钠和碳酸氢盐的液体流入胆汁。

胆汁成分由门脉血到胆小管主动转运，受肝细胞基底外侧和小管顶端质膜域的极化转运系统所驱动。两个基底外侧的胆盐吸收系统已经在体外复制：Na^+/牛磺胆酸转运蛋白（NTCP, SLC10A1）和可以同时转运大量非胆盐有机阴离子的转运蛋白（OATPs）。一些ATP依赖的小管转运系统“输出泵”（ATP结合转运蛋白，也被称为ABC转运蛋白）也被发现。其中最重要的包括：①胆盐输出泵（BSEP, ABCB11）；②阴离子结合输出泵（MRP2, ABCC2），介导通过Ⅱ相结合而形成的各种两亲偶连物的小管排泄（如单胆红素和单药）；③输出疏水阳离子化合物的多药输出泵（MDR1, ABCB1）；④磷脂输出泵（MDR3, ACBC4）。两个半转运者ABCG5/G8相互结合构成小管胆固醇和植物甾醇的转运。F1C1（ATP8B1）是非常重要的维持小管膜脂不对称的氨基磷脂转运酶。小管膜还包含非ATP依赖的转运系统如帮助小管碳酸氢根分泌的Cl^-/HCO_3^-阴离子交换器亚型2（AE2, SLC4A2）。这些转运系统一旦发生遗传缺陷，可造成各种形式的胆汁淤积或胆汁排泄障碍。进行性家族性肝内胆汁淤积1型（PFIC1）和良性复发性肝内胆汁淤积1型（BRIC1）是F1C1缺陷，导致所有ATP依赖的转运功能消失。PFIC2和BRIC2是BSEP缺陷引起的。MRP2突变（ABCC2）导致Dubin-Johnson综合征，是一种遗传的以结合胆红素升高为主的高胆红素血症（详见第37章）。MDR3缺陷（ABCB4）引起PFIC3。胆固醇和其他中性固醇的小管半转运者ABCG5/G8的缺陷引起植物固醇血症。囊性纤维化是由位于胆管上皮细胞的囊性纤维化跨膜调节蛋白（CFTR, ABCC7）缺陷导致的，在胆管胆汁形成和慢性淤胆性肝病中与受损的胆管细胞pH调节有关，有时也会造成胆汁性肝硬化。

胆汁酸

初级胆汁酸，胆酸和鹅去氧胆酸（CDCA）由胆固醇在肝合成，与甘氨酸或牛磺酸结合分泌入胆汁。次级胆汁酸包括脱氧胆酸和石胆酸，是初级胆汁酸的细菌代谢产物，在结肠内形成。然而石胆酸在结肠的有效吸收比脱氧胆酸少得多。另一个更低浓度的次级胆汁酸是熊去氧胆酸（UDCA），鹅去氧胆酸的异构体。在健康受试者中甘氨酸与牛磺酸结合物在胆汁中的比例是3:1。

胆汁酸在水溶液中是洗涤剂样分子，高于2mM的临界浓度分子聚集成微粒。胆固醇本身难溶于水，其溶解度取决于总脂质浓度和胆汁酸与卵磷脂的相对百分比。这些成分的比例正常时，有利于混合微粒的溶解，而异常比例促进胆固醇结晶通过中间的液晶相在胆汁沉淀。

除了促进胆固醇的胆汁排泄，胆汁酸通过微粒的转运机制促进膳食脂肪在肠道吸收，主要是胆固醇和脂溶性维生素（见第15章）。胆汁酸也是肝胆汁流动和水电解质在小肠和结肠转运的主要生理驱动力。

肝肠循环

在正常条件下，机体可高效利用胆汁酸。整个肠道均可通过被动扩散来吸收游离胆汁酸和少量的结合胆汁酸。胆盐再循环是结合胆汁酸在远端回肠的主动转运机制（见第15章）。再循环重吸收的胆汁酸进入门脉系统，被肝细胞快速吸收并重新结合，再分泌入胆汁，形成肝肠循环。

正常胆汁酸池2～4g。在一顿饭的消化过程中，胆汁酸池经历了至少1次或更多的肝肠循环，取决于膳食的量和成分。通常情况下胆汁酸池每天循环5～10次。胆汁酸池95%在肠道吸收，因此胆汁酸在粪便的损失仅为0.2～0.4g/d。在生理状态下，粪便中胆汁酸的丢失由每天肝合成的胆汁酸补偿，胆汁酸池保持恒定。胆汁酸回到肝通过抑制限速酶胆固醇7-羟化酶，以负反馈调节肝细胞生成初级胆汁酸。粪便中胆盐的损失与肝细胞合成相当，最大的合成率是5g/d，当肠道胆盐重吸收受损时，肝脏合成可能不足以补充胆汁酸的丢失。

肝肠循环中ABC转运蛋白的表达和胆汁酸、胆固醇合成限速酶的表达通过核受体来调节，核受体是配体激活转录因子。胆盐输出泵（BSEP, ABCB11）通过法尼醇X受体（FXR）上调，胆汁酸感受器也抑制胆汁酸生成。胆固醇转运蛋白ABCG5/G8的表达通过肝X受体（LXR）上调，LXR是氧化固醇感受器。

胆囊和括约肌功能

空腹状态下，Oddi括约肌维持较高压力，防止胆汁从CBD流入十二指肠。这种紧张性收缩同时避免了十二指肠内容物反流进入胰管和胆管，又可促进胆囊充盈。控制胆囊排空的主要因子是胆囊收缩素（CCK）。当机体摄入脂肪和氨基酸时，CCK从十二指肠黏膜释放。CCK的作用包括：①刺激胆囊强力收缩；②降低Oddi括约肌阻力；③促进胆汁流动进入十二指肠。

通过对水和电解质的能量依赖性跨膜吸收，胆囊内的肝胆汁得以浓缩。禁食一晚后，几乎整个胆汁酸池均滞留于胆囊内，当进食第一餐时胆汁进入十二指肠。正常情况下胆囊可容纳不到30ml胆汁。

胆囊疾病

先天异常

胆道异常并不少见，包括数量、大小和形状的异常（如胆囊发育不全，重复畸形，未发育或体积过大“巨胆囊”，以及胆道憩室）。自由帽是部分或全部隔膜或折叠使胆囊底从胆囊体分离，在临床上是无害的。位置或悬挂异常也不少见，包括左侧胆囊、肝内胆囊、胆囊后倾和“浮动”胆囊。后者容易诱发急性胆囊扭转、肠扭转或胆囊疝。

胆石症

［流行病学和发病机制］ 胆石症在西方国家非常多见。美国第3次全国健康与营养检查调查显示，胆石症的男性患病率为7.9%，女性患病率为16.6%。墨西哥裔美国人中患病率更高（男性8.9%，女性26.7%），非西班牙裔白人患病率处于中间（男性8.6%，女性16.6%），非洲裔美国人患病率相对较低（男性5.3%，女性13.9%）。

胆结石是因为胆汁成分异常而形成。分为两种主要类型：胆固醇结石（占80%）和色素结石（不到20%）。胆固醇结石通常含有超过50%的胆固醇单水化合物，加上钙盐，胆色素和蛋白质共同混合而成。色素结石主要由钙胆红素盐形成，含有<20%的胆固醇，分为黑色和棕色两种类型，后者形成继发于慢性胆道感染。

1.胆固醇结石和胆泥 胆固醇不溶于水，需要脂质成分的帮助在水中分散成微粒或囊泡才能溶解。胆固醇和磷脂以单层的双层囊泡分泌入胆汁，在胆汁酸作用下转换成由胆汁酸、磷脂和胆固醇组成的混合微粒。相对于磷脂和胆汁酸而言，如果胆固醇过多，将形成不稳定的富含胆固醇的囊泡，进一步造成大的多层的胆固醇结晶（图45-1）。

结石形成的机制较为复杂，最重要的致病因素是胆汁中胆固醇成分增加。其产生可能与以下因素有关：①肥胖、代谢综合征、高热量和高胆固醇饮食及某些药物（如氯贝丁酯）；②肝胆固醇合成的限速酶-羟甲基戊二酰辅酶A（HMG-CoA）还原酶的活性增加；③肝从血液中摄取胆固醇增多。在胆结石患者，摄入胆固醇增加可促进胆汁中胆固醇的分泌，而非胆结石患者摄入高胆固醇饮食时，则不发生这一现象。除了高热量和高胆固醇饮食，遗传因素也起了重要的作用。一项瑞典的研究以有症状胆结石的双胞胎为研究对象，为遗传因素提供了强有力的证据。研究发现，单

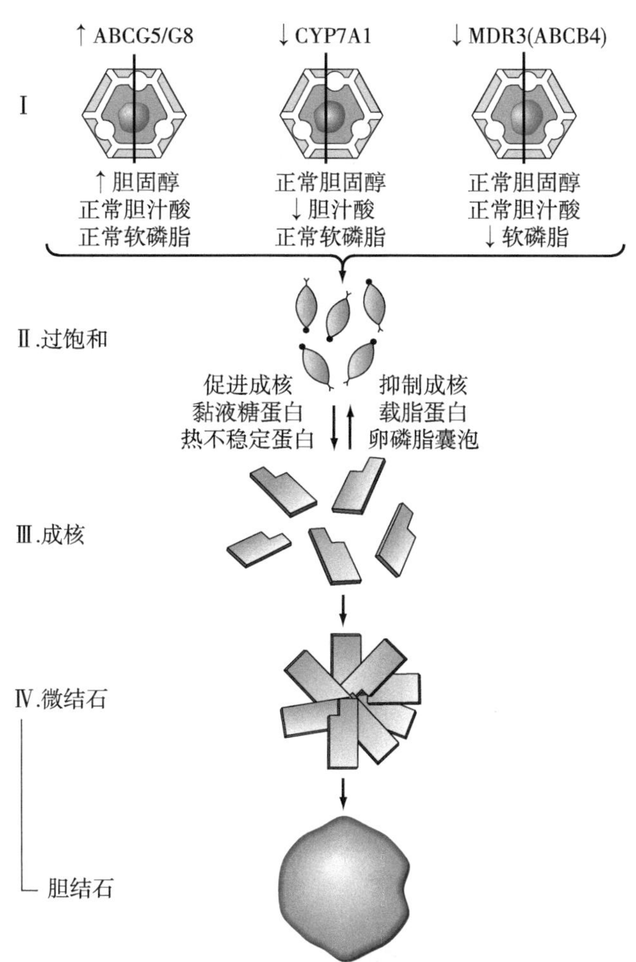

图45-1　胆固醇结石形成机制

增加胆固醇对胆汁酸和磷脂的比例有助于胆结石的形成。ABCB4.ATP结合盒转运蛋白；ABCG5/G8.ATP结合盒转运蛋白G5/G8；CYP7A1.细胞色素酶P450 7A1；MDR3.多种耐药蛋白3，也称为磷脂转出泵

卵双胞胎中遗传因素占25%，环境因素占13%，表型变异的个人环境因素占62%。21%的胆结石患者发现了编码肝胆固醇转运蛋白ABCG5/G8的单核苷酸多态性，正常人群只有9%，该变异可增加胆固醇转运蛋白，从而引起胆固醇高分泌。在一级亲属中有胆结石携带者和某些种族人群如美印第安人、智利印第安人和智利西班牙人中，胆结石的患病率均有增高。通过线粒体DNA分析，已经明确了这些群体的常见遗传特征。一些患者中肝内胆固醇向胆汁酸的转换受损，导致胆固醇/胆汁酸比例增加，形成结石。尽管大多数胆固醇结石是多基因疾病，也有少见的单基因病因。近来发现了导致胆固醇7-羟化酶缺乏的CYP7A1基因变异，这个酶是催化胆固醇代谢和胆汁酸合成的第一步。纯合子有高胆固醇血症和胆结石，而杂合子会增加人群中胆固醇结石的易感性。编码肝细胞小管膜上的磷脂输出泵的MDR3（ABCB4）基因突变可引起缺陷的磷脂分泌入胆汁，导致胆汁中的胆固醇过饱和，在胆囊和胆道形成胆固醇结石。因此，胆固醇分泌过多和胆汁酸和磷脂分泌过少，均可造成胆固醇相对于胆汁酸和磷脂比例增加，胆固醇过饱和。进而引起胆汁酸代谢紊乱，增强了胆酸向脱氧胆酸的转换，扩大的脱氧胆酸池替代胆酸池。这可能是由于增强的胆酸脱羟基作用和新形成脱氧胆酸的吸收增加。增加的脱氧胆酸分泌与分泌过多的胆固醇进入胆汁有关。

尽管胆汁中的胆固醇过度饱和是胆结石形成的先决条件，但还不足以在体内产生胆固醇沉积。大多数胆汁过度饱和的人没有发展成结石，是因为胆固醇结晶成核和生长需要的时间超过了胆汁停留于胆囊内的时间。

一个重要机制是胆固醇单水化合物成核，大大加速了结石在胆汁内形成。胆汁中的胆固醇单水化合物加速成核，可能是因为促成核因子的过度表达或者抗成核因子的缺乏。黏蛋白和某些非黏蛋白的糖蛋白（主要是免疫球蛋白）是成核因子；而载脂蛋白A-Ⅰ和A-Ⅱ和其他糖蛋白是抗成核因子。胆固醇单水化合物成核和结晶生长可能发生在黏蛋白凝胶层。囊泡融合形成液体结晶，反过来成核，形成固体胆固醇单水化合物结晶。通过从过度饱和的单层或多层胆汁囊泡来的胆固醇单分子直接成核，就出现了结晶的持续生长。

胆固醇结石形成的第三个重要机制是胆囊动力低下。如果胆囊完全排空所有的过度饱和或形成结晶的胆汁，结石就不能生长。很多胆结石患者存在胆囊排空异常。超声研究显示，胆结石患者在禁食期间胆囊体积增加，进实验餐后胆囊剩余体积也增加，胆囊受到刺激后排空率下降。

胆泥是厚的黏稠物质，在显微镜下观察为卵磷脂胆固醇液态结晶体，胆固醇单水化合物结晶体，钙胆红素盐和黏蛋白胶体。在胆囊里的固定位置，胆泥形成新月体层次，超声检查其特征性的回声可以识别（详见后文）。胆泥的出现提示两种异常：①胆囊黏蛋白分泌和消除的正常平衡被打乱；②胆汁溶质成核已经发生。很多研究已证实胆泥可能是胆结石的前体形式。一项研究用超声随访96例胆泥患者，其中18%的患者胆泥消失至少2年没有复发，60%的患者胆泥消失但又再次出现，14%的患者发生胆结石（8%为无症状的，6%为有症状的）；6%的患者发生严重的胆源性疼痛伴或不伴急性胰腺炎发生。12例患者做了胆囊切除术，其中6例为发生胆结石相关的胆源性疼痛患者，3例为有胆泥但没有胆囊结石，却发生胆源性胰腺炎，胆囊切除后未再复发。需要强调的是，很多疾病均可以引起胆囊动力低下和胆泥形成，例如手术、烧伤、全肠外营养、怀孕或口服避孕药等。胆泥的出现提示胆汁中的胆固醇或钙胆红素盐过饱和。

形成胆固醇结石或胆泥的其他两个危险因素分别

是怀孕和通过低热量饮食而快速体重下降。怀孕有两个关键改变促进“胆结石状态”：①在晚孕期间胆汁中胆固醇明显过度饱和；②进食标准餐时缓慢的胆囊收缩致胆囊排空受损。这些改变与怀孕本身相关，一些研究已证实，分娩后这些异常会迅速恢复。怀孕期间，20%～30%的孕妇出现胆泥，而5%～12%产生胆结石。尽管怀孕期间胆泥常见，但通常无症状而且分娩后自行消失。比胆泥更少见的胆结石常引起胆绞痛，但由于产后胆汁中的不饱和胆固醇自发溶解，胆结石可能也会消失。

10%～20%通过极低热量饮食快速减低体重的人发生胆结石。一项研究纳入600例患者，连续16周每天仅摄入2175.7kJ（520kcal）热量，每天600mg的UDCA可有效预防胆结石；相比于安慰剂组28%的胆结石发生率，只有3%的UDCA服用者发生胆结石。

概言之，人体很多功能缺陷可造成胆固醇结石，包括①胆汁中的胆固醇过度饱和；②胆固醇单水化合物成核，随后结晶体滞留和结石生长；③胆囊延迟排空和胆汁淤滞。其他容易引起胆固醇结石的重要因素见表45-1。

2.*色素结石*　黑色素结石由钙胆红素盐或钙和黏蛋白糖蛋白形成的复合物组成。在慢性溶血患者（胆汁中结合胆红素增多）、肝硬化患者、Gilbert综合征、囊性纤维化的患者中黑色素结石很常见。回肠疾病、回肠切除或回肠旁路手术也容易形成黑色素结石，胆红素的肝肠循环是其发病机制之一。棕色素结石由非结合胆红素的钙盐、胆固醇和蛋白质组成，由胆汁中非结合不溶性胆红素沉淀形成。过量的可溶胆红素单葡萄糖苷酸和二葡萄糖苷酸的解离可被内源性β葡糖苷酸酶调节，但也可能出现自发水解。有时当胆汁发生慢性细菌感染时酶也产生，这种结石是棕色的。色素结石在亚洲人尤其多见，常常与胆囊和胆系感染有关（见表45-1）。

表45-1　胆固醇结石和色素结石的易感因素

胆固醇结石

1.人口学/遗传学因素：在北美印第安人、智利印第安人、智利西班牙裔患病率最高，北欧和北美比亚洲患病率高，最低的是日本；家族聚集性；遗传方面

2.肥胖、代谢综合征：正常的胆汁酸池和分泌，但是增加了胆汁中胆固醇的分泌

3.体重下降：组织胆固醇的动员导致胆汁胆固醇分泌增加而肝肠循环中胆汁酸下降

4.女性激素

（1）雌激素刺激肝脂蛋白受体，刺激饮食中胆固醇的吸收，增加胆汁胆固醇分泌

（2）天然雌激素，其他雌激素和口服避孕药导致胆盐分泌减少，胆固醇向胆固醇酯转化减少

5.年龄增长：胆汁胆固醇分泌增加，胆汁酸池体积减少，胆盐分泌减少

6.胆囊动力低下导致胆汁滞留形成胆泥

（1）长期肠外营养

（2）禁食

（3）怀孕

（4）药物如奥曲肽

7.氯贝丁酯治疗：胆汁胆固醇分泌增加

8.胆汁酸分泌减少

（1）原发性胆汁性肝硬化

（2）CYP7A1基因缺陷

9.磷脂分泌减少：MDR3基因缺陷

10.其他

（1）高热量高脂肪饮食

（2）脊髓损伤

色素结石

1.人口学/遗传学因素：亚洲、乡村

2.慢性溶血

3.酒精性肝硬化

4.恶性贫血

5.囊性纤维化

6.慢性胆道感染、寄生虫感染

7.年龄增加

8.回肠疾病、回肠切除或回肠旁路手术

［诊断］　胆石症和其他胆囊疾病的诊断方法在表45-2中详细介绍。超声发现胆结石的准确性很高，已经取代了口服胆囊造影（图45-2A）。借助确切的诊断标准［如胆囊腔内模糊的声影而且随体位变动而变动（重力作用）］可以非常肯定的发现直径小到1.5mm的结石。在绝大多数医疗中心，胆结石患者超声检查的假阴性和假阳性率2%～4%。在超声上胆泥是低回声物质，形成典型的分层结构，多位于胆囊的重力部位。当体位改变时分层也随之改变，但是不产生声影。这两方面有助于区分胆泥和胆结石。超声也可以评价胆囊的排空功能。

腹平片可发现不透射线的含丰富钙质的胆结石（10%～15%的胆固醇结石和<50%的色素结石）。平片也可用来诊断气肿性胆囊炎、瓷样胆囊、钙乳胆汁和胆石性肠梗阻。历史上口服胆囊造影（OCG）是诊断胆结石非常有用的检查，但目前已经过时，已经被超声检查取代。OCG可以用来评价胆囊管通畅性和胆囊排空功能。另外OCG可以描述胆结石的体积、数目及钙化。

放射性药物如^{99m}Tc标记的N亚氨基酸（HIDA，DIDA，DISIDA等）可快速地从血液被摄取，即使胆红素仅有轻到中度水平的升高，该药也可以高浓度排泄到胆道树。胆管显影而胆囊显影失败提示胆囊管梗

表45-2 胆囊的诊断评价

诊断优点	诊断局限性	说明
胆囊超声	肠气	发现结石的首选检查
快速	严重肥胖	
精确发现胆结石（>95%）	腹水	
同时可扫描胆囊、肝、胆管、胰腺		
实时监测可评价胆囊体积收缩力		
黄疸、怀孕不受限		
可发现非常小的结石		
腹部X线平片		
花费低	相对低产量	特征性表现：钙化结石
随手可得	？怀孕妇女禁忌	钙乳胆汁，瓷样胆囊
		气囊肿性胆囊炎
		胆石性肠梗阻
放射性核素扫描（HIDA，DIDA等）		
精确发现胆囊管梗阻	？怀孕妇女禁忌	对可疑的急性胆囊炎的确认
同时评价胆管	血胆红素>103~205μmol/L（6~12mg/dl）	慢性胆囊炎的敏感性和特异性低
	胆囊摄片的低分辨率	非结石的胆囊病诊断中有用，尤其如果给予CCK评价胆囊的排空

CCK.胆囊收缩素；GB.胆囊

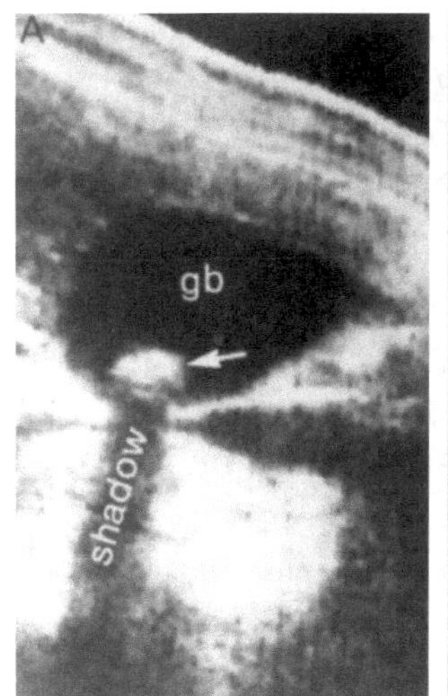

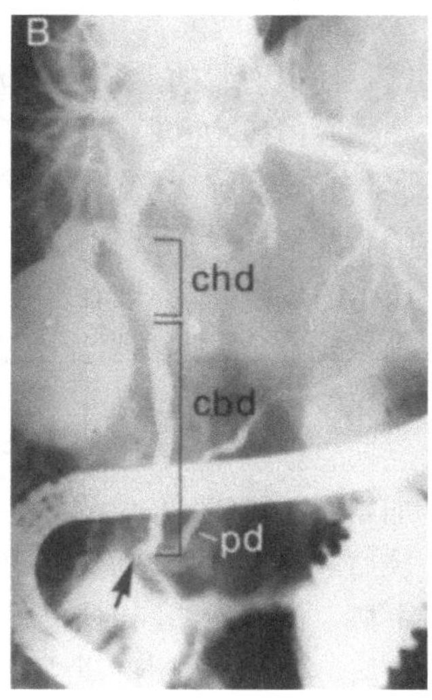

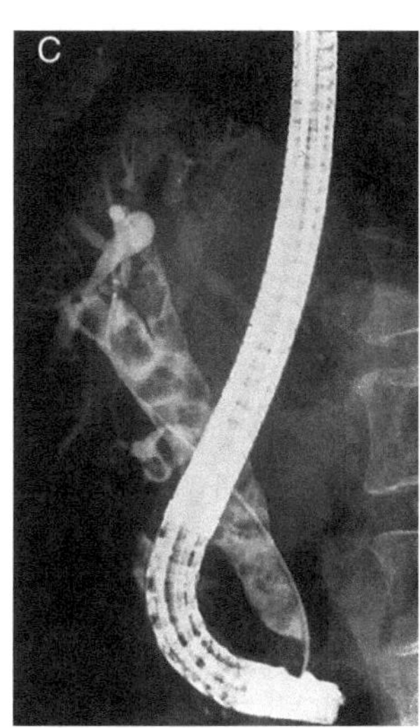

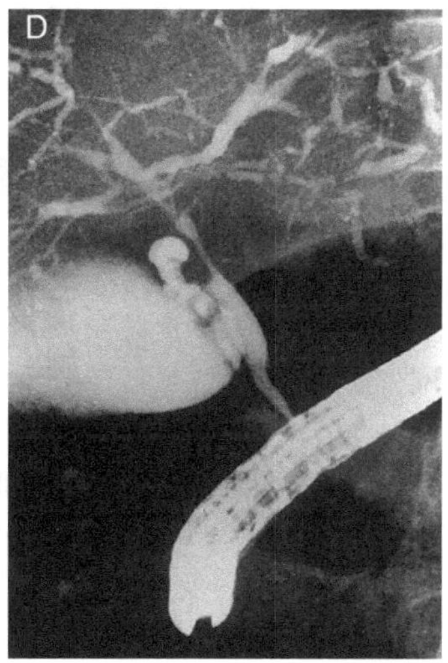

图45-2 胆道的超声和放射学研究举例

A.一个超声研究显示扩张的胆囊里有单发的大结石（箭头所指），其产生声影。B.内镜下逆行性胰胆管造影（ERCP）显示正常胆道解剖。除了内镜和大的垂直的充满造影剂的胆囊外，肝总管（CHD），胆总管（CBD）和胰管（PD）也有显示。C.内镜下逆行性胆道造影显示胆总管结石。胆道扩张，有多发的射线可透过的结石。D.ERCP显示硬化性胆管炎。胆总管显示狭窄

阻、急性或慢性胆囊炎或手术切除胆囊。该方法对急性胆囊炎有一定的诊断价值。

［胆结石的症状］ 通常当结石移行至胆囊管或胆总管引起炎症或梗阻时，胆结石可产生症状。胆石症最特征性的临床症状是胆绞痛，其疼痛程度变化较小，持续时间较长（详见后文）。结石导致胆囊管或胆总管梗阻，引起腔内压力增加和胆道扩张，不能为重复的胆道收缩所缓解，导致中上腹或右上腹严重的持续性疼痛或饱胀感，经常放射到肩胛间区、右肩胛骨或右肩部。

胆绞痛往往突然发生，严重疼痛可能持续15min到5h，逐渐或突然消退。为持续性而不是间断性。尽管广泛使用胆绞痛（colic）这一术语，但其症状特点显然有别于肠绞痛，因此属于误用（misnomer）。胆绞痛持续时间超过5h应高度怀疑为急性胆囊炎。胆绞痛常伴随恶心和呕吐。血清胆红素或碱性磷酸酶升高提示胆

总管结石。胆绞痛伴随发热或寒战，常提示并发症，如胆囊炎、胰腺炎或胆管炎。主诉模糊的上腹饱胀感，消化不良，嗳气或腹胀，尤其脂肪餐后，需要与胆绞痛鉴别。这些症状常在有或无胆结石的患者发生，但对胆结石并不特异。胆绞痛可由脂肪餐诱发，长期禁食后大量进食诱发，也可由正常餐引起；常在夜间发生，在就寝后几小时后发生。

［自然病程］ 在无症状患者或症状与胆结石不相关的患者中发现胆结石是常见的临床问题。隐匿性或无症状胆结石的自然病程有很多争议。一项主要针对男性隐性胆结石的研究显示，发展为有症状或并发症的累积风险相当低——5年为10%，10年为15%，15年为18%。继续随访发现15年无症状的患者不太可能发展为有症状，大多数有胆结石并发症的患者事先都有报警症状。在隐匿性结石的糖尿病患者研究中，也有类似的结论。上述结果提示：①在定期随诊的患者中，因胆结石引起死亡的累积风险很小；②预防性胆囊切除术是不必要的。

对于出现胆绞痛的患者，因并发症而需要胆囊切除的风险较高。相比于初始诊断年龄>60岁的胆结石患者，年轻患者更可能出现症状。同时患有糖尿病和胆结石的患者更容易发生胆系感染，但是具体风险目前还不明确。

治疗 胆结石

1.*手术治疗* 无症状胆结石患者因症状或并发症而需要手术的风险很低（每年1%~2%）。因此，胆结石患者是否需要胆囊切除应遵循下面3个方面来评价：①症状非常频繁或非常严重，干扰了患者的正常生活。②严重的并发症，如急性胆囊炎、胰腺炎、胆石瘘等。③潜在因素增加胆结石并发症风险［如钙化或瓷样胆囊和（或）无论目前症状如何以前有急性胆囊炎发生］。非常大的胆结石（直径>3cm）患者和先天胆囊异常的胆结石患者也考虑预防性胆囊切除术。尽管年轻是无症状胆结石患者令人担忧的危险因素，但是很少有医生对年轻隐匿性结石患者推荐常规胆囊切除。腹腔镜胆囊切除是去除胆囊和结石的创伤最小的途径，好处包括显著缩短住院时间，手术损伤最小，同时也减少花费，是多数择期胆囊切除的首选。

一些研究纳入了4000例以上的腹腔镜胆囊切除术，并得出以下关键信息：①并发症发生率约为4%；②5%中途转为开腹手术；③围术期病死率很低（<0.1%）；④胆道损伤少见（如0.2%~0.5%），但是高于开腹胆囊切除术。这些数据有助于表明，为何腹腔镜胆囊切除术成为有症状胆结石的首选治疗方法。

2.*药物治疗——胆石溶解* 熊去氧胆酸（UDCA）减少胆汁中胆固醇的饱和度，同样也在胆汁中产生层状液晶相，通过物理化学方法从结石中驱散胆固醇。UDCA也可延缓胆固醇结晶成核。在仔细挑选的胆囊有功能和直径<10mm射线可透过的结石的患者，约50%的患者在6个月到2年内结石完全溶解。因为在合理的时间内得出了好的结果，这种治疗需要限定于直径<5mm，且射线可透过的结石。UDCA的剂量为每天10~15mg/kg。直径>15mm的结石极少溶解。色素结石对UDCA治疗无反应。最高的成功率（如>70%）发生在直径<5mm的漂浮的胆结石患者。大约≤10%的有症状的胆结石患者可尝试这种治疗。然而，除了胆结石复发（随访3~5年30%~50%）的这个棘手问题外，连续服用2年昂贵的药物也是另一个因素。在希望避免或不适合开腹胆囊切除的患者中，腹腔镜胆囊切除术可大量减少对胆结石溶解的需求。然而对于胆囊切除后在胆总管内复发胆固醇结石，对患者仍应长期服用熊去氧胆酸。

急性和慢性胆囊炎

1.*急性胆囊炎* 胆囊的急性炎症通常是胆囊管被结石梗阻引起的。炎症反应可被3个因素诱发：①由增加的腔内压力和胆囊扩张所产生的机械性炎症，引起胆囊黏膜和胆囊壁缺血。②由溶血软磷脂（由于胆汁中磷脂酶对卵磷脂的作用）和其他局部组织因子的释放产生的化学炎症。③在50%~85%急性胆囊炎患者中有细菌炎症。从胆囊胆汁中培养分离出来的细菌包括大肠埃希菌、克雷伯菌属、链球菌属和梭菌属。

急性胆囊炎通常始于突发的胆绞痛，并进行性加重。有60%~70%的患者在发作前有不适感且自发缓解。随着病程进展，急性胆囊炎的疼痛通常位于右上腹。胆绞痛的同时可放射到肩胛间区，右肩胛骨或右肩。若轻轻敲击右上腹或深呼吸时疼痛明显，则提示腹膜炎征象。患者厌食，恶心、呕吐常见，可造成血容量和细胞外容量不足。黄疸在急性胆囊炎早期不常见，但是当包括胆道和周围淋巴结水肿炎症改变时可出现。

低热是特征性表现，寒战也并不少见。右上腹触诊时尽量轻柔。在25%~50%的患者可触及增大的高张力的胆囊。肋下触诊时深吸气或咳嗽时通常疼痛增加，迫使吸气停止（Murphy征），右上腹局部反跳痛常见，也可出现腹胀和麻痹性肠梗阻的肠鸣音减弱，但是除非胆囊穿孔，否则没有全腹腹膜炎的征象和板状腹。

急性胆囊炎的诊断通常以典型的病史和体格检查为基础。突发的右上腹疼痛，发热，白细胞增多这三联征高度提示急性胆囊炎。白细胞增多在（10～15）×10^9/L范围内，在分类计数时有核左移。在不到一半的患者中血清胆红素轻度升高［<85.8μmol/L（5mg/dl）］，而1/4的患者有中度血清转氨酶的升高（通常<5倍升高）。在90%～95%的患者超声检查发现结石，超声可发现胆囊炎症的征象，包括胆囊壁增厚，胆囊周围积液和胆管扩张。如果胆管有成像而胆囊没有成像，放射性核素（如HIDA）胆扫描可以确认诊断。

大约75%的患者住院药物治疗2～7d急性症状缓解。尽管积极非手术治疗，约25%的患者会出现并发症（后面会讨论），需要及时的外科干预。75%的症状缓解的急性胆囊炎患者中有25%在1年内再次发生胆囊炎，60%在6年内至少发生1次复发。鉴于这个疾病的自然病程，急性胆囊炎最好是尽早手术。

Mirizzi综合征是一种少见的并发症，胆结石压迫胆囊管或胆囊颈，引起胆总管压力增加，导致胆总管梗阻和黄疸。超声显示胆结石位于肝胆管外。内镜下逆行性胰胆管造影（ERCP）（图45-2B）或经皮肝穿胆管造影（PTC）或核磁共振胰胆管成像（MRCP）常显示特征性的胆总管外来压迫。手术包括切除胆囊管，胆囊和结石。Mirizzi's综合征的术前诊断非常重要，以避免胆总管损伤。

（1）非结石胆囊炎：5%～10%的急性胆囊炎患者手术未发现结石梗阻于胆囊管，其中超过50%未发现结石以外的其他病因。非结石胆囊炎与严重的创伤或烧伤、长时间分娩的产后期、骨科手术或其他非胆道手术有关。长期肠外营养也可引起该病。一些病例可能系胆囊管内的胆泥梗阻所致。其他诱发因素包括血管炎、梗阻性胆囊腺癌、糖尿病、少见的细菌感染（如钩端螺旋体、链球菌、沙门菌或霍乱弧菌）、胆囊寄生虫感染。非结石胆囊炎也可见于一些系统性疾病（结节病、心血管疾病、结核病、梅毒、放线菌病等）。

尽管临床表现与结石性胆囊炎不易区分，但非结石胆囊炎往往使严重的基础疾病复杂化，这是该病的特点。超声、CT或放射性核素检查显示胆囊体积和张力增大，收缩停止。胆囊内没有结石且长时间排空减慢有利于该病诊断。非结石胆囊炎的并发症超过了结石性胆囊炎，其成功处置有赖于早期诊断、手术干预以及术后的精心治疗。

（2）非结石性胆囊疾病：在没有胆结石的患者，胆囊动力异常也可引起反复胆源性疼痛。胆囊收缩素（CCK）可用来测量胆囊排空分数。手术可发现诸如慢性胆囊炎、胆囊肌肥大、和（或）胆囊管明显缩小等异常。一些患者可能以前有胆囊疾病。以下标准可用来识别非结石胆囊疾病的患者：①反复发生典型的特征性右上腹痛；②CCK胆道显影异常，胆囊排空分数<40%，③注射CCK诱发患者疼痛。超声检查发现胆囊增大是另一个额外提示。胆囊括约肌功能异常也可引起复发性右上腹痛和CCK显像异常。

（3）气肿性胆囊炎：所谓气肿性胆囊炎是指始于急性胆囊炎（结石性或非结石性的），紧接着发生胆囊壁缺血、坏疽和产气微生物的感染。常见致病菌包括厌氧菌如魏氏梭菌或产气夹膜梭菌，需氧菌如大肠埃希菌。该病好发于老年男性或糖尿病患者。临床表现与非产气胆囊炎基本上没有区别。腹平片若发现急性胆囊炎患者的胆囊腔内、壁内以及周围组织存在气体，通常可建立诊断。气肿性胆囊炎的发病率和病死率很高，及时的手术干预和适当的抗生素治疗是必须的。

2.*慢性胆囊炎* 胆囊壁的慢性炎症往往与胆结石的有关，例如急性或亚急性胆囊炎反复发作或胆结石对胆囊壁的持续机械性刺激。超过25%的慢性胆囊炎患者胆汁中有细菌。在择期胆囊切除时，慢性胆囊炎的患者出现感染胆汁并未增加手术风险。慢性胆囊炎可以多年没有症状，可以进展为有症状的胆囊疾病或急性胆囊炎，或出现其他并发症（后面的章节）。

3.*胆囊炎的并发症*

（1）积脓和积液：急性胆囊炎若持续胆囊管梗阻致胆汁淤滞，且继发细菌感染可造成胆囊积脓。临床表现与胆管炎相似，高热，严重的右上腹痛，白细胞明显增多，常合并休克。胆囊积脓合并革兰阴性菌脓毒血症和（或）胆囊穿孔的风险增加。一旦怀疑诊断，往往需要急诊手术干预并联合广谱抗生素治疗。

体积较大的孤立性结石造成胆囊管长期梗阻，可引起胆囊积液。在这种情况下，梗阻的胆囊腔进行性扩张，一段时间后胆囊内积满由黏膜上皮细胞产生的黏液或清亮的渗出液。体格检查时从右上腹延伸至右髂窝常可发现肉眼可见的容易触及的无痛性包块。胆囊积液的患者多无症状，少数可有慢性右上腹痛。由于胆囊一旦积脓，穿孔或者坏疽会明显加重病情，通常需要手术切除胆囊。

（2）坏疽和穿孔：胆囊坏疽由胆囊壁缺血，部分或全部组织坏死引起。基本致病条件包括明显的胆囊扩张、血管炎、糖尿病、胆囊积脓或扭转导致动脉闭塞。坏疽常诱发胆囊穿孔，但是穿孔也可能发生在没有前驱报警症状的慢性胆囊炎。局部穿孔常由网膜或反复胆囊炎症产生的粘连所包裹。胆囊内容物的局限性细菌感染导致脓肿形成。最佳治疗手段是胆囊切除，但是少数危重患者可能要先进行胆囊造口和脓肿引流，以控制病情。游离穿孔不常见，但是有接近30%的病死率。这些患者因为扩张的胆囊减压而突然感觉右上腹疼痛短暂缓解，随之而来的是弥漫性腹膜炎。

（3）胆瘘和胆石性肠梗阻：粘连于胆囊壁的邻近器官瘘管形成可能由炎症和粘连引起。十二指肠瘘最常见，其次依次为结肠肝曲、胃或空肠、腹壁和肾盂。超过5%的胆囊切除患者中发现临床上无症状的胆肠瘘，可能是急性胆囊炎并发症所致。有时通过腹平片发现胆道内气体，从而发现无症状性胆肠瘘。上消化道或结肠的钡剂造影或内镜检查可发现瘘口。有症状的患者通常需要切除胆囊，探查胆总管和关闭瘘管。

胆石性肠梗阻是指由大的胆结石进入肠道引起的机械性肠梗阻。结石常通过胆肠瘘进入十二指肠。若近端小肠管径正常，则结石嵌顿部位常位于回盲瓣。多数患者既往无急性胆囊炎和胆肠瘘的症状或病史。直径>2.5cm的结石通过逐渐腐蚀胆囊底而诱发瘘形成。腹平片（同时有胆道气体和钙化异位结石的小肠梗阻）或上消化道造影（同时有回盲瓣小肠梗阻和胆十二指肠瘘）偶尔可确证诊断。开腹取石（或将结石推进结肠内）仍然是首选治疗来解除梗阻。同时应清除胆囊内其他大结石，胆囊及其与肠道粘连部分应予以保留。

（4）钙乳胆汁（limey bile）和瓷样胆囊：胆囊内钙盐浓度若足够高，可产生钙的沉积和扩散，腹平片显示胆汁浑浊或分层效应。这就是所谓的钙乳胆汁，患者通常无症状，但是仍推荐胆囊切除，尤其是发生胆囊积液时。瓷样胆囊，在腹平片上可发现钙盐沉积在长期发炎的胆囊壁。由于该病与胆囊癌关系密切，因此所有该病患者均建议切除胆囊。

治疗　急性胆囊炎

1.药物治疗　尽管手术干预是急性胆囊炎和其并发症的主要治疗，在胆囊切除前仍然需要一段时间的住院药物治疗，以稳定病情，包括禁食，胃肠减压，补充体液丢失，恢复电解质异常。哌替啶或非甾体抗炎药（NSAIDS）常用于镇痛，因为他们比其他药物（如吗啡）致Oddi括约肌痉挛的作用更小。重症急性胆囊炎的患者即使在炎症早期细菌感染尚未出现，也需要静脉抗生素治疗。抗生素应覆盖大多数常见细菌，包括大肠埃希菌、克雷伯菌和链球菌。有效的抗生素包括哌拉西林或美洛西林、氨苄西林/舒巴坦、环丙沙星、莫西沙星和第三代头孢菌素。如果怀疑坏疽性或气肿性胆囊炎，应加用覆盖厌氧菌的药物如甲硝唑。亚胺培南/美罗培南是一种强有力的广谱抗生素，可覆盖包括引起逆行性胆管炎的病原菌，适用于其他方案失败的威胁生命的感染。在抗生素治疗的患者术后出现伤口感染、脓肿形成和脓毒血症的发生率降低。

2.手术治疗　急性胆囊炎患者手术干预最合适的时间取决于病情。学界逐渐趋向于早期手术，部分原因是为了缩短住院时间。急诊胆囊切除术或胆囊造口术适合多数有急性胆囊炎并发症如怀疑或确证为胆囊积脓、气肿性胆囊炎或穿孔的患者。无并发症的急性胆囊炎患者应选择早期腹腔镜胆囊切除术，最理想的是在诊断后72h内。与延迟（诊断后6周后）胆囊切除相比，早期手术并没有增加并发症的风险。延迟手术干预可能适合以下患者：①患者的整体健康状况无法耐受早期手术；②急性胆囊炎的诊断存疑。目前，早期胆囊切除（72h内）已成为大多数急性胆囊炎患者的一线治疗。在多数医疗中心急诊胆囊切除的病死率约为3%，而60岁以下患者早期胆囊切除的病死率在0.5%以下。当然，当存在与年龄相关的其他系统疾病，以及合并胆囊疾病的长期或短期并发症时，手术风险相应增加。病情危重或一般情况较弱的患者可先胆囊造口或胆囊管引流，择期完成胆囊切除。

4.胆囊切除术后并发症　胆囊切除术的早期并发症包括肺不张、其他肺部疾病、脓肿形成（常在膈下）、外出血或内出血、胆肠瘘及胆漏。黄疸可能提示腹腔内胆汁吸收（来源于胆漏）或由残余结石、胆管内血凝块或外源性压迫引起的胆总管梗阻。

总体而言，胆囊术切除成功率很高。术后75%~90%的患者症状完全或接近完全缓解。胆囊切除术后症状若无改善，最常见的原因是忽视了非胆源性疾病，例如反流性食管炎、消化性溃疡、胰腺炎或肠易激综合征（最为常见）。但在少部分患者中，肝外胆管异常可能导致持续性症状，即所谓的“胆囊切除术后综合征”，原因可能是①胆道狭窄；②残留胆道结石；③胆囊管残端综合征；④Oddi括约肌狭窄或运动障碍；⑤胆盐引起的腹泻或胃炎。

（1）胆囊管残端综合征：胆囊切除术后的患者若仍有类似于胆源性疼痛或胆囊炎症状，且胆总管显影证实没有残留结石，常被归因于长的（>1cm）胆囊管残端（胆囊管残端综合征）。然而仔细分析发现，起初被认为是由胆囊管残端引起的症状，几乎均可归因于其他原因。因此，在诊断胆囊管残端综合征之前，应慎重评估有无其他疾病可能造成患者不适。

（2）乳头功能障碍，乳头狭窄，Oddi括约肌痉挛和胆道运动障碍：胆绞痛反复发作，间断胆道梗阻可由乳头狭窄、乳头功能障碍、Oddi括约肌痉挛和胆道运动障碍引起。乳头狭窄被认为是由急性或慢性Vater壶腹的乳头炎症或腺体增生所致。乳头狭窄的诊断标准包括5条：①上腹部痛，通常为右上腹或上腹；②异常的肝功化验；③ERCP检查示胆总管扩张；④造影剂从胆管排出延迟（>45min）；⑤Oddi括约肌的基础压力增加（临床意义可能不大）。如果ERCP和（或）胆道测压难以实施，可选择磁共振胆管成像（MRC）。在乳头狭窄的患者，定量MRC可显示从胆总管到小肠转运延迟，胆管扩张和时间动态异常。该技术还可用于明确括约肌切开前后胆道排空有无改善。治疗包括内镜下或手术括约肌成形术，以保证胆管和胰管的远端部分管腔通畅。

符合上述5条标准越多，证明乳头狭窄的可能性越大。以下因素常被认为是括约肌切开的适应证：①症状持续时间长；②对症治疗无效；③严重影响生活；④患者对括约肌切开的愿望强于手术（清楚知晓两种操作的风险）。

诊断Oddi括约肌功能障碍比乳头狭窄更有争议。发病机制可能包括括约肌痉挛，去神经敏感性导致高张力性，以及括约肌收缩波排列或频率异常。若经彻底评估未找到其他引起疼痛的原因，且胆道造影和测压标准提示胆道运动异常，可应用亚硝酸盐或抗胆碱能药物治疗来松弛括约肌。经2～3个月药物治疗失败的患者，尤其是Oddi括约肌基础压力升高的患者，可选择内镜下胆道括约肌切开术（EBS）或外科括约肌成形术。EBS已成为胆管结石和其他胰胆疾病的治疗方法。

（3）胆盐诱发的腹泻和胃炎：由于十二指肠胃胆汁反流，胆囊切除术后可能出现消化不良。然而在胆囊切除术后的患者中，尚未完全证实消化不良与胆汁性胃炎之间的相关性。胆囊切除术可持续影响胃肠动力，从而明显改变患者的排便习惯。胆囊切除通过加速粪便通过结肠（尤其是右半结肠），显著缩短了肠道传输的时间，因此引起结肠胆汁酸含量增加，胆汁酸转变为致泻性更强的次级胆汁酸。腹泻症状可以很重，例如每天3次以上的水样便，被称为胆囊切除术后腹泻，发生率为5%～10%。胆酸螯合剂如考来烯胺或考来替泊有助于缓解症状。

胆囊增生性疾病

胆囊增生性疾病一词用来描述胆囊组织过度增殖的一类疾病。

腺肌症是胆囊表面上皮的良性增生，具有腺样结构、腔外窦道、横向狭窄和或底部结节（腺瘤或腺肌瘤）等。

胆固醇息肉是由异常脂质沉积为特征，尤其是巨噬细胞中胆固醇酯在胆囊壁固有层的沉积。在弥漫增生型（“草莓胆囊”）胆固醇息肉中，胆囊黏膜呈砖红色，点缀着亮黄色的脂质斑点。局部增生型为单发或多发的分布于胆囊壁的“息肉”。近一半的病例发现胆囊胆固醇结石。在同时有胆囊腺肌症和胆固醇息肉的患者，当有症状或者出现胆结石时，推荐行胆囊切除。

成年人中胆囊息肉的患病率近5%，男性为主。无症状的直径＜10mm的胆囊息肉5年内一般不会有显著变化。以下患者推荐胆囊切除：有症状；无症状但年龄＞50岁；息肉直径＞10mm或合并有胆囊结石；超声检查发现息肉有增大的趋势。

胆管疾病

先天异常

1.胆道闭锁和发育不全　肝外胆管和大的肝内胆管闭锁和发育不全是常见的胆道异常，婴儿期即可出现临床症状。临床表现为在出生的第1个月出现严重的梗阻性黄疸，白陶土便。当临床表现、化验和影像学发现怀疑胆道闭锁时，通过手术探查和术中胆道造影可确定诊断。大约10%的胆道闭锁患者采用鲁氏Y形胆管空肠吻合术治疗，以恢复胆汁流动。然而，多数患者即使成功实施了胆肠吻合，最终也会发展为慢性胆管炎、肝纤维化和门脉高压。

2.胆总管囊肿　囊性扩张可能出现在胆总管的游离部分，如胆总管囊肿，也可能会出现十二指肠段内憩室形成。对于后者，胰液慢性反流进入胆道可引起肝外胆管炎症和狭窄，导致胆管炎或胆道梗阻。由于这一过程较为缓慢，近50%的患者10岁后才出现症状。可通过超声，腹部CT，MRC或胆道造影确立诊断。只有1/3的患者出现腹痛、黄疸和腹部包块的典型三联征。超声检查发现独立于胆囊外的囊肿提示该病，可通过显示肝外胆管进入囊肿的路径而确诊。手术治疗包括切除囊肿和胆肠吻合。胆总管囊肿的患者发生胆管癌的风险增加。

3.先天性胆道扩张症　肝内胆管扩张包括主要肝内胆管（Caroli病），小叶间和小叶内胆管（先天肝纤维化）或者二者均有。Caroli病临床表现包括复发性胆管炎，在病变胆管内和周围形成脓肿，通常在扩张的肝内胆管内形成结石。超声、MRC和CT显示肝内胆管囊性扩张有很高的诊断价值。长期抗生素治疗用于控制胆管炎复发频率和严重程度。多数患者会进展为伴有门脉高压的继发性胆汁性肝硬化、肝外胆管梗阻、胆管癌以及肝脓肿合并反复脓毒血症。

胆总管结石

［病理生理和临床表现］　胆结石进入胆总管发生在10%～15%的胆石症患者。胆总管结石的发生率随年龄增加而增加，25%的老年患者在胆囊切除时可能合并胆总管结石。1%～5%胆囊切除的患者中有未发现的胆管结石。绝大多数胆管结石是在胆囊形成的胆固醇结石，通过胆囊管移行到肝外胆管。原发胆管结石通常是色素结石，见于以下患者：①肝胆寄生虫或慢性复发性胆管炎；②先天性胆道异常（尤其是Caroli病）；③扩张的、硬化性或狭窄的胆管；④MDR3（ABCB4）基因缺陷导致胆汁磷脂分泌受损（低磷脂相关性胆结石）。胆总管结石可多年无症状，可自行排入十二指肠，或出现胆绞痛或并发症（最常见）。

［并发症］

1.胆管炎　胆管炎可以是急性或慢性。通常至少部分胆汁流动受阻，才可引起炎症及症状。在急性胆管炎症状早期，75%的患者胆汁培养即出现细菌。急性胆管炎的特征性表现包括胆绞痛、黄疸和高热寒战（Charcot三症）。血培养阳性率高，多有血白细胞增多。非化脓性急性胆管炎最为常见，对支持治疗和抗生素反应较快。然而在化脓性急性胆管炎，完全梗阻的胆管系统产生很高的压力，可导致严重的中毒症状——神志改变、菌血症和感染性休克。单纯抗生素治疗反应较差，常引起多发性肝脓肿，应立即进行内镜下或手术解除梗阻和引流，否则病死率接近100%。细菌性胆管炎内镜治疗与手术干预疗效相当。经ERCP内镜下括约肌切开术很安全，是化脓性胆管炎的首选治疗，优点在于既能确诊又可提供有效治疗。

2.梗阻性黄疸　胆总管渐进性梗阻达几周或几个月，常以黄疸或瘙痒为起始表现，而没有胆绞痛或胆管炎相关症状。无痛性黄疸可发生在胆总管结石的患者中，但是更多则继发于胰头、胆管和Vater壶腹的恶性肿瘤。

由胆总管结石引起梗阻的患者，常因胆囊结石合并慢性胆囊炎，胆囊不能相应增大。因此，大多数由胆道结石引起梗阻的患者不能触及胆囊，若可触及增大的胆囊往往提示胆道梗阻继发于恶性肿瘤，而非胆石症（Courvoisier法则）。当胆管内压力升高时，胆道梗阻引起肝内胆管进行性扩张。肝胆汁排出被抑制，进入血液的结合胆红素重吸收和反流导致黄疸伴随尿色加深（胆红素尿）和浅色（无胆汁）粪。

血清胆红素水平>85.5μmol/L（5mg/dl）的胆囊炎患者均应怀疑CBD结石。胆总管结石患者胆红素水平很少超过256.5μmol/L（15mg/dl），除非合并肝或其他可致黄疸的疾病。血清胆红素水平≥342μmol/L（20mg/dl）往往提示肿瘤性梗阻。血清碱性磷酸酶的水平通常在胆道梗阻时持续升高，且早于临床黄疸的出现，甚至可能是肝功化验中唯一异常的指标。血清转氨酶可能会有2~10倍的升高，尤其与急性梗阻相关。梗阻解除后血清转氨酶常快速恢复正常，而血清胆红素大多需要1~2周才能降至正常。碱性磷酸酶水平下降缓慢，甚至慢于血清胆红素。

3.胰腺炎　非酒精性急性胰腺炎最常见的病因是胆道疾病。证据表明，15%的急性胆囊炎和超过30%的胆总管结石的患者并发胰腺炎，其共同病因似乎是胆结石进入胆总管。有胆囊炎的患者出现下述症状时应怀疑合并胰腺炎：①后背痛或腹中线左侧痛；②麻痹性肠梗阻或长时间呕吐；③胸腔积液（尤其是左侧）。手术治疗胆石症有助于胰腺炎恢复。

4.继发性胆汁性肝硬化　继发性胆汁性肝硬化源于伴或不伴复发性胆管炎的长期或间断地胆管梗阻。尽管该病可见于胆总管结石，在狭窄或肿瘤引起长期梗阻的患者中发生率却更高。一旦形成，即使纠正梗阻，继发性胆汁性肝硬化也会继续进展，日益严重的肝硬化导致门脉高压或肝衰竭和病死。长期胆道梗阻也可引起脂溶性维生素（A，D，E和K）的缺乏。

［诊断和治疗］　胆总管结石常由胆道造影来诊断（表45-3），包括MRCP、术前内镜下逆行性胆管造影（ERC）或胆囊切除术术中造影。多达15%的接受胆囊

表45-3　胆管的诊断评价

优点	应用限制	禁忌证	并发症	评论
肝胆超声				
快速	肠气	无	无	观察可能的胆道梗阻的初始选择
同时扫描胆囊、肝、胆管、胰腺	过于肥胖			
准确发现扩张的胆管	腹水			
对黄疸、怀孕无限制	钡剂			
引导细针穿刺	部分胆道梗阻			
	胆总管远端显示较差			
计算机体层摄影术				
同时扫描胆囊、肝、胆管、胰腺	极度恶病质	怀孕	对碘造影剂过敏	适用于肝或胰腺肿块的评价
准确发现扩张的胆管、肿块	运动伪影			如果不能应用肝胆超声，可用于观察有无胆道梗阻
对黄疸、气体、肥胖、腹水无限制	肠梗阻			
高分辨率	部分胆道梗阻			

续表

优点	应用限制	禁忌证	并发症	评论
细针穿刺指引				
磁共振胰胆管成像				
胰管和胆管有用的检查方式	不能提供治疗干预	幽闭恐惧症	无	
对胆管扩张、胆管狭窄和胆管内异常有极好的敏感性	费用高	某些金属（铁）		
可发现胰管扩张或狭窄、胰腺分裂				
内镜下逆行性胰胆管造影				
同时胰管造影	胃十二指肠梗阻	怀孕	胰腺炎	胆道造影的选择：
观察远端胆道的最佳方法	？鲁氏Y形胆肠吻合	急性胰腺炎	胆管炎	没有扩张的胆管
胆汁或胰腺细胞学		严重心肺疾病	脓毒血症	？胰腺、壶腹或胃十二指肠疾病
内镜下括约肌切开和取石			感染的胰腺假性囊肿	胆道手术前
胆道测压			穿孔（少见）	内镜下括约肌切开，一种治疗的可能性
			低氧血症	
			误吸	
经皮肝穿胆管造影				
当胆管扩张容易成功	不扩张或硬化的胆管	怀孕	出血	当ERCP禁忌或失败时为适应证
观察近端胆道的最佳方法		不可纠正的凝血功能障碍	胆道出血	
胆汁细胞学/培养		大量腹水	胆汁性腹膜炎	
经皮肝穿引流		？肝脓肿	菌血症	
			败血症	
超声内镜				
发现壶腹结石最敏感的方法				

切除的患者会出现胆总管结石。在腹腔镜胆囊切除术前怀疑胆总管结石时，推荐手术前行ERCP，内镜下乳头切开取石。这样做不仅可去除结石，还可明确胆管树与胆囊管的解剖关系。胆囊结石患者有下列危险因素时应怀疑合并胆总管结石：①黄疸或胰腺炎病史；②肝功化验异常；③超声或MRCP提示扩张的胆总管或胆管结石。另外，如果术中胆管造影显示残留结石，可进行术后ERCP。术前ERCP的好处是避免腹腔镜术中胆道探查。

腹腔镜胆囊切除术和ERCP的广泛应用，已经减少了复杂胆道疾病，并降低了胆总管切开取石和胆道T管引流的使用。治疗胆总管结石时，切开乳头待结石自然排出，或内镜下取石都是可以接受的治疗方式，尤其在老年人或高风险的患者。

创伤、狭窄和胆道出血

大多数肝外胆道的良性狭窄由手术创伤引起。每500例胆囊切除的患者中大约有1例发生。狭窄可并发胆瘘或脓肿形成，在术后即刻出现；或手术/创伤后长达2年时间才出现胆管狭窄和胆管炎。经皮或内镜下胆道造影可确定诊断。胆道狭窄的内镜下毛刷涂片检查对确定狭窄性质有帮助，比胆汁细胞学更准确。获得阳性脱落细胞可诊断肿瘤性狭窄。在容易发生胆管癌的原发性硬化性胆管炎（PSC）的患者，毛刷检查尤为重要。对于非原发性硬化性胆管炎患者，尽管手术并发症、复发性胆管炎或继发性胆汁性肝硬化的病死率很高，通过胆肠吻合手术有望成功治疗胆道狭窄。

胆道出血可发生于外伤、手术损伤肝或胆管、肝脓肿或肝动脉动脉瘤破裂、肝胆肿瘤出血、胆总管结石并发症以及肝胆寄生虫。诊断手段如肝活检、PTC，经肝放置导管胆汁引流也可并发胆道出血。患者可出现典型的三联征：胆绞痛、梗阻性黄疸和黑粪（粪便隐血阳性）。有时可通过胆道内血块的胆管造影证据来诊断胆道出血，但可能需要选择性血管造影来确证。少量胆道出血不需要手术干预，但大量出血常需要手术结扎出血血管。

胆管外压

部分或全部胆道梗阻可能是由胆管外压产生。这种梗阻性黄疸最常见的原因是胰头癌，也可见于急性或慢性胰腺炎、淋巴瘤或转移癌引起的肝门淋巴结包绕。后者应该与肝巨块型肿瘤相鉴别。

肝胆寄生虫

胆道寄生虫的成虫或卵感染可引起慢性复发性的化脓性胆管炎，伴或不伴多发肝脓肿、胆管结石及胆道梗阻。这种情况相对少见，但也会出现在中国南方或东南亚一些地方。病原体常为吸虫类，包括华支睾吸虫、麝猫后睾吸虫、猫肝吸虫、肝片殖吸虫。胆道也可能受累，胆道蛔虫成虫从十二指肠进入胆管。细粒棘球绦虫产生的肝包虫囊肿可破入胆道。通过胆管造影和粪便中出现典型虫卵来诊断。当出现梗阻，治疗的选择是联合抗生素和腹腔镜治疗，胆总管探查和胆汁引流。

硬化性胆管炎

原发性或特发性硬化性胆管炎以逐渐进展的炎症、硬化和闭塞为特点。75%的患者与炎症性肠病相关，尤其是溃疡性结肠炎。相关疾病还包括自身免疫性胰腺炎、多灶性纤维硬化综合征［腹膜后、纵隔和（或）输尿管周围纤维化］、Riedel甲状腺肿或眶周炎性假瘤等。

免疫球蛋白IgG4相关性硬化性胆管炎是近年来提出的病因不明的胆道疾病，生化和胆道造影特征与PSC接近，与自身免疫性胰腺炎和其他纤维化疾病相关。其血清IgG4升高，IgG4阳性的浆细胞浸润胆道或肝。与PSC的鉴别点包括：①该病与炎症性肠病无明确相关；②血清IgG4升高；③难以解释的胰腺疾病。糖皮质激素是初始治疗。激素减停后复发很常见，尤其是近端狭窄。对于复发和部分有效的患者，可能需要长期糖皮质激素和（或）硫唑嘌呤治疗（见第48章）。

原发性硬化性胆管炎的患者具有慢性、间断性胆道梗阻的症状和体征，包括右上腹痛、瘙痒、黄疸及急性胆管炎。病程后期出现完全胆道梗阻，可继发胆汁性肝硬化、肝衰竭以及门脉高压曲张静脉破裂出血。胆管多灶性、弥漫分布的狭窄，正常和扩张的胆道交替，胆道造影呈串珠样改变等具备诊断特异性（图45-2D）。在疑似病例可选择胆道显影技术如MRCP和ERCP。明确硬化性胆管炎的诊断后，应评估有无相关疾病，尤其是炎症性肠病。

近来一项研究介绍了305例瑞典原发性硬化性胆管炎患者的自然病程；134（44%）例诊断时无症状的患者，有很高的生存率（并不奇怪）。预后不良的独立预测因子包括年龄、黄疸程度和肝组织学改变。24（8%）例患者发现有胆管癌。炎症性肠病与原发性硬化性胆管炎密切相关，在本研究人群中患病率为81%。

小胆管的PSC被定义为出现慢性胆汁淤积和肝组织学异常，但是胆管造影正常。在PSC患者中，小胆管PSC的发生率接近5%，可能是PSC的早期阶段，长期预后良好。然而，这样的患者也可进展为典型的PSC和（或）终末期肝病而需要肝移植。

在艾滋病患者中，胰胆管造影可表现为广泛的胆道病变以及胰管梗阻，偶尔发生胰腺炎。艾滋病的胆道损伤和胰胆管造影改变与PSC相似。病变包括：①仅肝内胆管弥漫受累；②肝内和肝外胆管均受累；③乳头狭窄；④胆总管的胰内段受累；⑤胰管受累。相关感染的病原生物包括隐孢子虫、鸟分枝杆菌、巨细胞病毒、小孢子虫和等孢子球虫。另外，高达10%的患者发生非结石性胆囊炎。在艾滋病相关的乳头狭窄患者中，ERCP括约肌切开术可明显缓解疼痛，但有一定的操作风险。胆总管结石、胆管癌、手术或外伤造成的胆道损伤以及炎症过程长期存在，可引起继发性硬化性胆管炎。

治疗 硬化性胆管炎

考来烯胺治疗有助于控制瘙痒症状。当患者出现胆管炎表现时，抗生素治疗有效。补充维生素D和钙，可帮助慢性胆汁淤积患者减少骨量流失。糖皮质激素，甲氨蝶呤和环孢素对PSC无效。大剂量UDCA（20mg/kg）改善血清肝功化验指标，但未能提高生存率。对于已经发生高度胆道梗阻（显著狭窄）的病例，球囊扩张或支架置入可能有效。只有极少数患者适合手术治疗。然而，无论胆肠吻合还是支架置入，均可引起复发性胆管炎和狭窄，从而使病情复杂化。本病缺少有效治疗，预后不良，诊断后中位生存期为9~12年。可根据4个因素（年龄、血清胆红素水平、组织学严重程度和脾大）为基础预测PSC患者的生存率。PSC也是肝移植最常见的适应证之一。

（芦 波 译 吴 东 校）

第七部分　肝　移　植

第46章

Chapter 46

肝　移　植

Jules L. Dienstag　Raymond T. Chung

肝移植——用一个正常的肝替代患者本身病变的肝（同种异体移植）——已经从原先危重患者无奈的试验性的最后选择，发展成一种得到广泛接受，可确切延长生命的治疗手段。终末期肝病患者是肝移植最适合的对象。技术最先进和最完美的肝移植方式是原位肝移植，即自身患肝被去除，供体器官原位植入。20世纪60年代美国科罗拉多大学的托马斯·斯达泽为开展肝移植的先驱，随后英国剑桥大学的凯伦在美国匹兹堡大学开展肝移植，目前肝移植在全世界普遍开展。术后1年生存率从20世界70年代的30%左右提高至目前的90%左右。20世纪80年代后，由于手术方法的改进、器官获取和保存方式的改进、免疫抑制疗法的进展、更为合适的患者入选标准和手术时机，促使肝移植术后生存时间延长。尽管围术期并发症率和病死率高，手术方法与围术期的管理具有挑战性且肝移植费用贵，但肝移植已经成为进展性、危及生命的和对药物治疗无反应的慢性或急性肝病患者的一种选择。基于目前肝移植的成功率，每年肝移植的数量在持续上升。在2009年，美国共有6320例患者接受了肝原位移植。但对肝源的需求仍一直超出供给。在2010年中期，美国有16 785例患者在等待肝源中。为了应对这种肝源严重短缺的现状，许多移植中心将尸体肝作为活体肝移植的一种补充。

［适应证］　以下儿童或成年人可考虑行肝移植：没有禁忌证（将在后面讨论），其他药物或手术方法都已尝试或无法实施的严重不可逆的肝病。手术时机的选择尤为重要。事实上，在20世纪80年代，手术时机的改善比所有手术技术和免疫疗法的进步对提高肝移植成功率的贡献更大。尽管行肝移植的患者疾病处于终末期，且应该给患者一个机会使疾病通过自发或药物治疗达到稳定或缓解，但是应尽可能早地实施肝移植，给手术一个公平的取得成功的机会。理论上，对于正在经历或已经经历了肝功能失代偿相关的危及生命的并发症，或生活质量下降至不能接受程度的终末期肝病患者，都应该考虑肝移植。虽然代偿性肝硬化的患者仍可以存活很多年，许多看似病情稳定的慢性肝病患者背后其实有更多严重的疾病。正如后面将讨论到的，患者移植前一般状况越好，预期的移植成功率越高。关于选择什么时机移植的问题是一个复杂的问题，需要一个由肝病学者、器官移植医师、麻醉科医师和辅助科室专家组成的有经验的团队的综合评估，患者和家属充分的知情同意也很重要。

1.儿童肝移植　表格46-1为儿童肝移植的适应证，最常见的适应证为胆道闭锁。

家族遗传性代谢病导致的肝衰竭是儿童和青少年肝移植另一主要适应证。对于1型家族性非溶血性黄疸和这些遗传性疾病如尿素循环和氨基酸或乳酸-丙酮酸代谢障碍性疾病，肝移植是唯一可以避免中枢神经系统功能退化的方法。心和肝联合移植可以明显改善纯合子家族性高胆固醇血症患儿的心功能，并降低其胆固醇水平。肝和肾联合移植已经在Ⅰ型原发性高草酸

表46-1　肝移植适应证

儿　童	成年人
胆道闭锁	原发性胆汁性肝硬化
新生儿肝炎综合征	继发性胆汁性肝硬化
先天性肝纤维化	原发性硬化性胆管炎
Alagille 综合征[(1)]	自身免疫性肝病
肝内胆管闭锁[(2)]	肝内胆管囊性扩张症（Caroli病）[(3)]
抗胰蛋白酶缺乏	隐源性肝硬化
代谢性遗传病	慢性肝炎合并肝硬化
铜蓄积症	肝静脉血栓形成
络氨酸血症	暴发性肝炎
糖原贮积病	酒精性肝硬化
溶酶体贮积症	慢性病毒性肝炎
原卟啉病	原发性肝癌
1型家族性非溶血性黄疸	肝腺瘤
家族性高胆固醇血症	非酒精性脂肪肝
Ⅰ型原发性高草酸尿症	家族性淀粉样多神经病
血友病	

（1）肝动脉发育不良，伴有胆管缺乏、肺动脉瓣狭窄在内的先天畸形；（2）肝内胆汁淤积，进行性肝衰竭，精神和生长发育迟缓；（3）肝内胆道多囊性扩张

尿症患者中取得成功。对因输血导致肝损伤和肝衰竭的血友病患者，肝移植可以恢复Ⅷ因子的合成功能。

2.成年人肝移植 任何原因（表46-1）所致的终末期肝硬化都是肝移植的适应证。对硬化性胆管炎和Caroli病（肝内胆管囊性扩张症），复发性感染与败血症导致的炎症和胆管的纤维性梗阻也可以是肝移植的适应证。由于肝胆外科手术的复杂性，硬化性胆管炎是肝移植的相对禁忌证，硬化性胆管炎患者的胆道系统转流术曾几乎被废除。肝静脉血栓形成（布-加综合征）的患者肝移植后需要抗凝，潜在的骨髓增殖性疾病可能被治愈，并不是肝移植的禁忌证。如果能在致命性并发症如脑水肿发生前很快获得供体器官，急性肝衰竭患者也可以考虑行肝移植。肝移植的常规适应证是酒精性肝硬化、慢性病毒性肝炎和原发性肝癌。虽然这3种患者风险都很高，但经过严格挑选的患者有实施肝移植的机会。目前，慢性丙型肝炎和酒精性肝病是肝移植最常见的适应证，占成年人肝移植比例的40%以上。酒精性肝硬化患者如果能严格遵守戒酒标准，可以考虑作为肝移植的人选，但这些标准并不能阻止约1/4的患者再饮酒。慢性丙型肝炎患者早期移植后生存率与其他肝病肝移植后生存率相当，但是供肝再感染的现象很普遍，复发的丙型肝炎进展隐匿，抗病毒药疗效有限，20%~30%的供肝在5年内发生肝硬化，5年后肝硬化和迟发器官衰竭发生率更高。对于慢性乙型肝炎患者，若不采取措施预防乙肝复发，移植后生存率将减低10%~20%。而如果在移植期间和移植后预防性使用乙肝病毒免疫球蛋白，移植成功率将被提升至与其他非病毒导致的肝功能失代偿患者肝移植成功率相当的水平。特定的口服抗病毒药（拉米夫定、阿德福韦、恩替卡韦、富马酸、替诺福韦酯等，见第40章）既可用于预防又可用于治疗乙肝复发，促进了终末期乙型肝炎肝移植患者的长期管理。许多移植中心依靠乙肝病毒免疫球蛋白和抗病毒药来治疗乙肝患者。关于疾病复发的问题将在后文更详细的进行讨论。已有局部原发性肝胆管肿瘤的患者——原发性肝癌（HCC），胆管癌、肝母细胞瘤、血管肉瘤、上皮样血管内皮瘤和多发或巨大的肝腺瘤——接受了肝移植。但肝胆系统肿瘤患者总体生存率较其他肝病患者低。许多移植中心报告这些患者（即单个肿瘤直径<5cm或病灶不超过3个且每个直径均<3cm的不可切除的原发性患者）5年无瘤生存率等同于非肿瘤性疾病肝移植患者。因此，肝恶性肿瘤患者的肝移植适应证仅限于满足上述标准的患者。原发性肝癌患者肝移植扩展的标准仍有待评估。由于胆管癌复发的可能性更大，仅那些严格筛选患者经过辅助化疗或放疗后可考虑行肝移植。

［禁忌证］ 移植的绝对禁忌证包括危及生命的系统性疾病、不可控的肝外细菌或真菌感染、先前存在晚期心血管或肺部疾病、不能矫正的生存期有限的先天畸形、转移性恶性肿瘤、吸毒者或酗酒者（表46-2）。经过严格筛选后，已经有60多岁甚至70多岁的患者成功实施了肝移植，因此，年龄本身不再是肝移植的绝对禁忌证。但是，对于老年人，需要更细致的术前评估来除外缺血性心脏病和其他共存疾病。高龄（>70岁）被认为是相对禁忌证，需要和其他相对禁忌证一样被考虑到。其他相对禁忌证包括肝门静脉血栓形成、HIV感染、与肝病无关的肾基础病（这可能促使考虑肝肾联合移植）、肝内或胆源性败血症、右向左肺内分流导致的严重低氧血症（PO_2<50mmHg）、严重的肺动脉高压（平均肺动脉压>35mmHg），既往肝胆系统手术史、任何不可控的严重的精神疾病和缺乏足够社会支持的患者。任何一项相对禁忌证本身是不足以阻碍肝移植的。比如，可以构造一根移植血管连接供肝的门静脉与受体的肠系膜上静脉以克服肝门静脉血栓形成的问题。高效抗反转录病毒治疗已经大大提高了HIV患者生存率，但慢性乙型肝炎和丙型肝炎所致的终末期肝病在HIV感染者中发病率和病死率均很高，肝移植目前已经在HIV得到良好控制且经过严格筛选的HIV感染者中成功开展。已有严格选择的$CD4^+$T细胞计数>100×10^6/L（100/μl），HIV病毒血症可为药物控制的终末期肝病患者接受了肝移

表46-2 肝移植禁忌证

绝对禁忌证	相对禁忌证
不可控的肝胆系统外感染	年龄<70岁
急性、未治疗的败血症	既往广发的肝胆系统手术史
不能补救的生命有限的先天畸形	肝门静脉血栓形成
吸毒或嗜酒	不是肝病导致的肾衰竭
严重心肺疾病	先前存在的肝外肿瘤（不包括未转移的皮肤癌）
肝胆系统外肿瘤（不包括未转移的皮肤癌）	重度肥胖
肝转移瘤	重度营养不良/消瘦
胆管癌	药物依从性差
艾滋病	HIV血清学阳性且不能控制的HIV病毒血症或$CD4^+$T细胞计数<100×10^6/L（100/μl）
危及生命的系统性疾病	肝内败血症
	继发于右向左肺内分流的严重低氧血症（PO_2<50mmHg）
	严重肺动脉高压（平均肺动脉压>35mmHg）
	不可控的精神疾病

植。乙型肝炎所致终末期肝病的 HIV患者肝移植后生存率等同于因同样原因行肝移植的HIV阴性患者。相比之下，供肝丙型肝炎的复发限制了丙型肝炎相关的终末期肝病患者的长期预后。

［技术问题］

1.*尸体供者选择* 可用于肝移植的尸体供肝主要源于头部创伤患者。年龄达60岁的脑死亡捐赠者的器官需满足以下标准：血流动力学稳定，充足的氧合水平，无细菌或真菌感染，无腹部肿瘤，无肝功能不全，乙肝病毒、丙肝病毒和HIV血清学检查阴性。偶尔也会使用乙型肝炎和丙型肝炎捐赠者的器官（移植给本身存在乙型肝炎或丙型肝炎的患者）。如果情况非常紧急，血清HBcAb阳性捐赠者的器官也可以使用，供肝受者需预防性使用乙肝免疫球蛋白和其他抗病毒药。应人工维持心血管和呼吸功能直至器官被摘取下来，这种情况下，即在最短缺血时间内取出肝并立即保存，亦可成功移植源自心脏死亡者的器官。ABO血型相容、供肝与受体肝大小相符是供肝选择的重要参考依据；但是ABO血型不相容、劈肝、缩小的肝移植在某些紧急情况或供肝不足情况下也会实施。人类白细胞抗原（HLA）相符不是必须条件，存在细胞毒性HLA抗体并不妨碍肝移植。随着冷电解质溶液再灌注，供肝被移出体外并保存在冰中。富含乳糖醛酸和蜜三糖的美国威斯康星大学（University of Wisconsin，UW）溶液的应用，使得供肝冷缺血最长保存时间达到20h，但是12h可能是一个更合理的时间限制。从同一供体体内获取多器官这项技术的提高增加了肝源可获得性，但对肝源的需求仍远超供应。在美国，目前所有的供肝通过全美器官分配联合网［United Network for Organ Sharing（UNOS）］展示出来，根据居住区域和受者病情分配可获得的器官。疾病程度最严重的患者通常拥有最高的移植优先权，分配策略需权衡最紧急的情况和最大的获益，并不断完善，以期更有效地分配器官。CTP（Child-Turcotte-Pugh）评分由5个临床变量（肝性脑病的阶段、腹水、胆红素、血白蛋白和凝血酶原时间）和等待时间组成，基于 CTP评分的分配标准已经被仅基于紧急程度的分配标准取代，后者是通过终末期肝病模型（Model for EndStage Liver Disease，MELD）评分系统评估得来。MELD评分系统是由胆红素、肌酐和可以反映凝血酶原时间的国际标准化比值（INR）组成。等待时间（除外特殊情况如两位MELD评分相同的等待移植的患者）和移植后结果均不考虑，但MELD评分系统已经被证实减少了等待移植者的病死率，减少了移植前等待时间，是移植前死亡率最佳预测者，符合当前的观点：医疗需求是决定因素，去除了CTP评分系统（腹水和肝性脑病的分级）的主观影响和国内不同区域的等待时间的差异。最近的数据显示MELD评分<15分的肝移植受体移植后病死率高于仍在等待名单中的同等评分的患者。这一结果使得 UNOS政策进行了改良，把供肝先分配给当地或地区性MELD评分>15分的候选人，而不是当地MELD评分<15分的候选者。另外，另一个预测肝移植后生存率的重要指标——血清钠，也被列入分配供肝的参考因素之中。

最高的优先权（1级）仍然为暴发性肝衰竭患者或移植肝原发性无功能。由于对患有原发性肝癌的肝移植候选者，若仅根据紧急程度来分配供肝，这类患者失代偿的肝功可能不足以竞争到供体器官，在长时间等候尸体供肝的过程中，肿瘤可能快速生长，超出原发性肝癌移植适应证，所以这类患者被列入MELD评分的特殊情况中（表46-3）。

2.*活体移植* 偶尔，尤其是儿童肝移植，一个尸体器官可以被劈开分给两个受体（一个成年人和一个儿童）。将一个健康人的右叶肝移植给一个成年人受体这种方式越来越流行。20世纪90年代为缓解极度短缺的儿童肝源而产生的移植方式——活体左叶肝（肝左外区）移植，占目前几乎1/3的儿童肝移植。在尸肝不足的驱使下，成年人中活体右肝移植率越来越高，但是活体肝移植并不能解决供体器官短缺的问题。2009年做了219例这样的手术，只占美国所有肝移植术的4%。

活体肝移植可以减少等待时间和冷缺血时间；可以择期手术而不是紧急情况下手术；还可以挽救那些

表46-3 UNOS肝移植入选受体名单标准

1级 暴发性肝衰竭（包括移植肝原发无功能、肝移植术后7d内肝动脉血栓形成和急性失代偿性肝豆状核变性）(1)

终末期肝病模型（MELD）评分

连续量表(2)，决定剩下供体器官分配。这个模型根据以下公式计算：$3.78\times\log_e$ 胆红素（mg/100 ml）$+11.2\times\log_e$ INR$+9.57\times\log_e$ 肌酐（mg/100 ml）+6.43（×0对于酒精性或胆汁淤积性肝病，×1对于所有其他类型肝病）(3)(4)(5)

可获取计算MELD得分的在线计算器比如以下地址：http://optn.transplant.hrsa.gov/resources/professionalresources.asp?index=9

（1）对于<18岁的儿童，1级包括在重症监护病房住院的急性或慢性肝衰竭或先天代谢障碍，1级保留暴发性肝衰竭，取代MELD评分。（2）MELD是连续量表，从6～40分为34级，只有MELD得分>20分才可能获得供体器官。（3）T2期的原发性肝癌患者增加22分，与该疾病特殊性相关。甲胎蛋白=500ng/ml，即便影像学没有肿瘤证据也被认为是1期原发性肝癌。（4）肌酐被包含在公式里是因为肾功能是肝病患者存活的预因测素，对于成年人，若每周2次透析，则方程式中的肌酐设置为4mg/100ml。（5）对于<18岁的儿童，应使用儿童终末期肝病（PELD）量表，这个量表是基于白蛋白、胆红素、INR及生长异常和年龄，1级保留

承受不起等待尸体器官的受体的生命。不利的方面，当然是健康捐赠者（平均10周的医源性损伤，约5%出现胆道并发症，9%～19%出现术后并发症如伤口感染、小肠梗阻和切口疝，甚至有0.2%～0.4%出现死亡）的风险高，还有受体胆道（15%～32%）、血管（10%）并发症发生率高。潜在的捐赠者必须自愿参与，而不能被强制捐赠，移植小组应该不余遗力的摒弃强迫心理和一些不恰当的心理因素，并仔细的跟供体和受体说明肝移植的潜在的获益和风险。供体需满足以下条件：年龄18—60岁；与受体血型相容；没有慢性病或重大腹部手术史；与受体遗传上或情感上有关系；通过了临床、生物化学、血清学一系列详细的检查，以除外不符合作为供体的内科疾病。受体应该满足和作为接受尸体器官移植的受体一样的UNOS标准。

成年人活体肝移植综合信息均被收集起来（www.nih-a2all.org）。

3.外科技术　摘除受体原始肝技术难度高，尤其是门脉高压已经存在静脉曲张和既往腹部手术已经存在瘢痕的患者。门脉高压合并凝血障碍（凝血酶原时间延长和血小板减少）预示需要输入大量血制品。在切开肝门静脉、肝内和肝上的下腔静脉后，再切开肝动脉和胆总管。然后原始肝则被摘除，供肝被植入。在无肝期，会发生凝血障碍、低血糖、低钙血症和低体温，需要麻醉团队的管理。腔静脉、肝门静脉、肝动脉、胆管的吻合术在这个时期完成，最后完成供体与受体胆总管端-端吻合或以鲁氏Y形方式行胆总管空肠吻合术，后者适用于受体胆总管不能重建的情况下（如硬化性胆管炎患者）。一个典型的器官移植术持续8h，多数在6～18h。由于出血过多，手术过程中需要大量血、血制品和扩容剂。但是，随着手术技术和经验的提高，血制品需求量已经大幅减少。

正如之前提到的，可替代原位肝移植的方法包括劈肝移植，即把一个供肝分开植入两个受体内；和活体肝移植，即将健康人体内部分左肝（移植给儿童）、左肝（移植给儿童或体型小的成年人）或右肝（移植给成年人）移植给受体。在成年人手术过程中，一旦右肝从供者体内摘除，即将供肝右肝静脉与受体右肝静脉吻合，之后将供体与受体肝门静脉、肝动脉吻合。最后，如果可行则端-端吻合胆管，必要时行鲁氏Y形吻合术。除了极少数移植中心外，供肝植入受者体内但原始肝不被摘除的异位肝移植，成功率和接受程度均较低。为了支撑重症患者等待合适的供体器官出现，一些移植中心正在研究人造肝体外灌注，人造肝是将肝细胞黏附在中空纤维系统，作为一个临时的肝辅助装置使用。但是它的效果仍有待确认。关于克服供体器官短缺这方面的研究包括肝细胞移植和非人类转基因器官移植。

［术后管理］

1.免疫抑制疗法　20世纪90年代环孢素作为一种免疫抑制药问世，大幅提升了肝移植后的生存率。环孢素是一种钙调神经蛋白抑制药（CNI），它可以阻滞T细胞早期活化并通过阻断T细胞与其受体之间的相互作用特异性的抑制T细胞功能，这个过程涉及钙依赖的信号转导途径。环孢素作用于T细胞的结果导致淋巴因子的活化被抑制，白介素-2（IL-2），IL-3，IL-4，TNFα和其他淋巴因子的释放被抑制。环孢素也可以抑制B细胞功能。这个过程不会影响增殖旺盛的骨髓细胞，因此，减少了移植后全身性感染的风险。环孢素最常见和严重的不良反应是肾毒性。环孢素可导致剂量依赖的肾小管损伤并可直接引起肾动脉痉挛。因此，肾功能的随访对于监控环孢素的使用非常重要，甚至可能比监测血药浓度更为可靠。肾毒性是可逆的并可以通过减量来管理。环孢素的其他不良反应包括高血压、高血钾、震颤、多毛症、葡萄糖不耐受和齿龈增生。

他克莫司，是一种从日本土壤的真菌——链霉菌属体内分离出的大环内酯类抗生素。他克莫司和环孢素作用机制相同但作用较后者强10～100倍。起初用于使用环孢素后仍发生排斥反应的患者的挽救治疗，它可降低急性、难治性和慢性排斥反应的发生率。虽然使用这两种药后患者和移植物的存活率相同，但他克莫司具有减少排斥反应发生、减低糖皮质激素剂量和减低细菌和CMV感染风险这些优势，从而简化了肝移植术后患者的管理。另外，他克莫司的口服吸收率较环孢素更容易预测，尤其是在术后早期放置T管引流干扰了环孢素肝肠循环的情况下。因此，在大多数移植中心，他克莫司替代了环孢素作为基础的免疫抑制治疗用药。而且很多中心一开始便选择口服他克莫司而不是静脉使用。对于更青睐环孢素的移植中心，目前可使用口服吸收好的超微乳化剂型。

他克莫司药效较环孢素强，但同时毒性也大于后者，而且更可能因不良反应而停药。他克莫司的毒性与环孢素相似，肾毒性和神经毒性最为常见，神经毒性（震颤、癫痫、幻觉、精神病、昏迷）在使用他克莫司的患者中更为常见和严重。这两种药均可导致糖尿病，但是他克莫司不会导致多毛症和牙龈增生。因为这两种药物不良反应具有重叠，且他克莫司会降低环孢素的清除率，因此这两种药不能联合使用。因为99%的他克莫司经肝代谢，肝功能不全会减低它的清除率。在原发性移植肝无功能（因为技术上的原因或移植前缺血损伤，移植肝从一开始就不能正常发挥作用）的患者，尤其是儿童，应大大减少他克莫司的剂量。环孢素和他克莫司都是经肝细胞色素P450ⅢA 系统代谢，因此，肝细胞色素P450的诱导剂（苯妥英钠、苯巴比妥、卡马西平、利福平等）会降低环孢素和他克莫司的有效血药浓度，肝细胞色素P450的抑制药（红霉素、氟康唑、酮康唑、克霉唑、伊曲康唑、维拉帕米、地尔硫䓬、尼卡地平、西咪替丁、达那唑、甲氧氯普胺、溴隐亭和HIV蛋白酶抑制药利托那韦）会增加环孢素和他克莫司的血药浓度。伊曲康唑偶尔被用于增加他克莫司的血液浓度。类似于硫唑嘌呤，环孢素和他克莫司似乎与淋巴组织增殖性恶性肿瘤有关（后面会讨论），且使用环孢素或他克莫司甚至比使用硫唑嘌呤更早出现这种不良反应。由于这些不良反应，为降低环孢素或他克莫司的剂量，环孢素或他克莫司与泼尼松和抗代谢药（硫唑嘌呤或霉酚酸酯，后面将会讨论）的联合使用成为免疫抑制疗法的更优方案。

吗替麦考酚酯，是一种产生于青霉菌发酵过程中的非核苷类嘌呤代谢抑制药，是另外一种在肝移植后患者中应用越来越广泛的免疫抑制药。在与其他标准免疫抑制药联用以抑制肾移植后排斥反应方面，吗替麦考酚酯已经显示比硫唑嘌呤更好，而且目前已广泛用于肝移植术后患者。吗替麦考酚酯最常见的不良反应是骨髓抑制和胃肠道并发症。

对于移植前肾功能不全或术中或术后立即出现肾功能损伤的患者，他克莫司或环孢素可能不宜使用。这种情况下，选择抗胸腺细胞球蛋白（ATG）或T细胞单克隆抗体——莫罗单抗-CD_3（OKT3）诱导或维持免疫抑制可能更合适。这些药物在防止移植后急性排斥反应发生方面非常有效，而且是甲泼尼龙治疗失败的急性排斥反应的标准用药。现有数据支持通过使用ATG诱导免疫抑制来延迟CNI的使用及其相伴随的肾毒性的发生。静脉输注ATG可能导致发热和寒战，用药前使用解热药和小剂量糖皮质激素可以改善这些症状。莫罗单抗-CD_3静脉输液可能导致发热、寒战和腹泻，或出现致命性肺水肿。因为莫罗单抗-CD_3是一种药效很强的免疫抑制药，造成机会性感染和淋巴增殖性疾病的风险更高。因此，由于有很多其他免疫抑制可供选择，目前莫罗单抗-CD_3使用趋于减少。

雷帕霉素是一种在后期抑制T细胞活化的免疫抑制药，已经用于肾移植后，但未被批准用于肝移植患者。有报道称雷帕霉素与移植后第1个月内肝动脉血栓形成有关。对出现CNI相关肾毒性的患者，换用雷帕霉素可以有效阻止排斥反应，并改善肾功能。由于其良好的抗增殖效应，雷帕霉素已经被推荐用于既往或当前有肿瘤病史（如原发性肝癌）的患者的免疫抑制疗法中。它的不良反应包括高脂血症、外周水肿、口腔溃疡和间质性肺炎。

免疫抑制药最重要的使用原则是在免疫抑制和免疫活性之间达成平衡。一般给予足量免疫抑制药后，肝移植急性排斥反应几乎都是可逆的。一方面，对急性排斥反应治疗不充分，反而会增加慢性排斥反应的可能性，后者将威胁移植物的存活。另一方面，如果免疫抑制药累积量太高，患者机会性感染的风险增大。对于丙型肝炎患者，加用糖皮质激素或莫罗单抗-CD_3会加速丙型肝炎的复发。更为复杂的问题是，急性排斥反应很难与丙型肝炎复发从组织学上相鉴别，因此，免疫抑制药的使用必要非常谨慎，应严密关注免疫抑制药相关的感染，并仔细确认急性排斥反应的诊断。在这方面，应努力使糖皮质激素减至最小量，在一些情况下，以免疫抑制治疗为主的方案和无激素的免疫抑制方案是可行的。对于因自身免疫病如原发性胆汁性肝硬化、自身免疫性肝炎和原发性硬化性胆管炎而行肝移植的患者，则不太可能脱离激素的治疗。

2.*术后并发症* 肝移植术后并发症分为肝外和肝两方面（表46-4和表46-5），包括术后即刻并发症和远期并发症。一般来说，肝移植患者术后处于一种长期慢性病状态，会出现营养不良和消瘦。

术后需持续关注这种慢性疾病状态，和伴随肝衰竭而出现的多系统受损。由于术中大量体液的丢失和转移，术后即刻患者可能仍处于水潴留的状态，从而耗

表46-4 肝移植后肝外并发症

体液潴留	
循环不稳定	心房颤动
	充血性心力衰竭
	心肌病
肺部损伤	肺炎
	肺毛细血管渗透性变化
	体液潴留
肾功能不全	肾前行氮质血症
	灌注不足肾损伤（急性肾小管坏死）
	药物性肾损害
	继发于腹内压改变的肾血流改变
血液系统	胃肠道或腹腔内出血导致的2度贫血
	溶血性贫血、再生障碍性贫血
	血小板减少症
感染	细菌：术后早期常见的感染
	真菌/寄生虫：较晚发生的机会性感染
	病毒：较晚发生的机会性感染，肝炎复发
神经精神病方面	癫痫
	代谢性脑病
	抑郁
	心理社会适应障碍
供体疾病	感染恶性的
肿瘤	B细胞淋巴瘤（移植后淋巴组织增殖性疾病）
	新发肿瘤（尤其是皮肤鳞状细胞癌）

表46-5 肝移植后肝相关并发症

大手术后常见的肝损伤	
肝前的	色素沉着
	溶血
	积血（血肿、腹水）
肝内的	
早期	肝毒性药物和麻醉
	灌注不足（低血压、休克、败血症）
	术后肝内胆汁淤积
晚期	输血相关的肝炎
	原发性肝病恶化
肝后的	胆道梗阻
	结合胆红素清除率下降（肾功能不全）
肝移植特有的肝功能不全	
原发性移植肝无功能	
血管受损	肝门静脉梗阻
	肝动脉血栓形成
	吻合口瘘合并腹腔内出血
胆管功能受损	狭窄、梗阻、瘘
排斥反应	
原发性肝病复发	

尽心血管的储备能力。在急性肾功能不全和肺毛细血管通透性变化时，这种效应还将被放大。持续监测心肺功能，采取措施维持循环稳定，处理容量负荷过度以及高度警惕潜在的感染源都非常重要。心血管不稳定可能是因伴随供肝再灌注而出现的电解质紊乱，以及移植后体循环阻力恢复所致。膈神经损伤所致的右侧膈麻痹将进一步导致肺功能受损。伴随心排血量增加的高动力循环状态，反映出肝移植成功后肝衰竭迅速逆转。

其他需即刻处理的问题包括肾功能不全。肾前性氮质血症，与灌注不足和抗生素、他克莫司或环孢素等肾毒性药物相关的急性肾损伤（急性肾小管坏死）术后也经常遇到，有时甚至被迫需要透析。溶血尿毒综合征可能与环孢素、他克莫司或莫罗单抗-CD_3有关。偶尔，术后腹腔内出血使腹内压增加，从而导致肾血流减少，但是通过剖腹探查术来确认并结扎出血灶并清除腹腔内血凝块后，随着腹胀的缓解，这种效应很快可以逆转。

急性上消化道出血或短暂的溶血性贫血可造成血红蛋白减少，后者可能是自身免疫性溶血，尤其是当供肝来自O型血供体而受体为A型血或B型血时。这种自身免疫性溶血性贫血是由供体肝内可以识别受体红细胞表面A或B抗原的淋巴细胞所介导的。一旦由受体骨髓产生的淋巴细胞再进入供肝后，这一过程很快被阻断。可以通过输注O型红细胞和（或）使用大剂量糖皮质激素治疗溶血。一过性的血小板减少症也常遇见。再生障碍性贫血是一种迟发的、罕见的并发症，但有报道称几乎30%的病因不明的急性重症肝炎患者肝移植后出现再生障碍性贫血。

细菌、真菌或病毒感染是术后常见并且可能危及生命的并发症。移植后早期，常见的术后感染以肺炎、伤口感染、感染性的腹水、泌尿道感染和静脉通道感染为主。这些感染也有可能累及胆道和肝。移植术后1个月后免疫抑制状态开始显现，则以机会感染——CMV，疱疹病毒、真菌感染（曲霉菌、念珠菌、曲霉菌病）、分枝杆菌感染、寄生虫感染（肺孢子虫、弓形虫）、细菌感染（诺卡菌、军团菌和利斯特菌）为主。早期感染经供肝介导很罕见，这种感染可能是供肝本身已有或在手术过程中获得。重新获得的病毒性肝炎是经供肝或输血制品获得的，这些病原体经过潜伏期之后发病（往往超过1个月），后一种传播途径当今已经很少见到。显然，对于免疫抑制的宿主，需要早期识别并及时干预感染，术后常规立即开始预防性使用抗生素。使用复方磺胺甲噁唑可降低术后卡氏肺孢子菌肺炎的发生率。对于CMV高危患者（比如CMV血清反应阳性的供肝被植入CMV血清反应阴性的受体内），应预防性使用抗病毒药更昔洛韦。

神经精神方面的并发症包括癫痫（通常与环孢素和他克莫司的毒性相关），代谢性脑病、抑郁和心理社会适应障碍。除了病毒和细菌感染以及肿瘤性疾病之外，其他疾病通过移植物由供体传给受体这种情况很罕见。移植后淋巴组织增殖性疾病，尤其是B细胞淋巴瘤，已被公认是与硫唑嘌呤、他克莫司和环孢素（之前讨论过）这些免疫抑制药有关的并发症。EB病毒在这些肿瘤的发生中起促进作用，当免疫抑制药减量后病毒数量可减少。肝移植后再发肿瘤风险高，尤其是皮肤鳞状细胞癌，应对其开展常规筛查。

肝移植后长期并发症主要是由免疫抑制药导致，包括糖尿病（与糖皮质激素相关）、高血压、高脂血症和慢性肾功能不全（与环孢素和他克莫司相关）。监测和治疗这些并发症是移植后治疗的常规组成部分。某些患者对更换免疫抑制方案有好的反应，而对其他患者，需要针对并发症采取特殊治疗。

3.肝相关并发症 肝移植后肝功能不全与重大腹部手术和心血管手术后出现肝相关并发症相似。除此之外，肝相关并发症还包括原发性移植肝无功能、血管损伤、胆管吻合口故障或狭窄和排斥反应。正如非移植手术，术后黄疸可因肝前性、肝性和肝后性因素所致。肝前性因素包括因输血、溶血、血肿、瘀斑和其他积血所致的大量血红蛋白负荷。早期肝损伤原因包

括肝毒性药物和麻醉的效应；低血压、脓毒血症和休克相关的低灌注损伤和术后胆道梗阻。晚期肝损伤原因包括再灌注性肝损伤和原发病恶化。肝后性肝功能不全原因包括胆道梗阻和肾清除结合胆红素能力下降。肝移植特有的肝相关并发症包括与肝移植摘除后缺血损伤相关的原发性移植肝无功能，与血栓形成或肝门静脉狭窄或肝动脉吻合相关的血管损伤、血管吻合口瘘、胆总管吻合口狭窄、梗阻或瘘，原发性肝病复发（后面会讨论）和排斥反应。

4.移植排斥反应　即使应用免疫抑制药，术后1~2周后仍有一定比例的患者发生排斥反应。以下这些临床表现可能提示排斥反应：发热、右上腹痛和胆汁分泌减少，可伴有血白细胞增多，但是最可靠的指标是血清胆红素和转氨酶水平升高。因为这些检测缺乏特异性，将排斥反应与胆道梗阻、原发性移植肝无功能、血管损伤、病毒性肝炎、CMV感染、药物性肝损伤及原发性肝病复发区别开来很困难。胆道影像学和（或）经皮肝活检有助于明确诊断。急性排斥反应的形态学特征包括门脉区混合细胞浸润，胆道损伤和（或）内皮炎症；其中一些表现也会出现在移植物抗宿主反应、原发性胆汁性肝硬化或复发性移植肝丙型肝炎中。一旦怀疑移植排斥反应发生，应立即开始重复静脉使用甲泼尼龙治疗，如果甲泼尼龙抗排斥治疗失败，许多中心会使用ATG或莫罗单抗-CD_3。当加用糖皮质激素或莫罗单抗-CD_3治疗丙型肝炎病毒感染者的急性排斥反应时，应特别小心，因为这些药物诱发移植肝丙型肝炎复发的风险很高。

慢性排斥反应相对罕见，可继发于反复发作的急性排斥反应或与既往急性排斥反应发作无关。形态学上，慢性排斥反应以进行性的胆汁淤积、肝实质点状坏死、单核细胞浸润、血管损害（内膜纤维化、内膜下泡沫细胞、纤维素样坏死）和纤维化为特征。这个过程被称为胆管缺失综合征。慢性排斥反应的可逆性有限，对那些难治性移植后慢性排斥反应的患者，再移植已经显示出了令人鼓舞的结果。

［预后］

1.生存　自1983年以来，肝移植生存率稳步上升。1年生存率已经从20世纪80年代早期的70%上升至2003—2009年的85%~90%。目前5年生存率>60%。有一项关于移植前临床表现和结果之间关系的重要观察报告，对于肝移植前代偿能力强（比如仍然可以工作或功能只是部分受损）的患者，1年生存率常>85%。对于术前功能失代偿且要求持续住院治疗的患者，1年生存率约70%，对于这些严重功能失代偿甚至需要在重症监护室接受基础生命支持治疗的患者，1年生存率约50%。自从UNOS在2002年采用MELD评分系统来分配器官后，发现MELD评分>25对移植后生存不利，提示疾病严重度高。因此，不论分配方式如何，术前疾病严重程度越高，相对应的移植后生存率越低。属于高危或低危人群是另外一个影响生存率的重要因素。对于没有任何高危因素的患者，1年和5年生存率分别为85%和80%。相比之下，对于有高危因素的患者——肿瘤、暴发性肝炎、年龄>65岁、并发肾衰竭、呼吸机依赖、肝门静脉血栓形成和门腔静脉分流术或多次右上腹手术史——1年和5年生存率分别降为60%和35%。因原发性移植肝无功能而再移植的患者术后生存率约50%。导致肝移植失败的原因随着时间推移而改变。术后前3个月内失败主要是因为技术性并发症、术后感染和出血。3个月后移植失败更可能是因为感染、排斥反应或疾病复发（比如肿瘤或病毒性肝炎）导致。

2.原发病复发　自身免疫性肝炎、原发性硬化性胆管炎和原发性胆汁性肝硬化的特征与排斥反应或移植后胆管损伤有相似的地方。自身免疫性肝炎和硬化性胆管炎移植后是否会复发仍有争议。支持自身免疫性肝炎（在一些系列病例报道中复发比例可达1/3）复发的数据比支持硬化性胆管炎复发的数据更可信。同样的，已经有支持原发性胆汁性肝硬化移植术后复发的相关报道。但是，原发性胆汁性肝硬化和慢性排斥反应的组织学特征是无法区别的，而且原发性胆汁性肝硬化行肝移植的患者和因其他原因而行肝移植的患者中，均可出现这类组织学改变。出现胆管炎性病变高度提示原发性胆汁性肝硬化，但是即便这种病变也可以在急性排斥反应中观察到。遗传性疾病如肝豆状核变性和抗α_1胰蛋白酶缺乏症肝移植后尚未见复发，但是已经观察到一些血色病患者肝移植后铁代谢障碍复发。肝静脉血栓形成（布-加综合征）有可能复发，这可以通过治疗潜在的骨髓增殖性疾病和抗凝治疗使复发率降至最低。由于胆管癌术后几乎都会复发，目前几乎没有移植中心给这些患者行肝移植术，但是一些经过严格筛选、手术证实为Ⅰ期或Ⅱ期的胆管癌患者经过肝移植和新辅助放化疗后可能出现极好的结果。对于满足移植入选标准的肝内肝细胞癌患者，移植后1年和5年生存率等同于因非肿瘤性疾病行肝移植的患者。最后，尤其是代谢异常易感因素未被纠正时，代谢性疾病比如非酒精性脂肪肝炎复发率高。非酒精性脂肪肝患者、使用免疫抑制药的患者、存在HCV感染相关的胰岛素抵抗的丙型肝炎患者、糖尿病患者和脂肪肝患者移植后常常出现代谢综合征。

移植后甲型肝炎复发可表现为暴发性甲型肝炎，但是这种急性的再感染不会有严重的临床后遗症。暴发性乙型肝炎患者不一定会复发，但是如果没有任何预防措施，终末期慢性乙型肝炎的患者术后复发率较高。在预防性抗病毒疗法问世之间，无论术前病毒血症的水平高低，足够抑制排斥反应的免疫抑制疗法常不可避免的导致乙型肝炎病毒血症显著增多。移植物和受体总体生存率较低，一些患者术后会再次经历一次快速的恶化，比如严重的慢性肝炎或甚至暴发性肝炎。在抗病毒治疗方案问世之前，尚有一种纤维化淤胆性肝炎，这是一种快速进展的肝损伤，可出现显著升高的胆红素血症、凝血酶原时间明显延长（均与轻度升高的转氨酶活性不相匹配）和快速进展的肝衰竭。这种病灶反应了肝细胞被高密度的HBV蛋白堵塞。在抗病毒药问世之前，乙型肝炎患者移植后败血症和胰腺炎等并发症发生率更高。长疗程预防性使用乙肝免疫球蛋白（HBIg）的出现革新了乙型肝炎肝移植。术前注射乙肝疫苗、术前或术后使用干扰素或短程（≤2个月）HBIg尚未证明有效，但有一项回顾性分析对几百名欧洲患者移植术后随访了3年，其数据显示长疗程（≥6月）预防性使用HBIg的患者，HBV再感染风险从75%降至35%，病死率从50%降至20%。

美国也观察到了相似的疗效，慢性乙型肝炎患者肝移植术后长疗程使用HBIg，1年生存率在75%~90%。目前，预防性使用HBIg后，慢性乙型肝炎患者肝移植与非乙肝患者的预后没有差别。慢性乙型肝炎患者肝移植术后用药方面的顾虑已经被消除。从无肝期开始使用HBIg被动免疫治疗，术后6d内每日使用1次，然后每4~6周静脉输液1次，或HBsAb降至100mU/ml时给药。目前大多数中心给药方式为长期使用HBIg，使得治疗费用每年增加约20 000美元。一些中心正在评估这样的方案：在移植术后晚期或对低风险患者减少给药次数或采取肌内注射给药的方式，维持治疗仅用抗病毒药（后面将讨论）。但“突破性”的HBV感染仍偶有发生。

抗病毒药物如拉米夫定、阿德福韦、恩替卡韦和富马酸替诺福韦酯（见第40章）的使用进一步改善了慢性乙型肝炎患者肝移植术后结局。当这些药用于失代偿期性肝病患者后，可以使一定比例患者肝移植的时间推迟。另外，移植前开始使用拉米夫定可以预防HBV感染的复发，拉米夫定也可用于治疗移植后乙型肝炎复发，包括使用HBIg预防乙肝复发失败的患者，可逆转病程以避免发生致命的纤维化淤胆型肝炎。临床试验显示拉米夫定抗病毒治疗可以降低HBV复制水平，有时候甚至可以清除HBsAg，减低谷丙转氨酶（ALT）水平以及改善坏死和炎症的组织学特征。长期使用拉米夫定是安全且有效的，但是使用几个月后，由于HBV聚合酶中YMDD（酪氨酸-甲硫氨酸-天冬氨酸-天冬氨酸）发生突变，部分患者会对拉米夫定产生耐药（见第40章）。这种患者中几乎有一半人肝功能会恶化。幸运的是，阿德福韦或富马酸替诺福韦酯同样可以获得并用于治疗YMDD变异相关的拉米夫定治疗失败的肝功能失代偿的患者。目前，大多数移植中心联合使用HBIg和拉米夫定、阿德福韦、恩替卡韦或富马酸替诺福韦酯。临床研究正在寻找用于慢性乙型肝炎肝移植患者的最佳的抗病毒药。未来，口服抗病毒药的联合使用可能替代HBIg。

慢性乙型肝炎肝移植患者的预防方法，也可以用于植入了HBcAb阳性的供体器官的非乙型肝炎患者。慢性乙型肝炎合并丁型肝炎的肝移植患者比单纯慢性乙型肝炎肝移植患者再发肝损伤的可能性小。这些混合感染的患者应接受标准的移植后乙型肝炎预防性治疗。

终末期肝病肝移植最常见的适应证是丙型肝炎，约占所有肝移植的40%以上。几乎所有患者肝移植后丙型肝炎都会复发。移植术后5年内丙型肝炎复发有限。尽管肝移植后前几年丙型肝炎复发不多，且对生存率影响甚微，但是，组织学检查证明超过一半的患者存在中至重度的慢性肝炎，10%的患者存在肝纤维化或肝硬化。而且，如果术后1年活检发现中度肝炎，大约2/3的患者5年内进展至硬化。因此也就并不奇怪，丙型肝炎肝移植的患者移植肝和受体术后5~10年的生存率明显下降。一定比例的患者，即便在移植后早期，复发的丙型肝炎也可能出现严重的生化或组织学改变，以至于需要使用抗病毒药物。使用聚乙二醇干扰素（IFN）可以抑制HCV相关的肝损伤，但是很少产生持久效应。持续的病毒学应答是例外，而且药物耐受性低导致使用剂量受限。移植术后即可开始联合使用IFN抗病毒方案和核苷类似物利巴韦林，并不比临床上出现肝炎后再治疗具备更多优势。虽然以IFN为基础的抗病毒方案并不推荐用于肝功能失代偿的患者，为了在移植前根除HCV，一些中心尝试在移植前采取抗病毒治疗，初步结果是有希望的，但是IFN治疗终末期肝病可导致失代偿的肝功能进一步恶化，而且这部分患者中有些人肝移植后丙型肝炎仍然复发了。用于预防移植术后复发的丙型肝炎免疫球蛋白相关的临床试验尚未成功。

在少数死于早期HCV相关的肝损伤的患者身上，观察到一个罕见的让人联想到纤维性淤胆型肝炎（之前讨论过）的综合征。患者排斥反应发作次数越多，则接受的免疫抑制药则越多，而免疫抑制药可增强HCV复制。所以，发生了严重或多次免疫排斥反应的患者更容易在移植后早期出现肝炎复发。高病毒载量和高龄供体与HCV复发导致的肝病和移植后早期疾病复发相关。

终末期酒精性肝硬化患者移植后有再饮酒的风险，这是一个潜在的酒精性肝损伤再发的根源。目前，酒精性肝病是越来越常见的肝移植适应证之一，占所有肝移植患者的20%~25%。大多数移植中心会仔细挑选那些能坚持戒酒的患者作为候选者。移植前戒酒

<6个月的患者术后再饮酒的可能性大。

在提供药物成瘾咨询服务团队的协助下，已经戒酒的酒精性肝硬化患者成功实施肝移植术后，其结局等同于其他慢性肝病肝移植患者。

3.移植术后生活质量　成功度过术后最初几个月、不发生慢性排斥反应或不可控制的感染的患者，多数可以获得痊愈。少数患者出现社会心理适应不良，医嘱依从性较差，但是大多数患者能够坚持长期接受免疫抑制治疗。一项研究显示，85%的肝移植后存活的患者已回归到有偿工作中。事实上，一些女性移植后正在计划怀孕或已经怀孕，而且对婴儿并没有明显的伤害。

（陈　丹　译　吴　东　校）

第八部分　胰腺疾病

第47章

Chapter 47

胰腺疾病的诊治

Norton J. Greenberger　Darwin L. Conwell　Peter A. Banks

［概要］　正如第48章所强调的，胰腺炎病因与临床表现均多种多样。众所周知，胰腺炎经常继发于胆道疾病和酗酒，也可以由药物、创伤和病毒感染引起，还与代谢异常及结缔组织病相关。在30%左右急性胰腺炎和25%~40%的慢性胰腺炎患者中，病因是不清楚的。

有可靠的数据显示，全世界每年有（5~35）/100 000新发急性胰腺炎患者，病死率大约为3%。急性胰腺炎患者数量在快速增加，估计每100 000例住院患者中就有70例患急性胰腺炎。在美国每年新发急性胰腺炎>200 000例。

关于慢性胰腺炎的发病情况目前只有一项前瞻性研究，显示每年发病率为8.2/100 000，患病率为26.4/100 000。这些数字可能低估了真正的发病率和患病率，因为非酒精性胰腺炎在很大程度上未被统计入内。在尸检中，慢性胰腺炎的患病率为0.04%~5%。由于查体并不能触及胰腺，胰腺炎相关的腹痛也并不特异，从而增加了胰腺炎的诊断难度，常需要借助血清淀粉酶和（或）脂肪酶的升高来做出诊断。但是许多慢性胰腺炎患者淀粉酶和（或）脂肪酶并不升高。一些慢性胰腺炎患者出现胰腺外分泌功能不全的表现，因此可以作为胰腺受损的客观证据。然而，胰腺外分泌功能有很强的代偿能力。胰腺损害超过90%以上才会引起脂肪和蛋白质吸收不良。无创性间接的胰腺外分泌功能试验（粪弹力蛋白酶）对有明显胰腺病变的患者（如胰腺钙化、脂肪泻或者糖尿病）有更高的阳性率。因此，亚临床胰腺外分泌功能受损的患者数量（胰腺损伤<90%）是未知的。

［胰腺疾病诊断相关的辅助检查］　一些检查在胰腺疾病的评估中有价值。表47–1和图47–1汇总了一些在急、慢性胰腺炎诊断中具有应用价值的检查。部

表47–1　在急慢性胰腺炎和胰腺肿瘤的诊断中有意义的检查

检查	原理	意义
体液中的胰酶		
淀粉酶		
1.血清	胰腺炎症引起的淀粉酶升高	简便，20%~40%假阴性率和阳性率；如果结果大于正常上限3倍可以诊断
2.尿	在急性胰腺炎中肾脏对淀粉酶的清除增加	不经常使用
3.腹腔积液	胰腺或者主胰管的破裂会引起腹腔淀粉酶浓度的增高	有助于诊断急性胰腺炎；在肠梗阻和消化道穿孔可出现假阳性
4.胸腔积液	胰腺炎会有渗出性胸腔积液	在肺癌和食管穿孔时可出现假阳性
血清脂肪酶	胰腺炎会引起脂肪酶升高	新的方法大大简化其测定；阳性率在70%~85%
胰腺结构的评估		
影像学和放射性核素检测		
1.腹部平片	在急、慢性胰腺炎时可以有异常	简便：在>50%的急、慢性胰腺炎中是正常
2.上消化道造影		现在已经过时
3.超声	能够发现水肿、炎症、钙化、假性囊肿和占位	简便，无创；可以动态监测；可用于诊断假性囊肿，受肠道积气影响
4.CT	可以细致评估胰腺及周围结构，包括胰周液体积聚，假性囊肿，坏死程度	对胰腺钙化、胰管扩张，胰腺肿瘤诊断有意义；不一定能有效鉴别炎症和肿瘤性占位
5.内镜下逆行胰胆管造影（ERCP）	胰管和胆总管插管可观察胰腺–胆管系统	在60%~85%的病例中有诊断价值；鉴别胰腺癌和慢性胰腺炎较为困难；目前主要用于治疗

续表

检查	原理	意义
6.超声内镜（EUS）	带有高频换能器的超声内镜可以产生高分辨的图像，详细显示胰管和实质的改变	用于评估慢性胰腺炎和胰腺癌
7.磁共振胰胆管造影(MRCP)	非侵入性地利用三维成像技术产生非常好的胰管的图像	作为诊断检查时很大程度上已经取代了ERCP
超声内镜或CT引导下胰腺 穿刺活检	利用超声等定位手段进行细针穿刺	高诊断率；避免开腹手术；可以在内镜下进行；对技术要求高
胰腺外分泌功能检测		
直接激发胰腺并通过十二指肠内容物进行分析		
1.胰泌素（CCK）试验	促胰液素增加胰液和HCO_3^-输出；CCK增加胰酶输出；胰腺分泌反映的是相关的胰腺组织功能质量	隐匿性疾病检测敏感性高；包括十二指肠插管和透视；正常酶反应的定义未明；慢性胰腺炎的酶反应有重叠；胰腺储备能力很强，目前只有几家医疗中心进行
2.内镜下胰泌素检测	代替了十二指肠插管	检测隐匿性疾病敏感性高；避免插管和透视；要求镇静
肠腔内消化产物的测定		
1.镜下检测粪便内消化的食物纤维和脂肪	蛋白酶和脂肪酶缺乏引起肉纤维和三酰甘油消化能力下降	简单，实用；对轻中度胰腺功能不全检测不敏感
2.大量粪脂测定	脂肪酶缺乏引起脂肪消化不良	严重吸收不良的可靠参考标准；不能鉴别消化不良和吸收不良
3.粪氮	蛋白酶缺乏引起蛋白消化的受损，引起粪氮的升高	不能鉴别消化不良和吸收不良；低敏感度
粪胰酶的测量		
弹性蛋白酶	胰腺分泌蛋白酶；不在肠道降结	如果粪便不是液体，其具有高敏感性

CCK.胆囊收缩素

分医院在进行了无创检查［超声、CT、磁共振胰胆管造影（MRCP）］或者侵入检查［（内镜下胰胆管造影（ERCP），超声内镜（EUS）］之后，如果结果正常或者不肯定，还会进一步做胰腺功能的评定。在这方面，胰腺的直接激发试验是最敏感的。

1.*体液中的胰酶* 有急性腹痛或背痛的患者中，血清淀粉酶和脂肪酶水平作为急性胰腺炎的筛查试验得到广泛应用。如果大于正常上限的3倍且除外肠穿孔、肠梗死等其他急腹症时可以诊断急性胰腺炎。急性胰腺炎时血清淀粉酶和脂肪酶通常在24h内升高且可以持续3～7d。其数值水平通常会在7d内回到正常，否则应怀疑有无胰管的破裂、梗阻或者假性囊肿的形成。大约85%的急性胰腺炎患者有3倍或者以上的血清淀粉酶和脂肪酶的升高。血清淀粉酶和脂肪酶的数值假阴性的原因包括：在发病2～5d后才采集血标本；其背后病因为慢性胰腺炎而不是急性胰腺炎；高脂血症。高脂血症引起的急性胰腺炎，其血清淀粉酶水平较低且脂肪酶的活性往往也偏低。在没有客观证据（腹部B超、CT及MRCP或者EUS）的情况下，轻到中度的淀粉酶和（或）脂肪酶的升高对慢性胰腺炎的诊断并没有太大的帮助。

血清淀粉酶在其他情况下也会升高（见表47-2），有部分原因是淀粉酶在许多器官中存在。除了胰腺和唾液腺以外，在苗勒管、肺、甲状腺和扁桃体中可见小量的淀粉酶，而且很多肿瘤（肺癌、食管癌、乳腺癌和卵巢癌）均可引起淀粉酶升高。尿淀粉酶的测定包括淀粉酶/肌酐清除率，其敏感性和特异性并不优于血淀粉酶，故在临床应用很少。同工酶的测定并不能准确鉴别血清淀粉酶升高是由于胰腺炎还是其他胰源性因素引起的，尤其当血清淀粉酶水平仅仅是中度升高的时候。

腹腔积液淀粉酶升高不仅发生在急性胰腺炎时，还可以见于其他因素引起的胰源性腹水，包括主胰管破裂、假性囊肿漏出以及其他腹部疾病（如肠梗阻、肠缺血或者消化性溃疡穿孔）。胸腔积液淀粉酶在急性胰腺炎、慢性胰腺炎、肺癌和食管癌时可以升高。

就目前而言，脂肪酶可能是急性胰腺炎最好的诊断指标。实验技术的改进为临床医生提供了更好的选择，尤其是使用比浊法测定时。应用脂辅酶的新检测方法已经实现了自动化。

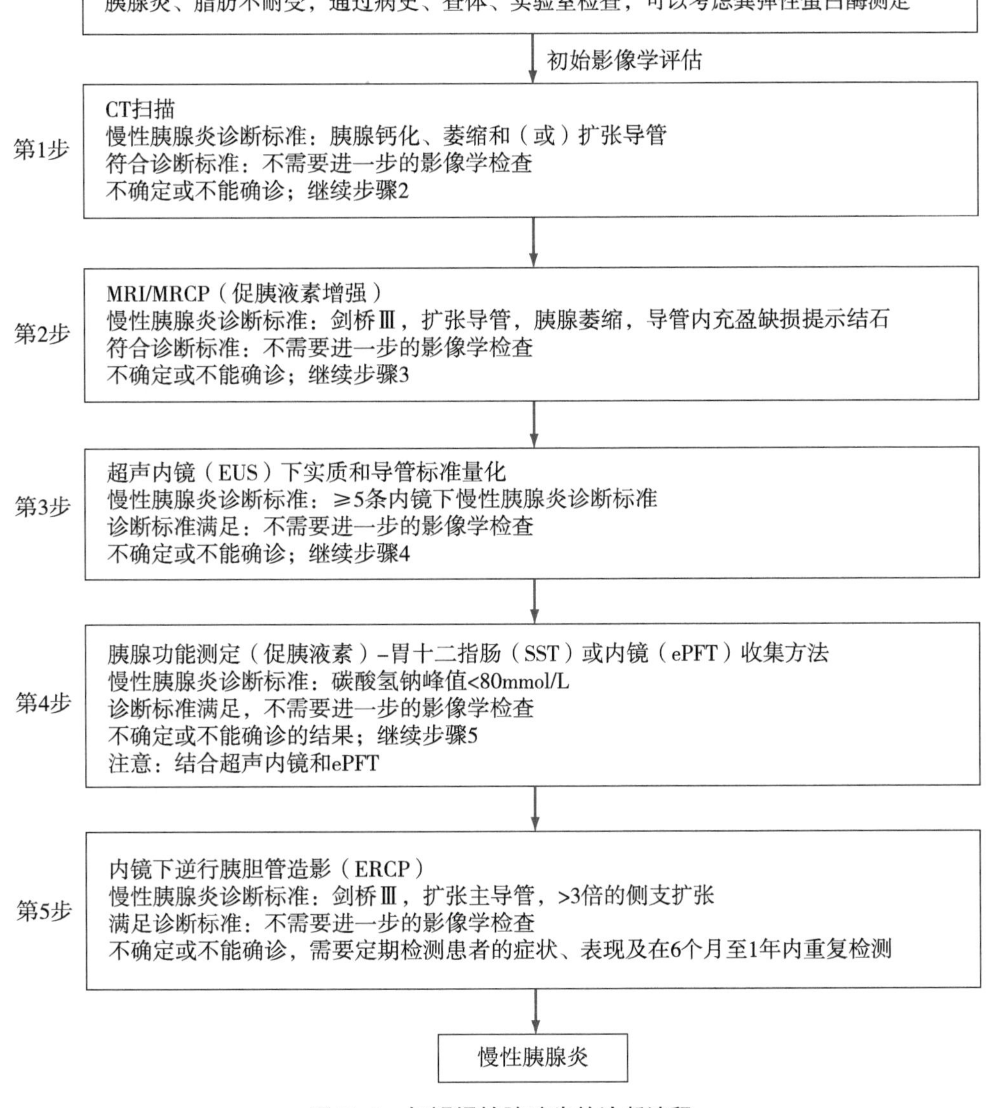

图47-1　怀疑慢性胰腺炎的诊断流程

超声内镜（EUS）和磁共振胰胆管造影（sMRCP/MRCP）是内镜下胰胆管造影（ERCP）的诊断替代方案

在肾衰竭的患者中，没有单一的血液检查可确诊急性胰腺炎。在这类特殊患者中，如何确定有无胰腺炎在临床上还是一个难题。一项研究表明，当肌酐清除率<0.8ml/s（<50ml/min）时，血清淀粉酶即开始升高。尽管肾功能减退可造成淀粉酶升高，但排除急性胰腺炎后血清淀粉酶一般仍<500 U/L（<8.3μkat/L）。该研究还发现，血清脂肪酶和胰蛋白酶水平与淀粉酶平行。因此，在认识到肾衰竭可引起血清胰酶升高的前提下，脂肪酶和淀粉酶仍可用于急性胰腺炎的筛查，当升高数值超过正常上限3倍时诊断特异性很高。

2.胰腺结构相关的研究

（1）影像学检查：腹部平片曾为急性和慢性胰腺炎患者提供了有用的诊断信息，但目前已被其他更先进的影像检查所取代（US，EUS，CT，MRCP）。

超声能为急性和慢性胰腺炎、假性囊肿和胰腺癌的诊治提供重要信息。超声可以显示水肿、炎症和钙化（在腹部平片中并不明显）以及假性囊肿、肿块和胆结石。在典型的急性胰腺炎中，胰腺是肿大的。至于胰腺假性囊肿，其外观通常是光滑的、圆形的包裹性积液。胰腺癌会引起局部解剖结构的异常，>3.0cm的病变通常在超声下是局灶实性病变。对于大部分怀疑胰腺疾病的患者，超声往往是首选的初筛检查。然而，肥胖和过量肠道积气会干扰胰腺成像。

对于怀疑胰腺疾病以及急慢性胰腺炎并发症的患者，CT是最好的初始评估手段。尤其是在胰腺和胰周急性液体积聚、假性囊肿、胰腺坏死，钙化沉积（见第48章，表48-1，表48-2，表48-4）以及胰腺恶性肿瘤。大多数病变CT有如下特点：①胰腺增大；②胰腺轮廓的变形；③较正常胰腺而言具有不同衰减系数的液体积聚。口服水溶性对比剂在CT扫描过程中用来显示

表47-2 高血淀粉酶和高尿淀粉酶病因

胰腺疾病	
Ⅰ.胰腺炎	Ⅱ.胰腺创伤
A.急性	
B.慢性：导管梗阻	Ⅲ.胰腺癌
C.胰腺炎并发症	
1.胰腺假性囊肿	
2.胰源性腹腔积液	
3.胰腺脓肿	
4.胰腺坏死	
非胰腺病变	
Ⅰ.肾功能不全	Ⅳ.巨淀粉酶血症
Ⅱ.唾液腺病变	Ⅴ.烧伤
A.流行性腮腺炎	Ⅵ.糖尿病酮症酸中毒
B.结石	Ⅶ.怀孕
C.辐射性涎腺炎	Ⅷ.肾移植
D.颌面外科	Ⅸ.脑外伤
Ⅲ."肿瘤"高淀粉酶血症	Ⅹ.药物：吗啡
A.肺癌	
B.食管癌	
C.乳腺癌、卵巢癌	
其他腹部疾病	
Ⅰ.胆管疾病：胆囊炎、胆管结石	
Ⅱ.腹内疾病	
A.穿孔或者透壁性溃疡	
B.肠梗阻或者缺血	
C.异位妊娠破裂	
D.腹膜炎	
E.主动脉瘤	
F.慢性肝病	
G.术后高淀粉酶血症	

胃和十二指肠；这一方法可以更精确地勾勒出多种器官和占位性病变。动态CT在评估胰腺坏死以及预测发病率和病死率时很实用。螺旋CT可以更快、更清晰地成像，同时排除患者呼吸运动等对成像的干扰。

通过紧贴胃或十二指肠黏膜，超声内镜（EUS）可以在近距离扫查胰腺，固定在内镜上的一个超声探头可以产生高分辨率的胰腺实质和导管图像。在很多医疗中心，EUS和MRCP在很大程度上已经替代了ERCP用于诊断。EUS可获取胰腺实质和导管的信息，同时很少引起操作并发症。相比较而言，ERCP术后有5%~20%的概率引起注射性胰腺炎。EUS在胆总管结石的诊断方面也很有帮助。胰腺占位可以通过EUS进行穿刺活检并且可以通过EUS细针穿刺，注射神经阻滞药物。重度慢性胰腺炎EUS下的诊断标准已经问世。目前，如果其内镜下表现满足表47-3中5条或者以上，可以考虑诊断慢性胰腺炎。最近一项研究在不明原因腹痛的患者中，比较了EUS、ERCP以及促胰液素（secretin）试验对早期诊断慢性胰腺炎的价值，发现三者诊断效力相仿。EUS同CT、ERCP或者功能测定相比，其在慢性胰腺炎早期诊断的确切作用尚待明确。

表47-3 慢性胰腺炎超声内镜下诊断标准

导管	实质
结石	回声带
导管壁回声增强	回声灶
不规则导管壁	钙化
狭窄	小叶轮廓
可见侧支	囊肿
导管扩张	

MRCP和MRI现在主要用于胆管、胰管和胰腺实质的观察。非呼吸-控制和三维快速自旋回波序列技术能够产生很好的MRCP图像。主胰管及胆总管可以清晰成像，但目前仍有一个问题，即二级导管的病变能否被MRCP所发现。在正常胰腺中，二级导管是看不见的。由于是无创检查，MRCP在高危患者（例如高龄）中更能凸显其价值。促胰液素增强MRCP目前仍处于研究阶段，但其似乎能够更好地评价胰管改变。

在大部分患者中，EUS和MRCP在很大程度上取代了ERCP的诊断作用。随着这些技术变得更加精细，可用于评价胰管改变。当然，ERCP在胰胆管病变的治疗中发挥作用，其主要针对通过CT、EUS或者MRCP明确需要侵入性内镜治疗的病变。当其他成像技术得到的结果是模棱两可时，ERCP也有助于鉴别（见第48章，图48-1C，图48-3D和图48-4B）。胰腺癌以胰管或胆总管狭窄或者梗阻为其主要特点；导管系统往往都会有受累。在慢性胰腺炎中，ERCP对应的征象有：①管腔变窄；②导管系统不规则狭窄，扩张，囊样扩张；③钙质沉积阻塞胰管。导管不规则狭窄这一点使慢性胰腺炎和胰腺癌的鉴别变得困难。需要注意的是，ERCP中提示慢性胰腺炎的征象也可以出现在老年人群或者急性胰腺炎发作以后。虽然年龄可引起显著的导管改变，但它不影响胰腺的功能（例如分泌功能）。在ERCP术后患者中25%~75%有血清淀粉酶升高，在5%~20%的患者中会有胰腺炎的表现。尽管许多药物例如生长抑素和硝酸甘油被推荐使用，目前尚没有满意的方法可以预防ERCP术后胰腺炎。其实，最好的预防方法是避免在高危患者中以诊断为进行目的ERCP操作，尤其是对于没有证据提示胆管梗阻的急性复发性胰腺炎的女性，以及腹痛待查又无其他异常的患者。如果复发性胰腺炎患者没有发现其他病因，可能需要进行Oddi括约肌功能测试。然而，这些检查确实增加了急性胰腺炎的风险。在没有胰管扩张的患者中，操作相关性胰腺炎更加常见。

（2）影像学引导的胰腺活检：经皮穿刺活检或者trucut活检常用于鉴别胰腺炎和胰腺恶性肿瘤。

3.胰腺外分泌功能测定　胰腺功能试验（表47-1）分为以下几个方面。

（1）通过静脉滴注促胰液素，或联合促胰液素和胆囊收缩素（CCK）直接激发胰腺并收集和测定十二指肠内容物。

（2）肠腔内消化产物的检测，如未消化的肉纤维、粪便脂肪和粪氮。

（3）粪便胰酶如弹性蛋白酶的测量。

促胰液素试验，用于检测弥漫性胰腺疾病，其原理在于胰腺分泌作用直接同胰腺组织的功能区相关。标准的促胰液素试验，是用弹丸注射法直接通过静脉给予0.2μg/kg的人合成促胰液素。标准试验的正常值为①输出总量>2ml/（kg·h）；②碳酸氢根（HCO_3^-）浓度>80mmol/L；③HCO^-_3输出10mmol/（L·h）。对于判断慢性胰腺外分泌功能不全，最大碳酸氢根（HCO_3^-）浓度似乎是重复性最好，可靠性最高的方法。

促胰液素试验和胰腺吸收功能检测的结果可能会有不一致。例如慢性胰腺炎的患者往往会有HCO_3^-分泌量下降，但粪便脂肪含量正常。因此，促胰液素检测反映的是胰管上皮细胞的分泌能力，而粪便脂肪含量间接反映了胃肠道分解脂肪的能力。除非腔内脂肪酶显著减少，否则脂肪泻一般不发生，这表明只要少量的酶即可满足消化道内的消化活动。必须指出的是，异常的促胰液素检测结果只是提示目前有慢性胰腺损伤。

腔内消化产物的测量（例如未消化的肌纤维、粪便脂肪、粪氮）已在第15章讨论。粪弹力蛋白酶是一种较好的检测方法，它的下降反映慢性胰腺炎和囊性纤维化的患者出现了严重的胰腺外分泌功能不全。该检测需要固体的粪便标本。

用于诊断胰腺外分泌功能不全和鉴别其他吸收不良的检查还会在第15章和第48章进行讨论。

（何　昆　译　吴　东　校）

第48章

Chapter 48

急性和慢性胰腺炎

Norton J. Greenberger　Darwin L. Conwell　Bechien U. Wu　Peter A. Banks

胰腺外分泌液的生化和生理

一般考虑

胰腺每天分泌1500~3000ml含有20种酶的等渗碱性（pH>8）液体。胰腺分泌液为消化道主要消化功能提供了酶，还为这些酶提供了最佳pH条件。

胰腺分泌液的调节

胰腺外分泌功能受激素和神经系统调节。胃酸可促进十二指肠释放肠促胰液素，后者能刺激胰腺导管细胞分泌水和电解质。胆囊、十二指肠和近端空肠释放的促胆囊素（CCK）主要由长链脂肪酸、部分必需氨基酸（色氨酸、苯丙氨酸、缬氨酸、蛋氨酸）和胃酸刺激产生。CCK可促进胰腺腺泡细胞分泌富含酶的胰液。副交感神经系统（通过迷走神经）对胰腺分泌功能进行调控。肠促胰液素和CCK的促分泌作用有赖于迷走神经输入和传出通路的允许作用。酶的分泌尤其如此，因为水和碳酸盐的分泌主要取决于肠促胰液素和部分的CCK调节作用。此外，迷走神经能促进一种肠促胰液素激动药——血管活性肠多肽（VIP）的分泌。

胰腺外分泌液受抑制性神经肽调节，如生长抑素、胰腺多肽、YY肽、Y神经肽、脑啡肽、胰抑素、降钙素基因相关肽、胰高血糖素和促生长激素神经肽。胰腺多肽和YY肽可能主要作用于胰腺外神经，而生长抑素的作用位点多样广泛。一氧化氮（NO）也是重要的神经递质。这些因素的作用机制目前尚不清晰。

水和电解质的分泌

碳酸盐是胰液中起主要生理作用的离子。导管细胞分泌的碳酸盐主要来自血浆（93%），少部分来自胞内代谢（7%）。碳酸盐随着除极通过碳酸钠共转运体进入胞内，除极是由氯离子通过囊性纤维化跨膜转导调节因子（CFTR）形成的。肠促胰液素和VIP均可升高胞内c-AMP水平，作用于导管细胞，使CFTR开放以促进分泌。CCK是一个神经调节因子，可显著加强肠促胰液素的作用。乙酰胆碱对导管细胞分泌功能也有重要调节作用。碳酸盐有助于中和胃酸，为胰酶活性和胆盐提供合适的pH。

胰酶分泌

腺泡细胞高度分区，与胰酶的分泌相关。粗面内质网合成的蛋白有高尔基体加工，运输到特定部位如酶原颗粒、溶酶体或其他细胞部位。胰腺能分泌淀粉、脂肪和蛋白的消化酶。分解脂肪的酶包括脂肪酶、磷脂酶A_2和胆固醇酯酶。胆盐能抑制单独的脂肪酶，但是另一胰液的成分——辅脂肪酶能结合脂肪酶并防止该抑制作用。胆盐能激活磷脂酶A和胆固醇。分解蛋白质的酶包括内肽酶（胰蛋白酶、糜蛋白酶）、外肽酶（羧肽酶、氨基肽酶）和胰弹性酶，其中内肽酶作用于蛋白质和多肽的内肽键，两种外肽酶分别作用于肽的自由羧基和氨基端。蛋白水解酶均以非活性前体形式包装成酶原颗粒分泌。核糖核苷酸（脱氧核糖核苷酸、核糖核苷酸）也可分泌。肠激酶是一种位于十二指肠黏膜内的酶，可切断胰蛋白酶原的赖氨酸-异亮氨酸键而产生胰蛋白酶。胰蛋白酶可用级联方式激活其他蛋白水解酶原颗粒和磷脂酶A_2。所有胰酶的最佳pH均在碱性范围。神经系统可启动胰酶分泌。神经刺激具有拟胆碱能性，迷走神经的外源支配和胰腺内胆碱能神经的支配均有参与。刺激性神经递质包括乙酰胆碱和促胃泌素释放肽。这些神经递质激活钙依赖的二级信号系统，导致酶原颗粒的释放。VIP存在于胰腺神经内，可加强乙酰胆碱的作用。不同于其他物种的是，人类腺泡细胞上无CCK受体。CCK在生理浓度下可通过刺激传入性迷走神经和胰腺内神经来促进胰液分泌。

胰腺的自我保护

胰腺通过将胰蛋白酶包装成前体形式以及合成蛋白酶抑制剂[如胰腺分泌性胰蛋白酶抑制剂（PSTI）或SPINK1]以抑制自消化，其中胰蛋白酶抑制剂能结合并使约20%的胰蛋白酶活性失活。中胰蛋白酶、糜蛋白酶c和酶y也可分解和灭活胰蛋白酶。这些蛋白酶抑制剂存在于腺泡细胞、胰液和血浆的α_1和α_2球蛋白成分内。此外，正常胰腺的腺泡细胞胞质内低钙离子浓度能促进活化胰蛋白酶的自发降解。以上保护机制的部分缺失就可导致酶原颗粒激活、胰腺自消化和急性胰腺炎。

外分泌和内分泌的关系

胰岛素可能是局部肠促胰液素和CCK促进外分泌功能所需的物质，对这两种激素起到允许作用。

肠胰轴和负反馈抑制

胰酶分泌受到调控，十二指肠内活性丝氨酸蛋白酶诱导的负反馈机制是调节机制之一。举例来说，十二指肠肠腔苯丙氨酸灌注可使血浆CCK水平迅速升高，糜蛋白酶和其他胰酶的分泌也增加。但是如果同时灌注胰蛋白酶可减弱以上两种反应。相反，十二指肠肠腔灌注蛋白酶抑制剂可导致以上两种酶大量分泌。已有的证据支持以下观点：十二指肠内有一种叫作CCK释放因子（CCK-RF）的肽，它能促进CCK释放。丝氨酸蛋白酶可能通过灭活小肠腔内CCK-RF来抑制胰液分泌。因此，最终的结果是碳酸氢盐和胰酶的分泌依赖于一个两者都参与的反馈过程。十二指肠酸化可促进肠促胰液素释放，后者激活迷走和其他神经通路来促进胰腺导管细胞分泌碳酸氢盐。这些碳酸氢盐能中和十二指肠内的酸，这样反馈环路就完成了。饮食中的蛋白成分结合蛋白酶，导致游离CCF-RF增多。然后CCK以生理浓度释放入血，主要通过神经通路（迷走-迷走）发挥作用，促使乙酰胆碱介导的胰酶分泌。十二指肠内的食物蛋白完全消化之前，胰蛋白酶会持续分泌。此后，胰蛋白酶分泌降到基线水平，也就完成了这一反馈过程。

急性胰腺炎

一般考虑

胰腺炎症性疾病可分为急性胰腺炎和慢性胰腺炎。急性胰腺炎的病理范畴包括从轻度、具有自限性的间质性胰腺炎到坏死型胰腺炎，后者胰腺坏死程度与病情严重程度和全身表现相关。

由于病因（如乙醇、胆石症、代谢性因素和药物，表48-1）不同，不同国家的胰腺炎发病率有所差异。据估计，美国的急性胰腺炎发病率呈上升趋势，已达每年每10万人70次住院，每年新发急性胰腺炎病例数超过20万。

病因和发病机制

急性胰腺炎有多种病因（表48-1），但是这些病因诱发胰腺炎症的机制尚未完全明确。胆石仍是大部分病例的首要病因（30%～60%）。结石直径<5mm的患者发生急性胰腺炎的风险比只有大结石的患者高4倍。酒精是第二常见病因，美国15%～30%的病例是酒精所致。然而在酗酒患者中，胰腺炎发生率的绝对值却很低（5/100 000），说明除了酒精摄入量还有其他未知因素影响了个体对胰腺损害的易感性。酒精损伤胰腺的机制目前并不完全清楚。内镜下逆行胰胆管造影术（ERCP）后5%～20%的患者会出现急性胰腺炎。虽然有很多探究药物和内镜下预防ERCP术后的胰腺炎的研究，但其发生率并未下降。逆行胰胆管造影或胰管括约肌切开术后预防性置入胰管支架有望降低胰腺炎发生率，但还需要进一步研究证实。ERCP术后胰腺炎的危险因素包括小括约肌切开术、Oddi括约肌功能障碍、既往ERCP术后胰腺炎病史、年龄<60岁、胰管注射造影剂>2次以及内镜医师经验不足。高脂血症占急性胰腺炎病因的1.3%～3.8%，血清三酰甘油水平通常>11.3mmol/L（>1000mg/dl）。大部分有高脂血症的患者，如果进一步检查会发现存在脂肪代谢异常，这可能与胰腺炎本身无关。这些患者有反复发作胰腺炎的风险。任何导致血清三酰甘油急剧升高至>11mmol/L（>1000mg/dl）的因素（如药物或乙醇）可诱发胰腺炎发作。此外，脂蛋白CⅡ缺陷的患者发生胰腺炎的风险升高。脂蛋白CⅡ能激活脂蛋白脂酶，后者对于从血流中清除乳糜颗粒非常重要。出现酮症酸中毒的糖尿病患者和服用一些特殊药物如口服避孕药的患者也可能出现三酰甘油水平升高。2%～5%的急性胰腺炎病例与药物相关。药物可通过超敏反应或产生毒性代谢产物来诱发胰腺炎，但有些病例的机制并不明确（表48-1）。

自消化是目前广泛接受的急性胰腺炎病理学理论。根据该理论，当蛋白酶（如胰蛋白酶原、糜蛋白酶原、弹性蛋白酶原）和脂肪酶（如磷脂酶A_2）在胰腺内而非肠腔内被激活时就会导致胰腺炎。很多因素（如内毒素、外毒素、病毒感染、缺血、缺氧、溶酶体钙和直接创伤）都可促进胰蛋白酶的活化。活化的蛋白水解酶，尤其是胰蛋白酶，不仅会分解胰腺和胰周组织，还能激活其他酶，如弹性酶和磷脂酶A_2。胰蛋白酶也可能自发活化。

胰酶活化在急性胰腺炎发病机制的作用

近期数个研究表明，胰腺炎的发病机制可分为3个阶段。初始阶段以胰腺内消化酶活化和腺泡细胞损伤为特点。胰蛋白酶活化可能由溶酶体水解酶如组织蛋白酶B介导，后者与消化酶位于相同的细胞器。目前认为腺泡细胞损伤是胰蛋白酶活化的结果。胰腺炎的第二阶段涉及胰腺内白细胞和巨噬细胞的活化、趋化和隔离，从而加剧胰腺内炎症反应。注射抗中性粒细

表48-1 急性胰腺炎的病因

常见病因
胆石症（包括小结石病）
酒精（急性和慢性酗酒）
高脂血症
内镜下逆行胰胆管造影（ERCP），尤其是胆道测压后
外伤（尤其是腹部钝性伤）
术后（腹部和非腹部手术）
药物（硫唑嘌呤、巯嘌呤、磺胺、雌激素、四环素、丙戊酸、抗HIV药物）
Oddi括约肌功能障碍
非常见病因
血管因素和血管炎（心脏手术后缺血-再灌注状态）
结缔组织病和血栓性血小板减少性紫癜
胰腺癌
高钙血症
壶腹周围憩室
胰腺分裂
遗传学胰腺炎
囊性纤维化
肾衰竭
罕见病因
感染（腮腺炎病毒、柯萨奇病毒、巨细胞病毒、艾柯病毒、寄生虫）
自身免疫（如干燥综合征）
急性胰腺炎反复发作但没有明显病因的患者需考虑
胆道和胰管的隐匿疾病，尤其是小结石病、泥沙样结石
药物
高脂血症
胰腺分裂
胰腺癌
Oddi括约肌功能障碍
囊性纤维化
特发性

胞血清造成中性粒细胞缺乏，可以减轻实验动物的胰腺炎严重程度。还有证据支持中性粒细胞隔离能激活胰蛋白酶原。因此，胰腺内腺泡细胞的胰蛋白酶原活化可能是一个两步过程（早期中性粒细胞非依赖阶段和后期中性粒细胞依赖阶段）。胰腺炎的第三阶段是存在炎症的胰腺释放的活化蛋白水解酶和细胞因子对其他器官的影响。活化的蛋白水解酶，尤其是胰蛋白酶，不仅会消化胰腺和胰周组织，还能激活弹性蛋白酶和磷脂酶A_2等其他酶。活化的酶和细胞因子能消化细胞膜，导致蛋白水解、水肿、间质出血、血管破坏、凝固性坏死、脂肪坏死和间质细胞坏死。细胞损伤和死亡导致缓激肽、血管活性物质和组胺的释放，出现血管扩张、血管通透性增加和水肿，对多种器官（尤其是肺）造成损伤。全身炎症反应综合征（SIRS）和急性呼吸窘迫综合征（ARDS）以及多器官衰竭也可能随之发生。

众多遗传因素可使急性胰腺炎的易感性增加和（或）改变胰腺损伤的严重程度。目前已发现4个易感基因：①阳离子胰蛋白酶原突变（PRSS1m、R122Hm和N291）；②胰腺分泌胰蛋白酶抑制物（SPINK1）；③CFTR；④单核细胞趋化蛋白（MCP-1）。实验和临床数据表明，MCP-1可能是急性胰腺炎早期病理过程中的重要炎症因子，是决定炎症反应程度的因素之一，并促进器官衰竭发生。

治疗　急性胰腺炎的腹痛

腹痛是急性胰腺炎的主要症状。疼痛可能是轻度可忍受的不适，但更多是严重、持续性的剧烈腹痛。腹痛往往是持续性的，位于上腹部和脐周，通常向后背以及胸部、胁腹和下腹部放射，仰卧位时加重，坐位、躯干屈曲和膝盖弯曲时缓解。常伴有恶心、呕吐和腹胀，这是由胃和肠道低动力和化学性腹膜炎导致的。

体格检查常可以看到患者急性病容。多有低度发热、心动过速和低血压。休克也不少见，这可能是因为①血液和血浆蛋白渗出至腹膜腔导致的容量不足和活化蛋白水解酶导致的“腹膜后烧伤”；②激肽的产生和释放增加，导致血管扩张和血管通透性增加；③蛋白水解酶和脂肪水解酶进入体循环后的全身作用。黄疸并不常见，如果出现，一般是由于胰头水肿压迫胆总管胰内段所致。有时可见到皮下脂肪坏死所致的皮肤红斑。10%～20%的患者会有肺部异常体征，包括肺底啰音、肺不张和胸腔积液，胸腔积液以左侧多见。患者可出现不同程度的腹部压痛和肌紧张，但是相比于严重腹痛，这些体征可能并不突出。肠鸣音多减弱或消失。疾病后期（即4～6周）时可在上腹部触及肿大的胰腺或假性囊肿。腹腔积血的患者可见脐周皮肤呈浅蓝色（Cullen征），或胁腹部呈蓝-红-紫或棕绿色（Turner征），后者反映组织内血红蛋白的分解代谢。这两个体征虽不常见，但如果出现提示重症坏死型胰腺炎。

实验室检验

诊断急性胰腺炎一般需要血清淀粉酶和（或）脂肪酶升高超过正常上限3倍以上，同时排除胃肠穿孔、缺血和梗死。但是胰腺炎的严重程度和血清脂肪酶、淀粉酶的升高程度无明确相关性。3～7d后即使胰腺炎未痊愈，血清淀粉酶水平通常也会降至正常。但是，胰腺异淀粉酶（isoamylase）和脂肪酶水平可能会持续升高7~14d。需记住血、尿淀粉酶升高可见于很多其他情况(见第47章,表47-2)。重要的是,酸中毒(动脉pH≤7.32)的患者可能出现血清淀粉酶显著升高。在一项研究中,33例酸中毒患者中12例血清淀粉酶升高,其中9例升高的淀粉酶是唾液腺型同工酶,但只有1例脂肪酶升高。该研究解释了为什么糖尿病酮症酸中毒的患者可有血清淀粉酶升高,而没有任何急性胰腺炎的证据。血清脂肪酶的活性与淀粉酶呈平行升高。血清脂肪酶升高3倍通常可以诊断急性胰腺炎,这在非胰源性高淀粉酶血症的患者中尤其有用(见第47章,表47-2)。

急性胰腺炎时,白细胞增多(15 000~20 000/μl)很常见。病情较重的患者可出现血液浓缩(血细胞比容>0.44)和(或)氮质血症(BUN>22mg/dl),这是由于血浆丢失进入腹膜后间隙和腹膜腔所致。血液浓缩可能提示病情严重(如胰腺坏死),而氮质血症是死亡的危险因素。高血糖也很常见,原因是多方面的,包括胰岛素释放减少、胰高血糖素释放增加以及肾上腺皮质激素和儿茶酚胺释放增加。约25%患者会出现低钙血症,其发生机制目前尚不完全清楚。早期研究发现甲状旁腺对血钙降低的反应受损,但此后的研究未能证实这一现象。在腹膜腔内脂肪坏死的区域,钙和脂肪酸之间的皂化反应也偶有发生,大量的钙(多达6.0g)溶解或悬浮于腹水内。这种“皂化现象”对于存在胰腺炎、轻度低钙血症、少量或无明显腹水的患者可能很重要。约10%患者可出现高胆红素血症[血清胆红素>68μmol/L(>4.0mg/dl)]。但黄疸是一过性的,血清胆红素水平4~5d后可降至正常水平。血清碱性磷酸酶和天冬氨酸转氨酶水平也可有一过性升高,与血清胆红素水平相平行,也可能提示胆道相关疾病。乳酸脱氢酶水平显著升高[>8.5μmol/L(>500U/L)]提示预后差。5%~10%的患者可有高脂血症,部分患者的血清淀粉酶水平可能假性正常(第47章)。5%~10%的患者可出现低氧血症(动脉PO_2≤60mmHg),这可能提示ARDS。最后,有些急性胰腺炎患者的心电图可出现异常,表现为类似心肌缺血的ST段和T波异常。

CT扫描可以证实急性胰腺炎的临床诊断,特别是血清淀粉酶和脂肪酶升高不到3倍的患者。最重要的是,CT有助于提示急性胰腺炎的严重程度,并预测死亡及并发症的风险,还能评估急性胰腺炎的并发症(表48-3)。但是,起病前几天做的CT检查可能低估组织损伤的程度。病初CT提示为间质性胰腺炎,3~5d后复查可能进展为坏死性胰腺炎(图48-1)。如果怀疑是胆源性胰腺炎,超声可用于评估胆囊。影像学检查对诊断急性胰腺炎的作用已在第47章中讨论,列于表47-1中,见图48-1至图48-3。

诊断

任何严重的急性腹痛或背痛均应想到急性胰腺炎。有胰腺炎高危因素的患者如出现严重的持续腹痛、伴有恶心、呕吐、发热、心动过速和腹部查体异常,胰腺炎的诊断通常会比较明确。实验室检查可能发现血白细胞增多、低钙血症和高血糖。急性胰腺炎的诊断需符合以下3条中的至少2条:①典型的腹痛;②血清淀粉酶和(或)脂肪酶升高3倍以上;③腹部影像上胰腺炎的表现。以下指标虽然非诊断必需,但能提示病情严重程度,包括血液浓缩(血细胞比容>0.44)、氮质血症(BUN>22mg/dl)和器官衰竭表现。

鉴别诊断应包括以下疾病:①空腔脏器穿孔,尤其是消化性溃疡;②急性胆囊炎和胆绞痛;③急性肠梗阻;④肠系膜血管阻塞;⑤肾绞痛;⑥心肌梗死;⑦主动脉夹层;⑧结缔组织病包括血管炎;⑨肺炎;⑩糖尿病酮症酸中毒。十二指肠溃疡穿孔可在影像学和内镜检查中发现。腹部影像见腹膜腔游离气体即可诊断十二指肠溃疡穿孔。急性胆囊炎与急性胰腺炎有时较难鉴别,因为这两种疾病都会有淀粉酶升高。鉴别点

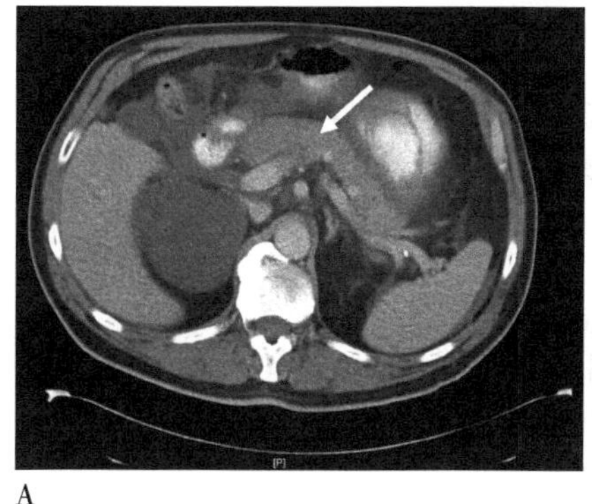
A

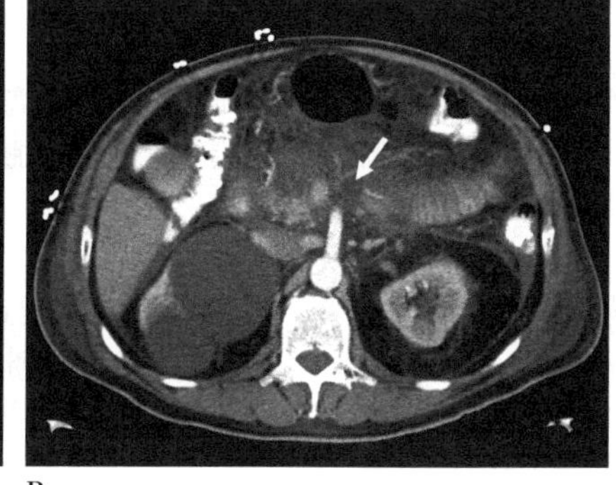
B

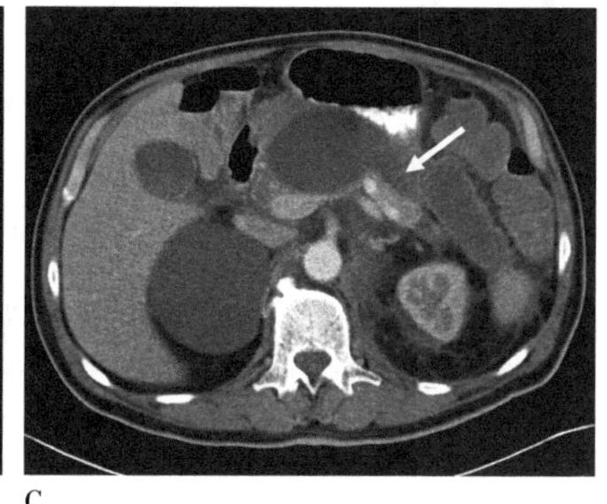
C

图48-1 急性胰腺炎:CT表现上的进展

A.一位临床和生化检查提示急性胰腺炎的患者入院第1天行腹部增强CT。注意胰腺实质的异常强化,提示间质性胰腺炎。B.同一患者起病第6天因持续发热和全身炎症反应行腹部增强CT。大面积的胰腺无强化,提示胰腺坏死,尤其是胰体和胰颈部(箭头)。C.同一患者急性胰腺炎起病2个月时的腹部增强CT。可见胰腺坏死区无囊壁的液体积聚(箭头)

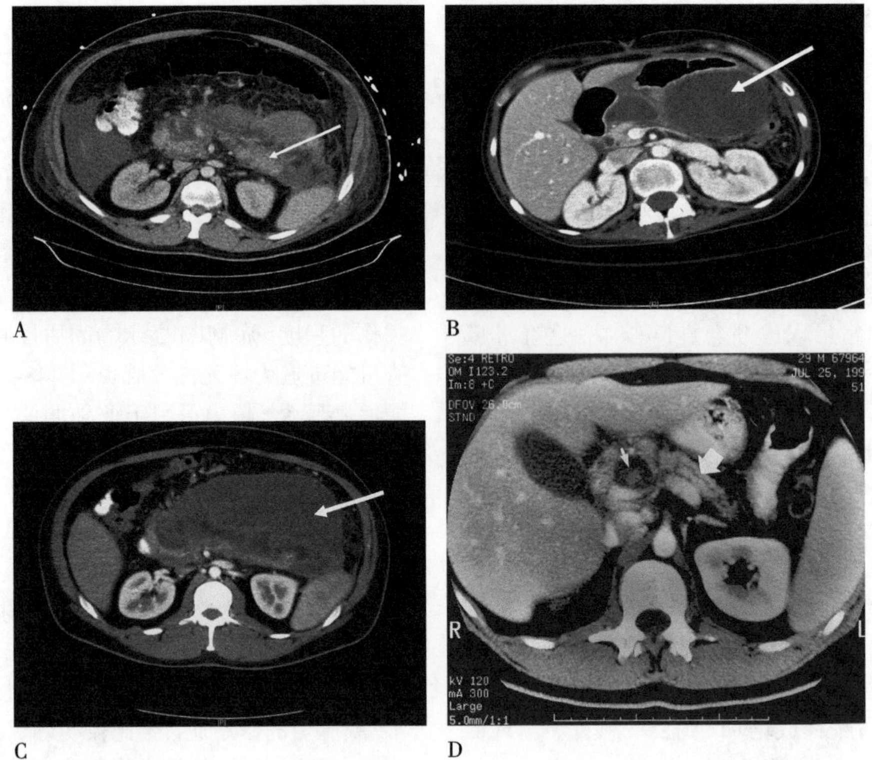

图48-2 A.急性坏死性胰腺炎：CT扫描。增强CT显示急性坏死性胰腺炎，箭头提示胰体/尾部液体包绕，胰颈/体部强化减弱。B.急性液体积聚：CT扫描。一例由化疗药L-门冬酰胺酶诱导的急性胰腺炎患者的增强CT，可见腹膜后（箭头）液体积聚，压迫充满气体的胃。C.非包裹性胰腺坏死：CT扫描。一坏死性胰腺炎的CT平扫显示胰腺及胰周大片非包裹性坏死。注：以前上述CT表现（图48-2B和图48-2C）会被误认为假性囊肿。D.螺旋CT显示一假性囊肿（小箭头）以及一假性动脉瘤（假性囊肿内的低密度区）。注意该图可见主胰管（大箭头），在ERCP下该胰管轻度扩张

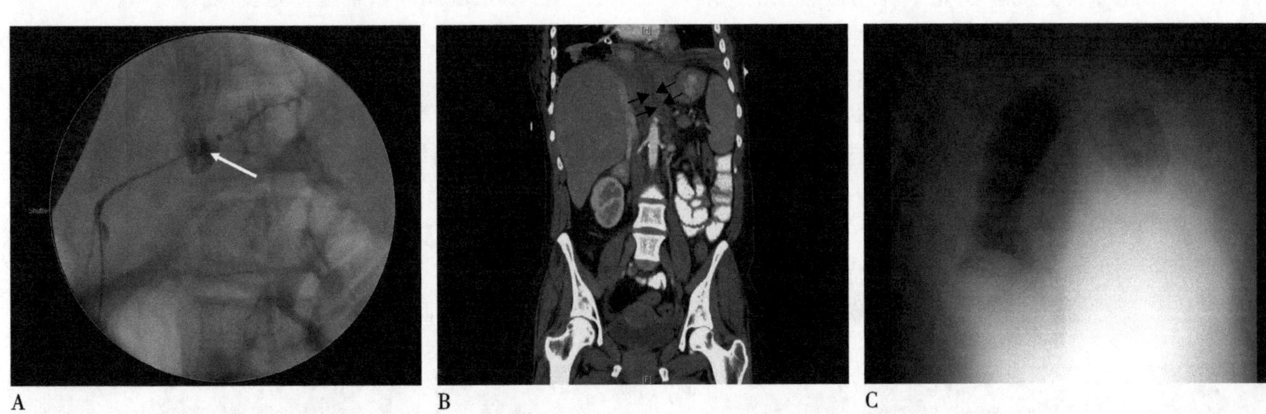

图48-3 A.胰腺胸膜瘘：ERCP示胰管造影剂漏出，一酒精性慢性胰腺炎患者急性加重时行ERCP，可见胰管有造影剂漏出（箭头）。B.胰腺胸膜瘘：CT扫描。增强CT（冠状位）上箭头显示胰腺胸膜瘘来自胰管破坏中断。C.胰腺胸膜瘘：胸片。左侧胸腔可见大量胸腔积液，来自破裂的胰管，胸腔积液淀粉酶浓度升高

包括：胆道源性腹痛以右侧或上腹部为主，而胰腺炎主要是脐周痛，且疼痛程度更严重；胆源性腹痛一般没有麻痹性肠梗阻。腹部超声有助于诊断胆石症和胆囊炎。机械性肠梗阻与急性胰腺炎的鉴别包括渐强-渐弱的腹痛病史、腹部查体和腹部CT显示特征性的肠梗阻表现。急性肠系膜血管阻塞多见于老年患者，伴白细胞增多、腹胀和血便，CT或MRI血管造影可明确诊断。系统性红斑狼疮和结节性多动脉炎也可有急性腹痛，尤其胰腺炎可能是这些疾病的并发症。糖尿病酮症酸中毒常有腹痛、血淀粉酶升高，因此表现可类似急性胰腺炎，但血清脂肪酶不升高。

疾病病程与并发症

急性胰腺炎的初步严重程度评估对于患者的正确分类和处理尤为重要。急性胰腺炎分类、严重程度和并发症的基本定义是在1992年亚特兰大国际研讨

会确定的。虽然这些定义近些年来广受争议，它仍是急性胰腺炎临床诊治和研究的通用语言。急性重症胰腺炎的标准是至少一个器官系统的衰竭［定义为收缩压＜12kPa（90mmHg），$PaCO_2$≤8kPa（60mmHg），补液后肌酐＞176.8μmol/L（2.0mg/dl）和消化道出血＞500ml/24h］，以及存在至少一个局部并发症如坏死、假性囊肿和感染性坏死。

重症胰腺炎在起病48h时的早期预测因子包括Ranson评分≥3分和APACHE Ⅱ评分≥8分。传统的严重度评分包括APACHE Ⅱ和Ranson标准，它们的临床应用不多，原因在于两种评分都非常繁复，需要收集大量临床和实验室结果，也没有重度急性胰腺炎公认的阳性预测值和阴性预测值。近期从一个大规模的急性胰腺炎队列中设计出一个用来早期预测病死率的简化评分系统，即急性胰腺炎床旁严重度指数（BISAP）。它包括5项入院24h内获得的临床和实验室指标［（表48-2）BUN＞8.9mmol/L（25mg/dl）、意识障碍、SIRS及年龄＞60岁，影像学见胸腔积液］。出现3个或以上指标与院内病死率显著升高相关。

除了严重度指数，还有其他因素可用于评估急性胰腺炎的严重程度。可分为重症胰腺炎的危险因素和入院24h内及住院期间的严重度指标。入院时急性重症胰腺炎的危险因素包括高龄（年龄＞60岁）、肥胖（BMI≥30）和合并症。还有证据支持初次起病和饮酒史是重症胰腺炎的危险因素。入院24h内的重症指标包括BISAP和APACHE Ⅱ等评分系统、SIRS及氮质血症、血液浓缩和器官衰竭。住院期间的指标包括持续的器官衰竭持续时间超过48h和胰腺坏死。

表48-2　重症急性胰腺炎

危险因素

- 年龄＞60岁
- 肥胖，BMI＞30
- 合并症

24h内的严重度标志物

- SIRS［体温＞38℃或＜36℃（＞100.4°F或96.8°F）、脉搏＞90/min，呼吸＞24/min，WBC＞12×10^9/L（12 000/μl）］
- 血液浓缩（Hct＞0.44）
- BISAP
  - （B）尿素氮（BUN）＞7.8mmol/L（22mg/dl）
  - （I）意识状态改变
  - （S）SIRS：4条中出现2条
  - （A）年龄＞60岁
  - （P）胸腔积液
- 器官衰竭
  - 心血管：收缩压＜12kPa（90mmHg）
  - 心率＞130/min
  - 肺：PaO_2＜8kPa（60mmHg）
  - 肾：血清肌酐＞176.8μmol/L（2.0mg/dl）

住院期间的重症标志物

持续的器官衰竭

胰腺坏死

医院获得性感染

BISAP.Bedside Index of Severity in Acute Pancreatitis，急性胰腺炎的床旁指数

急性胰腺炎的病程分为2个阶段。第一阶段持续1~2周，该阶段严重程度的定义根据临床指标而非胰腺形态学改变。最重要的指标是持续的器官衰竭（即持续时间超过48h），这是主要的死亡原因。第二阶段的严重程度是根据临床和形态学标志共同定义的。严重度的临床指标和第一阶段相同，是持续的器官衰竭。最受关注的形态学标志是出现坏死型胰腺炎，尤其是当其导致患者住院时间延长和（或）需要手术、内镜或经皮引流等方式积极处理，或需要透析、呼吸机或鼻饲等支持治疗。

鉴别间质性和坏死性急性胰腺炎的重要性催生了CT严重指数评分（表48-3）。作为评估严重程度的另一方法，CT最佳的评估时间是入院第3~5天，因为入院当天一般无法在增强CT上鉴别间质性和坏死性胰腺炎。CT发现坏死等局部并发症非常重要，原因在于出现感染性和无菌性坏死的患者病死率显著升高（图48-1和图48-2）。坏死性胰腺炎出现器官衰竭的中位比例是54%。感染性胰腺坏死出现器官衰竭的比例可能更高。单个器官衰竭时病死率为3%~10%，而多器官衰竭时病死率高达47%。这些数据旨在强调同时存在胰腺坏死和多器官衰竭的患者病死的可能性最高。

但是值得一提的是，坏死性胰腺炎并不多见（占所有急性胰腺炎的10%），大部分临床遇到的患者是间质性胰腺炎，但其中也有10%出现器官衰竭，3%的病例病死。因此，间质性胰腺炎和坏死性胰腺炎的绝对死亡病例数类似，因为间质性胰腺炎的发病率远高于坏死性胰腺炎。

轻症急性胰腺炎

大部分轻症急性胰腺炎、没有器官衰竭或仅有一过性器官衰竭的患者一般在支持治疗后可缓解，急性胰腺炎的基础治疗包括肠道休息、静脉补充晶体液和止痛。患者腹痛缓解、无恶心呕吐、肠鸣音恢复以及出现饥饿感时就可开始经口进食。通常推荐患者一开始进食清流质饮食，胰腺炎恢复后可建议患者低脂饮食。胆源性胰腺炎患者复发风险高。因此住院期间，轻症胰腺炎恢复后应考虑行腹腔镜下胆囊切除术。对于不适合行手术治疗的患者可行内镜下胆总管括约肌切开术。

表48-3　CT表现和急性胰腺炎的分级［CT严重度指数（CTSI）］

分级	表现	评分
A	正常胰腺：正常大小，边界清晰，轮廓光滑，均匀强化，腹膜后胰周脂肪无强化	0
B	胰腺局灶或弥漫增大，轮廓可出现不规则，强化可有不均，但无胰周渗出	1
C	胰周渗出伴胰腺内异常	2
D	胰腺 内或胰腺外液体积聚	3
E	胰腺或腹膜后2个及以上大片液体或气体积聚	4
根据增强CT计算坏死评分		
坏死（%）		
0		0
<33		2
33~50		4
≥50		6

注：CT严重度指数等于非强化CT评分加上坏死评分：最大=10；≥6=重度

重症急性胰腺炎（图48-1和图48-2）

入院时存在重症胰腺炎预测指标如肥胖、血液浓缩的患者，也应给予上述支持治疗。推荐给予更大量的液体复苏，每12小时测定1次血细胞比容和BUN，以评估液体复苏是否充分。最初12~24h血细胞比容和BUN下降说明补液充分。如果血细胞比容持续或进一步升高（尤其入院时血细胞比容>0.44的患者），说明液体复苏不足。

持续器官衰竭的患者对补液（治疗低血压和血肌酐升高）和（或）鼻导管吸氧（治疗低氧血症）反应欠佳，呼吸费力可能预示呼吸衰竭，需要转运至重症监护病房进行更积极的补液和监测，包括可能需要气管插管和机械通气、血液透析、使用升压药物。

治疗　急性胰腺炎

大部分（85%~90%）急性胰腺炎患者病程呈自限性，通常在治疗后3~7d逐渐缓解。非手术治疗包括①镇痛；②静脉补充晶体和胶体以维持正常血容量；③禁食。

一旦明确患者可耐受经口进食（通常在48~72h评估），即可考虑开始肠内营养（而非全肠外营养），因为肠内营养能维持肠道屏障完整性，预防细菌移位，价格便宜，且并发症较肠外营养少。采用哪种肠内营养方式目前还有争议。鼻胃管更容易放置，其安全性可能与空肠营养管相似。但是绕过胃和十二指肠的肠内营养较少刺激胰腺分泌，因此理论上更支持使用空肠营养管。还没有研究证实哪种方式在降低并发症和病死率上更有优势。坏死性胰腺炎患者如开始经口进食，应考虑同时给予补充胰酶和质子泵抑制药，以促进脂肪消化、减少胃酸分泌。

抗生素的作用：无论间质性胰腺炎还是坏死性胰腺炎，目前均不推荐预防性使用抗生素。虽然早期研究曾推荐给予坏死性胰腺炎患者预防性使用抗生素，但近期两个双盲随机对照研究均未发现预防性抗生素降低胰腺感染率。但是值得注意的是，过去10~15年胰腺坏死总感染率逐渐下降，目前只占坏死性胰腺炎的20%。对于出现脓毒血症而细菌培养结果尚未明确的患者可以开始抗生素治疗，但如果培养阴性应停用抗生素，以减少继发真菌感染的风险。

胰腺坏死经皮穿刺、革兰染色和细菌培养一般只在诊断坏死性胰腺炎7~10d后进行，或者存在胰腺感染的证据，如持续白细胞升高、发热或器官衰竭。如果明确诊断胰腺感染性坏死，应给予合理的抗生素方案和手术清创术。目前已有几种微创坏死切除术，包括内镜、经皮导管或经腹膜后方法。但是，目前尚没有随机研究证实哪种方法更优。对于无菌性坏死的患者，通常只需维持内科治疗，除非患者出现严重并发症如腹腔间隔室综合征、肠穿孔、栓塞无效的假性动脉瘤或内科治疗4~6周后仍不能开始经口进食等（图48-2）。

ERCP在急性胰腺炎中有几个明确的指征。重症急性胆源性胰腺炎伴器官衰竭和（或）化脓性胆管炎的患者有急诊ERCP（24h内）指征。择期ERCP和括约肌切开术的指征包括持续或初始胆道梗阻、不能行胆囊切除术、胆囊切除后仍高度怀疑胆管结石。ERCP下支架置入术适用于因炎症和胰周液体积聚导致的胰管中断。

已有多个前瞻性对照研究评估数种药物对于急性胰腺炎的作用，结果显示均无效。这些药物包括胰高血糖素、H_2受体阻断药、蛋白酶抑制药（如抑肽酶）、糖皮质激素、降钙素、非甾体抗炎药

(NSAIDs)和一种血小板激活因子抑制药——昔帕泛等。近期的一篇关于生长抑素、奥曲肽和抗蛋白酶加贝酯甲磺酸治疗急性胰腺炎的荟萃分析显示：①奥曲肽可降低病死率但不改变并发症的发生率；②加贝酯可减少胰腺坏死但不降低病死率。

入院后3～5d行增强CT扫描(CECT)能提供关于急性胰腺炎严重程度和预后的重要信息(图48-1)。尤其CECT有助于评估有无胰腺坏死及坏死的范围。近期的研究发现，CT严重度指数为1分或2分时出现持续胰腺炎或严重并发症的可能性很小，3～6分时较低，但7～10分的患者中92%出现并发症，病死率达17%(表48-3)。一些回顾性研究提出，早期应用静脉造影剂可能会加重胰腺坏死。因为目前还没有这方面的前瞻性临床研究，推荐仅在初期大量液体复苏后行CECT。

有饥饿感、无症状的患者可以考虑进食，不受血清淀粉酶/脂肪酶升高或CT上持续炎症表现的影响。因为CT上的异常或血清淀粉酶/脂肪酶持续升高可能在数周或数月后才会消失。重症坏死性胰腺炎患者需要大量液体复苏，同时密切监测循环衰竭、呼吸功能不全和胰腺感染等并发。48h后持续存在全身SIRS提示重症胰腺炎，或出现并发症。1992年在美国胸科医师协会和重症医学会联合举办的会议上，将SIRS定义为一个临床综合征，用以表示存在全身炎症反应，无论是何病因。多项研究发现，持续SIRS与急性胰腺炎患者器官衰竭和死亡风险升高相关。重症胰腺炎的并发症治疗应联合介入科和外科(见下文)。无菌性坏死通常采用非手术治疗，但对于感染性胰腺坏死应争取行外科胰腺清创术(坏死切除术)。治疗方案应根据抗生素治疗效果决定。有些患者可能需要多次手术。近期一项研究比较了坏死性胰腺炎两种疗法的优劣：①升阶梯方法即经皮或内镜下经胃引流；②开放性外科清创术。结果发现，1/3患者经升阶梯疗法控制病情，而无须接受大手术。经空肠营养管给予肠内营养，其感染并发症低于全肠外营养，因此是首选的营养支持方式。除了营养支持，肠内喂养还有助于维持肠道屏障的完整性。

对于重症胆源性胰腺炎伴胆管炎的患者，病初36～72h行乳头切开可显著改善病情。研究指出，只有重症胆源性胰腺炎患者才需要考虑急诊ERCP术。最后，高脂血症相关性胰腺炎的治疗包括①减少体重至理想水平；②限制脂肪摄入；③运动；④避免乙醇和导致血三酰甘油升高的药物(如雌激素、普萘洛尔、噻嗪类和维生素A)；⑤控制糖尿病。

复发性胰腺炎

约25%的急性胰腺炎患者会复发。最常见的两个原因是乙醇和胆石症。对于无明显病因的复发性胰腺炎患者，鉴别诊断应包括隐匿胆道疾病如微胆石、高脂血症、药物、胰腺癌、Oddi括约肌功能障碍、胰腺分裂、囊性纤维化和胰腺癌(表48-1)。在一系列包括31例初诊为特发性或复发性急性胰腺炎的患者中，其中23例存在隐匿性胆结石。换言之，约2/3的复发性胰腺炎患者实际上存在微结石。遗传缺陷导致的遗传性胰腺炎也可出现复发。其他胆道和胰管的疾病也可导致急性胰腺炎，包括胆总管囊肿、壶腹部肿瘤、胰腺分裂、胰管结石、胰管狭窄和肿瘤。2%～4%胰腺癌患者以急性胰腺炎起病。

感染性胰腺坏死和假性囊肿

一般在急性胰腺炎起病后至少7～10d，胰腺坏死才出现继发感染。约一半感染性坏死病例可在起病7～21d诊断，其他的在21d后诊断。胰腺感染可通过CT引导下的细针穿刺物革兰染色和培养，以明确病原学诊断。最常见的病原体是肠道来源的革兰阴性细菌。坏死性胰腺炎患者可能出现感染的临床线索包括持续发热、白细胞增多和器官衰竭。一些研究发现，胰腺坏死超过50%的患者出现感染的风险高于坏死范围小的患者。感染性胰腺坏死的治疗方法包括外科清创术，如果形成包裹性坏死累及胃后壁，可以采用内镜下清创术，或介入科导管引流和冲洗以去除部分感染性半固体和液体物质。介入科手段一般用于一般情况差不能耐受外科清创术的患者。

1.包裹性坏死　坏死性胰腺炎中，胰周脂肪均存在严重的炎症反应。该炎症过程常可导致胰周坏死。最终在3～6周后胰腺坏死和胰周脂肪坏死融合，并被纤维组织包裹。该结构最初被命名为“机化性坏死”，如今新的术语是“包裹性坏死”。

包裹性坏死内含有半固体坏死组织，以及大量坏死胰腺和胰周组织液化产生的深色液体，还有一些血液。

包裹性坏死和胰腺假性囊肿在增强CT上初看可能非常相似，均表现为强化减弱的圆形结构，被一含有纤维组织的包膜包裹，包膜因内有小血管可见强化。但仔细观察可区分两者。包裹性坏死的图像可见部分胰腺和胰周组织坏死，而在间质性胰腺炎中，胰腺仍有正常强化，证实病变是间质性胰腺炎，而包裹的假性囊肿位于胰腺周边。

2.假性囊肿　胰腺假性囊肿是胰腺外的液体积聚，内有胰酶和少量残渣。相比真正的囊肿，假性囊肿没有上皮性包膜。囊壁由坏死组织、肉芽组织和纤维组织组成。

假性囊肿应与坏死后液体积聚鉴别，后者内有多种物质包括坏死物残渣。常见胰管系统破坏。但破坏的胰管后续变化多样，从自发愈合到持续胰液漏出致大量腹水均有可能。假性囊肿中90%是胰腺炎所致，10%为外伤所致。约85%位于胰体或胰尾部，15%位于胰头部。部分患者可有2个甚至更多假性囊肿。腹痛伴或不伴背部放射痛是常见的主诉。可在中上腹触及一有压痛的包块。

影像学上，75%的假性囊肿挤压胃肠道。超声可准确发现假性囊肿。超声还能鉴别水肿、胰腺炎症与假性囊肿，前者也可表现为可触及的腹部包块。连续超声检查还能明确假性囊肿是否缩小消失。CT和MRI作为超声的补充，尤其当液体积聚内内出现气体时可提示假性囊肿感染。

早期的超声研究发现，25%～40%的假性囊肿可自发吸收。但是现在已认识到，鉴别包裹性坏死和假性囊肿非常重要，两者通常都在急性胰腺炎病程后期出现。直径>5cm的假性囊肿可持续存在超过6周。近期的疾病自然史研究发现，非创伤性的观察疗法适合部分无症状、无活跃饮酒史、影像学提示假性囊肿成熟且排除了囊性肿瘤的患者。很多假性囊肿在形成6周后自发吸收。

此外，这些研究还发现假性囊肿体积大并不是手术治疗的绝对指征，很多CT发现的胰周液体积聚可自发吸收。未自发吸收的假性囊肿可能导致严重并发症，如①假性囊肿增大压迫周围脏器导致腹痛；②破裂；③出血；④脓肿。胰腺假性囊肿破裂是一尤其严重的并发症，几乎都会出现休克，如果破裂不伴发出血，病死率为14%，但如伴发出血，病死率可超过60%。假性囊肿体积增大、局部杂音、血红蛋白和血细胞比容突然下降且无明显外在出血，以上三联征提示假性囊肿出血可能。因此，对于病情平稳、超声提示假性囊肿逐渐缩小的患者，可采用非手术治疗。相反，如果假性囊肿体积增大，伴腹痛、出血或囊肿，应采用手术治疗。慢性假性囊肿可通过内镜、介入或手术方法进行引流。

约10%急性胰腺炎患者在假性囊肿和液体积聚部位出现假性动脉瘤（图48-2）。脾动脉是最常受累的血管，此外还有胰十二指肠下动脉和胰十二指肠上动脉。胰腺炎患者无明显诱因出现上消化道出血，或薄层CT扫描提示假性囊肿内或周围强化灶，应怀疑假性动脉瘤。CT血管造影可发现病变，病变可通过血管栓塞进行治疗。

急性胰腺炎的局部和全身并发症总结见表48-4。全身并发症包括肺、心血管、血液、肾、代谢性和中枢神经系统。Purtscher视网膜病是相对少见的并发症，表现为急性胰腺炎患者突发的视力丧失。眼底镜表现为局限于视盘和黄斑的棉絮状渗出斑和出血，这可能是粒细胞聚集导致视网膜后动脉阻塞所致。

艾滋病患者中的胰腺炎

艾滋患者急性胰腺炎发病率升高的原因有两个：①累及胰腺的感染如巨细胞病毒、隐孢子虫和鸟型分枝杆菌；②艾滋病患者常用药物包括地达诺新、戊烷脒、磺胺和蛋白酶抑制药。

胰源性腹水和胸腔积液

胰源性腹水或胸腔积液最初根据CT或MRI影像学诊断，是由主胰管破坏所致，主胰管和腹腔或漏液的假性囊肿间形成内瘘（图48-3A）。急性胰腺炎患者的腹水或胸腔积液如果白蛋白（>30g/L）和淀粉酶水平均显著升高，应考虑该诊断。ERCP或磁共振胰胆管造影成像（MRCP）可明确诊断，影像学可见造影剂从破坏的主胰管或假性囊肿进入腹腔。胰源性腹水的鉴别诊断包括腹腔恶性肿瘤、结核性腹膜炎、缩窄性心包炎和布-加综合征。

治疗　胰源性腹水和胸腔积液

如果胰管破向后方，胰管和胸膜腔之间可能形成内瘘，导致胸腔积液（胰腺胸膜瘘），胸腔积液多位于左侧，且量大（图48-3）。如果胰管破向前方，可出现含大量淀粉酶和脂肪酶的腹腔积液。ERCP下支架置入术是治疗胰瘘的最佳方法，偶尔需要胸腔穿刺或胸腔积液引流。

治疗方面还需要肠内或肠外营养以改善患者营养状况。如果内科治疗2～3周后仍有腹水或胸腔积液，应考虑逆行胰管造影明确受损胰管解剖，必要时行外科治疗。

慢性胰腺炎和胰腺外分泌功能不足

病理生理

慢性胰腺炎是一种以胰腺不可逆损伤为特点的疾病，不同于急性胰腺炎中见到的可逆性改变。慢性胰腺炎的特征性改变是组织学异常，包括慢性炎症、纤维化和胰腺外分泌和内分泌组织的进行性破坏。很多疾病可导致慢性胰腺炎，导致慢性胰腺炎的主要并发症，如腹痛、脂肪泻、体重减轻和糖尿病（表48-5）。

启动胰腺炎症的机制尚不清楚。目前的实验和临床观察发现酒精对胰腺存在直接毒性作用。大部分酒精诱导的胰腺炎患者饮酒量大，但部分饮酒量仅≤50g/d。长期饮酒与慢性胰腺炎相关。对那些死于第一次急性酒精性胰腺炎发作的患者进行尸检，发现存在胰腺广泛纤

表48-4　急性胰腺炎的并发症

局部	
坏死	胰源性腹水
无菌性	主胰管中断
感染性	假性囊肿渗液
包裹性坏死	坏死性胰腺炎累及邻近器官
胰腺液体积聚	腹腔内大出血
胰腺脓肿	血管血栓形成（脾静脉、门脉）
胰腺假性囊肿	肠梗死
疼痛	梗阻性黄疸
破裂	
出血	
感染	
消化道梗阻（胃、十二指肠、结肠）	
全身	
肺	肾
胸腔积液	少尿
肺不张	氮质血症
纵隔脓肿	肾动脉和（或）深静脉血栓形成
肺炎	急性肾小管坏死
急性呼吸窘迫综合征	代谢性
心血管	血糖升高
低血压	高脂血症
低血容量	低钙血症
猝死	脑病
心电图非特异性ST-T改变，类似心肌梗死	突发失明（Purtscher视网膜病）
心包积液	中枢神经系统
血液系统	精神病
弥散性血管内凝血	脂肪栓塞
消化道出血	脂肪坏死
消化性溃疡	皮下组织（红斑结节）
糜烂性胃炎	骨
胰腺坏死出血累及大血管	其他（纵隔、胸膜、神经系统）
门脉血栓形成，静脉曲张出血	

维化，这说明这些患者已经存在慢性胰腺炎。

吸烟和慢性胰腺炎存在强相关性。吸烟使胰腺自消化易感性增加，更易出现导管细胞CFTR功能异常。越来越多证据表明，吸烟是慢性胰腺炎和急性胰腺炎复发的独立危险因素，且有剂量依赖关系。吸烟与迟发性慢性胰腺炎病情进展，以及酒精诱导的慢性胰腺炎病情加重均明确相关。

近期胰腺星状细胞（PSC）的发现为理解慢性胰腺炎发病中的细胞机制提供了新的认识。PSC对维持正常胰腺结构起重要作用，而在慢性胰腺炎中胰腺结构向纤维化改变。哨兵急性胰腺炎事件（SAPE）假说描述了慢性胰腺炎发病机制中重要事件。一般认为酒精或其他刺激导致基质金属蛋白酶介导的胰腺实质胶原破坏，并进一步导致胰腺重构。促炎因子考虑肿瘤坏死因子α（TNF-α）、白介素1（IL-1）和白介素6（IL-6）以及氧化复合物能诱导PSC活化，促进新胶原合成。除了细胞因子、氧化物或生长因子的刺激，PSC还具有转化生长因子β（TGF-β）介导的自激活自分泌途径，这可以解释去除刺激因素后慢性胰腺炎病情为何仍然进展。

病因

美国成年人中，酗酒是临床慢性胰腺炎最常见的病因，儿童中最常见的病因是囊性纤维化。美国约25%慢性胰腺炎成年患者病因不明，被称为特发性慢性胰腺炎。近期研究发现，多达15%的特发性胰腺炎患者存在遗传缺陷（表48-5）。

惠特科姆等研究了数个遗传性慢性胰腺炎的家系，找到了一个编码胰蛋白酶原的基因缺陷。该基因的其他遗传缺陷也已被发现。该缺陷使胰蛋白酶原不能降解，能抵抗胰蛋白酶抑制物的作用，可自发激活并持续活化。研究者认为胰腺内消化酶的持续活化导致急性损伤，最终导致慢性胰腺炎。该研究组还报道了另一种起病较晚的遗传性慢性胰腺炎，女性多见。

其他一些研究发现了CFTR突变，该基因是转录cAMP调节的氯离子通路。在CFTR突变所致囊性纤维化患者中，高浓度的大分子可堵塞胰管。但必须认识到，慢性胰腺炎和CFTR基因缺陷的相关性存在很多异质性。目前已找到1000多种可能的突变。因为突变数量众多，基因型和胰腺表现的相关性研究存在困难。CFTR突变的发现使人们认识到，囊性纤维化的临床谱可能比原先认为的要广阔得多。两个近期研究阐明了CFTR基因突变和另一囊性纤维化单症状形式（即慢性胰腺炎）的相关性。据估计，特发性胰腺炎患者中，单个CFTR突变的发生率是常人的11倍，存在2个突变的发生率是常人的80倍。这些研究中，患者诊断胰腺炎时已成年，没有肺部疾病的临床证据，汗液检测结果不能诊断囊性纤维化。这些突变的发生率目前尚不清晰，因此需要进一步研究。此外，这些研究结果对于胰腺炎的治疗和预后价值也不明朗，需要长期随访。CFTR突变在普通人群中也很常见。目前尚不清楚，CFTR突变本身是否可以常染色体隐性遗传的方式造成胰腺炎。近期一项研究纳入了39例特发性慢性胰腺炎患者，评估与这些突变相关的风险。存在2个CFTR突变（复合杂合子）的患者表现出的CFTR功能介于典型囊性纤维化和囊性纤维化携带者之间，胰腺炎风险增高40倍。存在N34S SPINK1突变使风险升高20倍。CFTR和N34S SPINK1复合突变使胰腺炎风险升高900倍。表48-5列举了慢性胰腺炎和胰腺外分泌功能不全的已知病因。

表48-5 慢性胰腺炎和胰腺外分泌功能不全：TIGAR-O分类系统

中毒-代谢	**自身免疫**
乙醇	孤立自身免疫性胰腺炎
吸烟	自身免疫性慢性胰腺炎伴干燥综合征
高钙血症	炎症性肠病
高脂血症	原发性胆汁性肝硬化
慢性肾衰竭	**复发性和重症急性胰腺炎**
药物：滥用非那西汀	坏死后（重症急性胰腺炎）
毒物：有机锡化合物（如DBTC）	复发性急性胰腺炎
特发性	血管疾病/缺血
起病早	放疗后
起病晚	**梗阻性**
局灶性	胰腺分裂
遗传性	Oddi括约肌疾病（有争议）
遗传性胰腺炎	导管梗阻（如肿瘤）
阳离子胰蛋白酶原	壶腹前十二指肠壁囊肿
PRSS1	外伤后胰腺导管瘢痕
PRSS2	
CFTR突变	
SPINK1突变	

自身免疫性胰腺炎（表48-6）

自身免疫性胰腺炎（AIP）是一种自身免疫反应导致的少见疾病，它有特征性的实验室、组织学和形态学表现。AIP被描述为一种原发胰腺疾病，但它也常伴有其他临床表现如腮腺肿大、颌下淋巴结肿大、甲状腺炎、心包炎、眶内肿物和腹膜后纤维化，这些表现也是IgG4相关疾病的一部分。AIP一般症状较轻，通常可有腹痛，但很少出现急性胰腺炎发作。此外，AIP不是复发性胰腺炎的常见原因。美国50%～75%AIP患者以梗阻性黄疸起病。

AIP还可出现体重下降和新发糖尿病，常见梗阻性的肝功能异常（即血清碱性磷酸酶显著升高，而转氨酶仅轻度升高）。血清免疫球蛋白4（IgG4）升高是该病的一个标志，尤其是西方人群。正常情况下，血清IgG4只占健康人总IgG的5%～6%，而AIP患者中至少较135mg/dl升高2倍。大部分AIP患者CT扫描可见异常，包括胰腺弥漫肿大、局灶增大、胰头显著肿大。超过1/3的AIP患

表48-6 自身免疫性胰腺炎（AIP）的临床特征

- 症状轻，多为腹痛，但无反复发作
- 以梗阻性黄疸起病
- 胰腺弥漫水肿、增大，胰头显著者表现类似胰腺癌
- ERCP见胰管弥漫不规则狭窄
- 血清γ球蛋白升高，特别是IgG4
- 可出现其他自身抗体，如ANA，RF
- 可合并其他自身免疫疾病：干燥综合征、原发性硬化性胆管炎、溃疡性结肠炎、类风湿关节炎
- 胰腺外胆管改变如胆总管和肝内胆管狭窄
- 无胰腺钙化或囊肿
- 胰腺活检见广泛纤维化和淋巴浆细胞浸润
- 糖皮质激素可有效缓解症状，减小胰腺体积，逆转组织学改变
- 2/3患者以梗阻性黄疸起病或表现为类似胰腺癌的胰头肿物

者ERCP或MRCP可见胆管狭窄，可以是胆总管、肝内胆管或近端胆管狭窄，伴胰管狭窄。这种情况称为自身免疫性胆管炎。特征性的组织学表现包括胰管周围广泛淋巴浆细胞浸润和显著纤维化，以及淋巴浆细胞浸润导致的闭塞性静脉炎。

根据Mayo临床标准，符合以下3条中的1条及以上可诊断AIP：①诊断学的组织学表现；②特征性的CT和胰腺成像表现，以及IgG4升高；③激素治疗有效，胰腺及胰腺外表现好转。

糖皮质激素可缓解AIP患者的症状，缩小胰腺体积，逆转组织病理学改变。病情可在激素治疗2～4周就迅速缓解。泼尼松的常规起始剂量是40mg/d，服用4周，此后每周减量5mg，减量的同时需监测临床指标。随访的指标包括症状缓解、腹部影像学上胰腺及胆道的变化、γ球蛋白和IgG4水平的下降，以及肝功能的改善。如果激素治疗2～4周反应欠佳，需警惕胰腺癌，或怀疑其他类型的慢性胰腺炎。大部分研究显示，50%～70%的AIP患者激素治疗有效，约25%的患者需要第二程治疗，其中一小部分患者需要5～10mg小剂量泼尼松维持治疗。伴有胆管狭窄的患者在激素治疗后持续缓解的可能性小，可能需要硫唑嘌呤或巯嘌呤等免疫制剂。

临床表现

慢性胰腺炎患者主要因为2个原因就诊：①腹痛；②消化不良和体重下降。腹痛的部位、程度和频率可能非常多样。腹痛可以是持续或间断的。进食可加重腹痛，导致恐惧进食而体重下降。腹痛程度变化较大，可引起镇痛药依赖。消化不良表现为慢性腹泻、脂肪泻、体重下降和乏力。慢性腹痛患者可能进展或不进展为消化不良，约20%患者以消化不良为主要表现而无腹痛病史。慢性胰腺炎患者多合并症，病死率高，占用大量卫生资源。虽然患者可有脂肪泻，但脂溶性维生素缺乏非常少见。体格检查通常无特殊发现，仅有轻度压痛，因此腹痛严重程度与体格检查不相符。

不同于急性胰腺炎，慢性胰腺炎患者的血清淀粉酶和脂肪酶一般升高不显著。胆红素和碱性磷酸酶升高可能提示继发于慢性炎症导致胆总管狭窄的胆汁淤积。很多患者存在糖耐量受损和空腹血糖升高。敏感性和特异性最高的诊断方法是肠促胰液素激发试验。当胰腺外分泌功能丧失超过60%时该试验结果就会出现异常。这通常与慢性腹痛的出现相一致。早期的研究发现，约40%的慢性胰腺炎患者存在维生素B_{12}吸收不良，这可通过口服胰酶得以改善。粪便弹性酶-1和小肠活检可用于评估可疑的胰源性脂肪泻。若1g粪便中弹性酶水平低于100μg，则强烈提示存在重度胰腺外分泌功能不全。

腹部平片可见广泛钙化（图48-4），提示胰腺严重破坏。虽然乙醇是胰腺钙化最常见的病因，但钙化也见于遗传性胰腺炎、创伤后胰腺炎、高钙血症性胰腺炎和局灶性胰腺炎。腹部超声、CT扫描和MRCP非常有助于诊断胰腺疾病。除了排除假性囊肿和胰腺癌，CT还可见钙化、胰管扩张或胰腺萎缩。MRCP可直接显影胰

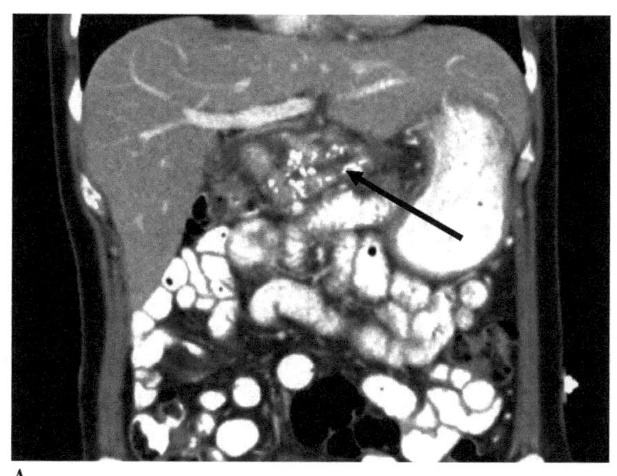

A

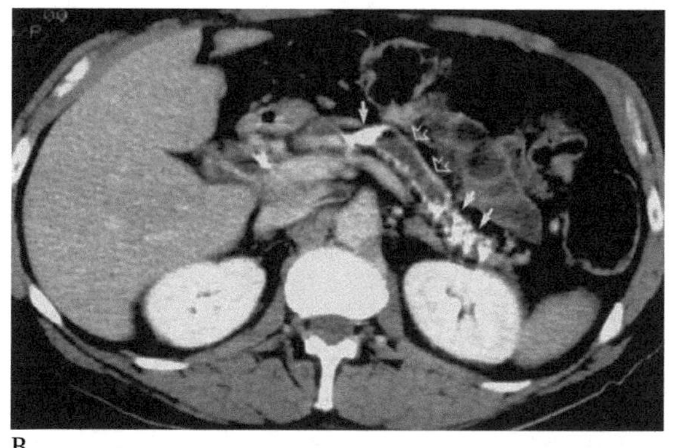

B

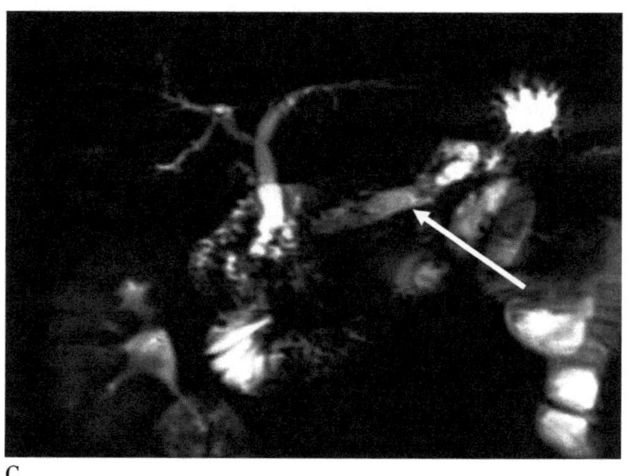

C

图48-4 A.慢性胰腺炎和胰腺结石：CT扫描。该腹部增强CT可见胰腺萎缩，胰腺实质多发钙化和结石，胰管扩张（箭头）。B.该腹部增强CT可见胰腺萎缩伴多发钙化（箭头）。注意胰管从胰体到胰尾均显著扩张（开放箭头）。C.慢性胰腺炎的MRCP表现：胰管扩张伴充盈缺损。钆增强MRI/MRCP可见胰管扩张（箭头）伴多发充盈缺损，提示胰管结石

管，因此是目前首选的诊断检查。内镜超声（EUS）在诊断早期慢性胰腺炎中的作用尚有争议。慢性胰腺炎在内镜超声下有9个特征表现，满足5条及以上可诊断慢性胰腺炎。EUS可辅助胰腺功能检查，联合激素激发试验与EUS可用于评估胰腺导管形态、胰腺实质结构和分泌功能，以明确有无慢性胰腺炎以及累及范围。EUS本身能否像激素激发试验一样早期发现非钙化性慢性胰腺炎尚有争议。比较两者的研究表明，EUS对于诊断早期慢性胰腺炎并不是一个敏感的试验，还可能在消化不良或正常对照中发现假阳性。但是，近期研究提示EUS可结合内镜下胰腺功能试验（EUS-ePFT）用于慢性腹痛患者，筛查有无慢性胰腺炎。

并发症

慢性胰腺炎的并发症非常多样，列举于表48-7。虽然大部分患者存在糖耐量受损，糖尿病酮症酸中毒和高渗性昏迷却很少见。同样，糖尿病终末期微血管受损（视网膜病变、肾病、神经病）也不多见。非糖尿病性视网膜病可能是维生素A和（或）锌缺乏所致。消化道出血的病因可能是消化性溃疡、胃炎、假性囊肿侵及十二指肠或胰尾慢性炎症导致脾静脉血栓形成造成静脉曲张破裂。黄疸、胆汁淤积和胆源性肝硬化可继发于胰腺内胆总管的慢性炎症。诊断钙化性慢性胰腺炎20年后，发生胰腺癌累积风险为4%。遗传性胰腺炎患者出现胰腺癌的风险升高10倍。

治疗 慢性胰腺炎

脂肪泻的治疗可采用胰酶，但通常难以完全纠正。胰酶可控制腹泻，促进脂肪吸收，使体重上升。因此，胰酶是胰腺治疗的基石。治疗脂肪泻时，需选择强有效的胰酶制剂，提供足量脂肪酶以纠正消化不良、改善脂肪泻（表48-8）。为了规范胰酶活性、药效及生物利用率，美国食品与药品监督管理局（FDA）要求所有的胰酶药物需在2008年4月之前重新提出新药申请（NDA）。表48-8列举了常用的一些制剂，但市场上能否获得该药取决于FDA的规定。近期研究提示，如要使营养不良的慢性胰腺炎患者营养指标正常，每餐需要80 000~100 000U的脂肪酶。

慢性胰腺炎的腹痛治疗较为棘手。

近期的荟萃分析显示，胰酶能否改善慢性胰腺炎的腹痛目前没有一致结论。对于一些特发性慢性胰腺炎患者，应用高浓度丝氨酸蛋白酶的非肠道包被胰酶制剂，可缓解轻度腹痛或腹部不适。这些患者的腹痛缓解可能是因为消化不良得到改善。表48-8列举了美国常用的胰酶制剂。

氧化应激可能参与慢性胰腺炎腹痛的病理生理机制。近期印度的一项前瞻性随机研究发现抗氧化治疗有利于缓解轻症慢性胰腺炎患者的腹痛。胃轻瘫常见于慢性胰腺炎患者。需要认识到胰酶治疗失败可能是因为胰酶未有效运至小肠，而在此处胰酶可产生负反馈抑制。对于慢性胰腺炎腹痛的患者，有必要评估胃排空功能，如果存在胃排空障碍，可给予促动力药物加强排空。这样，胰酶治疗可能更有效。

慢性胰腺炎腹痛的内镜治疗包括括约肌切开术、支架置入、取石及胰腺假性囊肿引流等。对于胰管狭窄合并结石的患者，解除胰管狭窄是最佳治疗。对于没有胰管明显狭窄的患者，内镜下支架置入术的作用尚未在临床研究中得到证实。目前已经认识到支架置入可出现严重并发症（如出血、胆管炎、支架移位和支架堵塞）。这些并发症都可导致胰腺炎。重要的是，胰管和胰腺实质损伤可出现于支架置入后。有主胰管病变的慢性胰腺炎大多由乙醇所致，此类患者可采用胰管减压治疗。其中约80%患者可获得立即缓解，但治疗第3年末50%的病例腹痛复发。两个前瞻性随机研究比较了内镜和手术治疗慢性胰腺炎，结果显示，对于存在胰管扩张和腹痛的患者，手术治疗缓解疼痛、改善生活质量的作用优于内镜治疗。该研究说明对于存在导管扩张和腹痛的患者应优先选择手术治疗。术前支架置入能否预测手术的治疗效果，目前还不明确。

Wipple术联合全胰腺切除和自体胰岛细胞移植已用于部分对传统治疗无效的慢性胰腺炎腹痛的患者。全胰切除术获益最多的是既往无胰腺手术史或胰岛细胞功能不足的慢性胰腺炎患者。该术式的作用有待进一步证实，但有望代替胰管减压手术或胰腺切除术治疗胰管无扩张的难治性腹痛，尤其是标准手术方法可能减少胰岛细胞。尚无研究证实腹腔神经从阻滞能长期缓解腹痛。

表48-7 慢性胰腺炎的并发症

镇痛药成瘾	消化道出血
糖耐量受损	黄疸
胃轻瘫	胆管炎和（或）胆源性肝硬化
维生素B_{12}吸收不良	皮下脂肪坏死
非糖尿病性视网膜病变	骨痛
含大量淀粉酶的渗出	胰腺癌

遗传性胰腺炎

遗传性胰腺炎是一种的罕见疾病，临床表现类

表48-8　常用胰酶制剂

酶制剂	生产厂家	脂肪酶	蛋白酶	淀粉酶
肠溶（EC）				
Ultrase	Axcan Phama，伯明翰，阿拉巴马州			
［EC微颗粒胶囊］				
Ultrase		4500	25 000	20 000
Ultrase 12		12 000	39 000	39 000
Ultrase 18		18 000	58 500	58 500
Ultrase 20		20 000	65 000	65 000
Creon	Solvay Pharmaceuticals，玛丽埃塔，佐治亚州			
［含EC颗粒的缓释胶囊］				
Creon 6		6000	19 000	30 000
Creon 12		12 000	38 000	60 000
Creon 24		24 000	76 000	120 000
Pancrease	Ortho-McNeil Pharmaceuticals，Riritan，新泽西州			
［EC微片胶囊］				
Pancrease MT 4		4000	12 000	12 000
Pancrease MT 10		10 000	30 000	30 000
Pancrease MT 16		16 000	48 000	48 000
Pancrease MT 20		20 000	44 000	56 000
Pancreacarb	Digestive Care，Inc.，伯利恒，宾夕法尼亚州			
（缓释肠溶微颗粒［缓冲］胶囊）				
Pancreacarb MS-8		8000	45 000	40 000
非肠溶				
Viokase	Axcan Scandipharm，伯明翰，阿拉巴马州			
（胰脂肪酶，USP）片剂、粉剂				
Viokase 8		8000	30 000	30 000
Viokase 16		16 000	60 000	60 000
Viokase Powder：乳糖、氯化钠，每份0.7g（1/4勺）		16 800	70 000	70 000
Ku-zyme/Kutrase	UCB Inc.，罗彻斯特，纽约州			
Ku-zyme		1200	15 000	15 000
Kutrase		1200	30 000	30 000

似慢性胰腺炎，但起病更早，存在遗传方面异常的证据（常染色体显性遗传伴不完全外显）。采用遗传连锁分析进行全基因组检索，在7号染色体上发现了遗传性胰腺炎基因。阳离子胰蛋白酶原基因的密码子29（外显子2）和122（外显子3）突变可导致常染色体显性遗传形式的遗传性胰腺炎。密码子122突变导致精氨酸被另一氨基酸替代，多为组氨酸。这种替换使胰蛋白酶的"故障保险"自破坏位点消失，而这个位点是清除腺泡细胞内过早活化的胰蛋白酶所必需的。此类病人会反复出现严重腹痛，持续数天到数周。血清淀粉酶和脂肪酶在急性期可升高，但大多正常。患者多可出现胰腺钙化、糖尿病和脂肪泻。此外，此类患者的胰腺癌发生率升高，70岁时累积发生率达40%。近期法国200例遗传性胰腺炎患者的自然病史研究发现，腹痛多出现于10岁儿童时期，脂肪泻出现于29岁，糖尿病出现于38岁，胰腺癌出现于55岁。此类病人多需要外科胰管减压来缓解腹痛。遗传性胰腺炎患者的家属如出现腹部症状，需警惕胰腺疾病。

胰腺分泌性胰蛋白酶抑制剂（PSTI）基因突变：PSTI或SPINK1是一个含有56氨基酸的肽链，它能通过物理作用抑制活性位点，从而显著抑制胰蛋白酶。SPINK1是腺泡细胞内抑制胰蛋白酶原提前活化的第一道防线。近期，研究发现特发性慢性胰腺炎患者中

SPINK1突变频率显著升高，提示这些突变可能与胰腺炎相关。

胰腺内分泌肿瘤：胰腺内分泌肿瘤在第52章中讨论。

其他情况

1.环状胰腺　当腹侧胰腺始基未能正确迁移至背侧与背侧始基融合，可能导致胰腺组织呈环状包绕十二指肠。环状胰腺可导致新生儿或成年人肠梗阻。进食后腹胀、上腹痛、恶心和呕吐等症状可能在诊断前已存在多年。影像学表现包括近端十二指肠对称性扩张伴一侧环状胰腺膨隆，十二指肠黏膜减少但无破坏，以上发现在右前倾体位时减轻，重复检查一般无改变。鉴别诊断包括十二指肠蹼、胰腺或十二指肠肿瘤、球后溃疡、区域性肠炎和粘连。环状胰腺的患者发生胰腺炎和消化性溃疡的概率升高。因为这些潜在的并发症，环状胰腺需要进行手术治疗，即使这种情况已经存在多年。首选的术式为结肠后十二指肠空肠吻合术，也有部分外科医生建议毕Ⅱ式胃切除、胃空肠吻合术或迷走神经切断术。

2.胰腺分裂　胰腺分裂是由于胚胎期腹侧和背侧胰腺始基未融合，导致胰液主要通过副乳头引流。胰腺分裂是人类胰腺最常见的先天解剖异常。目前的研究证据表明，对于绝大部分存在该先天异常的患者，他们的胰腺炎风险并不升高。但是胰腺分裂合并小副乳头开口可能导致背侧胰管梗阻。因此临床上的挑战是如何发现该亚组存在背侧胰管异常的患者。ERCP背侧胰管的插管难度超过腹侧胰管。存在胰腺炎且MRCP或ERCP显示胰腺分裂的患者应该采取非手术治疗。大部分此类患者的胰腺炎病因不明，与胰腺分裂无关。内镜或手术治疗只有在胰腺炎复发或未找到其他病因时才进行。应当强调的是，ERCP下胰腺分裂的表现（即一个小口径的腹侧胰管伴分支状表现）可能被误读为主胰管因肿物发生梗阻。

3.巨淀粉酶血症　巨淀粉酶血症是因为淀粉酶以多聚体的形式循环于血液内，因体积过大不能经肾排出。此类患者表现为血清淀粉酶水平升高，尿淀粉酶水平低，Cam/Ccr比值<1%。巨淀粉酶可通过血清色谱仪检测到。无饮酒史的住院普通人群中，巨淀粉酶血症的发生率为1.5%。通常巨淀粉酶血症为偶然发现，与胰腺或其他器官的疾病无关。

研究发现，部分肝硬化或非霍奇金淋巴瘤患者中存在巨脂肪酶血症。这些患者超声或CT上胰腺正常。这是因为脂肪酶与免疫球蛋白A形成了复合体。因此，不明原因血淀粉酶和脂肪酶升高的患者应考虑到巨淀粉酶血症和巨脂肪酶血症。

（周　颖　译　吴　东　校）

第九部分　消化系统肿瘤

第49章

Chapter 49

消化道肿瘤

Robert J. Mayer

消化道是除皮肤外发生肿瘤第二常见部位，消化道肿瘤在美国肿瘤相关性死亡原因中排位第二。

食管癌

［发病率和病因学］ 食管癌是一种相对不常见但是却容易致死的恶性肿瘤。2010年美国诊断16 640例食管癌中，14 500例导致了死亡。世界范围内，食管癌发病率差异很大。地理分布上，食管癌高发区域从西方的里海南岸延伸到东方的中国北部，包括伊朗、中亚、阿富汗、西伯利亚和蒙古国的部分区域。部分高发地区可以观察到患病风险升高的家族性聚集，但是目前相关基因尚未明确。食管癌高发也可出现在完全迥异的区域，例如芬兰、冰岛、库拉索岛、南非和法国西北部。在北美洲和欧洲西部，黑种人较白种人发病率高，男性较女性发病率高；50岁以上群体多发，似乎与较低的社会经济地位也有一定的相关性。

目前发现多种与食管癌发生相关的危险因素（表49-1）。在美国，食管癌病例分为鳞状细胞癌或腺癌。鳞状细胞癌的病因与大量乙醇摄入和（或）吸烟有关。相对危险度随吸食烟草量或摄入乙醇量升高而升高，同时这两个因素可协同作用。与白酒或啤酒相比，威士忌酒与更高发病率相关。食管鳞状细胞癌也与亚硝酸盐摄入、可吸入的阿片制剂、泡菜中的真菌产生的毒素以及饮热茶、吞服碱液、放射相关性食管狭窄和慢性失弛缓这些物理因素造成的黏膜损伤相关。与舌炎和缺铁相关的食管蹼（即Plummer-Vinson综合征或Paterson-Kally综合征），先天性过度角化和掌心、足底点状硬化（即掌跖角化病），膳食中缺乏硒、钼、锌和维生素A，分别被发现与食管鳞状细胞癌相关。双磷酸盐类可能增加Barrett食管患者的食管癌发病概率。患头颈肿瘤的患者患食管鳞状细胞癌的概率也增加。

在过去30年，美国食管鳞状细胞癌的发病率在黑种人和白种人群体中都有下降，原因不明，同时腺癌发病率陡然上升，白种人男性尤其明显（男：女为6:1）。腺癌发生于伴有慢性胃食管反流和上皮化生（Barrett食管）的远端食管，这种情况更多地分布于肥胖人群，起源于远端食管处异型增生的柱状上皮。在肿瘤进展到可以被发现之前，异型上皮中已经可以找到非整倍体突变和p53突变。在临床上，这些腺癌行为类似胃腺癌，目前在食管癌中占比超过70%，

表49-1　部分食管癌相关的致病因素

大量乙醇摄入
吸烟
其他可摄入的致癌物
硝酸盐（转化为亚硝酸盐）
可吸入的阿片制剂
泡菜中的真菌产生的毒素
物理因素造成的黏膜损伤
热茶
吞服碱液
放射性食管狭窄
慢性食管失弛缓
个体易感性
食管蹼，伴发舌炎和缺铁（即Plummer-Vinson综合征或Paterson-Kally综合征）
先天性过度角化和掌心、足底点状硬化（即掌跖角化病）
？膳食中缺乏硒、钼、锌和维生素A
？乳糜泻
腺癌相关的慢性胃食管反流（即Barrett食管）

［临床特点］ 大约10%食管癌发生在食管的上1/3（颈段食管），35%发生在中1/3，55%发生在下1/3。鳞状细胞癌和腺癌无法用放射影像或内镜检查区分。

进行性吞咽困难和短时间内体重减轻是大多数病人的初始症状。吞咽困难从吞咽固体食物开始，逐渐进展到半固体和液体食物。当这些症状出现时，该病通常已经不可治愈，因为只有当食管周长被癌症浸润超过60%时才会出现吞咽困难。吞咽困难可能导致吞咽痛、放射到胸和（或）背部的疼痛、反流或恶心以及吸入性肺炎。食管癌最常扩散到邻近淋巴结、锁骨上淋巴结和肝、肺、胸膜、骨。随疾病进展可能出现气管食管瘘，导致患者极为痛苦。伴有骨转移的鳞状细胞癌患者

可出现高钙血症，可能是因为肿瘤细胞分泌甲状旁腺素相关的多肽。

［诊断］　在Barrett食管患者中进行内镜筛查和细胞学筛查，是发现高级别异型增生的有效途径，但是对于被发现时已经进展至癌症的患者，并无证据显示这种筛查能改善预后。常规X线造影检查可以有效地辨别出大到足以引起症状的食管病变。良性食管平滑肌瘤可导致食管狭窄而正常黏膜结构得以保留，与此相对的，由于疾病浸润层次更深，食管癌的黏膜呈现不规则的溃疡改变，产生类似失弛缓的表现。可切除的小肿瘤即使在做得很好的食管X线片上也很难看出。因此，所有被怀疑食管病变的患者都应该行内镜检查，目的在于直视肿瘤及获取组织病理支持诊断。由于食管鳞状细胞癌的高危人群（即吸烟者及酗酒者）中肺部和头颈区域癌症的发病率也较高，该人群也应当对喉、气管和支气管行内镜检查。对胃底的细致检查（通过反转内镜）也是必要的。1/3的病例中，对食管肿瘤的内镜下活检不能成功取到恶性组织，因为活检钳穿刺深度不够，没能穿过被推到癌组织前的正常黏膜。多次取样能够增加检出率。肿瘤细胞刷检作为标准活检的补充，应当常规进行。肿瘤累及纵隔和腹主动脉旁淋巴结的，应当行胸部、腹部CT或内镜超声。PET扫描可提供纵隔淋巴结转移情况的详细信息，以评估可切除性。大多数患者就诊时已是晚期。

治疗　食管癌

食管癌患者预后不佳。少于5%的患者诊断后能够生存5年，因此，治疗主要关注症状的控制。仅45%的病例，整个大体肿瘤的外科切除（即全切）是可行的，而切除区域的边缘常能发现残余的肿瘤细胞。此类食管切除术的术后病死率约5%是由于吻合口瘘、膈下脓肿和呼吸系统并发症。接受全切并活下来的患者中，20%能再生存5年以上。鳞状细胞癌基础放疗（5500～6000 cGy）的治愈率和根治手术相差不多，避免了患者的围术期并发症，但通常对梗阻症状的缓解并不令患者满意。而化疗药物在食管癌患者中的使用，常受限于对“治疗反应”定义的模糊及许多患者虚弱的身体条件。尽管如此，15%～25%接受单药化疗的患者和30%～60%接收包含顺铂的多药联合化疗的患者，都能观察到可测量瘤体体积的明显缩小。不论是单独作用还是后续行手术切除，多药联合化疗和放疗作为初始治疗都能获益。化疗和放疗共同进行比单独化疗生存率更高。在一些小型随机化临床试验中，术前化疗+放疗组相比对照组似乎生存率更高，部分研究提示，如果联合放化疗已经取得了肿瘤体积的显著减小，此时再追加外科手术并无额外获益。

对于无法治愈、无法外科手术切除的食管癌患者而言，吞咽困难、营养不良和气管食管瘘的治疗和管理是工作的重心。减轻痛苦的方法包括反复内镜下扩张、用于进食水的胃造口或空肠造口和内镜下放置可扩张金属支架，而使用激光进行内镜下电切除是最具有前景的技术。

胃部肿瘤

胃腺癌

［发病率和流行病学］　在过去75年间，不知为何原因胃癌的发病率和病死率在全球范围内有了显著下降。美国的胃癌病死率，在男性中从28/10万人下降到5.8/10万人，在女性中从27/10万人下降到2.8/10万人。尽管如此，2010年美国有21 000例新发胃癌，10 570人死于胃癌。胃癌发病率在全球范围内降低，但在日本、中国、智利和爱尔兰仍居高不下。

［病理］　胃恶性肿瘤中约85%是腺癌，15%是淋巴瘤、胃肠道间质瘤（GIST）和平滑肌肉瘤。胃腺癌可分两型：弥漫型，细胞黏附消失，细胞分散浸润使胃壁增厚，不形成一个单独的肿块；肠型，特点是紧密连接的肿瘤细胞形成腺体样的管状结构。弥漫型胃癌在较年轻的病人中更多见，会发展到弥漫整个胃（包括贲门），导致胃壁失去可扩张性（所谓皮革胃，或者皮革囊样外观），进展至此，预后很差。弥漫型胃癌缺乏细胞间黏附的原因主要是E-钙黏蛋白表达缺失。肠型胃癌常有溃疡表现，多发于胃窦和胃小弯，通常始于*H.pylori*感染，有一个较长的癌前病变时期。弥漫型胃癌的发生率在大部分人群中都比较接近，而肠型胃癌似乎主要集中在高发区，而在胃癌发病率正在走低的地区较少见到。因此，这两种亚型涉及的病因学因素似乎不同。在美国，约30%的胃癌起于远端胃，约20%起于胃的中段，约37%起于胃的近端1/3，剩下的13%累及整个胃。

［病因学］　长期摄入风干、烟熏和腌制食品中的高浓度硝酸盐，似乎与更高的患病风险有关。目前认为，硝酸盐会被细菌转化为致癌的亚硝酸盐（表49-2）。世界各地有许多较低社会经济学阶层的人群会进食一些已经部分腐坏的食物，而细菌可经此途径进入肠道。另一方面，包括*H.pylori*在内的细菌引起慢性胃炎，胃酸减少，然后细菌得以在胃内繁殖。在高危地区，*H.pylori*根治对降低胃癌风险的作用仍在探究之中。为控制良性消化性溃疡而行手术切掉胃窦泌酸细胞，或老年人患胃酸缺乏症、萎缩性胃炎甚至是恶性贫

表49-2 可转化硝酸盐的细菌是胃癌的致病因素之一[1]

可转化硝酸盐细菌的外部来源
细菌污染的食物（常见于低社会经济学阶层，其胃癌发病率更高；随食物保存和冷藏条件改善而减少）
? *H.pylori*感染
促进可转化硝酸盐细菌在胃内繁殖的内源性因素
胃液酸度降低
胃部手术史（胃窦切除术），15~20年或以上的潜伏期
萎缩性胃炎和（或）恶性贫血
? 长期使用H_2受体拮抗药

（1）假设：硝酸盐被细菌转化成致癌的亚硝酸盐

血，这些情况下都可能引起胃液酸度降低。在萎缩性胃炎患者中进行的一系列胃镜检查记录到了正常的胃黏膜被肠型细胞代替这一变化。肠上皮化生过程可能导致细胞异型性和最终癌变。美国胃癌发病率的下降主要体现在远端的、溃疡性的、肠型的病变，由此也许可以推导出，更好地保存食物，社会经济学意义上的各个阶层都能很方便地冷藏食物，已经减少了经饮食摄入的外界细菌。目前尚未发现*H.pylori*和位于更近端的弥漫型胃癌有联系。

还有一些病因学因素也被认为与胃癌相关。胃溃疡和腺瘤性息肉偶见与胃癌相关，但尚无可信证据证明其因果关系。良性的胃溃疡和小的溃疡性癌肿在临床上的分辨并不十分清晰明确，这可能部分导致了这种相关性。胃皱襞明显肥大增生（即Ménétrier病）有非常高的概率转化为恶性，它看起来像息肉样病变，但是这种肥大并不代表真正的腺瘤性息肉。A型血的人比O型血人有更高的概率患胃癌；可能的原因是黏液分泌上的差异导致了黏膜抵抗致癌因素能力的不同。E-钙黏素基因的种系突变（*CDH1*）为常染色体显性遗传，该基因编码细胞黏附蛋白，具有此突变年轻的无症状携带者群体中有着难以解释的弥漫型胃癌高发现象，这可能与该突变有关。十二指肠溃疡与胃癌的发生无关。

与癌症发生的阶段性分步模型一致，K-*ras*突变看起来是肠型胃癌发生的早期事件。在约1/5的病例中C-met表达升高，与进展期相关。大约50%的肠型胃癌有抑癌基因的突变，例如TP53，TP73，APC（结肠腺瘤性息肉病基因），TFF（三叶肽家族），DCC（结肠癌缺失基因）和FHIT（脆性组氨酸三联体）。Cyclin E的过度表达与异型增生过程有关。表观遗传学的改变（特别是甲基化增多）导致侵袭性病变风险升高。在侵袭性病变前缘的肿瘤细胞细胞核中能找到Beta-catenin蛋白。

［临床特点］ 当胃癌位置表浅，可手术切除时，往往没有任何症状。当肿瘤蔓延，患者可能主诉上腹不适，但并不特异，强度可从餐后的轻微饱胀不适到剧烈而持续的疼痛。厌食，常伴轻微恶心，虽然常见，但可能不被患者作为主诉。可以观察到体重减轻，在累及幽门的肿瘤中以恶心和呕吐尤为突出；吞咽困难和早饱可能是起源于贲门的弥漫性病变的主要症状。早期无体征。可扪及的腹部肿块往往意味着该肿瘤生长已久，且可能是局限性生长。

胃癌可直接蔓延，穿透胃壁到达胃周组织，甚至侵犯相邻器官如胰腺、结肠或肝。胃癌也可通过淋巴结转移或腹腔内种植扩散。腹腔内淋巴结和锁骨上淋巴结常发生转移，转移结节可种植于卵巢（Krukenberg瘤）、脐周（"Mary Joseph修女结节"）或直肠前窝（Blumer板，在直肠指检或阴道触诊中可扪及）；恶性腹水也可能发生。肝是血液播散最常见的靶器官。

男性的缺铁性贫血、男性和女性的便隐血都需要进一步探寻有无潜在胃肠道病变，这方面的详细评估对萎缩性胃炎或恶性贫血患者尤为重要。胃腺癌相关的不常见的临床表现还有游走性血栓性静脉炎、微血管性溶血性贫血、弥漫型脂溢性角化病（所谓Leser-Trélat征）和黑棘皮征。

［诊断］ 想要评估一名上腹部不适患者，双重对比造影是最简单的诊断方法。双重对比造影技术能加强黏膜细节的显示，帮助探寻小的病变。每个造影检查过程中，都应在部分时段扩张胃，因为可扩张性减低可能是弥漫浸润型胃癌的唯一征象。虽然胃溃疡可以较早地被探查到，但在放射学上区分良性和恶性病变殊为不易。溃疡的解剖学位置并不预示是否有癌症。

放射学上表现为良性的胃溃疡提出了新的疑问。部分医生认为，如果放射学特征是典型良性表现，6周内X线片能观察到完全愈合，几个月后的对重比造影检查显示正常表现，那么胃镜检查不需强制进行。但是，我们建议为所有有胃溃疡的患者行胃镜下活检和细胞刷检以排除恶性病变。局限于黏膜和黏膜下层的早期病变治愈率高于80%，所以我们必须在恶性胃溃疡侵入周围组织之前发现它们。由于胃癌和胃淋巴瘤在临床上或放射学上都难以鉴别，内镜下活检应当尽可能地取深一些，因为淋巴瘤在黏膜下层。

胃癌的分期见表49-3。

治疗 胃腺癌

唯一的治愈机会在于肿瘤和相邻淋巴结的完全切除，但是仅在不到1/3的患者中可行。远端胃癌患者首选胃大部切除术，而更近端的肿瘤需要胃全切或次全切。在此类手术中，扩大淋巴结清除范围似乎并不能增加生存率，还会增加并发症的额外风险。就美国绝大多数患者而言，病变完整全切术后的预后取决于肿瘤浸润胃壁深度，与局部淋巴结受累、血管侵袭

表49-3 胃癌分期

期别	TNM	特点	来自ACS的数据	
			病例数（%）	5年生存率（%）
0	TisN0M0	无淋巴结转移；局限于黏膜层	1	90
ⅠA	T1N0M0	无淋巴结转移；固有层或黏膜下层受累	7	59
ⅠB	T2N0M0	无淋巴结转移；肌层受累	10	44
	T1N1M0			
Ⅱ	T1N2M0	有淋巴结转移；浸出黏膜层但仍在胃壁内	17	29
	T2N1M0			
		或		
	T3N0M0	无淋巴结转移；浸透胃壁		
ⅢA	T2N2M0	有淋巴结转移；肌层受累或浸透胃壁	21	15
	T3N1-2M0			
ⅢB	T4N0-1MO	无淋巴结转移；侵犯周围组织	14	9
ⅢC	T4N2-3M0	3个以上淋巴结转移；侵犯浆膜层或相邻结构		
	T3N3M0	7个或7个以上淋巴结转移；浸透胃壁但不侵犯浆膜层或相邻结构		
Ⅳ	T4N2M0	有淋巴结转移；侵犯周围组织	30	3
		或		
	T1-4N0-2M1	远处转移		

ACS.美国癌症协会；TNM.肿瘤，淋巴结，转移

情况和异常DNA含量（即非整倍体）呈负相关。对于那些25%～30%能够进行完整全切的患者而言，远端肿瘤患者5年后依旧生存的可能性约为20%，近端肿瘤约为10%，术后复发时间可达8年以上。如果没有腹水，也没有广泛的肝或腹膜转移，即使被认为外科手术无法治愈的患者也应当切除原发灶。缩小肿瘤体积是减轻患者痛苦的最好方式，并且能增加患者从后续治疗中获益的可能性。

胃腺癌对放疗不甚敏感，控制原发肿瘤需要的外照射剂量远超周围组织如肠黏膜和脊髓的最大耐受剂量。因此，对患者而言，放疗主要目的就是减少痛苦。完整全切后的单独放疗并不会延长生存时间。病变局限于上腹部但不能行外科切除治疗的患者，接受3500～4000 cGy放射治疗并不会比未接受放疗的相同情况患者活得更久；但是，氟尿嘧啶（5-FU）加甲酰四氢叶酸和放疗联用时，生存时间轻度延长（3年生存率50%，仅放疗3年生存率41%）。在此条件下，5-FU可能作为放射增敏剂发挥作用。

进展期胃癌患者中细胞毒药物的联合使用可使得30%～50%的病例达到部分缓解；对这些药物有应答的患者似可从该治疗中受益。这类药物联用一般包括顺铂与表柔比星或多烯紫杉醇加5-FU，或顺铂和伊立替康联用。虽然应答率令人鼓舞，但完全缓解并不多见，部分缓解也只是暂时的，多药联用对生存情况的整体影响仍属未知。完整全切术后辅助化疗提高了生存率，但提高的程度仅是在统计学上刚刚能观察到。但是，术前和术后的联合化疗（围术期治疗）以及术后放化疗结合降低了复发率，延长了生存时间。

原发性胃淋巴瘤

原发性胃淋巴瘤相对不常见，约占胃恶性肿瘤的15%以下，约占所有部位淋巴瘤的2%。但胃是结外淋巴瘤最高发部位，过去30年间胃淋巴瘤发病率有所升高。临床上，胃淋巴瘤和胃腺癌难以鉴别；这两种肿瘤都常在50多岁被发现，表现为上腹痛、早饱和全身乏力；增强CT上都表现为伴有不规则增厚黏膜的溃疡。胃淋巴瘤偶尔通过胃黏膜的细胞刷检诊断，但通常需要胃镜下或开腹手术取活检。当具体到某一个病例，如果胃镜取活检未发现淋巴瘤，并不能理解为确切排除，因为表浅的活检可能会漏掉位于更深层次的淋巴浸润。胃淋巴瘤的大体病理有可能和腺癌也很相像，表现为位于胃体或胃窦的一个巨大的溃疡性病变，或者蔓延于整个胃黏膜下层甚至延伸到十二指肠的弥漫性病变。显微镜下，绝大多数胃淋巴瘤是B细胞来源的非霍奇金淋巴瘤；累及胃的霍奇金淋巴瘤非常少见。组织学上，胃淋巴瘤可能是分化好的、表浅组织来源［黏膜相关淋巴组织（MALT）］，也可能是高级别大细胞淋巴瘤。与胃腺癌类似，*H.pylori*感染通常会增加胃淋巴瘤的患病风险，对黏膜相关淋巴组织尤其如此。胃淋巴瘤从局部淋巴结开始播散（第一站常为Waldeyer环），再向外

转移。胃淋巴瘤的分期和其他淋巴瘤分期方式一致。

治疗 原发性胃淋巴瘤

原发性胃淋巴瘤和胃腺癌相比，可治愈性高很多，因此正确诊断尤为重要。用于根除*H.pylori*的抗生素治疗导致了约75%胃MALT淋巴瘤的好转，因此，应当在此类肿瘤患者行外科手术、放疗或化疗前首先考虑*H.pylori*根除治疗。对此类抗生素治疗无应答与一种特定的染色体异常有关，即t（11；18）。虽然抗生素的疗效反应非常持久，但病人仍需定期内镜监测，因为肿瘤增殖到底是完全被消灭还是仅仅被抑制目前仍是未知。胃大部切除术后常与化疗联合，接受此治疗的局限性高级别淋巴瘤患者的五年生存率为40%～60%。外科手术的必要性备受质疑，尤其是术前影像学证据支持淋巴结转移的患者，对于这些患者，化疗（CHOP即环磷酰胺、多柔比星、长春新碱和泼尼松）加利妥昔单抗疗效很好。放疗效果目前尚无定论，因为多数复发发生于远处。

胃（非淋巴来源）肉瘤

胃部肿瘤的1%～3%为平滑肌肉瘤和胃肠道间质瘤，多累及胃底前壁和后壁，常会发生溃疡和出血。这些病变即使在组织学检查中表现为良性，但在行为特点上仍然可能类似恶性肿瘤。这些肿瘤很少侵袭相邻脏器，一般不会转移到淋巴结，但是它们可能会扩散到肝和肺。治疗首选外科手术切除。发生转移的患者才应当考虑联合化疗。这类肿瘤都应当检测是否有*c-kit*受体的突变。甲磺酸伊马替尼是*c-kit*酪氨酸激酶的选择性抑制药，胃肠道间质瘤对常规化疗无应答，但经甲磺酸伊马替尼（400～800 mg/d，口服）治疗的患者中约有50%可观察到疾病缓解、生存期延长。对伊马替尼产生耐药的患者中，许多能从另一种*c-kit*酪氨酸激酶抑制药——舒尼替尼（索坦）的治疗中获益。

结直肠癌

［发病率］ 在美国，大肠癌是第二位肿瘤致死病因，仅次于肺癌：2010年142 570例肿瘤致死病例中，51 370例是死于结直肠癌。过去20年间发病率显著下降，可能是因为筛查力度加大，人群依从性变好。无独有偶，美国该疾病病死率也下降了将近25%，很大程度上是由于治疗手段和早期诊断的进步。

［息肉和发病分子机制］ 无论病因为何，大多数结直肠癌都源自于腺瘤性息肉。息肉是黏膜表面肉眼可见的突起，从病理上可以分为以下几类：非肿瘤性的错构瘤（幼年型息肉）、增生性黏膜增殖（增生性息肉）和腺瘤性息肉。只有腺瘤性息肉是癌前病变，其中少数才会癌变。约30%的中年人和50%的老年人结肠中都能发现腺瘤性息肉，但是这些息肉中只有不到1%会发展成恶性。大多数息肉不产生症状，临床上也难以发现。不到5%息肉患者有便隐血。

在腺瘤性息肉、异型增生和显微镜下含有灶性瘤细胞的息肉（原位癌）中可以发现许多分子层面上的变化，这被认为反映了从正常结肠黏膜到危及生命的侵袭性癌症的多步过程。这些癌变发展阶段包括而不限于：*K-ras*原癌基因的点突变，导致基因激活的DNA低甲基化，5号染色体长臂（5q21）上抑癌基因（APC基因）位点上的DNA缺失（等位基因缺失），18q染色体上抑癌基因（DCC基因）的等位基因缺失，与p53抑癌基因突变相关的17p染色体上等位基因缺失。最终，结肠黏膜增殖模式发生改变，导致息肉进一步癌变。此过程可能涉及原癌基因的突变激活，继之或同时伴有抑癌基因的缺失。至于基因是否以固定的程序发生变化，目前尚无定论。但基于此模型，我们相信癌症只在那些发生了大部分（如果不是所有的话）上述突变的息肉中产生。

在临床上，一个腺瘤性息肉转变为肿瘤的可能性取决于它的大体表现、组织学特点和大小。腺瘤性息肉可以是有蒂的也可以是无蒂的（宽基底的）。肿瘤更多地发生于无蒂的息肉。组织学上讲，腺瘤性息肉可以是管状的、绒毛状的（即乳头状）或绒毛管状的。绒毛状腺瘤多无蒂，比管状腺瘤恶变概率高3倍。大肠息肉样病变内是否含有侵袭性癌变与息肉的大小有关，<1.5 cm可以忽略不计（少于2%），1.5～2.5 cm居中（2%～10%），>2.5cm的可能性就很高了（10%）。

一旦发现了一个腺瘤性息肉，整个大肠都应该在内镜下或放射影像学上检视一遍，因为根据之前的观察记录，有1/3病例的息肉是同期多发的。由于这些患者有30%～50%的可能性发生另一个腺瘤，且发生结直肠癌的风险也相对更高，故这些患者之后应当定期复查结肠镜，即使他们之前并未发现恶性征象。腺瘤性息肉被认为需要生长至少5年才可能有显著的临床意义；结肠镜频率没有必要高于每3年1次。

［病因学和危险因素］ 结直肠癌发病的危险因素见表49-4。

1.饮食 大多数大肠癌的发病似乎都与环境因素有关，居住于城市地区的社会经济学上处于较高阶层的人群中更为多发。结直肠癌病死率与如下因素直接相关：人均热量、动物蛋白质、饮食内的脂肪和油脂消耗量，血浆中胆固醇浓度的升高，以及冠心病的致死率。发病率的地区差异和基因差异无关，因为迁居人群趋向于表现为迁入地的大肠癌发病率。此外，摩门教

表49-4 结直肠癌发生的危险因素

饮食：动物脂肪
遗传综合征（常染色体显性遗传）
结肠息肉病
非息肉病性综合征（Lynch综合征）
炎性肠病
牛链球菌菌血症
输尿管乙状结肠吻合术
？吸烟

徒和基督复临安息日会这些生活方式和饮食习惯多少与他们的邻居有些差别的人群，他们的结直肠癌发病率和病死率显著低于预期。自从日本开始接受更加“西化”的饮食，日本的结直肠癌发病率便增加了。至少有3种假说试图解释饮食与结直肠癌发病之间的关系，但没有一个能完全令人满意。

2.*动物脂肪* 有一种假说认为，红肉和加工过的肉类中的动物脂肪导致肠道微生物中厌氧菌占比升高，结果正常的胆酸被转化成致癌物。一些研究报告显示结直肠癌患者的粪便中厌氧菌较常人多，这些证据支持该假说。富含动物脂肪（而非植物脂肪）的饮食也与血浆中高胆固醇浓度有关，而后者同样与结直肠腺瘤和结直肠癌发病风险升高有关系。

3.*胰岛素抵抗* 西方饮食中的高热量加上体力活动不足，导致肥胖增多。肥胖人群会发生胰岛素抵抗，胰岛素循环浓度升高，导致Ⅰ型胰岛素样生长因子（IGF-Ⅰ）循环浓度升高，后者似乎能够刺激小肠黏膜增生。

4.*纤维素* 与上述想法相反，现有随机试验和对照研究并不能证明膳食纤维或富含水果蔬菜的饮食对防止结直肠腺瘤复发或结直肠癌发生有何助益。但流行病学证据仍强烈指向饮食尤其是富含动物脂肪和热量的饮食是结直肠癌的主要致病因素。

5.*遗传因素和综合征* 多达25%的结直肠癌患者有该病家族史，这暗示结直肠癌可能有遗传倾向。能够遗传的大肠癌可以分为主要的两类：研究得比较透彻但并不多见的息肉病综合征和更常见的非息肉病综合征（表49-5）。

（1）结肠息肉病：结肠息肉病（家族性结肠息肉病）是一种少见病，特点是整个大肠出现数以千计的腺瘤性息肉。它是常染色体显性遗传病，无家族史的患者偶见，可能是由于自发性突变而发病。结肠息肉病与肿瘤细胞（体细胞突变）和正常细胞（胚系突变）的5号染色体长臂（内含*APC*基因）上发生的缺失突变有关。遗传物质的丢失（即等位基因缺失）导致正常情况下产生抑制肿瘤生长的蛋白产物的抑癌基因缺失。Gardner综合征是结肠息肉病的一个亚类，特点是除结肠息肉外伴有软组织肿瘤、骨肿瘤、先天性视网膜色素上皮肥大和壶腹癌。Turcot综合征的特点是结肠息肉病伴有中枢神经系统恶性肿瘤。所有这类疾病中，结肠息肉很少在青春期前出现，但是在患病个体中25岁前一般都会出现。如果对息肉病不进行外科手术治疗，几乎所有患者40岁前都会患结直肠癌。结肠息肉病起源于黏膜缺陷，并进一步导致增殖模式异常和DNA修复机制受损。一旦发现多发息肉，病人需行全结肠切除术。使用NSAIDs药物如舒林酸和环氧化酶-2抑制药如塞来昔布的药物治疗可以减少息肉的数量，缩小息肉大小；但是这种效果是暂时性的，且尚无证据表明NSAIDs药物可减少癌症风险。结肠切除仍是首选治疗/预防。结肠息肉病患者确诊时，其子女常处于青春前期，子女患此癌前病变的风险是50%，应当每年接受软式结肠镜检查直到35岁。直肠乙状结肠镜检查作为筛查已经足够，因为息肉会从盲肠到肛门均匀分布，因此，没有必要做更加有侵入性、更加昂贵的检查如结肠镜或钡灌肠。便隐血检查作为筛查手段并不足够。另外一种发现携带者的方式是检测外周血单核细胞DNA中是否有突变的APC基因。这样一种胚系突变的检测可以帮助我们在息肉发生前就明确诊断。

表49-5 遗传性（常染色体显性遗传）胃肠道息肉病综合征

综合征	息肉分布	组织学类型	恶性的可能性	相关疾病
家族性腺瘤性息肉病	大肠	腺瘤	常见	无
Gardner综合征	大肠和小肠	腺瘤	常见	骨肿瘤、纤维瘤、脂肪瘤、皮样囊肿、壶腹癌、先天性视网膜色素上皮肥大
Turcot综合征	大肠	腺瘤	常见	脑肿瘤
非息肉病综合征（Lynch综合征）	大肠（常位于近端）	腺瘤	常见	子宫和卵巢肿瘤
Peutz-Jeghers综合征	小肠和大肠、胃	错构瘤	少见	黏膜皮肤的色素沉着，卵巢、乳腺、胰腺、子宫内膜肿瘤
幼年型息肉病	大肠和小肠、胃	错构瘤，极少数发展为腺瘤	少见	多种先天畸形

（2）家族遗传性非息肉病结直肠癌：家族遗传性非息肉病结直肠癌（HNPCC），也叫作Lynch综合征，也是常染色体显性遗传。该病特点为3名或3名以上亲属有确切结直肠癌病史，且其中1名为一级亲属；家族中一例或一例以上50岁前诊断的结直肠癌；至少两代有人患结直肠癌。与家族性结肠息肉病相反，HNPCC中癌症多见于大肠近端。该病患者中腺癌出现的中位年龄<50岁，比普通人群中位年龄小10～15岁。虽然组织学表现为低分化，但是HNPCC中的近端结肠肿瘤相比同年龄散发肿瘤患者的预后要好。HNPCC家族中常常会有患多种原发肿瘤的成员；女性中结直肠癌与卵巢肿瘤或子宫内膜肿瘤的关联尤其强。有学者推荐这类家族的成员应当自25岁起每2年进行1次结肠镜检查，而对女性则不定期行盆腔超声和子宫内膜活检；该筛查策略的效用尚未经确证。HNPCC和数个基因的胚系突变相关，尤其是2号染色体上的*hMSH2*和3号染色体上的*hMLH1*。这些突变导致DNA复制过程中出现错误，被认为引起DNA修复机制缺陷，DNA不稳定，进一步导致异常的细胞增殖和肿瘤发生。在<50岁发病的结直肠癌患者和有结直肠癌或子宫内膜癌家族史的患者中，通过DNA分析或石蜡组织免疫组化染色检测“微卫星不稳定性”（反映错配修复机制缺陷的序列变化），可以发现肿瘤细胞，并进一步鉴定出HNPCC家系的先证者。

（3）炎症性肠病：（见第17章）长期患炎症性肠病（IBD）的患者大肠癌发病率增加。患溃疡性结肠炎的患者比患肉芽肿性结肠炎的患者更容易发生癌症，但这个印象某种程度上可能来自于这两种疾病有时难以鉴别的背景。对一名IBD患者而言，在患病头10年患结直肠癌的风险相对较小，但似乎之后就以每年0.5%～1%的幅度增长。25年后，8%～30%的患者可能会发生癌症。全结肠炎的年轻患者风险更高。

IBD患者的癌症检测比较困难。肿瘤的一些症状如血便、腹部绞痛和梗阻，和IBD发作引起的主诉很相似。持续15年以上IBD病史的患者如果仍有急性发作，行结肠外科切除可显著降低癌症风险，也能去除其他潜在胃肠道疾病的靶器官。如果慢性IBD患者症状较少，实施监测手段如结肠镜下黏膜活检和细胞刷检的意义尚不明确。由于各种异型增生的病理诊断标准缺乏一致性，以及尚无数据支持此类监测能减少致死性癌症的发生，在IBD患者中是否行这一昂贵的检查尚在争议。

6.其他高风险疾病

（1）牛链球菌菌血症：牛链球菌引发的心内膜炎或败血症的患者结直肠癌肿瘤发病率较高，且上消化道肿瘤发生率可能也较高，原因目前未知。内镜或放射影像学筛查似乎值得推荐。

（2）烟草摄入：吸烟与结直肠腺瘤的发生有关，尤其是超过35年的吸烟史。但这一相关性的生物学机制目前不明。

［一级预防］ 数种口服药被认为可能是结肠癌抑制药。最有效的一类化学预防剂是阿司匹林和其他NSAIDs药物，它们被认为能够通过抑制前列腺素合成来抑制细胞增殖。定期使用阿司匹林降低了结肠腺瘤和结肠癌风险，也降低了大肠癌病死率；阿司匹林的使用似乎还减少了结肠癌经过治疗之后出现其他癌前腺瘤的可能。阿司匹林对结肠癌症发生的抑制作用随着用药时间和剂量增加而增加。在对照研究中，口服叶酸和钙补充剂降低了腺瘤息肉和结直肠癌风险。维生素D作为化学预防剂的意义仍在研究中。对于结肠腺瘤切除术后患者，抗氧化维生素如抗坏血酸（维生素C）、生育酚（维生素E）和β-胡萝卜素对于降低新发腺瘤风险并无用处。雌激素替代治疗能降低女性结直肠癌风险，可能是由于其对胆酸合成和组分构成的作用，或者由于减少了IGF-I的合成。在女性中观察到难以解释的结直肠癌病死率下降，这也可能是因为绝经后妇女广泛应用雌激素替代治疗的结果。

［筛查］ 对无症状患者中局限、表浅的癌症的早期诊断能够提高外科手术的治愈率，这是推行结直肠癌筛查项目的根据。筛查对于有一级亲属家族史的人群非常重要，这部分人患结直肠癌的相对危险度可至1.75，如果亲属是60岁前发病相对危险度还可更高。直肠乙状结肠镜检查为首选，其根据是观察发现60%的早期病变位于直肠乙状结肠。然而，不知为何在过去数十年中原发于直肠的大肠癌在减少，而更加近端的降结肠癌症比例增加了。因此，硬式直肠乙状结肠镜是否有足够发现潜在肿瘤的能力，该检查是否足够经济，这一问题备受质疑。训练有素的操作者使用软式的纤维乙状结肠镜可以看到最长60cm的结肠，这能增加发现癌症的可能。但是，该技术也存在无法筛查更近端的一半大肠的问题。

许多围绕早期结直肠癌诊断的项目都关注于直肠指检和粪隐血试验。作为男性前列腺癌的筛查手段、女性盆腔检查的一部分和直肠肿物的低花费检查方式，在40岁以上人群中直肠指检应当被纳入常规体检。隐血试纸的发展大大推进了便隐血的诊断。不幸的是，作为筛查手段而言，即使是做得很好的隐血试验也有不可忽视的局限性。约50%确诊结直肠癌的患者粪隐血试验阴性，这与结直肠癌间断出血的特点一致。当无症状人群的随机化队列接受隐血试验，2%～4%粪隐血阳性。这些隐血阳性病例中，少于10%被发现患有结直肠癌，另外还有20%～30%被发现有良性息肉。因此，大部分无症状的粪隐血阳性患者都没有发现结直肠癌。尽管如此，粪隐血阳性的患者仍会常规性地行更进一步的医学检查，包括乙状结肠镜、钡灌肠和（或）结肠镜，这些检查痛苦、昂贵而且有一定的风险出现严重并发症。如果那一小部分因粪隐血检查被发现肿瘤的患者能够被证明预后更好、生存期延长，那么这些检查产生的额外开销似乎也是合理的。前瞻性对照试验显示，1年筛查1次的人群结直肠癌病死率在统计学上有明显下降。但是，这一获益需要持续至少13年才能显现，而为此的开销巨大，因为所有阳性结果（大部分是假阳性）出现后都需要进行结肠镜检查。此外，结肠镜检查很可能通过切除有癌前病变可能的腺瘤性息肉预防了癌症发生，因为每年进行筛查的队列中癌症发生概率下降了20%。

无症状患者的大肠癌筛查仍然无法令人满意。大众对任何一种筛查方案的依从性都很差。目前，美国癌症协会建议无结直肠癌危险因素的无症状人群从50岁开始应每年行1次粪隐血检查，每5年行1次纤维乙状结肠镜检查。美国癌症协会也推荐每10年进行1次“全结肠检查”（即结肠镜或双重对比钡灌肠）作为粪隐血检查和定期纤维乙状结肠镜检查的替代方案。有研究显示，结肠镜优于双重对比钡灌肠，在发现绒毛状或异型增生的腺瘤或癌症方面也比使用粪隐血和纤维结肠镜的方案敏感性更高。到底50岁起每10年进行1次结肠镜检查是否更加经济，还是这种方案会被不断进步的放射影像技术（“虚拟结肠镜”）取代，目前尚不明了。我们需要更加有效的筛查技术，也许可以利用目前在这些肿瘤中发现的分子变化。对粪便中DNA进行测序，寻找与结直肠癌相关的多种突变，这种方案目前正在试验之中。

［临床特点］

症状　症状随肿瘤解剖位置不同而不同。由于粪便经过回盲瓣进入右半结肠时，形态比较流动，故发生在盲肠和升结肠的肿瘤可能会长得很大，但并不引起任何梗阻症状或者能够被注意到的大便习惯改变。右半结肠的病变常常会形成溃疡，导致慢性的隐形失血，而粪便外观毫无变化。因此，升结肠肿瘤的患者常表现为疲劳，心悸，甚至心绞痛症状，检查能发现缺铁性的小细胞低色素性贫血。由于肿瘤可能是间断性地出血，随机进行的1次粪隐血试验很可能是阴性。因此，任何一名成年人出现了无法解释的缺铁性贫血（绝经前的经产妇例外），都需要对整个大肠进行彻底的内镜和（或）放射影像学检查（图49–1）。

由于粪便经过横结肠和降结肠时变得更加成形，发生在这里的肿瘤会阻碍粪便通过，导致腹部绞痛，偶见梗阻，甚至是穿孔。腹部平片常可见特征性的环形缩窄病变（“苹果核征”或“餐巾环征”），见图49–2。

生长于直肠乙状结肠的肿瘤常引起便血、里急后重和大便变细；贫血比较少见。由于这些症状可能会使患者和医生怀疑痔疮，直肠出血和（或）大便习惯改变需要进行仔细的直肠指检和直肠乙状结肠镜检查。

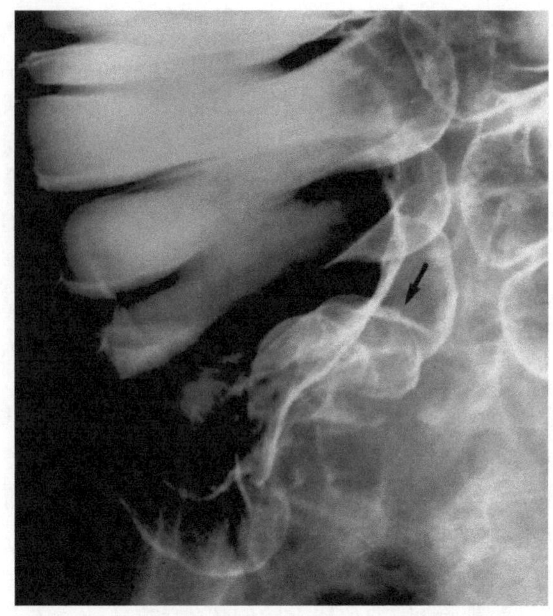

图49–1　气钡双重造影显现出一名有缺铁性贫血、粪隐血阳性的患者盲肠有一个无蒂肿瘤。该病变手术证实为Ⅱ级腺癌

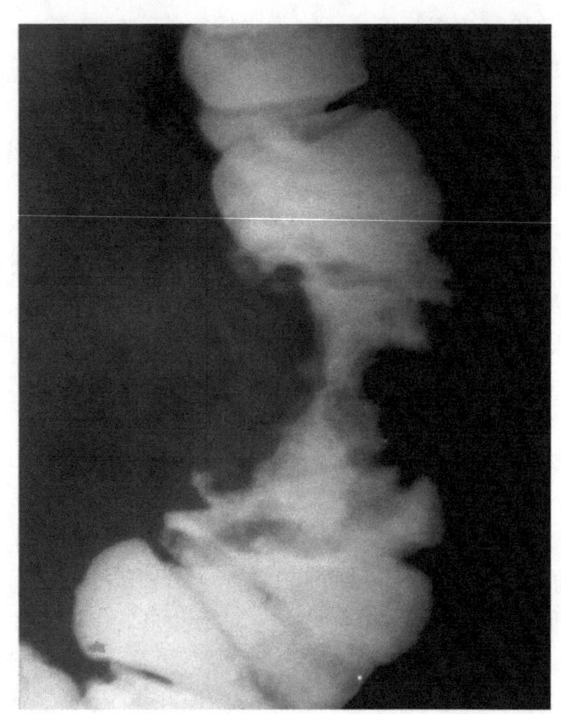

图49–2　降结肠处环形缩窄的腺癌。该征象被称为“苹果核征”，高度提示恶性肿瘤

［分期，预后因素和扩散方式］　结直肠癌患者的预后与肿瘤浸润肠壁深度以及局部淋巴结和远处淋巴结转移有关。这些变量被编入Dukes提出的分期系统，也应用于TNM分期系统。在TNM分期中，T代表

肿瘤浸润深度，N代表淋巴结受累，M代表远处转移出现与否（图49–3）。没有累及局部淋巴结，没有浸透整个黏膜下层（T1）或肌层（T2）的表浅病变为Ⅰ期病变（T1～2N0M0）；浸透肌层但没有累及淋巴结的肿瘤为Ⅱ期病变（T3N0M0）；局部淋巴结受累的为Ⅲ期病变（TXN1M0）；有远处转移如转移到肝、肺或骨的为Ⅳ期病变（TXNXM1）。除非有转移的大体证据，否则外科手术和手术标本病理结果出来前，无法确定准确的疾病分期。特殊的免疫组化染色技术发现的淋巴结转移，是否和常规光学显微镜发现的病灶具有相同的预后提示作用目前尚不明确。

绝大部分大肠癌的术后复发在头4年发生，5年生存率就成为了一个非常可信的治愈指标。结直肠癌病人的5年生存率与分期相关（图49–3）。比较相同手术分期的预后变化，在过去的数十年5年生存率得到了提升。这种升高最可能的解释是术中分期和病理分期更加细致。需要特别提出的是，当我们更加细致地关注病理上的一些细节，我们发现结直肠癌手术切除治疗的预后不仅仅与是否有局部淋巴结受累相关。用受累淋巴结数量（1～3个淋巴结vs 4个或更多淋巴结）和探查淋巴结总数来评判预后可能更加精确。要准确判断肿瘤分期，至少需要12个淋巴结样本，越多越好。其他外科全切术后不良预后的征象还包括肿瘤浸透肠壁侵入结肠周围脂肪、组织学低分化、穿孔和（或）肿瘤黏附于相邻器官（增加解剖学上相邻的复发风险），以及肿瘤侵犯血管（表49–6）。不论临床病理分期如何，术前血浆中癌胚抗原（CEA）水平升高都预示肿瘤复发的可能。非整倍体的出现和特殊染色体的缺失，诸如18q染色体（包含*DCC*基因）上的等位基因缺失，似乎预示更高的转移扩散风险，特别是在Ⅱ期（T3N0M0）患者之中。相反，在肿瘤组织中检测到微卫星不稳定性反而预示更加乐观的结果。当用受累淋巴结和组织学分化校正后，和其他大多数肿瘤相比，结直肠癌的预后与原发灶的大小关系不大。

大肠癌通常扩散至周围淋巴结或经门脉系统扩散至肝。肝是内脏中最容易发生转移的靶器官；在1/3的复发性结直肠癌患者中，肝是远处播散的起点，在

表49–6　结直肠癌外科全切术后结局不良的预测因素

肿瘤扩散到局部淋巴结
局部淋巴结受累数量
肿瘤浸透肠壁
组织学上低分化
穿孔
肿瘤黏附于相邻器官
侵犯血管
术前CEA浓度升高（>5 ng/ml）
非整倍体
特定的染色体缺失（例如18号染色体q臂上的等位基因缺失）

CEA.癌胚抗原

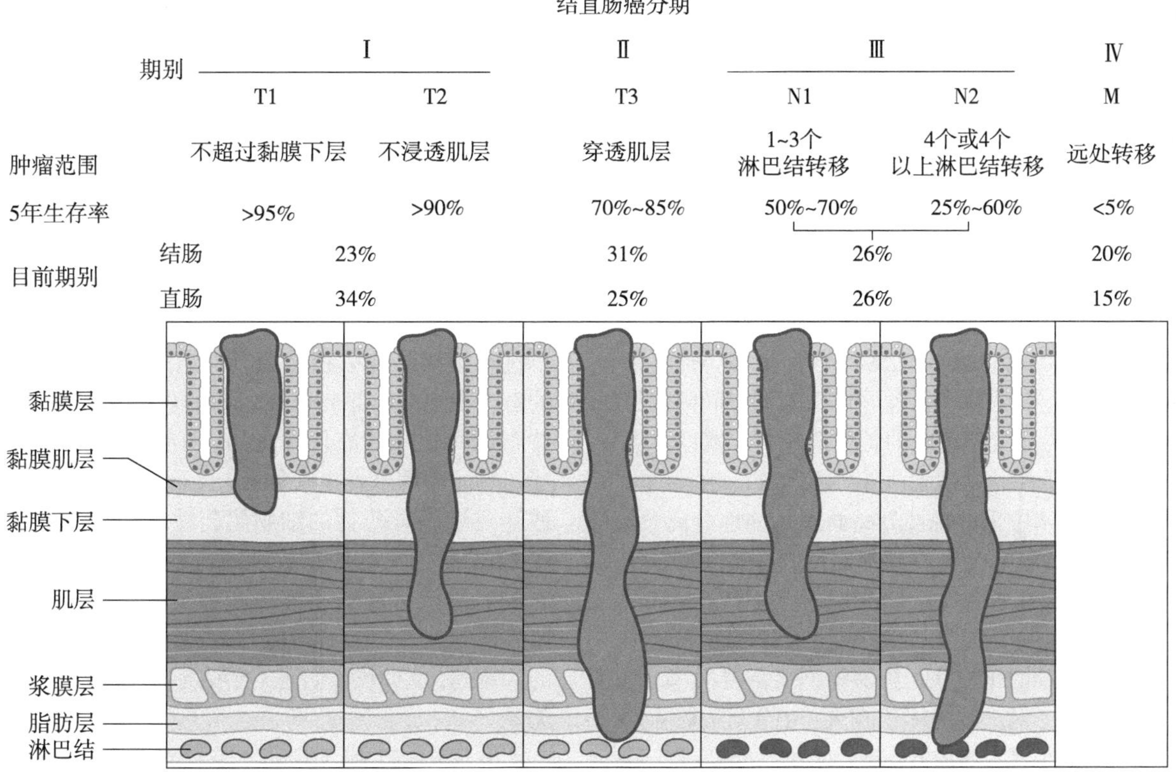

图49–3　分期和结直肠癌患者预后

超过2/3的复发性结直肠癌患者中，肝在其死亡时都被累及。通常来说，结直肠癌很少在扩散到肝之前扩散到肺、锁骨上淋巴结、骨或脑。主要的例外见于原发于远端直肠的肿瘤，其可以直接经椎旁静脉丛扩散到肺或锁骨上淋巴结，因不经过门脉系统，故可以不累及肝。过去，发现远处转移后的中位生存时间从6~9个月（肝大，生化检查中肝功能异常）到24~30个月（因最初CEA水平升高和后续CT扫描发现的肝小结节），但是有效的系统性疗法正在改善预后。

治疗 结直肠癌

当在大肠发现恶性病变时，首选全切。术前应当对是否出现转移进行评估，包括完整查体、胸片、肝功能的生化检验和血浆CEA浓度检测。如有可能，应当对整个大肠做1次结肠镜检查，可同时评估肿瘤和（或）息肉。对于有肿瘤相关症状如胃肠道出血或梗阻的患者，即使发现转移也应当手术治疗，但是发现转移常常意味着手术过程不需要那么激进或积极。在剖腹手术中，应当检查整个腹腔，完整观察肝、盆腔和膈肌，仔细触诊大肠全长。完整切除肿瘤后，患者应当随诊5年，期间每年2次查体，每年1次血生化检验。如果术前未行完整结肠镜检查，那么术后数月内应完善。部分机构建议每3个月查1次血浆CEA水平，因为作为无法探查到的异位肿瘤复发指标，CEA检测的敏感性很高。推荐定期用内镜或放射影像学复查大肠，频率可能3年1次，因为结直肠癌被治愈的患者一生中有3%~5%的概率患其他肠癌，有高于15%的概率患腺瘤性息肉。如果外科切除区域足够，边缘无肿瘤，结直肠癌患者的吻合口（“缝合线”）复发并不多见。周期性的腹部CT扫描对于早期无症状肿瘤复发的评估价值尚不明确，有些专家推荐术后头3年每年行1次腹部CT扫描。

对结直肠癌患者，特别是肿瘤穿透浆膜的我们推荐对盆腔行放疗，能将Ⅱ期或Ⅲ期肿瘤外科全切术后局部复发概率降低20%~25%。结直肠癌局部复发概率惊人的高，公认原因是盆腔内部解剖空间限制了手术切除范围，而紧邻直肠的骨盆侧壁有丰富的淋巴网，这促进了恶性肿瘤细胞向外科手术难以触及的区域早期扩散。术中采取锐性分离而不是钝性分离（全直肠系膜切除术）似乎能将局部复发的可能性降至约10%。术前放疗和术后放疗都能够降低盆腔复发的可能性，但是似乎并不能延长生存期。放疗和氟尿嘧啶（5-FU）为基础的化疗联用能够降低局部复发率，提升整体生存率。对于肿瘤体积较大、可能无法切除的直肠癌患者，推荐术前放疗，肿瘤体积可能会缩小到足以进行随后的外科切除。放疗在结肠癌的初始治疗中并无效用。

针对结直肠癌患者全身治疗的疗效正在改善。5-FU依然是结直肠癌的治疗中坚。我们能在15%~20%的患者中观察到部分缓解。当化疗药物被直接注入肝动脉，肝转移患者的肿瘤应答率似乎更高了，但是血管内灌注非常昂贵，毒性较大，而且看起来并没有显著延长生存期。亚叶酸（四氢叶酸）的联用提升了5-FU在进展期结直肠癌患者中的疗效，可能是通过加强5-FU和其靶酶胸苷酸合成酶之间的结合起作用。当四氢叶酸和5-FU联用时，部分缓解率可以提高3倍，令人瞩目；但是对生存率的影响很小，目前最佳剂量也属未知。5-FU一般经静脉给药，但是也可能以卡培他滨形式口服给药，似乎疗效相差不大。

伊立替康（CPT-11）是拓扑异构酶1的抑制药，对使用5-FU后疾病仍有进展的患者，使用伊立替康与支持治疗相比能延长患者的生存期。此外，5-FU和四氢叶酸（LV）基础上添加伊立替康提高了转移癌患者的缓解率和生存时间。FOLFIRI方案如下：伊立替康，第一天90min输注，180 mg/m^2；LV，在伊立替康输注期间2h输注，400 mg/m^2；接下来推注5-FU，400 mg/m^2，此后每2周46h持续给药，2.4~3 g/m^2。腹泻是伊立替康主要的不良反应。奥沙利铂是一种铂类药物，在使用5-FU和LV作为初始治疗的转移癌患者中，添加奥沙利铂同样能提高缓解率。FOLFOX方案如下：2h输注LV（每天400 mg/m^2）后推注5-FU（每天400 mg/m^2），此后5-FU每2周1次22h给药（1200 mg/m^2）。同时联用奥沙利铂，第1天2h输注（85 mg/m^2）。奥沙利铂常引起剂量依赖的感觉神经病，多于治疗结束后自行缓解。FOLFIRI方案与FOLFOX方案具有同样的疗效。在转移癌患者中，使用这些方案的病人中位生存时间为2年。

单克隆抗体对结直肠癌患者也有效。西妥昔单抗（爱必妥）和帕尼单抗（维克替比）针对的是表皮生长因子受体（EGFR），而EGFR是一种跨膜糖蛋白，是影响肿瘤生长与增殖的信号通路的一部分。西妥昔单抗和帕尼单抗单独使用时都能使先前接受过治疗的患者中的一小部分获益，而西妥昔单抗似乎与伊立替康这类化疗药有协同作用，即使在先前对该类化疗药物耐药的患者也是如此；这暗示西妥昔单抗可以逆转对细胞毒药物的细胞耐药性。这两种抗体对含有K-*ras*基因突变的结肠肿瘤亚型无效。西妥昔单抗和帕尼单抗都能够引起痤疮样皮疹，皮疹的发生与严重性与抗癌疗效的可能性相关。EGFR酪氨酸激酶的抑制药，例如埃罗替尼（特罗凯），似乎对结直肠癌无效。

贝伐单抗（阿瓦斯汀）是针对血管内皮生长因子（VEGF）的单克隆抗体，被认为是抗血管生成药物。在含伊立替康的联合治疗和FOLFOX方案中加入贝伐单抗与仅化疗相比，开始似乎显示出一定疗效，但随后的研究结果缺乏说服力。贝伐单抗的使用可导致高血压、蛋白尿和血栓栓塞事件可能性升高。

单独肝转移，没有临床或影像学证据表明有其他肿瘤的患者应当考虑部分肝切除，因为当经验丰富的外科医生在筛选出的病人中行该手术，5年生存率为25%~30%，这可能与手术过程相关。

Ⅲ期患者肿瘤切除术后使用5-FU和LV 6个月可将复发率降低40%，生存率提高30%。如果将奥沙利铂与5-FU和LV联用（例如，FOLFOX方案），复发的可能性进一步降低；令人意外的是，在5-FU和LV基础上添加伊立替康，或在FOLFOX方案中添加贝伐单抗或西妥昔单抗，都不会明显改善结果。Ⅱ期肿瘤患者似乎并不会从使用这些疗法的辅助治疗中获益，这些治疗一般仅应用于具有高复发风险的生物学特征（例如肿瘤穿孔、Ty病变、淋巴血管侵犯）的患者。在直肠癌中，术前或术后联合疗法（5-FU加放疗）都能降低复发风险，增加Ⅱ期和Ⅲ期肿瘤患者治愈概率，术前进行，耐受更好。5-FU与放疗联用时是放射增敏剂。延长生命的辅助治疗仅在约一半的65岁以上患者中使用。考虑到治疗的获益性，这种年龄偏见是完全不合适的，而且似乎65岁以上人群对辅助治疗的耐受性与相对年轻的人群相比差别不大。

小肠肿瘤

小肠肿瘤占胃肠道肿瘤的不到3%。因为罕见，很难迅速给出正确的诊断。腹部症状往往模糊且不特异，上消化道和下消化道的常规影像学检查多正常。当鉴别诊断以下情况时需要考虑小肠肿瘤：①反复发作的、无法解释的腹部痉挛性疼痛；②肠道梗阻间断发作，特别是无IBD或腹部手术史的；③成年人的肠套叠；④有慢性小肠出血的证据，而常规X线造影无发现。详细的小肠钡剂检查是首选的检查手段；可以通过放置到十二指肠的鼻饲管灌注钡剂（灌肠），可能提高诊断的精确度。

1.*良性肿瘤*　仅根据临床和放射学特点，很难猜测良性小肠肿瘤的组织学性质。良性小肠肿瘤最常见的症状是疼痛、梗阻和出血，缺乏特异性。良性小肠肿瘤常于40—60岁发现，远端小肠较近端小肠多见。最常见的良性肿瘤类型为腺瘤、平滑肌瘤、脂肪瘤和血管瘤。

2.*腺瘤*　腺瘤包括胰岛细胞瘤、Brunner腺腺瘤和息肉样腺瘤。胰岛细胞腺瘤偶发于胰腺外；相关症状在第52章中有讨论。Brunner腺腺瘤并不是真正的肿瘤，而是黏膜下层十二指肠腺体的肥大或增生，表现为十二指肠黏膜分泌高度黏稠的碱性黏液的小结节。更常见的情况是，它是一个偶然的影像学发现，没有任何相关的特定临床疾病。

3.*息肉样腺瘤*　约25%的良性小肠肿瘤是息肉样腺瘤（表49-5）。它们可能表现为一个单独的息肉样病变或者乳头绒毛状腺瘤，后者较为少见。与结肠情况一样，肿瘤形状是无蒂的或绒毛状的，有时与肿瘤相关。Gardner综合征的患者偶见小肠发生癌前腺瘤；此类病变多位于十二指肠。Peutz-Jeghers综合征的患者可能发生布满小肠的多发息肉样肿瘤。这些息肉常常是错构瘤（幼年性息肉），转变为恶性的可能性较低。黏膜皮肤黑色素沉积，卵巢、乳腺、胰腺和子宫内膜的肿瘤也与这一常染色体显性遗传疾病相关。

4.*平滑肌瘤*　平滑肌瘤常起源于小肠的平滑肌成分，多位于肠壁内，可以影响表覆黏膜。黏膜溃疡可能会引起不同程度的胃肠道出血。挛缩性或间断性的腹痛较常见。

5.*脂肪瘤*　脂肪瘤最常见于远端回肠和回盲瓣。脂肪瘤可透过射线，这非常具有特征性，脂肪瘤常位于肠壁内，多无症状，偶见出血。

6.*血管瘤*　虽然不是真正的肿瘤，但血管瘤也很重要，因为它们常引起小肠出血。其外观常为毛细血管扩张状或血管瘤状。多发小肠毛细血管扩张可以是非遗传疾病，局限于胃肠道，也可以是遗传病Osler-Rendu-Weber综合征的一部分。血管的肿瘤也可能形成孤立的血管瘤样外观，空肠多见。血管造影是评估此类疾病的最佳检查，尤其是正在出血时尤为重要。

7.*恶性肿瘤*　小肠恶性肿瘤比较少见，多发于长期患局限性肠炎、乳糜泻的患者和AIDS患者。小肠恶性肿瘤常与发热、体重下降、厌食、出血和可扪及的腹部肿物有关。小肠恶性肿瘤中最多见的是壶腹癌（其中许多起源于胆管或胰管），其次是腺癌、淋巴瘤、类癌和平滑肌肉瘤。

8.*腺癌*　腺癌是最常见的小肠原发肿瘤，约占小肠恶性肿瘤的50%。腺癌多发于远端十二指肠和近端空肠，在这两个位置较容易发生溃疡，引起出血和梗阻。如果患者有长期局限性肠炎史，腺癌与慢性十二指肠溃疡或Crohn病在放射影像学上很难区分。最好能在内镜下直接看到并取活检来诊断。首选治疗是外科手术切除。

9.*淋巴瘤*　小肠的淋巴瘤可能是原发也可能是继发。诊断原发性小肠淋巴瘤需要临床上无可扪及的淋巴肿大和肝脾大，胸片、CT及外周血涂片和骨髓穿刺、骨髓活检中都没有淋巴瘤证据，也需要病理确认。临床上会出现指向小肠的症状，且常伴有解剖学上可辨别的病变。继发性小肠淋巴瘤是恶性淋巴瘤由腹膜后淋巴结和肠系膜淋巴结扩散侵犯到小肠。

原发性小肠淋巴瘤约占小肠恶性肿瘤的20%，为非霍奇金淋巴瘤；病理上多为弥漫的大细胞肿瘤，T细胞来源。从回肠、空肠到十二指肠，小肠淋巴瘤的发病率依次降低，这个顺序与这些解剖部位的正常淋巴细胞相对含量是一致的。小肠淋巴瘤在部分有特定病史的患者中患病风险升高，这类病史包括吸收不良状态（例如乳糜泻）、局限性肠炎，以及先天性免疫缺陷综合征、器官移植、自身免疫病或AIDS引起的免疫功能降低。

局限性的或结节状肿物使得肠腔变窄，导致脐周疼痛（进食加重）、体重减低、呕吐和发作性肠梗阻。

当看到对比造影的一些征象时，我们应当怀疑小肠淋巴瘤，例如黏膜皱襞的浸润和增厚、黏膜结节、不规则溃疡或者对比剂堆积。手术探查和受累肠段切除可确诊。有时我们可通过经口内镜取小肠黏膜活检来诊断小肠淋巴瘤，但是由于小肠淋巴瘤主要累及黏膜固有层，多数情况我们还是需要足够深度的外科手术活检标本。

常规初始治疗是外科手术切除。部分患者全切术后进行放疗，但多数医疗机构更偏爱使用联合化疗进行短期（3个循环）的全身治疗。诊断时不少患者已经出现广泛的腹内转移，肿瘤偶尔还是多中心的，这些都会使得全切无法进行。在局限性的患者中持续缓解或治愈的可能性约为75%，而在不可切除的淋巴瘤患者中这个数字约为25%。未行肿瘤切除的患者进行化疗可能会导致肠穿孔。

东方犹太人和阿拉伯人中首先发现了一种独特的小肠淋巴瘤，全肠道弥漫性受累，称为免疫增生性小肠病（IPSID）、地中海淋巴瘤或α重链病。这是一种B细胞瘤。该病典型表现包括慢性出血，与呕吐和腹部绞痛相关的脂肪泻；可能会有杵状指。许多IPSID患者都有一个有趣的特点，血液和肠道分泌物中有异常的IgA蛋白，α重链缩短，轻链缺失。这些异常的α链可能是由浸润肠壁的浆细胞产生的。IPSID的临床病程常常是发作期与缓解期交替出现，进展性的营养不良和消瘦或者侵袭性淋巴瘤的出现是最常见的致死原因。口服抗生素如四环素在疾病早期似乎有所获益，暗示病因学上淋巴瘤可能与感染有关。疾病晚期可使用联合化疗，结果尚不一致。抗生素和化疗联用时预后更好。

10.类癌　类癌起源于Lieberkühn隐窝的嗜银细胞，十二指肠远端到升结肠这些胚胎学上来自中肠的区域都可发生。超过50%肠道类癌都分布在远端回肠，大多聚集于回盲瓣附近。大部分类癌没有症状，恶性潜能低，但也有可能发生侵袭和转移，导致类癌综合征（见第52章）。

11.平滑肌肉瘤　平滑肌肉瘤直径常超过5cm，腹部查体多可扪及。出血、梗阻和穿孔较为常见。平滑肌肉瘤患者应当检查突变c-*kit*受体的表达（确认是否是GIST），如果出现转移，可使用甲磺酸伊马替尼（格列卫）治疗，伊马替尼耐药的患者则使用舒尼替尼（索坦）。

肛门癌

肛门癌占大肠恶性肿瘤的1%～2%。肛门癌大多起于肛管，肛管是肛门直肠环到梳状线（齿状线）和肛门外缘之间区域的一个解剖范围。邻近梳状线（即在直肠腺上皮和远端肛管鳞状上皮之间的过渡区）发生的癌被认为是基底细胞样的、立方形的、泄殖腔起源的肿瘤；约1/3肛门癌都有这样的组织学成分。距梳状线较远处发生的恶性肿瘤的组织学类型为鳞状细胞来源，更常发生溃疡，约占肛门癌的55%。对肿瘤大小和有无淋巴结扩散进行校正后，肛门基底细胞和鳞状细胞起源的癌症患者的预后是相同的。

肛门癌的发生和人类乳头瘤病毒感染有关，人类乳头瘤病毒正是与宫颈癌相关的微生物。该病毒经性行为传播。人类乳头瘤病毒感染可导致肛疣（尖锐湿疣），肛疣可进展为肛门上皮内瘤变病进一步发展为鳞状细胞癌。同性恋男性中肛门癌风险升高，可能与肛交行为有关。在AIDS患者中无论男性女性肛门癌发病率都会升高，可能是因为他们的免疫抑制状态导致了更加严重的乳头瘤病毒感染得以发生。肛门癌多发于中年人，女性多于男性。诊断时患者可能已经出现出血、疼痛、瘙痒和感觉到肛周有肿物。

根治性手术（经腹会阴切除术与淋巴取样以及永久结肠造口）曾经是此类肿瘤的首选治疗。如果未发生区域淋巴结转移，术后5年生存率为55%～70%，如果发生转移，则＜20%。另外一种治疗方案则结合了外照射放疗和化疗，在初始肿瘤＜3cm的患者中使用，超过80%的患者达到活检证实所有肿瘤消失的治疗结果。这些患者中＜10%有肿瘤复发，这意味着约70%的肛门癌患者不经手术就可治愈。初始放化疗结合治疗后仍有肿瘤残余的少数患者才应当行外科手术。

（陈雪琪　译　郭　涛　校）

第50章

Chapter 50

肝和胆系肿瘤

Brian I. Carr

肝细胞肝癌

［发病率］　肝细胞肝癌（hepatocelluar carcinoma，HCC）是世界范围内最常见的恶性肿瘤之一，全球发病率约为每年100万例，男女比例约为4∶1（无肝硬化的患者中比例约为1∶1，在高发病率国家中可达9∶1）。该病的发病率与病死率相当，美国每年新诊断病例约为22 000例，病死病例18 000例。在低发病率国家（如美国），男性患者病死率为每年1.9/10 000，发病率中等国家（如澳大利亚、南非），男性患者病死率为每年（5.1~20）/10 000，在东方高发病国家（如中国和韩国）病死率可高达每年（23.1~150）/100 000（表50-1）。美国HCC的发病率约为3/100 000，具有性别、种族、地域差异。但这些数据正在快速增长，且有可能被低估，仅在美国就约有400万慢性丙型肝炎（hepatitis C virus，HCV）病毒携带者，其中每年约有10%或400 000人可能进展为肝硬化，约5%或20 000人可能进展为HCC。此外，乙型肝炎病毒和长期饮酒这两个常见诱因，可使每年另新增60 000例新发HCC病例。未来，肝细胞肝癌的研究重点将放在HBV和HCV的免疫接种策略以及HCC高危患者的早期筛查中。

目前趋势：根据美国的HCV流行病学数据，HCC病例数在各州都呈上升趋势，且肥胖相关肝疾病非酒精性脂肪性肝炎（nonalcoholic steatohepatitis，NASH）作为病因之一也逐渐受到重视。

［流行病学］　目前有两类针对HCC的流行病研究：基于国家的发病率（表50-1）和基于移民的发病率。流行区域主要位于中国、撒哈拉以南的非洲，这些区域乙型肝炎病毒携带率高，且有较多被真菌污染的食物（黄曲霉菌素B_1）、储存的谷物、饮用水和土地。环境因素在流行病学中起到了重要的作用，例如生活在日本本土的日本人其发病率高于生活在夏威夷的日本人，后者发病率又高于生活在加利福尼亚州的日本人。

［病因学］

1.化学致癌物　对HCC致病因子的研究主要有两种途径：一种是在动物实验中研究人类生存环境中存在的致癌物［（尤其是啮齿目动物）表50-2］，证实为致癌物的研究；另一类是则是HCC与其他临床情况相关研究。目前研究最充分、致癌性最强，且无所不在的天然化学致癌因素是黄曲霉真菌的产物，即黄曲霉菌素B_1。这类真菌及黄曲霉菌素产物能够在许多储存于潮热环境中的谷物中，或是非冷藏状态下储存的花生和大米中。食物中所含的黄曲霉毒素与非洲及部分中国地区的发病率有明显相关性。在中国的流行地区，即使如农场里的鸭子等动物也有可能罹患HCC。最强的致癌物通常为植物、真菌或细菌的自然产物，例如灌木树丛产生的吡咯里西啶生物碱、鞣酸和黄樟素。农药和杀虫剂等污染也是众所周知的啮齿目鼠类致

表50-1　HCC经年龄矫正的发病率

国家（地区）	每100 000人/年	
	男	女
阿根廷	6.0	2.5
巴西（累西腓）	9.2	8.3
巴西（圣保罗）	3.8	2.6
莫桑比克	112.9	30.8
南非（凯普）：黑种人	26.3	8.4
南非（凯普）：白种人	1.2	0.6
塞内加尔	25.6	9.0
尼日利亚	15.4	3.2
冈比亚	33.1	12.6
缅甸	25.5	8.8
日本	7.2	2.2
韩国	13.8	3.2
中国（上海）	34.4	11.6
印度（孟买）	4.9	2.5
印度（马德拉斯）	2.1	0.7
英国	1.6	0.8
法国	6.9	1.2
意大利（瓦雷泽）	7.1	2.7
挪威	1.8	1.1
西班牙（纳瓦拉）	7.9	4.7

表50-2 增加HCC发生的危险因素

常见	不常见
任何原因的肝硬化	原发性胆汁性肝硬化
乙型或丙型肝炎慢性感染	血色病
慢性乙醇摄入	α_1-抗胰蛋白酶缺乏
NASH/NAFL	糖原贮积症
黄曲霉毒素B_1或其他真菌毒素	瓜氨酸血症
	迟发性皮肤性卟啉病
	遗传性酪氨酸血症
	Wilson病

NAFL.非酒精性脂肪肝；NASH.非酒精性脂肪性肝炎

癌物。

2.*肝炎* 病例对照研究和队列研究均显示HCC发病率的上升与HBV病毒率相关。一项针对男性邮递员的研究发现，乙肝表面抗原（hepatitis B surface antigen，HBsAg）阳性者较HBsAg阴性者患HCC的风险增加98倍。阿拉斯加州居民的HCC发病率显著增加也被认为与HBV高感染率有关。HBV相关HCC的发生可能肝脏破坏后继发增殖和不必要的纤维化相关。过去30年日本HCC发病率的增加被认为与HCV有关。一项大规模包括新生儿HBV疫苗接种的世界卫生组织支持的干预性研究正在亚洲开展。非洲黑种人的HCC则与严重肝硬化无关，但呈低分化、侵袭性强。尽管南非班图的HBV携带率较一致，但莫桑比亚沿海和岛内的居民HCC发病率差高达9倍，可能与接触食物中的黄曲霉菌素B_1以及其他致癌因素有关。通常自HCV相关的输血传播起，至HCC发生需要30年的时间。HCV相关的HCC患者常有更为高发和严重的肝硬化，但HBV相关的HCC患者中，仅有半数患者发生肝硬化，其余患者仅为慢性活动性肝炎（见第40章）。

3.*其他病因* HCC患者中75%～85%伴有肝硬化早已被认识，东南亚患者主要是典型的大结节性硬化，而欧洲和美国主要是小结节性硬化［（酒精性）见第42章］。目前尚不明确肝硬化是否为HCC的易感因素，或肝硬化的病因才是真正的致癌因素。然而约20%的美国HCC患者并无潜在的肝硬化。部分潜在病因与肝硬化相关的HCC高发病风险有关（表50-2），包括肝炎、乙醇、自身免疫性慢性活动性肝炎、隐源性肝硬化以及NASH。一些少见相关因素还包括原发性胆汁性肝硬化和部分代谢性疾病如血色病、Wilson病、α_1-抗胰蛋白酶缺陷、酪氨酸血症、迟发性皮肤卟啉病、糖原贮积症1型和3型、瓜氨酸血症和乳清酸尿症。还有20%HCC患者不伴有肝硬化，病因尚不清除，其自然病程尚不得而知。

4.*目前趋势* 大部分患者存有多种病因，肝炎、乙醇、吸烟、黄曲霉毒素等之间的相互影响，刚开始被逐渐研究认识。

［临床特点］

1.*症状* 本病症状包括腹痛、体重下降、乏力、腹部胀满、黄疸及恶心（表50-3）。高发和低发地区临床症状和体征有所不同。在高发地区尤其是南非黑种人，最常见症状是腹痛；相反，中国和日本患者仅40%～50%出现腹痛，腹胀多由于潜在慢性肝病、慢性肝病或快速进展的肿瘤所引起的腹水而引发。偶有肿瘤中央坏死或急性出血破入腹腔而死亡。在密切监控的一些国家，HCC越来越被早期发现，此时症状可能仅为潜在疾病引起。黄疸通常由潜在肝病引起的肝内胆管的梗阻所致。呕血可由潜在门脉高压继发食管静脉

表50-3 HCC临床表现（N=547）

症 状	患 者#（%）
无症状	129（24）
腹痛	219（40）
其他（贫血和多种疾病）	64（12）
常规查体发现，LFTs升高	129（24）
体重下降	112（20）
食欲下降	59（11）
乏力/不适	83（15）
黄疸	30（5）
肝硬化患者常规CT筛查	92（17）
肝硬化症状（踝关节肿胀、腹胀、腹围增加、瘙痒、消化道出血）	98（18）
腹泻	7（1）
肿瘤破裂	1
患者特点	
平均年龄（岁）	56±13
男：女	3：1
种族	
白种人	72%
中东	10%
亚洲	13%
非裔美国人	5%
肝硬化	81%
无肝硬化	19%
肿瘤特点	
肝肿瘤数目	
1个	20%
2个	25%
3个或更多	65%
肝门静脉受累	75%
单叶受累	25%
两叶受累	75%

LFT.肝功能检测

曲张所致。3%~12%的患者可出现骨痛，但尸检显示骨转移率约为20%。然而，25%的患者可能没有症状。

2.体征 肝大是最常见的体征，见于50%~90%的患者。腹部杂音可见于6%~25%的患者，腹水可见于30%~60%的患者。腹水需进行细胞学检查。脾大通常由门脉高压引起。体重下降和肌肉萎缩较为常见，特别是肿瘤较大或快速增长时。10%~50%的患者出现不明原因的发热。慢性肝病的体征也经常出现，包括黄疸、腹部静脉曲张、肝掌、男性乳房发育、睾丸萎缩、外周水肿。当HCC侵犯肝静脉时可继发Budd-Chiari综合征，表现为高张力腹水和肝大（见第42章）。

3.副肿瘤综合征 大部分HCC副肿瘤综合仅有生化异常而无临床表现，包括低血糖（也可由终末期肝衰竭引起）、红细胞增多症、高钙血症、高脂血症、异常纤维蛋白原血症、类癌综合征、甲状腺结合球蛋白增多、第二性征改变（男性乳房发育、睾丸萎缩和性早熟）以及迟发性皮肤卟啉病。轻度低血糖可发生于HCC快速进展的终末期，尽管其原因未明，有时也可出现严重低血糖发作。红细胞增多症可见于3%~12%的患者，高脂血症见于10%~40%的患者。不少患者出现血小板减少或白细胞减少，由门脉高压所致，而非像其他肿瘤由肿瘤侵犯骨髓引起。

［分期］ 目前有许多HCC临床分期系统。广泛使用的分期系统是美国肿瘤联合协会（American Joint Commision for Cancer，AJCC）/TNM分期，而意大利肝癌项目（the Cancer of the Liver Italian Program，CLIP）分期系统也日渐流行，因其基于Okuda系统（表50-4），将肝硬化纳入评分体系，其他提出的分期系统需要仍有待共识。这些系统将肝损害和肿瘤进展的预后因素相结合，包括西班牙（巴塞罗那分期，BCLC）、日本、及其他（中国大学预后指数，CUPI），Japan Integrated Staging［JIS］以及SLiDe（S代表阶段，Li代表肝损害，De代表des-γ-羧基凝血酶原）。预后最佳的是Ⅰ期HCC，即实体肿瘤直径<2cm且无血管侵犯。预后不佳的预测因素包括腹水、黄疸、血管侵犯，甲胎蛋白（α-fetoproteins，AFPs）升高。无论是微小还是明显（CT扫描可见）的血管侵犯对疾病预后都有着深远影响。大部分较大肿瘤都有微小血管侵犯，故完整的分期通常只能在外科切除后获得。Ⅲ期HCC同时包括了淋巴结阳性和阴性的肿瘤，伴有淋巴结转移阳性的Ⅲ期患者预后更差，少有患者生存期可达1年。Ⅳ期患者即使切除肿瘤或进行移植，预后均很差，1年生存率极低。首个完全基于临床应用且将潜在肝疾病纳入的评分系统由Okuda等提出（表50-4）。Okuda Ⅲ期的患者因通常无法行根治性切除，且肝状态无法接受化疗，故预后差。

［新趋势］ 分期系统需达成共识，这些系统即将会被蛋白质组学所颠覆。

表50-4 HCC的CLIP和Okuda分期系统

CLIP分级

变量	分数		
	0分	1分	2分
ⅰ.肿瘤数目	单个	多个	—
肝脏被肿瘤占据的比例（%）	<50	<50	<50
ⅱ.Child-Pugh分级	A	B	C
ⅲ.AFP水平	<400	≥400	—
ⅳ.肝门静脉血栓（CT）	否	是	—

CLIP分级（分数=各得分总和）：CLIP 0：0分；CLIP 1：1分；CLIP 2：2分；CLIP 3：3分

Okuda分级

肿瘤范围(1)		腹水		白蛋白（g/L）		胆红素（mg/fl）	
≥50%（+）	<50%（-）	+（+）	-（-）	≤3（+）	>3（-）	≥3（+）	<3（-）

Okuda分级：1级：全（-）；2级：1或2个（+）；3级：3或4个（+）

CLIP.Cancer of the Liver Italian Program，意大利肝肿瘤项目

（1）肝被肿瘤占据的范围

HCC诊治流程

1.病史及体格检查 病史对于评估假定病因非常重要，包括肝炎或黄疸史、输血史或滥用静脉药物史。详细询问HCC或肝炎的家族史，询问包括职业描述在内的详细社会史，尤其是可能接触致癌药物和避孕药。体格检查需包括评估潜在肝病相关特征，如黄疸、腹水、外周水肿、蜘蛛痣、肝掌和体重下降。腹部评估包括肝大小、腹部包块或腹水、肝结节感和质感、脾大，以及对整体状态和社会心理状态的评估。

2.血清学检查 AFP是HCC的血清肿瘤标志物，然而在美国患者中仅约半数患者该项指标升高。小扁豆凝集素亲和型AFP（AFP-L3）检测被认为更具有特异性。另一项常用的检测手段是脱-γ-羧基凝血酶原（des-γ-carboxy prothrombin，DCP）检测，一种由于维生素K代谢异常（PIVKA-2）所产生的蛋白。该蛋白在80%的HCC患者中升高，但也可见于维生素K缺乏的患者，也可见于香豆素类药物使用后，该指标或可预测门静脉受侵。AFP-L3和DCP都经FDA批准。更多其他检测手段已被开发，如磷脂酰肌醇聚糖-3（glypican-3），但均未能够大幅度提高敏感性和特异性。对于表现出肝新生肿物或近期肝功能不全的患者，需检测癌胚抗原（carcinoembryonic antigen，CEA）、维生素B_{12}和铁蛋白、PIVKA-2及抗线粒体抗体，进行标准的肝功能评估，包括凝血酶时

间（prothrombin time，PT）、部分凝血酶时间（partial thromboplastin time，PTT）、白蛋白、转氨酶、γ-谷胺酰转肽酶、碱性磷酸酶。血小板及白细胞计数的减少可能是门脉高压的表现，与脾大有关。需进行甲型、乙型和丙型肝炎病毒的血清学检查，如HBV或HCV阳性则需进一步进行HBV DNA或HCV RNA的计量检测。

新趋势：新的血清学标志物正在评估中，特别是基于组织或血清的基因组学分析。

3.影像　肝超声是首选的筛查手段。两种特征性的血管异常为富血供的肿瘤组织（新生血管或异常肿瘤滋养动脉）以及肿瘤侵犯正常肝门静脉继发的血栓。为了准确探明肿瘤大小、范围及肝门静脉受侵犯情况，需行腹盆部的螺旋/三维CT扫描，并行快速对比剂弹丸式注射，以明确HCC血管情况。肝门静脉受侵犯通常表现为管腔的梗阻和扩张。胸部CT用于除外转移。MRI也可提供详尽的信息，尤其是在采用新型对比剂的情况下。乙碘油（碘油）是一种乙碘油乳剂，能通过肝动脉注射（5～15ml）且被肝保留，1周后行CT检查。对于小肿瘤而言，活检前注射乙碘油十分有益，因其染色构成能够证实细针已取到组织为可疑肿块组织。一项针对三维CT，钆增强MRI，超声和氟代脱氧葡萄糖正电子发射体层显像（fluorodeoxyglucose positron emission tomography，FDG-PET）的前瞻性对比研究显示CT及MRI和超声结果相似，PET检查则并不成功。

新趋势：继发于分子靶向治疗的肿瘤血管改变，是新影像技术如增强对比超声内镜（contrast-enhanced ultrasound，CEUS）和动态MRI的基石。

［病理诊断］　HCC的病理证据可通过超声引导下肝肿块核心部活检，以及肝肿块随机活检获得。与其他癌症相比本病活检出血风险更高，原因：①肿瘤血供丰富；②患者常有血小板减少症，且肝相关凝血因子减少。出血风险随着腹水的出现会进一步增加。肿瘤寻找原发灶有一个不常见的问题：虽然细针抽吸能够为肿瘤诊断提供足够的组织，但更推荐核心部位活检。组织结构的分析能够帮助区分HCC和腺癌。腹腔镜也可用于获得病理，对怀疑肝门静脉受到侵犯的患者能够安全地取得肝门静脉活检，如病理阳性，则为行肝移植手术的排除标准。

新趋势：免疫组化已成为主流。预后亚组分析基于生长信号通路蛋白和基因分析。此外，肝的分子表达能够为肝硬化对初次切除后的HCC患者出现复发或新发HCC的“场效应”提供证据。

［高危患者的筛查］　筛查并未被证实能够挽救生命。一项针对高危人群的前瞻性研究显示，超声较AFP升高敏感性更高。一项针对肝硬化患者的意大利研究显示，HCC的年患病率为3%，但更激进的筛查手段并不能够为可治愈肿瘤带来更高的检出率。包括全球范围肝炎疫苗接种在内的预防策略似乎比筛查更有效果。在没有正规指南的指导下，大部分医师在对高危人群（HBV携带者，HCV肝硬化患者，HCC家族史）进行随访时，每6个月复查AFP和CT（或超声）。

目前趋势：尽管成本-效益分析尚不够具有说服力，但直觉认为筛查是有效的。然而，在HBV携带者高发地区的研究表明，早期诊断被发现能够改善生存。γ-谷氨酰胺转肽酶在小肿瘤的检测上似乎有益。

治疗　肝细胞癌

大部分HCC患者有两种肝疾病：肝硬化和HCC，两者皆为独立死亡病因。肝硬化的存在常限制根治性手术、射频消融和化疗，因此，患者的评估和治疗方案的制定需将非恶性肝病的严重度纳入考虑范围。HCC的临床治疗选择较为复杂（图50-1，表50-5和表50-6）。HCC的自然病程因人而异。无论治疗与否，进展期肿瘤（血管侵犯、临床症状、肝外播散）患者中位生存期约为4个月。文献中的治疗终点有时难以解读。由于潜在肝疾病对生存的影响，故生存率并非总能较好评价治疗有效性。一个囊括肝病学家、放射介入医师、外科肿瘤学家、移植外科医师和

表50-5　HCC的治疗选择

手术
切除
肝移植
局部消融疗法
冷冻手术
射频消融术（RFA）
经皮乙醇注射（PEI）
局部疗法：肝动脉导管治疗
经动脉化疗
经动脉栓塞
经动脉化学栓塞
经动脉药物洗脱珠
经动脉放疗
^{90}钇微粒
^{131}I乙碘油
体外投影放射治疗
全身疗法
分子靶向治疗（如索拉非尼）
化疗
免疫疗法
激素治疗+生长抑制
支持疗法

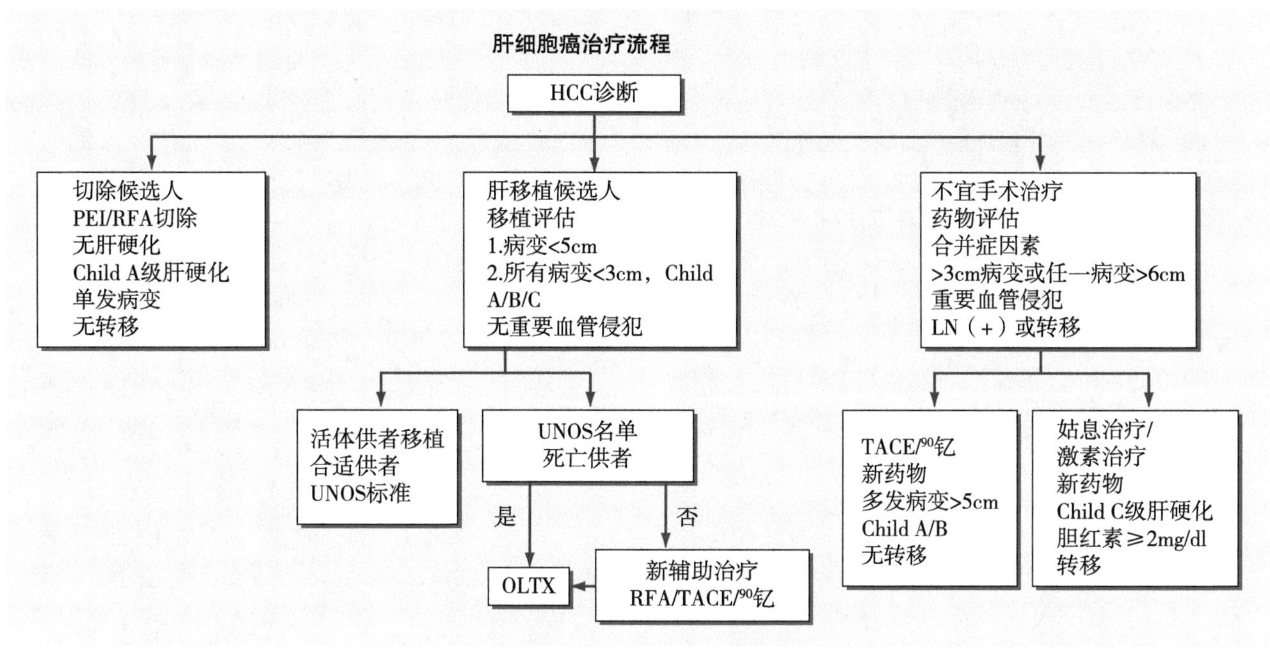

图50-1　肝细胞癌治疗流程

肝细胞癌治疗方法初始临床评估肿瘤范围和合并肝硬化患者肝功能情况，患者被分为可切除候选人、不可切除患者和肝移植候选人。LN.淋巴结；OLTX.原位肝移植；PEI.无水乙醇注射；RFA.射频消融；TACE.肝动脉栓塞化疗；UNOS.美国器官分配网络；Child A/B/C.肝功能Child-Pugh分级

肿瘤内科医师的多学科团队，对HCC患者的综合治疗具有重要意义。

1.Ⅰ期和Ⅱ期HCC　早期肿瘤可通过多种手段获得成功治疗，包括外科切除、局部消融［热消融或射频消融（radiofrequency，RFA）］以及局部注射治疗（表50-6）。大多数HCC患者由于肝硬化影响，存在多发原发性肝恶性肿瘤可能。许多患者由于存在严重肝基础疾病而无法耐受肝大部切除，可考虑原位肝移植（orthotopic liver transplant，OLTX）。由于肝源缺乏，亲属活体肝移植增加。对早期HCC患者治疗的一项重要原则是尽可能保留肝实质，需兼顾肿瘤和肝硬化的治疗。

表50-6　涉及经肝动脉化学栓塞（TACE）治疗HCC的一些随机临床试验

作者	年份	药物1	药物2	生存影响
Kawaii	1992	多柔比星+栓塞	栓塞	无
Chang	1994	顺铂+栓塞	栓塞	无
Hatanaka	1995	顺铂、多柔比星+栓塞	同样+碘油	无
Uchino	1993	顺铂、多柔比星+口服氟尿嘧啶	同样+他莫昔芬	无
Lin	1988	栓塞	栓塞+静脉氟尿嘧啶	无
Yoshikawa	1994	表多柔比星+乙碘油	表多柔比星	无
Pelletier	1990	多柔比星+明胶海绵	无	无
Trinchet	1995	顺铂+明胶海绵	无	无
Bruix	1998	弹簧圈和明胶海绵	无	无
Pelletier	1998	顺铂+乙碘油	无	无
Trinchet	1995	顺铂+明胶海绵	无	无
Lo	2002	顺铂+乙碘油	无	有
Llovet	2002	多柔比星+乙碘油	无	有

（1）外科切除：由于肝基础疾病和肝衰竭的风险，肝大部切除风险较高（死亡率5%～10%），但慎重选择病例的情况下仍可实施。有时可术前行肝门静脉栓塞，使HCC受累的肝叶萎缩，未受累的肝则代偿性增大，以确保安全实施切除手术。术中超声（ultrasound，US）能显示手术中探查可能遇到的大血管近端，有助于规划手术路径。在肝硬化患者中，任何肝大部切除手术都有可能导致肝衰竭，故肝衰竭的Child-Pugh分级仍然是预测肝手术耐受性的可靠预测因子，仅Child A级患者可考虑手术切除。Child B和C级、腹水或有近期静脉曲张破裂病史的Ⅰ期和Ⅱ期HCC患者建议考虑OLTX。尽管开腹手术更可信，但采用RFA或经皮乙醇注射（percutaneous ethanol injection，PEI）的腹腔镜切除可能效果更好。这些治疗技术之间尚无足够的对比证据，临床决策通常依据医师个人技能决定。

（2）局部消融术：RFA采用热能消融肿瘤，探针所能产生的最大消融范围为7cm，可足够用于直径为3～4cm的肿瘤，其热能可有效杀死消融范围内的细胞。对靠近肝门主干的肿瘤采取此疗法有可能导致胆管损伤和梗阻，故该疗法对肿瘤的解剖位置有一定要求。RFA可通过CT或超声引导下经皮穿刺实施，也可在腹腔镜术中超声引导实施。

（3）局部注射疗法：多种药物被用于肿瘤的局部注射治疗，最为常见的是乙醇（PEI）。在肝硬化患者质地较硬的肝背景下，HCC的肝质地相对较软，故肿瘤能够接受大剂量乙醇注射而不会溢出至周围肝实质中。PEI可直接破坏癌细胞，但其非选择性破坏肿瘤细胞，也会破坏邻近的正常细胞。此外，与RFA仅需单次治疗相比，该疗法通常需要多次注射（平均3次），即使多次治疗，肿瘤的有效治疗最大直径为3cm。

目前趋势：切除和RFA疗效相似。

（4）肝移植（OLTX）：OLTX是对伴有肝硬化的Ⅰ期和Ⅱ期肿瘤患者的一项可行方案，生存率可接近无癌患者。对单发病灶≤5cm，或3个以内病灶且每个病灶≤3cm（米兰标准）的患者，实施OLTX的无瘤生存率较好（5年生存率≥70%）。对进展期HCC，由于肿瘤复发率高而不宜进行OLTX。OLTX前进行优先级评分使HCC患者需较长等待时间，导致部分肿瘤在获得肝源之前已迅速进展。许多治疗措施被用于为OLTX之前的“过渡疗法”，包括RFA及聚乙醇胺、经导管动脉化疗栓塞（trancecatheter arterial chemoembolizaton，TACE）。这些移植前治疗能够使患者获得更长等待时间和更多移植机会，但这些措施是否能够延长移植后的生存时间尚不确定。且经过术前处理的患者其移植后的复发情况根据其移植时状态（如局部乙醇注射后），还是根据此类措施治疗前状态，目前尚未确定。美国器官资源共享网络（The United Network for Organ Sharing，UNOS）评分系统对OLTX受者的优先级评分现在已对HCC患者进行额外加分，而活体供肝移植的成功也使HCC患者能够更早接受移植，肿瘤较大者更为优先。

目前趋势：由于OLTX带来令人满意的长期生存率，针对米兰标准（单个病灶≤5cm或3个病灶且每个≤3cm）以外较大HCC的扩展标准被更多UNOS地区接受。此外，OLTX前通过TACE治疗降低HCC分期也正逐渐被认为是一项可行的治疗方案。

（5）辅助治疗：手术切除或OLTX后行辅助化疗的作用尚不明确。针对辅助疗法和新辅助疗法的研究都未被证实能够明确改善无病生存或整体生存。而一项针对几项研究进行的meta分析却得到了阳性的结果。此外，术后全身辅助化疗的临床试验证实无法改善无病生存期或总体生存期，而针对TACE和I^{131}-乙醇的新辅助疗法的单项研究却显示能够改善术后生存。

目前趋势：一项针对手术切除后是否联合索拉非尼（下文讨论）的大规模研究正在进行中。

2.Ⅲ期和Ⅳ期HCC　Ⅲ期肿瘤罕有外科治疗方法可供选择，包括大血管重建术。在无肝硬化患者中，肝大部切除可行，但预后欠佳。Child A级的肝硬化患者或也可切除，但肝叶切除术会增加患病率和病死率，且远期预后差。尽管如此，小部分患者仍可能获得长期生存，这也是为什么此类患者仍尝试手术切除。但由于此类肿瘤的进展性，即使成功切除仍有可能快速复发。也正由于高复发率，此类患者即使可通过新辅助化疗降期，仍不宜肝移植。术前缩小肿物大小可减少手术创伤，而手术的延迟可使肝外表现能够在影像学上显现，从而避免无益的OLTX。Ⅳ期肿瘤患者预后差，不推荐任何外科治疗手段。

（1）全身化疗：现已进行了大多数化疗药物的对照或非对照临床试验，无论单药或联合化疗均未能达到25%以上的应答率，也未能改变生存期。

（2）局部化疗：与全身化疗的惨淡结果相比，多种经肝动脉给药的药物被证实对肝内HCC有效（表50-6）。在应用多柔比星和顺铂的两项随机对照试验证实在部分特定患者中，TACE能够改善生存。尽管肝内高摄取的化疗药物种类极少，但部分药物如顺铂、多柔比星、丝裂霉素、新抑癌素被大量证实在局部注入时有效。尽管前期关于持续肝动脉内注射顺铂的试验获得了阳性结果，但此类研究的数据甚少。由于文献报道并非都采用TMN分期对治疗效果和生存进行分层，故长期预后与肿瘤范围的关系尚难以知晓。大部分针对局部肝动脉化疗的试验也采用了如乙醇、明胶海绵颗粒（Gelfoam）、淀粉微球（Spherex）或微球等栓塞剂。Embospheres和Contour SE是两类由特定规格的微球组成的产品，其微粒大小包括40～120μm，100～300μm，300～500μm，500～1000μm。TACE的最佳微粒大小尚未确定。迄今文献报道，动脉注入药物联合肝动脉栓塞与全身化疗相比客观有效率更高。然而在广泛栓塞治疗基础上化疗会增加其毒性，包括反复一过性发热、腹痛和厌食（均超过60%患者）。另外>20%的患者腹水增加或一过性转氨酶升高。囊性动脉痉挛和胆囊炎也并不少见，但有效率同时升高。此类栓塞相关肝毒性或许可通过使用可降解淀粉微粒得到改善，有效性达50%～60%。两项针对TACE和安慰剂的研究显示，该疗法可提高生存率（表50-6）。但须注意，对HCC而言，正规肿瘤CT应答标准是否适用尚未确定。在CT上表现为血供减少但无肿物大小变化可能肿瘤活性下降的提示，也为TACE有效的提示。很多TACE试验的一个主要问题是许多HCC患者死于肝硬化而非肿瘤。改善生活质量也是局部疗法的一个目标。

（3）新疗法：最主要的发现是两项随机研究

中，口服索拉非尼与安慰剂对照相比能够改善预后，继而获得了FDA批准，然而肿瘤应答则无明显差异，且亚洲患者治疗组的生存率低于西方患者对照组的数据（表50–7）。此外，在新药例如贝伐珠单抗联合厄洛替尼的Ⅱ期试验中也发现可延长生存期。部分放射治疗也被用于HCC的治疗，包括体外照射和投射放疗。放射性肝炎是一个限制剂量的问题。在HCC的Ⅱ期临床试验中，附着于玻璃或树脂微球的纯β放射体^{90}钇能够改善预后且毒性较小，但尚缺乏随机试验。临床试验评估了大剂量维生素K抑制HCC的效果。此想法基于HCC的一种特征性的生化缺陷，前凝血酶羧化酶是一种维生素K依赖的酶，其活性下降导致血清未成熟凝血酶原（DCP或PIVKA–2）升高。两项日本维生素K随机对照研究显示其能减少肿瘤的发生。

目前趋势：一系列HCC的新治疗方案正被评估中（表50–8），包括Raf激酶和血管表皮生长因子（vascular endothelia growth factor，VEGF）抑制药等生物制剂。不联合化疗的^{90}钇似乎较有前景，而维生素K_2似乎能够预防切除术后的复发。由供肝者导致的OLTX瓶颈最终随着活体供肝的广泛应用和OLTX对HCC肿物大小要求缓慢放宽而逐渐改善。参与新疗法临床试验的患者应得到鼓励（www.clinicaltrials.gov）。

［**概要**］　见表50–5。

表50–7　肝癌的靶向治疗药物：临床试验

Ⅲ期	靶点	生存期（月）
索拉非尼vs安慰剂	Raf，VEGFR，PDGFR	10.7vs7.9
索拉非尼vs安慰剂（亚洲人）	Raf，WGFR，PDGFR	6.5vs4.2
Ⅱ期		
索拉非尼		9
索拉非尼（亚洲人）		5
舒尼替尼		9.8，8（2项）
贝伐单抗	VEGF	12.4
贝伐单抗联合厄洛替尼	VEGF联合EGFR	15.6
贝伐单抗联合卡培他滨		8
厄洛替尼	EGFR	13,10.7（2项）
利尼伐尼	VEGFR，PDGF	9.7
布利伐尼	VEGFR，FGFR	10

EGFR.表皮生长因子受体；FGFR.成纤维细胞生长因子受体；PDGF.血小板衍生生长因子；PDGFR.血小板衍生生长因子受体；Raf.加速纤维肉瘤；VEGF.血管内皮生长因子；VEGFR.血管内皮生长因子受体

表50–8　肝细胞癌的新药治疗

EGF受体拮抗药：厄洛替尼、吉非替尼、拉帕替尼、西妥昔单抗、布利伐尼
多激酶受体拮抗药：索拉非尼、舒尼替尼
VEGF拮抗药：贝伐单抗
VEGFR拮抗药：ABT–869（利尼伐尼）
mTOR拮抗药：西罗莫司、替西罗莫司、依维莫司
蛋白酶体抑制药：硼替佐米
维生素K
^{131}I–乙碘油
^{131}I–铁蛋白
^{90}钇微球（TheraSphere，SIR–球）
^{166}钬、^{188}铼
三维投射放疗
高剂量质子束放射治疗
伽马刀、射波刀
新靶点：细胞周期蛋白依赖性激酶抑制药（Cdk）和半胱氨酸蛋白酶

1.患者表现的常见模式

（1）有肝炎、黄疸或肝硬化病史，US或CT扫描提示异常，或AFP/或DCP（PIVKA–2）升高的患者。

（2）常规体检提示肝功能异常者。

（3）肝硬化患者为行肝移植进行影像学检查。

（4）HCC症状，包括恶病质、腹痛和发热。

2.病史和体格检查

（1）症状性黄疸、食欲缺乏、瘙痒（抓痕）、震颤或迷失方向。

（2）肝大、脾大、腹水、周围性水肿和肝衰竭的皮肤体征。

3.临床评估

（1）血液检查：全血细胞计数（脾大），肝功能检查，血氨水平、电解质、AFP和DCP（PIVKA–2），Ca^{2+}和Mg^{2+}；HBV，HCV和HDV血清学检查（如为阳性则量化HBV–DNA或HCV–RNA）；神经降压素（针对纤维板层HCC）。

（2）肝三维动态螺旋CT扫描（如不够充分，可继续行MRI）；胸部CT扫描；上、下消化道内镜检查（未明确静脉曲张、出血、溃疡）；脑扫描（仅在有症状时）。

（3）活检：包括肿物活检和存在肝基础疾病的肝组织的分别活检。

4.治疗（表50–5和表50–6）

（1）HCC<2cm：RFA，PEI或切除。

（2）HCC>2cm，且无血管浸润：肝切除、RFA或OLTX。

（3）单叶内多个肿瘤，或伴有血管浸润的肿瘤：TACE或索拉非尼。

(4)跨叶肿瘤且无血管浸润：有应答者行TACE联合OLTX。

(5)存在HCC肝外转移或胆红素升高：索拉非尼或贝伐单抗联合厄洛替尼(联合药物试验进行中)。

其他原发肝肿瘤

纤维板层肝癌(fibrolamellar HCC, FL-HCC)

肝癌的少见变异型和成年人型HCC有着截然不同的生物学特性。目前已知的HCC致病因素似乎都与其无关。此病通常好发于更年轻的成年人，常为青少年且绝大多数为女性。该病AFP阴性，但血中神经降压素水平升高，肝功能检查正常，且无肝硬化表现。影像学与HCC类似，但成年人型特征性的肝门静脉侵犯较为少见。该病在肝内常呈多发性故无法切除，且常见转移，尤其是肺和局部淋巴结转移，但其预后优于成年人型HCC。肿瘤可切除者5年生存率>50%。患者通常表现为巨大肝或无法解释的体重下降、发热，或常规检查肝功能升高。巨大肿块提示肿瘤生长缓慢。即使已有转移，外科切除仍是首选治疗方案，因为此型肿瘤对化疗的反应弱于成年人型HCC。此外，尽管曾有FL-HCC的OLTX报道，但患者仍死于肿瘤复发，较成年人型OLTX晚2~5年。据报道该病对吉西他滨联合顺铂TACE有效。

上皮样血管内皮细胞瘤(epithelioid hemangioendothelioma, EHE)

这是一种成年人罕见的血管性肿瘤，通常也呈多灶性，且即便转移生存期也较长，常见转移部位为肺部，通常不伴有肝硬化。组织学上这些肿瘤常被分为交界性恶性，表达Ⅷ因子，证实它们来源于上皮。OLTX可延长生存期。

胆管细胞型肝癌(cholangiocarcinoma, CCC)

CCC通常指来源于胆管产生黏蛋白的腺癌(与HCC不同)，它们依据解剖来源不同分为肝内、肝门部(中央型，约占65%CCC)以及外周型(或末梢型，约占30%CCC)。此类肿瘤较HCC少见继发于肝硬化，尤其是原发性胆汁性肝硬化。结节型肿物如为与胆总管分叉处则被成为Klatskin肿瘤，且常伴胆囊缩小，需统观整个胆道系统。中央型和周围型CCC的诊治策略大不相同。该病发病率呈上升趋势，尽管大部分CCC并无明显诱因，但已发现一些致病因子。可导致本病的疾病包括自身免疫性疾病原发性硬化性胆管炎(primary sclerosing cholangitis, PSC)(10%~20%PSC患者)和亚洲的肝吸虫病，尤其是麝猫后睾吸虫和华支睾吸虫。CCC也被认为与慢性胆管炎症和损伤有关，如酒精性肝病、胆总管结石、胆总管囊肿(10%)以及Caroli病(一种罕见的遗传性胆管扩张疾病)。CCC通常表现为无痛性黄疸，常伴瘙痒或体重下降。诊断需依靠病理，周围型CCC的病理可经皮穿刺获得，中央型CCC则更多采用经内镜逆行胰胆管造影(endoscopic retrograde cholangiopancreatography, ERCP)在直视下获取。该肿瘤多呈细胞角蛋白7, 8, 19染色阳性，而细胞角蛋白20染色阴性。然而，仅组织学不足以将CCC和其他来源于结肠或胰腺的原发肿瘤转移相鉴别。血清肿瘤标志物不具有特异性，但CEA, CA19-9和CA-125在CCC患者中常升高，且有助于治疗后随访。影像学检查基本首选超声，因其可显现扩张的胆管，接着可选择MRI、磁共振胰胆管成像(magnetic resonance cholangiopancreatography, MRCP)或螺旋CT扫描。有时需有创性胰胆管成像技术(ERCP)明确胆系形态并取活检，或放置内支架降低梗阻胆管压力，如操作失败则需行经皮穿刺胆管引流，将胆汁引流至体外引流袋中。中央型肿瘤通常侵犯肝门部，其局部淋巴结转移也较为常见。

治疗　胆管细胞型肝癌

30%肝门部CCC可被切除，且通常包括胆管切除和淋巴结清扫。典型生存期约为24个月，大部分在手术创面复发，也有30%在肺或肝复发。包括主胆道在内的远端型CCC，一般可通过切除肝外胆管进行治疗，常需行胰十二指肠切除术，生存期相似。由于本病局部复发率和切缘阳性率较高，许多病人术后需继行辅助放疗，其对生存的影响尚未被评估。腔内近距离放射治疗被认为有一定疗效。此外，一项研究认为光学疗法能够改善生存，此技术通过静脉注射卟吩姆钠，后者受到红色激光驱动至腔内达到治疗效果。对无法切除的CCC患者行OLTX，分析显示5年生存率约为20%，故热潮渐退。然而，新辅助放射疗法联合敏感化学疗法被认为较OLTX能更好地改善预后，目前被UNOS应用在直径<3cm且无肝内或肝外转移的周围型CCC中。不可切除的CCC中，多种化疗药物的活性和生存情况已被评估，大部分均无效，但全身使用和经肝动脉注射吉西他滨显示出了确切的疗效。吉西他滨联合顺铂与吉西他滨单药相比能够延长生存期，且被认为是不可切除CCC的标准疗法。

胆囊癌(gallbladder cancer, GB Ca)

GB Ca预后较CCC更差，平均生存期约6个月，甚至更短。与HCC或CCC不同，本病女性较男性好发（4:1），且GB Ca较CCC更为常见。大部分患者有既往胆囊结石的病史，但胆囊结石患者中很少数人继发GB Ca（约0.2%）。本病表现与CCC相似，且常在胆囊结石或胆管脓肿术中意外发现。临床表现通常为慢性胆囊炎、慢性右上腹痛和体重下降。CEA，CA19-9等血清肿瘤学标志物可能有帮助但并不特异，CT扫描或MRCP典型表现为胆囊肿物。主要治疗手段为手术切除，对Ⅰ期或Ⅱ期患者分别可选择单纯或根治性胆囊切除术。Ⅰ期患者5年生存率接近100%，Ⅱ期患者60%~90%。分期更高的GB Ca预后较差，大部分患者无法切除，对局部淋巴结转移行辅助放疗不能改善预后，化疗也对进展期或转移GB Ca无益。

壶腹癌

此型肿瘤发生于胆总管末端2cm内，且主要（90%）为腺癌。局部淋巴结转移较为常见（50%），肝是常见的转移部位。本病最常见的临床表现是黄疸，许多患者还可有瘙痒、体重下降、上腹痛。初始检查可选用腹部超声评估血管受侵程度、胆管扩张程度和肝病变部位，继而可采用CT扫描或MRI，尤其是MRCP。最有效的治疗策略是保留幽门的胰十二指肠切除术，这种积极的策略较局部切除预后更好，可切除且伴有淋巴结侵犯患者的5年生存率约为25%，而无淋巴结受累者约为50%。与CCC不同的是，80%的患者在诊断时仍被认为有手术切除机会，辅助化疗或放疗并未被证实能够改善预后。对转移癌而言，化疗目前尚在研究阶段。

肝转移癌

肝转移癌主要来源于结肠、胰腺和乳腺的原发肿瘤，但也可继发于任何器官。眼黑色素瘤易向肝转移。出现肝转移的肿瘤在其原发肿瘤中属预后较差的一类。结直肠和乳腺的肝转移瘤原先采用持续肝动脉注射化疗，这两类肿瘤的全身化疗有效的药物正被越来越多使用，尤其是针对结直肠癌的奥沙利铂，减少了肝动脉注射化疗。在一项针对可切除肝转移的结直肠癌的大型随机试验中，通过对比全身化疗和全身联合局部化疗发现，局部化疗并未改善预后，其主要原因为肿瘤的肝外转移。在美国，^{90}钇树脂微球被批准用于结直肠癌的肝转移，该疗法单独使用或联合化疗的治疗地位正被多家中心研究。姑息性疗法包括化学栓塞、PEI或RFA。

良性肝肿瘤

3种常见的良性肿瘤多见于女性，包括肝血管瘤、腺瘤和局灶性结节性增生（focal nodular hyperplasia，FNH）。FNH是典型的良性肿瘤，通常无须治疗。血管瘤最常见，是完全良性肿瘤，除非血管瘤增大引起症状，否则无须治疗。腺瘤与避孕药激素使用有关，可引起疼痛，且可破裂或出血引起急性问题。对医生而言，腺瘤的主要特点为潜在低恶变风险，出血风险约为30%。故临床需通过影像学鉴别此三者。当患者发现肝肿物后通常会被建议停用性激素类药物，因腺瘤在停药后偶可缩小。腺瘤通常直径较大达8~15cm，由于体积较大、边界清晰、低恶变率和潜在出血风险，通常建议切除。最有效的鉴别诊断方法是经快速对比成像的三维CT扫描，HCC表现为动脉期及延迟静脉期“快进快出”。腺瘤在肝硬化的背景上，平扫期通常不显示，动脉期腺瘤和HCC均呈极度富血供且皆可出现出血表现（40%腺瘤），但腺瘤有光滑清除的边界且强化均一，且门脉期和延迟期腺瘤显影，HCC显影已消退。FNH特征性表现为CT动脉期乏血供、延迟期富血供的中央瘢痕，而MRI在FNH的特征性中央瘢痕检测中更为敏感。

（金　梦　译　谭　蓓　校）

第51章

Chapter 51

胰 腺 癌

Irene Chong David Cunningham

在美国，胰腺癌位居所有因恶性肿瘤致死病因的第4位，预后较差。胰腺内分泌肿瘤将在第52章讨论。本章主要讨论胰腺浸润性导管腺癌，它占据了绝大多数的病例，通常发生于胰头。通常85%~90%的患者确诊胰腺癌时已失去了手术机会或发生远处转移，使得所有分期胰腺癌的总体5年生存率仅有5%。当胰腺癌在早期被发现，并且能够被手术完整切除，其5年生存率可以上升至20%。

［流行病学］ 在美国，胰腺癌占所有新发恶性肿瘤的3%。疾病诊断时患者的年龄多在60—79岁，无性别差异。2010年全世界大约有43 140例胰腺癌患者，36 800例患者因胰腺癌死亡。在过去的30年内，胰腺癌的5年生存率并没有实质性的改善。

［危险因素］ 胰腺癌的所有病因中，吸烟占20%~25%，是最为常见的环境危险因素。由于从流行病学研究结果中得到的结论不一致，其他危险因素包括慢性胰腺炎和糖尿病尚无统一定论。评估这些情况是胰腺癌的病因或是肿瘤发展的结果是一件非常困难的事情。乙醇似乎并不是胰腺癌的危险因素除非过度饮酒造成慢性胰腺炎。

［遗传学观点］ 胰腺癌与一系列明确的分子标志物有关。最常见的遗传学异常包括*KRAS*突变，其最常影响密码子12，见于60%~75%的胰腺癌患者。抑癌基因*p16*，*p53*和*SMAD4*通常是失活的，*p16*位于染色体9p21，在95%的肿瘤中都是缺失的，*p53*在50%~70%的肿瘤中由于缺失或突变而失活，*SMAD4*基因在55%的胰腺肿瘤患者中是缺失的。而且*SMAD4*基因的失活与胰腺腺癌患者手术后的不良预后相关。

*IGF-1R*和局部黏附激酶（*FAK*）相互作用促进细胞增殖和存活，而他们同时具有的抑制作用可以协同抑制胰腺细胞的生长。我们经常可以观察到*c-Src*的过表达或错误激活，这将会导致细胞黏附，增强细胞迁移、侵袭和增殖的能力。80%以上胰腺肿瘤的存活素过表达，这将会导致对凋亡的抵抗，基因组测序鉴定出*PALB2*是胰腺癌的易感基因。

至多有16%的胰腺癌被认为是遗传获得的。可见于3种不同的临床情况：①家族性多器官肿瘤综合征；②遗传驱动的慢性疾病；③尚未确定基因异常的家族性胰腺癌，它占据了遗传获得性胰腺癌的绝大部分。家族性多器官肿瘤综合征包括黑斑息肉综合征，家族性非典型多痣黑色素瘤（FAMMM），与*BRCA1*，*BRCA2*突变相关的家族性乳腺-卵巢癌，遗传性非息肉病性结直肠癌（HNPCC），家族性腺瘤性息肉病（FAP）和李-佛美尼综合征。其中与*STK11*基因突变相关的黑斑息肉综合征一生中发生胰腺癌的风险最高，相对危险度是普通人群的132倍。可以导致胰腺癌的遗传驱动的慢性疾病包括遗传性胰腺炎、囊性纤维化、毛细血管扩张性共济失调综合征。患者的一级亲属发生胰腺癌的风险也增高，若患者至少有两位一级亲属均患有胰腺癌则应考虑家族性胰腺癌，除非最终证实是其他情况。

［筛查及早期发现］ 由于肿瘤标志物CA19-9和CEA的敏感性不高，并且CT对于胰腺异型增生的分辨率不高，所以不推荐上述方法作为常规筛查。超声内镜是一种更有发展前景的筛查方法，而目前更多的努力在于寻找能够诊断早期胰腺癌的生物学标志。基于大部分专家意见的共识认为那些胰腺癌发生风险阈值>10倍的患者可能会从筛查中获益。其中包括有≥3位一级亲属患胰腺癌的家族成员，家族性非典型多痣黑色素瘤、黑斑息肉综合征或遗传性胰腺炎的患者。

［临床特点］

1.临床表现 当肿瘤发生于胰头时经常会出现梗阻性黄疸。可能同时伴有腹部不适、瘙痒、昏睡倦怠和体重减轻。少见的表现包括上腹痛、后背痛、新发糖尿病以及由于胰管压力增高引起的急性胰腺炎。由于胃十二指肠梗阻导致的恶心、呕吐也可以成为疾病的表现。

2.体征 患者可表现为黄疸、恶病质，皮肤出现搔抓痕迹。25%可以手术的患者通常可触及肿大的胆囊（Courvoisier征）。远处转移进展的体征包括肝大、腹水、左锁骨上淋巴结肿大（Virchow结节），以及脐周淋巴结肿大（Sister Mary Joseph结节）。

［诊断］

1.影像诊断 具有那些提示胰腺癌临床特征的

患者应该进行影像学检查确定肿瘤的存在，鉴别胰腺肿块性质是炎性的还是恶性的。影像学检查的其他目标包括肿瘤局灶和远处的分期，这将会决定是否能进行手术切除并提供预后信息。增强CT是影像学评估的一种选择（图51-1）。它能够提供周围脏器、血管和淋巴结的形态，决定是否肿瘤能进行手术切除。CT能识别肠道浸润或肝肺转移。在评估能否进行手术切除时磁共振（MRI）并不优于CT，但是MRI对部分有选择的患者是有益处的，因为对于那些在CT上没有发现明显肿块的患者，MRI能够识别出肝微小病变并确定其性质，并且可以评估胆管扩张的原因。内镜下逆行胰胆管造影（ERCP）有助于发现微小胰腺病变，鉴定胰腺或胆总管的狭窄或梗阻，辅助支架置入（图51-2）。磁共振胰胆管成像（MRCP）是一种非侵入性检查手段，它可以准确显示胆管和胰管扩张的部位和程度。超声内镜（EUS）对于识别直径<3cm的病变具有高度敏感性，是一种评估血管侵犯和淋巴结受累进行局部分期的非常有用的检查手段。在手术或放化疗治疗之前应该行氟脱氧葡萄糖-正电子发射断层扫描（FDG-PET），因为它在评估肿瘤的远处转移方面优于传统的影像学检查。

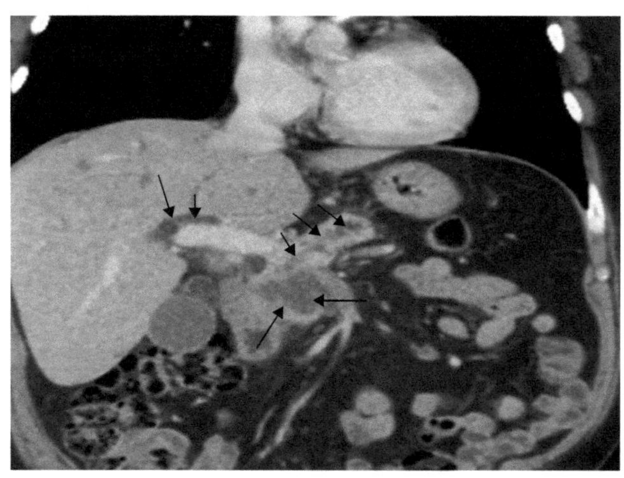

图51-1 冠状位CT显示胰腺癌以及扩张的肝内胆管和胰管（箭头）

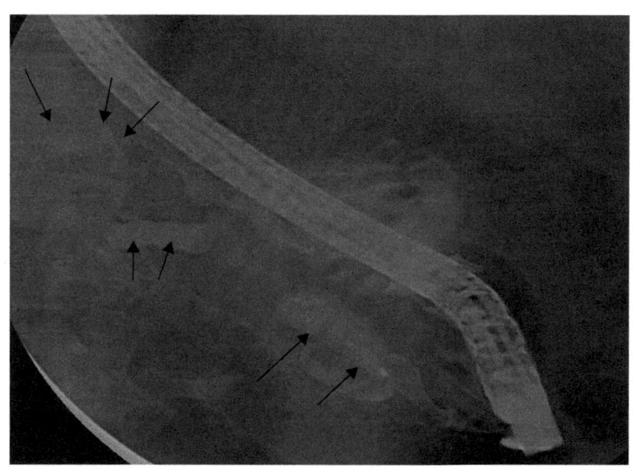

图51-2 ERCP显示造影剂在扩张的胰管内（箭头）

2.组织和细胞学诊断　对于那些影像学表现符合胰腺癌特点且可以切除的患者，没有必要进行手术前的确诊。然而，对于那些诊断有疑问或者需要行新辅助化疗的患者，应该行超声内镜引导下细针穿刺术。该检查的准确率接近90%，并且与经皮穿刺路径相比，该技术发生腹膜腔内转移的风险更低。经皮胰腺原发病灶活检或肝转移病灶活检仅适用于那些无法行手术治疗或者有转移的患者。ERCP有助于胆管刷检，但胰液标本的诊断价值只有25%~30%。

3.血清标志物　肿瘤相关糖抗原19-9（CA19-9）在70%~80%的胰腺癌患者中均会升高，但是并不推荐它作为常规诊断或筛查的方法，因为它对于准确诊断的灵敏度及特异度均不高。术前CA19-9的水平与肿瘤的分期相关，术后CA19-9的水平能够判断预后。它既可以作为那些手术完全切除患者无症状复发的标志，也可以用于评估那些在疾病进展期接受化疗患者对治疗的反应性。许多研究均证实，接受治疗前较高的CA19-9水平可以作为一个独立的预后因素。

［分期］　美国肿瘤联合协会（AJCC）关于胰腺癌的肿瘤-淋巴结-转移（TNM）分期，考虑到了肿瘤的部位、大小、受累淋巴结及远处转移。以上信息综合在一起共同决定了肿瘤的分期（图51-3）。从临床实用的角度看，患者应根据肿瘤能否行手术切除、是否处于局灶进展期（无法行手术切除，但无远处扩散）或是否有远处转移进行分组。

治疗　胰腺癌

1.可以切除的胰腺癌　大约有10%的患者表现为局限性无远处转移，这样的患者适合行手术切除。约有30%的患者行外科R1切除（显微镜下微小残留灶）。那些行R0切除术（无显微镜下或肉眼残留灶）并且接受了辅助治疗的患者被治愈的概率最高，估计中位生存期为20~23个月，5年生存率达20%。那些肿瘤体积较小（<3cm），分化良好，并且无淋巴结转移的患者的预后更加令人满意。

患者应该选择专业的胰腺疾病中心进行手术以便降低术后合并症及病死率。对于胰头或钩突部位的肿瘤，标准的手术术式为保留幽门的胰十二指肠切除术（改良Whipple术）。胰体和胰尾的术式为远端胰腺切除术，常规行脾切除术。

术后无论是化疗或放化疗，都能够改善该组患者的远期预后。依据3个随机对照临床试验的数据，由6个周期的氟尿嘧啶（5-FU）和亚叶酸（FA）或吉西他滨组成的辅助化疗，是欧洲常用的化疗方案（表

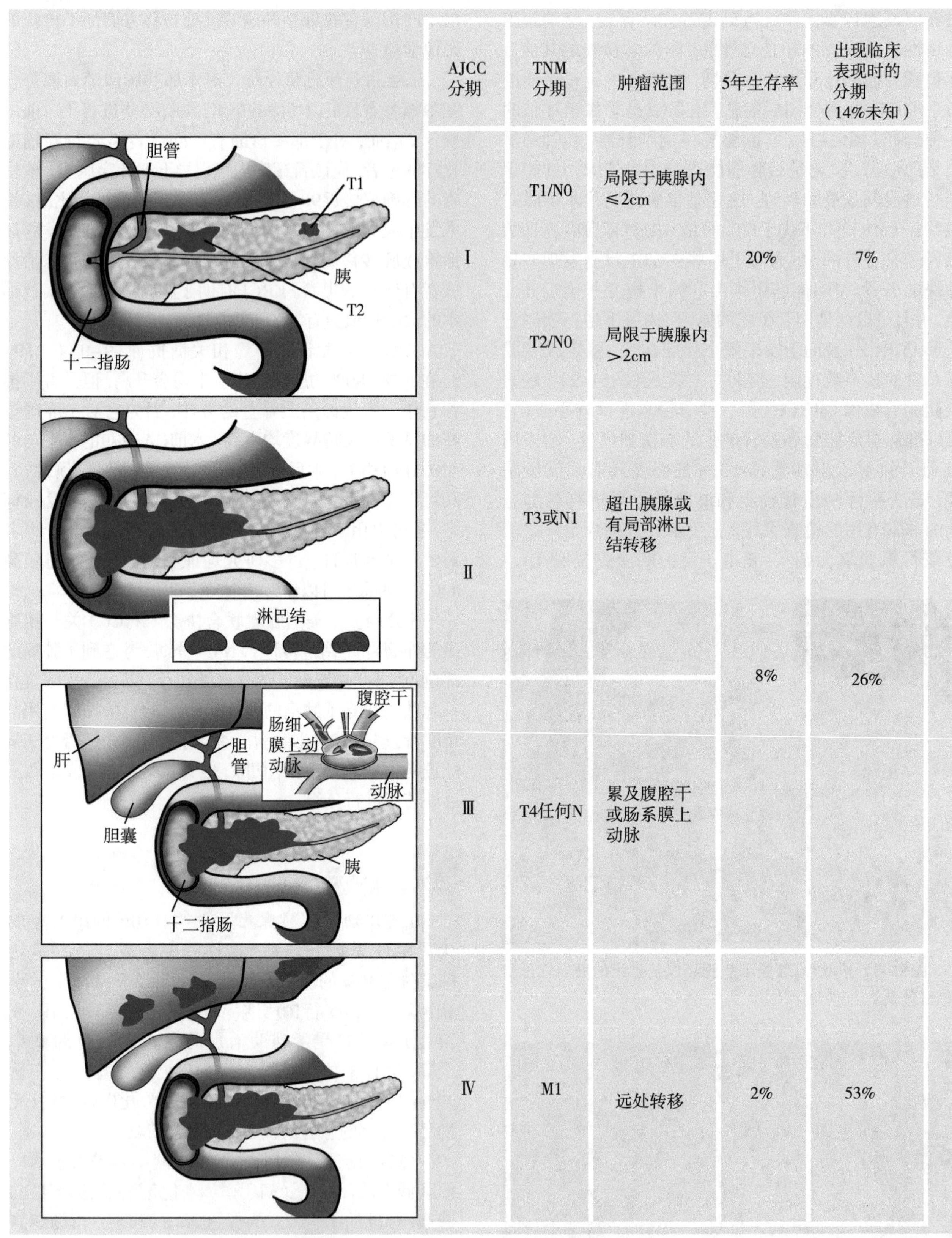

AJCC分期	TNM分期	肿瘤范围	5年生存率	出现临床表现时的分期（14%未知）
Ⅰ	T1/N0	局限于胰腺内≤2cm	20%	7%
	T2/N0	局限于胰腺内>2cm		
Ⅱ	T3或N1	超出胰腺或有局部淋巴结转移	8%	26%
Ⅲ	T4任何N	累及腹腔干或肠系膜上动脉		
Ⅳ	M1	远处转移	2%	53%

图51-3　胰腺癌的分期及各期的生存率（由Stephen Millward绘制）

51-1）。来自欧洲胰腺癌研究组试验-1（ESPAC-1）的结果提示，患者的中位生存期由单纯手术的14.7个月提高到手术联合5-FU/FA辅助化疗后的20.1个月，并且在该项研究中患者并未从放化疗中获益。Charité Onkologie试验（CONKO 001）发现，手术完全切除后应用吉西他滨相比较于单独手术而言，能够显著延缓复发肿瘤的进展。ESPAC-3试验是比较辅助化疗5-FU/FA和吉西他滨的优劣，结果提示二者在生存期方面无明显差异。然而从安全角度来讲，对于口炎和腹泻的发生率，吉西他滨优于5-FU/FA。

在美国更倾向于选用放射治疗肿瘤学组（RTOG）97～04试验提倡的另一个不同的治疗策略，即在吉西他滨之后进行基于5-FU的辅助放化疗。这种方法可能对于那些累及胰头的大块型肿瘤以及行R1切除术的患者会更有益处。

2.无法手术切除的局灶性进展期肿瘤　约有30%的患者表现为局灶性进展期肿瘤，无法行手术切除但是没有发生远处转移。该类患者应用吉西他滨治疗后的中位生存期为9个月，并且那些对治疗有反应或者应用吉西他滨3～6个月后疾病处于稳定状态的患者可能会从巩固放疗中获益。

3.伴有转移的病变　约有60%的胰腺癌患者伴有转移。临床一般情况较差的患者无法从化疗中获益。吉西他滨是标准的治疗方法，其中位生存期为6个月，1年生存率仅有20%。吉西他滨的不良反应应该与治疗可能带来的潜在获益进行仔细权衡。

除厄洛替尼（一种口服的HER1/EGFR酪氨酸激酶抑制药）以外，吉西他滨联合其他用药都不能改善化疗效果。厄洛替尼联合吉西他滨较单用吉西他滨而言，可以提高患者的1年生存率［（23%对比17%，P=0.023）表51-2］。卡培他滨是一种口服氟嘧啶，已被联合吉西他滨（GEM-CAP）进行Ⅲ期临床试验。结果显示，联合用药较吉西他滨单药治疗，患者的治疗反应率及无疾病进展生存时间均得到提高，但患者的存活率无改善。然而，将另外两个随机对照临床试验与该临床试验进行meta分析，可以得出GEM-CAP具有生存优势。

一项以发生转移但一般情况良好的胰腺癌患者作为研究对象的临床试验结果显示，联合应用5-FU/FA，伊立替康和奥沙利铂（FOLFIRINOX）与单用吉西他滨相比较，联合用药可以提高生存期，但同时也伴有药物毒性的增加。Nab-紫杉醇（Abraxane）是一种白蛋白结合的紫杉醇纳米微粒，与吉西他滨联合应用也显示了良好的前景。

［展望］　胰腺癌的早期诊断及未来的治疗方案有赖于对疾病发展过程中所涉及的分子通路的进一步理解认识。这将指引新药的问世，并且可以识别出能够从靶向治疗中获益最大的患者群组。

表51-1　手术后胰腺癌患者辅助化疗Ⅲ期临床试验

研究	比较方案	病例数	生存期	
			PFS/DFS（月）	中位生存期（月）
ESPAC 1 Neoptolemos等（2004）	化疗（亚叶酸+5-FU静推）vs不化疗	550	PFS 15.3 vs 9.4（P=0.02）	20.1 vs 14.7（HR 0.71，95% CI 0.55～0.92，P=0.009）
CONKO 001 Oettle等（2007）	吉西他滨 vs观察	368	中位DFS 13.4 vs 6.9（P<0.001）	22.1 vs 20.2（P=0.06）
ESPAC 3 Neoptolemos等（2010）	5-FU/LV vs 吉西他滨	1088		23 vs 23.6（HR 0.94，95% CI 0.81～1.08，P=0.39）

CI.置信区间；CONKO.夏里特肿瘤中心；DFS.无病生存期；ESPAC.欧洲胰腺癌研究组；5-FU.氟尿嘧啶；HR.风险比；LV.亚叶酸；PFS.无疾病进展生存期

表51-2　评估晚期胰腺癌患者化疗疗效的Ⅲ期临床试验

研究	比较方案	病例数	生存期	
			PFS（月）	中位生存期（月）
Moore M等（2007）	吉西他滨vs吉西他滨+厄洛替尼	569	3.55 vs 3.75（HR 0.77，95% CI 0.64～0.92，P=0.004）	5.91 vs 6.24（HR 0.82，95% CI 0.69～0.99，P=0.038）
GEM-CAP Cunningham等（2009）	吉西他滨 vs吉西他滨+卡培他滨（GEM-CAP）	533	3.8 vs 5.3（HR 0.78，95% CI 0.66～0.93，P<0.004）	6.2 vs 7.1（HR 0.86，95% CI 0.72～1.02，P=0.08）
GEM-CAP meta分析 Cunningham等（2009）	吉西他滨vs GEM-CAP	935		总体生存率GEM-CAP更高（HR 0.86，95% CI 0.75～0.98，P=0.02）

（王春赛尔　译　郭　涛　校）

第52章

Chapter 52

胃肠道和胰腺内分泌肿瘤

Robert T. Jensen

胃肠道神经内分泌肿瘤的一般特点

胃肠道神经内分泌肿瘤（NETs）是一类来源于胃肠道弥漫的神经内分泌系统的肿瘤，该系统由产胺及产酸的细胞组成，依赖于不同的起源部位而合成不同的激素谱。从历史上看，NETs分为类癌和胰腺内分泌肿瘤（PETs），然而最新病理分类将二者归为神经内分泌肿瘤。由于类癌概念的广泛应用，本章节保留该术语。NETs从起源上归为APUD瘤（摄取胺前体及脱羧），包括嗜铬细胞瘤、黑色素瘤及甲状腺髓样癌，它们具有某些共同的细胞化学特点、病理学及分子特点（表52–1）。起初认为APUD瘤具有共同的胚胎起源即神经嵴细胞，然而目前认为泌肽细胞并非起源于神经外胚层。尽管APUD瘤的概念是有用的，但起源于此类细胞的肿瘤具有重要的相同点和不同点（表52–1）。这一章节中将共同讨论PETs与类癌的相似点，分别讨论二者重要的区别。

分类、病理学及肿瘤生物学

神经内分泌瘤通常由大小均匀的单层小圆形细胞组成，有丝分裂不常见。可以通过常规组织学尝试着把它们识别出来；然而，由于具有共同的细胞蛋白，这些肿瘤目前主要通过组织学染色识别。既往曾使用银

表52–1　胃肠神经内分泌肿瘤的一般特点（类癌、胰腺内分泌肿瘤[PETS]）

A.共同的神经内分泌细胞标志物（用于诊断）

1.铬粒素（A，B，C）是一类位于大分泌颗粒的酸性单体可溶性蛋白，铬粒素A应用最为广泛。

2.神经元特异性烯醇酶（NSE）是由烯醇酶组成的γ–γ二聚体，并且是神经内分泌分化性的细胞溶质标志物

3.突触素是位于神经元小囊泡及神经内分泌肿瘤的分子量为38 000的整合膜糖蛋白

B.病理的相似点

1.都是具有摄取胺前体及脱羧能力的APUD瘤

2.超微结构下可见具有致密核的分泌颗粒（>80nm）

3.组织学总体相似，表现为细胞核大小均一，几乎没有有丝分裂

4.常常合成免疫细胞化学能检测到，但可能不分泌的多种肽和胺

5.免疫细胞化学检测不能预测是否出现临床症状及类型

6.组织学分类可以提高对生物学行为的预测，只有出现侵犯和转移才考虑恶性肿瘤

C.生物学行为的相似点

1.总体生长缓慢，但是一部分具有侵袭性

2.分泌具有生物学活性可以导致临床症状的肽/胺

3.通常具有可用于定位和治疗的高密度生长抑素受体

D.分子异常的相似点和不同点

1.相似点

a.少见—常见致癌基因的改变（ras,jun,fos,etc）

b.少见—常见肿瘤抑制基因的改变（p53，视网膜母细胞瘤）

c.MEN1位点（11q13）和p16^{INK4a}（9p21）改变的发生率10%～45%

d.多种基因甲基化的发生率40%～87%（ras相关结构域家族I，p14，p16，O^{6}甲基鸟嘌呤核苷甲基转移酶，维甲酸受体β）

2.不同点

a.胰腺内分泌肿瘤—缺失1p(21%)，3p(8%～47%)，3q(8%～41%)，11q(21%～62%)，6q(18%～68%)。获得17q（10%～55%），7q(16%～68%)，4q(33%)。

b.类癌—缺失18q（38%～67%）>18p（33%～43%）>9p，16q21（21%～23%）。获得17q，19p（57%），4q（33%），14q（20%）。

注：MEN1，多发内分泌肿瘤1型

染，如果肿瘤细胞摄取并减少银，则肿瘤被归类为有亲银反应（argentaffin reaction），如果不减少银，则归类为有嗜银性（argyrophilic）。最近，作为神经内分泌细胞标志物的铬粒素（A，B，C）、神经特异性烯醇化酶和突触素的免疫细胞化学定位被应用，铬粒素A的应用最为广泛。

在超微结构上，这些肿瘤细胞具有含致密电子的神经内分泌颗粒，通常含有相当于神经元突触囊泡样的清亮小泡。神经内分泌肿瘤合成多种异位分泌的多肽、生长因子及生物活性胺，导致特定的临床综合征（表52-2）。这类综合征的诊断依靠疾病的临床特点（表52-2），不能仅凭免疫细胞化学证据。特定临床综

表52-2 胃肠神经内分泌肿瘤综合征

名称	分泌的生物活性肽	发生率［新发病例/（100万人·年）］	肿瘤部位	恶性程度（%）	与男性相关性（%）	主要症状/体征
Ⅰ.明确的特异性功能综合征						
A.类癌						
类癌综合征	5-羟色胺，还可能分泌速激肽、胃动素、前列腺素	0.5~2	中肠（75%~87%），前肠（2%~33%），后肠（1%~8%），不详（2%~15%）	95~100	罕见	腹泻（32%~84%），面色潮红（63%~75%），疼痛（10%~34%），哮喘（4%~18%），心脏疾病（11%~41%）
B.胰腺内分泌肿瘤						
卓-艾综合征	胃泌素	0.5~1.5	十二指肠（70%），胰腺（25%），其他部位（5%）	60~90	20~25	疼痛（79~100%），腹泻（30~75%），食管症状（31~56%）
胰岛素瘤	胰岛素	1~2	胰腺（>99%）	<10	4~5	低血糖症状（100%）
血管活性肠肽瘤（Verner-Morrison综合征，胰性霍乱，WDHA）	血管活性肠肽	0.05~0.2	胰腺（90%，成年人），其他部位（10%，神经，肾上腺，神经节周围）	40~70	6	腹泻（90%~100%），低钾血症（80%~100%），脱水（83%）
胰高血糖素瘤	胰高血糖素	0.01~0.1	胰腺(100%)	50~80	1~20	皮疹（67%~90%），葡糖糖耐受不良（38%~87%），体重减轻（66%~96%）
生长抑素瘤	生长抑素	罕见	胰腺（55%），十二指肠/空肠（44%）	>70	45	糖尿病（63%~90%），胆石症（65%~90%），腹泻（35%~90%）
生长激素释放因子瘤	生长激素释放激素	不详	胰腺（30%），肺脏（54%），空肠（7%），其他部位（13%）	>60	16	肢端肥大症（100%）
促肾上腺皮质激素瘤	促肾上腺皮质激素	罕见	胰腺（所有异位库欣的4%~16%）	>95	罕见	库欣综合征（100%）
导致类癌综合征的胰腺内分泌肿瘤	5-羟色胺，速激肽?	罕见（43例）	胰腺（<1%的所有类癌）	60~88	罕见	与上述类癌综合征症状相同
导致高钙血症的胰腺内分泌肿瘤	甲状旁腺激素相关肽	罕见	胰腺（高钙血症的罕见原因）	84	罕见	肝转移导致的腹痛
Ⅱ.可能的特异性功能综合征						
分泌降钙素的胰腺内分泌肿瘤	降钙素	罕见	胰腺（导致高降钙素血症的罕见原因）	>80	16	腹泻（50%）

续表

名称	分泌的生物活性肽	发生率[新发病例/(100万人·年)]	肿瘤部位	恶性程度(%)	与男性相关性(%)	主要症状/体征
分泌肾素的胰腺内分泌肿瘤	肾素	罕见	胰腺	不详	无	高血压
分泌黄体生成素的胰腺内分泌肿瘤	黄体生成素	罕见	胰腺	不详	无	停止排卵，男性化（女性）；性欲降低（男性）
分泌促红细胞生成素的胰腺内分泌肿瘤	促红细胞生成素	罕见	胰腺	100	无	红细胞增多
分泌胰岛素样生长因子Ⅱ的胰腺内分泌肿瘤	胰岛素样生长因子Ⅱ	罕见	胰腺	不详	无	低血糖
Ⅲ.无功能综合征						
胰多肽瘤/无功能性	无	1~2	胰腺(100%)	>60	18~44	体重减轻（30%~90%），腹部包块（10%~30%），疼痛（30%~95%）

WDHA (water diarrhea, hypokalemia, achlorhydria syndrome).水样泻、低钾血症、胃酸缺乏综合征

合征的有无同样不能仅凭免疫细胞化学预测（表52-1）。此外，如果没有出现转移和侵袭，病理不能区别神经内分泌肿瘤的良恶性。

类癌通常根据起源的组织部位分类（即前肠、中肠及后肠），因为相同起源部位的肿瘤具有相似的临床表现、组织化学特点和分泌产物（表52-3）。前肠的肿瘤通常5-羟色胺含量低，亲银反应阴性，但具有嗜银性；偶尔分泌促肾上腺皮质激素或5-羟色胺酸，导致不典型的类癌综合征（图52-1）；通常分泌多种激素；可能会转移到骨。肿瘤很少产生临床综合征，与其分泌的产物相关。中肠类癌亲银反应阳性，5-羟色胺含量高，当出现转移时常常导致典型的类癌综合征（表52-3，图52-1），能分泌5-羟色胺和缓激肽（如P物质、神经肽K及K物质），极少分泌5-羟色胺酸或促肾上腺皮质激素，转移到骨也不多见。后肠类癌（如直肠、横结肠及降结肠）亲银反应阴性，多具有嗜银性，极少产生5-羟色胺或促肾上腺皮质激素，能产生多种多肽，可能会转移到骨。

胰腺内分泌肿瘤可分为9类明确的特异性功能性综合征（表52-2），5类可能的特异性功能性综合征[（分泌降钙素、肾素、黄体生成素、红细胞生成素或胰岛素样生长因子Ⅱ的PETs）表52-2]，以及无功能性PETs（胰多肽瘤）。非胰腺肿瘤（通常位于腹腔）导致的其他功能激素综合征极少被提及，因此，表52-2中未包括。它们能分泌导致肠绒毛肥厚增生（肠胰高血糖素瘤）的胰高血糖素样多肽-2（GLP-2），导致低血糖和传输阻滞的GLP-1，也包括能分泌导致动力改变和便秘的酪氨酸肽（PYY）的肠道和卵巢肿瘤。表52-2中列出的每一种功能综合征与特定激素导致的临床症状相关。相反，非功能性胰腺内分泌肿瘤不释放导致特定临床症状的产物。严格的讲，“非功能”措辞并不贴切，因

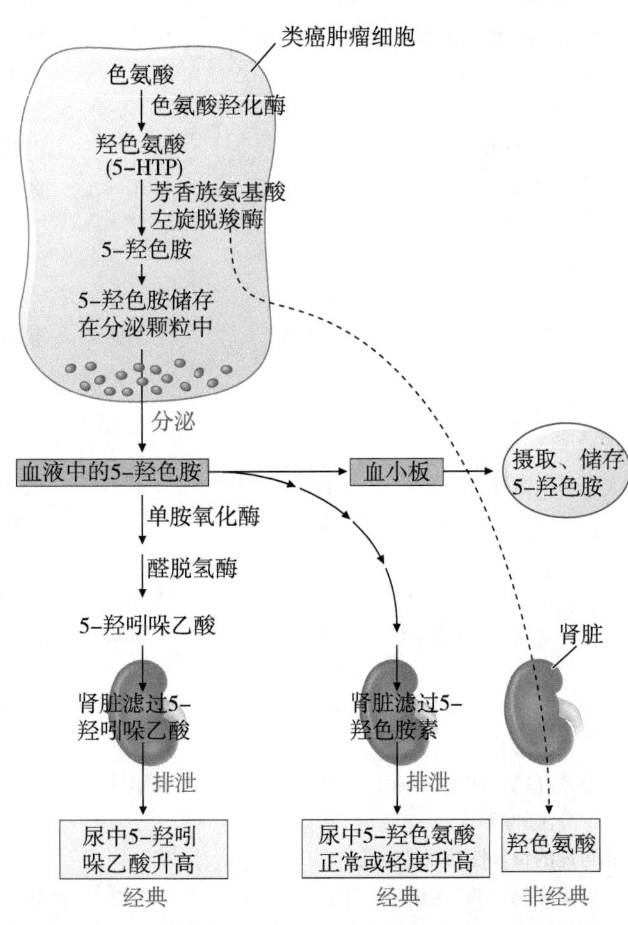

图52-1　典型及非典型类癌综合征患者5-羟色胺（5-HT）合成、分泌及代谢

为这些肿瘤常会异位分泌多种多肽（如胰多肽、铬粒素A，生长激素释放肽、神经降压素、人绒促性素α亚单位、神经特异性烯醇化酶）；无论如何，它们不会导致特异性临床症状。非功能性胰腺内分泌肿瘤导致的临床症状完全取决于肿瘤本身。

类癌可以发生在几乎所有胃肠道组织中（表52-3）；但是，目前认为大部分（70%）起源于以下3个部位：支气管、小肠或者结直肠。在过去，文献报道的类癌大多来源于阑尾（即40%）；然而目前，支气管/肺、直肠及小肠是最常见部位。总体来说，胃肠道居类癌发病部位之首（64%），其次是呼吸道（28%）。种族和性别均可影响类癌的发病率和分布。非洲裔美国人类癌发病率高，最常见于直肠。女性小肠和胰腺类癌发病率较低。

尽管胰腺内分泌肿瘤被广泛应用，并在本文中保留，然而该术语并不恰当。严格的讲，肿瘤可以几乎完全位于胰腺（胰岛素瘤、胰高血糖素瘤、无功能性胰腺内分泌肿瘤及导致高钙血症的胰腺内分泌肿瘤），或者既可位于胰腺又可位于胰腺外（胃泌素瘤、血管活性肠肽[VIP]瘤、生长抑素瘤、生长激素释放肽瘤）。胰腺内分泌肿瘤也被称为胰岛细胞瘤，然而并非全部肿瘤均起源于胰岛，部分可位于胰腺外，因此该术语并不被鼓励使用。

目前已提出有关类癌和胰腺内分泌瘤许多新的分类体系。世界卫生组织（WHO）分类提出将类癌和胰腺内分泌瘤归为胃肠神经内分泌肿瘤，并且将其分为三大类：①a高分化神经内分泌肿瘤；①b低度恶性的高分化神经内分泌癌；②低分化神经内分泌癌，通常是高度恶性的小细胞神经内分泌癌。类癌是高分化神经内分泌肿瘤①a的代名词。根据肿瘤部位及生物学行为可进一步分类。此外，胃肠神经内分泌肿瘤的标准TNM（肿瘤、淋巴结及转移）分类及分级系统已被首次提出。新的WHO分类、TNM分类及分级系统，使不同研究中胃肠神经内分泌肿瘤的临床、病理、预后特点及治疗效果的比较及评估变得便利。这些分类系统可能会提供指导治疗的重要的预后信息（表52-4）。

类癌或胰腺内分泌肿瘤确切发病率的计算根据仅包含有症状的肿瘤还是纳入全部肿瘤而不同。有临床意义的类癌发病率为每年（7~13）/百万人口，而有报道称尸检发现的恶性类癌患者为每年（21~84）/百万人口。美国胃肠神经内分泌肿瘤的发病率每年（25~50）/百万人口，较胃肠道腺癌发病率低。然而，近30年发病率增加了6倍。其中有临床意义的胰腺内分泌肿瘤发病率每年10/百万人口，胰岛素瘤、胃泌素瘤和无功能性胰腺内分泌肿瘤的发病率为每年（0.5~2）/百万人口（表52-2）。血管活性肠肽瘤2~8倍的少见，胰高血糖素瘤17~30倍的少见，生长抑素瘤最罕见。研究显示，0.5%~1.5%的尸检病例中能发现1例胰腺内分泌肿瘤，然而，1000例尸检病人中不到1例为功能性肿瘤。

表52-3 类癌发生部位、转移发生率及与类癌综合征的相关性

	部位（%）	转移发生率	类癌综合征发生率
前肠			
食管	<0.1	—	—
胃	4.6	10	9.5
十二指肠	2	—	3.4
胰腺	0.7	71.9	20
胆囊	0.3	17.8	5
支气管、肺、气管	27.9	5.7	13
中肠			
空肠	1.8	{58.4	9
回场	14.9		9
Meckel憩室	0.5	—	13
阑尾	4.8	38.8	<1
结肠	8.6	51	5
肝脏	0.4	32.2	—
卵巢	1	32	50
睾丸	<0.1	—	50
后肠			
直肠	13.6	3.9	—

资料来源：发生部位来自PAN-SEER数据（1973—1999），转移发生率来自SEER数据（1992—1999），IM Modlin et al.Cancer 97：934，2003. 类癌综合征发生率来自4349例患者（1950—1971），JD Godwin.Cancer 36：560，1975.

类癌和胰腺内分泌肿瘤常表现出恶性行为（表52-2和表52-3）。除胰岛素瘤中恶性肿瘤仅占<10%，其他胰腺内分泌肿瘤中50%~100%为恶性肿瘤。不同部位的类癌恶性肿瘤的百分率不尽相同，转移率同样各异，小肠（58%）>肺/支气管（6%）>直肠［（4%）表52-3］。表52-4中总结了决定类癌和胰腺内分泌肿瘤患者存活和肿瘤侵袭性的一系列重要预后因素。一般情况下，胰腺内分泌肿瘤患者（除胰岛素瘤）预后较胃肠道神经内分泌肿瘤（类癌）更差。单因素及多因素分析均提示，肝转移是类癌和胰腺神经内分泌肿瘤最重要的预后因素。发生肝转移最重要的因素是原发肿瘤的大小。例如，小肠类癌是发生肝转移导致类癌综合征最常见的原因（表52-2），肿瘤直径<1cm，1~2cm及>2cm，其转移率分别为15%~25%，58%~80%及>75%。在胃泌素瘤及其他胰腺内分泌肿瘤同样观察到相似的数据，原发肿瘤的大小是发生肝转移的独立预测因素。淋巴结转移、浸润深度、生长速度、各种组织学特点（分化性、有丝分裂率、生长指数、血管密度、血管内皮生长因子及CD10金属蛋白酶表达）、坏死、细胞角蛋白、血清碱性磷酸酶水平升高、高龄、进展期阶段（WHO，TNM或其他分级分类系统）、流式细胞术结果（如异倍性）均是发生转移的重要预测因素（表52-4）。类癌综合征（特别是类癌心脏病）、男性、症状性肿瘤或肿瘤标志物显著增加（5-羟基吲哚乙酸、神经肽K及铬粒素A）及各种分子生物学特征均是类癌预后不佳的危险因素。女性、Ha-ras癌基因或p53的过度表达、缺乏多发性内分泌肿瘤1（MEN1）表现、高水平的肿瘤标志物（即铬粒素A，胃泌素）及各种分子学特征（表52-4）是胰腺内分泌肿瘤（胃泌素瘤研究得最为充分）预后不佳的危险因素。

在与各种基因异常相关的疾病中，神经内分泌肿瘤的发病率相对升高（表52-5）。每种疾病都与抑癌基

表52-4 神经内分泌肿瘤的预后因素

Ⅰ.类癌和胰腺内分泌肿瘤

- 存在肝转移（*P*<0.001）
- 肝转移范围（*P*<0.001）
- 存在淋巴结转移（*P*<0.001）
- 浸润深度（*P*<0.001）
- 肿瘤生长速度快
- 血清碱性磷酸酶升高（*P*=0.003）
- 原发肿瘤部位（*P*<0.001）
- 原发肿瘤大小（*P*<0.005）
- 各种组织学特征
  - 肿瘤分化性（*P*<0.001）
  - 高生长指数（高Ki-67指数、PCNA表达）
  - 高有丝分裂计数（*P*<0.001）
  - 出现坏死
  - 出现细胞角蛋白19（*P*<0.02）
  - 血管或周围神经侵犯
  - 脉管密度（低微血管密度，增高的淋巴管密度）
  - CD10金属蛋白酶高表达（系列性出现在所有级别的神经内分泌肿瘤）
  - 流式细胞检测特点（即异倍体）
  - 高血管内皮生长因子表达（仅在低级别或分化良好的神经内分泌肿瘤）
- WHO，TNM和级别分类系统
- 胰腺神经内分泌肿瘤较胃肠神经内分泌肿瘤的预后更差（*P*=0.000 1）
- 高龄（*P*<0.01）

Ⅱ.类癌

- 出现类癌综合征
- 实验室检查结果（尿5羟吲哚乙酸水平[*P*<0.01]、血浆神经多肽K[*P*<0.05]、血清铬粒素A[*P*<0.01]）
- 出现第二种恶性肿瘤
- 男性（*P*<0.001）
- 发现方式（偶然的>有症状的）
- 分子发现（转化生长因子α的表达[*P*<0.05]，染色体16q的杂合子丢失或染色体4p的获得性改变[*P*<0.05]）
- WHO、TNM和级别分类系统
- 分子发现（染色体14的获得性改变，3p13的丢失［回肠类癌］，Hoxc6的上调）

Ⅲ.胰腺内分泌肿瘤

- Ha-ras癌基因或p53过度表达
- 女性
- 无MEN1综合征
- 出现无功能性肿瘤（部分研究，并非所有）
- WHO、TNM和级别分类系统
- 实验室检查发现（部分研究提示铬粒素A升高；胃泌素瘤-胃泌素水平升高）
- 分子发现：HER2/neu表达水平升高（*P*=0.032），染色体1q、3p、3q或6q的杂合子丢失（*P*=0.000 4），表皮生长因子受体过度表达（*P*=0.034），染色体7q、17q、17p、20q的获得性改变；VHL基因改变（缺失，甲基化）

缩写词：Ki-67，被Ki-67单克隆抗体识别的增殖相关核抗原；MEN，多发性内分泌肿瘤；PCNA，增殖细胞核抗原；TNM，肿瘤、淋巴结、转移；WHO，世界卫生组织

表52–5　与神经内分泌肿瘤（类癌或胰腺内分泌肿瘤）发生率增加相关的遗传综合征

综合征	基因突变的定位和基因产物	神经内分泌肿瘤发生率
多发性内分泌肿瘤1型（MEN1）	11q13(编码含610个氨基酸的蛋白，menin)	80%～100%发展成胰腺内分泌肿瘤（显微镜下）；20%～80%（临床）：（无功能性>胃泌素瘤>胰岛素瘤）；类癌：胃（13%～30%），支气管/胸腺（8%）
希佩尔–林道病	3q25(编码含213个氨基酸的蛋白)	12%～17%发展成胰腺内分泌肿瘤（几乎均为无功能性）
雷克林霍曾氏病（神经纤维瘤1型[NF–1]）	17q11.2(编码含2485个氨基酸的蛋白，神经纤维瘤蛋白)	0～10%发展成胰腺内分泌肿瘤，主要为十二指肠生长抑素瘤（通常为无功能性），胰岛素瘤、胃泌素瘤罕见
结节状硬化症	9q34(TSC1)(编码含1164个氨基酸的蛋白，错构瘤蛋白)16p13(TSC2)(编码含1807个氨基酸的蛋白，马铃薯环蛋白)	不常发展成胰腺内分泌肿瘤（无功能性和功能性[胰岛素瘤、胃泌素瘤]）

因的缺失有关。MEN1是其中最重要的一种疾病，它是一种常染色体显性遗传病，因11q13染色体上编码610个氨基酸的核蛋白menin的10号外显子缺失所致。在MEN1患者中，95%～100%由于甲状旁腺增生，会发展为甲状旁腺功能亢进；80%～100%伴有胰腺内分泌肿瘤，54%～80%伴有垂体腺瘤，27%～36%伴有肾上腺腺瘤，8%伴有支气管类癌，8%伴有胸腺类癌，13%～30%的卓–艾综合征伴有胃类癌；其他肿瘤包括皮肤肿瘤［血管纤维瘤（88%），胶原瘤（72%）］、中枢神经系统肿瘤［脑膜瘤（<8%）］和平滑肌肿瘤［平滑肌瘤，平滑肌肉瘤（1%～7%）］。MEN1患者中80%～100%伴有无功能性胰腺内分泌肿瘤（大部分在显微镜下诊断，0～13%因肿瘤体积较大出现症状），20%～80%伴有功能性胰腺内分泌肿瘤，其中平均54%为卓–艾综合征、18%为胰岛素瘤、3%为胰高血糖素瘤、3%为血管活性肠肽瘤、<1%为生长激素释放因子瘤和生长抑素瘤。MEN1可出现在20%～25%卓–艾综合征、4%胰岛素瘤及<5%的其他胰腺内分泌肿瘤患者中。

3种与神经内分泌肿瘤有关的斑痣性错构瘤病包括希佩尔–林道病（VHL）、雷克林霍曾病［神经纤维瘤Ⅰ型（NF–1）］、结节状硬化症（Bourneville病）（表52–5）。VHL是一种常染色体显性遗传病，位于3q25染色体编码含213个氨基酸的蛋白基因缺陷，该蛋白作为一种转录调节因子与延伸蛋白家族相互作用。除了小脑血管母细胞瘤、肾癌及肾上腺嗜铬细胞瘤，10%～17%发展成为胰腺内分泌肿瘤。尽管胰岛素瘤和血管活性肠肽瘤曾有报道，大部分为无功能性肿瘤。NF–1（雷克林霍曾病）是位于17q11.2染色体编码含2485个氨基酸的神经纤维瘤蛋白基因缺陷所致，神经纤维瘤蛋白是正常细胞中ras信号通路的抑制剂。10%的患者会发展成为上消化道类癌，特别是壶腹周围区域（54%）。由于免疫细胞化学可见生长抑素，许多被分类为生长抑素瘤，然而，却很少分泌生长抑素，临床上生长抑素综合征罕见。NF–1极少与胰岛素瘤和卓–艾综合征有关。48%的十二指肠生长抑素瘤及23%的壶腹类癌可伴有NF–1。结节状硬化症由1164个氨基酸组成的错构瘤蛋白（TSC1）或1807个氨基酸组成的马铃薯环蛋白（TSC2）突变引起。错构瘤蛋白和马铃薯环蛋白均作用于磷脂酰肌醇3激酶和mTor信号通路。偶有报道结节状硬化症可伴有无功能性和功能性胰腺内分泌肿瘤（胰岛素瘤和胃泌素瘤），见表52–5。

与最常见的非内分泌性肿瘤（如乳腺癌、结肠癌、肺癌或胃癌）相比较，癌基因（ras，myc，fos，src，jun）和抑癌基因（p53，成视网膜细胞瘤易感基因）的改变很少参与胰腺内分泌肿瘤和类癌的发病机制（表52–1）。而*MEN1*基因、p16/MTS1肿瘤抑制基因、*DPC4/Smad4*基因的改变，HER–2/neu原癌基因的扩增，转录因子Hoxc6（胃肠类癌）、生长因子以及它们受体表达的改变，导致基因失活的甲基化，未知的肿瘤抑制基因缺失以及获得了其他未知基因均可能在胰腺内分泌肿瘤和类癌的发病机制中发挥重要作用（表52–1）。比较性基因组杂交、基因组allelotyping研究及基因组单核苷酸多态性分析提示染色体缺失和获得在胰腺内分泌肿瘤和类癌中十分常见，但在这两种内分泌肿瘤中又有所不同，有的对预后具有提示意义（表52–4）。*MEN1*基因突变可能显得尤为重要。93%散发性胰腺内分泌肿瘤（即不伴有MEN1）及26%～75%散发性类癌患者存在11q13染色体的MEN1位点杂合性缺失。文献报道，31%～34%散发性胃泌素瘤存在*MEN1*基因突变。上述的这些胰腺内分泌肿瘤或类癌的分子改变与肿瘤生长、肿瘤大小、疾病程度或侵袭性相关，并且可能具有提示预后的意义。

类癌和类癌综合征

最常见的胃肠类癌特点

1.阑尾类癌　每200～300例阑尾切除术就会发现1例阑尾类癌，通常位于阑尾尖端。既往研究提示，大多数阑尾类癌（>90%）直径<1cm，无转移，然而最近研

究提示2%~35%肿瘤有转移(表52-3)。1570例阑尾类癌病例，62%仅发生在局部，27%有局部转移，8%有远处转移。约50%直径在1~2cm的阑尾类癌转移到淋巴结。其所占总类癌的百分率由43.9%(1950—1969)降到2.4%(1992—1999)。

2.小肠类癌 外科手术标本中，小肠类癌约占全部小肠肿瘤的1/3。常表现为多发，70%~80%位于回肠，70%距回盲瓣<6cm(2.4 in)。40%肿瘤直径<1cm，32%直径在1~2cm，29%直径>2cm。35%~70%与转移相关(表52-3)。肿瘤可引起具有特征性的明显的纤维化反应，导致肠梗阻。在远处转移中，36%~60%发生肝转移，3%发生骨转移，4%发生肺转移。如前所述，肿瘤大小是一项重要的评估转移的指标。然而，15%~25%小肠小类癌(<1cm)发生转移，直径1~2cm的肿瘤转移率达58%~100%。十二指肠类癌转移率为31%。有报道，<1cm的十二指肠肿瘤无转移，然而>2cm的肿瘤33%发生转移。小肠类癌是导致类癌综合征最常见的原因(60%~87%)，将在后续章节讨论(表52-6)。

3.直肠类癌 直肠类癌占所有直肠肿瘤1%~2%。大约每2500例直肠镜发现1例直肠类癌。几乎全部发生在齿状线上4~13cm。大多数肿瘤较小，66%~80%直径<1cm，转移少见(5%)。直径1~2cm的肿瘤转移率为5%~30%，>2cm的肿瘤不常见，转移率>70%。

4.支气管类癌 支气管类癌占原发肺肿瘤的1%~2%，发病率在过去30年间增加了5倍多。支气管类癌有不同分类方法。一些研究中，肺脏神经内分泌肿瘤分为4种类型：典型类癌[也被称为支气管类癌，Kulchitsky细胞癌(KCC-Ⅰ)]、非典型类癌[也被称为分化良好的神经内分泌癌(KC-Ⅱ)]、中间型小细胞神经内分泌癌、小细胞神经内分泌癌(KC-Ⅲ)。另一种分类方法将肺脏神经内分泌肿瘤分为3类：良性或低级别恶性肿瘤(典型类癌)、低级别恶性肿瘤(非典型类癌)和高级别恶性肿瘤(分化不良的大细胞或小细胞癌)。WHO分类标准分为4种类型：典型类癌、非典型类癌、大细胞神经内分泌癌和小细胞癌。不同类型的肺神经内分泌肿瘤预后不一，典型类癌预后最好，而小细胞神经内分泌癌预后最差。大细胞和小细胞肺类癌与吸烟有关，而典型和非典型肺类癌与之无关。

表52-6 类癌综合征患者的临床特点

	起病表现	疾病过程中
症状/前兆		
腹泻	32%~73%	68%~84%
潮红	23%~65%	63%~74%
疼痛	10%	34%
哮喘/喘鸣	4%~8%	3%~18%
糙皮病	2%	5%
无	12%	22%
类癌心脏病(当前发生的)	11%	14%~41%
人口统计学		
男性	46%~59%	46%~61%
年龄		
平均	57岁	52—54岁
范围	25—79岁	9—91岁
肿瘤部位		
前肠	5%~9%	2%~33%
中肠	78%~87%	60%~87%
后肠	1%~5%	1%~8%
未知	2%~11%	2%~15%

5.胃类癌 每1000例胃肿瘤有3例胃类癌，胃类癌有3种不同亚型，均来源于胃黏膜6种胃神经内分泌细胞之一的胃肠嗜铬样细胞(ECL细胞)。2种亚型与高胃泌素状态相关，即与慢性萎缩性胃炎相关的亚型(Ⅰ型)(占80%胃类癌)和与卓-艾综合征相关的亚型(Ⅱ型)(占6%胃类癌)，后者常是MEN1综合征的一部分。这些肿瘤总的呈现一个良性的过程，Ⅰ型转移少见(<10%)，Ⅱ型相对稍具侵袭性，转移率为10%~30%。肿瘤通常多发，直径小，仅浸润至黏膜下层。第3种亚型的胃类癌(Ⅲ型)呈散发性(占14%~25%胃类癌)，不伴有高胃泌素血症，更具侵袭性，转移率达54%~66%。散发性类癌通常单个发生，肿瘤较大，50%组织学表现不典型，可导致类癌综合征。胃类癌所占总类癌百分比不断增加[1.96%(1969—1971)，3.6%(1973—1991)，5.8%(1991—1999)]。

不伴类癌综合征的类癌

诊断年龄在10—93岁，小肠病变者平均年龄为63岁，直肠病变者平均年龄为66岁。表现多种多样，与起源部位及恶性程度相关。阑尾类癌通常在怀疑阑尾炎的手术患者中发现。位于空回肠的小肠类癌表现为阵发性腹痛(51%)、肠梗阻/肠套叠(31%)、腹部肿瘤(17%)或消化道出血(11%)。由于症状不特异，诊断通常延迟到症状出现后2~20年。十二指肠、胃及直肠类癌常常在内镜下偶然发现。直肠类癌最常见的症状是消化道出血(39%)、便秘(17%)、腹泻(12%)。支气管类癌通常因胸片上的病变而被发现，31%患者无症状。胸腺类癌通常在胸片或CT上表现为前纵隔肿块。卵巢和睾丸类癌通常在体格检查或超声发现，主要表现为局部肿块。类癌肝转移通常表现为肝大，而患者症状轻微，肝功能检查几乎正常。

分泌产物引起类癌综合征的类癌

类癌免疫细胞化学染色可见多种胃肠多肽：胃泌素、胰岛素、生长抑素、胃动素、神经加压素、速激肽（K物质、P物质及神经肽K）、胰高血糖素、胃泌素释放肽、血管活性肠肽（VIP）、胰多肽（PP）、ghrelin及其他具有生物活性的多肽（ACTH，降钙素、生长激素），前列腺素及生物活性胺（5-羟色胺）。由于分泌释放量的不同，这些物质可产生或不产生临床症状。众多研究发现，43%类癌患者血清中PP升高，14%胃动素升高，15%胃泌素升高及6%VIP升高。前肠类癌较中肠类癌更可能产生多种胃肠多肽。异位ACTH导致的库欣综合征在前肠类癌中越来越多见（以呼吸道类癌为主），在某些情况下，已成为引起异位ACTH最常见的原因（64%）。生长激素释放因子导致的肢端肥大症可见于前肠类癌及生长抑素瘤综合征，而在十二指肠类癌中很少见。类癌综合征是类癌最常见的系统性症状，将在下一部分具体讲述。

类癌综合征

［临床特点］ 众多病例荟萃的最初表现的及在病程中出现的主要临床特点见表52-6。潮红和腹泻是最常见的症状，起病时发生率高达73%，病程中发生率高达89%。潮红以突然发生为特点，表现为上半身，特别是面部及颈部深红或紫红色的红斑，常常感觉发热，偶尔伴有瘙痒、流泪、腹泻或面部水肿。潮红可能由压力、乙醇、锻炼、某些食物（如芝士）、某些物质（如儿茶酚胺、五肽促胃泌素及5-羟色胺再摄取抑制药）诱发加重。潮红可以持续时间较短，2~5min，特别是在起病初，也可以持续数小时，特别是在病程晚期。潮热通常发生在伴有转移的中肠类癌，也可出现在前肠类癌。支气管类癌患者潮红常常持续数小时至数天，呈淡红色，伴有流涎、流泪、出汗、腹泻及低血压。尽管中肠类癌经典的潮红可出现在胃类癌患者中，然而胃类癌所导致的潮红也可以表现为淡红色，在面颈部呈斑片状分布。其可由食物刺激诱发，伴有瘙痒。

腹泻起病初的发生率为32%~73%，病程中的发生率为68%~84%。腹泻通常伴有潮红（85%），通常呈水样泻，60%患者大便量<1L/d。脂肪泻发生率为67%，46%患者脂肪定量>15g/d（正常<7g）。腹痛可伴有腹泻，也可单独出现（10%~34%）。

心脏表现在类癌综合征起病初的发生率为11%~20%，病程中的发生率为17%~56%（平均40%）。心脏疾病由心内膜形成纤维性斑块（由平滑肌细胞、成肌纤维细胞及弹性组织组成）所致，尽管病变偶有发生在左侧心内膜，特别是在卵圆孔未闭的患者，然而其主要是发生在右侧心内膜。致密的纤维性沉积物最常见于三尖瓣瓣膜的心室侧，而肺动脉瓣尖端相对少见。其可引起瓣膜挛缩，常导致肺动脉瓣狭窄；然而三尖瓣经常会固定开放，则主要导致血液反流。总体来说，心脏病变患者97%存在三尖瓣关闭不全，59%存在三尖瓣狭窄，50%存在肺动脉瓣关闭不全，25%存在肺动脉瓣狭窄，11%（0~25%）存在左侧瓣膜病变。80%心脏病变患者发展成心力衰竭。左侧瓣膜病变范围相对较小，可见于30%尸检，最常影响二尖瓣。

其他临床表现包括喘鸣或哮喘样症状（8%~18%）和糙皮病样皮肤病变（2%~25%）。文献报道，纤维性组织增多可导致各种非心脏性问题，包括腹膜后纤维化引起的尿道梗阻、阴茎Peyronie病、腹腔内纤维化和肠系膜动静脉阻塞。

［病理学］ 类癌综合征在8876例类癌患者中发生率为8%，不同的研究显示，其发生率为1.4%~18.4%。只有当肿瘤细胞分泌到循环系统中的产物达到一定浓度时，才会出现类癌综合征。91%肝转移患者会出现类癌综合征。少数情况下，淋巴结转移及腹膜后广泛浸润的原发性肠道类癌、腹膜后淋巴结肿大的胰腺类癌、直接进入循环系统的肺类癌或卵巢类癌可在无肝转移的情况下，导致类癌综合征。不同类癌出现转移和类癌综合征的倾向程度不同（表52-3）。中肠、前肠及后肠类癌分别占类癌综合征的60%~67%、2%~33%及1%~8%，原发部位不明的类癌占2%~15%。

作为导致类癌综合征的主要分泌物之一的5-羟色胺［（5-HT）图52-1］，由色氨酸生成。食物中50%的色氨酸会用于肿瘤细胞的合成途径，而不能被转化成足够的烟酸，因此，一些患者（2.5%）会出现糙皮病样皮肤病变。5-羟色胺具有多种生物活性，包括刺激肠道分泌而抑制吸收、促进肠蠕动及促进纤维形成。多项研究表明，56%~88%类癌与5-羟色胺生成过多相关；然而，12%~26%患者无类癌综合征。一项研究表明，96%中肠类癌、43%前肠类癌及0后肠类癌患者血小板5-羟色胺升高。有证据表明，90%~100%类癌综合征患者5-羟色胺分泌过多。由于5-羟色胺可以促进肠蠕动及刺激肠分泌（主要通过5-HT_3受体，少数通过5-HT_4受体），因而被认为是导致腹泻的主要原因。5-羟色胺受体拮抗药（特别是5-HT_3受体拮抗药）能够使多数患者腹泻症状缓解，但并非对全部患者有效。进一步研究表明，前列腺素E_2（PGE_2）和速激肽可能是导致部分患者腹泻的重要介质。一项研究表明，血浆速激肽水平与潮红和腹泻症状相关。5-羟色胺受体拮抗药不能缓解潮红，因而5-羟色胺似乎并不介导潮红。胃类癌患者出现的伴有瘙痒的特征性斑片状潮红，可能与组胺释放相关，因为H_1和H_2受体拮抗药能够阻止该症状。众多研究表明，速激肽存储在类癌中，当潮红发生时释放。一些研究表明，奥曲肽能够缓解五肽胃泌素诱导的潮红，但没有引起刺激后的血浆P物质增加，提示可能有其他介质导致了潮红。已有报道，血浆速激肽而并非P物质与潮红相关。组胺和5-羟色胺可能参与喘鸣和心脏纤维化反应，导致Peyronie病和腹腔内纤维化。心脏疾病的确切发病机制仍不十分清楚，尽管越来越多的证据支持5-羟色胺的中心地位。食欲抑制药右旋芬氟拉明导致的心脏瓣膜病组织学上不能与类癌导致的心脏疾病相鉴别。此外，用来治疗帕金森病的麦角多巴胺受体激动药（培高利特、卡麦角林）导致的心脏瓣膜病，与类癌综合征导致的心脏病变也极为相似。芬氟拉明的代谢物和多巴胺受体激动药与5-羟色胺受体亚型（$5\text{-}HT_{2B}$）具有高度亲和性，该受体活化能够导致成纤维细胞有丝分裂。5-羟色胺受体亚型（$5\text{-}HT_{1B、1D、2A、2B}$）在人类心脏瓣膜间质细胞正常表达。高水平的$5\text{-}HT_{2B}$受体可出现在心脏瓣膜、心脏成纤维细胞和心肌细胞。人类心脏瓣膜间质细胞培养的研究证实，这些导致心脏瓣膜病的药物通过活化$5\text{-}HT_{2B}$受体，刺激转化生长因子β上调和胶原蛋白生物合成来诱导有丝分裂。上述发现支持类癌产生过多的5-羟色胺可能通过活化心内膜上的$5\text{-}HT_{2B}$受体，从而在介导瓣膜病变中发挥重要作用的结论。5-羟色胺过多产生的程度及既往接受化疗的强度是心脏疾病进展的重要预测因素。曾有心房钠尿肽（ANP）在心脏疾病患者产生过多的报道，然而其在发病机制中的作用仍不十分清楚，血浆高ANP提示患者预后较差。血浆结缔组织生长因子水平在许多纤维化状态出现升高；类癌心脏病变患者可出现血浆结缔组织生长因子水平升高，并与右心室功能障碍和瓣膜反流程度相关。

患者可能会发展成典型的或者少见的非典型的类癌综合征。色氨酸转化成5-羟色氨酸（5-HTP）是中肠类癌导致典型症状的限速步骤（图52-1）。一旦5-HTP形成，快速转化成5-羟色胺（5-HT），存储在肿瘤细胞的分泌颗粒或血小板中。少量存在血浆中并转化成5-羟基吲哚乙酸（5-HIAA），其大部分通过肾排泄。这部分患者具有扩大的5-羟色胺池，血液及血小板中的5-羟色胺水平及尿中的5-HIAA水平增高。部分类癌肿瘤因多巴脱羧酶缺陷导致非典型的类癌综合征。在这些患者5-HTP不能转化成5-HT，而是分泌到血液（图52-1），故血浆5-HT水平正常。由于部分5-HTP在肾脏中转化成5-HT，因而尿中5-HT水平增加。其特征性的表现是，尿中5-HTP和5-HT均增高，而尿中5-HIAA仅轻度升高。前肠类癌最可能导致非典型的类癌综合征。

类癌综合征立刻危及生命的并发症之一是类癌危象，在症状严重或尿5-HIAA水平明显升高（即＞200mg/d）的患者中更易出现。危象可自发发生，或压力、麻醉、化疗或活检诱发。主要表现为明显潮红、腹泻、腹痛及心脏病变（包括心动过速、高血压或低血压）。如果没有恰当的治疗，这可能是一个终末事件。

［类癌和类癌综合征的诊断］ 类癌综合征的诊断依赖检测尿或血浆5-羟色胺，或尿中5-羟色胺代谢物，检测5-HIAA最为常用。如果患者食用富含5-羟色胺的食物如香蕉、菠萝、胡桃、山核桃、鳄梨、山胡桃果或某些药物（含愈创甘油醚的止咳糖浆、对乙酰氨基酚、水杨酸盐、5-羟色胺再摄取抑制药或左旋多巴）可能会导致假阳性。尿中每日排泄5-HIAA正常范围是2~8mg/d。一项研究表明，92%类癌综合征患者的5-羟色胺产生过多，另一项研究表明，5-HIAA诊断类癌综合征的敏感性为73%，特异性为100%。

大多数医生仅检测尿5-HIAA排泄率；然而，如果能获得血浆和血小板5-羟色胺水平，会提供更多信息。血小板5-羟色胺水平较尿5-HIAA更敏感，但不能普遍获得。因为前肠类癌患者可出现非典型的类癌综合征，如果考虑该病，而尿中5-HIAA轻度升高或正常，应检测尿中的其他色氨酸如5-HTP、5-HT（图52-1）。

潮红也可出现在许多其他疾病中，包括系统性肥大细胞增多症、组胺释放增多的慢性髓性白血病、更年期、对乙醇和谷氨酸的反应及氯磺丙脲、钙通道阻滞药和烟酸的不良反应。上述疾病中均无尿5-HIAA增多。类癌综合征、貌似健康的个体出现复发性腹痛症状、或仅有轻微症状的肝肿大或肝转移可提示类癌的诊断。回肠类癌占所有临床检出类癌的25%，出现肠梗阻、腹痛、潮红或腹泻的患者应考虑该病。

56%~100%类癌患者的血清铬粒素A水平升高，并与肿瘤大小相关。由于在胰腺内分泌肿瘤和其他神经内分泌肿瘤中同样升高，血清铬粒素A诊断类癌缺乏特异性。血浆神经特异性烯醇化酶同样作为类癌标志物，但是与铬粒素A相比敏感性较差，仅在17%~47%患者中升高。

治疗　类癌综合征和非转移性类癌

1.类癌综合征　治疗包括避免诱发潮红的状态、饮食补充烟酰胺、利尿药治疗心力衰竭、口服支气管扩张药治疗喘鸣，止泻药（如洛哌丁胺、地芬诺酯）控制腹泻，如果患者仍有症状，可选择5-羟色胺受体拮抗药或生长抑素类似物（图52-2）。5-羟色胺受体有14种亚型，多数受体的拮抗药并不能获得。$5\text{-}HT_1$和$5\text{-}HT_2$受体拮抗药（如麦角、赛庚啶、酮舍林）用于控制腹泻，但通常对潮红无效。由于麦角能够导致或加重腹膜后纤维化，因而使用受限。酮舍林能够缓解30%~100%患者腹泻症状。$5\text{-}HT_3$受体拮抗药（如昂丹司琼、托烷司琼、阿洛司琼）能控制100%患者腹泻和恶心症状，偶尔减轻潮红。组胺H_1和H_2受体拮抗药（即苯海拉明、西咪替丁或雷尼替丁）可能控制前肠类癌患者的潮红症状。

生长抑素合成类似物（如奥曲肽、兰瑞肽）是最常用的控制类癌综合征患者临床症状的药物（图52-2）。这些药物能够缓解症状，降低尿5-HIAA水平。奥曲肽长效制剂和兰瑞肽缓释剂/脱脂剂（舒得宁）对类癌综合征患者的有效率分别达74%和68%，生化反应率分别达51%和39%。对于轻中度患者，通常首先给予奥曲肽100μg，每8小时1次，然后开始每月1次的长期维持（奥曲肽长效制剂或兰瑞肽缓释剂）。40%患者平均4个月后症状失控，必须增加长效制剂剂量，并且补充速效奥曲肽。

类癌心脏疾病能缩短平均生存期（3.8年），因此

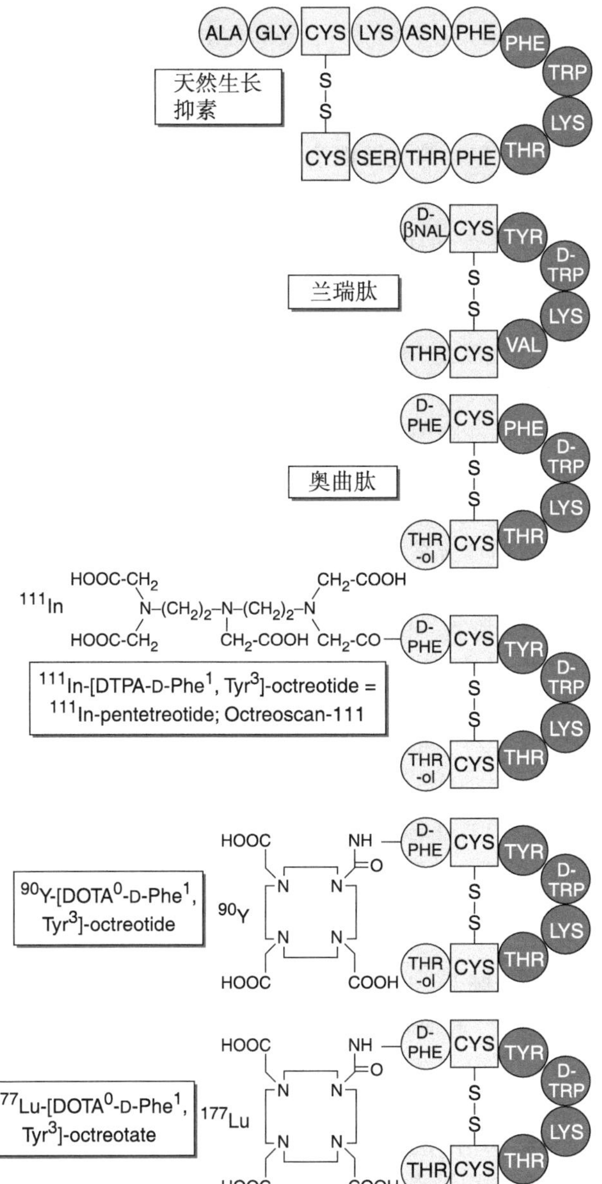

图52-2　用于诊断和治疗的生长抑素和合成类似物的结构

在类癌综合征患者中应当仔细寻找、认真评估。经胸心脏彩超检查依然是对类癌综合征心脏疾病进行诊断、分型及严重程度判断的重要手段。利尿药和生长抑素类似物能够减轻血流动力学的负面作用及继发性心力衰竭。目前仍不清楚长期使用这些药物能否减缓类癌患者心脏疾病的进展。有时需要球囊瓣膜成形术和心脏瓣膜手术治疗瓣膜狭窄。

生长抑素类似物不仅可以有效地治疗手术、麻醉药、化疗及压力等已知因素诱发的类癌危象状态，并且能够预防危象状态的发展。建议麻醉前24～48h开始使用奥曲肽150～250μg，6～8h1次，并且在麻醉过程中继续使用。

目前，因为大大方便了患者的长期治疗，奥曲肽［奥曲肽-LAR（长效释放），10mg，20mg，30mg］和兰瑞肽［兰瑞肽-PR（延长释放），兰瑞肽脱脂剂，60mg，90mg，120mg］的缓释剂型在临床上可以获得并且被广泛使用。奥曲肽-LAR（每月30mg）可保持血浆水平≥1ng/ml长达25d，然而非持续释放剂型每天需注射3～6次。兰瑞肽脱脂剂（舒得宁）需每4～6周给药1次。

短期不良反应发生率达50%。注射部位疼痛和胃肠道相关不良反应（59%不适感，15%恶心、腹泻）最为常见。通常持续时间短，并不影响治疗。重要的长期不良反应包括胆石症、脂肪泻、糖耐量受损。研究表明，胆石症/胆泥总的发生率为52%，7%有症状的患者需手术治疗。

报道称，单用干扰素α或联合肝动脉栓塞均能控制类癌综合征症状，单用干扰素α的有效率为42%，干扰素α联合肝动脉栓塞对腹泻和潮红的1年控制率分别为43%和86%。

单独肝动脉栓塞或联合化疗（化疗栓塞）也用于控制类癌综合征的症状。文献报道，单独栓塞和化疗栓塞（氟尿嘧啶，多柔比星、顺铂、丝裂霉素）分别能控制76%和60%～75%患者的症状。肝动脉栓塞的主要不良反应包括恶心、呕吐、疼痛和发热。两项研究表明，5%～7%患者死于肝动脉栓塞的并发症。

其他一些药物能控制少部分类癌综合征患者的症状。苯基丙氨酸能抑制色氨酸羟化酶，因而抑制色氨酸转化为5-HTP。然而，由于其精神异常等严重不良反应，使患者不能耐受长期使用。α甲基多巴能抑制5-HTP转化成5-HT，然而仅对部分患者有效。

多肽放射性受体治疗（使用放射性标记的生长抑素类似物进行放疗）、使用放射性标记的微球体、以及其他治疗进展期转移性肿瘤的方法能促进控制类癌综合征，将在后续有关进展期处理的章节讨论。

2.类癌（非转移性）　手术是唯一有潜力的治愈方法。因为对于大多数类癌，随着肿块大小的增

加，转移的可能性随之增加，这决定了相应手术切除的程度。随访35年，单纯阑尾切除术治愈了103例阑尾类癌（<1cm）。局部切除能治愈直肠类癌（<1cm）。手术能否治愈小肠类癌（<1cm），目前仍存在争议。因为多项研究表明，15%～69%的小肠类癌（<1cm）已发生转移，部分研究建议进行完整切除相邻含淋巴结肠系膜的扩大切除治疗。如果直肠、阑尾及小肠类癌大小>2cm，建议对肿瘤进行充分切除治疗，即阑尾类癌行右半结肠切除术、直肠类癌行腹会阴联合根治术或低位前切除术、小肠类癌行包含相邻淋巴结的完整切除术。直径1～2cm的阑尾类癌，部分建议行单纯阑尾切除术，然而其他建议行右半结肠切除术。直径1～2cm的直肠类癌，建议行扩大的局部全层切除术。

Ⅰ型和Ⅱ型胃类癌，通常直径<1cm，建议行内镜切除术。直径>2cm或局部浸润的Ⅰ型和Ⅱ型胃类癌，部分建议行全胃切除术，然而其他建议Ⅰ型胃类癌行胃窦切除术，因为众多研究表明，胃窦切除能够减轻高胃泌素血症并使类癌消退。直径1～2cm的Ⅰ型和Ⅱ型胃类癌，观点不一，部分建议首先行内镜治疗，续贯长期的生长抑素治疗，并密切随访；其他建议手术治疗。直径>2cm的Ⅲ型胃类癌，建议行肿瘤切除加区域淋巴结清扫，大部分直径<1cm的肿瘤建议内镜下治疗。

手术切除孤立的或有限的肝转移癌可能会使患者获益，将在后续有关进展期疾病处理的章节中讨论。

胰腺内分泌肿瘤

功能性胰腺内分泌肿瘤由于激素过度分泌，通常表现出相关的临床症状。只有在疾病晚期阶段，才出现肿瘤本身所致临床症状（如腹痛）。相反，无功能性胰腺内分泌肿瘤所有症状均由于肿瘤本身导致。换句话说就是，部分功能性胰腺内分泌肿瘤尽管原发肿瘤很小或无法检测到，却可能表现出严重症状；而无功能性肿瘤通常在疾病晚期阶段表现为巨大占位，常常已发生转移。由于从持续性症状出现开始至对功能性胰腺内分泌肿瘤做出诊断平均延迟4～7年，因此诊断常常被错过了很长时间。

治疗　胰腺内分泌肿瘤

胰腺内分泌肿瘤的治疗需要两个不同的策略。首先应针对激素过多的状态进行治疗，如胃泌素瘤引起的胃酸分泌过多或胰岛素瘤引起的低血糖。异位激素分泌通常导致临床症状和危及生命的并发症。其次，除胰岛素瘤外的其他肿瘤，>50%为恶性（表52-2）；因此，必须同时治疗肿瘤本身。由于疾病诊断时已为进展期，许多患者手术并不能根治肿瘤，因此，手术切除治疗虽然在两个处理策略中同样重要，但常常不能治愈疾病。

胃泌素瘤（卓-艾综合征，ZES）

胃泌素瘤是一种分泌胃泌素的神经内分泌肿瘤；高胃泌素血症导致胃酸分泌过多（卓-艾综合征）。慢性高胃泌素血症导致胃酸分泌明显增多，胃黏膜增生，同时伴有壁细胞数量增加及肠嗜铬样细胞增殖。胃酸分泌过多可以导致消化性溃疡和腹泻，常表现严重且具有难治性。最常见的临床表现有腹痛（70%～100%），腹泻（37%～73%）及胃食管反流病［（GERD）30%～35%］；10%～20%只有腹泻症状。尽管消化性溃疡可见于非典型部位，但多数表现为典型的十二指肠溃疡。重要的临床观察可以提示胃泌素瘤的诊断，包括消化性溃疡（PUD）同时伴有腹泻；非典型部位的消化性溃疡或多发溃疡；难治性或持续性的消化性溃疡；消化性溃疡伴有胃黏膜皱襞肥厚；消化性溃疡伴有与MEN1相关的临床表现（内分泌疾病、溃疡或内分泌疾病家族史及肾结石）；无幽门螺杆菌感染的消化性溃疡。幽门螺杆菌在特发性消化性溃疡的感染率>90%，但在胃泌素瘤患者的感染率<50%。不明原因的慢性腹泻也应当考虑胃泌素瘤。

20%～25%ZES患者存在MEN1，大多数患者甲状旁腺功能亢进的出现早于胃泌素瘤。有无MEN1的胃泌素瘤患者治疗方案不同；因此，应当通过询问是否有家族史、检测血浆钙离子浓度、催乳素水平和血浆激素水平（甲状旁腺素、生长激素）来筛查MEN1。

大多数胃泌素瘤（50%～70%）位于十二指肠，其次是胰腺（20%～40%）和其他腹腔内部位（肠系膜、淋巴结、胆道、肝、胃及卵巢）。位于腹腔外部位的肿瘤很少见。在MEN1胃泌素瘤通常也位于十二指肠（70%～90%），其次是胰腺（10%～30%），几乎总是多发的。60%～90%胃泌素瘤属于恶性肿瘤（表52-2），转移至淋巴结和肝。12%～30%肝转移患者存在远处骨转移。

［诊断］　诊断ZES需证明存在异常的禁食后高胃泌素血症，通常通过证明存在高胃泌素血症，同时伴有基础胃酸分泌增加［（BAO）胃酸过多症］。大约98%胃泌素瘤患者存在禁食后高胃泌素血症，尽管40%～60%升高<10倍。因此，当怀疑到该疾病时，首先应检测禁食后的胃泌素水平。作用强大的抑酸药物如质子泵抑制药（奥美拉唑、埃索美拉唑、泮托拉唑、兰索拉

唑及雷贝拉唑）能充分抑制胃酸分泌而导致高胃泌素血症，记住这一点十分重要。由于这些药物持久的活性作用，检测胃泌素前需停服上述药物1周。质子泵抑制药（PPIs）停药需谨慎，最好在消化科有经验的医生指导下停药。PPIs的广泛使用既可以通过提高假阳性诊断率而混淆对ZES的诊断，因为特发性消化性疾病（无ZES）患者接受上述药物治疗后可以出现高胃泌素血症；也可以导致假阴性诊断，以至于漏诊，因为治疗特发性消化性疾病的常规剂量PPIs，能控制大多数ZES患者的症状。如果临床怀疑ZES，并且胃泌素水平升高，那么证明当胃pH≤2时胃泌素水平升高是十分重要的，因为继发于胃酸缺乏症（萎缩性胃炎、恶性贫血）的生理性高胃泌素血症是高胃泌素血症最常见原因之一。几乎所有胃泌素瘤患者在不服用抗分泌药物、禁食状态的胃酸pH≤2。40%～60%胃泌素瘤患者禁食状态胃泌素水平>1000pg/ml（增加10倍），胃酸pH≤2，如果存在上述情况，通过病史除外胃窦潴留综合征可能，就能确诊ZES。此外，禁食状态胃泌素水平<1000pg/ml且胃酸pH≤2的高胃泌素血症，可见于幽门螺杆菌感染、胃窦G细胞增生/功能亢进、胃出口梗阻及肾衰（少见）等其他情况，应与ZES相鉴别。在这组患者为了明确诊断，应该检测基础胃酸分泌和胰泌素激发试验。>90% ZES患者（无减少胃酸分泌的手术史）的基础胃酸分泌增加（即>15mmol/h）。胰泌素激发试验通常呈阳性，高于基线水平120pg/ml的标准具有最高的敏感性（94%）和特异性（100%）。

治疗　胃泌素瘤

口服抑制胃酸分泌的药物几乎能控制每个胃泌素瘤患者的胃酸分泌过多。由于活性作用持续时间长，每日只需服用1～2次，因此PPI（H^+, K^+-ATP酶抑制药）是可选择的药物。尽管给药频率高（4～8h/次）及所需剂量高，组胺（H_2受体拮抗药）也同样有效。对伴有甲状旁腺功能亢进的MEN1患者，纠正甲状旁腺功能亢进能增加对抑制胃酸分泌药物的敏感性，降低基础胃酸分泌。长期PPIs（>15年）治疗安全有效，无快速耐药性出现。尽管ZES患者，特别是合并MEN1的患者，更容易发展成胃类癌，但没有数据提示长期使用PPIs增加该风险。长期使用PPI的ZES患者可出现维生素B_{12}缺乏，因此在随访过程中应当评价维生素B_{12}水平。

随着对胃酸过多分泌控制能力的增强，未能治愈的患者（>60%）中>50%会死于肿瘤相关事件。目前，精细成像技术对肿瘤的定位至关重要。1/3的患者可出现肝转移，其中<15%患者的病变是局限的，因此可手术切除。在无MEN1或肝转移的患者（占全部患者的40%）中，60%可以手术短期治愈，30%可以手术长期治愈。由于肿瘤呈多发性及常伴有淋巴结转移，伴有MEN1的患者很少能手术长期治愈。因此，无MEN1或没有合并影响预期生存疾病的胃泌素瘤患者应当接受具有丰富经验外科医生的手术治疗。

胰岛素瘤

胰岛素瘤是一种来源于B细胞的胰腺内分泌肿瘤，能够异位分泌胰岛素，导致低血糖。平均发病年龄为40—50岁。由于低血糖对中枢神经系统（低血糖神经症状）的影响，最常见的临床症状包括意识障碍、头痛、定向力障碍、视觉障碍、行为异常，甚至昏迷。此外，大多数患者也会出现继发于低血糖的儿茶酚胺释放过多导致的症状，包括出汗、颤抖及心悸。特征性的发作与禁食相关。

胰岛素瘤通常较小（>90%<2cm）且不具多发性（90%）；只有5%～15%属于恶性肿瘤，几乎总是发生在胰腺，胰头、胰体及胰尾发生率相近。

所有的低血糖患者应考虑到胰岛素瘤，特别是有因禁食而诱发病史的，或有MEN1家族史的患者。胰岛素原是胰岛素合成前体，包括含21个氨基酸的α链和含30个氨基酸的β链，两者通过含33个氨基酸的连接肽（C肽）连接。胰岛素瘤患者，除血浆胰岛素水平升高，血浆胰岛素原和C肽水平也升高。

［诊断］　胰岛素瘤的诊断依赖低血糖发作时血浆胰岛素水平升高。许多其他状态可导致禁食后低血糖，如胰岛素或口服降糖药使用不当、严重肝疾病、酗酒、营养不良及其他胰腺外肿瘤。此外，餐后低血糖可见于多种情况，混淆胰岛素瘤的诊断。这里值得一提的是，由于治疗肥胖的胃旁路术广泛开展，低血糖发生率随之增加。从禁食开始到72h内，每4～8小时检测血糖、C肽、胰岛素原及胰岛素是诊断胰岛素瘤最可靠的试验。如果在任何时候患者出现症状或血糖水平持续<2.2mmol/L（40mg/dl），需终止检测，重复上述检测应在补充葡萄糖之前取得样本。70%～80%患者在第一个24h内出现低血糖，98%患者在48h内出现低血糖。对于非肥胖的正常个体，当血糖下降到<2.2mmol/L（<40mg/dl）时，血胰岛素水平应下降到<43pmol/L（<6μU/ml），且胰岛素与血糖的比值应<0.3。除当血糖<40mg/dl时，胰岛素水平>6μU/ml外，部分研究者提出诊断胰岛素瘤还要满足：血C肽和胰岛素原水平升高，胰岛素/血糖>0.3以及血浆β-羟基丁酸水平降低。私下秘密使用胰岛素和降糖药可能会造成与胰岛素瘤鉴别困难。联合检测血清或血浆中胰岛素原（外源性胰岛素/降糖药使用者正常）、C肽（外源性胰岛素使用者水平降低）、胰岛素抗体（外源性胰岛素使用者

阳性）以及磺酰尿素水平，能对胰岛素瘤做出正确诊断。如采用不与胰岛素原相互作用的特定胰岛素分析方法，会使胰岛素瘤的诊断变得复杂，如许多过去曾经使用的放射免疫分析法（RIAs），因为它们检测出的血浆胰岛素水平偏低。随着这些特定胰岛素分析方法使用的增多会导致血浆胰岛素水平＜6μU/ml的胰岛素瘤患者数量增多，这与RIAs建议的＞6μU/ml作为诊断胰岛素瘤的标准不符。因此，对于这些患者，低血糖发作时检测胰岛素原和C肽水平对确立正确的诊断很有帮助。在禁食状态下血糖水平＜2.5mmol/L（45mg/dl）时，胰岛素原水平升高对诊断胰岛素瘤既敏感又特异。

治疗　胰岛素瘤

只有5%～15%胰岛素瘤属于恶性肿瘤；因此，经过恰当的影像学检查评价（稍后讨论）后，应当手术治疗。不同的研究提示，75%～100%患者手术能够治愈。手术前，低血糖能够通过少食多餐及应用二氮嗪控制（150～800mg/d）。二氮嗪是一种苯丙噻二嗪，它通过抑制胰岛素释放升高血糖。不良反应有钠潴留和胃肠道症状（如恶心）。50%～60%的患者对二氮嗪治疗有效。其他能控制低血糖，对部分患者有效的药物包括维拉帕米和苯妥英钠。长效生长抑素类似物如奥曲肽和兰瑞肽对40%患者效果显著。然而，由于奥曲肽能抑制生长激素分泌及影响血浆胰高血糖素水平，必须小心使用；因此，在部分患者可能会使低血糖加重。

对于5%～15%恶性胰岛素瘤的患者，上述药物或生长抑素类似物是最初的选择。在少部分胰岛素瘤患者，其中一些是恶性的，文献报道哺乳动物西罗莫司作用靶点（mTor）的抑制药（依维莫司、西罗莫司）可以控制患者的低血糖。如果无效，可尝试各种各样的抗肿瘤治疗如肝动脉栓塞术、化疗栓塞、化疗及多肽受体放射治疗（稍后讨论）。

胰岛素瘤大部分属于良性肿瘤（＞90%），多数位于胰腺，因术后合并疾病发生率低，故腹腔镜切除治疗越来越多，术前需影像学检查定位胰岛素瘤。

胰高血糖素瘤

胰高血糖素瘤是一种分泌胰高血糖素的胰腺内分泌肿瘤，导致以皮炎、葡萄糖耐受不良或糖尿病以及体重减轻等症状为特点的综合征。胰高血糖素瘤主要发病年龄为45—70岁。胰高血糖素瘤以特征性皮炎（游走性坏死松解性红斑）（67%～90%）为首发表现，伴有葡萄糖耐受不良（40%～90%）、体重减轻（66%～96%）、贫血（33%～85%）、腹泻（15%～29%）及血栓栓塞（11%～24%）。典型皮疹通常开始表现为磨损区域及口周的环形红斑，特别是腹股沟和臀部。皮疹逐渐突起，形成水疱，水疱破溃后形成糜烂。皮损可迁延不愈。因为接受胰高血糖素治疗的患者也可以出现相似的皮疹，提示皮疹是由高胰高血糖素血症直接导致。低氨基酸血症是一种特征性的实验室表现，发生率为26%～100%。

胰高血糖素瘤通常诊断时体积较大（5～10 cm^3），50%～80%出现在胰尾部。50%～82%患者出现转移，通常为肝转移。胰高血糖素瘤很少出现在胰腺外，通常呈单发。

［诊断］　诊断可由血浆胰高血糖素水平升高证实。90%患者特征性的表现为血浆胰高血糖素水平超过1000pg/ml（正常＜150pg/ml），7%患者在500～1000pg/ml，3%患者＜500pg/ml。近10年发现，患者被诊断时其胰高血糖素水平有偏低的走势。一般情况下，血浆胰高血糖素水平＞1000pg/ml才能够诊断胰高血糖素瘤。其他能够导致血浆胰高血糖素水平升高的疾病包括肾功能不全、急性胰腺炎、肾上腺功能亢进、肝功能不全、严重压力、长期禁食或家族性高胰高血糖素血症以及达那唑治疗。除肝硬化之外，上述这些疾病所致血浆胰高血糖素水平增高通常不会＞500pg/ml。

游走性坏死松解性红斑并不是胰高血糖素瘤所特有的，也可以出现在骨髓增殖性疾病、乙肝病毒感染、营养不良、短肠综合征、炎症性肠病及吸收不良。

治疗　胰高血糖素瘤

50%～80%的患者可以出现肝转移，因此手术切除不能治愈。缩减肿瘤体积的手术或其他抗肿瘤的治疗对进展期患者可能会有所获益（稍后讨论）。长效生长抑素类似物（如奥曲肽、兰瑞肽）可改善75%患者的皮疹、增加体重、缓解疼痛及腹泻，但通常不能改善葡萄糖耐受不良。

生长抑素瘤综合征

生长抑素瘤综合征是由于神经内分泌肿瘤过量分泌生长抑素，导致的以糖尿病、胆囊病变、腹泻及脂肪泻为特征的一种综合征。肿瘤的生长抑素样免疫反应呈阳性（生长抑素瘤），可通过分泌生长抑素产生临床症状（生长抑素瘤综合征）（11%～45%），也可以不产生临床症状（55%～90%），文献对两者的报道总体上没有区分开来。一篇涉及173例生长抑素瘤患者的综述提示，只有11%患者与生长抑素瘤综合征相关，平均年龄为51岁。生长抑素瘤主要发生在胰腺和小肠，患者症状出现的频率和生长抑素瘤综合征的发生率在两者均不相同。以下常见症状在胰腺生长抑素瘤比在肠生长抑素瘤更容易出现：糖尿病（95% vs 21%），胆囊病变（94% vs 43%），腹泻（92% vs 38%），脂肪泻（83% vs 12%），胃酸缺乏（86% vs 12%）及体重减轻（90% vs 69%）。生长抑素瘤综合征在胰腺和小肠生长抑素瘤中的发生率分别为30%～90%和0～5%。多项研究提示，43%十二指肠神经内分泌肿瘤含有生长抑素；然而，生长抑素瘤综合征却极为少见（<2%）。56%～74%生长抑素瘤发生在胰腺，主要位于胰头。肿瘤通常单发（90%），体积较大（平均4.5cm）。肝转移常见，发生率达69%～84%。生长抑素瘤在MEN1患者中罕见，发生率仅0.65%。

生长抑素是一种广泛分布在中枢神经系统和胃肠道的十四肽，作为一种神经递质发挥功能，或具有旁分泌和自分泌作用。它是许多生理过程中潜在的抑制剂，包括几乎所有的激素的释放、酸分泌、肠分泌、胰腺分泌和肠道吸收。大多数临床表现和这些抑制作用直接相关。

[诊断]　大多数生长抑素瘤在胆囊切除术或内镜检查中偶然发现。十二指肠肿瘤如出现沙瘤小体应高度怀疑生长抑素瘤。十二指肠含有生长抑素的肿瘤与雷克林霍曾病的相关性越来越强。这些肿瘤中大多数（>98%）并不导致生长抑素瘤综合征。生长抑素瘤综合征的诊断需要血浆生长抑素水平升高的证据。

治疗　生长抑素瘤

胰腺生长抑素瘤常常出现转移（70%～92%），然而小肠生长抑素瘤仅30%～69%存在转移。手术是无广泛肝转移患者的治疗选择。生长抑素瘤综合征患者的症状也能通过奥曲肽治疗得到改善。

血管活性肠肽瘤

血管活性肠肽瘤（VIPomas，VIP瘤）是一种分泌过量血管活性肠肽（VIP）的内分泌肿瘤，导致大量腹泻、低钾血症及脱水为特点的临床综合征。也被称为Verner-Morrison综合征、胰性霍乱和WDHA综合征（部分患者出现水样泻、低钾血症、胃酸缺乏）。平均发病年龄为49岁；然而，儿童也可发病，通常由星形胶质细胞瘤或星形胶质母细胞瘤所致。

主要症状有大量腹泻（100%），严重到导致低钾血症（80%～100%）、脱水（83%）、胃酸缺乏（54%～76%）及潮红（20%）。腹泻属于分泌性腹泻，禁食不能缓解，几乎总是>1L/d，70%>3L/d。许多研究表明，一半患者最初的腹泻是间断性的。大部分患者不伴有脂肪泻（16%），粪容量增多是由于钠、钾分泌增加，再加上阴离子，同时致使粪渗透压升高。此外，患者常伴有高血糖（25%～50%）和高钙血症（25%～50%）。

血管活性肠肽是一种28个氨基酸的多肽，是一种重要的神经递质，在中枢神经系统和胃肠道普遍存在。它已知的作用包括刺激小肠氯化物分泌、刺激平滑肌收缩性、抑制酸分泌及血管舒张作用，这能够解释大部分临床症状的特点。

80%～90%血管活性肠肽瘤位于胰腺，其他为分泌血管活性肠肽的嗜铬细胞瘤、肠类癌及罕见的星形胶质细胞瘤。肿瘤通常为单发，50%～75%位于胰尾，37%～68%诊断时已存在肝转移。<10岁的儿童，通常由星形胶质细胞瘤或星形胶质母细胞瘤所致，恶性程度较低（10%）。

[诊断]　诊断依赖血浆VIP水平升高及大量腹泻的临床表现。大便量<700ml/d基本可除外VIP瘤。对患者进行禁食试验，可除外导致明显腹泻的许多疾病。其他可出现分泌性大量腹泻的疾病包括胃泌素瘤、长期滥用通便药、类癌综合征、系统性肥大细胞增多症、少见的甲状腺髓样癌、糖尿病腹泻、口炎性腹泻及艾滋病。这些疾病中，只有VIP瘤能导致血浆VIP明显升高。由于长期隐秘使用通便药/利尿药的患者在临床上很难被察觉到，因此，对不能解释的慢性腹泻患者应明确其是否使用通便药，可能会发现许多通便药滥用者，但并非全部是患者。

治疗　血管活性肠肽瘤

VIP瘤起初最重要的治疗是补液及补充电解质，以纠正脱水、低钾血症及电解质丢失。患者需要5L/d的液体和>350mmol/d的钾。37%～68%成人VIP瘤患者存在肝转移，因此，许多患者不能通过手术治愈。这部分患者可选择长效生长抑素类似物（如奥曲肽、兰瑞肽）。

奥曲肽/兰瑞肽可短期或长期控制75%～100%患者的腹泻症状。对治疗无反应的患者联合使用糖皮质激素和奥曲肽/兰瑞肽对小部分患者有效。其他报道的对小部分患者有帮助的药物包括泼尼松（60～100mg/d）、可乐定、吲哚美辛、吩噻嗪、洛哌丁胺、利达脒、锂、普萘洛尔及甲氧氯普胺。栓塞治疗、化疗栓塞、化疗、放疗、射频消融和多肽受体放射治疗可能对进展期疾病有帮助（稍后讨论）。

无功能性胰腺内分泌肿瘤（NF-PETs）

NF-PETs是一种起源于胰腺，无分泌功能或分泌产物不导致特异性临床症状的内分泌肿瘤。症状主要由肿瘤本身所致。NF-PETs能分泌铬粒素A（90%~100%）、铬粒素B（90%~100%），PP（58%），α-HCG［（人绒促性素）40%］，β-HCG（20%）。由于症状由肿瘤占位引起，故NF-PETs患者通常在疾病晚期以肿瘤浸润和肝转移为临床表现（64%~92%），肿瘤通常较大（72%>5cm）。NF-PETs通常单发，仅MEN1患者的NF-PETs呈多发性。肿瘤主要位于胰头。尽管这些肿瘤并不导致功能综合征，但免疫细胞化学研究提示它们能合成多种多肽，因此，不能通过免疫细胞化学方法与功能性肿瘤相鉴别。80%~100%MEN1患者有显微镜下可见的NF-PETs，但是仅有少数患者（0~13%）出现肿瘤变大或临床症状。12%~17%的VHL患者会发展成NF-PETs，4%的肿瘤直径≥3cm。

最常见的症状是腹痛（30%~80%）、黄疸（20%~35%）、体重减轻、乏力或出血；10%~30%偶然被发现。从症状出现开始到明确诊断平均时间为5年。

［诊断］ 对于无临床症状或上述综合征相关的各种血浆激素水平没有升高的患者，诊断需通过组织学证实。诊断的主要困难在于NF-PET与更为常见的非内分泌性胰腺肿瘤的鉴别。尽管铬粒素A水平几乎在每个患者都有升高，但其并不特异，因为功能性PETs，类癌和其他神经内分泌疾病均可有升高。22%~71%患者的血浆胰多肽（PP）水平可有升高，在有胰腺肿物的患者，其对诊断具有较强的提示意义，因为胰腺癌患者的胰多肽通常处于正常水平。但是，血浆PP升高不能诊断NF-PET，因为它也可在许多其他疾病或状态中升高，如慢性肾衰竭、老年、炎症状态和糖尿病。在有胰腺肿物的患者，如果生长抑素受体扫描结果阳性则提示PET/NF-PET，而不是非内分泌性肿瘤。

治疗　无功能性胰腺内分泌肿瘤

散发性NF-PET患者5年总的生存率为30%~63%，平均生存期6年。不幸的是，外科根治性切除仅适用于少数患者，因为64%~92%患者存在转移性病变。治疗应针对肿瘤本身，可采用各种治疗进展期肿瘤的方法（稍后讨论）。对于MEN1或VHL患者，NF-PETs的治疗仍存在争议。大多数建议手术切除直径>2~3cm的肿瘤；然而，对于较小的NF-PETs尚未达成统一意见，大部分建议对这些患者应密切监测。

生长激素释放因子瘤

生长激素释放因子瘤是一种分泌过量生长激素释放因子（GRF）的内分泌肿瘤，可导致肢端肥大。GRF是一种含44个氨基酸的多肽，尽管很少分泌，25%~44%PETs的GRF免疫反应呈阳性。47%~54%生长激素释放因子瘤属于肺肿瘤，29%~30%属于PETs，8%~10%属于小肠类癌，12%发生于其他部位。患者平均年龄38岁，通常由肢端肥大或肿瘤本身引起症状。生长激素释放因子瘤导致的肢端肥大很难与典型的肢端肥大相区别。发生于胰腺的肿瘤通常较大（>6cm），肝转移发生率为39%。出现以下情况的患者都应考虑到该病的可能性：肢端肥大合并腹部肿瘤，MEN1合并肢端肥大，无垂体腺瘤的肢端肥大或高催乳素血症，后者可在70%生长激素释放因子瘤患者中出现。生长激素释放因子瘤是肢端肥大的一种不常见原因。生长激素释放因子瘤在MEN1患者中的发病率<1%。一般通过检测血浆生长激素释放因子和生长激素水平确立诊断。大部分生长激素释放因子瘤患者的血浆生长激素释放因子水平>300pg/ml（正常男性<5pg/ml，正常女性<5pg/ml）。与经典的肢端肥大患者相似，生长激素释放因子瘤患者的血浆胰岛素样生长因子Ⅰ（IGF-Ⅰ）水平也升高。如果没有广泛转移，可考虑手术切除。长效生长抑素类似物（如奥曲肽、兰瑞肽）是可选择的治疗，75%~100%患者对此治疗有效。

其他少见的胰腺内分泌肿瘤

PET导致的库欣综合征（ACTH瘤）占所有异位库欣综合征的4%~16%。其可出现于5%散发性胃泌素瘤，几乎总是发生在肝转移患者，是提示预后不佳的独立因素。PETs释放甲状旁腺素相关肽（PTHrP）导致的副瘤性高钙血症鲜有报道，PTHrP是一种PTH样物质或未知的因子。该肿瘤通常较大，肝转移常见。大部分（88%）似乎归因于PTHrP释放所致。PETs偶尔能导致类癌综合征。分泌降钙素的PETs被提议作为一种特殊的临床综合征。半数这样的患者有腹泻症状，并在肿瘤切除后消失。由于25%~42%伴有高降钙素血症的甲状腺髓样癌患者也可以出现腹泻，可能是继发于胃肠道动力障碍，支持这是一种离散性综合征的提议。由于病例数少，在表52-2中其被归类为可能的特殊疾病。其他一些罕见的病例也被相似地归在这一类疾病中，包括表现为高血压的产生肾素的PET；分泌黄体生成素的PETs导致雄性化或性欲减退；分泌红细胞生成素的PET导致红细胞增多；分泌胰岛素样生长因子Ⅱ的PETs导致低血糖（表52-2）。Ghrelin是一种含28个氨基酸的具有多种代谢功能的多肽。尽管在大多数PETs中，免疫组织化学方法能检测到，然而临床上没有一种特异的综合征与PET释放的ghrelin相关。

［肿瘤的定位］ 原发肿瘤的定位和疾病范围的了解对恰当地治疗所有类癌和PETs是至关重要的。没

有正确的定位，就难以明确患者是选择根治性切除、肿瘤细胞减灭术还是抗肿瘤治疗，也不能可靠地预测患者的预后。

多种肿瘤定位的方法已用于类癌和PETs，包括传统影像学技术（CT，磁共振、腹部超声及选择性动脉造影）、生长抑素受体显像（SRS）、正电子发射断层扫描（PET）。对于PETs，超声内镜（EUS）和检测静脉激素梯度的功能性定位也是有用的。支气管类癌通常通过常规胸片发现，CT用于进一步评估。直肠、十二指肠、结肠和胃类癌通常通过胃肠镜发现。

PETs和类癌的原发肿瘤和转移部位常过度表达具有高亲和力的生长抑素受体。在生长抑素受体的5种亚型（$sst_{1\sim5}$）中，放射性标记的奥曲肽与sst_2和sst_5的亲和力较高，与sst_3的亲和力较低，与sst_1和sst_4的亲和力最低。90%～100%类癌和PETs含有sst_2，许多肿瘤也含有其他4种sst亚型。通过与这些受体结合并发生反应，[^{111}In-DTPA-$_D$-Phe^1]标记的奥曲肽放射性核素扫描（SRS）不仅可用于定位NETs，奥曲肽或兰瑞肽也可用于治疗激素分泌过多（前面已讲述）。由于敏感性高及具有全身肿瘤定位的能力，SRS是原发性和转移性NETs最初选择的影像学定位方法。SRS能够定位73%～89%的类癌，56%～100%的PETs，胰岛素瘤除外。胰岛素瘤通常较小，sst受体密度低，导致SRS仅在12%～50%的胰岛素瘤患者显示阳性。图52-3展示了在类癌患者SRS敏感性较高的一个例子。CT扫描提示单发肝转移，然而SRS提示肝有3个转移灶。由于多种其他正常组织和疾病含有高密度的sst受体，包括肉芽肿（结节病、肺结核等）、甲状腺疾病（甲状腺肿、甲状腺炎）、活化的淋巴细胞（淋巴瘤、伤口感染），SRS偶尔可出现假阳性（一项研究显示为12%）。对于位于胰腺的PETs，EUS具有较高的敏感性，能准确定位77%～100%的胰岛素瘤，其几乎只会位于胰腺。EUS对胰腺外肿瘤的敏感性相对偏低，在MEN1患者中的使用越来越多，对VHL患者的应用较少，用以检测其他方法检测不到的较小的PETs，或用以对手术延期患者肿瘤大小变化或快速生长的系列评估。EUS联合细胞学评价也常常用于NF-PET与胰腺癌或其他非内分泌性胰腺肿瘤的鉴别。

胰岛素瘤过度表达GLP-1受体；放射性标记的GLP-1类似物能够检测出其他成像技术不能检测到的隐秘的胰岛素瘤。通过检测激素梯度的功能性定位目前不常用于胃泌素瘤（动脉注射胰泌素后），但仍常用于其他影像学检查阴性的胰岛素瘤患者（动脉注射钙剂后检测肝静脉胰岛素浓度）。动脉注射钙剂试验也能鉴别低血糖的病因，提示是否由胰岛素瘤或胰岛母细胞增生症导致。由于治疗肥胖的胃旁路术后低血糖越来越常见，后者也随之变得越来越重要，尽管偶尔由胰岛素瘤引起，但主要是由胰岛母细胞增生症所致。

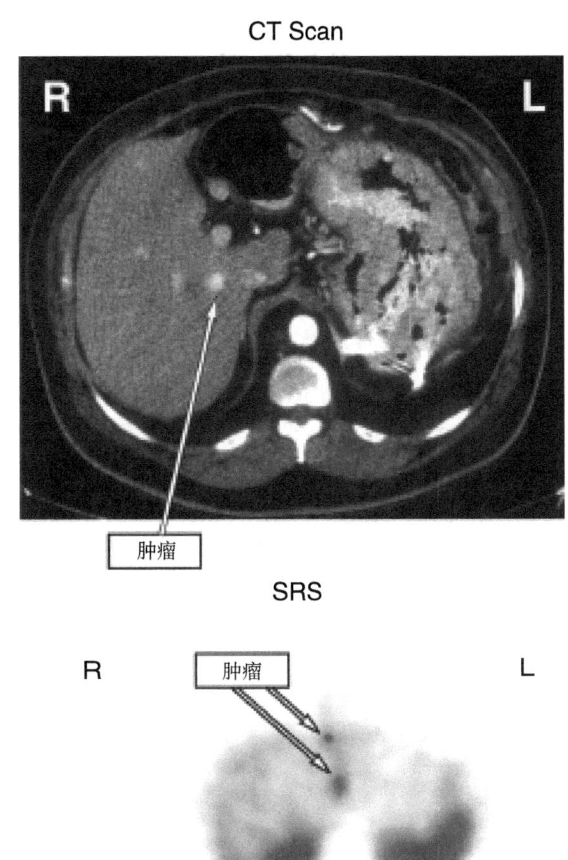

图52-3 CT（上图）或生长抑素受体显像（SRS）（下图）对肝转移性类癌的定位

如果SRS发现了肝转移，由于它不能提供肿瘤大小的信息，需进一步完善CT或MRI以评估肿瘤大小及转移的确切部位，以便制订适当的治疗计划。胰岛素瘤患者动脉注射钙剂后的检测胰岛素梯度，或胃泌素瘤患者动脉注射胰泌素后检测胃泌素梯度的功能性定位，是一项敏感的方法，阳性率为80%～100%。然而，这种方法仅提供区域性定位，因此一般保留用于其他影像学检查阴性的病例。

两个较新的成像技术（正电子发射断层扫描和混合性扫描［如CT和SRS］）可能具有更高的敏感性。^{18}F-fluoro-DOPA正电子发射断层扫描用于检测类癌患者，^{11}C-5-HTP或^{68}Ga标记的生长抑素类似物用于检测PETs或类癌患者，较传统影像学检查或SRS敏感性更高，可能在未来使用更加广泛。正电子发射断层扫描用于检测胃肠道NETs目前在美国尚未通过批准。

治疗　进展期疾病（弥漫转移性疾病）

肝转移是一个最重要的生存预后因素（图52-4）。一项研究表明，前肠类癌无肝转移患者的5年生存率为95%，远处转移患者的5年生存率为20%（图52-4B）。无肝转移胃泌素瘤患者的5年生存率为98%，转移局限于一个肝叶患者的5年生存率为78%，弥漫性肝转移患者的5年生存率为16%（图52-4A）。一项囊括156例患者的大样本研究（67例PETs，余类癌）表明，患者5年总的生存率为77%，无肝转移患者为96%，肝转移患者为73%，远处转移患者为50%。因此，针对进展期转移性肿瘤的治疗是一项艰巨的挑战。多种不同的治疗方法报道有效，包括肿瘤细胞减灭术［外科手术或射频消融术（RFA）］、化疗、生长抑素类似物、干扰素α及肝动脉栓塞或肝动脉栓塞化疗，放射性标记的微球体放疗、放射性多肽受体治疗及肝移植。

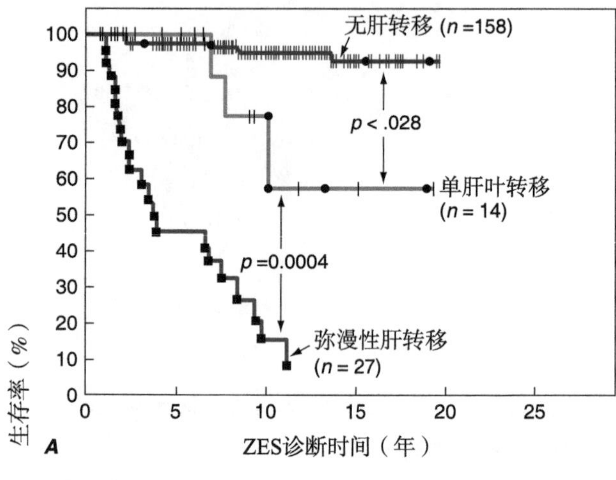

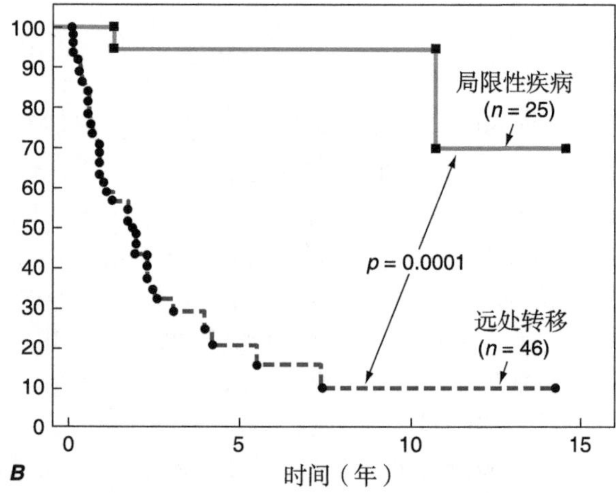

图52-4　是否有肝转移和肝转移的程度对胃泌素瘤（A）或类癌（B）患者生存率的影响

ZES.卓-艾综合征［上图数据来源于199 例胃泌素瘤患者，F Yu et al: J Clin Oncol，1999（17）：615；下图数据来源于71 例前肠类癌患者，EW McDermott, et al.Br J Surg，1994（81）：1007］

特殊的抗肿瘤治疗方法：肿瘤细胞减灭术仅对9%～22%伴有限制性肝转移的患者是可行的。虽然尚缺乏随机对照研究证明其可延长生命，但一些研究结果表明，肿瘤细胞减灭术可能提高存活期。因此，如有可能实施，该手术是被推荐的。如果肝转移瘤数目（通常<5个）和大小（通常直径<3.5cm）有限的话，射频消融术可应用在这些胃肠道神经内分泌肿瘤肝转移的患者。其应答率>80%，合并疾病发生率低，尤其适用于药物难以控制的功能性胰腺内分泌肿瘤。

化疗对于伴有转移的类癌患者总体不敏感，2～3种药物联合化疗的应答率仅为0～40%。胰腺内分泌肿瘤对化疗相对敏感，30%～70%的患者化疗后肿瘤较前缩小。目前可选择的化疗药物是链佐星和多柔比星。对于低分化的胰腺内分泌肿瘤，顺铂、依托泊苷及它们的衍生物是目前推荐的化疗药物，应答率为40%～70%，但应答反应通常维持时间短暂。一些更新的化疗药物联合方案仅在少数患者中显示出应用前景，如替莫唑胺（TMZ）单药治疗，尤其是胰腺内分泌肿瘤患者，因其通常缺乏O^6-甲基鸟嘌呤-DNA甲基转移酶，从而增加了对TMZ的敏感性（应答率为34%）；另外还有TMZ联合卡培他滨（回顾性研究表明其应答率为59%～71%）。

长效生长抑素类似物奥曲肽和兰瑞肽，以及干扰素α很少能缩减肿瘤的大小（0～17%），但是这些药物有肿瘤抑制效应，可以阻止26%～95%的神经内分泌肿瘤的进一步生长。一项关于转移性中肠类癌患者的随机双盲研究显示，长效奥曲肽可显著延长疾病进展时间（14.3个月vs 6个月，P=0.000 072），这样的改善作用是在限制性肝转移患者中观察到的，但其是否可以延长患者生存期还没有得到证实。生长抑素类似物可诱导类癌细胞凋亡，干扰素α可降低Bcl-2蛋白的表达，这些可能解释了其抗增殖的作用。

肝栓塞与肝化疗栓塞治疗（应用达卡巴嗪、氟尿嘧啶、顺铂、多柔比星或链佐星）已被报道可以使肿瘤体积缩小并控制激素过量分泌所致的症状。这些方法通常是生长抑素类似物、干扰素（类癌）或化疗（胰腺内分泌肿瘤）治疗失败后针对肝的保留性治疗。对于进展期的中肠类癌患者，应用肝栓塞联合奥曲肽和干扰素α治疗与仅用栓塞治疗或仅用奥曲肽治疗相比，前者可明显降低肿瘤的进展程度（P=0.008）。

目前可被肿瘤内化的放射性标记的生长抑素类似物放射治疗正在研究中。3种不同的放射性核素都正处于临床研究中：高剂量铟^{111}-DTPA-D-Phe^{1}标记的奥曲肽，其可释放γ射线，为内部转换，带俄歇电子；^{90}钇通过DOTA螯合基团与奥曲肽或Octreotate耦合，其可释放出高能β粒子；^{177}镥耦合的生长抑素类似物，其可释放β粒子和γ射线。在进展期转移性神经内分泌肿瘤患者，^{111}铟、^{90}钇及^{177}镥标记的化合物分别可使41%～81%，44%～88%及23%～40%患者的病情得到稳定控制，另外分别可使8%～30%，6%～37%和38%患者的肿瘤大小缩减。应用^{177}镥标记的生长抑素类似物治疗504例恶性神经内分泌肿瘤患者，30%患者的肿瘤缩小>50%（2%患者的肿瘤完全消失），51%患者的肿瘤稳定无进展，对患者生存率的影响尚无结论。这些结果表明，这种新的治疗方法对神经内分泌肿瘤患者是有帮助的，尤其是对广泛转移的患者。

目前应用^{90}钇标记的玻璃或树脂微球对不能手术切除的伴有肝转移的神经内分泌肿瘤患者进行选择性体内放射治疗（SIRT）的效果正在评价之中。在应用这种治疗方法前需要对血管分流的情况做仔细评估，并且应用对象一般是无肝外转移及肝功能储备良好的患者。经皮置入导管后动脉内注射可以将^{90}钇微球运送至肝。在4项有关转移性神经内分泌肿瘤的研究中，其应答率在50%～61%（部分或完全应答），22%～41%患者的肿瘤稳定无进展，总的生存期为25个月至70个月。一项最大样本的研究（148例患者）显示，没有辐射诱导的肝衰竭发生，最常见的不良反应是疲劳（6.5%）。

目前对于大多数伴有肝转移的肿瘤患者，肝移植的方法已被弃用。然而，对于转移性神经内分泌肿瘤患者，该治疗仍可考虑。对103例恶性神经内分泌肿瘤患者（48例胰腺内分泌肿瘤，43例类癌）的回顾性分析发现，2年及5年的生存率分别为60%和47%。然而，无复发的生存率却较低（<24%）。因此，对于年轻的仅限于肝转移的神经内分泌肿瘤患者，肝移植或许是可行的。

一些新的方法在治疗进展期胃肠道神经内分泌肿瘤中显示出一定的前景，包括使用生长因子抑制药或其受体的抑制药（使用酪氨酸激酶抑制药、单克隆抗体）、mTor信号通路抑制药（依维莫司、西罗莫司脂化物）、血管生成抑制药、血管内皮生长因子（VEGF）及血管内皮生长因子受体（VEGFR）的酪氨酸激酶抑制药。其中一些药物，尤其是舒尼替尼（酪氨酸激酶抑制药）、各种mTor抑制药和贝伐珠单抗（抗VEGF的单克隆抗体）均显示出令人印象深刻的作用。这些药物有选择地联合应用可能会起到额外的效果。

（辛　玉　译　郭　涛　校）

第十部分　营　　养

第53章

Chapter 53

营养需求和膳食评估

Johanna Dwyer

营养物质是体内不能足量合成的物质，因此必须由饮食提供。对健康人群，营养需求是经过实验决定的。为了维持健康，我们需要可以提供能量的营养物质（蛋白、脂肪和糖类）、维生素、矿物质和水。人们需要的有机营养包括9种必需氨基酸、几种脂肪酸、糖、4种脂溶性维生素、10种水溶性维生素、膳食纤维和胆碱。有些无机物质也需要由饮食提供，包括4种矿物质、7种微量元素、3种电解质和极微量元素。

对必需营养素的需求量随年龄和生理状态的不同而不同。条件必需营养素不需要饮食提供，但对自身不能足够合成的人，比如有基因缺陷的人、营养状况处于病理状态的人、发育不成熟的婴幼儿，则需要通过饮食补充。食物中很多有机和无机化合物对健康也有一定影响。例如，残留的铅和杀虫剂对健康有毒性效应。

必需营养需求

1.能量　为了维持体重稳定，能量摄入必须与能量输出相匹配。能量输出主要用于静息能量消耗（REE）和体力活动，其他小部分用于食物代谢的能量消耗（食物产热效应或特定的动力效应）和寒战的产热效应（例如寒冷导致的产热效应）。尽管能量摄入量随身材和活动量的变化而变化，美国男性平均摄入能量约2600kcal/d，女性约1900kcal/d。估算REE的公式对体重稳定者更有作用。对男性，REE=（900+10）m，对女性，REE=（700+7）m，m代表质量，单位为千克。计算出来的REE根据体力活动水平校正，静坐为计算出来的数值乘以1.2，中等强度的活动乘以1.4，高强度活动乘以1.8。最终的数据提供了能量平衡状态下对全部热量需求的估计值。第55章中将进一步讨论健康和疾病中的能量平衡。

2.蛋白质　饮食中的蛋白质由蛋白质合成所需要的必需氨基酸和非必需氨基酸构成。9种必需氨基酸是组氨酸、异亮氨酸、亮氨酸、赖氨酸、蛋氨酸/胱氨酸、苯丙氨酸/酪氨酸、苏氨酸、色氨酸和缬氨酸。某些氨基酸例如丙氨酸可以提供能量并可以转化为糖类。当能量摄入不足时，摄入的氨基酸会进入葡萄糖合成和氧化的途径，故必须增加蛋白质的摄入量。在能量极其匮乏的情况下，会出现蛋白质–能量摄入不足型营养不良。

对成年人，假定能量需求得到满足、蛋白质生物学价值较高的情况下，蛋白质的每日摄取推荐量（RDA）约为0.6g/（kg·d）。目前推荐的健康饮食要求至少10%～14%的热量来自蛋白质。大多数美国人的饮食都能满足上述能量需求。动物蛋白的生物学价值最高，其次是豆类（黄豆）、谷类（大米、小麦、玉米）和根的蛋白质。植物蛋白的组合可以使生物学价值互补，动物和植物蛋白的组合可以提高生物学价值并降低对总蛋白的需求。

在生长发育期、孕期、哺乳期及受伤或营养不良的恢复期，人们对蛋白质需求会增加。在肾功能不全（导致尿毒症）和肝衰竭的情况下，机体对膳食蛋白质的耐受性降低。正常的蛋白质摄入量即可导致肝硬化患者出现肝性脑病。

3.脂肪和糖类　脂肪是能量和组织构成的集中来源，平均占美国人饮食热量的34%。然而，对理想的健康状态，脂肪摄入总量应<30%的总热量。饱和脂肪酸和反式脂肪酸占热量的百分比应限制在10%以下，多元不饱和脂肪酸占热量的百分比也应在10%以下，单一不饱和脂肪酸构成脂肪摄入量的剩余部分。糖类至少提供总热量的45%～55%。大脑每日需要消耗约100g糖来提供能量；其他组织则每日需要约50g糖。一些组织（例如大脑和红细胞）依赖外源提供或肌肉蛋白水解产生的葡萄糖提供能量。随着时间的推移，在低热量供给的状态下，机体可能会对糖类的需求做一定调整。

4.水　在通常情况下，对成年人，每千卡能量消耗1～1.5ml水足以允许在体力活动、出汗和饮食中溶质负荷的正常变动。水分通过粪便丢失50～100ml/d；体表蒸发或呼吸丢失500～1000ml/d。根据肾的溶质负荷，每日从尿中丢失的水分在1000ml以上。如果向外丢失水分增加，为避免水分不足，需增加水分摄入。发热时，体温每升高1℃，水分丢失增加约200ml/d；腹泻所致的水分丢失差异较大，但严重腹泻时水分丢失量可达5L/d。大量出汗和呕吐也会增加水分丢失。当肾功能正常并且溶质摄入量充足时，肾可根据增加的饮水量，排出多余的水量达18L/d。然而，当水分摄入不足、因疾病或肾损伤水分丢失增加时，尿液排泄会导致体内水量不足。

婴幼儿对水分的需求较高，因为他们表面积与体积的比例大，肾发育尚不成熟，处理高肾溶质负荷的能力有限，并且他们不能表达口渴。怀孕期间饮水需求增加约30ml/d。哺乳期，分泌乳汁导致对水的需求增加约1000ml/d，或者每产生1ml奶对水的需求增加约1ml。由于老年人体内总水分减少，渴觉迟钝，并且很有可能使用一些利尿药类的药物，因此应特别注意他们对水分的需求。

5.其他营养素　有关维生素和微量元素的详细描述请参阅第54章。

膳食营养素参考摄入量和推荐日摄入量

幸运的是，即使大多数营养素的量在较大范围内波动，人体仍可以维持生命和健康。然而，机体对营养素的耐受范围并不是无限制的——摄入的营养素太多或者太少可对身体产生不利影响或改变另一种营养素对健康的有利作用。因此，已提出有关营养素摄入量的基准建议来指导临床实践。营养素摄入的定量估计统称为膳食营养素参考摄入量（DRIs）。膳食营养素参考摄入量（DRIs）代替了截至20世纪90年代美国使用的唯一参考标准——推荐日摄入量（RDAs）。DRIs包括营养素平均需要量（EAR）和个人饮食计划的另一个参考标准推荐日摄入量（RDAs）、适宜摄入量（AI）和可耐受最高摄入量（UL）。DRI还包括蛋白质、脂肪及糖类等宏量营养素可接受范围（AMDR）。表53-1和表53-2分别提供了目前维生素和元素的DRIs。

1.营养素平均需要量　因经典的膳食营养不足相关性疾病如佝偻病（维生素D和钙缺乏）、坏血病（维生素C缺乏）、干眼症（维生素A缺乏）和蛋白质-能量摄入不足型营养不良的典型表现比较常见，所以，如临床症状消失则可判定其营养素摄入充足。后来发现在临床上表现出缺乏症状之前，其生化指标和其他方面早已发生明显改变。因此，当可以获得生物学指标时，则以它们为基础来判断营养素是否充足。目前的研究集中在多大剂量的营养素可以降低慢性退行性疾病的风险。人们优先研究在调节过程、维持营养素储备中反映早期变化敏感的生化、生理或行为测试指标。如果可行，还兼顾研究使慢性退行性疾病风险降至最低的营养素的量。

EAR（平均需要量）是满足特定年龄和性别的健康人群中一半个体需求的营养素量。用于确定营养素需求量的证据和标准随营养素种类、年龄和生理群体不同而不同。对个体而言，EAR并不是营养素充足的有效评估指标，因为它是群组的中位需求量；群组中50%的个体需求量低于这一数值，50%的个体又高于它。因此，一个人平常按照EAR摄入营养素，会有50% 的风险出现摄入不足。因此，后面描述的其他标准对于临床需求而言更实用。

2.推荐膳食营养素供给量　RDA是满足特定性别、年龄、生命阶段或生理情况（比如孕期或哺乳期）的几乎所有健康人群营养需求的平均每日膳食摄入量。它是个人饮食计划的营养摄入目标。

RDA统计学上定义其高于平均需要量2个标准差，以确保满足任何指定个体的需求。人们可以借助http: //fnic.nal.usda.gov/interactiveDRI/网站中基于互联网的计算器轻松获得针对特定年龄、性别和体重个体的建议。这个在线工具可以让健康专家根据膳食营养素参考摄入量为个体计算饮食计划中的每日营养推荐量。

推荐膳食营养素供给量用于制定如美国农业部（USDA）个人食品指南金字塔这样的食品指南，为治疗性的饮食规划制订食物交换列表，并作为描述加工食品和富含营养的辅食中营养成分的标准。食物中的营养成分通过重量或每日营养摄入量（DV）的百分比表示，它是食物成分板块中食物标签列出的推荐膳食营养素日供给量的另一种表述形式，对于一个成年人，它代表最高推荐日摄入量2000kcal/d。

如果营养素摄入量低于推荐日供给量，那么饮食摄入不足的风险会增加。然而，推荐日供给量是一个评价营养充足与否的过度慷慨的标准。比如，根据定义，推荐日供给量超过了人群中97%~98%个体的实际需求。因此，许多营养摄入量低于推荐日摄入量的人仍然可以获得足够的营养。

3.适宜摄入量　不可能对一些没有明确平均需要量的营养素设定推荐日供给量。在这种情况下，适宜摄入量则基于观察或者试验确定的健康人群营养摄入量的近似值来确定。在膳食营养素参考摄入量中，对1岁及以上婴幼儿推荐适宜摄入量而不是推荐日供给量，此外，对各个年龄段的人群，对钙、铬、维生素D、氟、锰、泛酸、生物素和胆碱均推荐适宜摄入量。维生素D和钙元素正在被重新评估，不久将会给出更准确的值。

4.可耐受最高摄入量　过多的营养摄入会干扰人体功能，引起急性、进行性或永久性的功能障碍。可耐受最高摄入量是长期营养素摄入（通常是每日）的最高水平，对大多数人的健康不太可能产生不利影响。许多营养素大剂量摄入后产生不利影响的数据缺乏或极为有限，所以无法确定其可耐受最高摄入量。因此，没有

表53-1　膳食营养素参考摄入量：个体推荐摄入量-维生素

生命阶段分组	维生素（μg/d）					维生素B_1（mg/d）	维生素B_2（mg/d）	烟酸（mg/d[5]）	维生素B_6（mg/d）	叶酸（μg/d[6]）	维生素B_{12}（μg/d）	泛酸（mg/d）	生物素（μg/d）	胆碱（mg/d[7]）
	A[1]	C	D[2],[3]	E[4]	K									
婴幼儿														
0—6个月	400	40	5	4	2	0.2	0.3	2	0.1	65	0.4	1.7	5	125
7—12个月	500	50	5	5	2.5	0.3	0.4	4	0.3	80	0.5	1.8	6	150
儿童														
1—3岁	**300**	**15**	5	**6**	30	**0.5**	**0.5**	**6**	**0.5**	**150**	**0.9**	2	8	200
4—8岁	**400**	**25**	5	**7**	55	**0.6**	**0.6**	**8**	**0.6**	**200**	**1.2**	3	12	250
男性														
9—13岁	**600**	**45**	5	**11**	60	**0.9**	**0.9**	**12**	**1.0**	**300**	**1.8**	4	20	375
14—18岁	**900**	**75**	5	**15**	75	**1.2**	**1.3**	**16**	**1.3**	**400**	**2.4**	5	25	550
19—30岁	**900**	**90**	5	**15**	120	**1.2**	**1.3**	**16**	**1.3**	**400**	**2.4**	5	30	550
31—50岁	**900**	**90**	5	**15**	120	**1.2**	**1.3**	**16**	**1.3**	**400**	**2.4**	5	30	550
51—70岁	**900**	**90**	10	**15**	120	**1.2**	**1.3**	**16**	**1.7**	**400**	**2.4**[8]	5	30	550
>70岁	**900**	**90**	15	**15**	120	**1.2**	**1.3**	**16**	**1.7**	**400**	**2.4**[8]	5	30	550
女性														
9—13岁	**600**	**45**	5	**11**	60	**0.9**	**0.9**	**12**	**1.0**	**300**	**1.8**	4	20	375
14—18岁	**700**	**65**	5	**15**	75	**1.0**	**1.0**	**14**	**1.2**	**400**[9]	**2.4**	5	25	400
19—30岁	**700**	**75**	5	**15**	90	**1.1**	**1.1**	**14**	**1.3**	**400**[9]	**2.4**	5	30	425
31—50岁	**700**	**75**	5	**15**	90	**1.1**	**1.1**	**14**	**1.3**	**400**[9]	**2.4**	5	30	425
51—70岁	**700**	**75**	10	**15**	90	**1.1**	**1.1**	**14**	**1.5**	**400**	**2.4**[8]	5	30	425
>70岁	**700**	**75**	15	**15**	90	**1.1**	**1.1**	**14**	**1.5**	**400**	**2.4**[8]	5	30	425
妊娠女性														
≤18岁	**750**	**80**	5	**15**	75	**1.4**	**1.4**	**18**	**1.6**	**600**[10]	**2.6**	6	30	450
19—30岁	**770**	**85**	5	**15**	90	**1.4**	**1.4**	**18**	**1.9**	**600**[10]	**2.6**	6	30	450
31—50岁	**770**	**85**	5	**15**	90	**1.4**	**1.4**	**18**	**1.9**	**600**[10]	**2.6**	6	30	450
哺乳期女性														
≤18岁	**1200**	**115**	5	**19**	75	**1.4**	**1.6**	**17**	**2.0**	**500**	**2.8**	7	35	550
19—30岁	**1300**	**120**	5	**19**	90	**1.4**	**1.6**	**17**	**2.0**	**500**	**2.8**	7	35	550
31—50岁	**1300**	**120**	5	**19**	90	**1.4**	**1.6**	**17**	**2.0**	**500**	**2.8**	7	35	550

注：这张图表粗体字部分表示膳食营养素推荐日供给量（RDAs），普通字体表示适宜摄入量（AIs）。两者均可作为个体膳食营养素摄入的目标。RDAs可以满足群体中几乎所有个体（97%~98%）的营养需求。对母乳喂养的健康婴儿，AI只是平均摄入量。对于其他生命阶段和性别的群体，AI可以满足群体中所有个体的需求，但是由于缺乏数据支持或对数据的准确性不确定，导致人们没有足够信心详细说明这一摄入量可以满足的个体百分比

（1）代表视黄醇活动当量（RAEs）。1RAE=1μg视黄醇，12μgβ-胡萝卜素，24μgα-胡萝卜素，或者24μgβ-隐黄素。由食物中维生素A原中类胡萝卜素的视黄醇当量（REs）来计算视黄醇活动当量，需要将数值除以2。对于食物或辅食中的预成维生素A及辅食中维生素A原类胡萝卜素，1RE=1RAE。（2）代表钙化醇/骨化醇，1μg钙化醇=40U维生素D。（3）日光暴露不足。（4）代表α-生育酚。α-生育酚包括RRR-α-生育酚，它是α-生育酚在食物中天然存在的唯一形式，是α-生育酚的2R-立体异构式（RRR-，RSR-，RRS-和RSS-α-生育酚），存在于强化食品和辅食中。它不包括存在于强化食品和辅食中的α-生育酚的2S-立体异构式（SRR-，SSR-，SRS-和SSS-α-生育酚）。（5）代表烟酸当量（NE）。1mg烟酸=60mg色氨酸；0~6个月=预成型的烟酸（不是烟酸当量）。（6）代表膳食叶酸当量（DFEs）。1DFE=1μg食物叶酸=0.6μg来源于强化食品或作为食物补充物的叶酸=0.5μg空腹进食的补充物。（7）尽管胆碱也设有适宜摄入量，但很少有数据评估是否在生命周期的每个阶段都需要饮食提供胆碱。在一些生命阶段，胆碱可以通过内源性合成来满足机体需要。（8）因为老年人中10%~30%对食物中结合的维生素B_{12}吸收不良，所以对 50岁以上的人群，建议通过进食富含维生素B_{12}的强化食品或辅食来满足推荐日摄入量。（9）鉴于有证据表明叶酸摄入不足与胎儿神经管发育缺陷有关，所以建议计划怀孕的女性每日除了通过各种饮食补充叶酸外，还需通过辅食或强化食品补充400μg叶酸。（10）据推测，怀孕后，女性每日将继续消耗来自辅食及强化食品的400μg叶酸。围妊娠期是神经管形成的关键时期，此后，女性开始行产前检查

资料来源：食品与营养委员会，膳食营养素参考摄入量，2000年，2002年美国国家科学院研究所，经许可转载。国家科学院出版社，华盛顿特区，网址：http: //www.nap.edu

表53-2 膳食营养素参考摄入量：个体推荐摄入量-元素

生命阶段分组	钙（mg/d）	铬（μg/d）	铜（μg/d）	氟（mg/d）	碘（μg/d）	铁（mg/d）	镁（mg/d）	锰（mg/d）	钼（μg/d）	磷（mg/d）	硒（μg/d）	锌（mg/d）
婴幼儿												
0—6个月	210	0.2	200	0.01	110	0.27	30	0.003	2	100	15	2
7—12个月	270	5.5	220	0.5	130	11	75	0.6	3	275	20	3
儿童												
1—3岁	500	11	**340**	0.7	**90**	**7**	**80**	1.2	**17**	**460**	**20**	**3**
4—8岁	800	15	**440**	1	**90**	**10**	**130**	1.5	**22**	**500**	**30**	5
男性												
9—13岁	1300	25	**700**	2	**120**	**8**	**240**	1.9	**34**	**1250**	**40**	**8**
14—18岁	1300	35	**890**	3	**150**	**11**	**410**	2.2	**43**	**1250**	**55**	**11**
19—30岁	1000	35	**900**	4	**150**	**8**	**400**	2.3	**45**	**700**	**55**	**11**
31—50岁	1000	35	**900**	4	**150**	**8**	**420**	2.3	**45**	**700**	**55**	**11**
51—70岁	1200	30	**900**	4	**150**	**8**	**420**	2.3	**45**	**700**	**55**	**11**
＞70岁	1200	30	**900**	4	**150**	**8**	**420**	2.3	**45**	**700**	**55**	**11**
女性												
9—13岁	1300	21	**700**	2	**120**	**8**	**240**	1.6	**34**	**1250**	**40**	**8**
14—18岁	1300	24	**890**	3	**150**	**15**	**360**	1.6	**43**	**1250**	**55**	**9**
19—30岁	1000	25	**900**	3	**150**	**18**	**310**	1.8	**45**	**700**	**55**	**8**
31—50岁	1000	25	**900**	3	**150**	**18**	**320**	1.8	**45**	**700**	**55**	**8**
51—70岁	1200	20	**900**	3	**150**	**8**	**320**	1.8	**45**	**700**	**55**	**8**
＞70岁	1200	20	**900**	3	**150**	**8**	**320**	1.8	**45**	**700**	**55**	**8**
妊娠女性												
≤18岁	1300	29	**1000**	3	**220**	**27**	**400**	2.0	**50**	**1250**	**60**	**12**
19—30岁	1000	30	**1000**	3	**220**	**27**	**350**	2.0	**50**	**700**	**60**	**11**
31—50岁	1000	30	**1000**	3	**220**	**27**	**360**	2.0	**50**	**700**	**60**	**11**
哺乳期女性												
≤18岁	1300	44	**1300**	3	**290**	**10**	**360**	2.6	**50**	**1250**	**70**	**13**
19—30岁	1000	45	**1300**	3	**290**	**9**	**310**	2.6	**50**	**700**	**70**	**12**
31—50岁	1000	45	**1300**	3	**290**	**9**	**320**	2.6	**50**	**700**	**70**	**12**

备注：图表用粗体字列出了推荐日摄入量（RDAs），用普通字体列出了适宜摄入量（AIs）。两者均可作为个体膳食营养素摄入的目标。膳食营养素推荐供给量可以满足群体几乎所有个体（97%~98%）的营养需求。对母乳喂养的健康婴儿，适宜摄入量只是平均摄入量。对于其他生命阶段和性别的群体，适宜摄入量可以满足群体中所有个体的需求，但是由于缺乏数据支持或对数据的准确性不确定，导致人们没有足够信心详细说明这一摄入量可以满足的个体百分比

来源：食品与营养委员会，膳食营养素参考摄入量，2000年，2002年美国国家科学院研究所，经许可转载。国家科学院出版社，华盛顿特区，网址：http://www.nap.edu

最高耐受水平不意味着大剂量摄入营养素不会产生不利影响。健康个体摄入营养素超过推荐日供给量或者适宜摄入量时，不一定会受益。日常的食物中营养素很少超过最高耐受水平。然而，每份高度强化食品和膳食补充剂提供大量浓缩的营养素，有造成中毒的潜在风险。营养素补充剂都标有营养成分表，以绝对单位或以每份提供的营养素占每日价值的百分比表示营养素剂量。全部的营养素摄入量，包括食物、辅食和非处方药物如抗酸药，都不应超过推荐日供给量。

5.*宏量营养素可接受范围*　宏量营养素可接受范围是提供能量的营养素摄入范围，食品与营养委员会认为摄入的宏量营养素在这一范围内对健康有益。摄入热量的10%~35%来源于蛋白质，20%~35%来源于脂肪，45%~65%来源于糖类。乙醇也可以提供能量，但它不是营养素也不在营养素推荐范围内，所以没把它计算在内。

改变营养素需求的因素

膳食营养素参考摄入量受年龄、性别、增长率、怀孕、哺乳、体力活动、伴随疾病、药物及食物种类的影响。如果营养素充足的水平与过量水平接近，那么制订

饮食计划比较困难。

1.生理因素 生长、剧烈的体力活动、怀孕和哺乳都会增加机体对能量及部分必需营养素的需求。因怀孕期间胎儿生长，哺乳期分泌乳汁，机体的能量需求增加。瘦体重是静息能量消耗的主要决定因素，机体能量需求随瘦体重的下降而减少。随年龄增长，健康状况下降，体力活动减少，老年人尤其是70岁以上老年人，其能量需求往往低于年轻人。

2.膳食结构 膳食结构影响生物利用度和营养成分的利用。例如，大量摄入钙及铅元素会影响铁的吸收；此外，膳食中缺乏维生素C及氨基酸会影响非血红素铁的吸收。如果必需氨基酸摄入不足，机体对蛋白质的利用率会降低。动物食品如牛奶、鸡蛋、肉类含有充足的大部分必需氨基酸，因此有较高的生物学价值。谷物（玉米）、大豆和小麦中的植物蛋白生物学价值较低，必须与其他的植物蛋白或者动物蛋白同时食用，才会被机体最好的利用。

3.供给途径 推荐日供给量仅适用于经口进食人群。因氨基酸、糖类、脂肪、钠、氯化物、钾和大部分维生素的肠道吸收率近100%，故这些营养物质通过肠外或肠内途径给予可达到相似的价值。可是，大多数矿物元素的口服生物利用度可能只有静脉给予的一半。对于某些体内没有足够储备或者不能大量存储的营养物质，定时补充也很重要。例如，如果不能同时补充多种氨基酸，那么它们就不能用于合成蛋白质，而是用于产生能量。

4.疾病 具体的饮食营养缺乏性疾病包括：蛋白质–能量摄入不足型营养不良；铁、碘元素和维生素A缺乏症；由于缺乏维生素B_{12}和叶酸导致的巨幼细胞性贫血；维生素D缺乏导致的佝偻病和骨软化症；以及坏血病、脚气病和糙皮病（见第54章和第55章）。每种营养素缺乏症的特点是营养物质或能量的供应与需求在细胞水平上不平衡，这些营养物质主要用于机体生长、维持和其他功能。人们发现，营养素摄入失衡或过量是某些慢性退行性疾病的危险因素，如饱和脂肪和胆固醇在冠状动脉疾病中的作用、钠在高血压中的作用、肥胖在激素依赖性子宫内膜癌和乳腺癌中的作用，酒精与酒精中毒的关系。这些疾病的病因及发病机制是多因素的，饮食只是危险因素之一。例如，骨质疏松症与钙缺乏有关，此外，其他危险因素包括环境（如吸烟、静态的生活方式）、生理状况（如缺乏雌激素）、遗传（如胶原代谢缺陷）及药物（长期服用类固醇激素）。

膳食评价

在临床上，膳食评价是一个反复的过程，它包含以下方面：①筛查营养不良；②通过评估饮食和其他数据，明确是否存在营养不良及可能原因；③计划和实施最合适的营养治疗；④再次评估营养素的摄入，确保它们被利用。某些疾病状态会影响特定营养素的生物利用度、需求、利用或排泄。在这些情况下，需要应用特定的测量方法，可针对不同营养素或者它们的生物标志物进行测量，以确保这些营养素足够。

大部分医疗机构都有营养筛查的流程，以便在患者入院后发现可能存在的营养不良。医疗机构评审联合委员会要求进行营养筛查，但是目前还没有公认或经过验证的标准。纳入评估的因素包含：体重与身高不匹配或体重指数不正常（比如BMI＜19或＞25）、记录的体重变化（在过去6个月中、无意识的体重下降或体重增加＞5kg）（见第10章）、明确诊断已知的营养相关性疾病（代谢性疾病、影响消化系统的疾病、酒精中毒和其他疾病）、目前饮食治疗处方、长期食欲缺乏、咀嚼或者吞咽障碍，或者主要食物不耐受，在准备或购买食物、进食或其他自理方面需要帮助和社会性孤独。对住院患者需要定期进行营养状态评估——至少每周1次。

对于在营养筛查中有高营养不良风险的人群，有更详细的膳食营养评估方法。这种评估方法随医疗环境、患者病情的严重程度和病情的稳定性的不同而不同。

1.急诊环境 急诊环境中，神经性厌食、各种疾病、检查过程和药物都会影响饮食摄入。在这种情况下，目标是发现并避免营养素摄入不足，保证合适的营养状态。膳食评估的重点是患者目前的饮食种类、他们是否能够或者愿意进食，以及他们是否遇到与进食相关的问题。膳食摄入评估是根据观察到的进食量、医疗记录、病史、临床检查和人体测量、生化及功能状态。评估的目标是收集足够的信息，以明确是否存在因摄入不足或其他原因导致的营养不良，从而评估是否需要营养治疗（见第56章）。简单的观察就可明确是否存在经口进食不足。观察的内容包括营养师和护士的记录、盘中食物被食用的量、可能引起进食错过的检验和检查的次数、营养不足的饮食订单比如几天内仅服用纯液体或流食、发热、胃肠不适、呕吐、腹泻、昏迷状态、涉及部分消化道的疾病或治疗。患饮食相关性疾病如糖尿病的患者，急性期需要进行评估，因为饮食不当可能加重病情并对其他的治疗产生不利影响。生化指标异常［血清白蛋白＜35g/L（＜3.5g/dl）；血清胆固醇水平＜3.9mmol/L（＜150mg/dl）］并非特异，但可能意味着患者需要进一步的营养评估。

大部分医院提供的治疗性饮食都经过计算，以满足个体的营养需求，如个体能自主进食，那能满足其推荐日供给量。例外的情况包括纯液体、一些流食和检查膳食（如消化道检查前的准备），这些膳食中的营养素均不充足，尽可能食用不超过24h。由于为住院患者提供的食物多达一半没有吃掉，因此不能认为住院患者的营养素摄入量充足。膳食评估应该比较患者进食的量及种类。因患者的病情不同，需注意和更正他们膳食中的能量、蛋白质、液体或其他营养素的不同。

对病重及住院时间长的患者，营养监测尤为重要。有特定肠内及肠外营养的患者也需由营养支持方面有资质的医生和（或）营养师进行专门的营养评估和监测（见第56章）。

2.门诊环境 门诊膳食评估的目标是明确患者日常饮食是否会危害健康或者影响现有的慢性疾病。膳食评估还提供饮食规划的依据，在实现治疗目标的同时还可以确保患者的依从性。门诊膳食评估应该检查目前及平常所进食食物，包括维生素、矿物质补充剂、药物和乙醇摄入量是否充足，因为这些都可能会影响患者的营养状况。评估的重点应是关注与特定的疾病或存在的并发症最有可能相关的膳食成分。应检查几天的膳食情况，以更好了解平时饮食情况。

很多方法可用来评估患者日常饮食能否满足其需求。这些方法包括饮食指南、食物交换列表、饮食史或食物频率问卷。对健康人群，经常使用的一份饮食指南是美国农业部食物金字塔，可用来识别必需营养素摄入不足，脂肪、饱和脂肪酸、钠、糖类及乙醇摄入过度（表53-3）。该指南的网络版有一计算器，可为不同体重、性别、年龄和生命周期阶段的健康人群制订不同的饮食量：http://www.mypyramidtracker.gov/planner/launchpage.aspx。因有民族风俗或有特殊饮食方式的患者，在食物归类及食物份量方面可能需要额外指导。和患者复习指南的过程可以帮助他们转变为健康饮食的模式，并识别出摄入过多或摄入不足的食品种类。对那些进食治疗性饮食的患者，评估食物交换列表可能有一定作用。这些列表包括针对糖尿病患者的美国糖尿病协会食物交换列表或针对肾病患者的美国饮食协会食物交换列表。

营养状态评估

全面营养状况评估主要针对那些经过初步临床评估和膳食评估、仍不明确营养不良原因的病重患者和营养不良高风险人群。这一过程涉及多个方面，包括膳食摄入资料、人体测量数据、血液和尿液的生化测定、临床检查、既往健康状况以及功能状态。针对大多数疾病的治疗性膳食处方和菜单可以从大部分医院和美国饮食协会获得。有关营养评估的进一步讨论，参见第55章。

综合考虑

膳食营养素参考摄入量如平均需要量、可耐受最高摄入量和能量需求是基于试验证据、对生理需求量的估计。如对年龄、性别、体型、体力活动水平做适当调整，上述指标可适用于世界上大部分地区的个体。然而，适宜摄入量是在美国和加拿大人群的饮食习惯及摄入量充足的基础上制定的，这似乎与健康相一致，而不是基于大量直接的试验证据。同样，宏量营养素可接受范围代表了可提供能量的营养素大概摄入量的专家意见，这一范围有利于北美人群的身体健康。因此，这些指标在其他地区需谨慎使用。世界卫生组织/联合国粮食和农业组织已经制定像膳食营养素参考摄入量这样以营养素为基础的标准，这些标准可在他们的网站http://wwww.who.int/nutrition/topics/nutrecomm/en/index.html.上获得。不同的标准在基本概念、定义和营养推荐水平方面有很多相似之处，但由于所选择的功能标准、环境、证据审查的及时性和专家判断方面的差异，膳食营养素参考摄入量也存在部分不同。

表53-3 我的金字塔：美国农业部针对健康人群的食物指南金字塔

份量和标准份量大小的举例	低水平（1600kcal）	中等水平（2200kcal）	高水平（2800kcal）
水果，杯子	1.5	2	2.5
蔬菜，杯子	2	3	3.5
谷物，盎司当量（1片面包，一杯即食麦片，半杯干米饭、意大利面或煮熟的麦片）	5	7	10
肉类和豆类，盎司当量（1盎司瘦肉、家禽肉或鱼肉；1个鸡蛋，1汤匙花生酱，0.25杯煮熟的干豆或0.5盎司坚果或种子）	5	6	7
牛奶，杯子（1杯牛奶或酸奶，1.5盎司天然或2盎司加工奶酪）	3	3	3
油，汤匙	5	6	8
可自由支配的热量，kcal（上述能量全部计算在内后剩余的热量）	132	290	426

盎司当量：相当于盎司

来源：美国农业部数据。http://www.MyPyramid.gov.

（孙 静 译 吕 红 校）

第54章

Chapter 54

维生素和微量矿物质缺乏和过量

Robert M.Russell　Paolo M.Suter

维生素是人类饮食的必需成分，因为人体合成维生素的量不足或不合成某些维生素。维生素仅需很小的量即可满足基本的生物化学反应（如作为反应的辅酶或辅基）。由于食物供应的丰富、多样和价廉，明显的维生素或微量矿物质缺乏在西方国家很少见；然而多种营养成分的缺乏可能出现在慢性病患者或酒精成瘾者。胃旁路术后的患者多种营养成分缺乏风险很高。此外，亚临床维生素及微量矿物质缺乏，如实验室检查异常的情况在正常人群中很普遍，尤其是在老年人中。

遭受饥荒、灾祸后无家可归者以及难民出现蛋白质–能量营养不良和经典的微量营养素缺乏（如维生素A，铁、碘）以及维生素B_1（脚气病）、维生素B_2、维生素C（坏血病）和烟酸（糙皮病）明显缺乏的风险增高。

体内不同维生素和矿物质的储存量差别巨大。比如，维生素B_{12}和维生素A的储存量很大，成年人饮食中缺少1年甚至更久都不会导致缺乏症。然而，饮食中若缺乏叶酸和维生素B_1，则几周内即会耗尽。有的治疗方式可能导致体内必需营养元素的耗尽；如血液透析去除水溶性维生素，必须经由补充治疗代替。

维生素和微量矿物质在疾病中的地位和作用：①维生素和矿物质缺乏可由疾病状态导致，如吸收不良；②维生素和矿物质缺乏和过量均可引起疾病（如维生素A中毒和肝疾病）；③大剂量的维生素和矿物质可用作药物（如烟酸治疗高胆固醇血症）。血液系统相关和骨骼相关的维生素和矿物质（如维生素D及钙、磷）均未在本章节介绍或仅作简略介绍，因有其他章节涉及相关内容（表54–1和表54–2以及图54–1）。

表54–1　维生素缺乏的主要临床表现

营养素	临床表现	导致明显缺乏症的每日饮食水平（成年人）	导致缺乏的原因
维生素B_1	脚气病：神经病变，肌无力和消瘦，心脏扩大，水肿，眼肌麻痹，虚构症	<0.3mg/1000kcal	酗酒，长期应用利尿药，剧吐
维生素B_2	品红舌、口角炎、脂溢性皮炎、唇干裂	<0.6mg	—
烟酸	糙皮病：阳光暴露区色素性皮疹，鲜红舌，腹泻，淡漠，记忆减退，定向障碍	<9.0烟酸当量	酗酒、维生素B_6缺乏、维生素B_2缺乏、色氨酸缺乏
维生素B_6	脂溢性皮炎、舌炎、抽搐、神经病变、抑郁、精神错乱、小细胞贫血	<0.2mg	酗酒、异烟肼
叶酸	巨幼细胞性贫血、萎缩性舌炎、抑郁、高同型半胱氨酸	<100μg/d	酗酒、柳氮磺吡啶、乙胺嘧啶、氨苯蝶啶
维生素B_{12}	巨幼细胞贫血、本体感受缺失、步态异常、痴呆、阳萎、尿便障碍、高同型半胱氨酸、高甲基丙二酸	<1.0μg/d	萎缩性胃炎（恶性贫血）、末端回肠病变、严格的素食者、抑酸药（如H_2受体阻断药）
维生素C	坏血病：瘀点、瘀斑、头发卷曲、牙龈出血及炎症、关节积液、伤口不愈合、疲乏	<10mg/d	吸烟、酗酒
维生素A	干眼症、夜盲症、Bitot斑、毛囊过度角化、胚胎发育受损、免疫功能障碍	<300μg/d	脂肪吸收不良、感染、麻疹、酗酒、蛋白质–能量营养不良
维生素D	佝偻病：骨骼畸形、串珠肋、罗圈腿、软骨病	<2.0μg/d	老年、缺乏阳光照射、脂肪吸收不良、皮肤色深

续表

营养素	临床表现	导致明显缺乏症的每日饮食水平（成年人）	导致缺乏的原因
维生素E	周围神经病变、脊髓小脑共济失调、骨骼肌萎缩、视网膜病变	未见描述，除非存在潜在诱发因素	仅在脂肪吸收不良或维生素E代谢/转运基因缺陷患者出现
维生素K	凝血酶原时间延长、出血	<10μg/d	脂肪吸收不良、肝病、抗生素应用

表54-2 金属元素缺乏与毒性

元素	缺乏	毒性	可耐受的（饮食）摄入上限
硼	无确定的生物功能	发育缺陷，男性不育，睾丸萎缩	20mg/d（以动物数据推算）
钙	骨量减少，骨质疏松	肾功能不全（乳-碱综合征）、肾结石、铁吸收受损	2500mg/d（乳-碱综合征）
铜	贫血、生长迟滞、毛发角化不全和色素沉着不全、低体温、主动脉弹力蛋白退变、骨量减少、神经功能衰退	恶心、呕吐、腹泻、肝衰竭、震颤、神经功能衰退、溶血性贫血、肾功能不全	10mg/d（肝毒性）
铬	葡萄糖耐量减低	职业病：肾衰竭、皮炎、肺癌	不能确定
氟	龋齿增加	氟斑牙、氟骨症、骨硬化	10mg/d（氟骨症）
碘	甲状腺肿大，T_4下降，呆小症	甲状腺功能不全、痤疮样皮疹	1100μg/d（甲状腺功能不全）
铁	肌肉功能异常，指甲凹陷，异食癖、贫血，工作表现下降，先天发育受损，早产，增加围生期孕产妇死亡率	胃肠道反应（恶心、呕吐、腹泻、便秘）、铁过量伴器官受损、急性全身中毒	45mg/d元素铁（胃肠道不良反应）
锰	影响生长和骨骼发育、生育功能、脂肪和糖类代谢；上半身皮疹	普通：神经毒性，帕金森综合征；职业病：脑炎样综合征、帕金森综合征、精神病、尘肺	11mg/d（神经毒性）
钼	严重神经异常	生育和胎儿异常	2mg/d（以动物数据推算）
硒	心肌病、心力衰竭、横纹肌变性	普通：脱发、恶心、呕吐、指甲异常、情绪不稳、周围神经病、疲乏、呼气大蒜味、皮炎；职业病：肺和鼻恶性肿瘤、肝坏死、肺炎	400μg/d（毛发、指甲改变）
磷	软骨病（骨软化）、近端肌无力、横纹肌溶解、感觉异常、共济失调、癫痫、精神错乱、心力衰竭、溶血、酸中毒	高磷酸盐血症	4000mg/d
锌	生长迟滞、味觉嗅觉减退、脱发、皮炎、腹泻、免疫功能不全、发育不良、性腺萎缩、先天畸形	普通：减少铜吸收、胃炎、出汗、发热、恶心、呕吐；职业病：呼吸困难、肺纤维化	40mg/d（损害铜代谢）

维生素

维生素B_1

维生素B_1是第一个被发现的B族维生素，因此被称为维生素B_1。维生素B_1在α-酮酸（如α-酮戊二酸盐）和支链氨基酸的脱羧基反应中起作用，因此对于能量产生有不可或缺的作用。此外，焦磷酸维生素B_1在转酮醇酶反应，即介导己糖和戊糖的转换中作为辅酶。维生素B_1还被认为在周围神经传导中发挥作用，尽管相关的确切化学反应仍不清楚。

［食物来源］ 在美国，仅从食物来源的中位维生素B_1摄入量为2mg/d。维生素B_1主要的食物来源包括酵母、动物内脏、猪肉、豆类、牛肉、全谷物和坚果。去壳的大米和谷物即便含有维生素B_1也极少。因此，维生素B_1缺乏在大米为绝对主食的文化中更为普遍。茶、咖啡（普通和去咖啡因的）、生鱼和贝壳类中含有维生素B_1酶，会破坏维生素B_1。因此，大量饮茶或咖啡从理论上可能降低体内维生素B_1储存量。

［缺乏症］ 世界范围内大多数维生素B_1缺乏症是饮食摄入少所致。在西方国家，维生素B_1缺乏的主要原因是酗酒和慢性疾病如癌症。乙醇可直接干扰维生素B_1的吸收和焦磷酸维生素B_1的生成。当对酗酒的患者重新补充营养时，补充维生素B_1是必须的，因饱食了糖

维生素	活性衍生物或辅因子形态	主要功能
硫胺素（B_1） 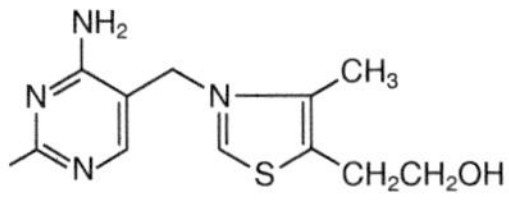	焦磷酸硫胺素	碳-碳键裂解辅酶；氨基酸和碳水化合物代谢辅酶
核黄素（B_2） 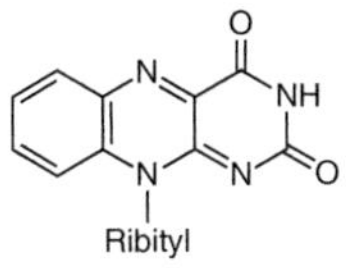	黄素单核苷酸（FMN）和黄素腺嘌呤二核苷酸（FAD）	氧化还原反应辅因子，与一些酶的辅基共价结合
烟酸 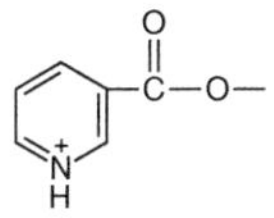	烟酰胺腺嘌呤二核苷酸磷酸（NADP）和烟酰胺腺嘌呤二核苷酸（NAD）	氧化还原反应辅酶
维生素B_6 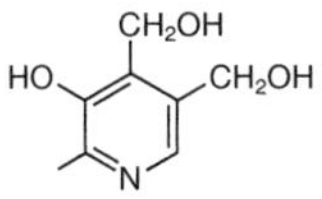	磷酸吡哆醛	氨基酸代谢酶的辅因子
叶酸 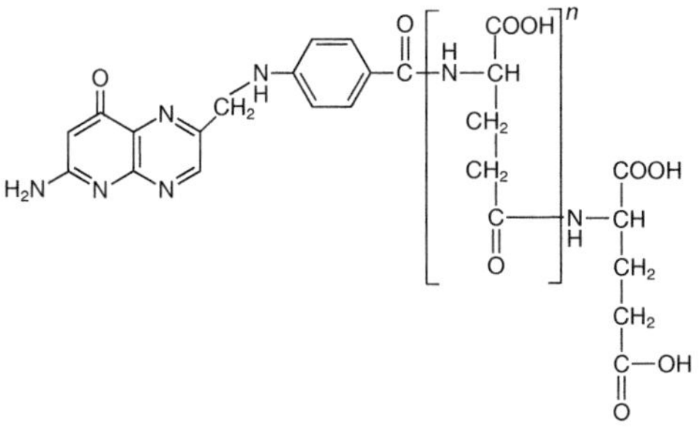	（5,6,7,8）四氢叶酸带有一碳单位的聚谷氨酸盐形式	核酸和氨基酸代谢中一碳单位转移的辅酶
维生素B_{12} 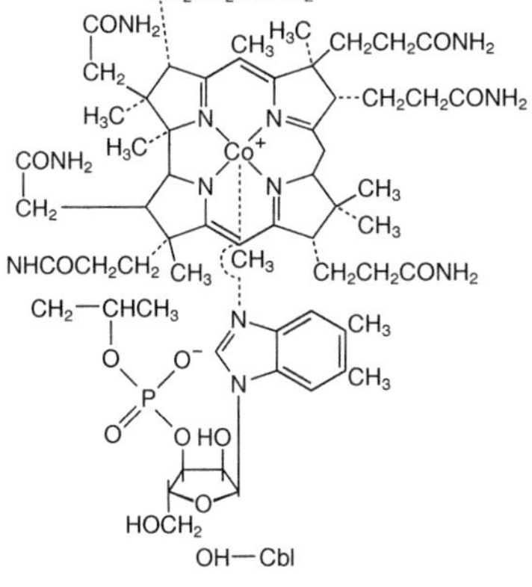	甲基钴胺素和腺苷钴胺素	蛋氨酸合成酶与L-甲基丙二酰-辅酶A歧化酶的辅酶

续图

维生素	活性衍生物或辅因子形态	主要功能
维生素C 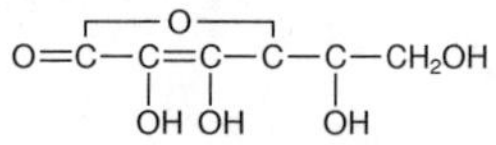	抗坏血酸和脱氢抗坏血酸	作为氧化还原离子参与众多的生物氧化、氢离子转移反应
维生素A 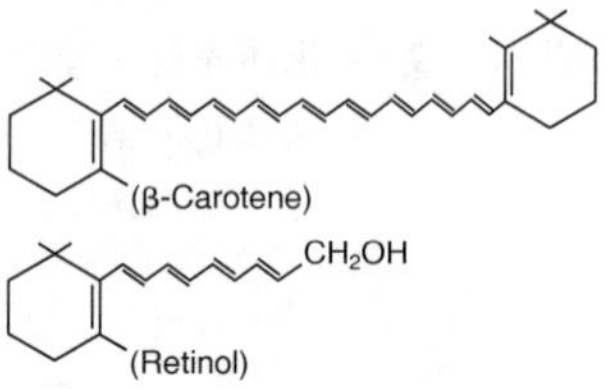	视黄醇，视黄醛，视黄酸	视紫红质（视觉）和糖蛋白（上皮细胞功能）的组成成分；同时调节基因转录
维生素D 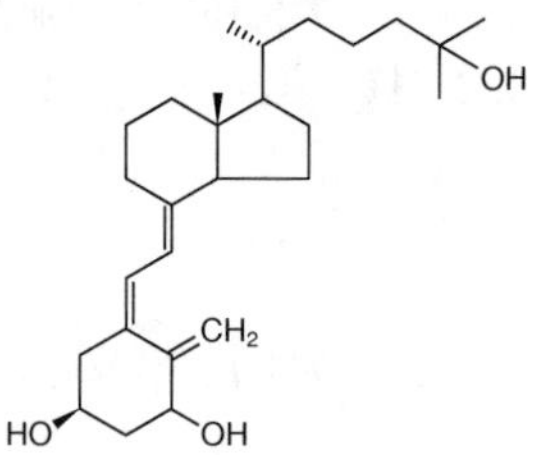	1,25–二羟维生素D	维持血钙、磷水平，抗恶性细胞增生的激素
维生素E 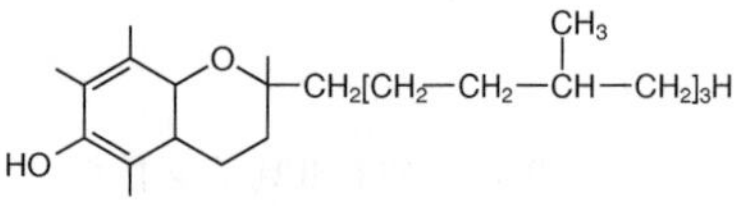	生育酚和生育三烯酚	抗氧化剂
维生素K 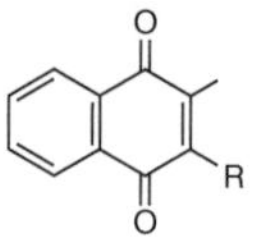	维生素K氢醌	包括关键凝血因子等多种蛋白质翻译后羧化作用的辅因子

图54–1 维生素的结构及其在人类疾病中的主要功能

类但没有充足的维生素B_1可能加速急性维生素B_1缺乏症并导致乳酸酸中毒。其他高危人群有持续妊娠剧吐和厌食的妇女，接受肠外葡萄糖输注而整体营养处于不良状态的患者，因肥胖行旁路术后的患者，由于长期服用利尿药导致尿中维生素B_1丢失增多的患者。母体维生素B_1缺乏可导致母乳喂养的孩子患婴儿脚气病。在机动车事故中头部受伤后的患者也应考虑维生素B_1缺乏的问题。

维生素B_1缺乏在早期可引起非特异性症状（如易激惹、短期记忆下降）。长期维生素B_1缺乏导致脚气病，经典分类为湿性或干性，当然也有两者同时发生。两种类型的脚气病患者均会主诉疼痛和感觉异常。湿性脚气病患者主要表现为心血管系统症状，这是由于心肌能量代谢受损和自主神经异常，在饮食中缺乏维生素$B_1$3个月后发生。患者表现为心脏扩大，心动过速，高输出性充血性心力衰竭，外周水肿以及周围神经炎。干性脚气病患者表现为对称性周围神经病累及运动和感觉系统伴有反射减低。神经病变绝大部分影响下肢，这些患者存在蹲起困难。

酗酒导致慢性维生素B_1缺乏的患者可表现为中枢神经系统（CNS）受累，即Wernicke脑病，有水平型眼球震颤，眼肌麻痹（由一组或多组眼外肌受损所致），小脑共济失调和精神症状。当附加有记忆障碍、虚构现象时，该综合征被称为Wernicke–Korsakoff综合征。尽管存在典型的临床表现和病史，Wernicke–Korsakoff综合征仍被诊断不足。

维生素B_1缺乏的实验室诊断通常是通过测定添加焦磷酸维生素B_1前后转酮醇酶的活性。添加焦磷酸维生素B_1后刺激活性增加>25%（激活系数1.25）为异常。血浆或血液中维生素B_1或磷酯化维生素B_1缺乏也可通过高效液相层析法（HPLC）测定。

治疗 维生素B_1缺乏

对于急性维生素B_1缺乏伴有心血管或神经症状者，应胃肠外给予维生素B_1 100mg/d，共7d，继续给予10mg/d口服至完全恢复。心血管症状和眼肌麻痹将在给药24h内改善。其他症状会逐渐好转，但Wernicke-Korsakoff综合征的精神症状可能为永久性或持续几个月。

［毒性］ 尽管有应用大剂量维生素B_1后发生过敏反应的报道，但没有发现其他的不良反应，不管是经食物或药物补充。维生素B_1制剂可在药店买到的最大剂量为50mg/d。

维生素B_2

维生素B_2对脂肪、糖类和蛋白质的代谢很重要，其作为呼吸辅酶和电子供体起作用。以黄素腺嘌呤二核苷酸（FAD）或黄素单核苷酸（FMN）作为辅基的酶称作黄素酶（如琥珀酸脱氢酶、单胺氧化酶、谷胱甘肽还原酶）。FAD为甲基四氢叶酸还原酶的辅因子，因此可以调节同型半胱氨酸的代谢。此维生素也在药物及类固醇代谢中起作用，包括解毒作用。

尽管关于维生素B_2的化学和酶反应已知很多，但维生素B_2缺乏的临床表现无特异性，与其他B族维生素缺乏的表现类似。维生素B_2缺乏的表现主要有皮肤和口腔黏膜的损害（表54-1）。除此之外，还有角膜血管翳、贫血和性格改变。

［缺乏和过量］ 维生素B_2缺乏几乎都是由于饮食中缺乏。在美国，牛奶、其他奶制品、营养强化面包和谷类为维生素B_2最重要的饮食来源，当然瘦肉、鱼、蛋、西兰花和豆类也是很好的来源。维生素B_2对光极为敏感，故牛奶应储存于可防止光降解的容器中。维生素B_2缺乏的实验室诊断可通过检测红细胞或尿液维生素B_2的含量或者测定添加FAD前后的红细胞谷胱苷肽还原酶活性。由于胃肠道对于维生素B_2的吸收是有限的（口服1次能吸收的剂量不超过20mg），所以维生素B_2的毒性没有被描述过。

烟酸（维生素B_3）

这里的“烟酸”指的是烟酸和烟酰胺以及它们的生物活性衍生物。烟酸和烟酰胺分别为两种辅酶——烟酰胺腺嘌呤二核苷酸（NAD）和NAD磷酸盐（NADP）的前体，后两者在体内大量氧化和还原反应中起到重要作用。此外，NAD和NADP在腺嘌呤二磷酸-核糖转化反应中具有活性，而该反应与DNA修复和钙动员有关。

［代谢和需求］ 烟酸和烟酰胺在胃和小肠内能被很好地吸收。烟酸在大豆、牛奶、肉类和鸡蛋中的生物利用度很高，而谷物中要低些。由于面粉中富含“自由的”烟酸（即非辅酶形式），故生物利用度非常高。在美国烟酸的中位摄入值明显超过推荐的日摄取量（RDA）。

色氨酸能以质量比60∶1的效率转化为烟酸。因此，烟酸的RDA以烟酸当量表示。当存在维生素B_6和（或）维生素B_2缺乏以及受到异烟肼影响时，色氨酸对烟酸的转化效率降低。经尿液排泌的烟酸产物包括2-吡啶酮和2-甲基烟酰胺，测定其水平可用于诊断烟酸缺乏。

［缺乏症］ 烟酸缺乏症被称为糙皮病，最多见于以玉米为主食的人群如部分中国、非洲及印度。在北美主要见于酗酒者，小肠和肾吸收色氨酸先天缺陷的患者（Hartnup病），以及类癌综合征患者（见第52章），在后者体内色氨酸过多向5-羟色胺转化。在饥荒和人口流离失所的情况下，糙皮病不仅由烟酸缺乏导致，也因为缺乏将色氨酸转化为烟酸的微营养素（如铁、维生素B_2和维生素B_6）。糙皮病的早期症状包括食欲减退、全身乏力和易激惹、腹痛以及呕吐。相继出现鲜红色舌炎，典型的皮疹伴色素沉着和鳞屑，尤其在日晒部位。这种皮疹被叫作Casal项圈，因皮疹绕颈形成一个环，在进展期病例中可看到。阴道炎及食管炎也可出现。由于腹泻（部分由于直肠炎，部分由于吸收不良）、抑郁、癫痫和痴呆也是糙皮病综合征的一部分——故也称作“4Ds”：皮炎、腹泻和痴呆导致死亡（dermatitis，diarrhea，and dementia leading to death）。

治疗 糙皮病

治疗糙皮病应口服补充烟酰胺或烟酸100~200mg，3/d，共5d。大剂量的烟酸（2g/d，缓释剂型）被用于治疗高胆固醇、高三酰甘油和（或）低高密度脂蛋白（HDL）胆固醇血症。

［毒性］ 当烟酸用于每日的补充或用于治疗血脂异常时，低至50mg/d的剂量即可观察到前列腺素介导的皮肤潮红，归因于该维生素与G蛋白耦联受体相结合。没有证据表明食物来源的烟酸具有毒性。潮红总是从面部开始，可伴有皮肤干燥、瘙痒、感觉异常和头痛。服用烟酸与拉罗皮兰（一种选择性前列腺素D_2受体1的拮抗药）的复合制剂，或服药前给予阿司匹林可减轻这些症状。皮肤潮红有快速耐受的倾向，常随时间而好转。恶心、呕吐和腹痛在同等剂量的烟酸下也可出现。肝毒性为最严重的不良反应，可导致黄疸及天冬氨酸转氨酶（AST）和丙氨酸转氨酶（ALT）的升高。有一些出现暴发性肝炎而需要肝移植的病例被报道，当剂量达到3~9g/d时。其他的不良反应包括糖耐量减低、高

尿酸血症、黄斑水肿和黄斑囊肿。烟酸与3-羟-3-甲基戊二酰辅酶A（HMG-CoA）还原酶联合治疗血脂异常时可增加横纹肌溶解的风险。每日烟酸摄入值的上限为35mg。然而，该上限不适用于烟酸的治疗性用途。

维生素B_6

维生素B_6指的是一系列化合物包括吡哆醇、吡哆醛、吡哆胺和它们的5'-磷酸盐衍生物。5'-磷酸吡哆醛（PLP）为氨基酸代谢中100多种酶的辅因子。维生素B_6也参与了血红素和神经递质的生成和糖原、脂类、类固醇、鞘氨醇碱和一些维生素的代谢，包括色氨酸向烟酸的转化。

［食物来源］ 植物中的维生素B_6以吡哆醇的形式存在，而动物组织中包含PLP和磷酸吡哆胺。植物中的维生素B_6的生物利用度低于动物中的。富含维生素B_6的食物包括豆类、坚果、麦麸和肉类，尽管它存在于所有种类的食物中。

［缺乏症］ 就像其他B族维生素缺乏症中常见的一样，维生素B_6缺乏症的症状有上皮损害。此外，严重的维生素B_6缺乏症可导致周围神经病、脑电图异常和个性改变包括抑郁和精神混乱。腹泻、癫痫和贫血在婴儿中被报道。血红蛋白合成障碍导致小细胞低色素性贫血，是由于血红素生物合成的第一个酶（氨基酮戊酸合成酶）需要PLP作为辅因子。一些病例报告报道了血小板功能异常。由于维生素B_6对于同型半胱氨酸转化为胱硫酸是必需的，慢性轻度维生素B_6缺乏可能导致高同型半胱氨酸血症并增加心血管疾病风险。血液中维生素B_6水平下降与炎症状态和C反应蛋白水平升高有关，而与同型半胱氨酸无关。

一些药物通过一种羰基反应与PLP有相互作用，如异烟肼、左旋多巴、青霉胺和环丝氨酸。吡哆醇应与异烟肼同时给药以避免周围神经病。酒精性肝病患者AST/ALT比值的升高反映了ALT对维生素B_6的相对依赖性。需要维生素B_6药物治疗的维生素B_6依赖综合征患者很罕见，它包括胱硫酸β合成酶缺陷，吡哆醇敏感的贫血（主要为铁粒幼细胞性）和由于线粒体酶鸟氨酸氨基转移酶活性下降导致的脑回状萎缩的脉络膜视网膜退变。在这些情况下，需口服100~200mg/d的维生素B_6治疗。

大剂量维生素B_6被用于治疗腕管综合征、经期前综合征、精神分裂症、自闭症和糖尿病神经病变，但其疗效尚未明确。

维生素B_6缺乏症的实验室诊断主要基于低血浆PLP水平（<20nmol/L）。维生素B_6缺乏症的治疗为补充50mg/d，若该缺乏症与用药相关，则需要更高剂量100~200mg/d。维生素B_6不能与左旋多巴同时给药，因其可干扰左旋多巴的作用。

［毒性］ 维生素B_6的安全上限值被定为100mg/d，尽管并没有发现仅从食物中大量摄取维生素B_6存在不良反应。当出现不良反应时，将导致严重的感觉神经病，导致患者无法行走。一些病例报道了光过敏和皮炎的情况。

叶酸、维生素B_{12}

叶酸是一种以蝶酰谷氨酸为核心基础组成的复合物。其生物活性形式为还原型（二氢和四氢叶酸），含有一个甲基贡献给尿嘧啶以合成胸腺嘧啶，为DNA合成的限速步骤。叶酸也在嘌呤合成和蛋氨酸合成中起作用，在神经系统发育中起作用。孕期叶酸缺乏可导致胎儿脊柱裂和其他神经管缺陷。然而，叶酸缺乏症最常见的表现为由于胸腺嘧啶短缺导致的巨幼细胞性贫血。当饮食中有足够叶酸补充时很少发生叶酸缺乏。叶酸存在于几乎所有的食物中，但当红细胞周转加快如溶血性贫血或孕期胎儿快速生长时可能需求更多。

维生素B_{12}或钴胺素以多种形式存在，都有一个钴原子在一个咕啉环内。2-脱氧腺苷形式位于线粒体中，是甲基丙二酰辅酶A异构酶的一个辅因子，在髓鞘合成和其他反应中起作用。甲基钴胺素为蛋氨酸合成的辅因子，参与叶酸的还原和甲基化，以提供一个甲基用于胸腺嘧啶合成。维生素B_{12}只在肉类、鱼和乳制品中存在，植物中没有。维生素B_{12}的吸收由胃的壁细胞产生的内因子介导，内因子-B_{12}复合物在末段回肠被吸收。胃炎和酸阻滞药可抑制内因子产生。末段回肠的疾病也可抑制吸收。由于叶酸可纠正由B_{12}缺乏引起的贫血，在食物中补充叶酸也降低了贫血患者维生素B_{12}缺乏的检出率。目前在由于后索脱髓鞘而导致平衡困难的老年人中检测出维生素B_{12}缺乏的情况更为普遍，维生素B_{12}缺乏也是痴呆的一个可逆性病因。

维生素C

维生素C和其氧化产物脱氢抗坏血酸均有生化活性。维生素C的作用包括抗氧化活性，促进非血红素铁的吸收，左旋肉碱的合成，多巴胺转化为去甲肾上腺素，以及多种肽类激素的合成。维生素C对于结缔组织的代谢和交联（脯氨酸羟基化）有重要作用，它也是许多药物代谢酶系统的组成成分，尤其是在混合功能氧化酶系统中。

［吸收和食物来源］ 当维生素C以单次剂量<100mg给予时几乎能被完全吸收。然而当剂量>1g时，仅有50%甚至更少被吸收。摄入水平较高时，维生素C的降解增加，粪便和尿液对其的排泌增加。

维生素C良好的食物来源包括柑橘属水果、绿叶蔬菜（尤其是西兰花）、西红柿和土豆。一天消耗5份水果和蔬菜的量可提供的维生素超过男性90mg/d及女性75mg/d的RDA值。此外，接近40%的美国人以食品添加剂的形式摄取维生素C，其“自然形式”并不比合成形式的生物利用度高。吸烟、血液透析、妊娠和应激（如感染、外伤）似乎会增加维生素C的需求量。

［缺乏症］ 维生素C缺乏可导致坏血病。在美国，该病主要见于穷人和老年人，摄入维生素C<10mg/d的酗酒者和接受“长寿饮食”的人。维生素C缺乏症亦可见于膳食严重不平衡的年轻人。除外全身乏力外，坏血病的主要症状反映了成熟结缔组织形成的受损，包括皮肤出血（瘀点、瘀斑、毛囊周围出血）；牙龈炎症和出血；关节腔、腹腔、心包和肾上腺的出血。在儿童中，维生素C缺乏可导致骨骼生长受影响。维生素C缺乏的实验室诊断以血浆和白细胞内其水平降低而明确。

给予维生素C 200mg/d可于几天之内改善坏血病的症状。大剂量维生素C（如1~2g/d）可能轻度减轻上呼吸道感染的症状和持续时间。有报道称添加维生素C也对Chédiak-Higashi综合征和成骨不全症有作用。饮食中添加大剂量的维生素C据称能降低某些癌症的发生率，尤其是食管癌和胃癌。如果能被证实，则这种作用可能是由于维生素C可阻止亚硝酸和二级胺类转化为致癌的亚硝胺。然而，中国的一项干预性研究并没有显示出维生素C的保护性作用。肠外给予抗坏血酸已被认为可能有潜在的治疗作用而用于进展期癌症的治疗。

［毒性］ 维生素C单次剂量>2g可导致腹痛、腹泻和恶心。由于维生素C可被代谢为草酸，使人担心慢性大剂量维生素C补充可能导致肾结石的发病率增加。然而这一点在几项临床试验中还没有被证实，除了存在肾基础疾病的患者。因此，建议既往有肾结石病史的患者不要服用大剂量的维生素C是有理由的。还有一个未经证实但可能存在的风险是慢性大剂量的维生素C可能对服用铁剂的患者造成铁过载。大剂量的维生素C可对葡萄糖-6-磷酸脱氢酶缺陷的患者造成溶血，>1g/d的剂量可导致愈创木脂反应假阴性从而干扰尿糖的检测。大剂量的维生素C可能对某些药物造成干扰（如治疗骨髓瘤患者的硼替佐米）。

生物素

生物素是一种水溶性维生素，在基因表达、葡萄糖异生和脂肪酸合成中起作用，在细胞质和线粒体内作为羧化酶表面的CO_2载体。此维生素也在特殊氨基酸（如亮氨酸）的分解代谢中起作用。生物素极好的食物来源包括动物内脏如肝或肾、酱油、豆类、酵母和蛋黄；然而，鸡蛋清含有抗生物素蛋白，可牢固结合该维生素并降低其生物利用度。

由于饮食摄入少而导致生物素缺乏的情况很少见；更常见于先天代谢异常。生物素缺乏症可被实验性喂养鸡蛋清，或短肠患者接受不含生物素的肠外营养而诱发。在成年人中，生物素缺乏可导致精神改变（抑郁、幻觉），感觉异常、厌食和恶心。眼、鼻和口周围以及肢端可出现鳞屑性、脂溢性红斑皮疹。在婴幼儿，生物素缺乏表现为肌张力低下，昏睡和淡漠。此外，婴幼儿可出现秃头和包括耳部的特征样皮疹。生物素缺乏的实验室诊断是基于尿中浓度降低或予以亮氨酸后尿中3-羟基异戊酸的排泄增加。治疗需用生物素制剂，达到10mg/d。毒性未知。

泛酸（维生素B_5）

泛酸为辅酶A和磷酸泛酰巯基乙胺的组成成分，参与脂肪酸代谢，胆固醇和甾体激素以及所有由类异戊二烯单元构成的化合物的合成。此外，泛酸参与蛋白质的乙酰化。泛酸经尿排泄，实验室诊断其缺乏是基于其尿中水平降低。

泛酸在食物中普遍存在。肝、酵母、蛋黄、全谷物和蔬菜都是特别好的来源。人类泛酸缺乏症仅在实验性予以低泛酸饮食或给予特殊的泛酸拮抗药的情况下得到证实。泛酸缺乏的症状没有特异性，包括胃肠道紊乱、抑郁、肌肉痉挛、感觉异常、共济失调和低血糖。泛酸缺乏被认为是在第二次世界大战中导致囚犯出现灼热足综合征的原因。没有此维生素的毒性被报道。

胆碱

胆碱为乙酰胆碱、磷脂和甜菜碱的前体。胆碱是保持细胞膜结构完整性，胆碱能神经传递，脂类和胆固醇代谢，甲基代谢和跨膜信号转导所必需的。目前所推荐的适当摄入量为成年男性550mg/d和成年女性425mg/d，尽管某些基因多态性可能会增加一些个体的需求量。胆碱被认为是“有条件限制的必需”营养素，因其在肝内从头合成，仅在某些应激情况下（如酒精性肝病）低于需求量。胆碱饮食需求量依赖于其他甲基供体（叶酸、维生素B_{12}和蛋氨酸）的情况，因而差异很大。胆碱以卵磷脂（磷脂酰胆碱）的形式在食物中广泛分布（如蛋黄、小麦胚芽、动物内脏、奶）。胆碱缺乏症见于接受缺乏胆碱的肠外营养的患者。缺乏症可导致脂肪肝，转氨酶升高，骨骼肌损伤伴肌酸磷酸激酶水平升高。胆碱缺乏症的诊断基于血浆水平降低，尽管一些非特异性状况（如剧烈运动）可抑制血浆水平。

胆碱毒性可导致低血压，胆碱能性出汗、腹泻、流涎和身体鱼腥味。胆碱摄取的上限设定为3.5g/d。临床上，胆碱被建议用于治疗痴呆患者和心血管疾病高风险患者，因其可降低胆固醇和同型半胱氨酸水平。然而这种获益并没有被明确证实。胆碱和甜菜碱限制饮食对三甲基胺尿症（鱼腥味综合征）具有治疗价值。

类黄酮

类黄酮构成了一大类多酚类家族，它们形成水果和蔬菜的香气、味道和颜色。食物中主要的类黄酮包括浆果中的花青素，绿茶和巧克力中的儿茶酚，西蓝花、甘蓝、韭菜、洋葱、葡萄皮与苹果皮中的黄酮醇（如槲皮苷），豆类中的异黄酮（如金雀异黄酮）。异黄酮的生物利用度低，能被肠道菌群部分代谢。类黄酮的日常摄入量据估算为10～100mg/d，但该数值几乎肯定是被低估的，其原因是类黄酮在很多食物中的含量不为人知。一些类黄酮具有抗氧化活性和影响细胞信号转导的作用。从观察性流行病学研究和有限的人类临床研究和动物研究中，类黄酮被假定可以预防一些慢性疾病，包括神经退行性疾病、糖尿病和骨质疏松。最终其成分对于预防这些疾病的重要性和作用并未得到证实。

维生素A

以最严格的定义来讲，维生素A指的是视黄醇。然而其氧化代谢产物，视黄醛和视黄酸也是具有生物活性的化合物。术语“类视黄醇”包含了所有（包括合成的物质）与视黄醇有关的化学物质。视黄醛（11–顺）是维生素A的重要形式，为正常视觉所必需，而视黄酸为正常形态发生、生长和细胞分化所必需。视黄酸并不对视觉起作用，与视黄醇相比，视黄酸与再生无关。维生素A也在铁利用、体液免疫、T细胞介导的免疫、自然杀伤细胞活性和吞噬功能中起作用。商业化的维生素A为其酯化形式（如醋酸盐、棕榈酸盐）因为酯类更为稳定。

自然界中有600多种类胡萝卜素，其中将近50种可被代谢成维生素A。β胡萝卜素是食物中最普遍存在的含有维生素原A活性的类胡萝卜素。重要的类胡萝卜素片段被人体完整地吸收并储存于肝和脂肪内。据目前估计，饮食中12μg或更多（范围4～27μg）的全反式β胡萝卜素相当于1μg视黄醇活性当量，而24μg或更多其他维生素原A类胡萝卜素（如隐黄素、α胡萝卜素）相当于1μg视黄醇活性当量。对于油性溶液的β胡萝卜素补充剂，其维生素A当量是2∶1。

［代谢］ 肝中含有接近90%的维生素A储量，并以视黄醇的形式分泌维生素A，视黄醇结合于视黄醇结合蛋白。一旦结合，该视黄醇–结合蛋白复合物与第二个蛋白，转甲状腺素蛋白相互作用。该3分子复合物可防止维生素A被肾小球滤过，保护机体不受视黄醇毒性损害，以及使得视黄醇能被特异的细胞摄取，该细胞表面的受体能识别视黄醇结合蛋白。一定量的维生素A可进入外周细胞，即使没有与视黄醇结合蛋白结合。当视黄醇被细胞内化后，它将与一系列细胞内视黄醇结合蛋白结合，后者起到隔绝和运送的作用，同样也作为酶反应的共配体。某些细胞也含有视黄酸结合蛋白，具有隔绝和转送视黄酸至细胞核进行代谢的作用。

视黄酸是某些作为转录因子的细胞核受体的配体。两个受体家族（RAR和RXR受体）在类视黄醇介导的基因转录中表现出活性。类视黄醇受体调节转录是通过以二聚体形式结合至靶基因特定的DNA位点，视黄酸反应元件。通过与不同的配体发生反应，受体既可以刺激也可以抑制基因表达。RAR结合全反式视黄酸和9–顺式视黄酸，而RXR仅结合9–顺式视黄酸。

类视黄醇受体在控制细胞增殖和分化中起到重要作用。视黄酸对治疗早幼粒细胞白血病有效，也可以用于治疗囊性痤疮，因为它抑制角质化，减少皮脂分泌，可能改变炎症反应。RXR与其他细胞核受体形成二聚体，作为对类视黄醇、甲状腺激素和骨化三醇起反应的基因的辅助调节因子。RXR拮抗药在实验中可诱导胰岛素敏感性，或许是因为RXR是过氧化物酶体增殖物激活受体（PPARs）的辅因子，而PPARs则是噻唑类药物如罗格列酮和曲格列酮的作用靶点。

［食物来源］ 视黄醇活性当量（RAE）被用于描述食物中维生素A含量。一个RAE被定义为1μg视黄醇（0.003 491mmol），12μgβ胡萝卜素，以及24μg其他维生素原A类胡萝卜素。在较早的文献中，维生素A常用国际单位（IU）表述，1μg视黄醇等价于3.33IU视黄醇和20IUβ胡萝卜素，但这些单位不再用于科学表述。

肝、鱼和蛋为极好的预成维生素A的食物来源；蔬菜中维生素原A类胡萝卜素来源包括深绿色和深色的果蔬。适度的烹饪可增加类胡萝卜素释放以更好被肠道吸收。餐中的一些脂肪也有助于类胡萝卜素的吸收。婴幼儿尤其容易患维生素A缺乏症，因为乳汁或牛奶均不能提供足够的维生素A以预防其缺乏。在发展中国家，慢性的饮食中缺乏是维生素A缺乏症的主要原因，且会因感染而加重。在儿童早期，低维生素A状态是因摄入动物性食物和食用油不足，因为两者都比较昂贵，再加上季节性获取蔬菜和水果不足以及缺少市场化的强化食品。同时存在的锌缺乏可干扰维生素A从肝储存中动员。乙醇可通过竞争乙醇（视黄醇）脱氢酶，干扰眼部的视黄醇转化为视黄醛。此外，可干扰维生素A吸收的药物包括矿物油、新霉素和考来烯胺。

［缺乏症］ 维生素A缺乏症在饮食长期贫乏的地区流行，尤其是在南亚、撒哈拉以南的非洲、拉丁美洲部分地区以及西太平洋，包括中国的部分地区。维生素A状态通常通过测定血清视黄醇水平［正常范围1.05～3.50μmol/L（30～100μg/dl）］、血斑点视黄醇或通过暗适应试验来评价。稳定同位素或有创的肝活检方法可评估整个机体储存维生素A的情况。根据血清视黄醇水平缺乏的标准［<0.70μmol/L（20μg/dl）］，有>90 000 000名学龄前儿童患有维生素A缺乏症，其中

>4 000 000名存在因缺乏症所致的被称为干眼症的眼部症状。这种情况包括轻度夜盲，伴有Bitot斑点（巩膜上出现白色斑块样的角化上皮）的结膜干燥，以及少见的可能致盲的角膜溃疡和坏死。角膜软化可导致角膜瘢痕化，每年至少导致250 000名儿童失明，病死率为4%～25%。任何程度的维生素A缺乏症均可增加因腹泻、痢疾、麻疹、疟疾和呼吸系统疾病而死亡的风险。维生素A缺乏可损害对抗感染的先天性和获得性免疫屏障。补充维生素A可显著降低缺乏症广泛流行地区儿童的死亡风险（平均23%～34%）。通过病史评估，约10%处于营养不良状态的孕妇可在妊娠后半程出现夜盲症，这种中度的维生素A缺乏症能增加母体的感染风险和病死率。

治疗　维生素A缺乏症

任何程度的干眼症需要给予60mg维生素A油性溶液制剂治疗，通常装在软胶囊内，相同剂量于1d和14d后重复给予。对6～11个月龄的患儿剂量应减半。患夜盲症或Bitot斑的母亲应口服维生素A 3mg/d或7.5mg，1周2次，共3个月。这些方案疗效很好，且比可注射性水溶性维生素A价廉而容易获取。预防缺乏症的常用方法是对高风险地区的幼儿每4～6个月补充60mg维生素A，6～11个月龄的婴儿剂量减半。

单纯的维生素A缺乏症在工业化国家很少发生。一个高风险群体，极低出生体重婴儿（<1000g）很可能出现维生素A缺乏，应补充维生素A 1500μg（或RAE）1周3次，共4周。任何国家中严重的麻疹可导致继发性维生素A缺乏症。因麻疹住院的儿童应连续2d分别给予60mg维生素A。维生素A缺乏症最常继发于吸收不良性疾病的患者（如乳糜泻、短肠综合征），有异常暗适应表现或夜盲症而没有其他眼部问题。通常这种患者给予15mg/d的水溶性维生素A制剂共1个月，之后给予较低的维持剂量，根据监测血清视黄醇水平决定具体剂量。

类胡萝卜素缺乏不会引起特异的相关症状或体征。据假设β胡萝卜素可能为癌症的一种有效的化学预防剂，因为很多流行病学研究显示饮食中高β胡萝卜素与呼吸系统和消化系统肿瘤低发生率相关。然而，在吸烟者中进行的干预性研究发现相对于安慰剂组，高剂量β胡萝卜素治疗组实际上导致更高的肺癌发生率。非维生素原A类胡萝卜素如叶黄素和玉米黄素被提出对黄斑变性有保护作用，大规模的干预性研究已开始进行以验证该假设。非维生素原A类胡萝卜素番茄红素被提出对前列腺癌有保护作用。无论如何，这些药物的的有效性还没有被干预性研究所证实，且尚未发现相关的生物学机制。

利用选择性植物培育技术使主食中维生素原A含量提高可能改善低收入国家的维生素A营养不良。此外，最近研发的基因改良食品（黄金大米）显示β胡萝卜素向维生素A转化的效率提高至3:1。

［**毒性**］　急性维生素A中毒最早被发现于北极探险者，由于他们食用了北极熊的肝；也在成年人给予150mg或儿童给予100mg的补充剂量后发现。急性中毒表现为颅内压升高、眩晕、复视、婴儿囟门凸出、癫痫发作和表皮剥脱性皮炎，可能导致死亡。当对维生素A缺乏症的儿童给予前述的方案治疗时，2%的婴儿可出现短暂的囟门凸出，5%的学龄前儿童可出现短暂的恶心、呕吐和头痛。慢性维生素A中毒主要见于工业化国家，正常成年人摄入维生素A 15mg/d和儿童摄入6mg/d超过几个月后出现。症状包括皮肤干燥、唇干裂、舌炎、呕吐、脱发、骨去矿化作用和疼痛、高钙血症、淋巴结肿大、高脂血症、闭经和假性脑瘤伴有颅高压和视盘水肿。慢性维生素A中毒可能导致肝纤维化伴门脉高压和骨去矿化。当孕妇维生素A过量时，可导致先天畸形包括自然流产，颅面畸形和心脏瓣膜病。孕期维生素A每日剂量不能超过3mg。商业化可获得的类视黄醇衍生物同样具有毒性，包括13-顺-视黄酸，其与出生缺陷有关。所以，服用13-顺-视黄酸的女性应避孕至少1年，或更长时间。

在营养不良的儿童中，根据年龄的函数补充维生素A（100 000～200 000U），如几个疗程时间超过2年可能会扩大疫苗的非特异性效果。然而，由于一些未知的原因，对于未完全接种疫苗的女孩可能会产生死亡率方面的负面效应。

大剂量的类胡萝卜素并不导致毒性症状，但由于肺癌风险增高，应在吸烟者中避免。很高剂量的β胡萝卜素（约200mg/d）被用于治疗或预防红细胞生成性原卟啉症的皮疹。胡萝卜素血症以皮肤发黄为特征（手掌和足底的纹理），而巩膜不受累，可在摄入β胡萝卜素>30mg/d的情况下出现。甲状腺功能减退患者尤其容易出现胡萝卜素血症，因其体内胡萝卜素降解为维生素A的过程受损。减少饮食中胡萝卜素的摄入，皮肤发黄和胡萝卜素血症可在30～60d后消失。

维生素D

维生素D的生物学作用通过维生素D受体调节，维生素D受体在大多数组织中可发现，因此维生素D的潜在作用可以存在于所有细胞系统和器官中（如免疫细胞、大脑、乳房、结肠和前列腺），同时具有经典的钙代谢和骨健康的内分泌作用。维生素D被认为对于维持许多非骨骼组织的正常功能有重要作用，例如肌肉（包括心肌）、免疫功能、炎症以及细胞增殖和分化。研究发现，钙可能作为治疗结核、银屑病、多发性硬化和预防某些癌症的辅助治疗方法。维生素D不足有可能提高1型糖尿病、心血管疾病（胰岛素抵抗、高血压、弱炎症反应）或脑功能障碍（如抑郁）的风险。然而维生素D在非骨骼疾病中确切的生理作用的重要性尚不明确。

维生素D的主要来源是在紫外线B（UV-B）（波长290~315nm）照射下，在皮肤中合成。除了鱼类，食物（除非是强化的）中仅含有有限量的维生素D。维生素D_2（钙化醇）可从植物中来源，在一些补充剂中其以化学形式出现。

［缺乏症］ 维生素D状态通过测定血清25-二羟维生素D（25［OH］$_2$维生素D）水平来衡量；但是测定的方法学和最佳的血清水平尚未获得统一的认识。事实上，最佳水平可能根据关注的疾病不同而定。根据流行病学和实验数据，25（OH）$_2$维生素D＞20ng/ml（≥50mmol/L；从ng/ml转换至nmol/L乘以2.496）足够维持良好的骨骼健康。如果出于希望维生素D的作用能达到其他目标的考虑，一些专家推荐更高的血清水平（如＞30ng/ml）。

维生素D缺乏的危险因素包括老年，阳光照射少，肤色深（特别是居住在高纬度地区者），脂肪吸收不良和肥胖。佝偻病是维生素D缺乏的典型疾病。缺乏的症状包括肌肉疼痛、无力和骨痛。一部分症状独立于钙的摄入量。

美国国家科学院近期认为大多数北美人摄入了足量的维生素D（RDA=15μg/d或600U/d，见第53章）。但是70岁以上的老年人，RDA应设为20μg/d（800U/d）。对于维生素D缺乏症高风险的人群，应鼓励摄入强化或富含维生素D的食物，在不晒伤的情况下尽量多的日晒是有益的。如果不能获得足够的摄入，应当服用维生素D补充剂，尤其是在冬季。维生素D缺乏症可给予口服食物和补充剂治疗，每周50 000U，共6~8周，当达到正常血清水平后继续给予800U/d（100μg/d）的维持量。长期摄入维生素D_2和维生素D_3的生理效果是相同的。

［毒性］ 摄入量的上限被设定为4000U/d。与早年认识不同，急性维生素D中毒非常少见，通常由于无控制地大量摄取补充剂或错误的强化食品配方。血浆高1，25（OH）$_2$维生素D和高血钙是中毒的核心表现。首先应强制停用维生素D和钙补充剂，部分患者需要治疗高钙血症。

维生素E

维生素E是所有生育酚、生育三烯酚的同分异构体的总称，但是只有RR生育酚是人体所需的。维生素E作为自由基链式反应的阻断药，起到氧自由基清除剂的作用，保护低密度脂蛋白（LDLs）和膜结构中的多不饱和脂肪酸不被氧化。其他抗氧化剂（如维生素C及谷胱甘肽）和酶可维持维生素E的还原态。维生素E也抑制前列腺素合成，激活蛋白激酶C和磷脂酶A_2。

［吸收和代谢］ 在被机体吸收后，维生素E被肝从乳糜颗粒中摄取，肝脏α-生育酚转运蛋白介导细胞间的维生素E转运以及与极低密度脂蛋白（VLDL）的结合。转运蛋白与α-生育酚的RRR同分异构体有特别强的结合能力，因此，这种天然同分异构体具有最高的生物活性。

［需求］ 维生素E广泛存在于食物中，特别是葵花籽油、红花籽油、小麦胚芽油。γ-生育三烯酚在大豆和玉米油中含量特别高。维生素E同样存在于肉类、坚果和谷物中，在水果和蔬菜也存在少量的维生素E。美国10%的人口服用含维生素E剂量50~1000mg的片剂。成年人维生素E的RDA为15mg/d（34.9μmol或22.5U）。高不饱和脂肪酸饮食需要摄入更多维生素E。

饮食导致的维生素E缺乏并不存在。维生素E缺乏只在长期严重的吸收不良性疾病，如乳糜泻或小肠切除术后出现。儿童囊性纤维化或长期胆汁淤积者可以发展为维生素E缺乏，表现为反射消失和溶血性贫血。患有β脂蛋白缺乏症的患儿不能吸收和转运维生素E，非常快地发展为维生素E缺乏症。单纯的维生素E缺乏家系的存在是由于α生育酚转运蛋白缺乏。维生素E缺乏可以引起大的有髓鞘轴突变性，从而导致脊髓后索和脊髓小脑症状。周围神经病变起初表现为反射消失，进而演变为共济失调以及震动觉和位置觉减退。眼肌麻痹、骨骼肌肌病、着色性视网膜病变也是维生素E缺乏的特征性表现。宿主体内维生素E和硒缺乏可增加某些病毒的突变从而增加毒性。维生素E缺乏症的实验室诊断是基于血液中α-生育酚水平降低（＜5μg/ml或每克总脂肪中α-生育酚＜0.8mg）。

治疗　维生素E缺乏症

有症状的维生素E缺乏症应每天给予800~1200mg α-生育酚治疗。β脂蛋白缺乏症患者需要5000~7000mg/d。有症状的维生素E缺乏症的儿童患者应该口服400mg/d水溶性酯，或2mg/kg每日肌内注射。高剂量的维生素E可以对抗氧诱导的晶状体后纤维增生症和支气管肺发育不良。维生素E被建议用于提高性功能，治疗间歇性跛行，以及延缓衰老，但这些功效证据不足。与其他抗氧化剂共同使用时，维生素E有助于预防黄斑变性。对照试验显示，高剂量维生素E（60~800mg/d）可以提高免疫功能指标并减少养老院内的感冒发生，但使用维生素E预防心血管疾病和癌症的干预性研究尚没有显示出效果，并且剂量>400mg/d的维生素E甚至可导致全因的死亡率升高。

［毒性］　所有形式的维生素E吸收后可能导致毒性。高剂量维生素E（>800mg/d）可能减少血小板聚集，干扰维生素K的代谢，因此是口服华法林和抗血小板药物（如阿司匹林或氯吡格雷）患者的禁忌。有报道当剂量>1g/d时可出现恶心、腹胀和腹泻。

维生素K

维生素K有两种自然形态：维生素K_1，也被称为叶绿醌，来源于蔬菜和动物；维生素K_2，甲基萘醌，由细菌合成也存在于肝组织。叶绿醌在某些器官中可被转化为甲基萘醌。

维生素K在谷氨酸翻译后羧化反应中发挥作用，这是钙离子结合到γ-羧基蛋白如凝血酶原（Ⅱ因子）、Ⅶ因子、Ⅸ因子、Ⅹ因子、蛋白C及蛋白S和骨骼中的蛋白（骨钙蛋白）、血管平滑肌中的蛋白（如基质Gla蛋白）所必需的。但维生素K在骨骼矿化和防止血管钙化中的重要性尚不明了。华法林类药物通过防止维生素K转化为其活性氢醌的形式来抑制γ-羧化。

［食物来源］　维生素K可以在绿叶蔬菜，诸如甘蓝、菠菜中找到，在人造黄油、肝中也有可观的数量。维生素K也存在于植物油中，橄榄油、菜籽油、大豆油含量特别丰富。美国人日均摄入量据估计有将近100μg/d。

［缺乏症］　维生素K缺乏的症状是出血，新生儿是特别高危的群体，其原因为脂肪储备少，母乳中维生素K水平低，肠道内菌群缺乏，肝脏未成熟，胎盘转运少。颅内出血，以及消化道、皮肤出血，可以出现于出生后1~7d的维生素K缺乏患儿。因此，出生时应预防性给予维生素K（1mg 肌内注射）。

成年人维生素K缺乏可以在慢性小肠疾病（如乳糜泻、克罗恩病）、胆道梗阻和小肠切除后的患者中出现。广谱抗生素治疗会减少合成甲萘醌的肠道内细菌，从而抑制维生素K代谢，加速维生素K缺乏。在使用华法林治疗的患者，减肥药物奥利司他会引起维生素K吸收困难，导致国际标准化值（INR）改变。虽然维生素K可以通过HPLC直接测定，但维生素K缺乏症的诊断通常以凝血酶原时间延长或者凝血因子水平下降为基础。维生素K缺乏可以通过胃肠外应用10mg剂量治疗。对于慢性吸收不良的病人给予维生素K 1~2mg/d口服，或者每周1~2mg胃肠外给药。患有肝疾病的患者，由于肝细胞破坏以及维生素K缺乏，可有凝血酶原时间延长。如果凝血酶原时间在维生素K治疗后没有好转，那么考虑该改变非维生素K缺乏引起。

［毒性］　饮食来源的叶绿醌和甲基萘醌中毒尚未见报道。高剂量的维生素K可以削弱口服抗凝药的作用。

矿物质

见表54-2。

锌

锌是体内众多金属酶的组成成分，参与蛋白质、DNA和RNA的合成和稳定，在核糖体和细胞膜中起到结构性作用。锌是固醇类激素受体和一些转录因子与DNA结合所必需。锌也是正常精子生成、胎儿生长和胚胎发育所绝对必需的。

［吸收］　饮食中锌的吸收受到饮食中以下成分的抑制：植酸盐、纤维素、草酸、铁、铜，以及部分药物，包括青霉胺、丙戊酸钠和乙胺丁醇。肉类、贝类、坚果和豆类都是可利用锌的良好来源，而谷物和豆类中的锌吸收较差。

［缺乏症］　轻度的锌缺乏可以在多种疾病时出现，包括糖尿病、HIV/AIDS、肝硬化、酗酒、炎性肠病、吸收不良综合征和镰状细胞贫血。在这些疾病中，轻度的锌缺乏可以引起儿童生长发育不良，味觉减退和免疫功能受损。严重的慢性锌缺乏在一些中东地区国家被描述可以引起性腺功能减退和侏儒症。在这些儿童中，头发色素减低也是症状之一。肠病性肢端皮炎是导致锌吸收异常的罕见的常染色体隐性遗传病。临床表现包括腹泻、脱发、肌肉萎缩、抑郁、易激惹以及肢端、脸颊、会阴部皮疹。皮疹为水疱和脓疱，伴有鳞屑和红斑。偶有Wilson病患者在青霉胺治疗后出现锌缺乏。

锌缺乏的诊断标准通常为血清锌水平<12μmol/L（<70μg/dl）。避孕药可以导致轻度的血清锌水平下降，任何原因造成的低白蛋白血症可以导致低锌血症。在急性应激状态，锌可以从血清重新分布到组织间。锌缺乏症可以采用60mg元素锌治疗，每日口服2次。有研究报道葡萄糖酸锌片剂（觉醒状态下每2小时服用13mg元素锌）可以减少成年人感冒的症状和病程，但结论仍存在争议。

锌缺乏在很多发展中国家中比较普遍，且常与其他微量元素（特别是铁）缺乏同时存在。锌（20mg/d）可能是儿童腹泻和肺炎的有效的辅助治疗策略。

［毒性］　经口摄入的急性锌中毒会引起恶心、呕吐和发热。焊接过程中的锌烟雾同样可以引起中毒，导致发热，呼吸困难，流涎，出汗和头痛。慢性大剂量的锌中毒可以引起免疫功能下降，引发铜缺乏从而导致低色素性贫血。经鼻的锌制剂应避免使用，因其可导致

不可逆的鼻黏膜破坏和嗅觉丧失。

铜

铜是众多酶系统的整合部分，包括氨基氧化酶、铁氧化酶（血浆铜蓝蛋白）、细胞色素C氧化酶、超氧化物歧化酶和多巴胺羟化酶。铜也是铁蛋白的组成部分，作为一种转运蛋白，在肠上皮细胞吸收的过程中参与铁在上皮细胞基底侧的转运。诸如此类，铜参与铁代谢、黑色素合成、能量产生、神经递质合成和中枢神经功能；弹性蛋白和纤维蛋白的合成和交联；清除氧自由基。食物中的铜来源包括贝类、肝、坚果、豆类、麸糠和动物内脏。

［缺乏症］ 饮食相关的铜缺乏症相对少见，但可见于母乳喂养的早产儿和吸收不良的婴儿（表54-2）。铜缺乏性贫血可见于吸收不良疾病的患者和肾病综合征患者，以及Wilson病长期大剂量口服锌影响铜吸收的患者。Menke卷发综合征是一种X连锁铜代谢紊乱，表现为智力发育迟滞，低血铜以及循环血浆铜蓝蛋白降低。该病由于铜转运ATP7A基因突变引起。患病儿童通常在5岁以内，因夹层动脉瘤或心脏破裂死亡。血浆铜蓝蛋白缺乏症是一种罕见的常染色体隐性遗传病，表现为组织内铁过量、神经衰弱、小细胞贫血、低血清铁和铜水平。

铜缺乏的诊断通常是基于血清铜水平降低（<65μg/dl）和血浆铜蓝蛋白水平降低（<20mg/dl）。由于血浆铜蓝蛋白是一种急性期反应物，同时90%的循环铜与铜蓝蛋白相结合，故血清铜水平在怀孕或者应激状态下可能升高。

［毒性］ 铜中毒通常由事故引起（表54-2）。在严重的病例可以发生肾衰竭、肝衰竭，继而可能发生昏迷。在Wilson病患者，铜转运ATP7B基因突变导致铜在肝和脑中沉积，由于铜蓝蛋白减少可导致血铜水平下降。

硒

硒以硒代半胱氨酸的形式作为谷胱甘肽过氧化酶的组成部分，起到保护蛋白质、细胞膜、脂类和核糖核酸，防止其被氧化的作用。因此，硒被认为可作为某些癌症，例如前列腺癌的化学保护剂而被积极研究。硒代半胱氨酸也被发现存在于脱碘酶中，介导甲状腺素至三碘甲状腺原氨酸的脱碘反应。日常食物中富含硒的包括海产品、动物肌肉、谷类，但谷类中的硒含量取决于种植土壤中的浓度。在斯堪的纳维亚、中国和新西兰的部分地区，土壤中硒的含量较少。克山病是一种地方性心肌病，发生于中国部分地区的儿童和年轻妇女，其饮食中硒摄入量<20μg/d。碘和硒共同缺乏，可以加重呆小症的临床表现。长期摄入大量的硒可以导致硒中毒，表现为脱发、指甲变薄和脱失、呼气大蒜味、皮疹、肌病、易激以及其他神经系统异常。

铬

铬可加强葡萄糖耐量受损病人体内胰岛素的作用，其原理可能是增加胰岛素受体相关的信号转导，然而其在治疗2型糖尿病中的作用尚未被确定。另外在一些患者中发现铬可以改善血脂。铬补充剂能使肌肉健壮的作用未被证实。富含铬的食物包括酵母、肉、谷物制品。补充剂中的三价铬被认为基本是无毒的；但是六价铬，存在于不锈钢焊接的产物中，可以引起肺癌以及肝、肾、中枢神经系统的破坏。

镁

镁是细胞内主要的二价阳离子，是维持正常神经肌肉活动的基础。镁在细胞中是很多生化反应中的辅因子，包括酶、转运蛋白和核糖核酸。血清镁浓度通常为0.7～1mmol/L（1.7～2.4mg/dl或1.4～2mEq/L）。体内镁含量共约25g，一半存在于骨骼中。维生素D促进肠道吸收镁。正常饮食中摄入的镁140～360mg/d，大约100mg/d被吸收，与排泄量相当。

低镁血症通常由于丢失增加引起，其原因包括呕吐、腹泻或重吸收减少导致的肾排泄增加。低镁血症的患者可出现四肢抽搐、震颤、肌肉无力、共济失调、眼球震颤、眩晕、癫痫、淡漠、抑郁、易激惹、谵妄或精神错乱。心律失常亦常见。低钙血症和低钾血症也可同时出现。多数情况可以通过补充镁纠正。

高镁血症主要发生在肾衰竭或者大量服用含镁泻药时。其可表现为因血管舒张导致的升压药难以控制的低血压、恶心、嗜睡、乏力、肠梗阻、瞳孔扩大和心律失常（包括传导阻滞）。可以通过水化、透析来降低镁浓度。增加钙浓度可以暂时缓解部分症状。

氟、锰和超微量元素

氟在人体内的基本功能尚未阐明，但在维持牙齿和骨骼结构上有一定作用。成年人的氟中毒表现为牙釉质的色斑和凹陷，以及脆骨病（氟骨症）。

锰和钼缺乏在罕见的基因异常患者和少数长期接受全肠外营养的患者中有报道。几个锰特异性酶已经被鉴定出来（如锰超氧化物歧化酶）。锰缺乏可以导致骨骼脱矿质，生长迟缓，共济失调，糖类、脂代谢异常和抽搐。

超微量元素的定义是每日需要量<1mg的元素。多数的重要性尚未被阐明，但硒、铬、碘明显是重要的。钼是亚硫酸盐和黄嘌呤氧化所必需，钼缺乏可导致骨骼和脑损伤。

（徐 蕙 译 郭 涛 校）

第55章

Chapter 55

营养不良和营养的评估

Douglas C.Heimburger

营养不良既可由原发因素，也可由继发因素引起，原发因素是摄入量不足或摄入劣质食物，继发因素是指由于疾病导致了食物摄入量或营养需求量、代谢及吸收的改变。原发性营养不良主要在发展中国家和政治动荡、战争或饥荒的状况下发生。继发性营养不良，是工业化国家发生营养不良的主要形式，直到20世纪70年代早期，它才在很大程度上得到广泛认可。当时人们认识到，即使患者的食物供给充足，其也会出现营养不良，因为罹患可以改变营养的摄入量或代谢，特别是那些能引发急、慢性炎症的疾病。各种研究显示，在教学医院的普通内科和外科病房中，有1/3～1/2的患者受到蛋白质能量营养不良（protein-energy malnutrition，PEM）的影响。由于对营养状况可以影响患者预后的一致认同，故强调预防、发现和处理营养不良的重要性并不为过。

蛋白质能量营养不良

PEM的定义一直在不断变化。传统意义上讲，PEM有两个主要类型：消瘦和恶性营养不良。这两种类型的比较见表55-1。通常认为消瘦是膳食能量长期缺乏的最终结果，而恶性营养不良是低蛋白膳食的结果。虽然前者的概念基本正确，然而不断积累的证据表明，PEM综合征根据以下两个主要的特征来鉴别：即膳食摄入量和潜在的炎症过程。能量缺乏的饮食伴有轻微的炎症可引起体重的逐渐减轻，导致典型的消瘦。相反，因急性疾病如损伤或败血症和慢性疾病如癌症、心肺疾病以及HIV导致的炎症，即使在膳食摄入量相对充足的情况下，也可以消耗机体的非脂肪成分——瘦体重（lean body mass），并发展为恶性营养不良状态。炎症性疾病导致食欲减退和膳食摄入量下降的情况相当普

表55-1　消瘦/恶病质和恶性营养不良/蛋白质-热量营养不良的比较

	消瘦或恶病质	恶性营养不良或蛋白质-热量营养不良[1]
临床背景	↓能量摄入	↓应激状态下蛋白质摄入
发生进展时间	数月或数年	数周
临床特征	饥饿外表	营养良好外表
	体重<80%身高相对应的标准体重	头发易脱落[2]
	肱三头肌皮褶厚度<3mm	水肿
	中臂肌围 <15cm	
实验室检查	肌酐-身高指数 < 标准的60%	血清白蛋白<28g/L
		总铁结合力<2mg/L
		淋巴细胞<1500×10^6/L
		无变应性
临床病程	对短期应激的适度保护性反应度	感染
		伤口愈合不良、压疮、皮肤破裂
病死率	低除非与潜在疾病相关	高
诊断标准	肱三头肌皮褶厚度<3mm	血清白蛋白<28g/L
	中臂肌围<15 cm	至少符合以下1项：伤口愈合不良、压疮、皮肤破裂
		头发易脱落[2]
		水肿

（1）用于诊断恶性营养不良的检查结果必须为其他原因无法解释的；（2）通过用拇指和示指握住并稳稳地拔一下头顶部（非两侧面或后面）的一缕头发来进行测试。很容易并且无痛地拔下3根或更多根头发被认为是异常的头发易脱落

遍，两种情况常同时存在。

一个国际共识委员会提出了如下的修正定义。建议使用饥饿相关的营养不良来定义没有炎症过程的长期饥饿状态，慢性疾病相关的营养不良用于定义因慢性轻–中度的炎症导致的营养不良，急性疾病或损伤相关的营养不良用于定义因急性且严重的炎症导致的营养不良。然而，鉴于针对上述状况的鉴别诊断标准尚未详细阐述，本章只概述已广泛使用的，以及医学文献引用的标准。

消瘦或恶病质

消瘦是一种由饥饿造成的几乎全部现有身体脂肪储存严重消耗的状态。恶病质是一种由慢性系统性炎症造成的机体非脂肪成分——瘦体重（lean body mass）极大消耗的状态。在高收入国家造成的恶病质多为如癌症和慢性肺部疾病等长期而又进展缓慢的疾患，而消瘦多发生于神经性厌食的患者。由于患者的饥饿面容，使得这些病情相对容易发现。对其诊断主要依据因长期的热量摄入不足和（或）炎症造成的脂肪和肌肉消耗。皮褶厚度的变薄反映了脂肪储备的丢失；臂围减少并伴有颞肌和骨间肌的萎缩反映了全身各处蛋白的分解，包括重要脏器如心脏、肝和肾。

恶病质/消瘦的常规实验室检查改变相对较不显著。肌酐–身高指数（24h尿肌酐实际排泌值与基于身高的正常标准值的比值）的降低反映了肌肉组织的丢失。偶见血清白蛋白水平降低，但在普通病例一般高于28 g/L。尽管呈消瘦病容，但大多数患者的免疫功能、创伤修复和缓解短期应激的能力尚能相当好的维持。

单纯饥饿相关的营养不良是一种慢性的、对饥饿有较好适应的状态，而非急性疾病；对于此类营养不良，当尝试着逆转这逐渐加重的趋势时应谨慎处理。尽管营养支持是必要的，但是过度积极的营养补充可导致严重的甚至危及生命的代谢失衡，如低磷酸盐血症和心肺衰竭（再喂养综合征）。如果可能，口服或肠道营养支持为首选；应缓慢开始以保证代谢和肠道功能的再适应（见第56章）。

恶性营养不良或蛋白质–热量营养不良（protein–calorie malnutrition, PCM）

相比之下，发达国家出现的恶性营养不良或PCM主要与急性、危及生命的疾病如外伤和败血症相关。由这些疾病引起的生理性应激使得机体对蛋白质和能量的需求量增加，而此时患者的摄入量常常是有限的。一位急性应激的患者仅仅接受2周的5%葡萄糖的补充就是一个PCM的典型表现，此即为急性疾病或损伤相关的营养不良。尽管机制尚不完全清楚，饥饿状态下通常见到的蛋白质节约反应能被应激状态和糖类的输注所阻断。

在初期阶段，体格检查不易发现恶性营养不良/PCM。由于脂肪储备和肌肉质量最初不受影响，可误认为营养充足。支持恶性营养不良/PCM诊断的症状包括毛发易脱落，水肿、皮肤皲裂和伤口延迟愈合。主要的指征是血清蛋白水平的严重降低，如白蛋白（<28 g/L），转铁蛋白（<1.5 g/L）或铁结合力（<2 mg/L）。如出现淋巴细胞减少症（成年人和大龄儿童，<1500×10^6/L）和皮试抗原无反应（无变应性）通常提示细胞免疫功能抑制。

即使有积极的营养支持，成年人严重恶性营养不良/PCM的预后也不理想。手术创面经常裂开（无法愈合），压疮发生，肠内营养过程中可发生胃轻瘫和腹泻，由应激性溃疡引起的胃肠道出血概率增加，宿主防御能力削弱，尽管给予了抗生素治疗但由于暴发性感染造成的死亡也有可能发生。不同于消瘦的处理，积极的营养支持可以较快地恢复代谢平衡（见第56章）。也许是因为儿童严重营养不良只需较低程度的应激即可促发，所以尽管少有先兆，但仍是非常严重的病症。

低代谢状态和高代谢状态的生理特征

由外伤、感染或慢性炎症性疾病造成的高代谢状态患者的代谢特征和营养需求，不同于非应激性、由于长期饥饿造成的低代谢状态患者。虽然营养支持在这两种情况均很重要，但是对于正确合适的处置方法如果出现选择性误判，有可能导致严重的不良后果。

低代谢状态的患者常见于应激相对较弱，分解代谢为轻度，长期处于饥饿状态的个体，随时间的推移可发展为恶病质/消瘦。由外伤或感染应激导致的高代谢状态患者，其分解代谢过强（体重迅速下降），如果其营养需求无法得到满足和（或）疾病未能得到迅速缓解，则发展成PCM/恶性营养不良的风险非常高。这两种代谢失调可通过不同的代谢率、蛋白分解率（蛋白降解）和糖异生率进行鉴别诊断，总结见表55–2。这些差异通过促炎症细胞因子和逆调节激素介导：肿瘤坏死因子、白介素1和白介素6、C反应蛋白、儿茶酚胺（肾上腺素和去甲肾上腺素）、胰高血糖素以及皮质醇在低代谢状态的患者中相对减少，而在高代谢状态的患者中升高。虽然应激患者的胰岛素水平也会升高，但靶组织中的胰岛素抵抗阻碍了胰岛素介导的合成代谢效应。

代谢率

在饥饿和半饥饿状态，作为对能量限制的适应性反应，静息代谢率降到10%～30%，同时减缓了体重减轻率。相反，在生理性应激的情况下，静息代谢率增加并与受损程度成正比。静息代谢率在选择性手术后可

表55-2 低代谢状态和高代谢状态的生理特征

生理特征	低代谢状态，非应激的患者（消瘦）	高代谢状态，应激的患者（恶性营养不良风险[1]）
细胞因子、儿茶酚胺、胰高血糖素、皮质醇、胰岛素	↓	↑
代谢率、耗氧量	↓	↑
蛋白质水解、糖原异生	↓	↑
尿素生成，尿素排泄	↓	↑
脂肪分解代谢，脂肪酸利用	相对↑	绝对↑
对饥饿的适应	正常	异常

（1）这些是在发达国家观察到的处于应激状态、具有恶性营养不良风险患者的特征性改变，其在某些方面与在发展中国家观察到的原发性恶性营养不良患者的特征并不相同

升高10%，在骨折后升高20%～30%，严重感染如腹膜炎或革兰阴性菌败血症时升高30%～60%，重度烧伤后升高达110%之多。

如果能量摄入量不能保证代谢率的需求（能量需求量），在低代谢状态下体重出现缓慢下降，而在高代谢状态下体重则迅速减轻。体重减轻≤10%时，对机体造成的损害不大；但在急性疾病所致的高代谢状态患者，如体重减轻超过10%则可造成机体功能的迅速衰退。

蛋白质分解代谢

提供能量需求的内源性蛋白质降解（分解代谢）率，通常在能量消耗时会降低。经过10d的绝对饥饿后，一个无应激产生的个体丢失蛋白质12～18 g/d（相当于大约2oz肌肉组织或2～3g氮）。相反，在损伤和败血症发生时，蛋白质降解率随应激程度成比例地加快，在选择性外科手术蛋白质丢失达到30～60 g/d，感染可达60～90 g/d，严重败血症或骨骼创伤达100～130 g/d，重度烧伤或头部损伤>175 g/d。蛋白质降解的主要副产物尿素氮排出量成比例的增加反映了这些蛋白质的丢失。

糖异生

饥饿状态下，蛋白质分解代谢的主要目的是提供生糖氨基酸（特别是丙氨酸和谷丙氨酸），作为肝内源性葡萄糖生成（糖异生）的底物。在低代谢/饥饿状态，满足糖异生的蛋白质分解达到最小化，尤其是当脂肪酸生成的酮成为某些特定组织首选的底物时。在高代谢/应激状态下，糖异生急剧增加，并与损害的程度成正比，以增加葡萄糖的供应（修复时的主要能源）。葡萄糖是低氧组织（无氧糖酵解）、白细胞和新生的成纤维细胞唯一可以利用的能源。葡萄糖输注可部分补偿能量负平衡，但不能显著抑制分解代谢患者的高糖异生率。因此，需要充足的蛋白质供应来替代代谢反应中所需的氨基酸。

总之，低代谢状态的患者通过降低代谢率和使用脂肪作为主要燃料（而不是葡萄糖和它的前体氨基酸）来适应饥饿和维持体重。而高代谢状态的患者尽管也会利用脂肪作为燃料，但同时会迅速分解蛋白质以产生葡萄糖，导致肌肉和器官组织的损耗，并危及机体的重要功能。

微量营养素营养不良

导致PEM的疾病和营养摄入量减少通常会引起维生素和矿物质的缺乏（见第54章）。储存量少的营养物质（如水溶性维生素）可通过外分泌丢失而引起缺乏，比如腹泻流失体液和烧伤创面渗液中的锌，有可能比通常认为的更多。

维生素C，叶酸和锌的缺乏在患病人群中相当普遍。慢性疾病和（或）酒精中毒患者经常可见坏血病症状如下肢毛发的螺旋状卷曲。血浆维生素C水平检测可以明确诊断。即使在健康人群中，叶酸的摄入量和血液水平通常较理想状态低；故叶酸缺乏在疾病、酒精中毒、贫困或牙齿发育不良等情形下很常见。低血锌水平经常出现于吸收不良综合征的患者，如炎症性肠病。锌缺乏症通常表现为伤口愈合不良、压疮形成和免疫功能受损。维生素B_1缺乏是酒精中毒的常见并发症，但通过给予酒精滥用患者治疗剂量的维生素B_1可起到预防作用。

复合维生素制剂对血浆维生素C水平低的患者通常是有效的，但对于缺乏的患者补偿剂量应为250～500mg/d。一些口服复合维生素制剂中没有叶酸，缺乏的患者应补充剂量为1mg/d。由于大量外源性丢失造成锌缺乏的患者，有时需要口服220mg硫酸锌，1～3/d。为此，对于高危患者的微量营养素状况有必

要进行实验室评估。

低磷酸盐血症在住院患者中发生的频率相当高，通常是由于恶病质或酗酒患者接受静脉输注葡萄糖治疗时，磷酸盐向细胞内快速转移造成的。由此导致的不良临床结局众多，有的被统称为再喂养综合征，并可危及生命，如急性心、肺衰竭。

全球考量

众多发展中国家依然面临PEM（两种典型的形式：消瘦和恶性营养不良）发病率高的形势。困扰很多贫困国家的食品危机，使得膳食供应的充足和（或）膳食的质量得不到持续的保证，这样可导致地方性或周期性营养不良。威胁食品安全的因素包括农业生产中显著的季节变化（雨季–旱季交替循环）、周期性干旱、政治动荡或不公正待遇，以及疾病流行（特别是HIV/AIDS）。营养不良和疾病流行的同时共存可令后者情况进一步加剧，增加并发症和死亡的发生率，引发营养不良和疾病的恶性循环。

随着经济日益繁荣，发展中国家正经历着流行病学的转型，其中的一种被称之为营养转型。由于经济资源的改善使得膳食多样化的可能性加大，中等收入人群（如南亚、中国和拉丁美洲）已开始适应工业化国家的生活方式，表现为能量和脂肪消费增加，体力劳动水平下降。这样导致了肥胖、代谢综合征、糖尿病、心血管疾病和癌症患病率的升高，有时这些疾病也可以出现于持续性营养不良的人群。

微量营养素缺乏在世界上很多国家也依然普遍，其可以损害机体的功能状态和生产力，并使病死率上升。维生素A缺乏影响着大约20%的世界人口，它可以损害视力，增加感染所致的患病率和病死率，例如麻疹。在易感人群中推行社区维生素A补充项目，已经显著降低了麻疹的病死率。由于膳食多样性的匮乏，加之周期性失血和妊娠，轻到中度的铁缺乏在世界上近50%的人口中流行。全球大约35%的人口存在碘缺乏，并可引发甲状腺肿、甲状腺功能减退以及呆小病。在很多人群中锌缺乏呈现地方性流行，可以造成生长迟缓、性腺功能减退、皮肤病以及伤口难愈。

营养评估

由于疾病和营养之间的相互作用复杂，众多体格和实验室检查可以同时反映潜在的疾病和营养状况。因此对患者的营养评估需要综合考量病史、体格检查、人体测量和实验室检查。这样不仅有助于发现营养问题，还可以防止因孤立或单一的检查结果对营养状况做出误判的可能。比如，由潜在疾病造成的低白蛋白血症未必提示营养不良。

营养史

了解患者营养史的目的是为了鉴定出那些可能使其出现营养缺乏或过剩风险的潜在机制。这些机制包括摄入量不足、吸收障碍、利用降低、丢失增加以及对营养需求量的增加。

具有这些特征（列于表55–3中）的个体，很有可能存在发生营养缺乏的风险。

表55–3 高危患者

体重过轻（体重指数<18.5）和（或）近期体重减轻≥10%的常规体重
摄入量不足：厌食，躲避食物（如精神病状态）或禁食状态超过5d
长期持久的营养素丢失：吸收不良、肠瘘、脓肿或伤口引流、肾透析
高代谢状态：败血症、长期持久的发热、大面积创伤或烧伤
酗酒，使用具有拮抗营养素特性或具有分解代谢特性的药物：类固醇、抗代谢药物（如甲氨蝶呤）、免疫抑制药、抗肿瘤药物
贫困、隔离、高龄

体格检查

表55–4概括了提示维生素、矿物质和蛋白–能量缺乏和过剩的各种体格检查阳性体征或发现。大多数体格检查结果对于确定个体营养缺乏并不特异，一定要结合病史、人体测量和实验室检查结果综合判断。比如，上肢背侧毛囊角化症是相当普通和正常的表现。然而，对一个极少进食水果和蔬菜，并且经常吸烟（抗坏血酸需求量增加）的个体而言，如果毛囊角化症分布广泛，就提示维生素C缺乏可能。同样地，头发易脱落一般是化疗的后果，但对一个住院患者如果出现外科伤口愈合不佳以及低白蛋白血症，头发易脱落也提示PCM/恶性营养不良。

人体测量

人体测量的各种测量指标能提供有关身体肌肉质量和脂肪储备的信息。最实用和常用的测量指标是体重、身高、肱三头肌皮褶厚度（TSF）和中臂肌围（MAMC）。体重是跟踪随访急、慢性疾病患者最有用的营养参数之一。患病期间非目的性的体重下降经常可反映出瘦体重（肌肉和器官组织）的消耗，特别是如果体重减轻迅速，也并非利尿所致的情况下。由于其提示机体利用重要的蛋白质储备作为代谢燃料，因此该项指标可视为不好的征兆。有关正常体重、体重指数

表55-4　营养缺乏的阳性体征

临床发现	可能缺乏的营养物质[1]	可能过量的营养物质
毛发，指甲		
螺旋状头发和未发出的卷曲状头发	维生素C	
头发易脱落	蛋白质	
标志特征（头发横向性脱色）	蛋白质	
头发稀疏	蛋白质、生物素、锌	维生素A
指甲呈横向脊状隆起	蛋白质	
皮肤		
玻璃纸样外观	蛋白质	
破裂（鳞片状或碎石纹样皮肤病）	蛋白质	
毛囊角化过度	维生素A和维生素C	
瘀点瘀斑（特别是毛囊周围的）	维生素C	
紫癜	维生素C和维生素K	
太阳暴露区域的色素沉着和鳞屑	烟酸	
伤口愈合不佳，压疮	蛋白质、维生素C及锌	
鳞屑	维生素A，必需脂肪酸、生物素	维生素A
巩膜不受累的黄色色素沉着（良性）	锌（色素过度沉着）	胡萝卜素
眼睛		
夜盲	维生素A	
视盘水肿		维生素A
口周		
口角炎	维生素B_2和维生素B_6，叶酸	
唇干裂（干燥、破裂、嘴唇溃疡）	维生素B_2和维生素B_6，叶酸	
口腔		
舌乳头萎缩（光滑舌）	维生素B_2，烟酸、叶酸、维生素B_{12}，蛋白质、铁	
舌炎（牛肉舌）	维生素B_2，烟酸、维生素B_6	
味觉减退、嗅觉减退	锌	
牙龈肿胀、退缩、出血（如果牙齿存在）	维生素C	
骨骼、关节		
肋骨串珠、骨骺膨大、弓形腿	维生素D	
触痛、儿童骨膜下出血	维生素C	
神经病学		
虚构症、定向障碍	维生素B_1（科尔萨科夫精神病）	
嗜睡、昏睡、呕吐		维生素A
痴呆	烟酸、维生素B_{12}，叶酸	
头痛		维生素A
眼肌麻痹	维生素B_1，磷	
周围神经病（如无力、感觉异常、共济失调、足下垂和肌腱反射减弱，触觉、震动觉和位置觉变弱）	维生素B_1，维生素B_6，维生素B_{12}	维生素B_6
手足搐搦	钙、镁	
其他		
水肿	蛋白质，维生素B_1	
心力衰竭	维生素B_1（湿性脚气病），磷	
肝大	蛋白质	维生素A
腮腺肿大	蛋白质（也可考虑贪食症）	
突发性心力衰竭，死亡	维生素C	

（1）在此表蛋白质缺乏用来表示恶性营养不良/蛋白质-热量营养不良

（BMI：体重公斤数除以身高米数平方）参考标准的内容见第58章。BMI<18.5考虑为体重过轻，18.5~24.9为正常，25~29.9为超重，≥30为肥胖。

皮褶厚度的测量有助于估计身体的脂肪储备，因为大约50%的身体脂肪通常位于皮下区域。还可以利用皮褶厚度来区分脂肪含量和肌肉含量。TSF是一个总体上可以体现身体全部脂肪水平的便利的指标。厚度<3mm提示脂肪储备几乎完全消耗。MAMC可以用来估计骨骼肌含量，计算公式如下：

MAMC（cm）=上臂肌围（cm）－［0.314×TSF（cm）］

实验室检查

如果对结果的解释的给予轻微不同的处置，许多临床上常规运用的实验室检测就能够产生出与患者营养状况相关的有价值的信息。比如，异常的低血清白蛋白水平、总铁结合力和无变应性可以有各自不同的解释，但是将其一起同时考虑，就可能代表恶性营养不良。在临床上对于一个高代谢状态的急性疾病患者，如果存在水肿、头发易脱落及蛋白质摄入量不足，PCM/恶性营养不良的诊断就可明确了。用于评估营养状况的常用实验室检查见表55-5。该表还提供了提示，以避

表55-5 营养评估的实验室检查

检查项目（正常值）	营养评估使用	尽管存在营养不良但检测值可能正常的原因	导致检测值异常的其他原因
血清白蛋白（35~55 g/L）	28~35g/L：缺乏免疫抵抗力的蛋白质状态	脱水	**低**
	<28g/L：恶性营养不良可能	输注白蛋白，新鲜冷冻血浆或全血	常见原因
	水平升高反映正蛋白质平衡		感染和其他应激，特别是蛋白质摄入不足 烧伤、创伤 充血性心力衰竭 体液过多 严重肝疾病 不常见因素 肾病综合征 锌缺乏 小肠细菌淤积/过度生长
血清前白蛋白，即转甲状腺素蛋白（200~400mg/L；青春期前儿童偏低）	100~150mg/L:轻度蛋白质消耗	慢性肾衰竭	同血清白蛋白
	50~100mg/L:中度蛋白质消耗 <50mg/L:严重蛋白质消耗 水平升高反映正蛋白质平衡		
血清总铁结合力（TIBC）2.4~4.5 mg/L	<2mg/L：缺乏免疫抵抗力的蛋白质状态，恶性营养不良可能 水平升高反映正蛋白质平衡 较白蛋白更为不稳定	铁缺乏	**低** 同血清白蛋白 **高** 铁缺乏
凝血酶原时间12.0~15.5 s	延长：维生素K缺乏		**延长** 抗凝治疗（华法林） 严重肝疾病
血清肌酐53~141μmol/L（0.6~1.6 mg/dl）	<53μmol/L（0.6mg/dl）：长期能量缺乏造成的肌肉萎缩 反映肌肉质量		**高** 尽管肌肉萎缩： 肾衰竭 严重脱水

续表

检查项目(正常值)	营养评估使用	尽管存在营养不良但检测值可能正常的原因	导致检测值异常的其他原因
24h尿肌酐500～1200mg/d(身高性别标化的)	低值:长期能量缺乏造成的肌肉萎缩	收集>24h尿	**低**
		血清肌酐降低	尿液收集不完全 血清肌酐增加 神经肌肉萎缩
24h尿尿素氮(UUN)<5g/d(取决于蛋白质摄入水平)	确定分解代谢水平(只要蛋白质摄入量≥10g、低于蛋白质丢失的计算值或总量<20 g,但至少提供了100g糖类) 5～10 g/d =轻度分解代谢或正常喂养状态 10～15 g/d =中度分解代谢 >15 g/d =严重分解 评估蛋白质平衡 蛋白质平衡=蛋白质摄入量-蛋白质丢失,在此蛋白质丢失(蛋白质分解代谢率)=[24hUUN(g)+4]×6.25 对于烧伤和其他非尿源性大量氮丢失的患者,以及BUN水平波动的患者(如肾衰竭)需要进行调整		
血尿素氮(BUN)2.9～8.2 mmol/L(8～23 mg/dl)	<2.9mmol/L(8 mg/dl):蛋白质摄入不足		**低**
	4.3～8.2mmol/L(12～23 mg/dl):蛋白质摄入充足可能		严重肝疾病
	>8.2mmol/L(23 mg/dl):蛋白质摄入过多可能 如果血清肌酐正常,使用BUN 如果血清肌酐升高,使用BUN/肌酐比值(正常值范围本质上与BUN是相同的)		合成代谢状态 不适当抗利尿激素综合征 **高** 尽管蛋白质摄入量不足 肾衰竭(使用BUN/肌酐比值) 充血性心力衰竭 消化道出血

免将非营养性原因导致的异常检测结果归咎于与营养相关。

1.循环(内脏)蛋白的评估　血清蛋白水平常用于评估营养状况,包括白蛋白、总铁结合力(或转铁蛋白)、甲状腺素结合前白蛋白(或甲状腺素转运蛋白)以及视黄醇结合蛋白。由于它们的合成率和半衰期不同(血清白蛋白的半衰期为大约21d,然而前白蛋白和视黄醇结合蛋白的半衰期分别约为2d和12h),因此,其中的一些蛋白较其他蛋白能更快地反映营养状况的变化。然而,蛋白测定水平的快速波动也会使半衰期较短的蛋白的提示意义变得不甚可靠。

循环蛋白的水平受它们的合成分解代谢率、"第三间隙"(损失进入细胞间隙)以及某些情况下外部损失的影响。虽然充足的热量和蛋白质摄入是达到理想循环蛋白水平的必要条件,但血清蛋白水平通常并不反映蛋白质的摄入情况。例如,血清白蛋白或转铁蛋白水平的下降常伴发于显著的生理性应激(如感染或损伤所致),却未必提示营养不良或摄入不足。烧伤患者因高代谢状态和皮肤蛋白质丢失增加引起的低血清白蛋白水平也并不表明营养不良。然而,给予患者充足的营养支持以满足其热量和蛋白质的需求,对于当应激缓解后循环蛋白回归至正常水平至关重要。因此这些蛋白水平的降低自身不能定义为营养不良,但由于存在高代谢的应激状态,往往提示发生营养不良的风险增加。只要显著的生理性应激持续存在,即使给予积极的营养支持,血清蛋白水平仍会维持在低值。然而,如果潜在的疾病已经得到改善,而血清蛋白水平仍不上升,应对患者的蛋白质和热量需求重新评估以确保摄入充分。

2.*维生素和矿物质状况的评估* 由于体格检查的发现对维生素和矿物质缺乏通常是模棱两可或不具特异性，实验室检查的应用对于证实可疑的微量营养素缺乏是切实可行的。血中微量营养素水平的降低会较早发生于更严重的临床表现，还可提示药物–营养的相互作用。

估算能量和蛋白质需求量

每位患者的基础能量消耗（BEE，按每日千卡计算）可以依据身高、体重、年龄和性别使用哈里斯–贝内迪克特公式估算：

男性：BEE=66.47+13.75W+5.00H–6.76A

女性：BEE=655.10+9.56W+1.85H–4.68A

W是千克体重；H为厘米身高，A为以年计数年龄。通过上述公式计算后，用BEE乘以一个与疾病应激相符的因子来估算总的能量需求。乘以1.1～1.4得到一个高于基础能耗10%～40%的估算即为大多数患者的24h能量消耗。低值（1.1）适用于没有显著生理性应激证据的患者；高值（1.4）适合于有明显应激的患者，如败血症或创伤。以此结果作为喂养的24h能量目标。

当更为准确的能量消耗评估变得至关重要时，可在床旁进行间接热量测定。此项技术对于被认为是因败血症或创伤所致高代谢状态，而体重又无法准确获得的患者显得非常有用。由于患者的能量需求不应过量以避免产生过多的CO_2，间接热量测定对于脱离呼吸机困难的患者也很有用。由于哈里斯–贝内迪克特公式是依据粗略体重正常的成年人的测量结果推算出来的，因此，极端体重（如肥胖者）和（或）极端年龄的患者也是很好的适用人群。

由于尿素是蛋白质分解代谢的主要副产物，因此，每日排泄的尿素氮含量可以用来估算蛋白质的分解率，以及确定蛋白质的摄入量是否足以抵消蛋白质的分解。蛋白质总的消耗量和蛋白质平衡可以根据尿尿素氮（UUN）按照以下公式计算得出：

蛋白质分解率（g/d）=

［24h UUN（g）+4］× 6.25（g蛋白质/g氮）

多加到UUN上的4g是对经尿液（如肌酐和尿酸）、汗液、毛发、皮肤和大便丢失的不可测量氮的宽松估算。当蛋白质摄入量过低时（如少于大约20g/d），上述公式既提示患者的蛋白质需求量，也代表着分解代谢状态的严重程度（表55–5）。因为一些摄入的蛋白质（或输注的）可被分解代谢并转化为UUN，因此，更多的蛋白质摄入能使UUN升高。因此，在蛋白质摄入量较低时，此公式有助于估算需求量，而当蛋白质摄入量较高时，则有助于评估蛋白质平衡。

蛋白质平衡（g/d）=蛋白质摄入量–蛋白质分解率

（杨晓鸥 译 郭 涛 校）

第56章

Chapter 56

肠内肠外营养

Bruce R. Bistrian　David F. Driscoll

能够进行专业的营养支持（SNS）是医学治疗上的一项重大进步。通过肠内或肠外途径给予营养支持主要应用于以下两种情况：①在疾病或损伤的恢复期，给消化或吸收功能受损的患者提供足够的营养支持；②在炎症或损伤的全身反应阶段，或危重症继发感染时提供营养支持。SNS还用于短肠或永久性肠道功能受损的患者。此外，越来越多的老年患者由于营养摄入不足需要在看护中心或老年病房接受肠内营养。

肠内途径即通过置入胃肠道内的管路饲喂包含全部必需营养成分的液体配方制剂。肠外途径即通过外周静脉或中心静脉输注所有营养成分以满足机体所需。肠内营养的优势在于保留了胃肠道的消化、吸收和免疫屏障功能，通常作为首选的途径。柔顺的细管基本上取代了粗橡胶管，置入更容易，患者的接受度也更高。输液泵也改善了配方营养剂的饲喂方式。

肠内营养管可经鼻置入胃、十二指肠或空肠供短期使用，也可在内镜、放射线或外科手术的辅助下经腹壁置入至目标深度供长期使用。疾病的急性期，患者可能存在胃潴留或腹泻，从而对肠内营养耐受不良。肠外营养由于依赖静脉通路，感染的风险更高，更容易诱发高血糖。不过SNS的专业人员通常可以将这些风险降低至可控的范围。对于已经出现营养不良的术后患者，以及既往营养状态良好的创伤患者，SNS是经济有效的。SNS可以提高重症监护病房最危重患者的生存率。尽管大多数负责住院病人的医疗小组可以提供肠内营养（EN）支持，安全有效的肠外营养（PN）通常需要专业人员的支持。

医疗实践　**进行专业营养支持的必要条件**

专业营养支持的指征

虽然医院中至少有15%～20%的急症患者有严重营养不良的表现，但只有一小部分患者能从SNS中获益。对其他患者而言，消耗症状是疾病终末期难以避免的一部分，SNS无法改变疾病的进程。在决定进行SNS前，应预估一下预防蛋白质–热量营养不良（PCM）能在多大程度上加速患者康复、降低感染率、促进愈合或者缩短住院周期。对于老年或慢性病患者来说，完全康复几乎无可能，是否开始营养支持往往取决于SNS是否能延长生命或提高生活质量。是否进行SNS的决策流程见图56–1。

进行SNS的决策第一步是判断疾病过程中会导致哪些营养问题。疾病本身或治疗过程中是否会较长时间影响食物摄入或吸收？例如，一名营养良好的个体可以在出现全身炎症反应（SRI）时耐受饥饿大约7d。其次，需要判断患者的营养不良是否已经影响到重要的机体功能，如伤口愈合、免疫反应或通气功能（见第55章）。在过去的6个月内，体重被动下降超过10%或者体重/身高低于标准的90%，而且合并生理功能异常时，提示存在明显的PCM。体重下降超过平时的20%或者体重/身高低于标准的80%，提示有严重PCM。此外还要注意是否存在SRI，因为炎症、损伤和感染会加速肌肉消耗。SRI还会对营养过程产生病理生理影响，例如体液潴留和高血糖，以及营养支持过程中出现合成代谢的异常。

一旦发现患者出现营养不良或有营养不良的风险，下一步要判断SNS是否能改善疾病预后。许多慢性病终末期都会合并PCM，特别是那些癌症或神经系统疾病终末期的患者，营养支持可能既不能逆转PCM也无法提高生活质量。虽然提供食物和水是基础医疗服务的一部分，但不论是肠内还是肠外营养，通过导管饲喂的方式都有风险且可能带来不适感。因此，只有潜在的获益超过风险时，才应当考虑SNS，而且需要获得患者的知情同意。像其他生命支持措施一样，肠内或肠外营养一旦开始就很难终止。在不能判断最终结局时，最初给予营养支持无可厚非，但不能作为阻止营养支持撤退的理由。如果通过SNS预防或治疗PCM是合理的，就需要考虑营养需求和饲喂途径。途径的选择与肠道功能状态和医疗技术水平有关。

营养支持的周期与目前的营养状态评估结果、是否存在SRI及其严重程度、预期的疾病病程等因素有

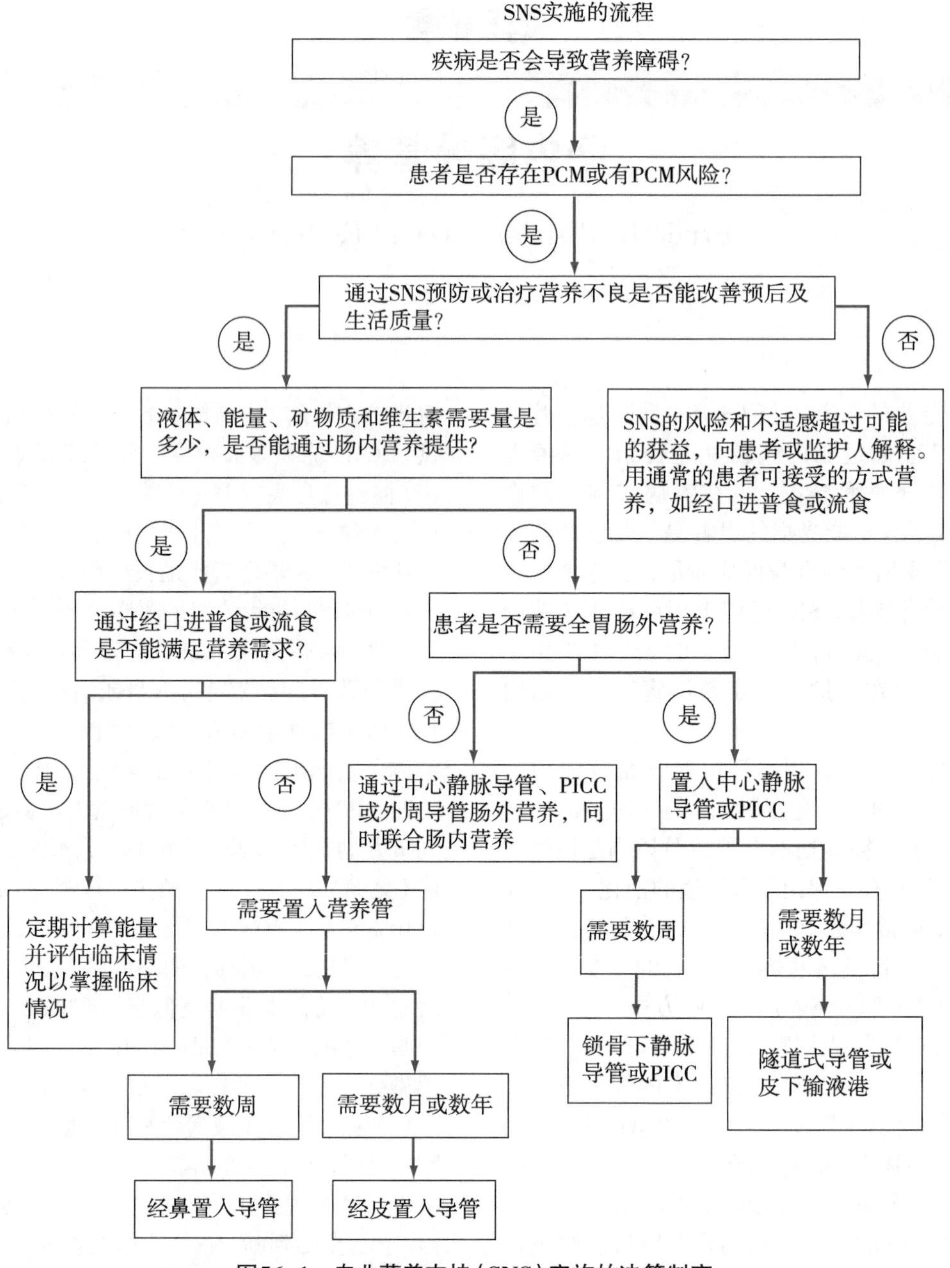

图56-1　专业营养支持（SNS）实施的决策制定

PICC.经外周中心静脉导管置入（调整改动自哈里森内科学原则部分章节，16e，by Lyn Howard,MD.）

关。根据典型的临床征象可判断是否存在SRI，例如白细胞增多、心动过速、呼吸过快、伴或不伴体温升高。尽管低蛋白血症的程度可以作为SRI严重程度的参考指标，但在SRI得到改善以前，即使饲喂量已经达到营养需求，单纯营养支持也可能无法将血清白蛋白水平纠正至正常。

根据SRI的程度不同可将其分为严重、中度或轻度。严重SRI包括败血症、需要ICU治疗的胰腺炎、损伤严重程度评分>20～25分或者急性生理及慢性病评分Ⅱ（APACHE Ⅱ）>25分的多发伤、格拉斯哥昏迷评分<8分的闭合性颅脑损伤、超过全身40%体表面积的大三度烧伤等炎症状态。中度SRI包括不那么严重的感染、损伤或诸如肺炎、大手术、急性肝肾损伤、溃疡性结肠炎活动或节段性小肠炎需要住院治疗等炎症状态。根据体重/身高、近期体重降低百分比以及体重指数，可将PCM分为严重、中度、轻度三类。体重指数与营养状态的相关性见表56-1。如果患者存在严重SRI，应该在接诊的最初几天内就开始早期营养支持，因为炎症状态可能在随后的1周导致无法正常自主进食。如果患者存在中度SRI，常见的情况如术后超过5d不能经口进食，在第5～7天给予足够的营养支持可使术前营养状态良好的患者获益。如果严重营养不良的患者准备接受择期大手术，术前5～7d就开始营养支持将使患者获益，但这往往很难实现。因此这类

表56-1 体重指数（BMI）与营养状态

BMI	营养状态
>30kg/m^2	肥胖
>25～30kg/m^2	超重
20～25kg/m^2	正常
<18.5kg/m^2	中度营养不良
<16kg/m^2	重度营养不良
<13kg/m^2	危及生命（男性）
<11kg/m^2	危及生命（女性）

来源：D Driscoll,B Bistrian.Parenteral and enteral nutrition in the intensive care unit//R Irwin,J Rippe(eds).Intensive Care Medicine. Philadelphia：Lippincott Williams & Wilkins,2003.

患者应该早期开始术后营养支持。此外，对于存在中度SRI及中度PCM的患者，在最初的几天就开始早期营养支持也会使其获益。

SNS在不同疾病状态下的疗效

有效性研究显示，接受胸腹联合手术的重度营养不良患者可从SNS治疗中获益。需要ICU治疗的危重病患者接受早期SNS，病死率和患病率可降低，这些重症包括大面积烧伤、大范围创伤、严重败血症、闭合性颅脑损伤和重症胰腺炎（CT扫描结果阳性且APACHE Ⅱ>10分）。危重病患起病或入ICU病房24h内就开始SNS，可以降低病死率近50%。因肾衰竭或肝衰竭出现氮质蓄积障碍的患者，出现PCM的概率超过50%，而且至少伴随中度SRI。SNS可改善感染、脑病、肝肾功能异常的患病率，还能缩短住院日。炎性肠病易导致PCM，克罗恩病更常见，而溃疡性结肠炎患者的发生率略低。门诊克罗恩病患者接受SNS治疗可改善营养状态及生活质量，还能降低复发率。肺病危重症患者接受SNS治疗可改善通气状态，在急性肺损伤患者的SNS配方中加入ω3脂肪酸还能改善气体交换和呼吸动力学，降低机械通气的需求。低体重的慢性阻塞性肺病患者，肺功能和活动耐量更差，病死率也更高。但尚无有力证据说明通过SNS补充能量可以改善营养状态或肺功能。癌症或HIV患者也常合并PCM，虽然随着高效抗病毒治疗的出现，HIV患者的情况有所改善，一旦上述疾病继发的SRI导致PCM，SNS治疗的疗效和获益十分有限。SNS治疗对于胃肠功能障碍导致的PCM是有效的。尽管尚无关于SNS治疗妊娠剧吐的随机试验，但目前的证据支持其可以改善妊娠结局。

专业营养支持的风险和获益

SNS的风险首先与患者情况相关，如意识状态、吞咽能力、饲喂途径、基础疾病等，还与医护人员的经验有关。避免SNS，在密切监护下经口进食液体食物，或用药物改善某些慢性病患者的食欲，是最安全和经济的治疗。有关能量计算或口服配方的选择等营养摄入监测的工作最好由营养学家完成。

厌食症、吞咽障碍或肠病患者往往需要肠内营养管饲。肠道及其相关消化器官所需营养的70%直接来自肠腔内的食物。某些含有精氨酸、谷氨酰胺、短链脂肪酸、长链ω3脂肪酸和核苷酸的特殊肠内营养配方在维持免疫功能方面有重要作用。肠内营养还能通过刺激内脏血流、内脏神经、IgA抗体释放以及调节肠道营养功能的激素分泌，从而维持肠道免疫屏障功能，对抗肠源性病原体。因此，即使PN能基本满足营养需要，也应该提供一些肠内营养。如果肠内营养能提供50%以上身体所需营养，那么经口或经导管肠内营养与肠外营养联合治疗可缩短转换至全肠内营养的周期。如果需要营养支持的时间不超过10d，在满足蛋白质和其他必需营养物质需求的前提下，只要提供约50%的能量就可获益。如果预期时间更长一些，则可提供75%～80%的能量，这样可提高胃肠道耐受性，加强血糖控制，避免液体过度输注，总体效果优于充分的营养支持。

过去认为，治疗严重胃肠道疾病的首要原则是给予肠外营养，让肠道充分休息。然而目前都认可，即使很少量的肠内营养也是有益的。推广肠内营养应用的方案包括入ICU病房24h内即开始营养支持；尽可能采取头高足低位；营养管置入至幽门后或选择鼻空肠管；应用促动力药物；更快地提高饲喂速度；提高对胃潴留的耐受性；护士主导的饲喂流程。单纯PN支持只在某些严重胃肠功能障碍时是必要的，例如长期的麻痹性或机械性肠梗阻，或重症出血性胰腺炎。对于危重症患者，在最初接诊24h内开始充分的PN比延迟的EN能更有效地降低病死率。ICU监护患者早期开始营养支持可降低死亡率近50%，但同时会增加感染风险近50%。大部分PN和EN相关的合并症发生率增高都与高血糖有关，强化胰岛素治疗可有效降低血糖。降糖的目标值究竟是<6.1mmol/L（110mg/dl）还是只要<8.3mmol/L（150mg/dl），还没有定论。接受充分营养的外科手术患者可能从更低水平的血糖控制中受益；而研究显示，并未充分营养支持的患者接受强化胰岛素治疗时，只要血糖低于10mmol/L（180mg/dl），就可以降低合并症发生率和病死率。

虽然早期PN相对昂贵，但目前往往比特殊的肠内营养配方要便宜。经过培训的人员在床旁就能以无菌技术经皮经锁骨下静脉或颈内静脉置入中心静脉导管，最终尖端在上腔静脉中。经外周置入的中心静脉导管（PICCs）也能被置入中心静脉内，但这项技术更适合非ICU患者。锁骨下静脉或颈内静脉置管的风险较高，容易发生气胸或严重的血管损伤，但患者的舒适度比较好，在除外导管相关感染时，可以很容易地通过导丝置换新导管，不用重新插入。鼻胃管在床旁就可以置入，但许多危重症患者都有胃排空障碍，增加了吸入性肺炎发生的风险。将置入管越过屈氏韧带进行空肠营养可以降低误吸发生的风险，但往往需要X线或内镜引导。即将接受剖腹手术或存在其他可能需要长期SNS指征的患者，术中置入空肠营养管将获益很大。虽然多数SNS在医院进行，但部分患者需要长期的支持，如果他们有安全的环境并且愿意自学如何护理这些管路，SNS也可以在家完成。表56-2总结了合并严重肠道病变的患者在家接受PN或EN治疗的预后。家庭PN通常整夜输注，以便日间有更多的自由。在判断家庭PN或EN是否有益时，还应判断患者预后生存期是否超过数月，以及治疗本身能否提高生活质量。随着外科技术和免疫抑制治疗的进步，一些需要终身接受家庭肠外营养的患者可以将肠道移植作为替代方案。尽管与家庭PN相比，肠道移植术后患者的生活质量更高，但即使在最顶尖的医学中心，其远期生存率依然相对要低。

特殊疾病的营养支持

本质而言，SNS是一种支持治疗，主要用于治疗或预防营养不良。在某些器官或系统功能障碍时，需要调整营养支持的方案。氮质蓄积功能障碍时，可能需要在短期内减少蛋白质摄入。不过肾病患者除了个别短期调整外，只要血尿素氮水平不超过35.7mmol/L（100mg/dl），就应保证蛋白质摄入不低于0.8g/kg甚至可达1.2g/kg。如果不能耐受，就需要考虑透析或其他肾替代治疗，以达到更好的营养目标。肝衰竭患者只要没有出现蛋白质不耐受所致的脑病，就应摄入1.2～1.4g/kg甚至1.5g/kg的目标剂量。如果出现蛋白质不耐受，可以考虑含有33%～50%支链氨基酸的配方，并达到1.2～1.4g/kg的目标剂量。有心脏病或其他心脏负荷较重的患者，往往需要限水限钠，满足全肠外营养（TPN）配方的体积在1000ml左右，每天钠摄入5～20mmol。对于有严重体重下降和消耗的重度慢性PCM患者，由于其尿钠排泄抑制和抗利尿状态，以及高胰岛素水平继发的胞内钾、镁、磷元素浓聚，TPN的剂量应逐渐增加。具体的TPN调整方案是：最初

表56-2 家庭肠内肠外营养（HPEN）患者预后的统计

诊断	人数	年龄（岁）	治疗生存率[1]（%）	1年的治疗状态[2]（%）			第一年康复情况[3]（%）			每患者-年的并发症发生率[4]	
				完全经口营养	继续接受HPEN	死亡	完全	部分	几乎没有	HPEN	非HPEN
家庭肠外营养											
克罗恩病	562	36	96	70	25	2	60	38	2	0.9	1.1
缺血性肠病	331	49	87	27	48	19	53	41	6	1.4	1.1
动力障碍	299	45	87	31	44	21	49	39	12	1.3	1.1
先天性肠道缺陷	172	5	94	42	47	9	63	27	11	2.1	1
妊娠剧吐	112	28	100	100	0	0	83	16	1	1.5	3.5
慢性胰腺炎	156	42	90	82	10	5	60	38	2	1.2	2.5
放射性肠炎	145	58	87	28	49	22	42	49	9	0.8	1.1
慢性粘连性肠梗阻	120	53	83	47	34	13	23	68	10	1.7	1.4
囊性纤维化	51	17	50	38	13	36	24	66	16	0.8	3.7
癌症	2122	44	20	26	8	63	29	57	14	1.1	3.3
AIDS	280	33	10	13	6	73	8	63	29	1.6	3.3
家庭肠内营养											
神经源性吞咽障碍	1134	65	55	19	25	48	5	24	71	0.3	0.9
癌症	1644	61	30	30	6	59	21	59	21	0.4	2.7

（1）治疗生存率通过生存表方法计算1年的数值。这有别于治疗状态下病死的百分比，因为后者的计算包括了所有已知终点的患者。实际观察到的与预期的病死比值等同于标准病死比率。（2）不包括那些再次返院治疗和在12个月内改变治疗方案的患者。（3）根据患者维持与年龄相符的活动的能力，将患者的康复情况分为完全，部分和几乎没有。（4）这里的并发症仅指那些导致患者再次住院的并发症

资料来源：来源于北美HPEN注册登记。调整改动自哈里森内科学原则部分章节，16e，by Lyn Howard,MD.

限制液体入量在1000ml，其中含有适量的糖类，相当于10%～20%的葡萄糖，同时还需要低钠、高钾、高镁、高磷，之后每天监测液体量和电解质情况。蛋白质摄入量也需要限制。

个体化方案的设计

液体需要量

每天机体需要从不同途径（静脉输液、经导管或经口）共摄取液体30ml/kg体重，此外还要补充额外丢失的部分，例如渗透性利尿、鼻胃管引流、伤口渗出、腹泻或经造口丢失。电解质或矿物质丢失量可大概估计或计算出来，也需要相应补充（表56–3）。液体负荷过量的患者限制液体入量可能是必要的，如果排尿是唯一的出量，那么每天液体入量可限制在1200ml。如果存在严重的液体负荷过量，可考虑通过中心静脉输注1L的TPN，其中含有7%的氨基酸晶体（70g）和21%的葡萄糖（210g），即使不补充蛋白质，这些氮源和糖也能满足机体所需。

急症患者接受PN或EN时，往往会因为机体为了适应危重病情对激素分泌进行调整（如抗利尿激素、醛固酮、胰岛素或皮质醇分泌增加），从而出现液体潴留和血糖升高。不论是否接受SNS治疗，危重症患者体重增加都是液体潴留的结果。因为即使有营养支持，在疾病的急性期也很难出现机体的有效合成。去除过量的液体比较困难，因此限制液体入量，保持出入平衡，是更有效的策略。

能量需要量

机体的总能量消耗等于静息状态的能量消耗、活动时的能量消耗和进食过程中的热效应（见第55章）之和。静息状态的能量消耗（占总量的2/3）包括卧床休息时维持基础代谢所需的能量。活动时的能量消耗占总量的1/4～1/3，而进食中的热效应约占总量的10%。对于营养良好的健康个体而言，总能量消耗为30～35kcal/kg。尽管危重症会增加静息状态的能量消耗，只有既往营养良好的个体才会有最强烈的全身炎症反应，如严重多发伤、烧伤、闭合性颅脑损伤或败血症时，总能量消耗可达40～45kcal/kg。慢性病患者由于组织丢失，基础能量消耗减少，相应的活动时能量消耗也减少，总能量消耗20～25kcal/kg。这部分患者中95%以上只需要<30kcal/kg的能量，就能满足机体所需。在危重症起病的最初10d，SNS只要提供机体所需能量的50%就能有等效作用，因此，在SNS早期计算能量消耗并非必需。但如果危重症患者病程超过数周，或针对重度营养不良患者估算的能量消耗数值不可靠，以及部分患者难以脱机时，有必要实际测量能量消耗值，并争取通过SNS提供测量值1.2倍的能量。

SRI时糖异生增加，外周葡萄糖利用度降低，可继发胰岛素抵抗，患者容易出现高血糖。接受SNS治疗的患者由于外源性糖类的给予使得其血糖升高更为明显。给SNS治疗中的危重症患者输注胰岛素以纠正血糖水平，能够降低合并症发生率和病死率。轻中度营养不良患者的合理营养目标是，通过支持治疗促进蛋白质合成并维持代谢平衡。低热量营养方案是，每天提供约1000kcal能量和70g蛋白质，最多不超过10d，这一方案液体入量少，血糖控制也更容易。如果代谢情况许可，SNS的第2周可以将能量供给增加至20～25kcal/kg，蛋白质摄入1.5g/kg。多发伤、闭合性颅脑损伤和严重烧伤的患者通常能量消耗更多，但没有证据表明超过30kcal/kg的能量支持有更多获益，相反还会增加高血糖的风险。

通常来说，葡萄糖是机体主要的能量来源，通过肠外途径给予的葡萄糖和氨基酸主要用于满足静息状态的能量消耗。此时，在肠外营养配方中添加脂肪是有益的。因为过多肠外来源的葡萄糖会刺激肝从头合成脂肪，而这是一个无能量效率的过程。肠外脂肪乳和肠内营养配方中的脂肪主要成分是来自大豆油的长链

表56–3　消化道液体容量及相应的电解质含量[1]

	L/d	Na	K	Cl	HCO_3^-	H
经口摄入	2～3					
消化道分泌						
唾液	1～2	15	30	15	50	—
胃液	1.5～2	50～70	5～15	90～120	0	70～100
胆汁	0.5～1.5	120～150	5～15	80～120	30～50	—
胰液	0.5～1	100～140	10	70～100	60～110	—
小肠液	1～2	80～140	10～20	80～120	20～40	—

（1）单位均为mmol/L

来源：调整改动自哈里森内科学原则部分章节，16e，by Lyn Howard,MD.

多不饱和三酰甘油。这些植物油乳剂可以提供必需脂肪酸。肠内营养配方中的脂肪供能比例为3%~50%，而肠外脂肪乳是独立包装，浓度分为10%、20%和30%几种，可以单独输注，也可以由药厂制成全合一的包装或含有葡萄糖、氨基酸、脂质、电解质、维生素和矿物质的全营养成分混合液。虽然只需要提供相当于机体能量需求3%的肠外脂肪乳就能满足必需脂肪酸的需要量，而在含有糖类、脂肪和蛋白质的全合一混合物中，所占比例为2%~3%的脂肪提供了20%~30%的能量，但主要是为了确保维持乳液的稳定性。如果分开输注，肠外脂肪应以不超过0.11g/（kg·h）的速度输注，或每12小时约100g，即10%的脂肪乳1L或20%的脂肪乳500ml。

中链三酰甘油是包含6个，8个，10个或12个碳原子的饱和脂肪酸，因其易于吸收，多种肠内营养配方中都有其存在。鱼油中含有ω3多不饱和脂肪酸，它可以改善免疫功能、减轻炎症反应。

肠外营养配方中的糖类以水合葡萄糖的形式提供，相当于3.4kcal/g。在称作单体膳食的肠内营养配方中，葡萄糖是糖类的来源。这些膳食以氨基酸形式提供蛋白，脂肪以最小剂量（3%）提供，以满足机体所需的必需脂肪酸。单体膳食用于肠道功能严重受损的患者，目的是便于营养的吸收。和免疫增强膳食一样，这些配方也很昂贵。在聚合体膳食中，糖类通常来源于不太影响渗透压的多聚糖，蛋白质则是大豆蛋白或酪蛋白，脂肪含量为25%~50%。小肠长度正常的患者能很好的耐受这些配方，有些甚至可以口服。

蛋白质或氨基酸需要量

虽然膳食中蛋白质的推荐含量是0.8g/（kg·d），营养不良患者最多可以补充到1.5g/kg。处于严重分解代谢状态下的患者，加强补充才能尽可能减少蛋白质丢失。针对需要SNS的急症患者，推荐至少补充1g/kg，如果液体负荷、肝肾功能许可，最多可补充量为1.5g/kg。标准肠外肠内营养配方中提供优质蛋白，在满足氮元素需求的同时也满足八种必需氨基酸的需求。肾衰或肝衰患者存在蛋白质不耐受，应考虑改良氨基酸的配方。富含支链氨基酸的配方可以改善肝衰竭患者的预后。特定情况下，补充精氨酸和谷氨酰胺也能使患者获益。

蛋白质（氮质）平衡提供了一种评估PN或EN有效性的方法。具体计算方法为蛋白质摄入量除以6.25（因为蛋白质含氮量约为16%），再减去24h尿中尿素氮（UUN）与4g之和，后者代表其他途径氮的丢失。在危重症患者中，每天2~4g的轻度负氮平衡很常见，正如恢复期患者常见轻度的正氮平衡。每克氮大约相当于30g组织丢失。

矿物质及维生素需要量

表56-4，表56-5和表56-6总结了肠外电解质、维生素和微量元素的需要量。当患者的胃液或肠液可能因鼻胃减压管、肠瘘、腹泻或外科造口丢失时，应相应调节电解质需要量。上述情况下还可能导致额外的钙、镁和锌丢失。两性霉素会导致尿量过多或钾丢失，顺铂或肾衰竭时会导致锌丢失，上述情况下也需要调整电解质的量以维持钠、钾、镁、磷和酸碱平衡。肠外营养可以提供每日所需的维生素和部分微量元素，同时给予适量的肠内营养配方剂可以满足微量元素所需。

肠外营养

输液技术和患者监护

经外周静脉肠外营养受渗透压和液体容量的限制。当溶液中的氨基酸含量超过3%，葡萄糖含量超过5%（290kcal/L），外周静脉就无法耐受了。肠外输注脂肪乳（20%）可以增加能量释放。提供60g蛋白质摄入以及1680kcal总能量时，至少需要2.5L肠外营养液。此外，因钙盐和磷酸盐溶解度降低所导致合并症和死亡发生的风险，在这种低渗低糖的溶液中显得最为突出。经外周静脉进行肠外营养可以作为经口营养的一种补充，但不适合危重患者。补充小剂量1000U/L的肝素以及与肠外脂肪乳同时输注以降低渗透压，这样的经外周静脉肠外营养可能会使患者获益，但仍然会受到液体容量的限制。PICC可短期用于输注含有高糖的

表56-4 通常情况下肠外营养中电解质的每日需要量

电解质	建议日用量（RDA）的肠外等效量	日常摄入
钠		1~2mmol/kg+补充损失，但可以少至5~40mmol/d
钾		40~100mmol/d+补充额外损失
氯		根据酸碱平衡决定所需量，但通常与醋酸盐的比例为2∶1到1∶1
醋酸盐		根据酸碱平衡决定所需量
钙	5mmol	5~10mmol/d
镁	5mmol	4~8mmol/d
磷	30mmol	20~40mmol

表56-5　成年人肠外营养中多种维生素需要量

维生素	近期修正值
维生素A	3300U
维生素B_1	6mg
维生素B_2	3.6mg
烟酸	40mg
叶酸	600μg
泛酸	15mg
维生素B_6	6mg
维生素B_{12}	5μg
生物素	60μg
维生素C	200mg
维生素D	200U
维生素E	10U
维生素K(1)	150μg

（1）另一个可获得的产品不含维生素K。对于没有接受口服抗凝治疗的患者，如果使用该产品，建议按每周2～4mg的量补充维生素K

表56-6　成年人肠外营养中微量金属元素需要量(1)

微量元素	摄入
锌	2.5～4mg/d，每排出1L粪便或回肠造口液需额外补充10～15mg/d
铜	0.5～1.5mg/d，胆道梗阻时可能有潴留
镁	0.1～0.3mg/d，胆道梗阻时可能有潴留
铬	10～15μg/d
硒	20～100μg/d，长期PN时需补充，短期TPN时可选
钼	20～120μg/d，长期PN时需补充，短期PN时可选
碘	75～150μg/d，长期PN时需补充，短期PN时可选

（1）按推荐剂量的，包含前4种、前5种以及所有7种微量元素的商业产品均可获得。

PN.肠外营养；TPN.全肠外营养

肠外溶液，同时避免经大的中心静脉置管可能出现的并发症，溶液中葡萄糖含量为20%～25%、氨基酸含量为4%～7%。不过PICC导管的流量可能受到姿势的影响，在可疑感染时也不能通过导丝原位置换。因此，经中心静脉置入的导管更适合危重病患者。锁骨下静脉入路对患者的影响最小，护理也容易。颈内静脉入路发生气胸的风险较小。因为导管感染风险较高，不建议选择股静脉入路。长期家庭营养的患者选择隧道式导管或置入静脉港可以降低感染风险，患者接受度也更高。不过隧道式导管需要在手术室置入。

导管的材料包括硅胶、聚氨酯或聚氯乙烯。硅胶导管血栓发生率低，最适于隧道式导管。聚氨酯最适于临时导管。应由导管护理经验丰富的护士定期更换局部干纱敷料，避免感染。氯己定溶液比乙醇或复方碘剂效率更高。表56-7总结了接受肠外营养的患者必要的监测指标。

并发症

1.机械性　由经过训练且经验丰富的专业人员以无菌技术置入中心静脉导管，可以降低常见重大并发症的发生率，如气胸、误入动脉或动脉损伤。导管尖端应通过放射线检查确认位于上腔静脉内，并远离颈内与锁骨下静脉汇合处，而且没有贴壁。导管相关的血栓可能起源于穿刺静脉处，由此延伸并包住导管。和SRI类似，导管感染也容易继发血栓。在置入临时导管的住院患者每天的肠外营养配方中加入6000U肝素，可以降低形成纤维素鞘和发生导管感染的风险。形成血栓的临时导管需要拔除，而且根据临床情况进行抗凝治疗。如果是不易更换的永久导管形成血栓，也没有其他理想的静脉入路能够替代，可以考虑溶栓治疗。用永久导管

表56-7　接受肠外营养患者的监测

项目	频率
每天临床信息监测	
对健康状况的总体感觉	
起床、行走或抗阻力运动时的体力	
体温、血压、脉搏和呼吸频率等生命体征	
容量平衡：每周至少测几次体重，入量（肠外和肠内）及出量（尿、粪便、胃引、伤口、造口）	
提供肠外营养的设备：管路、泵、过滤器、导管、敷料	
营养配方的成分	
每天实验室检验监测	
指血血糖	每天检测3次直至稳定
血糖、血钠、血钾、血氯、碳酸氢根、尿素	每天检测直至稳定且完全改善，之后每周检测2次
血清肌酐、白蛋白、磷酸根、钙、镁、血红蛋白/血细胞比容、白细胞	基线检测，之后每周检测2次
国际标准化比值	基线检测，之后每周检测
微量营养元素检测	必要时

来源：调整改动自哈里森内科学原则部分章节，16e，by Lyn Howard,MD.

进行家庭肠外营养的患者，接受1mg/d的低剂量华法林治疗，可以降低血栓风险，但如果患者反复出现导管相关血栓，就需要充分抗凝治疗。近期美国食品药品监管局要求肠外营养的每日多种维生素配方中加入150μg维生素K，这可能会影响低剂量华法林的疗效。对于正在接受华法林治疗的患者，也可提供"无维生素K"版的肠外营养。导管可出现机械性梗阻，也可能因导管尖端的纤维素帽或管腔内的脂肪、矿物质或药物而阻塞。可用低剂量纤维蛋白激酶处理纤维素，留置70%的乙醇处理脂肪，用0.1N的盐酸处理矿物质沉积，药物所致的阻塞则根据其pH选择0.1N的盐酸或0.1N的氢氧化钠处理。

2.代谢性 PN的最常见不良反应是液体负荷过量和高血糖（表56-8）。高渗葡萄糖比食物更容易刺激胰岛素分泌。因为胰岛素是一种有抗尿钠排泄和抗利尿作用的激素，高胰岛素血症可导致钠水潴留。在患者没有经消化道丢失体液或肾功能不全时，每天液体入量超过2000ml就可能发生液体潴留。密切监测体重、液体入量及出量，可预防液体潴留发生。患者没有明显的肾功能不全时，尿钠含量一般不超过10mmol/L。限制肠外营养中钠的含量不超过40mmol/d，以及同时以葡萄糖和脂肪提供能量，这些措施会降低总钠量和总糖量，都有助于减轻液体潴留。高胰岛素水平还会加快钾、镁和磷向胞内转运，因此，如果重度营养不良患者PN溶液中的葡萄糖含量增加过快，就会导致危险的再喂养综合征。一般情况下，最初PN中的葡萄糖含量最好不超过200g/d，这样患者更容易耐受。PN配方还可以规律加入胰岛素以便控制血糖，当葡萄糖含量提高时，胰岛素含量也相应增加。一般来说，胰岛素依赖的糖尿病患者接受20~25kcal/kg的TPN时，需要的胰岛素剂量约为常规家庭剂量的2倍，这很大程度上是源于肠外供应葡萄糖，而且TPN的容器损耗了一部分胰岛素。粗略的估计，TPN所需胰岛素与总热量之比和完全肠内喂养方式类似，而且胰岛素可以被添加在TPN配方中。每6小时测血糖，再根据结果给予规律的皮下胰岛素，能改善血糖控制情况。24h需要量的2/3可通过第2天的长期医嘱提供，必要时再予胰岛素皮下注射。当血糖控制理想时，可以提高TPN浓度，胰岛素剂量根据葡萄糖和氨基酸供能情况按比例调整。上述为一般原则，可酌情调整。如果高血糖对临床影响较大，也可以根据标准方案单独输注胰岛素，通过胰岛素强化治疗达到控制血糖的目的。一旦控制理想，这部分胰岛素可加入PN配方中。即使降低配方中氨基酸的浓度，危重症患者也容易因肾小管功能障碍出现代谢性酸中

表56-8 选择性代谢紊乱及纠正方法

紊乱类型	原因	使用PN纠正的方法
低钠血症	体液总量增多或体钠总量减少	减少自由水量或增加钠含量
高钠血症	通常由于输注过量的等渗或高渗液后利尿治疗导致自由水被清除；也可能出现在体钠总量正常但脱水的情况下	增加自由水含量使得体液正平衡，同时保持钠氯平衡
低钾血症	摄入过少	加强支持
	利尿过度；小管功能障碍	加强支持
	镁缺乏	增加PN中的镁含量
	代谢性碱中毒	纠正碱中毒
	高胰岛素血症	持续PN，增加钾含量
高钾血症	输注过量	减少营养剂量
	代谢性酸中毒	评估酸中毒的原因，在PN中加入醋酸盐并减少钾含量
	肾损害	评估患者情况，酌情调整PN
低钙血症	继发于过量补充磷酸盐	增加钙含量
	危重病的结果	增加钙含量
	严重营养不良	补充含钙营养
高钙血症	补充过量或病理性（如癌症或甲状旁腺功能亢进）	减少补钙或清除钙
低镁血症	由于应用利尿药、酗酒、吸收不良或营养不良导致对镁的需求增加	补充镁
低磷血症	由于营养不良或饮酒，磷的摄入相对不足	补充磷
	钙的摄入增加	补充营养
高磷血症	补充过量或肾功能恶化	减少补磷
氮质血症	氨基酸输注过量或肾功能恶化	减少氨基酸剂量，但如果长期蛋白质补充量低于1g/kg，应考虑肾脏替代治疗

PN.肠外营养

毒。在PN配方中加入醋酸钠和醋酸钾可改善前述情况。由于碳酸盐在TPN配方中不稳定，因此不适于上述情况。鼻胃管引流会导致高氯性碱中毒，调节氯平衡可以改善这一情况。偶尔使用盐酸可以加快这一过程，或者因为利尿治疗限制了氯化钠的使用。无脂肪的TPN配方中每天最多可加入100mmol/L盐酸或总量不超过150mmol的盐酸。

3.感染　置管后的最初72h很少发生中心静脉导管感染。这一时期的发热通常源于其他部位感染或其他病因。在输注PN过程中出现发热，要检查穿刺部位，如果局部清洁，应该利用导丝置换导管，并留取导管血和导管尖的培养。多数情况下，培养结果阴性，则新置入的导管可继续使用。如果培养结果阳性，但是诸如表皮葡萄球菌这种非致病菌，则应再次置换导管并重复培养，或者根据临床情况决定是否在新的部位置入导管。如果培养出有致病性的细菌，或诸如白念珠菌这类真菌，最好在新的部位置入导管。虽然应根据临床具体情况决定是否抗生素治疗，但如果接受PN的患者血培养结果为白念珠菌，应积极治疗，因为治疗失败的后果比较严重。

规定导管只用于TPN，不能用于抽血或输注静脉药物，可以减少导管感染的发生。中心静脉导管感染是一种严重并发症，病死率达12%~25%。肠外营养相关的中心静脉导管感染的发生率应不超过3/1000导管日。家庭TPN导管感染可不拔除导管，而是通过导管给药治疗，尤其当病原体是表皮葡萄菌时，用纤维蛋白激酶冲洗导管，清除其内部的生物膜和纤维素鞘，可以增加根除细菌的概率。在全身用药的同时，局部用高浓度抗生素冲洗，不论是否添加肝素，都能加强疗效。无论是临时还是永久TPN导管，只要出现败血症合并低血压，就应该拔除。

肠内营养

导管置入及患者监测

表56-9列出了肠内营养管的种类、插入方法、临床适应证和可能的并发症。表56-10列出了不同的肠内营养配方。接受EN的患者也面临和PN相同的代谢紊乱风险，因此，应以同样的方式监测。EN虽然可能导致相似的问题，但程度不同，因为EN对胰岛素的刺激作用只有PN的一半。肠内营养配方中电解质的含量是固定的，钠含量适中，钾含量略高。EN时的酸碱失衡也不严重。可在配方中加入醋酸盐治疗慢性代谢性酸中毒。氯化钙可用于治疗轻度代谢性碱中毒。在肠内营养配方中加入药物或其他物质容易阻塞管路（例如氯化钙会与酪蛋白成分的配方相互作用，形成不溶解的酪蛋白酸钙），还可能减弱某些药物的疗效（例如苯妥英）。由

表56-9　肠内营养管

类型/置入方式	临床应用	可能的并发症
鼻胃管		
体外分别测量鼻孔、耳朵及胸骨剑突间距；用导丝或浸泡冰水增加导管硬度；通过注气及听诊或X线确认导管位置	临床短期（数周）应用或在相对长的时期内间断置入；按次管饲较为简单，连续泵入耐受性更好	误吸；鼻黏膜或食管溃疡，导致狭窄
鼻十二指肠管		
体外分别测量鼻孔、耳朵、髂前上棘间距；用导丝增加导管硬度，并在X线透视或内镜引导下通过幽门	胃排空障碍或可疑的近端瘘时短期临床应用；需要持续泵入	自发回缩至胃腔（通过回抽物性状及pH>6确定位置）；腹泻较常见，含有纤维素的配方可能有效
胃管		
通过内镜、放射线引导或外科手术经皮置入；通路建立后，在胃腔侧放置“固定钮”	可长期临床应用，如吞咽障碍，或者小肠吸收障碍需要持续滴注营养液	误吸；管路出口处刺激症状；腹膜瘘；球囊移位并阻塞幽门
空肠管		
通过内镜或放射线引导经皮经幽门置入，或者通过内镜或外科手术直接置入空肠	胃排空障碍时长期应用；需要持续泵入；通过内镜直接置入（PEJ）患者的接受度最高	管路阻塞或脱出；大口径导管可能导致空肠瘘；营养液倾入导致腹泻；外科手术缝合固定导致的肠道激惹
胃空肠联合管		
通过内镜、放射线或外科手术经皮置入；胃端可持续或间断抽吸胃内容物；空肠端用于肠内营养	用于胃排空障碍且误吸风险高者，或急性胰腺炎患者，或有近端瘘者	小口径空肠管易阻塞

注意：所有细管径的营养管均有堵塞的风险，特别是用于碾碎的药物。对于长期肠内营养的患者，一旦通路建立后，可以对胃造口管和空肠造口管进行更换。PEJ：经皮内镜空肠造口术

来源：调整改动自哈里森内科学原则部分章节，16e，by Lyn Howard,MD.

表56-10 肠内营养配方

组成特点	临床适应证
标准肠内营养配方	
完整的饮食成分(+)[(1)] ①能量密度1kcal/ml；②蛋白质提供14%的能量，如酪蛋白、大豆、乳清蛋白；③糖类提供60%的能量，如水解玉米淀粉、麦芽糊精、蔗糖；④脂肪提供30%的能量，如玉米油、豆油或红花油；⑤总能量>1500kcal/d；⑥并包括所有矿物质及维生素；⑦渗透压(mosmol/kg)约300	适用于大多数需要管饲的患者；某些可经口摄入
改良的肠内营养配方	
1.能量密度1.5~2kcal/ml(+)	限制液体入量的患者
2.①高蛋白 20%~25%的能量由蛋白提供(+)	危重患者
②水解蛋白或短肽(+)	吸收功能障碍
③增加精氨酸、谷氨酰胺、核苷酸、ω3脂肪酸(+++)	增强免疫的膳食配方
④增加支链氨基酸，减少芳香族氨基酸(+++)	肝衰竭患者且不能耐受0.8g/kg蛋白质的配方
⑤优质低蛋白	肾衰竭患者危重时短期应用
3.①低脂肪并部分用中链脂肪酸替代(+)	脂肪吸收不良
②脂肪供能超过40%(++)	接受标准配方的呼吸衰竭患者合并CO_2潴留，效果有限
③增加单不饱和脂肪酸的比例(++)	改善糖尿病患者血糖指数的控制情况
④增加ω3亚油酸含量，减少ω6亚油酸含量(+++)	改善ARDS患者通气
4.由大豆多聚糖提供膳食纤维(+)	通便

(1)价格：(+)，价格适中；(++)，价格较高；(+++)，价格昂贵

来源：调整改动自哈里森内科学原则部分章节，16e，by Lyn Howard,MD.

ARDS.急性呼吸窘迫综合征；ω3或ω6.在碳3(鱼油)或碳6(植物油)出现第1个双键的多不饱和脂肪

于小管径的导管容易移位，需要定期抽吸并检测胃肠液的pH(<4提示在胃内，>6提示在空肠内)，以确定管路位置。

并发症

1.误吸 胃排空功能差且吞咽和咳嗽功能障碍的患者误吸风险高，特别是那些机械通气的患者。经气管吸痰会诱发咳嗽和胃液反流，但气管插管或气管切开处的气囊很少能起到避免误吸的保护性作用。预防措施包括，将床头抬高30°，依据护士主导的规则流程改进配方，肠内与肠外营养相结合，营养管置入屈氏韧带以下的水平。除非有恶心、呕吐或腹胀等其他胃肠道不耐受的表现，胃内潴留物<300ml就可以继续管饲营养液。胃内持续泵入营养液会提高患者的接受度，而空肠营养时则必须泵入。小肠营养时，潴留物无法估计，但需要关注有无腹痛、腹胀。

2.腹泻 肠内营养容易引发腹泻，特别是疾病或药物影响肠道功能时，例如接受广谱抗生素的患者。在配方中加入膳食纤维并持续滴注，或者加入抑制腹泻的成分，可能会改善腹泻症状。不过，在加入抑制腹泻的成分前，需要除外管饲患者的一种常见腹泻病因，即难辨梭菌感染。H_2受体阻滞药也会减少结肠液的产生。肠内营养相关腹泻并不意味着，除水分和电解质之外的其他营养成分也吸收不良。除了病情较重或短肠者，上段小肠都可以较好地吸收氨基酸和葡萄糖。因为肠内营养成分对于肠黏膜有滋养作用，即使腹泻较重，需要肠外营养支持，也应该坚持肠内营养。

3.全球情况 美国唯一的肠外脂肪乳剂是由大豆油合成的，有数据显示，在某些情况下其中的部分脂肪酸可能有免疫抑制的作用。欧洲和日本则有许多其他种类的脂肪乳剂可供选择，包括只有鱼油的制品；混合了鱼油、橄榄油和(或)大豆油的中链三酰甘油和长链三酰甘油；大豆油的中链三酰甘油和长链三酰甘油混合物；橄榄油和大豆油的长链三酰甘油混合物，更有益于调节代谢和肝及免疫功能。欧洲还有含有谷氨酰胺的二肽的TPN配方，有助于调节免疫功能、预防感染。

(冯云路 译 郭 涛 校)

第十一部分　肥胖与进食疾病

第57章

Chapter 57

肥胖的生物学

Jeffrey S.Flier　Eleftheria Maratos-Flier

在食物不能够连续供给的世界里，必备的生存能力是将剩余能量储存起来以备不时之需。广泛分布于脂肪组织中的脂肪细胞已逐步适应将剩余能量有效的以三酰甘油的形式储存起来，并且在需要时以游离脂肪酸的形式释放出来用于他处。这一生理功能由内分泌系统和中枢神经系统通路进行调节，保证人体能够忍受饥饿长达数月之久。然而，当营养过剩、久坐不动的生活方式以及受到遗传因素影响时，这个系统就会增加脂肪能量储存，对机体产生不良反应。

［定义及测量］　肥胖是一种脂肪组织过多的状态。尽管其经常被认为与体重增加等同，但事实并非绝对如此，瘦但是肌肉发达的个体按照公式计算的标准可能是超重，但并没有脂肪的增加。在人群中体重呈连续性分布，所选取具有医学意义的数值界定瘦和肥胖在某种程度上是人为设定的。因此应该通过评估与并发症或病死率的关系，从而合理高效地给出肥胖的定义。

尽管无法直接测量脂肪含量，目前最常采用计算体重指数（BMI）来评估肥胖，BMI=体重/身高^2（kg/m^2），见图57-1。其他评估肥胖的定量方法包括人体测量（皮褶厚度）、密度测量（水中称重）、CT及MRI和电阻抗。从大都市生活表的数据来看，对于男性和女性，综合所有身高和体形，BMI的中点为19～26；相近BMI的女性比男性拥有更多体脂。基于大量并发症的资料数据显示，男性和女性中BMI=30通常被选作为肥胖的阈值。大规模流行病学调查显示，当BMI≥25时，代谢疾病、肿瘤和心血管疾病的发病率均开始上升（尽管上升速度较慢），提示肥胖界值的设定应该更低。大多数权威人士把BMI25～30定义为超重（而非肥胖）。BMI在25～30时是非常有医学意义的，有必要早期开始治疗干预，尤其是对于那些患有高血压、糖尿病等肥胖危险因素的患者。脂肪组织在人体不同解剖部位的分布对肥胖并发症的发生有很大的不良影响。腹腔内以及腹部皮下脂肪比臀部和下肢的皮下脂肪更有意义。临床上可以通过测量腰臀比轻松的显示上述区别，定义腰臀比女性>0.9，男性>1.0为异常。许多肥胖症的重要并发症如胰岛素抵抗、糖尿病、高血压、高脂血症和女性的高雄激素血症与腹腔内脂肪和（或）上半身脂肪过多呈显著相关，而非全身性肥胖（见第60章）。这种关联的具体机制尚不明确，但是可能与腹腔内脂肪细胞较其他部位脂肪具有更好的脂解活性有关。释放出的游离脂肪酸进入门脉循环会对机体的代谢造成不良反应，尤其是肝。由内脏脂肪细胞分泌的脂肪因子和细胞因子是否在肥胖的全身性并发症方面起到了额外的作用是当前的研究热点。

［流行病学］　美国的全国健康和营养检查调查（NHANES）的数据显示，成年人的肥胖（BMI>30）发病率由14.5%（1976—1980）增加至33.9%（2007—2008）。2007—2008年，多达68%的年龄≥20岁的美国成年人超重（BMI>25）。极度肥胖（BMI≥40）的发病率也增加至5.7%。有明确医学意义的肥胖发病率的增高也引起了高度的关注。肥胖在女性、穷人、黑种人和西班牙人中更常见，其在儿童中的发病率也在以令人不安的速率增长。

［能量平衡的生理调控］　大量证据提示，体重是由内分泌系统和中枢神经系统通过影响效应器的能量摄入和消耗来调控的。这个复杂的调控体系是机体非常必需的，因为即使是在能量摄入与消耗之间很小的不平衡也会最终在体重上产生很大的影响。例如，持续30年0.3%的正向不平衡可以引起体重增加9kg（20 lb）。这种对于能量的精细调节无法通过简单的计算运动相关的热量消耗来监测。体重调控或失调依赖于复杂的神经、体液信号之间的相互作用。通过强制性过度进食或食物剥夺来引起稳定体重的改变的做法会导致机体通过生理改变来抵抗这种扰乱：随着体重下降，食欲会增加，能量消耗下降；随着过度进食，食欲会下降，能量消耗增加。然而，后一种代偿机制通常是失败的，当食物丰富并且体力活动受限时就会发生肥胖。在这些适应性的反应中最主要的一个调节因子是脂肪细胞源性激素-瘦素，它可以在大脑回路中（主要在下丘脑）发挥作用从而影响食欲、能量消耗和神经内分泌功能（见后文详述）。

食欲受许多因素影响，并由大脑（最重要的是下丘脑）整合（图57-2）。影响下丘脑中枢的信号包括

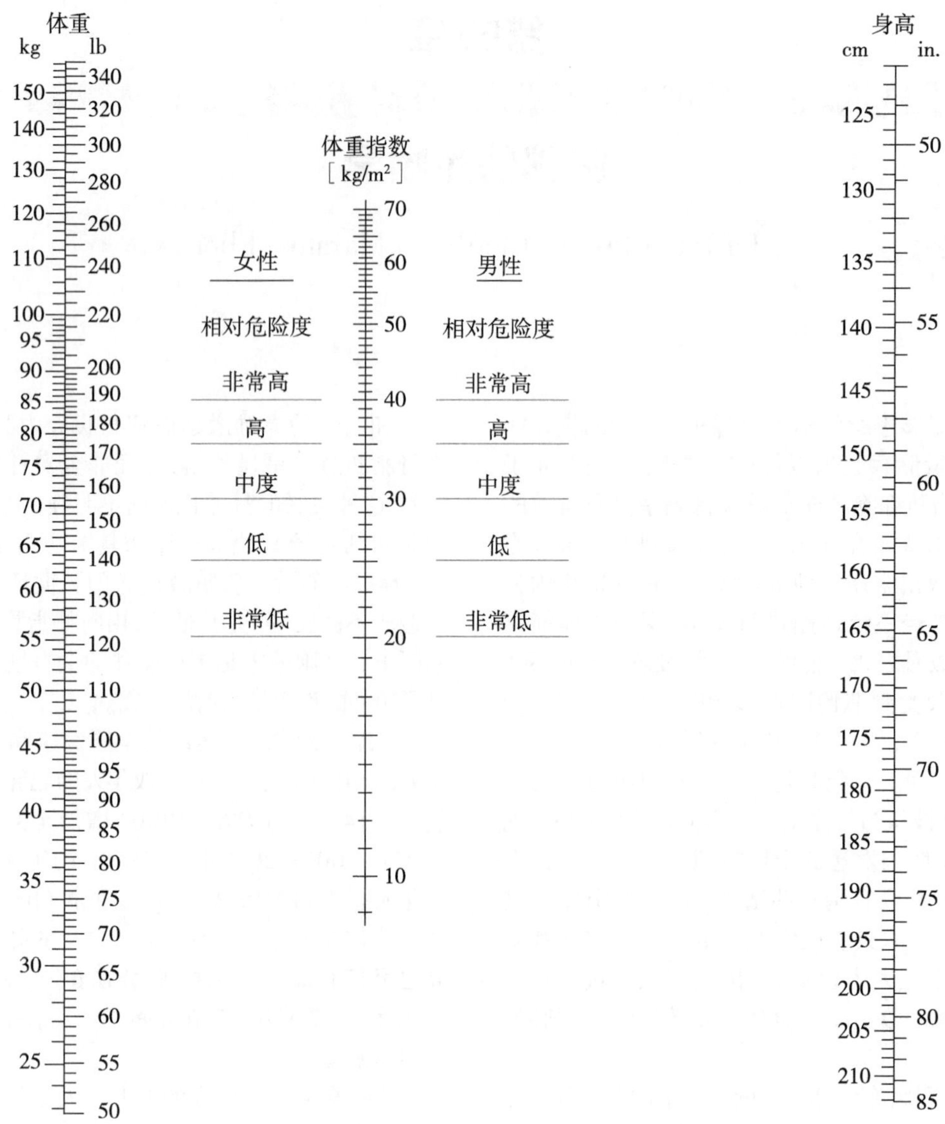

图57-1　计算体重指数的图表

该图表的使用方法是用尺子或其他直边的物品将位于左边用千克或镑表示的体重（不含衣物）和位于右边用厘米或英尺表示的身高（不含鞋）连线。体重指数便可以从中间的刻度表上读出（版权1979, George A.Bray, MD；已授权）

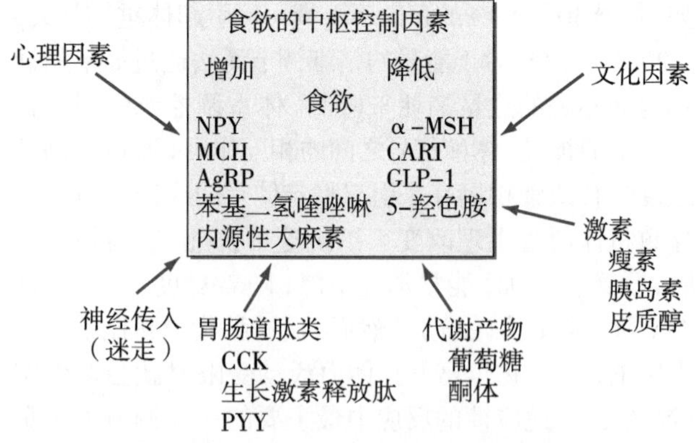

图57-2　通过神经中枢回路调控食欲的因素

以上列出一些增加或降低食欲的因素。NPY.神经肽Y；MCH.黑色素聚集激素；AgRP.刺鼠相关肽；α-MSH.α-黑色素细胞刺激素；CART.可卡因和苯丙胺相关转录物；GLP-1.胰高血糖素相关肽-1；CCK.胆囊收缩素

传入神经，激素和代谢产物。迷走神经的传入尤为重要，它可以传入内脏的信息，例如胃肠道扩张。激素信号包括瘦素、胰岛素、皮质醇以及胃肠肽。在胃肠肽中有一种是胃饥饿素，是由胃产生来刺激进食的；YY肽（PYY）和胆囊收缩素由小肠产生，并通过直接作用于下丘脑调控中枢或通过迷走神经向大脑传递信号。代谢物包括葡萄糖，它可以影响食欲，如低血糖反应导致饥饿感；然而，通常情况下葡萄糖并不是主要的食欲调节因素。这些种类繁多的激素、代谢产物、神经信号通过影响不同的下丘脑肽类物质[如，神经肽Y（NPY），刺豚鼠相关肽（AgRP），α-黑色素细胞刺激素（α-MSH），黑色素聚集激素（MCH）]的表达和释放而发挥作用，并与5-羟色胺类、儿茶酚胺类、内源性大麻素类、阿片类信号通路结合（见后文讨论）。心理和文化因素在食欲的最终表现中也起到了一定作用。除了

罕见的遗传综合征存在瘦素及其受体和黑皮质素体系以外，处在复杂的食欲调控网中能影响普通肥胖的特定缺陷尚不明确。

能量消耗包括以下组分：①静息或基础代谢率；②代谢和储存食物的能量消耗；③运动的热效应；④适应性生热作用，因长期的能量摄入不同而发生相应变化（随着摄入增加，产热会增加）。基础代谢消耗占每日70%的能量消耗，主动的运动消耗占5%～10%的能量消耗。如此，每日能量消耗的重要组分是固定的。

大鼠的遗传模型提示某些特定基因突变（如脂肪组织中胰岛素受体的靶向缺失）对抵抗肥胖起到保护作用，主要是通过增加能量消耗实现的。适应性生热作用发生于棕色脂肪组织（BAT），它在很多哺乳动物的能量代谢中都起到了重要作用。与白色脂肪组织不同，前者是以脂类的形式储存能量，其将储存的能量加以利用来产热。棕色脂肪组织中的线粒体解偶联蛋白（UCP-1）在氧化呼吸链中消耗氢离子梯度，并以热能的形式释放。棕色脂肪组织的代谢活性增强是通过刺激交感神经支配的脂肪组织中的瘦素加以实现的。在啮齿类动物中，棕色脂肪组织缺乏会引起肥胖和糖尿病；以一种特殊的肾上腺素能激动药（β_3受体激动药）刺激棕色脂肪组织可以对抗糖尿病和肥胖的发生。棕色脂肪组织存在于人类（尤其是新生儿）中，尽管它的生理学作用尚不明确，但在许多成年人中应用PET扫描研究功能性的棕色脂肪组织的功能在肥胖病因和治疗学领域引起了广泛的关注。

［脂肪细胞和脂肪组织］　脂肪组织是由储存脂质的脂肪细胞和基质/血管组成，基质/血管中定居着前脂肪细胞和巨噬细胞。脂肪组织增多一方面表现为脂质沉积使脂肪细胞扩大，另一方面表现为脂肪细胞数量的增加。肥胖患者的脂肪组织以较多的巨噬细胞浸润为特征。间叶细胞样的前脂肪细胞演化为脂肪细胞的过程是一系列的包括转录因子的级联反应调控步骤。其中一个关键的转录因子是过氧化物酶增殖物激活受体γ（PPARγ），其可以通过结合胰岛素敏感的噻唑烷二酮类药物用于治疗2型糖尿病。

脂肪细胞不仅仅是储存脂质的仓库，也是一种内分泌细胞，受调控后可释放大量的分子（图57-3）。这些分子包括调节能量平衡的激素瘦素，细胞因子如肿瘤坏死因子（TNF）-α和白介素（IL）-6，补体成分如D因子（也称降脂素）；血栓前因子如纤维蛋白酶原激活物抑制剂I，以及一种调节血压的组分血管紧张素。脂联素是一种含量丰富的脂肪衍生蛋白，在肥胖患者中水平降低，能增加胰岛素的敏感性和脂质氧化，并且有血管保护作用。而在肥胖患者中的抵抗素和视网膜连接蛋白4（RBP4）水平增加，它们会导致胰岛素抵抗。这

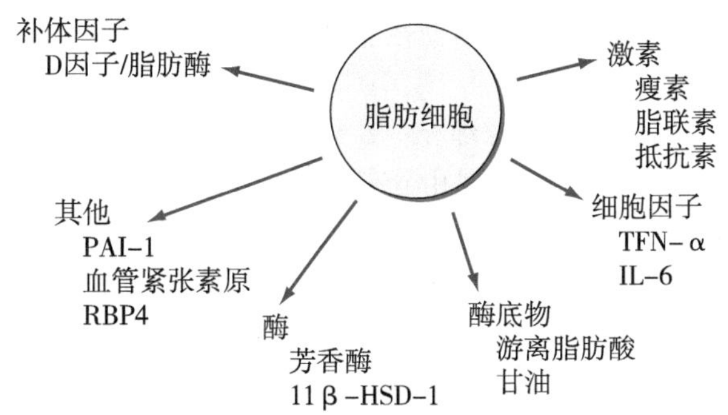

图57-3　脂肪细胞释放的因子

PAI.纤维蛋白酶原激活物抑制药；TNF.肿瘤坏死因子；RBP4.视网膜连接蛋白4

些因子以及一些尚未确定的因子在脂质稳态、胰岛素敏感性、血压控制、凝血和血管健康的生理学方面都发挥了作用，很有可能参与肥胖的病理生理机制。

［肥胖的病因学］　尽管调控能量平衡的分子通路已经逐渐明确，但肥胖的原因尚不清楚。某种角度上讲，这反映出肥胖是多种紊乱造成的。一方面看，肥胖的病理生理学似乎很简单：相较于能量消耗水平而言长期过度的能量摄入。然而，由于调节能量摄入、储存和消耗的神经内分泌和代谢系统十分复杂，在人类中定量表示所有相关参数（如食物摄入和能量消耗）是一件非常困难的事情。

1.基因与环境的作用　肥胖通常见于一个家族，体重与身高的遗传性类似。然而，遗传通常不符合孟德尔法则，环境和基因的影响是很难区分的。就肥胖而言，子女与他们的亲生父母更相似而不是养父母，这提供了有力的证据说明基因遗传的影响。同样，同卵双胞胎无论在一起或是分开都有着相似的BMI，并且这种相似性远比异卵双生者强。遗传因素似乎与能量摄入及消耗均有关联。

在肥胖发生中，不论基因的角色是怎样的，很明确的是环境因素起到了非常重要的作用。强有力的证据就是即使在最具肥胖倾向的个体中，饥饿也能阻止肥胖。此外，近些年在美国人群中肥胖率的快速增长也很难以用基因谱的改变解释。毫无疑问，基因在特定的饮食和营养中影响肥胖的易感性。社会文化因素也很重要——这与饮食的丰富程度和膳食结构有关，并且与个体的运动水平有关。在发达国家，贫穷的女性中肥胖更为常见，而在发展中国家，富有的女性中肥胖更为常见。在儿童中，肥胖在某种程度上与看电视的时间相关。尽管膳食结构对肥胖的影响存在争议，但相较于富含简单、可以被快速吸收的糖类而言，富含脂肪的饮食似乎更促进肥胖的发生。

其他的环境因素也可能增加了肥胖的发病率。流行病学和实验室的数据均提示睡眠剥夺可以增加肥胖。动物实验显示改变胃肠道微生物可改变能量平

衡，并且肥胖病毒感染在肥胖中的作用也受到了广泛关注。

2.特殊的遗传综合征　许多年来，在啮齿类动物中，肥胖都被认为是由分布在基因组中许多显著的基因突变导致的。大多数单基因突变可引起食欲过盛和能量消耗减少，提示这两个能量稳态因素的生理学联系。发现遗传性肥胖大鼠（ob/ob）存在ob基因突变是该领域的重大突破。Ob/ob大鼠会发展为严重的肥胖，胰岛素抵抗，摄食过盛以及高效的新陈代谢（如与瘦小的同类摄入相同的能量会变肥胖）。Ob基因的产物是瘦素，它的命名起源于希腊语词根leptos，意为瘦小的。瘦素是由脂肪细胞分泌，主要通过下丘脑发挥作用。瘦素的水平可成为反映脂质能量储存的指数（图57–4）。高水平瘦素会减少食物摄入，增加能量消耗。另一种抵抗瘦素的基因突变大鼠，db/db，存在瘦素受体的基因突变，也会发展为相似的综合征。Ob基因存在于人类中，并在脂肪中表达。已经报道的几个病态的早发肥胖的家系存在编码瘦素或瘦素受体基因突变导致无法被激活，有助于理解人类中瘦素通路的生物学意义。在这些遗传性肥胖个体中，肥胖发生于出生后不久并且非常严重，伴发神经内分泌异常。其中最为显著的是低促性腺性功能减退症，在瘦素缺乏的个体可以通过瘦素替代来逆转。在大鼠模型中可以见到甲状腺功能减退和生长发育迟缓，但是在瘦素缺乏的人类中其发生率尚不清楚。目前，没有证据说明在普通肥胖患者中瘦素或瘦素受体基因突变扮演突出的角色。

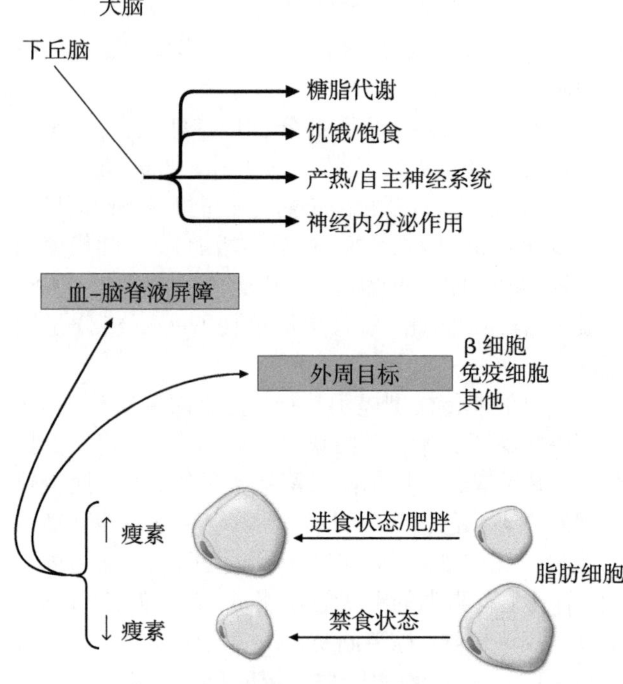

图57–4　由瘦素调控的生理体系

通过下丘脑升高或降低瘦素水平从而影响食欲、能量消耗、神经内分泌功能、并通过外周的位点影响免疫系统等

尚有其他几种基因突变可以引起人类的严重肥胖（表57–1）；每一种综合征都是罕见的。编码阿黑皮素（POMC）的基因突变会造成α–黑色素细胞刺激素（α–MSH）（下丘脑分泌的抑制食欲的重要神经肽）无法合成，而引起严重的肥胖。POMC的缺乏也可以导致促肾上腺皮质激素（ACTH）降低而引起继发性肾上腺功能不全，而患者缺乏α–MSH会出现肤色苍白、红头发。转化酶原1（PC–1）突变也可以引起肥胖，多认为是由于阻止前肽POMC合成α–MSH。α–MSH与4型黑皮质素受体结合（MC4R），后者是抑制进食的重要的下丘脑受体。这个受体的杂合子功能缺失性突变可引起约5%的严重肥胖。以上这5种遗传缺陷构建了一条信号通路，即瘦素（通过刺激POMC和增加α–MSH）限制摄食和体重（图57–5）。通过基因组学相关研究以期明确引起普通人群肥胖的基因位点的研究结果到目前为止仍是令人失望的。虽然已经发现了十余个复制位点

表57–1　在人类和大鼠中的肥胖基因

基因	基因产物	肥胖机制	在人类中	在啮齿类动物中
Lep（ob）	瘦素，一种脂肪衍生激素	突变后阻止瘦素传递饱腹感信号；大脑感知饥饿	是	是
Lep（db）	瘦素受体	同上	是	是
POMC	前促黑素，几种激素和神经肽的前体	突变后阻止α–黑素细胞刺激激素（MSH）的合成，一种饱腹感信号	是	是
MC4R	MSH的4型受体	突变后阻止从MSH接收饱腹感信号	是	是
AgRP	刺鼠相关肽，在下丘脑表达的一种神经肽	通过MC4R过表达抑制信号	否	是
PC–1	转化酶原1，一种加工酶	突变后阻止神经肽合成，可能是MSH	是	否
Fat	羧肽酶E，一种加工酶	同上	否	是
Tub	Tub，一种功能未知的下丘脑蛋白	下丘脑功能失调	否	是
TrkB	TrKB，一种神经营养蛋白受体	由于非特异性下丘脑缺陷引起摄食过盛	是	是

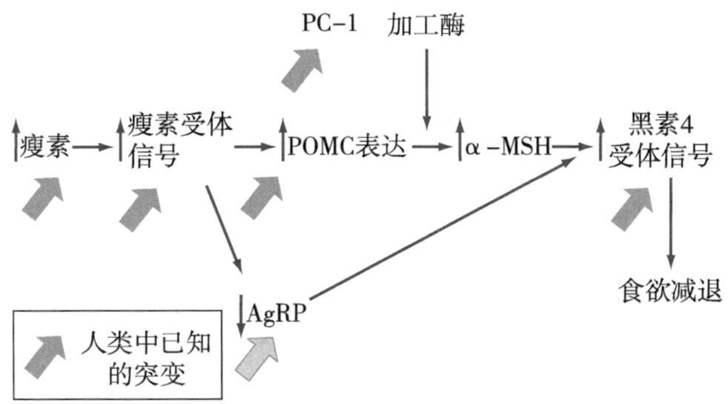

图57-5　通过瘦素调节食欲和体重的中央通路

瘦素信号通过下丘脑的前促黑素（POMC）神经元增加α-黑色素细胞刺激素（α-MSH）的产物，这需要加工酶PC-1（转化酶原1）的参与。α-MSH作为黑皮质素受体的激动剂抑制食欲，而神经肽AgRP（刺豚鼠相关肽）则是该受体的拮抗药。引起人类肥胖的突变在图中以绿色箭头显示

与肥胖相关，但它们只能解释不超过3%的个体间BMI的差异。其中复制最多的基因是FTO，它的功能尚不清楚，但是同其他新近研究的候选基因一样，它也在大脑中表达。鉴于肥胖的遗传可能性估计有40%~70%，可能更多的基因位点有待明确。

除了这些人类肥胖基因，在啮齿类动物的研究中还发现了一些作为调控人类肥胖或瘦小的下丘脑递质的分子。Tub基因编码功能未知的下丘脑相关肽；该基因突变会引起迟发肥胖。Fat基因编码羧肽酶E，它是一种肽类加工酶，该基因突变可以通过扰乱一种或多种神经肽产物的合成而引发肥胖。AgRP与NPY在弓状核神经元共表达。AgRP在MC4R处拮抗α-MSH的作用，它的过表达会导致肥胖。相反，MCH（其作用是增加摄食）缺陷的大鼠是消瘦的。

许多具有明确遗传特性的综合征与肥胖相关（表57-2）。尽管目前一些特殊的基因尚未明确，但是通过对它们的认识将会提高我们对于人类普通肥胖的理解。Prader-Willi综合征是一种多基因神经发育异常，患者肥胖、身材矮小、智力发育迟滞、低促性腺性功能减退症、肌张力减退、短手短足、鱼形嘴和摄食过盛并存。大多数患者有15q11~13区染色体缺失，信号蛋白Necdin的表达减少可能是造成下丘脑神经元发育缺陷的原因。Bardet-Biedl综合征（BBS）是一种以肥胖、神经发育迟缓、色素性视网膜炎、糖尿病、肾及心脏畸形、多指和低促性腺性功能减退症等多种异常为特征的遗传综合征。至少已经发现了12个疾病相关基因位点，大多数编码的蛋白参与构成2种多蛋白复合物，后者参与纤毛运动功能和细胞内的微管运输。最新的证据表明基因突变后可能扰乱下丘脑神经元中瘦素受体异常，造成瘦素抵抗。

3.其他与肥胖相关的特定综合征

（1）库欣综合征：尽管肥胖患者普遍都有中心性肥胖、高血压和糖耐量异常，但缺乏库欣综合征的特殊皮肤改变。对潜在的库欣综合征的诊断需高度警惕。皮质醇的降解物及尿液中的其代谢产物（17OH类固醇）在单纯型肥胖患者中可能升高。但肥胖不同于库欣综合征，血和尿液中的皮质醇水平无论在基线状态还是在促肾上腺皮质激素释放激素（CRH）或ACTH刺

表57-2　肥胖综合征的比较——性腺功能减退和智力发育迟滞

特点	综合征				
	PRADER-WILLI	LAURENCE-MOON-BIEDL	AHLSTROM	COHEN	CARPENTER
遗传性	散发，2/3有缺陷	常染色体隐性遗传	常染色体隐性遗传	可能是常染色体隐性遗传	常染色体隐性遗传
外形	矮小	正常，矮小不常见	正常，矮小不常见	高或矮	正常
肥胖	全面肥胖　中到重度，1—3岁起病	全面肥胖 早发，1—2岁起病	躯干肥胖，早发，2—5岁	躯干肥胖，5岁	躯干肥胖，近臀部
颅面	前额窄，杏仁眼，斜视，V形嘴，高弓腭	无特殊	无特殊	高鼻梁，弓形腭，张口，短人中	尖头，塌鼻梁，高弓腭
肢体	短手短足，肌肉张力减低	多指	无异常	肌肉张力减低，窄手窄足	多指，并指，膝外翻
生殖系统状态	1度性腺功能减退	1度性腺功能减退	仅有男性性腺功能减退	性腺功能正常或低促性腺性功能减退	2度性腺功能减退
其他特征	牙釉质发育不全，摄食过盛，暴怒发作，鼻音			耳朵发育异常，青春期延迟	
智力发育迟滞	轻到中度		智力正常	轻度	轻微

激下均是正常的。90%的患者1mg过夜地塞米松抑制试验结果是正常的，余下10%的患者在标准的2d低剂量地塞米松抑制试验结果正常。肥胖可能是与脂肪组织中皮质醇的局部过度再激活有关，这一过程通过11β-类固醇脱氢酶1实现，后者能将非活化的可的松转化为具有活性的氢化可的松。

（2）甲状腺功能减退症：甲状腺功能减退症应纳入鉴别诊断范围，但它并不是引起肥胖的常见原因。甲状腺功能减退症可以通过测定促甲状腺刺激激素（TSH）来排除诊断。许多发生于甲状腺功能减退症患者的体重增加是由于黏液性水肿所致的。

（3）胰岛素瘤：胰岛素瘤患者体重增加是为防止出现低血糖症状过度进食造成的。增加的底物加上高胰岛素水平促进能量以脂肪形式储存。这在一些患者中非常明显，但是在大多数患者中是适中的。

（4）颅咽管瘤和其他一些累及下丘脑的疾病：无论是由于肿瘤、创伤或炎症导致的下丘脑的功能失调都会引起不同程度的肥胖，所影响的下丘脑功能包括调节饱腹感、饥饿感及能量消耗等。通常很难精细地确定这些紊乱的解剖学基础。微小的下丘脑功能失调可能是更为常见的引起肥胖的原因，而非那些应用现有的影像学技术能够证明的损伤。生长激素（GH）具有分解脂肪的活性，在肥胖患者中减少，而在消瘦的患者中增加。尽管生长激素水平较低，胰岛素样生长因子（IGF）-I（生长调节素）的产物却是正常的，提示生长激素抑制是对营养供应增加的代偿性反应。

4.普通肥胖的发病机制　肥胖可以因能量摄入增加，能量消耗减少或二者联合而发生。因此，确定肥胖的病因应该包括对上述两个因素的测定。然而直接而精确的测量自由生活个体的能量摄入是非常困难的；尤其是对于肥胖的患者，经常会少报告摄入量。测量慢性能量消耗可以通过双重示踪水或代谢小格实现。在体重和身体组分稳定的个体，能量摄入等于能量消耗。因此，这些技术允许对自由生活的个体的能量摄入进行测定。在已经发生肥胖的个体，能量消耗的水平在体重增加或减少期间或者肥胖前/肥胖后状态是不同的。那些未能记录这种现象的研究是不容易解释的。

体重的“调定点”理论一直是关注的热点，能反映脂肪储存的脂肪组织中的感知系统和存在于下丘脑的相应受体或“脂肪稳态因子”，均支持该理论。当脂肪储存耗尽时，“脂肪稳态因子”的信号较低，下丘脑会发送指令刺激饥饿感，并减少能量消耗从而保存能量。相反，当脂肪储存是充足的，“脂肪稳态因子”的信号会增加，下丘脑就会发出减少饥饿、增加能量消耗的指令。最新的研究发现ob基因及其对应的蛋白瘦素、db基因及其对应的瘦素受体，也为这个生理学概念提供了重要的分子学基础（见前述讨论）。

5.摄食在肥胖中的地位（肥胖的个体比瘦的个体进食更多吗？）　这个问题引起了许多争议，一部分原因在于测量摄食多少的方法学本身很困难。很多肥胖的个体认为他们只吃很少的食物，并且这种抱怨通常能够被摄食问卷调查的结果证实。然而，现已证实越肥胖的个体平均能量消耗越多，主要是因为随着肥胖的发展，代谢活跃的瘦肉组织数量增加。根据热力学定律，肥胖的个体必须比瘦的个体进食更多才能维持他们的体重。而有一种可能的情况是具有肥胖倾向的个体并非需要通过增加热量的摄入就能成为肥胖。

6.能量消耗在肥胖中的地位　在体重稳定的情况下，肥胖患者平均每日总能量消耗比瘦的个体更高。然而，当体重下降时，能量消耗亦减低，部分原因是由于瘦肉组织减少，交感神经活性降低。当降低至接近正常的体重并维持一段时间时，（一些）肥胖的个体会比（一些）瘦的个体有更低的能量消耗。对于那些将来会成为肥胖的婴儿或儿童来说，有一种趋势是他们比将来仍维持瘦体型的个体有更低的静息能量消耗率。

能量消耗变异率（在给定体重和能量消耗水平下）的生理学基础尚不清楚。人类β_3-肾上腺素能受体基因突变可能与某些人群（并非所有人群）中肥胖或胰岛素抵抗风险增加有关。

一个最近发现的生热作用的组分，即非运动产热（NEAT）被认为与肥胖相关。它是伴发生理活动而非像日常生活活动、抽筋、自发肌肉收缩、维持姿势等凭意志运动的产热。NEAT占由于过度进食增加的2/3的日常能量消耗。在过度进食个体中脂肪储存的广泛变异可以通过NEAT诱发的程度来预测。但NEAT的分子学基础和它的调节尚不清楚。

7.经典肥胖中的瘦素　大多数肥胖患者瘦素水平增加但并没有瘦素或瘦素受体的基因突变。因此，他们似乎存在一种功能性的“瘦素抵抗”。当前一些资料提示，一些个体比其他个体每一单位脂肪组织产生的瘦素更少或者处于相对瘦素缺乏状态，使其更容易形成肥胖，但该类资料数据间存在矛盾之处及未确定性。瘦素抵抗的机制尚不明确，而且在部分肥胖亚型患者中通过提高瘦素水平或联合瘦素的其他治疗来治疗肥胖的疗效亦未被证实。一些研究资料显示瘦素水平增加时，其并不能有效的透过血-脑脊液屏障。在动物试验中已证实瘦素抵抗状态下存在瘦素信号的抑制剂，如SOCS3和PTP1b。

［肥胖的病理学改变］　（亦可见第58章）肥胖对健康有许多不良影响。相较于体重正常的患者，肥胖患者的病死率增加，且肥胖患者所有病因的死亡风险增加50%~100%，其中大多是由于心血管疾病所致。在美国，肥胖和超重是位居第二的可防控的死亡原因，每

年约有300 000死亡病例。随着肥胖增加，病死率增加，尤其是对于腹型肥胖而言（见前述）。中度肥胖的个体预期寿命可能缩短2~5年，BMI>45的20—30岁男性预期寿命可能缩短13年。显然，肥胖影响特定器官系统的程度与个体的易感基因有关，然而易感基因在普通人群中差异较大。

1.胰岛素抵抗和2型糖尿病　高胰岛素血症和胰岛素抵抗是肥胖的普遍特征，并且随着体重的增加而加重，随着体重的减轻而减轻或消失（见第60章）。与胰岛素抵抗密切相关的是腹腔内脂肪，而不是身体其他部位的脂肪。许多年来一直在人类脂肪组织、肌肉和肝中探寻肥胖与胰岛素抵抗间的关联分子。主要的因子包括：①胰岛素本身，可诱导受体下调；②增加的游离脂肪酸，能够削弱胰岛素的功能；③细胞内脂质积聚；④几种由脂肪细胞产生的存在于循环系统中的肽类物质，包括细胞因子TNF-α和IL-6，RBP4，以及“脂肪因子”脂联素和抵抗素，它们在肥胖患者的脂肪细胞中异常表达，并且能够调控胰岛素的作用。另外一种机制是与肥胖相关的炎症反应，包括巨噬细胞浸润脂肪组织，诱导内质网应激反应，导致细胞内胰岛素抵抗。尽管胰岛素抵抗现象普遍存在，但大多数肥胖个体不会发展为糖尿病，提示糖尿病的形成需要肥胖诱导的胰岛素抵抗和其他因素如胰岛素分泌受损相互作用。然而，肥胖是糖尿病的重要危险因素，多达80%的糖尿病患者是肥胖的。即使是轻度的减重和运动也能增加胰岛素敏感性，改善糖尿病患者的血糖控制。

2.生殖系统紊乱　肥胖导致的性腺轴紊乱可以发生于男性和女性。男性性腺功能减退症与脂肪组织增加有关，而且脂肪分布有部分女性化的表现。在男性中，当体重超过理想体重（IBW）的160%时，血浆睾丸酮和性激素结合球蛋白（SHBG）减少，雌激素水平（由脂肪组织中的肾上腺雄激素转化衍生而来）升高。也可能会出现男性乳房发育。然而，男性化体征如勃起、性交能力及生精能力在大多个体中是保留的。在体重>200%IBW的病态肥胖男性患者中游离睾酮可能是减少的。

长期以来肥胖被认为与女性月经异常相关，特别是在上半身肥胖的女性患者。常见的异常包括雄激素产物增加，SHBG减少，外周雄激素向雌激素转换增加。大多数月经稀发的肥胖女性罹患多囊卵巢综合征（PCOS），包括不排卵和卵巢高雄激素血症；40%PCOS的女性患者是肥胖的。大多数非肥胖的PCOS患者也存在胰岛素抵抗，提示胰岛素抵抗、高胰岛素血症或二者联合可能在肥胖或瘦的PCOS患者卵巢的病理生理学中起到一定的作用。肥胖的PCOS患者通过减轻体重或应用胰岛素敏感性药物治疗，经常能够恢复正常的月经周期。雄烯二酮向雌激素的转换增加会导致肥胖女性绝经后子宫肿瘤的发生率增加，特别是在体重稍低的肥胖女性中。

3.心血管疾病　Framingham研究发现，无论在男性还是女性中肥胖都是26年心血管疾病［包括冠心病、脑卒中、充血性心力衰竭（CHF）］发病的独立危险因素。腰臀比是预测该风险的最好指标。如果把与肥胖相关的高血压和糖耐量异常也考虑在内的话，那么肥胖的不良作用则更明显。在女性中，即使接近BMI为25的肥胖对于心血管疾病病死率都是有影响的。肥胖，尤其是腹型肥胖，和动脉粥样硬化脂质斑形成有关；和低密度脂蛋白胆固醇、低密度脂蛋白和三酰甘油升高有关；和高密度脂蛋白胆固醇降低以及血管保护因子脂肪因子脂联素减少有关。肥胖也与高血压相关。测量肥胖患者的血压时需要大号袖带的血压计以避免人为造成的假性升高。肥胖诱导的高血压与外周血管阻力和心脏输出增加、交感神经系统活性增加、盐敏感性增加以及胰岛素介导的盐潴留有关；高血压通常对适度的减肥有反应。

4.肺病　肥胖可能与一系列的肺部异常有关，包括胸壁顺应性减低，呼吸功增加，以及由代谢率增加引起的分钟通气量增加、功能残气量和呼气末容积减少。严重肥胖可能与阻塞性睡眠呼吸暂停有关，以及与伴随着低氧和高碳酸血症的“肥胖性低通气综合征”有关。睡眠呼吸暂停可以是阻塞型的（最为常见），中枢性的，或混合型的，通常与高血压有关。如通过胃旁路或限制性手术达到明显的体重下降，那么体重下降（10~20kg）会明显改善患者肺部情况。持续的正压通气也有一定的帮助。

5.肝、胆疾病　肥胖通常与非酒精性脂肪性肝病（NAFLD）相关。部分NAFLD患者的肝脂肪浸润可以逐渐进展，发展为非酒精性脂肪性肝炎（NASH），也有极少数的患者发展为肝硬化和肝癌。通过控制膳食或外科手术达到的减重可以改善肝脂肪样变。其中的机制尚未明确。肥胖与胆固醇分泌和胆汁过饱和分泌增加有关，肥胖患者胆石症发病率增加，尤其是胆固醇结石（见第45章）。超过IBW50%的患者发生症状性胆石症的风险增加6倍。另一方面，禁食可以通过减少磷脂的成分而造成胆汁过饱和，而且极度禁食可造成胆囊炎。

6.肿瘤　肥胖在男性患者中与食管癌、结肠癌、直肠癌、胰腺癌、肝癌和前列腺癌的死亡率增高有关，在女性患者中与胆囊癌、胆管癌、乳腺癌、子宫内膜癌、宫颈癌和卵巢癌的病死率增高有关。后者的部分原因可能是由于肥胖个体脂肪组织中雄烯二酮向雌激素的转换率增加所致。其他的病理生理机制中可能包括与营养状态相关的激素的改变，如胰岛素、瘦素、脂联素和IGF-I。据估计，在美国，肥胖占男性肿瘤死亡的

14%，占女性的20%。

7.骨骼、关节和皮肤疾病 肥胖与骨关节炎的发病风险增加有关。毫无疑问，部分原因是由于负重增加导致的损伤，但是也与炎症通路的激活有潜在的联系，从而促进关节滑膜病变。痛风的发生率也会增加。黑棘皮症是与肥胖相关的皮肤疾病，是以颈部皮褶、肘部、指间关节背侧面颜色加深增厚为特征的一种疾病。棘层肥厚反映了潜在的胰岛素抵抗的严重性，可随着体重减轻而消失。皮肤脆性可能会增加，尤其是在皮肤皱褶处，真菌和酵母菌的感染风险也会增加。最后，在肥胖患者中，静脉淤滞风险也会增加。

（王春赛尔 译 李 骥 校）

第58章

Chapter 58

肥胖的评估和管理

Robert F. Kushner

66%以上的美国成年人属于超重或肥胖人群。在大多数工业化国家，肥胖的发病率正快速增加。儿童及青少年也变得越来越肥胖，这提示随着时间进展肥胖将更加明显。肥胖会使许多疾病的发生风险增加，包括高血压、2型糖尿病、血脂异常、退行性关节病变及一些恶性肿瘤。因此，对内科医生而言，识别、评估和治疗肥胖及相关的伴发疾病尤为重要。

评估

内科医生需对所有成年人患者进行肥胖筛查，并提供集中的咨询及行为干预措施以促进持久的减重。肥胖评估的5个主要步骤如下：①询问肥胖相关病史；②通过体格检查确定肥胖的程度及类型；③评估肥胖的伴发疾病；④评估身体素质水平；⑤评估患者调整生活方式的意愿。

1.肥胖相关的病史 在病史方面应重点询问以下6个问题。

- 什么原因导致了患者的肥胖？
- 肥胖如何影响患者的健康？
- 来自肥胖的风险属于什么水平？
- 患者的目标及预期是什么？
- 患者是否积极地开始管理体重？
- 患者需要何种帮助？

尽管绝大多数肥胖与饮食、锻炼等行为模式有关，但病史可提示一些需要进一步评估的继发性原因，包括多囊卵巢综合征、甲状腺功能减退症、Cushing综合征及下丘脑疾病。药物诱发的体重增加也不容忽视，常见的药物包括降糖药（胰岛素、磺脲类、噻唑烷二酮类）、类固醇激素、精神类药物、情绪稳定药（锂盐）、抗抑郁药（三环类、单胺氧化酶抑制药、帕罗西汀、米氮平）及抗癫痫药（丙戊酸钠、加巴喷丁、卡马西平）。其他药物，如非甾体抗炎药、钙通道阻滞药，可引起周围性水肿，但不会增加体内脂肪含量。

患者目前的饮食和身体锻炼情况与肥胖的发展相关，可成为肥胖治疗的靶点。这方面的病史信息最好通过调查问卷联合面谈的方式获得。

2.体质指数和腰围 评估肥胖程度的3个主要测量指标是：体重、身高和腰围。体质指数（BMI）=体重（kg）/身高（m）^{2}或体重（lbs）/身高（inches）^{2}×703。BMI用于对体重状况及疾病风险进行分级（表58-1和表58-2）。在亚太地区，由于人群在较

表58-1 体质指数（BMI）表

BMI	19	20	21	22	23	24	25	26	27	28	29	30	31	32	33	34	35
身高（in）	体重（1b）																
58	91	96	100	105	110	115	119	124	129	134	138	143	148	153	158	162	167
59	94	99	104	109	114	119	124	128	133	138	143	148	153	158	163	168	173
60	97	102	107	112	118	123	128	133	138	143	148	153	158	163	168	174	179
61	100	106	111	116	122	127	132	137	143	148	153	158	164	169	174	180	185
62	104	109	115	120	126	131	136	142	147	153	158	164	169	175	180	186	191
63	107	113	118	124	130	135	141	146	152	158	163	169	175	180	186	191	197
64	110	116	122	128	134	140	145	151	157	163	169	174	180	186	192	197	204
65	114	120	126	132	138	144	150	156	162	168	174	180	186	192	198	204	210
66	118	124	130	136	142	148	155	161	167	173	179	186	192	198	204	210	216
67	121	127	134	140	146	153	159	166	172	178	185	191	198	204	211	217	223
68	125	131	138	144	151	158	164	171	177	184	190	197	203	210	216	223	230

续表

BMI			19	20	21	22	23	24	25	26	27	28	29	30	31	32	33	34	35
身高（in）										体重（1b）									
69			128	135	142	149	155	162	169	176	182	189	196	203	209	216	223	230	236
70			132	139	146	153	160	167	174	181	188	195	202	209	216	222	229	236	243
71			136	143	150	157	165	172	179	186	193	200	208	215	222	229	236	243	250
72			140	147	154	162	169	177	184	191	199	206	213	221	228	235	242	250	258
73			144	151	159	166	174	182	189	197	204	212	219	227	235	242	250	257	265
74			148	155	163	171	179	186	194	202	210	218	225	233	241	249	256	264	272
75			152	160	168	176	184	192	200	208	216	224	232	240	248	256	264	272	279
76			156	164	172	180	189	197	205	213	221	230	238	246	254	263	271	279	287
BMI	36	37	38	39	40	41	42	43	44	45	46	47	48	49	50	51	52	53	54
58	172	177	181	186	191	196	201	205	210	215	220	224	229	234	239	244	248	253	258
59	178	183	188	193	198	203	208	212	217	222	227	232	237	242	247	252	257	262	267
60	184	189	194	199	204	209	215	220	225	230	235	240	245	250	255	261	266	271	276
61	190	195	201	206	211	217	222	227	232	238	243	248	254	259	264	269	275	280	285
62	196	202	207	213	218	224	229	235	240	246	251	256	262	267	273	278	284	289	295
63	203	208	214	220	225	231	237	242	248	254	259	265	270	278	282	287	293	299	304
64	209	215	221	227	232	238	244	250	256	262	267	273	279	285	291	296	302	308	314
65	216	222	228	234	240	246	252	258	264	270	276	282	288	294	300	306	312	318	324
66	223	229	235	241	247	253	260	266	272	278	284	291	297	303	309	315	322	328	334
67	230	236	242	249	255	261	268	274	280	287	293	299	306	312	319	325	331	338	344
68	236	243	249	256	262	269	276	282	289	295	302	308	315	322	328	335	341	348	354
69	243	250	257	263	270	277	284	291	297	304	311	318	324	331	338	345	351	358	365
70	250	257	264	271	278	285	292	299	306	313	320	327	334	341	348	355	362	369	376
71	257	265	272	279	286	293	301	308	315	322	329	338	343	351	358	365	372	379	386
72	265	272	279	287	294	302	309	316	324	331	338	346	353	361	368	375	383	390	397
73	272	280	288	295	302	310	318	325	333	340	348	355	363	371	378	386	393	401	408
74	280	287	295	303	311	319	326	334	342	350	358	365	373	381	389	396	404	412	420
75	287	295	303	311	319	327	335	343	351	359	367	375	383	391	399	407	415	423	431
76	295	304	312	320	328	336	344	353	361	369	377	385	394	402	410	418	426	435	443

表58–2 体重状况和疾病风险的分级

	BMI（kg/m^2）	肥胖分级	疾病风险
体重偏低	<18.5		
健康体重	18.5~24.9		
超重	25.0~29.9		增加
肥胖	30.0~34.9	Ⅰ	高
肥胖	35.0~39.9	Ⅱ	很高
极度肥胖	≥40	Ⅲ	极高

来自美国国立卫生研究院，国立心、肺和血液病研究所：成年人超重和肥胖的识别、评估和治疗的临床指南。美国卫生和公共服务部，公共健康服务署，1998

低体重的情况下即有血糖及血脂异常风险，因此，设定了较低的超重和肥胖的BMI标准。

腹部脂肪过多是糖尿病及心血管疾病独立的危险因素，这可通过测量腰围或腰臀比进行评估。腰围可以反映内脏的脂肪含量，测量方式为在髂嵴上方水平进行测量（表58–3）。

3.*身体素质* 多项前瞻性研究显示身体素质（通过问卷或极量活动平板运动试验获得）是独立于BMI和身体成分外预测全因死亡率的重要因子。这些研究不仅强调了检查过程中运动史采集的重要性，同时也强调将体育活动作为肥胖的治疗方法。

4.*肥胖相关伴发疾病* 肥胖相关伴发疾病应基于临床症状、危险因素及患病的可能性进行评估。所有肥胖患者都应该检测空腹血脂水平［包括总胆固醇、低密度脂蛋白（LDL）胆固醇、高密度脂蛋白（HDL）胆固醇和三酰甘油］、空腹血糖水平和血压。与肥胖直接或间

表58-3　不同种族腰围的标准

种族	腰围
欧洲	
男	>94cm（37in）
女	>80cm（31.5in）
南亚和中国	
男	>90cm（35in）
女	>80cm（31.5in）
日本	
男	>85cm（33.5in）
女	>90cm（35in）
中美洲和南美洲	采用南亚标准，直至有更适合当地的详细资料出现
撒哈拉以南非洲	采用欧洲标准，直至有更适合当地的详细资料出现
东地中海和中东地区（阿拉伯）	采用欧洲标准，直至有更适合当地的详细资料出现

源自：KGMM Alberti，等.流行病学共识小组.Lancet，2005（366）：1059

接相关的症状和疾病见表58-4。

尽管个体之间存在差异性，但肥胖相关疾病波及的范围及严重程度常与肥胖的水平呈正相关。高绝对风险的肥胖患者包括已患有冠心病者；伴有其他动脉粥样硬化性疾病者，如外周动脉病变、腹主动脉瘤、有症状的颈动脉疾病、2型糖尿病及睡眠呼吸暂停。

5.评估患者的减肥意愿　在患者还没做好思想准备时就开始尝试生活方式调整通常会导致减肥计划失败，并可能影响将来的减肥计划。对患者的评估要包括患者的减肥动力及支持、压力性生活事件、精神状态、可利用的时间和限制以及目标和期望值的适宜性。意愿可以看作是两种对立因素的平衡：①动力，即患者对变化的渴望；②阻力，即患者对变化的抗拒。

进行意愿评估的有效方法就是将患者对变化的兴趣和信心数字化。按照这种方法，要求患者把自己的兴趣和信心按0～10分级（0代表不重要或没有信心，10代表非常重要或非常有信心）。这种方法不仅有助于评估患者改变生活方式的意愿，也为将来交流沟通提供了基础。

表58-4　肥胖相关器官系统影响

心血管系统	呼吸系统
高血压	呼吸困难
充血性心力衰竭	阻塞性睡眠呼吸暂停低通气综合征
肺心病	肥胖-通气不良综合征
静脉曲张	哮喘
肺栓塞	消化系统
冠状动脉疾病	胃食管反流病
内分泌系统	非酒精性脂肪性肝病
代谢综合征	胆石症
2型糖尿病	疝
血脂异常	结肠癌
多囊卵巢综合征	泌尿生殖系统
骨骼肌肉疾病	张力性尿失禁
高尿酸血症和痛风	肥胖相关性肾小球病
活动障碍	性腺功能减退（男性）
骨关节炎（膝和髋关节）	乳腺和子宫癌
下腰痛	妊娠期并发症
腕管综合征	神经系统
心理疾病	卒中
抑郁/自卑	特发性颅内压增高
体像障碍	感觉异常性股痛
社会耻辱	痴呆
皮肤病变	
膨胀纹	
下肢皮肤色素沉着	
淋巴水肿	
蜂窝织炎	
间擦疹、痈	
黑棘皮症	
软垂疣（皮垂）	
化脓性汗腺炎	

治疗　肥胖

1.治疗目标　治疗的主要目标是改善肥胖相关的并发症，并减少将来出现并发症的风险。根据病史、查体及辅助检查获得的信息可以综合评估肥胖的风险，并有助于制订治疗计划（图58-1）。采取何种力度、何种方法治疗是由患者的危险分层、期望值及可利用资源决定。肥胖的治疗通常从改变生活方式开始，还可根据BMI危险分层采用药物或手术治疗（表58-5）。最初目标设定为6个月内体重下降10%是比较现实的。

2.生活方式的管理　治疗肥胖需关注生活方式的3个基本要素：饮食习惯、体育锻炼和行为方式。肥胖本质上是一种能量的不平衡，因此，所有肥胖患者必须学会能量是何时及如何摄入的（饮食）、是何时及如何消耗的（体育锻炼），以及如何将这些贯彻到每天的日常生活中（行为疗法）。与不治疗或常规治疗相比，生活方式的管理可以使体重适度下降（一般3～5kg）。

3.饮食疗法　饮食疗法的重点是减少能量的摄入。美国国立心、肺和血液病研究所（NHLBI）指南推

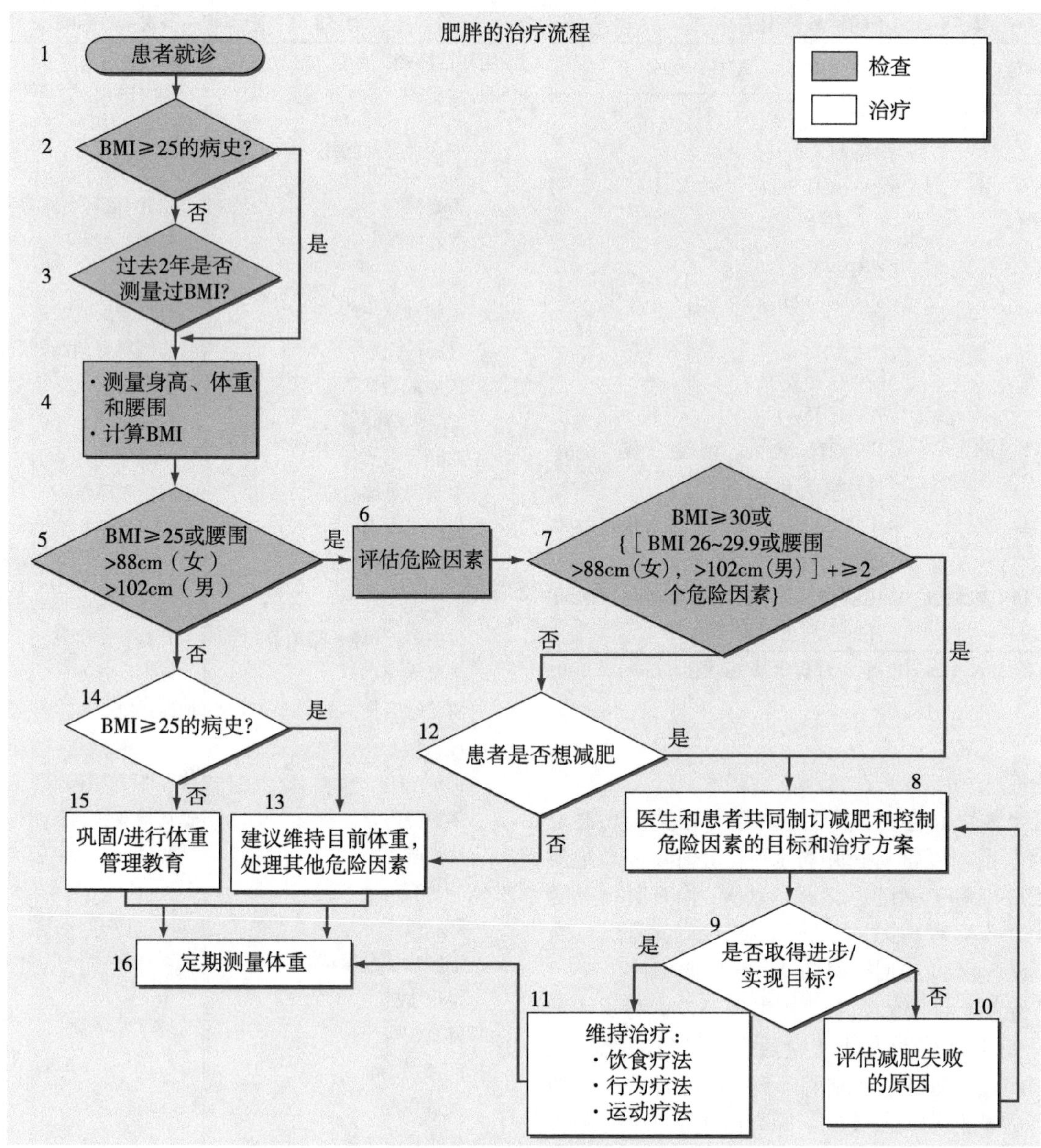

图58–1 肥胖治疗的流程

此流程仅适用于超重和肥胖的评估和治疗。不能用于其他疾病的整体评估。BMI.体质指数（源自美国国立心、肺和血液病研究所：关于成年人超重和肥胖的识别、评估和治疗的临床指南：证据报告。华盛顿特区，美国卫生和公共服务部，1998）

表58–5 治疗方式的选择

治疗	BMI				
	25~26.9	27~29.9	30~35	35~39.9	≥40
饮食、运动、行为疗法	有伴发疾病	有伴发疾病	+	+	+
药物疗法		有伴发疾病	+	+	+
手术				有伴发疾病	+

源自美国国立心、肺和血液病研究所，北美肥胖研究协会：实践指南：成人超重和肥胖的识别、评估和治疗。Bethesda，MD，美国国立卫生研究院出版号00–4084，2000年10月。网址：www.nhlbi.nih.gov/guidelines/obesity/practgde.htm.

荐若能量摄入较平时减少500~1000kcal/d，每周体重可减轻1~2 lb。减少能量摄入可通过饮食替代疗法实现，如选择小份食物，多吃蔬菜、水果和全麦谷物，选择瘦肉及脱脂奶，减少油炸、高脂食物，用水替代高热量饮料。饮食疗法的制定必须以患者为中心，设定的目标应该符合实际且具有可实施性。

食物中宏量营养素的组成因患者喜好及疾病状态的不同而不同。2005年美国农业部膳食指南（见第53章），着眼于促进健康和减少风险，它可用于超重或肥胖患者的治疗。指南中推荐：坚持食用富含谷类、膳食纤维、水果和蔬菜的食物；每周食用2份富含ω–3脂肪酸的鱼类（8oz）；减少钠的摄入，目标<2300mg/d；每天喝3杯牛奶（或相当量的低脂

或无脂奶制品）；限制胆固醇的摄入至<300mg/d；保持脂肪的摄入占每天总热量的20%～35%，饱和脂肪的摄入小于每天总热量的10%。美国医学研究院发布的修订的膳食宏量营养素参考摄入量中，推荐糖类、脂肪和蛋白质的摄入分别占总能量的45%～65%、20%～35%和10%～35%。指南中还推荐50岁以上的男性需每日摄入纤维素38g，女性是25g，50岁以下男性和女性每日纤维素的摄入量需分别达到30g和21g。

对患者来说，各部分能量摄入的控制是最难管理的部分。一种既简单又方便的选择就是使用诸如代餐之类的预先制作食品，如冷冻主菜、罐装饮料等。在饮食中使用代餐的方法可以使体重下降7%～8%。

正在进行的研究领域是将低糖、高蛋白饮食用于肥胖的治疗。因为糖类是肥胖和胰岛素抵抗的主要原因。大部分低糖饮食（如South Beach，Zone和Sugar Busters!）推荐糖类摄入占总能量的40%～46%。在治疗的不同阶段，Atkins饮食，推荐由糖类提供5%～15%的能量。和低脂饮食相比，低糖类、高蛋白饮食可有效降低 BMI，减少冠心病的危险因素（如提高HDL胆固醇水平、降低三酰甘油水平），并可在短期内控制饱腹感。但是12个月后，两种饮食的疗效无显著性差异。很多研究表明对减肥结局最好的预测因子并非饮食的类型，而是能否持续坚持饮食治疗。

另外一种需提及的饮食方法是能量密度的概念。能量密度是指每单位重量的食物中所含有的热量数。人们倾向于摄入恒定体积的食物而不考虑热量及宏量营养素的含量。增加食物中水和膳食纤维含量可通过增加食物重量而不影响其热量来降低能量密度。低能量密度的食物包括汤类、水果、蔬菜、燕麦片和瘦肉。干食及高脂食物如椒盐脆饼干、奶酪、蛋黄、薯片、红肉，具有高能量密度。低能量密度饮食可以控制饥饿感，从而导致热量摄入减少及体重下降。

4.极低热量饮食（VLCDs）　是一种非常积极的饮食疗法，其主要目的是短期内使体重迅速下降（3～6个月下降13～23kg）。这种饮食配方每日通常提供<800kcal的能量，50～80g蛋白及每日所需的矿物质和维生素。国家肥胖预防和治疗工作组提出的VLCD的应用指征为：有强烈减肥愿望的中重度肥胖患者（BMI>30），经过非手术的治疗方法后减肥失败，并且患有快速减肥后能迅速改善的伴发疾病，如难以控制的2型糖尿病、高三酰甘油血症、阻塞性睡眠呼吸暂停或有症状的周围性水肿。但体重每周下降>1.5kg（每周3.3lb）时胆石形成风险会成倍增加，服用熊去氧胆酸600mg/d可预防胆石症的发生。由于需要严密的代谢监测，这种饮食通常应在专门从事肥胖治疗的医生指导下进行。

5.体育锻炼　尽管单纯体育锻炼有一定的减肥效果，但运动和饮食疗法相结合是治疗肥胖最有效的行为疗法。体育锻炼最重要的作用是维持体重的下降。2008年美国体力活动指南推荐成年人每周应该进行150min中等强度或75min高强度的有氧运动，并且每次运动至少持续10min，并最好分散在整个周内。这一指南的网址为www.health.gov/paguidelines。其推荐通过日常生活中的一些休闲活动、旅游和家务，如散步、爬楼梯、打扫房间及院子、参加体育运动等简单的方式达到有氧运动的目的。让患者带计步器监测行走步数是一种评估日常活动量的有效方法，步数与活动水平高度相关。研究表明，日常活动和结构性运动对促进心肺健康及体重下降具有同样效果。若想减轻体重并维持减肥效果通常需要大量体育运动（每周至少300min中等强度的活动）。大多数患者对如此大量的运动望而生畏，因此需要逐步实施。咨询运动生理学家或私人教练可能会有所帮助。

6.行为疗法　认知行为治疗可帮助患者改变并促进新的饮食和体育活动行为的实施。具体策略包括自我监测（如记日志、测体重、计算饮食和运动量）、压力管理、刺激控制（如使用较小的盘子、不在电视机前或汽车上吃东西）、社会支持、问题解决和认知重建，目的是帮助患者形成关于自身的更积极、更现实的想法。当推荐行为方式改变时，要让患者认识到这种行为方式变化是什么，在何时、何地该如何执行。患者应该记录预期的行为改变目标，以便在下一次就诊时能回顾进展的情况。由于这些方法需要花费很多时间来实施，所以经常是由辅助工作人员如护理医师或注册营养师提供的。

7.药物疗法　辅助性药物治疗适用于BMI>30kg/m^{2}的患者或BMI>27kg/m^2，同时合并肥胖相关疾病且饮食及体育锻炼治疗失败的患者。在使用减肥药时，患者应积极调整生活方式以便使药物发挥有效作用。

减肥药有几个潜在的作用靶点。研究最透彻的是通过抑制单胺类神经递质来抑制食欲的中枢活性药物。另一策略是选择性地减少胃肠道宏量营养如脂肪素的吸收。

（1）作用于中枢的食欲抑制药：抑制食欲的药物可影响饱腹感（饮食后缺乏饥饿的感觉）和饥饿感（启动进食的生物性感觉）。通过增加饱腹感、减轻饥饿感，帮助患者减少热量摄入，且不会有被剥夺感。这些药物的作用靶点位于中枢神经系统的下丘脑腹内侧核和外侧区（见第57章）。这种对食欲调节的生物学作用是通过增加3种单胺类神经递质实现的。这3种神经递质包括去甲肾上腺素、5-羟色胺（5-HT）和多巴胺（在较少程度上）。经典的拟交感神经肾上腺素能药物（苄甲苯丙胺、苯甲曲嗪、二乙胺苯丙酮、氯苯咪吲哚、苯丁胺）通过刺激去甲肾上腺素释放或阻断其再摄取发挥作用。而西布曲明（商品名：Meridia）通过抑制5-羟色胺和去甲肾上腺素再摄取发挥作用。和其他以往应用的食欲抑制药不同，西布曲明在药理上与苯丙胺无关，不具有成瘾性。

西布曲明是美国FDA唯一批准可长期应用的食欲抑制药，直至2010年10月制造商主动撤出美国市场，原因是在已有心血管疾病的患者中，西布曲明可增加非致命性心肌梗死和非致命性卒中的风险。

（2）作用于外周的减肥药：奥利司他（商品名：赛尼可）是由链霉菌产生的天然脂肪酶抑制药利普司他汀经氢化获得的合成衍生物。胰腺、胃肠道的羧酸酯脂肪酶和磷酯酶A_2可以将食物中的脂肪水解为脂肪酸和甘油一酯，而奥利司他是这些酶强有力且可逆的抑制药，它在胃和小肠腔内通过与这些脂肪酶的活性部位共价结合而发挥作用。按照治疗量120mg，3/d，服用，奥利司他可减少约30%食物中脂肪的消化和吸收。停药后，粪便中脂肪的浓度通常在48～72h恢复正常。

一项多中心随机、双盲、安慰剂对照研究结果显示，服用奥利司他1年可使体重下降9%～10%，而安慰剂组仅下降4%～6%。因为奥利司他在胃肠道吸收很少（<1%），所以没有全身不良反应。对药物的耐受性与脂肪的吸收不良和从粪便排出有关。服药患者中至少10%有胃肠道不良反应，主要表现为腹胀伴排气、排便紧迫感、脂肪泻和排便次数增加。这些不良反应通常在服药早期出现，随着患者控制饮食中脂肪的摄入，不良反应逐渐消失。患者一般不会因为这些不良反应从临床试验中退出。欧车前亲水类黏胶和奥利司他同时服用可减少奥利司他导致的胃肠道不良反应。奥利司他可能会减少脂溶性维生素D和维生素E以及β-胡萝卜素的血清浓度，因此，建议预防性补充维生素。奥利司他在2007年被批准为非处方药。

（3）内源性大麻素系统：大麻素受体及其内源性配体与多种生理功能有关，包括进食、疼痛的调节、情感行为和外周脂肪代谢。大麻和它的主要成分Δ^9-四氢大麻酚（THC）属于外源性大麻素。已证实的内源性大麻素样物质有两种，包括花生四烯酸乙醇胺和2-花生四烯酸甘油。已证实的大麻素受体有两种，分别为CB_1（主要存在于大脑中）和CB_2（存在于免疫细胞中）。大脑内源性大麻素系统通过增加进食动力及调节促食欲因子的作用来控制食物摄入。第1个选择性大麻素CB_1受体拮抗药利莫那班在1994年被发现，它可以拮抗THC促进食欲的作用，从而抑制食欲。几项大规模前瞻性、随机对照试验已经证实了利莫那班作为减肥药物的有效性，同时也改善了腰围及心血管疾病的危险因素。但是，利莫那班所导致的一些神经精神方面的不良反应，如癫痫、抑郁、焦虑、失眠、攻击性及自杀念头，导致其在2007年6月没有被FDA批准。尽管2008年这种药物在56个国家应用，但2009年1月欧洲药品管理局（EMEA）发布了禁止令，声明其收益小于风险。进一步需要研制一种不进入中枢、只选择性作用于外周内源性大麻素系统的CB_1拮抗药。

（4）研制中的减肥药物：在肥胖的药物治疗领域中，最新的观点是针对体重调节通道中的多个靶点进行治疗。有多种药物联合治疗方案已经完成了Ⅲ期临床试验，并申请FDA批准。安非他酮和纳曲酮（商品名：Contrave），分别为多巴胺和去甲肾上腺素再摄取抑制药及阿片类受体拮抗药，可以联合抑制食欲（多巴胺效应）及饮食的快感（阿片类效应）。另一种安非他酮和唑尼沙胺的联合方案（商品名：Empatic）是安非他酮和抗惊厥药联合，后者具有血清素能及多巴胺能活性。最近，苯丁胺和托吡酯的联合方案（商品名：Qnexa）是儿茶酚胺释放药和抗惊厥药的联合，这两者都有减轻体重的作用。托吡酯减轻体重的机制目前尚不明确，可能是通过调节γ-氨基丁酸（GABA）受体、抑制碳酸酐酶活性和拮抗谷氨酸盐来减少食物的摄取。2010年10月，FDA驳回了Qnexa的新药上市申请，原因是托吡酯对育龄期妇女有潜在致畸的风险。另一种5-羟色胺2C（5-$HT_{2}C$）受体拮抗药氯卡色林也已完成了Ⅲ期临床试验，但其上市未得到FDA批准，原因是对不合并2型糖尿病的超重和肥胖患者其减肥效果不明显，并且在动物实验中观察到氯卡色林和雌性小鼠乳腺癌的发病有关。

8.外科手术　减重外科手术适用于重度肥胖（BMI≥40kg/m^2）或中度肥胖（BMI≥35kg/m^2）伴有严重伴发疾病的患者。其通过减少热量的摄入和宏量营养素的吸收而达到减肥目的。

减重手术分为2种：限制摄入型和限制摄入-减少吸收型（图58-2）。限制摄入型手术可以限制胃容量并减慢胃内食物排空速度。垂直绑带式胃成形术（VBG）是这类手术的原型，但目前已很少应用，因为长期试验显示其减轻体重的作用并不明显。腹腔镜可调节硅胶胃绑带术（LASGB）已经替代VBG成为最常用的限制摄入型手术。第一个绑带设备，LAP-BAND，于2001年在美国被批准使用。第二个设备REALIZE在2007年批准上市。和之前设备不同，这种束带的直径是可以通过与之连接并埋于皮下的储存器调节的。在储存器中注入或移除盐水可以收紧或放松束带的内径，从而改变胃入口的大小。

同时具有限制摄入和减少吸收作用的术式有3种，包括鲁氏Y形胃旁路手术（RYGB）、胆胰分流术

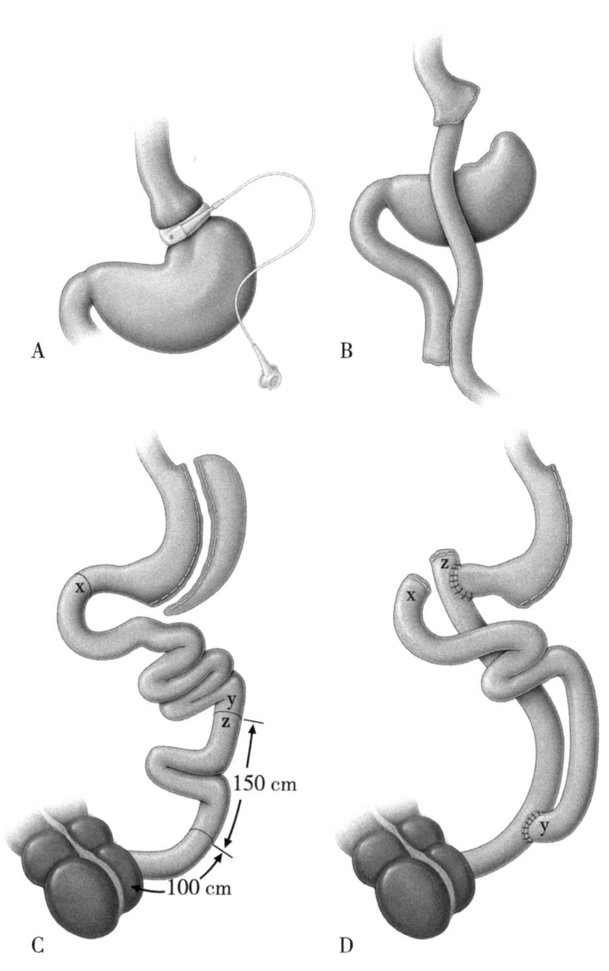

图58-2　减重外科手术方式

A.腹腔镜胃绑带术（LAGB）；B.鲁氏Y形胃旁路手术；C.胆胰分流并十二指肠转位术；D.胆胰分流术［源自ML Kendrick，GF Dakin. Mayo Clin Proc，2006（815）：518.版权许可］

（BPD）及胆胰分流并十二指肠转位术（BPDDS），见图58-2。RYGB是最常用且最容易被人接受的旁路手术，可以通过开腹或腹腔镜的方式完成。

尽管最近没有随机对照研究比较手术和非手术治疗在减轻体重方面的差别，但来自meta分析和基于观察性研究的大数据资料显示，对重度肥胖患者减重手术是最有效的治疗方法。手术可使患者体重平均减轻30%～35%，约60%的患者疗效维持至术后5年。通常情况下，限制摄入-减少吸收型手术比单纯限制摄入型手术效果更好。大量资料充分证实了减重手术对肥胖相关伴发疾病如糖尿病、高血压、阻塞性睡眠呼吸暂停、脂代谢异常和非酒精性脂肪肝的改善作用。糖尿病患者在限制摄入-减少吸收型手术之后症状迅速改善，其原因考虑与术后胃肠激素变化对血糖稳态的影响有关，而与体重无关。

减重外科手术的死亡率一般<1%，但随着手术术式、患者年龄和伴发疾病、外科团队的手术经验等因素的不同而变化。最常见的手术并发症为吻合口狭窄或溃疡（发生率5%～15%），临床主要表现为长期进食后恶心呕吐或不能进食固体食物。这些并发症可以分别采用内镜下球囊扩张术及抑酸药治疗。对于采用LASGB术式的患者，除了机械性缩小了胃的容积和流出道外，不存在肠道吸收不良的问题。因此，这类患者一般不会出现选择性营养不良，除非患者膳食不平衡。相反，限制摄入-减少吸收型手术增加了发生维生素（B_{12}，D）和铁、叶酸、钙等微量营养素缺乏的风险。因此，接受这类手术的患者需终身补充这些营养素。

（张慧敏　译　舒慧君　校）

第59章

Chapter 59

进 食 障 碍

B.Timothy Walsh　Evelyn Attia

神经性厌食症和神经性贪食症的特征是进食行为的严重紊乱。神经性厌食症（anorexia nervosa，AN）的主要特征是自发地限制食物摄入，导致显著的低体重。神经性贪食症（bulimia nervosa，BN）的特点是反复发作的暴食，伴之后异常的补偿行为，如自我诱吐。AN和BN虽然是不同的临床综合征，但有一些共同特点。这两种疾病的主要发病人群都是过于在意自己体型和体重的既往健康的青年女性。许多BN患者既往有AN病史，而许多AN患者有暴食及清除行为。在目前的诊断系统中，AN和BN的关键区别在于体重：根据定义，AN患者存在显著的体重不足，而BN患者体重在正常范围内或高于正常。暴食症（binge eating dissorder，BED）是更近一些提出的以反复发作的暴食行为为特点的综合征，与BN类似，但是不伴不恰当的补偿行为。

神经性厌食症

［流行病学］　AN不常见于男性。在妇女中，AN的终身患病率约为1%。AN好发于食物充足且以身材纤细为美的民族。从事需保持纤细身材职业的个人，如芭蕾舞演员和模特，具有更高的患病风险。近年来，AN的发病率有所增加。

［病因］　AN的病因尚不明确，可能与心理学、生物学及文化风险因素的共同作用有关。一些因素，如性或躯体虐待和情感障碍家族史，是增加精神性疾病，包括AN，易感性的非特异性危险因素。

AN患者在同龄人中往往是更具强迫观念的完美主义者。在疾病早期，患者的饮食与许多青少年和年轻女性相比无明显区别。随着体重的下降，对体重增长的恐惧随之增加，于是更加严格的节食，心理上、行为上和医学上的反常增加。进食障碍，包括AN，可在1型糖尿病患者中出现，患者常常血糖控制差，且并发症的发生率增加。

AN患者可出现许多生理紊乱，包括多种神经递质系统的异常（后面讨论）。一些神经化学、代谢以及激素方面的变化，很难区别是在疾病的起病或延续中起作用还是由疾病本身所导致。但随着体重恢复，大部分紊乱得以恢复，不支持其病因学作用。

遗传因素增加了AN的发病风险。因为在有一个家庭成员发病的家庭中，AN的发病率增加，单卵双生中疾病发生的一致性大于异卵双生。然而，特定基因或风险因子的位点尚未确定。

［临床特点］　AN常发生于青春期的中晚期，有时发病与应激性生活事件有关，比如离家求学（表59-1）。有时也会在青春期早期起病，在月经初潮前，但是很少在40岁以后起病。AN患者尽管体重低于正常，仍害怕体重增加。他们对体型的认识是扭曲的，尽管身材纤瘦，还是认为自己的体型整体或某部分过于肥胖。患者认为体重进一步减轻就是获得成功，而体重增加是一种失败。他们很少抱怨饥饿或者疲倦，而且经常参加各种锻炼。尽管他们否认饥饿，但是1/4～1/2的患者有暴食现象。患者常常不愿与人交往，更加专注于工作或学习、节食和锻炼。随着体重进一步下降，对食物的思考支配了精神生活，围绕饮食发展了一套独特的规则。他们痴迷于收集饮食相关书籍和食谱，并被吸引到了饮食相关行业。

1.体征　AN患者通常很少抱怨身体不适，但可能主诉不耐寒冷。胃肠动力减弱，可导致胃排空障碍和便秘。有些月经来潮后发病的病例在显著的体重减轻之前可出现停经。应该测量身高和体重来计算体质指数（BMI：kg/m^2）。检测生命体征可提示心动过缓、低血压和轻度低体温。常常发生脱发，毛发柔软，呈绒毛样。唾液腺肿大与饥饿、暴食及呕吐相关，可使面部呈现出跟整体严重消耗状态不相符的饱满。手足发绀常见，可出现外周性水肿，特别是当患者开始恢复体重时，但不伴低蛋白血症。大量摄入富含维生素A的蔬菜可导致皮肤变黄（高胡萝卜素血症），特别见于手掌。

2.实验室检查异常　轻度正细胞、正色素性贫血很常见，伴轻到中度的白细胞减少和不成比例的多形核白细胞减少。脱水状态会导致血尿素氮及肌酐水平轻度升高。血清转氨酶水平可升高，特别是在恢复进食的早期阶段。血清蛋白水平通常正常。血糖往往较低，血

表59-1 神经性厌食症、神经性贪食症和暴食症的临床特征

	神经性厌食症(1)	神经性贪食症	暴食症(2)
临床特征			
起病	青春期中期	青春期后期/成年早期	青春期后期/成年早期
女性∶男性	10∶1	10∶1	2∶1
终身患病率	1%的女性	1%～3%的女性	4%的男性和女性
体重	显著下降	通常正常	通常肥胖
月经	无	通常正常	通常正常
暴食	25%～50%	诊断所必需	诊断所必需
病死率	每10年约5%	低	低
体格检查和实验室检查(1)			
皮肤/四肢	毛发呈胎毛样	手背成茧/擦伤	
	手足发绀		
	水肿		
心血管	心动过缓		
	低血压		
胃肠道	唾液腺肿大	唾液腺肿大	
	胃排空缓慢	牙侵蚀症	
	便秘		
	肝酶升高		
造血	正细胞、正色素性贫血		
	白细胞减少症		
液体/电解质	BUN及肌酐升高	低钾血症	
	低钾血症	低氯血症	
	低磷血症	碱中毒	
	低镁血症		
内分泌	低血糖		
	雌激素或睾酮降低		
	LH和FSH降低		
	甲状腺素降低或正常		
	TSH正常		
	皮质醇升高		
骨	骨质疏松		

（1）经常诱导清除行为的神经性厌食症患者也可表现出神经性贪食症相关的体格检查和实验室检查特点；（2）合并暴食症的肥胖患者具有并发肥胖症的风险

BUN.血尿素氮；FSH.卵泡刺激素；LH.黄体生成素；TSH.促甲状腺激素

清胆固醇可中度升高。自我诱吐或使用利尿药时会导致低钾血症和碱中毒。低钠血症常见，多由于过度摄入液体及抗利尿激素分泌紊乱导致。低磷血症和低镁血症可见于重度AN患者，特别易出现在再喂养综合征的患者。

3.*内分泌紊乱* AN时每个内分泌系统的调控都有所改变，但以生殖系统的改变最为显著。闭经起源于下丘脑，反映促性腺激素释放激素（GnRH）生成减少。其导致的促性腺激素缺乏进一步引起女性雌激素减少及男性睾酮减少。下丘脑的GnRH脉冲发生器对体重、应激和锻炼极为敏感，尤其在女性，AN患者的任何一种变化都可导致下丘脑性闭经。

随着营养不良及体脂含量降低，AN患者的血清瘦素水平显著降低。瘦素水平降低是导致下丘脑-垂体-性腺轴紊乱的主要因素，也是导致AN患者其他神经内分泌异常的重要中介物（见第57章）。

血清皮质醇和24h尿游离皮质醇水平通常升高，但是不伴有皮质醇增多的特征性临床表现。甲状腺功能检查类似于正常甲状腺功能病态综合征。甲状腺素（T_4）及游离T_4水平常在正常低限，三碘甲状腺原氨酸（T_3）水平降低，反T_3（rT_3）水平升高。促甲状腺激素（TSH）水平正常或被部分抑制。生长激素水平升高，而主要由肝产生的胰岛素样生长因子-I（IGF-I）水平降低，类似于其他原因导致的饥饿状态。AN患者常伴有骨密度减低，是由于多种营养缺乏、性腺激素减少、皮质醇增多及IGF-I降低所导致。骨密度减低的程度与患病时间长短成正比，患者有发生症状性骨折的风险。AN在青春期发病可导致骨骼线性生长过早停止，从而无法达到预期的成年身高。

4.心脏异常 心排血量减少，而在快速再喂养期间很少发生充血性心力衰竭。心电图通常表现为窦性心动过缓、QRS波低电压和非特异性ST-T波异常。有些患者出现QT_c间期延长，可能诱发恶性心律失常，特别在伴有电解质紊乱时容易发生。

［诊断］ AN的诊断基于特征性的行为、心理和身体特性（表59-2）。目前公认的诊断标准来自美国精神病学会的精神障碍诊断与统计手册（DSM-IV）。这些标准包括体重持续低于年龄和身高对应的最低正常体重。通常认为体重低于85%的预期值，大致相当于BMI低于18.5kg/m^2，即可满足该标准。但如果患者满足所有AN其他的诊断标准，只是体重不够低，仍应诊断AN。目前的诊断标准要求女性患者没有自发性月经。但如果患者具有AN的其他临床特征，只是仍有月

表59-2 神经性厌食症的诊断要点

拒绝体重维持或超过年龄和身高对应的最低正常体重（包括在生长发育期没有获得预期体重增长所导致的异常低体重）
对体重增加或变胖有强烈恐惧
对体型的认识扭曲（例如，尽管客观上低体重但仍然感觉肥胖，或不承认低体重的严重性）
闭经（如果月经周期仅在激素，如雌激素，治疗后出现，也符合标准）

经活动，仍可能诊断AN。

如果患者有通过节食和过度锻炼减重的病史，且明显不愿意体重增加，通常可以肯定的诊断为AN。AN患者经常否认自己有严重的问题，通常由关心他们的家人或朋友带来就医。既往健康的年轻人出现体重显著下降，尚需考虑除AN外的其他原因，尤其是临床表现不典型者。这些原因包括炎症性肠病、胃出口梗阻、糖尿病、中枢神经系统肿瘤或新生物（见第10章）。

［预后］ AN的病程及结局差异很大。1/4～1/2的患者最终完全康复，几乎没有心理或躯体的后遗症。然而，许多患者难以维持体重，并伴有抑郁和饮食紊乱，包括BN。AN很少导致肥胖。AN是精神疾病中长期病死率最高的疾病之一。每10年随访大约有5%的患者病死，主要死亡原因是慢性饥饿对身体的影响或自杀。

事实上所有与AN相关的生理异常在其他形式的饥饿中均可发生，并可随着体重的增加显著改善或消失。骨量减少是一个令人担忧的例外，其不能完全恢复，特别是当AN在青春期发病时。

治疗 神经性厌食症

因为饥饿对生理和心理均产生深远的影响，现已达成广泛共识，AN治疗的首要目标是体重恢复到至少90%的预期体重。但由于大多数患者抗拒这一目标，因此对患者、家庭和医生而言，AN治疗中经常会伴随着挫败。患者通常夸大他们的食物摄入量，同时使症状最小化。一些患者通过采用一些招数使体重看起来更重，例如在称重之前水化。试图吸引患者接受治疗的过程中，可能有效的方法是引起患者对自己身体的关注（例如关于骨质疏松症、虚弱或生育能力），并提供关于营养状态正常化的重要性的宣教。医生应向患者保证体重的增加不会失去控制，同时强调，体重恢复在医学上和心理上势在必行。

初始治疗的强度，包括是否需要住院治疗，是由患者的当前体重、最近体重减轻的速度以及内科和心理学并发症的严重性决定的（图59-1）。即使常规血化验结果均在正常范围内，只要患者体重小于相应

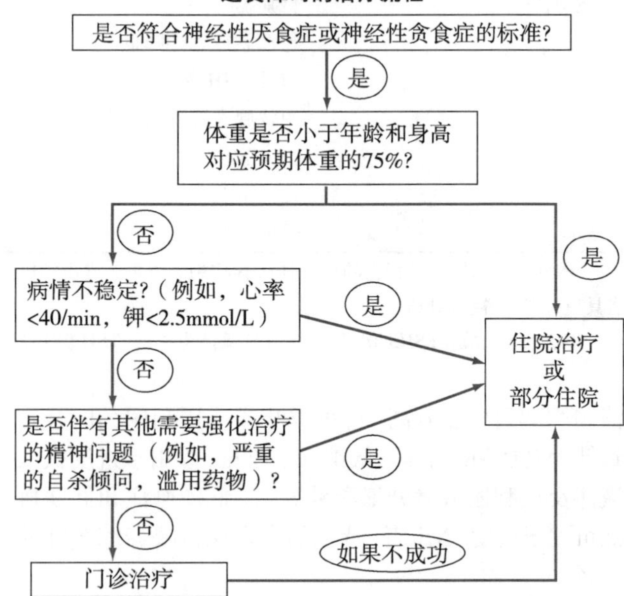

图59-1 神经性厌食症或神经性贪食症患者的基本治疗策略流程图

基于美国精神病学会关于进食障碍患者治疗的实践指南。*尽管体重超过75%预期值的神经性厌食症患者可在门诊治疗，但对体重迅速减轻或当前体重低于80%预期值的患者，应该有一个采取更强化干预措施的低限

年龄、身高对应标准体重的75%，均应住院治疗。急性内科问题，如严重的电解质紊乱，需要尽快识别和处理。营养恢复几乎可以完全通过经口进食方式达到，很少需要肠外营养。对于严重低体重的患者，开始应给予足够的热量（1200~1800kcal/d），以食物或液体补充剂的方式分餐给予，以保持体重，并维持生理的稳定性。随后热量可逐渐增加使体重每周增加1~2kg（2~4 lb），通常需要3000~4000kcal/d的摄入量。必须监督患者的进食情况，监督人员应严格贯彻食物摄入需求量、理解患者所面临的挑战，并坚定患者最终康复的信心。如果患者对增加热量摄入存在明显的心理障碍，通常需要有AN治疗经验的精神科医生或心理医生的帮助。

病情不十分严重的患者可采用部分住院治疗计划，患者可以接受内科及精神科的监督管理，每日就餐情况也受到监控。病情较轻的患者在门诊治疗就足够了。必须频繁监测体重，必须制定明确的增重目标，若最初应用的治疗强度不成功，需要采用更高强度的治疗。对于年轻患者，无论治疗计划如何，家庭积极参与治疗是至关重要的。通过门诊治疗帮助家长再喂养他们的孩子可以成功实现体重恢复。

精神治疗主要集中在两方面。首先，在体重增加的过程中患者需要更多的精神支持。他们虽然理智上同意需要增加体重，但极力抵制增加热量的摄入，经常偷偷地丢弃食物。其次，患者必须学会将自尊心建立在发展良好的个人关系、实现合理的学术和职业目标上，而不是建立在达到不合理的低体重上。有时AN患者会合并其他严重的情绪和行为症状，如抑郁、自残、强迫行为和自杀意念。这些症状可能需要额外的治疗干预，如心理治疗、药物治疗或住院治疗。

在再喂养过程中偶尔会出现内科并发症，特别是在治疗的早期阶段。严重营养不良的患者可出现“再喂养综合征”，表现为低磷血症、低镁血症和心血管系统不稳定。当快速再喂养时可发生急性胃扩张。同其他形式的营养不良一样，患者会出现液体潴留和外周性水肿，但只要不伴有心、肾或肝功能异常，则无须特殊处理。有时血清肝酶水平会出现短暂的中度升高。应补充多种维生素，并提供足够的维生素D（400U/d）和钙（1500mg/d）。

虽然近期有初步证据表明非典型抗精神病药物奥氮平可通过增加体重增长速率、减少强迫性观念来帮助部分患者，但是尚没有证据证实精神药物治疗AN有效。应避免应用可能延长QT_c间期的药物。皮质醇和甲状腺激素的代谢紊乱不需要特殊治疗，可随着体重增加而纠正。雌激素治疗并不能改善低体重患者的骨密度，而双磷酸盐对年轻女性的潜在风险高于获益。

神经性贪食症

［流行病学］ 在女性中，完全型BN的终身患病率为1%~3%。变异型BN，如偶发暴食或清除行为，更为常见，在年轻女性中的发生率为5%~10%。在男性中，BN的患病率低于女性的1/10。在20世纪70年代初和80年代，BN的患病率显著上升，但近几年已趋于稳定或有所下降。

［病因］ 与AN一样，BN的病因也是多因素的。BN患者儿童期肥胖和父母肥胖的发生率高于预期，提示肥胖倾向可能会增加BN的易感性。过去30年BN患者数显著增加，但在不发达国家少见，提示文化因素也是很重要的。

［临床特点］ 典型的BN患者是20几岁体重正常的女性，每周有5~10次的暴食和清除行为，症状持续5~10年（表59-3）。症状常始发于青春期晚期或成年人早期的一次进餐中或进餐后，常与抑郁情绪有关。自我强加的热量限制导致饥饿感增加和暴食。为了避免体重增加，患者诱吐、服用泻剂或利尿药，或进行一些其他形式的补偿行为。在暴食过程中，患者往往会摄入大量高脂肪含量的甜食，如点心。最常见的补偿行为是自我诱吐和滥用泻药，还有多种多样的其他方法，包括1型糖尿病患者自行停止注射胰岛素。起初，患者会因为吃了美食而不发胖产生一种满足感。然而，随着病情进展，患者对暴食的控制减少。暴食的程度及频率增加，多种诱因，如短暂抑郁发作、焦虑、或正常进餐时摄入了过多食物的感觉，均可诱发症状。在暴食的间期，患者限制热量的摄入，导致饥饿感增加，为下一次暴食做了铺垫。通常情况下，BN患者为自己的行为感到羞耻，对家人及朋友极力隐藏该病症。与AN患者类似，BN患者异常重视体重和身材，将其作为自尊的基础。许多BN患者合并轻度的抑郁。有些患者表现出严重的情绪和行为障碍，如自杀倾向、性滥交、吸毒及酗酒。虽然最初呕吐是由人为刺激咽反射所诱发，但之后多数患者能随意诱发呕吐。少数情况下，患者借助于规

表59-3 神经性贪食症的诊断要点

反复发作的暴食，特征是短时间内摄入大量食物，并且感觉进食失去控制
反复不适当的补偿行为，以弥补暴食，如自我诱吐
暴食和不适当的补偿行为至少平均每周2次，持续3个月
对体型和体重过度担忧

注：如果同时符合神经性厌食症的诊断标准，则只诊断神经性厌食症

律使用催吐糖浆来诱发呕吐。患者所使用的泻药及利尿药用量非常大，如1次使用30片或60片泻药。由此导致脱水及乏力感，但是对热量平衡的影响不大。

BN患者体格检查的异常主要由清除行为所导致。可出现无痛性双侧唾液腺肥大（涎腺症）。人为刺激咽反射过程中，牙齿反复损伤手背可导致手背的瘢痕或成茧。反复呕吐使牙齿的舌侧暴露于胃酸，可引起牙釉质缺失，最终导致前牙的碎裂和腐蚀。实验室检查异常非常少见，偶尔会出现低钾血症、低氯血症和低钠血症。反复呕吐会导致碱中毒，而反复滥用泻药可产生轻度的代谢性酸中毒。由于唾液淀粉酶升高，血清淀粉酶可轻度升高。

BN很少导致严重的身体并发症。月经过少和闭经的发生率高于没有进食障碍的女性。心律失常偶有发生，往往继发于电解质紊乱。曾有食管撕裂及胃破裂的报道，二者属于致命性并发症。有些长期滥用泻药或利尿药的患者在停药后会出现短暂的外周性水肿，可能与持续的体液和电解质消耗导致醛固酮增多有关。

［诊断］ BN的诊断要点是以避免体重增长为目的，反复发作暴食及之后不适当的行为（表59-3）。BN的诊断需要患者提供详细可靠的病史，包括频繁、大量的暴饮暴食，及之后为避免体重增加而有目的应用不适当的方法。大多数前来治疗的BN患者都苦恼于无法控制自己的饮食行为，在被以支持的、客观的方式询问时都可以提供这些细节。

［预后］ BN的预后比AN好很多。它的病死率低，10年内约50%的患者可以完全康复。约25%的患者多年来持续有BN症状。少数患者从BN进展到AN。

治疗　神经性贪食症

BN患者通常在门诊接受治疗（图59-1）。认知行为疗法（CBT）是一种短期的（4～6个月）心理治疗方法，将治疗重点放在BN特征性的表现上，包括过分关注身材和体重、持续节食、暴食和清除行为。指导患者监控与暴食/清除行为相关的环境、想法和情绪，规律进食，挑战他们关联体重与自尊的假设。认知行为疗法可使25%～50%的患者症状缓解。

众多双盲、安慰剂对照试验已经证明抗抑郁药物治疗BN有效，但疗效稍差于认知行为疗法。虽然已经证实几乎所有种类的抗抑郁药均有疗效，但只有选择性5-羟色胺再摄取抑制药氟西汀（百忧解）被美国食品药品监督管理局批准用于BN。即便是对没有抑郁的BN患者，抗抑郁药也是有益的。氟西汀用于治疗BN的推荐剂量是60mg/d，高于治疗抑郁的剂量。这些研究表明，这些药物治疗BN和抑郁可能依赖于不同的机制。

对部分患者，认知行为疗法、抗抑郁药物或二者联合治疗均无效。需要进一步加强治疗，包括住院。

暴食症

暴食症（BED）的特点是频繁发作的失去控制的大量进食。与BN相比，暴食症患者通常不会为了弥补暴食而采取不恰当的行为。此外，暴食症通常与肥胖相关（表59-1）。无论在临床还是在社区人群样本中，暴食症的发病率均高于AN和BN，且以男性患者居多。与不伴暴食症的肥胖患者相比，伴暴食症的肥胖患者合并焦虑、抑郁和进行健康护理消费的概率更高。一系列心理治疗，如CBT、人际关系治疗（IPT）和药物，包括抗抑郁药和减肥药，均有助于减轻暴饮暴食症状。但停止暴食并不一定会带来体重下降。

全球考量

进食障碍在食物充足且崇尚苗条的民族中更为常见。尽管如此，世界各地，包括亚洲和非洲的一些地区，均有相关报道。文化差异可导致进食障碍的症状表现不同。例如，在一些族群，有AN表现的低体重者拒绝食物的原因也许不包括DSM IV标准，而是“对体重增加或变胖的强烈的恐惧。”

（赵一晓　译　舒慧君　校）

第60章

Chapter 60

代谢综合征

Robert H. Eckel

代谢综合征(综合征X，胰岛素抵抗综合征)由一系列代谢异常组成，它会使心血管疾病(CVD)和糖尿病(DM)的风险增高。自从1998年世界卫生组织首次定义以来，代谢综合征的标准已经得到了发展，说明相关的临床证据越来越多，来自共识会议和专业机构的分析也越来越多。代谢综合征的主要特征包括中心性肥胖、高三酰甘油血症、低高密度脂蛋白(HDL)胆固醇、高血糖和高血压(表60-1)。

流行病学

代谢综合征的患病率在世界各地有所不同，在某种程度上反映了所研究人群的年龄和种族以及所应用的诊断标准的不同。一般来说，代谢综合征的患病率随着年龄的增长而增加。世界范围内患病率的最高记录是美洲土著人，有近60%的45—49岁女性和45%的45—49岁男性符合美国国家胆固醇教育计划成人治疗组第Ⅲ次指南(NCEP:ATPⅢ)制定的标准。在美国，代谢综合征在非洲裔美国男性中较少见，而多见于墨西哥裔美国妇女。根据美国国家健康和营养调查(NHANES)1999—2000年数据，在美国未患糖尿病的成年人中代谢综合征根据年龄调整的患病率是男性28%，女性30%。在法国，一个30—60岁的队列中男女性的患病率均<10%，但在60—64岁的人群中患病率达到17.5%。世界范围内工业化程度的提高伴随着肥胖率不断上升，这预计将显著增加代谢综合征的患病率，特别是随着人口老龄化程度的提高。此外，儿童中肥胖的患病率和严重程度上升，这是代谢综合征在年轻人群中的早期表现。

图60-1总结了美国人(NHANES Ⅲ)代谢综合征五个特征组分的频率分布。女性以腰围增加为主，而男性更多的表现为空腹三酰甘油>150mg/dl和高血压。

危险因素

超重/肥胖

尽管对代谢综合征的第一次描述出现在20世纪

表60-1　代谢综合征的NCEP:ATPⅢ 2001以及IDF标准

<table>
<tr><th>NCEP:ATPⅢ 2001</th><th colspan="3">中心性肥胖的IDF标准(1)</th></tr>
<tr><td rowspan="6">以下情况出现3个或以上：
中心性肥胖：腰围>102cm(男)，>88cm(女)
高三酰甘油血症：三酰甘油≥150mg/dl或特定药物治疗
低HDL胆固醇：分别<40mg/dl和<50mg/dl，或特定药物治疗
高血压：收缩压≥130mmHg或舒张压≥85mmHg或特定药物治疗
空腹血糖≥100mg/dl或特定药物治疗或既往诊断为2型糖尿病</td><td colspan="3">腰围</td></tr>
<tr><td>男性</td><td>女性</td><td>种族</td></tr>
<tr><td>≥94cm</td><td>≥80cm</td><td>高加索人，撒哈拉以南的非洲人，东地中海和中东人</td></tr>
<tr><td>≥90cm</td><td>≥80cm</td><td>南亚人，中国人，中美洲和南美洲人种</td></tr>
<tr><td>≥85cm</td><td>≥90cm</td><td>日本人</td></tr>
<tr><td colspan="3">以下情况出现两个或以上：
空腹三酰甘油>150mg/dl或特定药物治疗
HDL胆固醇<40mg/dl(男)和<50mg/dl(女)，或特定药物治疗
收缩压>130mmHg或舒张压>85mmHg或以往的诊断或特定药物治疗
空腹血糖≥100mg/dl或既往诊断为2型糖尿病</td></tr>
</table>

(1)在这篇分析中，采用以下腰围标准：白种人男性，≥94cm；非洲裔美国男性，≥94cm；墨西哥裔美国男性，≥90cm；白种人女性，≥80cm；非洲裔美国女性，≥80cm；墨西哥裔美国女性，≥80cm。分类属于“其他种族，包括多种族混血”的参与者，曾经采用高加索标准(男性≥94cm和女性≥80cm)，也曾经采用南亚标准(男性≥90cm和女性≥80cm)。分类属于“其他西班牙裔”的参与者，采用IDF的南美洲和中美洲标准

HDL.高密度脂蛋白；IDF.国际糖尿病基金会；NCEP:ATPⅢ.美国国家胆固醇教育计划成年人治疗组指南Ⅲ

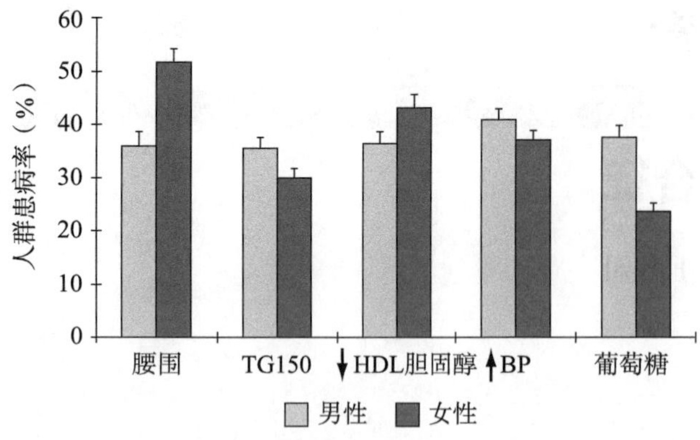

图60-1 来源于NHANES Ⅲ的代谢综合征各组分的患病率

NHANES.美国国家健康和营养调查；TG.三酰甘油；HDL.高密度脂蛋白；BP.血压。血糖升高的患病率包含已知糖尿病的患者。（由ES Ford等的数据创建：Diabetes Care 27:2444, 2004）

早期，但推动近期对其深入认识的却是世界范围内超重/肥胖的流行。中心性肥胖是代谢综合征的关键特征，提示代谢综合征的流行是由腰围和肥胖之间密切的关系所导致的。然而，尽管肥胖是个很重要因素，正常体重的患者也可能患有胰岛素抵抗以及代谢综合征。

久坐的生活方式

缺乏体力活动是心血管疾病事件及其相关死亡率的预测因素。代谢综合征的很多组分都与久坐的生活方式相关，包括脂肪组织增加（主要为中心性的）、HDL胆固醇降低、三酰甘油升高、血压升高以及遗传易感者的血糖升高。与每天看电视或用电脑少于1h的人相比，那些每天进行这些行为超过4h的人患代谢综合征的风险增加2倍。

老龄化

在美国50岁以上的人口中有44%受代谢综合征影响，其中女性所占的比例高于男性。这种年龄依赖性见于全世界绝大部分人口。

糖尿病

美国国家胆固醇教育计划（NCEP）和国际糖尿病基金会（IDF）的代谢综合征定义中均包含糖尿病。大部分（~75%）2型糖尿病或者糖耐量异常（IGT）患者患有代谢综合征。与不合并代谢综合征的患者相比，合并代谢综合征的2型糖尿病或IGT患者中心血管疾病的患病率更高。

冠心病

冠心病（CHD）患者中代谢综合征的患病率约为50%，而在早发冠心病患者中（年龄≤45），尤其是女性患者中，代谢综合征的患病率为37%。通过合适的心脏康复疗法和生活方式的改变（如营养、体育活动、减重、在某些情况下药物治疗），可以降低代谢综合征的患病率。

脂肪代谢障碍

脂肪代谢障碍通常与代谢综合征有关。遗传性（如Berardinelli-Seip先天性脂肪代谢障碍、Dunnigan家族性局部脂肪代谢障碍）和获得性（如高效抗反转录病毒疗法治疗的HIV相关性脂肪代谢障碍）的脂肪代谢障碍都可能引起严重的胰岛素抵抗和代谢综合征的多种症状。

病因学

胰岛素抵抗

关于代谢综合征的病理生理学机制，最广为接受的假说是胰岛素抵抗，它是由胰岛素作用中一个尚未完全明确的缺陷造成的。胰岛素抵抗的发生从餐后高胰岛素血症开始，之后是空腹高胰岛素血症，最终发展为高血糖。

血循环中过量的脂肪酸是胰岛素抵抗发生的主要原因。脂肪组织中储存的三酰甘油经脂肪酶水解释放入血，形成血浆中与白蛋白结合的游离脂肪酸（FFAs）的主要来源。脂肪酸的另一来源由组织中富含三酰甘油的脂蛋白经脂蛋白脂肪酶（LPL）脂解而成。胰岛素既介导了脂肪组织中的抗脂解作用，又介导了LPL的激活。值得注意的是，抑制脂肪组织的脂解是胰岛素发挥功能最敏感的途径。因此，当胰岛素抵抗发生时，脂解的增加使脂肪酸生成增多，其进一步降低了胰岛素的抗脂解作用。过多的脂肪酸通过改变下游信号通路造成胰岛素抵抗。脂肪酸可干扰胰岛素介导的葡萄糖的摄取，并且可在骨骼肌和心肌中以三酰甘油的形式沉积，同时在肝中引起葡萄糖产生增多及三酰甘油的沉积。

氧化应激假说为衰老和代谢综合征的易感性提供了统一的理论。在对患有肥胖或2型糖尿病的胰岛素抵抗患者、2型糖尿病患者的后代以及老年人进行研究时发现了一种线粒体氧化磷酸化的缺陷，其可导致肌肉中三酰甘油和相关脂类分子的沉积。肌肉中脂类的沉积与胰岛素抵抗相关。

腰围增加

在最新、最频繁引用的代谢综合征诊断标准中，腰围是一个重要的组成部分。然而，区分皮下脂肪还是内脏脂肪增加仅做腰围测量并不可靠，需要做CT或者MRI。内脏脂肪组织增加时，来源于脂肪组织的游离脂肪酸被运至肝。相反，腹部皮下脂肪增加时，其脂解产物被释放到体循环，避免了对肝代谢的直接影响。亚洲人及亚洲印度人随着腰围增长，内脏脂肪相对皮下脂肪组织来说增加更多，而非裔美国人主要是皮下脂肪增加，因此相比之下前者代谢综合征的患病率更高。内脏脂肪也可能是肥胖患者餐后游离脂肪酸过量的一个标志，而非来源。

血脂异常

一般来说，游离脂肪酸流向肝脏伴随着包含apoB、富含三酰甘油的极低密度脂蛋白（VLDLs）产生的增多。在此过程中，胰岛素的作用很复杂，但是高三酰甘油血症是胰岛素抵抗的很好的标志。

代谢综合征的另一主要脂蛋白紊乱是HDL胆固醇的降低。这种降低是HDL组成和代谢变化的结果。在高三酰甘油血症时，HDL中胆固醇含量的降低，是脂蛋白核心胆固醇酯含量降低与胆固醇酯转移蛋白介导的三酰甘油改变的共同结果，使得脂蛋白颗粒小而致密。这种脂蛋白组分的改变还可导致HDL从血液循环中清除增加。HDL的这些改变与胰岛素抵抗的关系可能是间接的，与富含三酰甘油的脂蛋白的代谢改变相一致。

除了HDL，低密度脂蛋白（LDLs）的成分也发生了改变。当空腹血浆三酰甘油>2.0mM（~180mg/dl）时，通常是以小颗粒致密LDL为主。而小颗粒致密LDL导致动脉粥样硬化的作用更强。它们可能对内皮细胞有毒性作用，能够穿过内皮基底膜并且黏附到糖胺聚糖上。而且它们的氧化敏感性增高，可被选择性地结合到单核-巨噬细胞的清道夫受体上。小颗粒致密LDL增高和高三酰甘油血症患者还会同时合并VLDL1和VLDL2中胆固醇含量升高。这种相对富含胆固醇的VLDL颗粒可能与代谢综合征患者动脉粥样硬化风险升高有关。

葡萄糖不耐受

胰岛素功能缺陷导致其抑制肝脏和肾脏葡萄糖生成的功能受损，同时导致胰岛素敏感组织，如肌肉和脂肪组织中葡萄糖的摄取和代谢减少。对人类、非人灵长类和啮齿类动物的研究充分证实了空腹血糖受损（IFG）或糖耐量受损（IGT）与胰岛素抵抗的关系。为了代偿胰岛素功能的缺陷，胰岛素的分泌和（或）清除必须相应调整来维持血糖正常。最终，通常是因为胰岛素分泌的缺陷，导致代偿机制失败，导致从IFG和（或）IGT进展至糖尿病。

高血压

胰岛素抵抗与高血压的关系很明确。在正常生理状态下，胰岛素是一种血管扩张药，同时具有促进肾脏重吸收钠的不良反应。然而，在胰岛素抵抗的情况下，胰岛素失去血管扩张作用，但是对肾脏重吸收钠的作用得以保留。在患代谢综合征的白种人中，钠的重吸收增加，但在非洲人和亚洲人中并非如此。胰岛素还可提高交感神经系统的活性，这个作用在胰岛素抵抗的情况下也会保留。此外，胰岛素抵抗以磷脂酰肌醇-3-激酶信号通路的特异性损伤为特征。在血管内皮，这可能引起一氧化氮产生和内皮素-1分泌的失衡，导致血流量降低。尽管存在上述机制，但当通过空腹胰岛素水平或稳态模型评估法（HOMA）来评估胰岛素功能时，发现在代谢综合征的情况下胰岛素抵抗仅略微增加高血压的患病率。

炎性细胞因子

由于扩大的脂肪组织过度产生，炎性细胞因子的水平提高，包括白介素（IL）-1、IL-6、IL-18、抵抗素、肿瘤坏死因子（TNF）α和C反应蛋白（CRP）（图60-2）。脂肪组织来源的巨噬细胞可能是局部和体循环中炎性细胞因子的主要来源。然而胰岛素抵抗在多大程度上是由这些细胞因子的旁分泌或内分泌作用导致的仍不清楚。

脂联素

脂联素是一种抗炎细胞因子，只由脂肪细胞产生。其可提高胰岛素的敏感性并且抑制炎性反应的许多步骤。在肝中，脂联素可抑制糖原异生酶的表达以及葡萄糖的生成率。在肌肉中，脂联素可提高葡萄糖的转运并且促进脂肪酸氧化，部分通过单磷酸腺苷（AMP）激酶的激活。代谢综合征的患者脂联素降低。脂联素缺乏与炎性细胞因子过多哪个相对作用更大仍不清楚。

临床表现

症状和体征

代谢综合征无典型的症状。体检时会有腰围增粗和血压升高。其中任何一个体征异常都应该引起临床医生警惕，并进一步寻找可能与代谢综合征有关的其他生化学异常。少数情况下，体检时可发现脂肪萎缩或黑棘皮症。这些体征通常与严重的胰岛素抵抗有关，因此代谢综合征的其他症状也可能会出现。

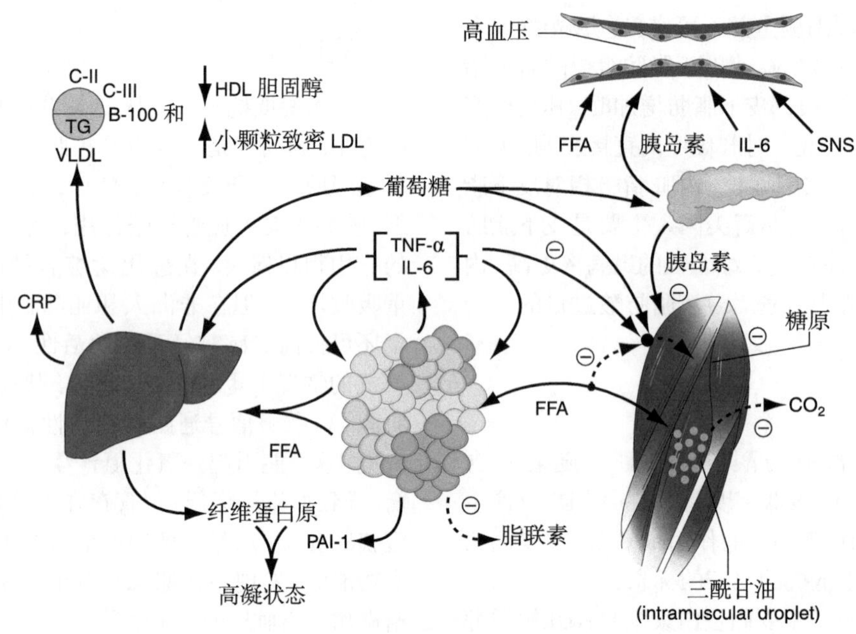

图60-2 代谢综合征的病理生理学

游离脂肪酸（FFAs）从脂肪组织中大量释放。在肝脏中，游离脂肪酸导致葡萄糖和三酰甘油的生成增加以及极低密度脂蛋白（VLDLs）的分泌增加。相关脂质/脂蛋白异常包括高密度脂蛋白（HDL）胆固醇减少和低密度脂蛋白（LDLs）水平增加。游离脂肪酸还可通过抑制胰岛素介导的葡萄糖摄取来降低肌肉中胰岛素的敏感性。相关缺陷包括葡萄糖合成糖原减少，脂质以三酰甘油（TG）的形式沉积增多。循环中葡萄糖以及FFA在一定程度上的增加，使胰腺分泌胰岛素增加，从而导致高胰岛素血症。高胰岛素血症和循环中游离脂肪酸水平升高可导致钠的重吸收增加以及交感神经系统（SNS）的兴奋性增加，从而导致高血压。除过多的游离脂肪酸外，促炎状态也参与了胰岛素抵抗的形成。由脂肪细胞和单核-巨噬细胞产生的白细胞介素-6（IL-6）和肿瘤坏死因子α（TNF-α）分泌增加，加重了胰岛素抵抗，并使脂肪组织中三酰甘油的脂解增加，产生更多的游离脂肪酸。IL-6和其他细胞因子亦可增加肝内葡萄糖和VLDL的生成以及肌肉中的胰岛素抵抗。细胞因子和游离脂肪酸还可促进肝脏产生纤维蛋白原，促进脂肪细胞产生纤溶酶原激活物抑制剂1（PAI-1），从而导致高凝状态。血循环中细胞因子水平升高还会刺激肝脏产生C反应蛋白（CRP）。具有抗炎和胰岛素增敏作用的细胞因子脂联素的生成减少，也与代谢综合征的形成有关。（转载自RH Eckel等：Lancet 365:1415, 2005，得到Elsevier的许可）

相关的疾病

心血管疾病

代谢综合征患者在没有糖尿病的情况下，新发心血管疾病的相对风险平均在1.5～3倍。然而，在Framingham后代研究（FOS）中，对中年男性和女性进行8年随访发现，代谢综合征患者发生心血管疾病的人群归因危险度是男性34%，女性只有16%。同一研究还发现，代谢综合征和糖尿病都能预测缺血性脑卒中，代谢综合征患者比仅有糖尿病的患者的风险更高（19%对7%），尤其是女性（27%对5%）。代谢综合征患者外周血管疾病的风险也升高。

2型糖尿病

总体来说，代谢综合征患者患2型糖尿病的风险提高3～5倍。在FOS研究中，对中年男性和女性8年的随访发现，发生2型糖尿病的人群归因危险度为男性62%，女性47%。

其他相关疾病

除了与代谢综合征特异性相关的特征外，胰岛素抵抗还伴随着其他代谢改变，包括：apoB、apoC-Ⅲ、尿酸、凝血因子（纤维蛋白原、纤溶酶原激活物抑制剂1）、血黏度、不对称二甲基精氨酸、同型半胱氨酸、白细胞计数、促炎性细胞因子和CRP的升高，微量白蛋白尿，非酒精性脂肪性肝病（NAFLD）和（或）非酒精性脂肪性肝炎（NASH），多囊卵巢综合征（PCOS）和阻塞性睡眠呼吸暂停（OSA）。

非酒精性脂肪性肝病

（参见第44章）脂肪肝相对常见。然而，在NASH中，三酰甘油沉积和炎症共存。目前在美国和其他西方国家，NASH的患病率为2%～3%。随着超重/肥胖和代谢综合征患病率的上升，NASH有可能成为终末期肝病和肝细胞癌更常见的病因之一。

高尿酸血症

高尿酸血症反映了在肾小管重吸收尿酸方面胰岛

素功能的缺陷。不对称二甲基精氨酸是一氧化氮合成酶的内源性抑制药，其升高与内皮功能障碍相关。微量白蛋白尿也可能是由胰岛素抵抗状态下内皮的病理生理学改变所致。

多囊卵巢综合征

PCOS与代谢综合征高度相关，其患病率为40%～50%。与未患PCOS的女性相比，患有PCOS的女性患代谢综合征的可能性高2～4倍。

阻塞性睡眠呼吸暂停

OSA通常与肥胖、高血压、血循环中细胞因子升高、IGT和胰岛素抵抗相关。因此合并代谢综合征并不意外。而且，当将OSA患者和体重匹配的对照组进行胰岛素抵抗的生物标志物比较时，OSA患者的胰岛素抵抗更严重。对OSA患者进行持续气道正压通气（CPAP）治疗可以改善胰岛素的敏感性。

诊断

通过床旁和实验室检查，满足表60-1列出的标准即可诊断代谢综合征。病史中应该对所有患者进行OSA症状的评估，对绝经前妇女进行PCOS症状的评估。家族史可以帮助判断心血管疾病和糖尿病的风险。血压和腰围测量可提供诊断所必需的信息。

实验室检查

需要检测空腹血脂和血糖来判断是否存在代谢综合征。其他胰岛素抵抗相关的生物标志物可以进行个性化的检测，包括apoB，超敏CRP，纤维蛋白原、尿酸、尿微量白蛋白和肝功能检查。如果存在OSA症状，应该进行睡眠检查。如果临床症状可疑PCOS且停止排卵，应检测睾酮、黄体生成素和卵泡刺激素。

治疗　代谢综合征

生活方式（参见第58章）　肥胖是代谢综合征背后的驱动力。因此，减重是针对代谢综合征治疗的主要方法。随着体重下降，胰岛素敏感性的改善通常伴随着代谢综合征多种症状的好转。推荐的减重方法包括能量限制、增加体力活动和行为矫正。能量限制对减重来说是最重要的方式，而增加体力活动是维持低体重的重要方式。一些（但不是全部）证据表明能量限制的基础上附加体育锻炼更有利于内脏脂肪储备的减重。由于成功减重之后存在体重复原的趋势，因此强调必须进行长期的行为改变。

饮食　在开具减重食谱的处方前，需要向患者强调脂肪量的增长需要很长时间，因此，纠正并不需要很快。按照大约3500kcal=1lb脂肪计算，每天限制500kcal相当于每周减重1lb。限制糖类的食谱通常可达到快速初始减重的目的。但是一年后，减重量通常不再变化。因此，坚持饮食控制比选择哪种饮食更重要。而且，人们对富含饱和脂肪的饮食存在顾虑，尤其是有心血管疾病风险的患者。因此，应该提倡高质量的食谱，例如富含水果、蔬菜、全谷物、瘦家禽肉和鱼的食谱，以获得最大的整体健康收益。

体力活动　在向代谢综合征患者推荐体力活动之前，确保活动量增加不会引发风险是很重要的。一些高风险患者在开始锻炼计划之前应该接受正规的心血管评估。对于体力活动少的患者，应鼓励其逐渐增加活动量来提高依从性并避免受伤。活动量增加能够带来适度的体重下降，但是每天需要60～90min的活动量才能达到指个目标。超重或肥胖的成人患者即使不能达到这个水平的活动量，仍然会从每天至少30min中等强度的活动中明显获益。各种不同活动30min的能量消耗值可以在http://www.americanheart.org/presenter.jhtml?identifier=3040364网址中找到。需要注意的是，各种常规活动，如从事园艺活动、散步以及打扫房屋，都属于中等的能量消耗。因此，不应该把体力活动定义为仅包括正式的运动，比如慢跑、游泳或者网球。

肥胖（参见第58章）　对于部分代谢综合征患者，除生活方式干预外，需采用其他治疗措施。有两类主要的减肥药物：食欲抑制药和吸收抑制药。经美国FDA批准的食欲抑制剂包括苯丁胺（仅可短期使用，3个月）和西布曲明。奥利司他可抑制约30%的脂肪吸收，与安慰剂（减重约5%）相比有一定疗效。有研究显示奥利司他可降低2型糖尿病的发病率，对基线存在糖耐量受损的患者尤其有效。

减重外科手术适用于代谢综合征合并体质指数（BMI）>40 kg/m^{2}或者>35 kg/m^{2}且伴有合并症者。胃旁路手术可使体重显著下降，并可改善代谢综合征的症状，提高生存率。

LDL胆固醇　NCEP:ATPⅢ小组制定代谢综合征标准的原因是通过LDL胆固醇的水平来识别和减少心血管疾病的风险。小组的工作设想是LDL胆固醇的目标已经达到，越来越多的证据表明随着LDL胆固醇的逐渐降低，心血管疾病事件呈线性减少。对于代谢综合征合并糖尿病的患者，LDL胆固醇应降至<100 mg/dl，合并既往心血管疾病事件者应降至更低水平。对于不合并糖尿病的代谢综合征患者，Framingham风险评分预测其10年心血管疾病风险为超过20%。对于这些患者，LDL胆固醇也应该降至<100 mg/dl。不过，如果10年风险<20%的话，LDL胆固醇目标应该是<130 mg/

dl。

应严格限制饱和脂肪酸（<能量摄入的7%）、反式脂肪（越少越好）和胆固醇（每天<200mg）的摄入。如果LDL胆固醇持续高于目标值，就需要药物干预。他汀类药物（HMG-CoA还原酶抑制药）可使LDL胆固醇降低20%～60%，通常是药物干预的首选。值得注意的是，他汀类药物的剂量每次加倍，只能使LDL胆固醇额外降低约6%。该类药物的不良反应很少，包括肝脏转氨酶升高和（或）肌病。胆固醇吸收抑制药依折麦布的耐受性好，可作为第二选择。依折麦布通常可使LDL胆固醇降低15%～20%。胆汁酸螯合剂考来烯胺和考来替泊比依折麦布更有效，但代谢综合征患者应谨慎使用，因为其可导致三酰甘油升高。一般来说，当空腹三酰甘油>200mg/dl时，不应该使用胆汁酸螯合剂。其不良反应主要为消化道症状，包括适口性、腹胀、嗳气、便秘、肛门刺激等。烟酸具有适当降低LDL胆固醇的作用（<20%）。贝特类药物最好用于在LDL胆固醇和三酰甘油都升高的情况下来降低LDL胆固醇。在这类患者中，非诺贝特比吉非贝齐更有效。

三酰甘油　与三酰甘油相比，NCEP:ATPⅢ更重视非HDL胆固醇。但是，建议空腹三酰甘油水平<150mg/dl。一般来说，空腹三酰甘油的变化与体重减轻程度相关。>10%的减重对降低空腹三酰甘油来说是必须的。

降低空腹三酰甘油应选择贝特类药物（吉非贝齐或非诺贝特），其通常可使空腹三酰甘油降低35%～50%。与通过3A4细胞色素P450系统代谢的药物（包括一些他汀类药物）合并用药时，可显著增加肌病的风险。这种情况下，非诺贝特比吉非贝齐更好。在退伍军人事务部HDL干预试验（VA-HIT）中，吉非贝齐被用于已知患有冠心病并且HDL胆固醇水平<40mg/dl的男性。结果显示，在冠状动脉疾病事件和死亡率方面，主要受益人群是患有高胰岛素血症和（或）糖尿病的男性，其中很多人患有代谢综合征。值得注意的是，VA-HIT试验中三酰甘油降低的数量并不能预测受益。尽管LDL胆固醇的水平没有变化，但是LDL颗粒数量的降低与受益相关。虽然进行了几项附加的临床试验，但并没有明确的证据表明贝特类药物可通过降低三酰甘油来降低心血管疾病的风险。

其他降低三酰甘油的药物包括他汀类、烟酸和高剂量的ω-3脂肪酸。在选择他汀类时，“低效”他汀类药物（洛伐他汀、普伐他汀、氟伐他汀）应使用高剂量，而“高效”他汀类药物（辛伐他汀、阿托伐他汀、罗苏伐他汀）应使用中等剂量。烟酸对空腹三酰甘油的作用是剂量相关的，且小于贝特类药物（20%～40%）。对于患有代谢综合征和糖尿病的患者，烟酸可使空腹血糖升高。ω-3脂肪酸制剂，包括高剂量的二十二碳六烯酸和二十碳五烯酸（每日3.0～4.5g），可使空腹三酰甘油降低约40%。其与贝特类或他汀类药物无相互作用，主要不良反应是打嗝有鱼腥味，通过将药品冷冻后再服用可以减轻这种副作用。有关烟酸或高剂量ω-3脂肪酸在代谢综合征患者中应用的临床试验尚未见报道。

HDL胆固醇　除了减肥，几乎没有调脂药物能够增加HDL胆固醇。他汀类药物、贝特类药物和胆汁酸螯合剂对HDL胆固醇有一定影响（5%～10%），而依折麦布或ω-3脂肪酸均没有作用。烟酸是目前唯一可用的可增加LDL胆固醇的药物，其疗效是剂量相关的，可使HDL胆固醇较基线水平升高约30%。目前，不依赖于降低LDL胆固醇，而仅通过升高HDL来降低心血管疾病事件的证据有限，特别是对代谢综合征患者。

血压　血压和全因病死亡率之间直接相关，包括高血压患者（>140/90mmHg）与高血压前期患者（>120/80mmHg但<140/90mmHg）以及血压正常者（<120/80mmHg）对比。对于不伴糖尿病的代谢综合症患者，降压药物首选血管紧张素转化酶（ACE）抑制药或血管紧张素Ⅱ受体阻断药，因为这两类药物可降低新发2型糖尿病的发病率。在所有高血压患者中，应提倡富含水果、蔬菜的限钠饮食和低脂乳制品。家庭血压监测有助于保持良好的血压控制。

空腹血糖受损　对于代谢综合征和2型糖尿病患者，严格控制血糖可改善空腹三酰甘油和（或）HDL胆固醇。对于诊断空腹血糖受损的患者，生活方式干预，包括减重、限制膳食脂肪和增加体力活动，已被证实可降低2型糖尿病的发病率。亦有证据证实二甲双胍能降低糖尿病的发病率，但效果不如生活方式干预。

胰岛素抵抗　有几类药物（双胍类、噻唑烷二酮类[TZDs]）能增加胰岛素的敏感性。而胰岛素抵抗是代谢综合征的主要病理生理学机制，因此这几类药的代表药物能减少代谢综合征的患病率。二甲双胍和噻唑烷二酮类都能在肝脏中提高胰岛素的作用，并抑制内源性葡萄糖的产生。噻唑烷二酮类还能提高肌肉和脂肪组织中胰岛素介导的葡萄糖摄取，但二甲双胍无此作用。这两种药物还可使NAFLD和PCOS患者受益，并已被证明可降低炎症标记物和小而密LDL。

（赵一晓　译　舒慧君　校）

附录A

APPENDIX A

有临床意义的实验室数值

Alexander Kratz, Michael A.Pesce, Robert C.Basner, Andrew J.Einstein

本附录包括实验室检查、特殊分析物和特殊功能检查的参考值。这些参考值受很多因素影响，例如研究人群、标本运输的时间和方式、实验方法和仪器设备、甚至收集标本所用容器的类型。因此，本附录所提供的参考值或“正常”范围仅作为一般标准，并不适用于所有实验室。如果可能的话，实验室可以做出适合本实验室的参考值，并用来解释获得的数据。本附录所提供的数值是成年人典型的参考值范围，儿童的参考范围可能与成年人存在一定差异。

在准备本附录时，笔者已考虑到多数国家和一些医学杂志主要使用国际单位系统（SI, système international d'unités），而临床实验室可能仍使用“传统”或常规的单位。因此，附录中提供了两种单位系统的参考值。在正文部分，我们也提供了两种单位系统，除了：①数值一致，仅单位的专业术语有改变时（例如mmol/L代替meq/L或U/L代替mU/ml），只给出了国际单位；②大多数压力单位（例如血压或脑脊液压力）使用传统单位（mmHg或mmH_2O）。

实验室检查的参考值　见表A1至表A16。

表A1　血液学和凝血

被分析物	标本	国际单位	传统单位
活化凝血时间	全血	70~180 s	70~180 s
活化蛋白C抵抗试验（V因子Leiden突变）	血浆	不适用	比值>2.1
ADAMTS13活性	血浆	≥0.67	≥67%
ADAMTS13抑制物活性	血浆	不适用	≤0.4 U
ADAMTS13抗体	血浆	不适用	≤18 U
$α_2$抗纤溶酶	血浆	0.87~1.55	87%~155%
抗磷脂抗体系列			
PTT-LA（狼疮抗凝物筛查）	血浆	阴性	阴性
血小板中和过程	血浆	阴性	阴性
稀释山蝰毒素筛查	血浆	阴性	阴性
抗心磷脂抗体	血清		
IgG		0~15arbitrary U	0~15 GPL
IgM		0~15arbitrary U	0~15 MPL
抗凝血酶Ⅲ	血浆		
抗原		220~390 mg/L	22~39 mg/dl
活性		0.7~1.30 U/L	70%~130%
抗凝血因子Xa测定（肝素测定）	血浆		
普通肝素		0.3~0.7 kU/L	0.3~0.7 U/ml
低分子肝素		0.5~1.0 kU/L	0.5~1.0 U/ml
达那肝素		0.5~0.8 kU/L	0.5~0.8 U/ml
自身溶血试验	全血	0.004~0.045	0.4%~4.50%
葡萄糖自身溶血试验	全血	0.003~0.007	0.3%~0.7%
出血时间（成年人）		<7.1 min	<7.1 min
骨髓：见表A7			

续表

被分析物	标本	国际单位	传统单位
血块收缩	全血	0.50～1.00/2 h	50%～100%/2 h
冷沉淀纤维蛋白原	血浆	阴性	阴性
D-二聚体	血浆	220～740 ng/ml FEU	220～740 ng/ml FEU
血细胞分类计数	全血		
相对计数			
中性粒细胞		0.40～0.70	40%～70%
杆状核粒细胞		0.0～0.05	0～5%
淋巴细胞		0.20～0.50	20%～50%
单核细胞		0.04～0.08	4%～8%
嗜酸性粒细胞		0.0～0.6	0～6%
嗜碱性粒细胞		0.0～0.02	0～2%
绝对计数			
中性粒细胞		$(1.42～6.34)\times10^9$/L	1420～6340/mm^3
杆状核粒细胞		$(0～0.45)\times10^9$/L	0～450/mm^3
淋巴细胞		$(0.71～4.53)\times10^9$/L	710～4530/mm^3
单核细胞		$(0.14～0.72)\times10^9$/L	140～720/mm^3
嗜酸性粒细胞		$(0～0.54)\times10^9$/L	0～540/mm^3
嗜碱性粒细胞		$(0～0.18)\times10^9$/L	0～180/mm^3
红细胞计数	全血		
成人男性		$(4.30～5.60)\times10^{12}$/L	$4.30～5.60\times10^6/mm^3$
成人女性		$(4.00～5.20)\times10^{12}$/L	$4.00～5.20\times10^6/mm^3$
红细胞寿命	全血		
正常寿命		120d	120d
铬标记，半衰期($t_{1/2}$)		25～35d	25～35d
红细胞沉降率	全血		
女性		0～20 mm/h	0～20 mm/h
男性		0～15 mm/h	0～15 mm/h
优球蛋白溶解时间	血浆	7200～14 400 s	120～240 min
Ⅱ因子，凝血素	血浆	0.50～1.50	50%～150%
Ⅴ因子	血浆	0.50～1.50	50%～150%
Ⅶ因子	血浆	0.50～1.50	50%～150%
Ⅷ因子	血浆	0.50～1.50	50%～150%
Ⅸ因子	血浆	0.50～1.50	50%～150%
Ⅹ因子	血浆	0.50～1.50	50%～150%
Ⅺ因子	血浆	0.50～1.50	50%～150%
Ⅻ因子	血浆	0.50～1.50	50%～150%
XIII因子筛查	血浆	不适用	存在
凝血因子抑制物检测	血浆	<0.5 Bethesda U	<0.5 Bethesda U
纤维蛋白（原）降解产物	血浆	0～1 mg/L	0～1 μg/ml
纤维蛋白原	血浆	2.33～4.96 g/L	233～496 mg/dl
葡萄糖-6-磷酸脱氢酶（红细胞）	全血	<2400 s	<40 min
酸溶血试验	全血	阴性	阴性
血细胞比容	全血		
成年男性		0.388～0.464	38.8～46.4

续表

被分析物	标本	国际单位	传统单位
成年女性		0.354～0.444	35.4～44.4
血红蛋白			
血浆	血浆	6～50 mg/L	0.6～5.0 mg/dl
全血	全血		
成年男性		133～162 g/L	13.3～16.2 g/dl
成年女性		120～158 g/L	12.0～15.8 g/dl
血红蛋白电泳	全血		
血红蛋白A		0.95～0.98	95%～98%
血红蛋白A2		0.015～0.031	1.5%～3.1%
血红蛋白F		0～0.02	0～2.0%
其他血红蛋白（除了A，A2，或F）		无	无
肝素诱导的血小板减少症抗体	血浆	阴性	阴性
未成熟血小板比率（IPF）	全血	0.011～0.061	1.1%～6.1%
关节液晶体	关节液	不适用	未发现晶体
关节液黏蛋白	关节液	不适用	只含有I型黏蛋白
白细胞			
碱性磷酸酶（LAP）	全血	0.2～1.6 μkat/L	13～100 U/L
白细胞计数	全血	（3.54～9.06）$\times 10^9$/L	（3.54～9.06）$\times 10^3$/mm^3
平均红细胞血红蛋白（MCH）	全血	26.7～31.9 pg/细胞	26.7～31.9 pg/细胞
平均红细胞血红蛋白浓度（MCHC）	全血	323～359 g/L	32.3～35.9 g/dl
平均网织红细胞血红蛋白（CH）	全血	24～36 pg	24～36 pg
平均红细胞体积（MCV）	全血	79～93.3 fl	79～93.3 μm^3
平均血小板体积（MPV）	全血	9.00～12.95 fl	9.00～12.95
红细胞渗透脆性	全血		
直接		0.0035～0.0045	0.35%～0.45%
间接		0.0030～0.0065	0.30%～0.65%
活化的部分凝血活酶时间	血浆	26.3～39.4 s	26.3～39.4 s
纤溶酶原	血浆		
抗原		84～140 mg/L	8.4～14.0 mg/dl
功能性		0.70～1.30	70%～130%
纤溶酶原激活物抑制剂1	血浆	4～43 μg/L	4～43 ng/ml
血小板聚集试验	富含血小板的血浆	不适用	>65%聚集（由二磷酸腺苷、肾上腺素、胶原、瑞斯西丁素及花生四烯酸诱导）
血小板计数	全血	（165～415）$\times 10^9$/L	（165～415）$\times 10^3$/mm^3
血小板，平均体积	全血	6.4～11 fl	6.4～11.0 μm^3
前激肽释放酶测定	血浆	0.50～1.5	50%～150%
前激肽释放酶筛查	血浆		未查出缺陷
蛋白C	血浆		
总抗原		0.70～1.40	70%～140%
功能性		0.70～1.30	70%～130%
蛋白S	血浆		
总抗原		0.70～1.40	70%～140%

续表

被分析物	标本	国际单位	传统单位
功能性		0.65~1.40	65%~140%
游离抗原		0.70~1.40	70%~140%
凝血酶原基因突变G20210A	全血	不适用	不存在
凝血酶原时间	血浆	12.7~15.4 s	12.7~15.4 s
红细胞游离原卟啉	全血	0.28~0.64 μmol/L红细胞	16~36 μg/dl红细胞
红细胞体积分布宽度	全血	<0.145	<14.5%
蛇毒凝血酶时间	血浆	16~23.6 s	16~23.6 s
网织红细胞计数	全血		
成年男性		0.008~0.023红细胞	0.8%~2.3%红细胞
成年女性		0.008~0.020红细胞	0.8%~2.0%红细胞
网织红细胞血红蛋白含量	全血	>26 pg/细胞	>26 pg/细胞
瑞斯托霉素辅因子（功能性血管性血友病因子）	血浆		
血型O		正常平均值的0.75	正常平均值的75%
血型A		正常平均值的1.05	正常平均值的105%
血型B		正常平均值的1.15	正常平均值的115%
血型AB		正常平均值的1.25	正常平均值的125%
血清素释放试验	血清	<0.2释放	<20%释放
镰状细胞试验	全血	阴性	阴性
蔗糖溶血试验	全血	<0.1	<10%溶血
凝血酶时间	血浆	15.3~18.5 s	15.3~18.5 s
总嗜酸性粒细胞	全血	$(150\sim300)\times10^6$/L	150~300/mm^3
转铁蛋白受体	血清，血浆	9.6~29.6 nmol/L	9.6~29.6 nmol/L
黏度			
血浆	血浆	1.7~2.1	1.7~2.1
血清	血清	1.4~1.8	1.4~1.8
血管性血友病因子（vWF）抗原（VIII因子:R抗原）			
血型O		正常平均值的0.75	正常平均值的75%
血型A		正常平均值的1.05	正常平均值的105%
血型B		正常平均值的1.15	正常平均值的115%
血型AB		正常平均值的1.25	正常平均值的125%
vWF多聚体	血浆	正常分布	正常分布
白细胞：见“白细胞”			

表A2 临床化学和免疫学

被分析物	标本	国际单位	传统单位
乙酰乙酸	血浆	49~294 μmol/L	0.5~3.0 mg/dl
促肾上腺皮质激素（ACTH）	血浆	1.3~16.7 pmol/L	6.0~76.0 pg/ml
丙氨酸氨基转移酶（ALT，SGPT）	血清	0.12~0.70 μkat/L	7~41 U/L
白蛋白	血清	40~50 g/L	4.0~5.0 mg/dl
醛缩酶	血清	26~138 nkat/L	1.5~8.1 U/L
醛固酮（成年人）			
卧位，正常钠饮食	血清，血浆	<443 pmol/L	<16 ng/dl
立位，正常	血清，血浆	111~858 pmol/L	4~31 ng/dl
甲胎蛋白（成年人）	血清	0~8.5 μg/L	0~8.5 ng/ml

续表

被分析物	标本	国际单位	传统单位
$α_1$抗胰蛋白酶	血清	1.0~2.0 g/L	100~200 mg/dl
氨，例如NH_3	血浆	11~35 μmol/L	19~60 μg/dl
淀粉酶（根据检测方法）	血清	0.34~1.6 μkat/L	20~96 U/L
雄烯二酮（成人）	血清		
男性		0.81~3.1 nmol/L	23~89 ng/dl
女性			
绝经前		0.91~7.5 nmol/L	26~214 ng/dl
绝经后		0.46~2.9 nmol/L	13~82 ng/dl
血管紧张素转化酶(ACE)	血清	0.15~1.1 μkat/L	9~67 U/L
阴离子间隙	血清	7~16 mmol/L	7~16 mmol/L
载脂蛋白A-1	血清		
男性		0.94~1.78 g/L	94~178 mg/dl
女性		1.01~1.99 g/L	101~199 mg/dl
载脂蛋白B	血清		
男性		0.55~1.40 g/L	55~140 mg/dl
女性		0.55~1.25 g/L	55~125 mg/dl
动脉血气	全血		
$[HCO_3^-]$		22~30 mmol/L	22~30 meq/L
PCO_2		4.3~6.0 kPa	32~45 mmHg
pH		7.35~7.45	7.35~7.45
PO_2		9.6~13.8 kPa	72~104 mmHg
门冬氨酸氨基转氨酶(AST, SGOT)	血清	0.20~0.65 μkat/L	12~38 U/L
自身抗体	血清		
抗着丝点抗体IgG		≤29 AU/ml	≤29 AU/ml
抗dsDNA抗体		<25 U/L	<25 U/L
抗肾小球基底膜抗体			
定性IgG, IgA		阴性	阴性
定量IgG抗体		≤19 AU/ml	≤19 AU/ml
抗组蛋白抗体		<1.0 U	<1.0 U
抗Jo-1抗体		≤29 AU/ml	≤29 AU/ml
抗线粒体抗体		不适用	<20 U
抗中性粒细胞胞质抗体		不适用	<1:20
丝氨酸蛋白酶3抗体		≤19 AU/ml	≤19 AU/ml
髓过氧化物酶抗体		≤19 AU/ml	≤19 AU/ml
抗核抗体		不适用	1:40时阴性
抗胃壁细胞抗体		不适用	检测不到
抗RNP抗体		不适用	<1.0 U
抗Scl-70抗体		不适用	<1.0 U
抗Smith抗体		不适用	<1.0 U
抗平滑肌抗体		不适用	<1.0 U
抗SSA抗体		不适用	<1.0 U
抗SSB抗体		不适用	阴性
抗甲状腺球蛋白抗体		<40 kU/L	<40 IU/ml
抗甲状腺过氧化物酶抗体		<35 kU/L	<35 IU/ml
B型利钠肽(BNP)	血浆	特定年龄和性别：<100 ng/L	特定年龄和性别：<100 pg/ml

续表

被分析物	标本	国际单位	传统单位
本-周蛋白，血清定性	血清	不适用	检测不到
本-周蛋白，血清定量	血清		
游离κ轻链		3.3~19.4 mg/L	0.33~1.94 mg/dl
游离λ轻链		5.7~26.3 mg/L	0.57~2.63 mg/dl
K/L比值		0.26~1.65	0.26~1.65
β_2-微球蛋白	血清	1.1~2.4 mg/L	1.1~2.4 mg/L
胆红素	血清		
总胆红素		5.1~22 μmol/L	0.3~1.3 mg/dl
直接胆红素		1.7~6.8 μmol/L	0.1~0.4 mg/dl
间接胆红素		3.4~15.2 μmol/L	0.2~0.9 mg/dl
C肽	血清	0.27~1.19 nmol/L	0.8~3.5 ng/ml
C1酯酶抑制蛋白	血清	210~390 mg/L	21~39 mg/dl
CA125	血清	<35 kU/L	<35 U/ml
CA19-9	血清	<37 kU/L	<37 U/ml
CA15-3	血清	<33 kU/L	<33 U/ml
CA27-29	血清	0~40 kU/L	0~40 U/ml
降钙素	血清		
男性		0~7.5 ng/L	0~7.5 pg/ml
女性		0~5.1 ng/L	0~5.1 pg/ml
血钙	血清	2.2~2.6 mmol/L	8.7~10.2 mg/dl
离子钙	全血	1.12~1.32 mmol/L	4.5~5.3 mg/dl
二氧化碳总量（TCO_2）	血浆（海平面）	22~30 mmol/L	22~30 meq/L
碳氧血红蛋白（一氧化碳含量）	全血		
非吸烟者		0.0~0.015	0~1.5%
吸烟者		0.04~0.09	4%~9%
意识丧失及死亡		>0.50	>50%
癌胚抗原（CEA）	血清		
非吸烟者		0.0~3.0 μg/L	0.0~3.0 ng/ml
吸烟者		0.0~5.0 μg/L	0.0~5.0 ng/ml
铜蓝蛋白	血清	250~630 mg/L	25~63 mg/dl
血氯	血清	102~109 mmol/L	102~109 meq/L
胆固醇：见表A5			
胆碱酯酶	血清	5~12 kU/L	5~12 U/ml
嗜铬粒蛋白A	血清	0~50 μg/L	0~50 ng/ml
补体	血清		
C3		0.83~1.77 g/L	83~177 mg/dl
C4		0.16~0.47 g/L	16~47 mg/dl
总补体		60~144 CAE U	60~144 CAE U
皮质醇			
禁食，早8时~中午12时	血清	138~690 nmol/L	5~25 μg/dl
中午12时~晚8时		138~414 nmol/L	5~15 μg/dl
晚8时~早8时		0~276 nmol/L	0~10 μg/dl
C反应蛋白	血清	<10 mg/L	<10 mg/L

续表

被分析物	标本	国际单位	传统单位
C反应蛋白，高敏	血清	心脏风险	心脏风险
		低：<1.0 mg/L	低：<1.0 mg/L
		中等：1.0~3.0 mg/L	中等：1.0~3.0 mg/L
		高：>3.0 mg/L	高：>3.0 mg/L
肌酸激酶（总）	血清		
女性		0.66~4.0 μkat/L	39~238 U/L
男性		0.87~5.0 μkat/L	51~294 U/L
肌酸激酶MB	血清		
定量		0.0~5.5 μg/L	0.0~5.5 ng/ml
占总活性比例（通过电泳）		0~0.04	0~4.0%
肌酐	血清		
女性		44~80 μmol/L	0.5~0.9 mg/dl
男性		53~106 μmol/L	0.6~1.2 mg/dl
冷球蛋白	血清	不适用	检测不到
胱抑素C	血清	0.5~1.0 mg/L	0.5~1.0 mg/L
脱氢表雄酮(DHEA)(成年人)	血清		
男性		6.2~43.4 nmol/L	180~1250 ng/dl
女性		4.5~34.0 nmol/L	130~980 ng/dl
硫酸脱氢表雄酮(DHEA)	血清		
男性（成年人）		100~6190 μg/L	10~619 μg/dl
女性（成年人，绝经前）		120~5350 μg/L	12~535 μg/dl
女性（成年人，绝经后）		300~2600 μg/L	30~260 μg/dl
11-脱氧皮质醇(成年人)(复合物S)	血清	0.34~4.56 nmol/L	12~158 ng/dl
二氢睾酮	血清，血浆		
男性		1.03~2.92 nmol/L	30~85 ng/dl
女性		0.14~0.76 nmol/L	4~22 ng/dl
多巴胺	血浆	0~130 pmol/L	0~20 pg/ml
肾上腺素	血浆		
卧位(30 min)		<273 pmol/L	<50 pg/ml
坐位		<328 pmol/L	<60 pg/ml
立位(30 min)		<491 pmol/L	<90 pg/ml
红细胞生成素	血清	4~27 U/L	4~27 U/L
雌二醇	血清，血浆		
女性			
月经期			
卵泡期		74~532 pmol/L	<20~145 pg/ml
排卵期		411~1626 pmol/L	112~443 pg/ml
黄体期		74~885 pmol/L	<20~241 pg/ml
绝经后		217 pmol/L	<59 pg/ml
男性		74 pmol/L	<20 pg/ml
雌酮	血清，血浆		
女性			
月经期：			
卵泡期		<555 pmol/L	<150 pg/ml
黄体期		<740 pmol/L	<200 pg/ml

续表

被分析物	标本	国际单位	传统单位
绝经后		11~118 pmol/L	3~32 pg/ml
男性		33~133 pmol/L	9~36 pg/ml
游离脂肪酸（未酯化）	血浆	0.1~0.6 mmol/L	2.8~16.8 mg/dl
铁蛋白	血清		
女性		10~150 μg/L	10~150 ng/ml
男性		29~248 μg/L	29~248 ng/ml
卵泡刺激素（FSH）	血清，血浆		
女性			
月经期			
卵泡期		3.0~20.0 U/L	3.0~20.0 mU/ml
排卵期		9.0~26.0 U/L	9.0~26.0 mU/ml
黄体期		1.0~12.0 U/L	1.0~12.0 mU/ml
绝经后		18.0~153.0 U/L	18.0~153.0 mU/ml
男性		1.0~12.0 U/L	1.0~12.0 mU/ml
果糖胺	血清	<285 μmol/L	<285 μmol/l
γ-谷氨酰转移酶	血清	0.15~0.99 μkat/L	9~58 U/L
胃泌素	血清	<100 ng/L	<100 pg/ml
胰高血糖素	血浆	40~130 ng/L	40~130 pg/ml
血糖	全血	3.6~5.3 mmol/L	65~95 mg/dl
血糖（空腹）	血浆		
正常		4.2~5.6 mmol/L	75~100 mg/dl
糖尿病高风险		5.6~6.9 mmol/L	100~125 mg/dl
糖尿病		空腹血糖>7.0 mmol/L口服葡萄糖耐量试验2h时血糖>11.1 mmol/L有高血糖症状的患者随机血糖≥11.1 mmol/L	空腹血糖>126 mg/dl口服葡萄糖耐量试验2h时血糖≥200 mg/dl有高血糖症状的患者随机血糖≥200 mg/dl
生长激素	血清	0~5 μg/L	0~5 ng/ml
血红蛋白A1c	全血	占血红蛋白的分数：0.04~0.06	4.0%~5.6%
糖尿病前期		占血红蛋白的分数：0.057~0.064	5.7%~6.4%
糖尿病		美国糖尿病协会建议占血红蛋白的分数≥0.065	美国糖尿病协会建议占血红蛋白的比例≥6.5%
血红蛋白A1c和估计平均血糖（eAg）	全血	eAg (mmoL/L) = 1.59×HbA1c − 2.59	eAg (mg/dl) = 28.7×HbA1c − 46.7
高密度脂蛋白（HDL）（见表A5）			
同型半胱氨酸	血浆	4.4~10.8 μmol/L	4.4~10.8 μmol/L
人绒毛膜促性腺激素(HCG)	血清		
非妊娠女性		<5 U/L	<5 mU/ml
受孕后1~2周		9~130 U/L	9~130 mU/ml
受孕后2~3周		75~2600 U/L	75~2600 mU/ml
受孕后3~4周		850~20 800 U/L	850~20 800 mU/ml
受孕后4~5周		4000~100 200 U/L	4000~100 200 mU/ml
受孕后5~10周		11 500~289 000 U/L	11 500~289 000 mU/ml

续表

被分析物	标本	国际单位	传统单位
受孕后10~14周		18 300~137 000 U/L	18 300~137 000 mU/ml
妊娠中期		1400~53 000 U/L	1400~53 000 mU/ml
妊娠晚期		940~60 000 U/L	940~60 000 mU/ml
β-羟基丁酸	血浆	60~170 μmol/L	0.6~1.8 mg/dl
17-羟孕酮(成年人)	血清		
男性		<4.17 nmol/L	<139 ng/dl
女性			
卵泡期		0.45~2.1 nmol/L	15~70 ng/dl
黄体期		1.05~8.7 nmol/L	35~290 ng/dl
免疫固定电泳	血清	不适用	未检测到条带
免疫球蛋白，定量（成年人）			
IgA	血清	0.70~3.50 g/L	70~350 mg/dl
IgD	血清	0~140 mg/L	0~14 mg/dl
IgE	血清	1~87 kU/L	1~87 U/ml
IgG	血清	7.0~17.0 g/L	700~1700 mg/dl
IgG_1	血清	2.7~17.4 g/L	270~1740 mg/dl
IgG_2	血清	0.3~6.3 g/L	30~630 mg/dl
IgG_3	血清	0.13~3.2 g/L	13~320 mg/dl
IgG_4	血清	0.11~6.2 g/L	11~620 mg/dl
IgM	血清	0.50~3.0 g/L	50~300 mg/dl
胰岛素	血清，血浆	14.35~143.5 pmol/L	2~20 μU/ml
铁	血清	7~25 μmol/L	41~141 μg/dl
铁结合力	血清	45~73 μmol/L	251~406 μg/dl
铁结合力饱和度	血清	0.16~0.35	16%~35%
缺血修饰白蛋白	血清	<85 KU/L	<85 U/ml
关节液晶体	关节液	不适用	未发现晶体
关节液黏蛋白	关节液	不适用	只存在I型黏蛋白
酮（丙酮）	血清	阴性	阴性
乳酸	血浆，动脉血	0.5~1.6 mmol/L	4.5~14.4 mg/dl
	血浆，静脉血	0.5~2.2 mmol/L	4.5~19.8 mg/dl
乳酸脱氢酶	血清	2.0~3.8 μkat/L	115~221 U/L
脂肪酶	血清	0.51~0.73 μkat/L	3~43 U/L
血脂：见表A5			
脂蛋白（a）	血清	0~300 mg/L	0~30 mg/dl
低密度脂蛋白（LDL）（见表A5）			
黄体生成素（LH）	血清，血浆		
女性			
月经期			
卵泡期		2.0~15.0 U/L	2.0~15.0 mU/ml
排卵期		22.0~105.0 U/L	22.0~105.0 mU/ml
黄体期		0.6~19.0 U/L	0.6~19.0 mU/ml
绝经后		16.0~64.0 U/L	16.0~64.0 mU/ml
男性		2.0~12.0 U/L	2.0~12.0 mU/ml
镁	血清	0.62~0.95 mmol/L	1.5~2.3 mg/dl
变肾上腺素	血浆	<0.5 nmol/L	<100 pg/ml

续表

被分析物	标本	国际单位	传统单位
高铁血红蛋白	全血	0.0～0.01	0～1%
肌红蛋白	血清		
男性		20～71 μg/L	20～71 μg/L
女性		25～58 μg/L	25～58 μg/L
去甲肾上腺素	血浆		
卧位（30 min）		650～2423 pmol/L	110～410 pg/ml
坐位		709～4019 pmol/L	120～680 pg/ml
立位（30 min）		739～4137 pmol/L	125～700 pg/ml
氨基末端肽（交联），NTx	血清		
女性，绝经前		6.2～19.0 nmol BCE	6.2～19.0 nmol BCE
男性		5.4～24.2 nmol BCE	5.4～24.2 nmol BCE
BCE=骨胶原当量			
NT–Pro BNP	血清，血浆	75岁以下<125 ng/L，>75岁<450 ng/L	75岁以下<125 pg/ml，>75岁<450 pg/ml
5′ 核苷酸酶	血清	0.00～0.19 μkat/L	0～11 U/L
渗透压	血浆	275～295 mmol/kg 血清水	275～295 mmol/kg 血清水
骨钙素	血清	11～50 μg/L	11～50 ng/ml
氧含量	全血		
动脉血（海平面）		17～21	17～21 vol%
静脉血（海平面）		10～16	10～16 vol%
氧饱和度（海平面）	全血	分数	百分比
动脉血		0.94～1.0	94%～100%
静脉血，手臂		0.60～0.85	60%～85%
甲状旁腺素（完整的）	血清	8～51 ng/L	8～51 pg/ml
磷酸酶，碱性	血清	0.56～1.63 μkat/L	33～96 U/L
无机磷	血清	0.81～1.4 mmol/L	2.5～4.3 mg/dl
钾	血清	3.5～5.0 mmol/L	3.5～5.0 meq/L
前白蛋白	血清	170～340 mg/L	17～34 mg/dl
降钙素原	血清	<0.1 μg/L	<0.1 ng/ml
孕酮	血清，血浆		
女性：排卵期		<3.18 nmol/L	<1.0 ng/ml
黄体中期		9.54～63.6 nmol/L	3～20 ng/ml
男性		<3.18 nmol/L	<1.0 ng/ml
催乳素	血清		
男性		53～360 mg/L	2.5～17 ng/ml
女性		40～530 mg/L	1.9～25 ng/ml
前列腺特异抗原（PSA）	血清	0.0～4.0 μg/L	0.0～4.0 ng/ml
游离前列腺特异抗原	血清	总PSA 4～10 μg/L，若游离PSA：>0.25，为前列腺癌低风险；<0.10，为前列腺癌高风险	总PSA 4～10 ng/ml，若游离PSA：>25%，为前列腺癌低风险；<10%，为前列腺癌高风险
蛋白质分数	血清		
白蛋白		35～55 g/L	3.5～5.5 g/dl (50%～60%)
球蛋白		20～35 g/L	2.0～3.5 g/dl (40%～50%)
α_1		2～4 g/L	0.2～0.4 g/dl (4.2%～7.2%)

续表

被分析物	标本	国际单位	传统单位
α_2		5～9 g/L	0.5～0.9 g/dl (6.8%～12%)
β		6～11 g/L	0.6～1.1 g/dl (9.3%～15%)
γ		7～17 g/L	0.7～1.7 g/dl (13%～23%)
总蛋白	血清	67～86 g/L	6.7～8.6 g/dl
丙酮酸	血浆	40～130 μmol/L	0.35～1.14 mg/dl
类风湿因子	血清	＜15 kU/L	＜15 U/ml
5-羟色胺	全血	0.28～1.14 umol/L	50～200 ng/ml
血清蛋白电泳	血清	不适用	正常图形
性激素结合球蛋白（成年人）	血清		
男性		11～80 nmol/L	11～80 nmol/L
女性		30～135 nmol/L	30～135 nmol/L
血钠	血清	136～146 mmol/L	136～146 meq/L
生长素介质-C［IGF-1(成年人)］	血清		
16岁		226～903 μg/L	226～903 ng/ml
17岁		193～731 μg/L	193～731 ng/ml
18岁		163～584 μg/L	163～584 ng/ml
19岁		141～483 μg/L	141～483 ng/ml
20岁		127～424 μg/L	127～424 ng/ml
21—25岁		116～358 μg/L	116～358 ng/ml
26—30岁		117～329 μg/L	117～329 ng/ml
31—35岁		115～307 μg/L	115～307 ng/ml
36—40岁		119～204 μg/L	119～204 ng/ml
41—45岁		101～267 μg/L	101～267 ng/ml
46—50岁		94～252 μg/L	94～252 ng/ml
51—55岁		87～238 μg/L	87～238 ng/ml
56—60岁		81～225 μg/L	81～225 ng/ml
61—65岁		75～212 μg/L	75～212 ng/ml
66—70岁		69～200 μg/L	69～200 ng/ml
71—75岁		64～188 μg/L	64～188 ng/ml
76—80岁		59～177 μg/L	59～177 ng/ml
81—85岁		55～166 μg/L	55～166 ng/ml
生长抑素	血浆	＜25 ng/L	＜25 pg/ml
游离睾酮	血清		
成年女性		10.4～65.9 pmol/L	3～19 pg/ml
成年男性		312～1041 pmol/L	90～300 pg/ml
总睾酮	血清		
女性		0.21～2.98 nmol/L	6～86 ng/dl
男性		9.36～37.10 nmol/L	270～1070 ng/dl
甲状腺球蛋白	血清	1.3～31.8 μg/L	1.3～31.8 ng/ml
甲状腺素结合球蛋白	血清	13～30 mg/L	1.3～3.0 mg/dl
促甲状腺激素	血清	0.34～4.25 mU/L	0.34～4.25 μU/ml
游离甲状腺素(fT_4)	血清	9.0～16 pmol/L	0.7～1.24 ng/dl
总甲状腺素(T_4)	血清	70～151 nmol/L	5.4～11.7 μg/dl
甲状腺素指数（游离）	血清	6.7～10.9	6.7～10.9
转铁蛋白	血清	2.0～4.0 g/L	200～400 mg/dl

续表

被分析物	标本	国际单位	传统单位
三酰甘油(见表A5)	血清	0.34~2.26 mmol/L	30~200 mg/dl
游离三碘甲状腺原氨酸(fT_3)	血清	3.7~6.5 pmol/L	2.4~4.2 pg/ml
总三碘甲状腺原氨酸(T_3)	血清	1.2~2.1 nmol/L	77~135 ng/dl
肌钙蛋白I(检测方法相关)	血清，血浆		
健康人群第99的百分位数		0~0.04 μg/L	0~0.04 ng/ml
肌钙蛋白T	血清，血浆		
健康人群第99的百分位数		0~0.01 μg/L	0~0.01 ng/ml
尿素氮	血清	2.5~7.1 mmol/L	7~20 mg/dl
尿酸	血清		
女性		0.15~0.33 mmol/L	2.5~5.6 mg/dl
男性		0.18~0.41 mmol/L	3.1~7.0 mg/dl
血管活性肠肽	血浆	0~60 ng/L	0~60 pg/ml
锌卟啉	全血	0~400 μg/L	0~40 μg/dl
锌卟啉（ZPP）-血红素比	全血	0~69 μmol ZPP/mol血红素	0~69 μmol ZPP/mol血红素

表A3 药物毒性与治疗监测

药物	治疗范围		毒性水平	
	国际单位	传统单位	国际单位	传统单位
对乙酰氨基酚	66~199 μmol/L	10~30 μg/ml	>1320 μmol/L	>200 μg/ml
阿米卡星				
峰浓度	34~51 μmol/L	20~30 μg/ml	>60 μmol/L	>35 μg/ml
谷浓度	0~17 μmol/L	0~10 μg/ml	>17 μmol/L	>10 μg/ml
阿米替林/去甲替林 (全药)	430~900 nmol/L	120~250 ng/ml	>1800 nmol/L	>500 ng/ml
安非他明	150~220 nmol/L	20~30 ng/ml	>1500 nmol/L	>200 ng/ml
溴化物	9.4~18.7 mmol/L	75~150 mg/dl	>18.8 mmol/L	>150 mg/dl
轻度毒性			6.4~18.8 mmol/L	51~150 mg/dl
重度毒性			>18.8 mmol/L	>150 mg/dl
致死性			>37.5 mmol/L	>300 mg/dl
咖啡因	25.8~103 μmol/L	5~20 μg/ml	>206 μmol/L	>40 μg/ml
卡马西平	17~42 μmol/L	4~10 μg/ml	>85 μmol/L	>20 μg/ml
氯霉素				
峰浓度	31~62 μmol/L	10~20 μg/ml	>77 μmol/L	>25 μg/ml
谷浓度	15~31 μmol/L	5~10 μg/ml	>46 μmol/L	>15 μg/ml
氯氮䓬	1.7~10 μmol/L	0.5~3.0 μg/ml	>17μmol/L	>5.0 μg/ml
氯硝西泮	32~240 nmol/L	10~75 ng/mL	>320 nmol/L	>100 ng/ml
氯氮平	0.6~2.1 μmol/L	200~700 ng/ml	>3.7 μmol/L	>1200 ng/ml
可卡因			>3.3 μmol/L	>1.0 μg/ml
可待因	43~110 nmol/ml	13~33 ng/ml	>3700 nmol/ml	>1100 ng/ml （致死性）
环孢素				
肾移植				
0~6个月	208~312 nmol/L	250~375 ng/ml	>312 nmol/L	>375 ng/ml
6~12个月（移植后）	166~250 nmol/L	200~300 ng/ml	>250 nmol/L	>300 ng/ml
>12个月	83~125 nmol/L	100~150 ng/ml	>125 nmol/L	>150 ng/ml
心脏移植				

续表

药物	治疗范围		毒性水平	
	国际单位	传统单位	国际单位	传统单位
0~6个月	208~291 nmol/L	250~350 ng/ml	>291 nmol/L	>350 ng/ml
6~12个月（移植后）	125~208 nmol/L	150~250 ng/ml	>208 nmol/L	>250 ng/ml
>12个月	83~125 nmol/L	100~150 ng/ml	>125 nmol/L	150 ng/ml
肺移植				
0~6个月	250~374 nmol/L	300~450 ng/ml	>374 nmol/L	>450 ng/ml
肝移植				
初始阶段	208~291 nmol/L	250~350 ng/ml	>291 nmol/L	>350 ng/ml
维持期	83~166 nmol/L	100~200 ng/ml	>166 nmol/L	>200 ng/ml
地昔帕明	375~1130 nmol/L	100~300 ng/ml	>1880 nmol/L	>500 ng/ml
地西泮(及代谢产物)				
地西泮	0.7~3.5 μmol/L	0.2~1.0 μg/ml	>7.0 μmol/L	>2.0 μg/ml
去甲西泮	0.4~6.6 μmol/L	0.1~1.8 μg/ml	>9.2 μmol/L	>2.5 μg/ml
地高辛	0.64~2.6 nmol/L	0.5~2.0 ng/ml	>5.0 nmol/L	>3.9 ng/ml
丙吡胺	5.3~14.7 μmol/L	2~5 μg/ml	>20.6 μmol/L	>7 μg/ml
多塞平和去甲多塞平				
多塞平	0.36~0.98 μmol/L	101~274 ng/ml	>1.8 μmol/L	>503 ng/ml
去甲多塞平	0.38~1.04 μmol/L	106~291 ng/ml	>1.9 μmol/L	>531 ng/ml
乙醇				
行为改变			>4.3 mmol/L	>20 mg/dl
法定上限			≥17 mmol/L	≥80 mg/dl
急性暴露临界			>54 mmol/L	>250 mg/dl
乙二醇				
毒性			>2 mmol/L	>12 mg/dl
致死性			>20 mmol/L	>120 mg/dl
乙琥胺	280~700 μmol/L	40~100 μg/ml	>700 μmol/L	>100 μg/ml
依维莫司	3.13~8.35 nmol/L	3~8 ng/ml	>12.5 nmol/L	>12 ng/ml
氟卡尼	0.5~2.4 μmol/L	0.2~1.0 μg/ml	>3.6 μmol/L	>1.5 μg/ml
庆大霉素				
峰浓度	10~21 μmol/ml	5~10 μg/ml	>25 μmol/ml	>12 μg/ml
谷浓度	0~4.2 μmol/ml	0~2 μg/ml	>4.2 μmol/ml	>2 μg/ml
海洛因(二乙酰吗啡)			>700 μmol/L	>200 ng/ml (作为吗啡)
布洛芬	49~243 μmol/L	10~50 μg/ml	>970 μmol/L	>200 μg/ml
丙米嗪(及代谢产物)				
去甲丙米嗪	375~1130 nmol/L	100~300 ng/ml	>1880 nmol/L	>500 ng/ml
总丙米嗪+去甲丙米嗪	563~1130 nmol/L	150~300 ng/ml	>1880 nmol/L	>500 ng/ml
拉莫三嗪	11.7~54.7 μmol/L	3~14 μg/ml	>58.7 μmol/L	>15 μg/ml
利多卡因	5.1~21.3 μmol/L	1.2~5.0 μg/ml	>38.4 μmol/L	>9.0 μg/ml
锂	0.5~1.3 mmol/L	0.5~1.3 meq/L	>2 mmol/L	>2 meq/L
美沙酮	1.0~3.2 μmol/L	0.3~1.0 μg/ml	>6.5 μmol/L	>2 μg/ml
甲基苯丙胺	0.07~0.34 μmol/L	0.01~0.05 μg/ml	>3.35 μmol/L	>0.5 μg/ml
甲醇			>6 mmol/L	>20 mg/dl
甲氨蝶呤				
低剂量	0.01~0.1 μmol/L	0.01~0.1 μmol/L	>0.1 mmol/L	>0.1 mmol/L

续表

药物	治疗范围		毒性水平	
	国际单位	传统单位	国际单位	传统单位
高剂量(24h)	<5.0 μmol/L	<5.0 μmol/L	>5.0 μmol/L	>5.0 μmol/L
高剂量(48h)	<0.50 μmol/L	<0.50 μmol/L	>0.5 μmol/L	>0.5 μmol/L
高剂量(72h)	<0.10 μmol/L	<0.10 μmol/L	>0.1 μmol/L	>0.1 μmol/L
吗啡	232~286 μmol/L	65~80 ng/ml	>720 μmol/L	>200 ng/ml
霉酚酸	3.1~10.9 μmol/L	1.0~3.5 ng/ml	>37 μmol/L	>12 ng/ml
硝普钠(作为硫氰酸盐)	103~499 μmol/L	6~29 μg/ml	860 μmol/L	>50 μg/ml
去甲替林	190~569 nmol/L	50~150 ng/ml	>1900 nmol/L	>500 ng/ml
苯巴比妥	65~172 μmol/L	15~40 μg/ml	>258 μmol/L	>60 μg/ml
苯妥英	40~79 μmol/L	10~20 μg/ml	>158 μmol/L	>40 μg/ml
游离苯妥英	4.0~7.9 μg/ml	1~2 μg/ml	>13.9 μg/ml	>3.5 μg/ml
游离百分比	0.08%~0.14	8%~14%		
扑米酮及代谢产物				
扑米酮	23~55 μmol/L	5~12 μg/ml	>69 μmol/L	>15 μg/ml
苯巴比妥	65~172 μmol/L	15~40 μg/ml	>215 μmol/L	>50 μg/ml
普鲁卡因胺				
普鲁卡因胺	17~42 μmol/L	4~10 μg/ml	>43 μmol/L	>10 μg/ml
NAPA(N-乙酰普鲁卡因胺)	22~72 μmol/L	6~20μg/ml	>126 μmol/L	>35 μg/ml
奎尼丁	6.2~15.4 μmol/L	2.0~5.0 μg/ml	>19 μmol/L	>6 μg/ml
水杨酸盐	145~2100 μmol/L	2~29 mg/dl	>2900 μmol/L	>40 mg/dl
西罗莫司(谷浓度)				
肾移植	4.4~15.4 nmol/L	4~14 ng/ml	>16 nmol/L	>15 ng/ml
他克莫司(FK506)(谷浓度)				
肾和肝				
初始阶段	12~19 nmol/L	10~15 ng/ml	>25 nmol/L	>20 ng/ml
维持期	6~12 nmol/L	5~10 ng/ml	>25 nmol/L	>20 ng/ml
心脏				
初始阶段	19~25 nmol/L	15~20 ng/ml		
维持期	6~12 nmol/L	5~10 ng/ml		
茶碱	56~111 μg/ml	10~20 μg/ml	>168 μg/ml	>30 μg/ml
硫氰酸盐				
硝普钠输注后	103~499 μmol/L	6~29 μg/ml	860 μmol/L	>50 μg/ml
非吸烟者	17~69 μmol/L	1~4 μg/ml		
吸烟者	52~206 μmol/L	3~12 μg/ml		
妥布霉素				
峰浓度	11~22 μg/L	5~10 μg/ml	>26 μg/L	>12 μg/ml
谷浓度	0~4.3 μg/L	0~2 μg/ml	>4.3 μg/L	>2 μg/ml
丙戊酸	346~693 μmol/L	50~100 μg/ml	>693 μmol/L	>100 μg/ml
万古霉素				
峰浓度	14~28 μmol/L	20~40 μg/ml	>55 μmol/L	>80 μg/ml
谷浓度	3.5~10.4 μmol/L	5~15 μg/ml	>14 μmol/L	>20 μg/ml

表A4　维生素和微量元素

标本	被分析物	参考范围	
		国际单位	传统单位
铝	血清	<0.2 μmol/L	<5.41 μg/L
砷	全血	0.03～0.31 μmol/L	2～23 μg/L
镉	全血	<44.5 nmol/L	<5.0 μg/L
泛癸利酮(泛醌)	血浆	433～1532 μg/L	433～1532 μg/L
β-胡萝卜素	血清	0.07～1.43 μmol/L	4～77 μg/dl
铜	血清	11～22 μmol/L	70～140 μg/dl
叶酸	红细胞	340～1020 nmol/L细胞	150～450 ng/ml细胞
叶酸	血清	12.2～40.8 nmol/L	5.4～18.0 ng/ml
铅(成年人)	血清	<0.5 μmol/L	<10 μg/dl
汞	全血	3.0～294 nmol/L	0.6～59 μg/L
硒	血清	0.8～2.0 μmol/L	63～160 μg/L
维生素A	血清	0.7～3.5 μmol/L	20～100 μg/dl
维生素B_1(硫胺素)	血清	0～75 nmol/L	0～2 μg/dl
维生素B_2(核黄素)	血清	106～638 nmol/L	4～24 μg/dl
维生素B_6	血浆	20～121 nmol/L	5～30 ng/ml
维生素B_{12}	血清	206～735 pmol/L	279～996 pg/ml
维生素C(抗坏血酸)	血清	23～57 μmol/L	0.4～1.0 mg/dl
总1,25-二羟维生素D_3	血清，血浆	36～180 pmol/L	15～75 pg/ml
总25-羟维生素D_3	血浆	75～250 nmol/L	30～100 ng/ml
维生素E	血清	12～42 μmol/L	5～18 μg/ml
维生素K	血清	0.29～2.64 nmol/L	0.13～1.19 ng/ml
锌	血清	11.5～18.4 μmol/L	75～120 μg/dl

表A5　LDL，HDL和总胆固醇的分级

LDL胆固醇	
<70 mg/dl	极高危患者的治疗选择
<100 mg/dl	最佳
100～129 mg/dl	接近/高于最佳
130～159 mg/dl	临界高限
160～189 mg/dl	高
≥190 mg/dl	非常高
总胆固醇	
<200 mg/dl	合适
200～239 mg/dl	临界高限
≥240 mg/dl	高
HDL胆固醇	
<40 mg/dl	低
≥60 mg/dl	高

LDL.low-density lipoprotein，低密度脂蛋白；HDL.high-density lipoprotein，高密度脂蛋白

资料源自：Executive summary of the third report of the National Cholesterol Education Program (NCEP) expert panel on detection, evaluation, and treatment of high blood cholesterol in adults (adult treatment panel III). JAMA 2001; 285:2486-97. Implications of Recent Clinical Trials for the National Cholesterol Education Program Adult Treatment Panel III Guidelines.SM Grundy et al for the Coordinating Committee of the National Cholesterol Education Program: Circulation 110:227, 2004.

表A6 特殊分析物的参考值脑脊液[1]（CSF）

成分	参考范围	
	国际单位	传统单位
渗透压	292~297 mmol/kg水	292~297 mOsm/L
电解质		
钠	137~145 mmol/L	137~145 meq/L
钾	2.7~3.9 mmol/L	2.7~3.9 meq/L
钙	1.0~1.5 mmol/L	2.1~3.0 meq/L
镁	1.0~1.2 mmol/L	2.0~2.5 meq/L
氯	116~122 mmol/L	116~122 meq/L
CO_2容量	20~24 mmol/L	20~24 meq/L
PCO_2	6~7 kPa	45~49 mmHg
pH	7.31~7.34	
葡萄糖	2.22~3.89 mmol/L	40~70 mg/dl
乳酸	1~2 mmol/L	10~20 mg/dl
总蛋白		
腰部	0.15~0.5 g/L	15~50 mg/dl
脑池	0.15~0.25 g/L	15~25 mg/dl
脑室	0.06~0.15 g/L	6~15 mg/dl
白蛋白	0.066~0.442 g/L	6.6~44.2 mg/dl
IgG	0.009~0.057 g/L	0.9~5.7 mg/dl
IgG 指数[2]	0.29~0.59	
寡克隆区带(OGB)	少于2个区带未出现在匹配的血清标本中	
氨	15~47 μmol/L	25~80 μg/dl
肌酐	44~168 μmol/L	0.5~1.9 mg/dl
髓鞘碱性蛋白	<4 μg/L	
CSF压力		50~180 mmH_2O
CSF体积(成人)	~150 ml	
红细胞	0	0
白细胞		
总数	0~5单个核细胞/μl	
分类		
淋巴细胞	60%~70%	
单核细胞	30%~50%	
中性粒细胞	无	

（1）由于脑脊液浓度是平衡值，因此进行脑脊液检测时，建议同时采集血浆进行同一指标检测。然而，脑脊液中物质浓度达到平衡通常有一定时间延迟，因此有些血浆中浓度波动快速的物质（例如血糖）需要一定延迟期才会在脑脊液中达到稳定

（2）IgG指数= CSF IgG (mg/dl) × 血清白蛋白 (g/dl)/血清IgG (g/dl) × CSF白蛋白 (mg/dl)

表A7A 骨髓标本的有核细胞计数[1]

	范围(%)	95%范围(%)	平均(%)
原始细胞	0~3.2	0~3.0	1.4
早幼粒细胞	3.6~13.2	3.2~12.4	7.8
中性中幼粒细胞	4~21.4	3.7~10.0	7.6
嗜酸性中幼粒细胞	0~5.0	0~2.8	1.3
晚幼粒细胞	1~7.0	2.3~5.9	4.1
中性粒细胞			
男性	21.0~45.6	21.9~42.3	32.1
女性	29.6~46.6	28.8~45.9	37.4
嗜酸性粒细胞	0.4~4.2	0.3~4.2	2.2
嗜酸性粒细胞和嗜酸性中幼粒细胞	0.9~7.4	0.7~6.3	3.5
嗜碱性粒细胞	0~0.8	0~0.4	0.1
幼红细胞			
男性	18.0~39.4	16.2~40.1	28.1
女性	14.0~31.8	13.0~32.0	22.5
淋巴细胞	4.6~22.6	6.0~20.0	13.1
浆细胞	0~1.4	0~1.2	0.6
单核细胞	0~3.2	0~2.6	1.3
巨噬细胞	0~1.8	0~1.3	0.4
粒:红比			
男性	1.1~4.0	1.1~4.1	2.1
女性	1.6~5.4	1.6~5.2	2.8

(1)基于50例健康志愿者(男性30例、女性20例)的骨髓标本

来源:BJ Bain: Br J Haematol 94:206, 1996

表A7B 骨髓的细胞成分

年龄	范围	95%范围	平均
<10岁	59.0%~95.1%	72.9%~84.7%	78.8%
10—19岁	41.5%~86.6%	59.2%~69.4%	64.3%
20—29岁	32.0%~83.7%	54.1%~61.9%	58.0%
30—39岁	30.3%~81.3%	41.1%~54.1%	47.6%
40—49岁	16.3%~75.1%	43.5%~52.9%	48.2%
50—59岁	19.7%~73.6%	41.2%~51.4%	46.3%
60—69岁	16.3%~65.7%	40.8%~50.6%	45.7%
70—79岁	11.3%~47.1%	22.6%~35.2%	28.9%

来源:RJ Hartsock et al: Am J Clin Pathol 1965; 43:326, 1965

表A8　粪便检查

	参考范围	
	国际单位	传统单位
α_1-抗胰蛋白酶	≤540 mg/L	≤54 mg/dl
粪便量	0.1~0.2 kg/d	100~200 g/24 h
粪卟啉	611~1832 nmol/d	400~1200 μg/24 h
脂肪		
成人		<7 g/d
进食无脂饮食的成人		<4 g/d
脂肪酸	0~21 mmol/d	0~6 g/24 h
白细胞	无	无
氮	<178 mmol/d	<2.5 g/24 h
pH	7.0~7.5	
钾	14~102 mmol/L	14~102 mmol/L
隐血	阴性	阴性
渗透压	280~325 mOsmol/kg	280~325 mOsmol/kg
钠	7~72 mmol/L	7~72 mmol/L
胰蛋白酶		20~95 U/g
尿胆原	85~510 μmol/d	50~300 mg/24 h
尿卟啉	12~48 nmol/d	10~40 μg/24 h
水	<0.75	<75%

来源: FT Fishbach, MB Dunning III: A Manual of Laboratory and Diagnostic Tests, 7th ed. Philadelphia, Lippincott Williams & Wilkins, 2004

表A9　尿液分析和肾功能检查

	参考范围	
	国际单位	传统单位
可滴定酸	20~40 mmol/d	20~40 meq/d
醛固酮	正常饮食: 6~25 μg/d	正常饮食: 6~25 μg/d
	低盐饮食: 17~44 μg/d	低盐饮食: 17~44 μg/d
	高盐饮食: 0~6 μg/d	高盐饮食: 0~6 μg/d
铝	0.19~1.11 μmol/L	5~30 μg/L
氨	30~50 mmol/d	30~50 meq/d
淀粉酶		4~400 U/L
淀粉酶/肌酐清除率比值[(Clam/Clcr)×100]	1~5	1~5
砷	0.07~0.67 μmol/d	5~50 μg/d
尿本-周蛋白,定性	不适用	未检出
尿本-周蛋白,定量		
游离κ	1.4~24.2 mg/L	0.14~2.42 mg/dl
游离λ	0.2~6.7 mg/L	0.02~0.67 mg/dl
κ/λ比	2.04~10.37	2.04~10.37
钙(膳食钙10 meq/d或200 mg/d)	<7.5 mmol/d	<300 mg/d
氯	140~250 mmol/d	140~250 mmol/d
柠檬酸盐	320~1240 mg/d	320~1240 mg/d
铜	<0.95 μmol/d	<60 μg/d

续表

	参考范围	
	国际单位	传统单位
粪卟啉(Ⅰ型和Ⅲ型)	0~20 μmol/mol肌酐	0~20 μmol/mol肌酐
游离皮质醇	55~193 nmol/d	20~70 μg/d
肌酸,作为肌酐		
女性	<760 μmol/d	<100 mg/d
男性	<380 μmol/d	<50 mg/d
肌酐	8.8~14 mmol/d	1.0~1.6 g/d
多巴胺	392~2876 nmol/d	60~440 μg/d
嗜酸性粒细胞	<100嗜酸性粒细胞/ml	<100嗜酸性粒细胞/ml
肾上腺素	0~109 nmol/d	0~20 μg/d
肾小球滤过率	>60 ml/(min·1.73 m^2)对于非裔美国人需将结果乘以1.21	>60 ml/(min·1.73 m^2)对于非裔美国人需将结果乘以1.21
葡萄糖(葡萄糖氧化酶法)	0.3~1.7 mmol/d	50~300 mg/d
5-羟基吲哚乙酸[5-HIAA]	0~78.8 μmol/d	0~15 mg/d
羟脯氨酸	53~328 μmol/d	53~328 μmol/d
碘,次尿		
碘缺乏的WHO分类		
无碘缺乏	>100 μg/L	>100 μg/L
轻度碘缺乏	50~100 μg/L	50~100 μg/L
中度碘缺乏	20~49 μg/L	20~49 μg/L
重度碘缺乏	<20 μg/L	<20 μg/L
酮体(丙酮)	阴性	阴性
17-酮类固醇	3~12 mg/d	3~12 mg/d
变肾上腺素类		
变肾上腺素	30~350 μg/d	30~350 μg/d
去甲变肾上腺素	50~650 μg/d	50~650 μg/d
微量白蛋白		
正常	0.0~0.03 g/d	0~30 mg/d
微量白蛋白尿	0.03~0.30 g/d	30~300 mg/d
临床蛋白尿	>0.3 g/d	>300 mg/d
微量白蛋白/肌酐比值		
正常	0~3.4 g/mol肌酐	0~30 μg/mg肌酐
微量白蛋白尿	3.4~34 g/mol肌酐	30~300 μg/mg肌酐
临床蛋白尿	>34 g/mol肌酐	>300 μg/mg肌酐
$β_2$-微球蛋白	0~160 μg/L	0~160 μg/L
去甲肾上腺素	89~473 nmol/d	15~80 μg/d
N-端肽(交联), NTx		
女性, 绝经前	17~94 nmol BCE/mmol肌酐	17~94 nmol BCE/mmol肌酐
女性, 绝经后	26~124 nmol BCE/mmol肌酐	26~124 nmol BCE/mmol肌酐
男性	21~83 nmol BCE/mmol肌酐	21~83 nmol BCE/mmol肌酐
BCE=骨胶原当量		
渗透压	100~800 mmol/L	100~800 mOsm/kg

续表

	参考范围	
	国际单位	传统单位
草酸盐		
男性	80~500 μmol/d	7~44 mg/d
女性	45~350 μmol/d	4~31 mg/d
pH	5.0~9.0	5.0~9.0
磷酸盐[(磷)随摄入量波动]	12.9~42.0 mmol/d	400~1300 mg/d
胆色素原	无	无
钾(随摄入量波动)	25~100 mmol/d	25~100 meq/d
蛋白质	<0.15 g/d	<150 mg/d
蛋白/肌酐比	男性: 15~68 mg/g, 女性: 10~107 mg/g	男性: 15~68 mg/g, 女性: 10~107 mg/g
沉渣		
红细胞	0~2/高倍视野	
白细胞	0~2/高倍视野	
细菌	无	
晶体	无	
膀胱细胞	无	
鳞状细胞	无	
肾小管细胞	无	
宽大管型	无	
上皮细胞管型	无	
颗粒管型	无	
透明管型	0~5/低倍视野	
红细胞管型	无	
蜡样管型	无	
白细胞管型	无	
钠(随摄入量波动)	100~260 mmol/d	100~260 meq/d
比重		
液体限制12h后	>1.025	>1.025
有目的饮水12h后	≤1.003	≤1.003
肾小管重吸收, 磷	滤过负荷的0.79~0.94	滤过负荷的79%~94%
尿素氮	214~607 mmol/d	6~17 g/d
尿酸(正常饮食)	1.49~4.76 mmol/d	250~800 mg/d
香草基扁桃酸(VMA)	<30 μmol/d	<6 mg/d

表A10　特殊功能检查

心脏和大血管的正常压力		
压力(mmHg)	平均	范围
右心房		
平均	2.8	1~5
a波	5.6	2.5~7
c波	3.8	1.5~6
x波	1.7	0~5
v波	4.6	2~7.5
y波	2.4	0~6

续表

心脏和大血管的正常压力		
压力(mmHg)	平均	范围
右心室		
收缩期峰值	25	17~32
舒张末压	4	1~7
肺动脉		
平均	15	9~19
收缩期峰值	25	17~32
舒张末压	9	4~13
肺动脉楔压		
平均	9	4.5~13
左心房		
平均	7.9	2~12
a波	10.4	4~16
v波	12.8	6~21
左心室		
收缩期峰值	130	90~140
舒张末压	8.7	5~12
肱动脉		
平均	85	70~105
收缩期峰值	130	90~140
舒张末压	70	60~90

源自: MJ Kern The Cardiac Catheterization Handbook, 4th ed.Philadelphia, Mosby, 2003

表A11 循环功能检查

检查	结果: 参考范围	
	国际单位(范围)	传统单位(范围)
动静脉血氧差	30~50 ml/L	30~50 ml/L
心排血量(Fick)	2.5~3.6 L/m^2 体表面积每分钟	2.5~3.6 L/m^2 体表面积每分钟
收缩指数		
左心室内压最大上升速率dp/d*t* (dp/d*t*)	220 kPa/s (176~250 kPa/s)	1650 mmHg/s (1320~1880 mmHg/s)
DP 当DP=5.3 kPa(40 mmHg)(DP, developed LV pressure, 左心室形成压)	(37.6±12.2)/s	(37.6±12.2)/s
平均正常收缩期射血率(血管造影术)	3.32±0.84 舒张末期体积/s	3.32±0.84 舒张末期体积/s
周径纤维平均缩短速度(血管造影术)	1.83±0.56 周径/s	1.83±0.56 周径/s
射血分数:每搏量/舒张末期容积(SV/EDV)	0.67±0.08 (0.55~0.78)	0.67±0.08 (0.55~0.78)
舒张末期容积	(70±20.0) ml/m^2 (60~88 ml/m^2)	(70±20.0) ml/m^2 (60~88 ml/m^2)
收缩末期容积	(25±5.0) ml/m^2 (20~33 ml/m^2)	(25±5.0) ml/m^2 (20~33 ml/m^2)
左心室做功		
每搏做功指数	[50±20.0 (g·m)]/m^2 (30~110)	(50±20.0) (g·m)/m^2 (30~110)
左心室每分做功指数	[1.8~6.6 (kg·m)/m^2]/min	1.8~6.6 [(kg·m)/m^2]/min
氧耗量指数	110~150 ml	110~150 ml
最大摄氧量	35 ml/min (20~60 ml/min)	35 ml/min (20~60 ml/min)
肺血管阻力	2~12 (kPa·s)/L	20~130 (dyn·s)/cm^5
体循环血管阻力	77~150 (kPa·s)/L	770~1600 (dyn·s)/cm^5

源自: E Braunwald et al: Heart Disease, 6th ed.Philadelphia, W.B.Saunders Co.,2001

表A12 成人正常超声心动的参考值和分区值

	女性参考范围	轻度异常	中度异常	重度异常	男性参考范围	轻度异常	中度异常	重度异常
左心室尺寸								
隔厚度（cm）	0.6～0.9	1.0～1.2	1.3～1.5	≥1.6	0.6～1.0	1.1～1.3	1.4～1.6	≥1.7
后壁厚度（cm）	0.6～0.9	1.0～1.2	1.3～1.5	≥1.6	0.6～1.0	1.1～1.3	1.4～1.6	≥1.7
舒张期内径（cm）	3.9～5.3	5.4～5.7	5.8～6.1	≥6.2	4.2～5.9	6.0～6.3	6.4～6.8	≥6.9
舒张期内径/BSA（cm/m^2）	2.4～3.2	3.3～3.4	3.5～3.7	≥3.8	2.2～3.1	3.2～3.4	3.5～3.6	≥3.7
舒张期内径/身高（cm/m）	2.5～3.2	3.3～3.4	3.5～3.6	≥3.7	2.4～3.3	3.4～3.5	3.6～3.7	≥3.8
左心室体积								
舒张期（ml）	56～104	105～117	118～130	≥131	67～155	156～178	179～201	≥202
舒张期/BSA（ml/m^2）	35～75	76～86	87～96	≥97	35～75	76～86	87～96	≥97
收缩期（ml）	19～49	50～59	60～69	≥70	22～58	59～70	71～82	≥83
收缩期/BSA（ml/m^2）	12～30	31～36	37～42	≥43	12～30	31～36	37～42	≥43
左心室重量，2D方法								
重量（g）	66～150	151～171	172～182	≥183	96～200	201～227	228～254	≥255
重量/BSA（g/m^2）	44～88	89～100	101～112	≥113	50～102	103～116	117～130	≥131
左心室功能								
心内膜缩短分数(%)	27～45	22～26	17～21	≤16	25～43	20～24	15～19	≤14
壁内缩短分数(%)	15～23	13～14	11～12	≤10	14～22	12～13	10～11	≤9
射血分数，2D方法(%)	≥55	45～54	30～44	≤29	≥55	45～54	30～44	≤29
右心尺寸（cm）								
右心室基底部内径	2.0～2.8	2.9～3.3	3.4～3.8	≥3.9	2.0～2.8	2.9～3.3	3.4～3.8	≥3.9
右心室中部内径	2.7～3.3	3.4～3.7	3.8～4.1	≥4.2	2.7～3.3	3.4～3.7	3.8～4.1	≥4.2
基底部至心尖长度	7.1～7.9	8.0～8.5	8.6～9.1	≥9.2	7.1～7.9	8.0～8.5	8.6～9.1	≥9.2
右室流出道内径（主动脉瓣上方）	2.5～2.9	3.0～3.2	3.3～3.5	≥3.6	2.5～2.9	3.0～3.2	3.3～3.5	≥3.6
右室流出道内径（肺动脉瓣上方）	1.7～2.3	2.4～2.7	2.8～3.1	≥3.2	1.7～2.3	2.4～2.7	2.8～3.1	≥3.2
肺动脉内径（肺动脉瓣下方）	1.5～2.1	2.2～2.5	2.6～2.9	≥3.0	1.5～2.1	2.2～2.5	2.6～2.9	≥3.0
右心室尺寸和功能（四腔心切面）								
舒张期面积（cm^2）	11～28	29～32	33～37	≥38	11～28	29～32	33～37	≥38
收缩期面积（cm^2）	7.5～16	17～19	20～22	≥23	7.5～16	17～19	20～22	≥23
面积变化分数（%）	32～60	25～31	18～24	≤17	32～60	25～31	18～24	≤17
心房尺寸								
左心房内径（cm）	2.7～3.8	3.9～4.2	4.3～4.6	≥4.7	3.0～4.0	4.1～4.6	4.7～5.2	≥5.3
左心房内径/BSA（cm/m^2）	1.5～2.3	2.4～2.6	2.7～2.9	≥3.0	1.5～2.3	2.4～2.6	2.7～2.9	≥3.0
右心房短径（cm）	2.9～4.5	4.6～4.9	5.0～5.4	≥5.5	2.9～4.5	4.6～4.9	5.0～5.4	≥5.5
右心房短径/BSA（cm/m^2）	1.7～2.5	2.6～2.8	2.9～3.1	≥3.2	1.7～2.5	2.6～2.8	2.9～3.1	≥3.2
左心房面积（cm^2）	<20	20～30	30～40	≥41	<20	20～30	30～40	≥41
左心房体积（ml）	22～52	53～62	63～72	≥73	18～58	59～68	69～78	≥79
左心房体积/BSA, ml/m^2	16～28	29～33	34～39	≥40	16～28	29～33	34～39	≥40

续表

	女性参考范围	轻度异常	中度异常	重度异常	男性参考范围	轻度异常	中度异常	重度异常
主动脉瓣狭窄，严重程度分类								
主动脉射流速度（m/s）		2.6～2.9	3.0～4.0	>4.0		2.6～2.9	3.0～4.0	>4.0
平均梯度（mmHg）		<20	20～40	>40		<20	20～40	>40
瓣膜面积（cm^2）		>1.5	1.0～1.5	<1.0		>1.5	1.0～1.5	<1.0
瓣膜面积指数（cm^2/m^2）		>0.85	0.60～0.85	<0.6		>0.85	0.60～0.85	<0.6
速比		>0.50	0.25～0.50	<0.25		>0.50	0.25～0.50	<0.25
二尖瓣狭窄，严重程度分类								
瓣膜面积（cm^2）		>1.5	1.0～1.5	<1.0		>1.5	1.0～1.5	<1.0
平均梯度（mmHg）		<5	5～10	>10		<5	5～10	>10
肺动脉压（mmHg）		<30	30～50	>50		<30	30～50	>50
主动脉瓣反流，严重程度指标								
缩流宽度（cm）		<0.30	0.30～0.60	≥0.60		<0.30	0.30～0.60	≥0.60
射流宽度/左心室流出道宽度（%）		<25	25～64	≥65		<25	25～64	≥65
射流CSA/左心室流出道CSA（%）		<5	5～59	≥60		<5	5～59	≥60
反流体积，ml/心搏		<30	30～59	≥60		<30	30～59	≥60
反流分数（%）		<30	30～49	≥50		<30	30～49	≥50
有效反流口面积（cm^2）		<0.10	0.10～0.29	≥0.30		<0.10	0.10～0.29	≥0.30
二尖瓣反流，严重程度指标								
缩流宽度（cm）		<0.30	0.30～0.69	≥0.70		<0.30	0.30～0.69	≥0.70
反流体积（ml/心搏）		<30	30～59	≥60		<30	30～59	≥60
反流分数（%）		<30	30～49	≥50		<30	30～49	≥50
有效反流口面积（cm^2）		<0.20	0.20～0.39	≥0.40		<0.20	0.20～0.39	≥0.40

BSA.体表面积；CSA.横切面积

表A13 呼吸生理学有应用价值的数据一览

	简写	标准值	
		40岁、75kg，175cm的男性	40岁、60kg，160cm的女性
呼吸力学			
肺活量测定法——容量-时间曲线			
用力肺活量	FVC	5.0 L	3.4 L
1秒用力呼气量	FEV_1	4.0 L	2.8 L
FEV_1/FVC	FEV_1%	80%	78%
最大中期呼气流速	MMEF (FEF 25～75)	4.1 L/s	3.2 L/s
最大呼气流速	MEFR (FEF 200～1200)	9.0 L/s	6.1 L/s
肺活量测定法——流速-容量曲线			
50%肺活量时最大呼气流量	Vmax 50 (FEF 50%)	5.0 L/s	4.0 L/s

续表

	简写	标准值	
		40岁、75kg，175cm的男性	40岁、60kg，160cm的女性
75%肺活量时最大呼气流量	Vmax 75 (FEF 75%)	2.1 L/s	2.0 L/s
气流阻力：			
肺阻力	RL (R_L)	<3.0 (cmH_2O/s)/L	
气道阻力	Raw	<2.5 (cmH_2O/s)/L	
特异气流传导力	SGaw	>0.13 cmH_2O/s	
肺顺应性			
肺总量时的静态回缩压	Pst TLC	(25±5) cmH_2O	
肺顺应性（静态）	CL	0.2 L cmH_2O	
肺和胸腔顺应性	C(L+T)	0.1 L cmH_2O	
呼吸20次/分的动态顺应性	C dyn 20	(0.25±0.05) L/cmH_2O	
最大静态呼吸压：			
最大吸气压	MIP	>110 cmH_2O	>70 cmH_2O
最大呼气压	MEP	>200 cmH_2O	>140 cmH_2O
肺容积			
肺总量	TLC	6.9 L	4.9 L
功能残气量	FRC	3.3 L	2.6 L
残气量	RV	1.9 L	1.5 L
深吸气量	IC	3.7 L	2.3 L
补吸气量	ERV	1.4 L	1.1 L
肺活量	VC	5.0 L	3.4 L
气体交换（海平面）			
动脉O_2压力	Pao_2	(12.7±0.7) kPa[(95±5) mmHg]	
动脉CO_2压力	$Paco_2$	(5.3±0.3) kPa[(40±2) mmHg]	
动脉O_2饱和度	Sao_2	0.97±0.02 (97%±2%)	
动脉血pH	pH	7.40±0.02	
动脉碳酸氢盐	HCO^-_3	(24+2) meq/L	
碱剩余	BE	(0±2) meq/L	
一氧化碳弥散力（单次呼吸）	DL_{CO}	37 ml CO/min/mmHg	27 ml CO/min/mmHg
死腔体积	V_D	2 ml/kg体重	
生理死腔；死腔-潮气量比值	V_D/V_T		
休息状态		≤35% V_T	
运动状态		≤20% V_T	
肺泡动脉氧分压差	$P(A\sim a)_{O_2}$	≤2.7 kPa ≤20 kPa (≤24 mmHg)	

来源：AH Morris et al: Clinical Pulmonary Function Testing.A Manual of Uniform Laboratory Procedures, 2nd ed. Salt Lake City, Utah,Intermountain Thoracic Society, 1984

表A14　胃肠道检查

检查	结果	
	国际单位	传统单位
吸收检查		
D-木糖：禁食一夜后，给予溶有25g木糖的液体口服		
收集之后5h的尿液	摄入剂量的25%	摄入剂量的25%
血清，口服木糖2h后	2.0～3.5 mmol/L	30～52 mg/dl
维生素A：收集空腹血标本后，给予200 000U维生素A（溶于油中）口服	3～5h后血清维生素A水平应升高至空腹的2倍	3～5h后血清维生素A水平应升高至空腹的2倍
胰功肽试验（胰腺功能）：口服500mg苯替酪胺（chymex）；检测对氨基苯甲酸(PABA)		
血浆		90 min 时>3.6 (±1.1) μg/ml
尿液	6h回收>50%	6h回收>50%
胃液		
胃液量		
24 h	2～3 L	2～3 L
夜间	600～700 ml	600～700 ml
基础，禁食	30～70 ml /h	30～70 ml /h
反应		
pH	1.6～1.8	1.6～1.8
空腹胃液的可滴定酸度	4～9 μmol/s	15～35 meq/h
胃酸分泌量		
基础值		
女性 (平均值±1 SD)	0.6±0.5 μmol/s	2.0±1.8 meq/h
男性 (平均值±1 SD)	0.8±0.6 μmol/s	3.0±2.0 meq/h
最大值 (先给予50mg异丙嗪，再皮下注射磷酸组胺酸0.004 mg/kg体重，或倍他唑1.7 mg/kg体重，或五肽胃泌素6μg/kg体重）		
女性 (平均值±1 SD)	4.4±1.4 μmol/s	16±5 meq/h
男性 (平均值±1 SD)	6.4±1.4 μmol/s	23±5 meq/h
基础胃酸分泌量/最大胃酸分泌量比值	≤0.6	≤0.6
胃泌素，血清	0～200 μg/L	0～200 pg/ml
胰泌素试验（胰腺外分泌功能）:1单位/kg体重，IV		
80 min内胰液体积	>2.0 ml/kg	>2.0 ml/kg
碳酸氢盐浓度	>80 mmol/L	>80 meq/L
30 min内碳酸氢盐分泌	>10 mmol	>10 meq

表A15 其他体液和其他数据

	参考范围	
	国际单位	传统单位
腹水：见第9章		
体液		
体液总量	体重的50%（肥胖人群）到70%	
细胞内液	体重的30%～40%	
细胞外液	体重的20%～30%	
血液		
血液总量		
男性	69 ml/kg体重	
女性	65 ml/kg体重	
血浆总量		
男性	39 ml/kg体重	
女性	40 ml/kg体重	
红细胞总体积		
男性	30 ml/kg体重	1.15～1.21 L/m^{2}体表面积
女性	25 ml/kg体重	0.95～1.00 L/m^{2}体表面积
体质指数	18.5～24.9 kg/m^2	18.5～24.9 kg/m^2

表A16 放射衍生单位

量	测量	旧单位	国际单位	国际单位的特殊名称（缩写）	转换
放射性活性	放射性衰变速率	居里（Ci）	每秒钟衰变数（dps）	贝可（Bq）	1 Ci = 3.7×10^{10} Bq1 mCi = 37 MBq 1 Bq = 2.703 × 10^{-11} Ci
照射量	单位质量物质在干燥空气中因X射线或γ射线产生的电离量	伦琴（R）	库仑/千克（C/kg）	无	1 C/kg = 3876 R 1R = 2.58 × 10^{-4} C/kg 1 mR = 258 pC/kg
空气比释动能	单位质量物质因电离辐射在空气中释放的带电粒子的初始能量之和	拉德（rad）	焦耳/千克（J/kg）	格雷（Gy）	1 Gy = 100 rad 1 rad = 0.01 Gy 1 mrad = 10 μGy
吸收剂量	单位质量物质在媒介中的能量沉积，例如：器官/组织	拉德（rad）	焦耳/千克（J/kg）	格雷（Gy）	1 Gy = 100 rad 1 rad = 0.01 Gy 1 mrad = 10 μGy
等效剂量	单位质量物质在媒介中的能量沉积，例如：器官/组织，根据辐射的反射类型加权	雷姆（rem）	焦耳/千克（J/kg）	西韦特（Sv）	1 Sv = 100 rem1 rem = 0.01 Sv 1 mrem = 10 μSv
有效剂量	单位质量物质在参考个体的能量沉积，根据辐射的反射类型和被照射的器官二次加权	雷姆（rem）	焦耳/千克（J/kg）	西韦特（Sv）	1 Sv = 100 rem 1 rem = 0.01 Sv 1 mrem = 10 μSv

鸣谢

特别感谢Daniel J.Fink医生、Patrick M.Sluss医生、James L.Januzzi医生和Kent B.Lewandrowski医生在之前几版《哈里森内科学》中对该章节的贡献。我们也对Amudha Palanisamy医生和Scott Fink医生对本章表格的审查和建议表示感谢。

（马 莉 译 舒慧君 校）

附录B

APPENDIX B

回顾和自我评估

Charles Wiener　Cynthia D.Brown　Anna R.Hemnes

自测题

问题

答题说明：对以下每个问题选择一个最佳答案。

（说明：以下各题有且只有一个最佳答案）

1.患者，女性，41岁，因"黄疸1周"就诊，伴皮肤瘙痒及尿色加深，无（否认）发热、腹痛、体重下降。查体除了皮肤黄染无其他异常（查体可见皮肤黄染，余未见明显异常）。辅助检查示总胆红素103μmol/L（6.0mg/dl），直接胆红素87.2μmol/L（5.1mg/dl），AST 84U/L，ALT 92U/L，ALP 662U/L；腹部CT未见明显异常，右上腹部超声（肝胆B超）示胆囊正常但胆总管显示不清。下一步最合适的处理是

A.抗生素治疗，然后观察

B.ERCP

C.肝炎血清学检测

D.HIDA检查

E.血清抗线粒体抗体检测

2.患者，男性，61岁，因腹胀就诊。查体时发现腹水，行腹水穿刺术。腹水结果示白细胞300×10^6/L（300/μl），多核细胞0.35，腹水白蛋白12g/L，总蛋白2.0g/L，三酰甘油3.4mmol/L（320mg/dl）。腹水病原学培养结果未回。血清白蛋白26g/L。下面哪种诊断是最可能的（下面最可能的诊断是）？

A.充血性心力衰竭

B.腹膜结核

C.腹膜癌

D.乳糜性腹水

E.细菌性腹膜炎

3.患者，女性，80岁，因进行性体重下降就诊。6个月前基线体重是67kg。2个月前食欲开始下降，精神越来越萎靡并且变得少言寡语，记忆力变差，有时找不到回家的路。既往有高血压、周围血管疾病病史，6年前有TIA病史、但无卒中病史。近期无特殊药物服用史。现在体重60kg，下面哪一种方法是评估患者体重下降最好的检查

A.观察，1个月后再次评估

B.行甲状腺功能检测

C.行微小精神疾病状态评估［行简易智力状态量表（MMSE）检查］

D.告诉患者和家属这种情况是正常的

E.B和C都是正确的

4.在吞咽困难的评估方面，消化内镜优于钡剂造影除了下面哪一项（对于吞咽困难的评估，以下哪项不是消化内镜优于钡剂造影的）

A.诊断的同时可以对疾病进行干预

B.能够取活检

C.能够通过染色增加对一些异常病变诊断的敏感性如Barrett食管化生

D.增加黏膜病变诊断的敏感性

E.操作风险小

5.患者，男性，47岁，因进食牛排后胸痛入急诊。近3年患者（自述近3年）间断出现食肉后（于进食肉类后出现）下胸部堵塞感，但程度较轻，无（否认）反酸胃灼热感。吞咽液体食物无不适，近期无体重下降。下面哪种诊断可能性最大

A.贲门失弛缓症

B.食管腺癌

C.食管憩室

D.Plummer-Vinson综合征

E.Schatzki环

6.下面和胃食管反流病有关的是

A.慢性胃窦炎

B.龋齿

C.肺纤维化

D.反复吸入性肺炎

E.睡眠呼吸暂停综合征

7.患者，女性，36岁，AIDS患者（血CD4 35/mm^3）（CD4$^+$T细胞 35/μl），因吞咽痛和进行性吞咽困难入院（就诊），伴发热，体重下降约20 lb（9kg）。给予克霉唑治疗无效（症状无明显缓解）。查体：恶病质貌，BMI 16kg/m^2，体重86 lb（39kg），T 38.2℃，血压、脉搏均正常（直立性低血压）。口咽部检查无（未见）鹅口疮，消化内镜检查示食管远端有一波浪形的溃疡、无水疱及黄斑（行消化内镜检查，食管远端可见一匐形性溃疡，未见水疱、黄斑）。多次活检示内皮细胞和成纤维细胞核内及胞质内可见包涵体。对

此患者食管炎最好的治疗是
A.更昔洛韦
B.糖皮质激素
C.氟康唑
D.膦甲酸钠
E.沙利度胺

8.患者，男性，57岁，因呕血行消化内镜检查，近几月出现下背部疼痛并间断服用对乙酰氨基酚缓解症状，内镜示十二指肠有一3cm溃疡。既往有吸烟史及高胆固醇血症，否认其他病史。关于下面信息哪一个是正确的
A.病变应该取活检因为十二指肠溃疡有恶变的风险
B.一线治疗不提倡对乙酰氨基酚使用（一线治疗方案是停用对乙酰氨基酚）
C.病人没有癌变的风险（病变无癌变风险）
D.较低的经济学地位是十二指肠溃疡的危险因素（贫穷是出现上述情况的危险因素之一）
E.胃窦炎很少和十二指肠溃疡同时出现

9.患者，男性，58岁，因腹痛就诊。自诉近3个月工作压力大出现上腹部疼痛，进食牛奶后症状可缓解；无（否认）反酸、吞咽困难、呕血及肠动力异常，否认咳嗽咳痰、胸闷等不适（否认胸部不适）。目前怀疑（考虑诊断）消化性溃疡。下面关于幽门螺杆菌非侵袭性检查正确的是
A.对幽门螺杆菌没有可靠的非侵袭性检查
B.粪便中幽门螺杆菌抗原检查是对此疾病的诊断及幽门螺杆菌治疗后疗效评估的一种有效方法
C.血清中幽门螺杆菌抗体检查是诊断Hp感染最敏感的方法
D.因具有小剂量辐射性限制了^{13}C或^{14}C标记的尿素呼气试验应用
E.近期使用NSAIDS患者可能会出现呼气试验的假阴性

10.患者，女性，44岁，上腹部疼痛（上腹痛）6个月、空腹加重，伴胃灼热感；服用非处方抑酸药（抑酸药后）症状缓解，此次因粪颜色加深（黑粪）就诊。既往无相关疾病病史及服药史。查体：中腹部弥漫性（轻）压痛，余无异常。大便隐血阳性。胃镜示十二指肠处一约2cm溃疡，Hp检测阳性。根据以上信息关于此患者最初的治疗哪个是合适的
A.兰索拉唑、克拉霉素和阿莫西林三联治疗14d
B.泮托拉唑联合阿莫西林治疗21d
C.泮托拉唑联合克拉霉素治疗14d
D.奥美拉唑、铋剂、四环素及甲硝唑四联治疗14d
E.奥美拉唑、甲硝唑和克拉霉素治疗7d

11.患者，男性，57岁，在幽门螺杆菌根除后消化性溃疡的症状得到短暂的改善（在抗幽门螺杆菌治疗后消化性溃疡症状改善）。尽管用抑酸药维持但3个月后症状再发（然而3个月后症状复发，抑酸药治疗无效）。无NASIDS药物服用史。粪便Hp抗原检测阴性；上消化道内镜检查显示既往（原）十二指肠溃疡近端新出一约4cm溃疡；快速胃泌素测定示胃泌素水平增多，基础胃酸分泌是15mmol/h，下面哪一种检查最有利于明确诊断
A.不需要行其他检查
B.餐后血胃泌素水平测定
C.给予促胰液素后测定学血胃泌素水平
D.胰腺超声内镜检查
E.检测MEN1有无基因突变

12.患者，女性，23岁，因全腹弥漫性痉挛痛就诊（患者近几年出现腹痛，呈进行性加重，近期出现间断腹泻，否认腹胀。夜间症状可缓解。症状与饮食无关，但偶尔可出现下肢红斑。近年来体重降低5kg。）。近几年患者出现进行性加重的腹痛，最近开始出现间断性腹泻，无腹胀、水样便及便秘等，睡眠可，体重下降约5kg。既往体健，无药物服用史。下面最合适的建议是
A.增加膳食纤维摄入
B.抗肌内膜抗体检测
C.测定24h粪便脂肪含量
D.行消化内镜检查
E.无蔗糖饮食

13.下面不属于短肠综合征直接并发症的是
A.胆囊结石
B.冠状动脉疾病
C.胃酸高分泌
D.肾草酸钙结石钙化
E.脂肪泻

14.患者，男性，54岁，因"腹泻1个月"行消化内镜检查。患者近期出现。大便不成形，与时间无关（患者自述大便漂浮，不易冲洗，白天和夜间均可出现），多在进食油腻食物后加重；伴多发关节疼痛，布洛芬治疗无效。另外他的妻子诉近几个月患者记忆力较差，伴间断低热，体重下降约30 lb。既往体健，无特殊药物服用史。建议行消化道内镜检查。下面关于小肠活检最可能的病变是
A.淋巴管扩张
B.隐窝增生，绒毛结构变平坦
C.固有层单核细胞浸润
D.正常
E.可看到含杆菌包涵体的PAS染色阳性的巨噬细胞（巨核细胞PAS染色阳性，内可见杆菌包涵体）

15.患者，男性，54岁，因腹泻1个月就诊。近1个月每天大便8~10次，体重减轻4kg。查体：生命体征平稳，余正常。实验室血清学检查正常。24h粪便量500g，测量（实测）渗透压200mmol/L，计算（预估）渗透压210mmol/L。根据以上检查，病人腹泻最可能的原因是
A.乳糜泻
B.慢性胰腺炎
C.乳糖酶缺乏
D.血管活性肠肽瘤

E.惠普尔病（Whipple病）

16.维生素B_{12}吸收在下面哪种疾病中会受影响（下列哪一疾病可出现维生素B_{12}吸收障碍）

A.细菌过度生长综合征

B.慢性胰腺炎

C.克罗恩病

D.恶性贫血

E.溃疡性结肠炎

17.关于炎症性肠病的流行病学下面哪一个是正确的

A.同卵双胞胎同时发生（均患有）溃疡性结肠炎的可能性较大

B.口服避孕药可减少克罗恩病的发生

C.亚洲人（亚裔）克罗恩病和溃疡性结肠炎的发生率最高

D.吸烟可降低溃疡性结肠炎的发生

E.克罗恩病好发年龄为40—50岁

18.患者，女性，24岁，因腹痛、腹泻1年入院，腹痛为痉挛性，最初出现在右下腹；近2个月出现血便，伴频繁发热、盗汗，体重下降20 lb（9kg），无恶性呕吐（否认呕吐）。既往体健。查体：反跳痛、肌紧张明显。CT示可见腹腔游离气体。急诊手术探查可见回肠末端多发狭窄及穿孔、十二指肠空肠瘘（直肠未受累）。遂行穿孔部分（肠段）切除术、粘连部位松解术。切除病变的哪种病理最有助于明确诊断

A.隐窝脓肿

B.肠绒毛上皮细胞变为扁平细胞

C.小肠壁全层的非坏死性肉芽肿性病变

D.难辨梭菌毒素特殊染色

E.透壁的急慢性炎

19.患者，男性，45岁，溃疡性结肠炎患者，用英夫利昔治疗5年，肠道症状完全缓解，内镜下结肠黏膜也恢复正常。既往无其他病史。最近因右下肢一脓疱（后进展为溃疡、中等疼痛）就诊于皮肤科。此部位无外伤史。查体溃疡直径15cm×7cm，病变中心新发的坏死，溃疡边缘已变紫。查体未发现其他病变。下面最可能的诊断是

A.结节性红斑

B.转移性克罗恩病

C.银屑病

D.坏疽性脓皮病

E.增殖性脓皮病

20.炎症性肠病（IBD）也可由外源性因素引起。胃肠道菌群可促进炎症发生亦可抑制炎症。益生菌已用于IBD的治疗。在IBD治疗中，下面哪种有机菌是有效的

A.弯曲杆菌

B.难辨梭菌

C.埃希菌属

D.乳酸菌属

E.志贺菌属

21.一个33岁克罗恩病患者对激素及5-氨基水杨酸药物治疗有效（无效）。他想尝试其他免疫抑制治疗。既往无肝肾疾病病史。目前给予甲氨蝶呤每周1次治疗。治疗过程中除了监测血常规、肝肾功，还需警惕哪种并发症

A.播散性组织胞浆病

B.淋巴瘤

C.胰腺炎

D.肺炎

E.原发性硬化性胆管炎

22.下面哪种患者在诊断肠易激综合征并且开始治疗之前无须进一步检查

A.76岁老年女性，近6个月间断出现痉挛性腹痛、精神压力大时症状加重，伴腹胀和腹泻

B.一25岁青年女性，近6个月出现逐渐加重的腹痛、腹胀及腹泻，现在开始出现夜间大便次数增多。（近期症状可于夜间出现）

C.一30岁男性，近6个月出现下腹部痉挛性疼痛、排便后症状缓解；工作时症状加重，周末业余时间可缓解，无体重减轻

D.一19岁女大学生，近2个月出现腹泻、进行性加重的腹痛伴间断性便血

E.一27岁女性，间断腹痛、腹胀、腹泻6个月，无体重改变；痉挛性腹痛及腹泻持续48h后迅速缓解

23.患者，女性，29岁，因上腹部不适就诊。患者常出现腹部不适，疼痛部位及强度不定；腹泻与便秘交替，以腹泻为主。腹胀较6个月前明显加重。进食及精神压力可诱发症状发作，排便后症状缓解。目前拟诊IBS。实验室检查示WBC 8×10^9/L，Hct 0.32，血小板计数210×10^9/L，ESR 44mm/h。粪便检查示乳铁蛋白阳性，隐血阴性。最合适的治疗措施是

A.抗抑郁药

B.环丙沙星

C.结肠镜检查

D.行心理疏导治疗

E.服用粪便膨胀剂

24.一24岁女性来诊，经过仔细查体、问病史之后，考虑IBS。下面情况患者最可能出现的是

A.大脑解剖异常

B.自身免疫性疾病

C.性传播疾病病史

D.精神疾病

E.对外界环境感知过于敏感（对外界刺激感觉过敏）

25.患者，女性，78岁，因发热、食欲下降及左下腹疼痛3d入院，伴大便次数增多，无便秘等不适；上述症状进行性加重。辅助检查示白细胞明显升高。根据病史，下面影像学检

查说法正确的是

A.腹部平片可见气-液平面

B.因钡餐造影有穿孔风险，所以尽量不实施此检查

C.CTA可显示下消化道出血

D.结肠壁增厚不是对此患者诊断必须标准的

E.妇科超声最有助于患者诊断

26.对于急性憩室炎来讲，下面哪种患者最适合外科干预

A.女性，45岁，RA患者，给予泼尼松和英夫利昔治疗

B.女性，63岁，降结肠憩室炎及远端狭窄

C.女性，70岁，慢性肾病终末期患者，CT示结肠壁增厚至8mm

D.男性，77岁，近2年发生2次憩室炎

E.以上患者都不需要外科干预

27.患者，男性，67岁，因便后出血急诊就诊。便后擦拭可见出血。近期较劳累，并出现便秘。既往有高血压及高脂血症病史。查体：生命体征平稳。辅助检查示血细胞比容正常，肛门镜检可见内源性出血。就诊6h未出血。下面最合适的处理是

A.环丙沙星和甲硝唑

B.糖皮质激素栓剂，补充膳食纤维

C.痔结扎术

D.手术切除痔疮

E.消化内镜检查

28.下面关于肛直肠脓肿正确的是

A.肛直肠脓肿在糖尿病患者中更常见

B.肛直肠脓肿更多见于女性

C.脓肿引流困难是很常见的，这时应进行进一步评估（脓肿引流困难很少见，如果出现，需要进一步评估）

D.大部分患者需在麻醉下行外科手术探查

E.发病年龄高峰是70岁

29.患者，女性，88岁，因社交障碍进行性加重入院。患者平时独居，不愿意与人交流（家庭成员包括患者和她的7个孩子，家里和患者身上可闻及恶臭）。近期无体重下降。既往有（患者自述）痔病史。精神量表检示有抑郁状态。目前最合适的干预措施是

A.头颅CT平扫

B.开始抗抑郁药物治疗

C.完善泌尿生殖器及肛门查体

D.行恶性肿瘤筛查

E.血清TSH检测

30.患者，女性，37岁，因腹痛、厌食、发热4d入院。患者4d前出现腹痛、左下腹为著。既往有肠易激综合征、憩室炎（6个月前行治疗）及阑尾切除病史。自上次憩室炎后患者增加膳食纤维摄入、避免进食坚果及玉米。系统回顾方面阳性表现：近期有体重下降，每天寒战、盗汗，尿中泡沫增多。T 39.6℃。CT示结肠壁增厚（5mm）及结肠周围脂肪间隙炎症。目前拟诊为憩室炎。下面关于这个病人最合适的处理是

A.给予利福昔明抗感染治疗、高膳食纤维饮食

B.肠道休息，加环丙沙星、甲硝唑及氨苄西林治疗

C.尿沉渣检测

D.24h尿蛋白测定

E.外科手术探查，切除病变的结肠

31.患者，女性，85岁，近日间断出现腹痛、为尖锐性刺痛，伴呕吐及腹泻，今晨腹痛症状加重，遂来急诊。自发病以来食欲差（未进食，否认厌食症状）。既往有心房颤动及高胆固醇血症病史。来急诊后呕吐2次，腹泻查粪隐血阳性。查体：T正常，HR 105/min，BP 111/69mmHg；轻度腹胀，肠鸣音弱，无反跳痛及肌紧张。遂收住院行进一步诊治。入院数小时后患者神志不清，血压难以维持，BP 60/40mmHg，腹痛加剧。遂行急诊剖腹手术，术中发现为急性肠系膜缺血，下面关于诊断正确的是

A.这种情况死亡率>50%

B.此疾病的危险因素包括低纤维膳食及肥胖

C.此疾病诊断的金标准为CT

D.此患者腹膜刺激征不典型，这在肠系膜缺血中不常见

E.内脏循环很难代偿（腹腔脏器侧支循环很难形成）

32.下面的描述均是阑尾阻塞及阑尾炎病因除了

A.蛔虫感染

B.类癌

C.胆石症

D.粪石

E.麻疹病毒感染

33.下面哪种病原学在急性阑尾炎中最容易感染

A.梭状芽胞杆菌

B.大肠埃希菌

C.结核分枝杆菌

D.金黄色葡萄球菌

E.小肠结肠炎耶尔森菌

34.患者，女性，32岁，因腹痛来诊。患者近日出现食欲下降及进行性加重的腹痛、最初为脐周，后转移为右下腹，为痉挛性疼痛。无腹泻、呕吐。既往体健，无传染病接触史。查体：T 38.2℃，HR 105min，余生命体征正常。右下腹软，妇科检查正常，尿妊娠试验（-）。下面哪种影像学最有助于患者诊断

A.腹部CT平扫

B.结肠镜

C.妇科超声

D.腹部平片

E.腹部超声

35.患者，男性，38岁，数小时前突然出现剧烈腹痛，遂来急诊。患者近几个月出现进食后上腹部疼痛，体重下降约10kg[10 lb（4.5kg）]，除抑酸药外无其他药物服用史，既

往无其他病史。查体：T 38.0℃，脉搏130/min，RR24/min，BP 110/50mmHg。腹部听诊未闻及肠鸣音，肌紧张明显。腹部平片可见游离气体。关于此患者行外科手术最可能发现的是

A.小肠坏死

B.胰腺坏死

C.十二指肠溃疡穿孔

D.胆囊穿孔

E.胃溃疡穿孔

36.35题中患者腹膜炎最可能是由下列哪一物质所致

A.胆汁

B.血液

C.异物

D.胃内容物

E.胰酶

37.肠道病原学可通过不同机制导致不同临床特点的腹泻，下面哪一项不是霍乱弧菌的特点

A.病变局限于小肠近端

B.粪便可见白细胞

C.粪便乳铁蛋白阳性

D.可产生大量毒素

E.水样泻

38.患者，女性，46岁，于危地马拉（拉丁美洲国家）的一个乡村旅游；3d后患者出现水样泻及痉挛性腹痛；近2d出现2次不成形大便；无肉眼血便，无发热。关于此患者病因最可能的是

A.耶尔森弯曲杆菌

B.产毒性大肠埃希菌

C.鞭毛虫

D.诺如病毒

E.志贺杆菌

39.对于上述病例，下面最恰当的治疗是

A.第1天给予阿奇霉素10mg/kg，若腹泻症状持续，第2天及第3天分别给予5mg/kg治疗

B.环丙沙星500mg，3/d，疗程为5d

C.环丙沙星750mg，1/d

D.临时给予洛哌丁胺4mg治疗，后每次不成形大便后给予2mg治疗

E.仅口服水化液治疗

40.公司聚餐后2h，很多人出现急性胃肠道不适症状，怀疑为金黄色葡萄球菌引起的食物中毒，下面哪一个不是此病原学的临床特点

A.痉挛性腹痛

B.腹泻

C.发热

D.呕吐

41.假如你是一个社区医生，一28岁青年女性打电话咨询，患者突发全腹弥漫性痉挛性疼痛伴呕吐、无呕血，无头重脚轻及意识丧失；进一步询问病史，此患者5h前进食较多家禽肉类及油炸食品。既往有结节病病史，近期未给予药物治疗。关于此患者正确做法是

A.建议患者于最近的急诊行液体复苏

B.给予阿奇霉素抗感染治疗

C.此病具有自限性，如果患者有充足的液体维持循环，不需特殊治疗

D.行CT检查评估是否为阑尾炎

E.考虑患者结节病导致的免疫功能不全，给予万古霉素及头孢曲松抗感染治疗

42.下面哪一个是难辨梭菌感染最常见的临床表现

A.发热

B.非血便性腹泻

C.麻痹性肠梗阻

D.易反复

E.以上都是

43.对于难辨梭菌感染，下面哪种患者不需治疗

A.一57岁医疗护理之家的居民近2周出现腹泻，结肠镜检查可以看到假膜，大便难辨梭菌毒素A及B检测（-）

B.女性，63岁，出现发热、白细胞增多及麻痹性肠梗阻，大便难辨梭菌PCR检测阳性

C.女性，68岁，近期有抗生素使用史，后出现腹痛、腹泻；查体：血压偏低，腹部压痛明显，肠鸣音消失；腹部CT示结肠壁增厚

D.女性，75岁，因上呼吸道感染近期行阿莫西林治疗。近3d出现腹泻、约2/d

44.女性，78岁，5年前因痴呆入住医疗护理之家。患者4周前出现腹泻，粪难辨梭菌PCR检测（+），给予口服甲硝唑治疗症状缓解。4d前患者再次出现腹泻、约每天5次，腹部压痛明显，大便PCR检测（+）。下面最合适的治疗是

A.粪便微生物移植

B.静脉应用免疫球蛋白

C.口服甲硝唑

D.口服硝唑尼特

E.口服万古霉素

45.下面哪种抗生素和难辨梭菌感染的扩散关系最小

A.头孢曲松

B.环丙沙星

C.克林霉素

D.莫西沙星

E.哌拉西林他唑巴坦

46.男性，45岁，近2~3d出现进行性嗜睡和意识障碍，遂来急诊。有酗酒及可疑肝硬化病史，但近2年已戒酒，打算下月开始评估行肝移植手术；近期无药物服用史，无HIV危险因素，从事游戏设计工作。查体：BP 90/60mmHg，HR

105/min，RR 10/min，SpO_2 0.97，嗜睡状态但能够准确回答问题，皮肤可见蜘蛛痣及手掌红斑，腹部弥漫性压痛，液波震颤阳性。腹水穿刺外观微混，腹水白细胞4×10^9/L，中性粒细胞0.40。给予静脉输注1000ml液体，患者BP升至100/65mmHg，HR降至95/min。下面关于此患者目前疾病状态及治疗正确的是

A.约50%以上的患者都会出现发热

B.经验性应加用甲硝唑和克林霉素抗厌氧菌治疗

C.自发性细菌性腹膜炎诊断不明确，因为这种疾病腹水的中性粒细胞至少为0.50

D.最常见的病原学为肠球菌

E.腹水培养诊断的阳性率>90%

47.女性，48岁，有糖尿病肾病病史，现肾已进入终末期，近6个月采用腹膜透析疗法替代治疗，近日透析液回流不畅，自觉腹胀，1d前患者出现腹痛和发热。目前已出现糖尿病肾病及周围神经病变等并发症。查体：T 38.8℃，BP 130/65mmHg，HR 105/min，RR 15/min，SpO_2 0.98，轻度腹胀，弥漫性压痛及反跳痛。腹膜透析液化验时WBC 400×10^6/L，中性粒细胞0.80。可经验性给予腹腔使用以下抗生素，除了

A.头孢西丁

B.氟康唑

C.甲硝唑

D.万古霉素

E.伏立康唑

48.男性，77岁，因发热、寒战、恶心及右上腹痛1周入院。查体：急性面容，T 39℃，BP 110/70 mmHg，HR 110/min，RR 22/min，SpO_2 0.92，右肺基底部呼吸音减弱，右上腹部压痛明显。既往有胆结石病史、未行胆囊切除术。腹部CT如图B-1所示。下面哪种说法是正确的

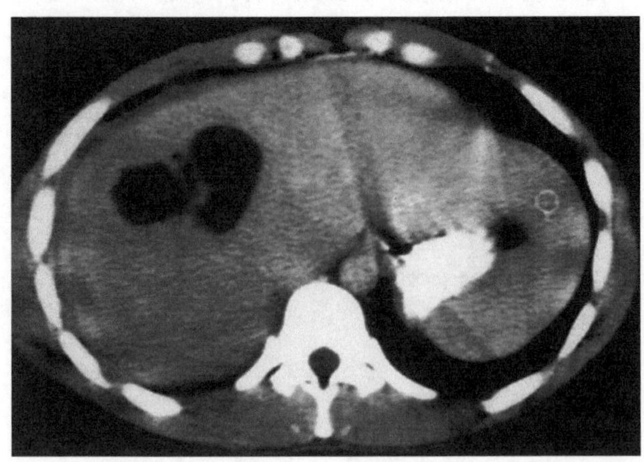

图B-1 腹部CT

A.这种疾病伴发菌血症很少见（<10%）

B.应该经验性给予抗念珠菌治疗

C.应该经验性给予抗厌氧菌治疗

D.应行经皮脓肿引流术

E.血ALP大部分是正常的

49.男性，41岁，因HCV相关腹水和急性腹痛入院。查体：T 38.3℃，BP 88/48mmHg，HR 115/min，RR 16/min，SpO_2 0.99，疼痛面容，平卧位，神清，定向力可；心肺查体（-），腹部弥漫性压痛，无反跳痛，轻度肌紧张，肠鸣音弱。实验室检查：血常规示WBC 11.63×10^9/L，中性0.94，Hct 0.29，PLT 24×10^9/L。腹水穿刺示PMN 685×10^6/L，总蛋白12g/L，葡萄糖1.3mmol/L（24mg/dl），革兰染色可见革兰阴性杆菌、链状革兰阳性球菌、革兰阳性杆菌及酵母菌。下面处理不合适的是

A.腹部平片

B.应用广谱抗生素

C.Drotrecogin alfa（一种免疫调节药）

D.静脉补液

E.请外科会诊

50.下面哪种疾病和幽门螺杆菌的定植无关

A.十二指肠溃疡

B.食管腺癌

C.胃腺癌

D.胃黏膜相关淋巴瘤（MALT）

E.消化性溃疡

51.女性，44岁，诊断为幽门螺杆菌相关的胃溃疡，给予奥美拉唑、克拉霉素和阿莫西林抗Hp治疗14d，1个月后患者仍有消化不良及餐后上腹部疼痛，下一步合适的处理措施是

A.经验性给予质子泵抑制药长期治疗

B.消化内镜取活检除外恶性病变

C.Hp血清学检测

D.采用幽门螺杆菌二线疗法：奥美拉唑、铋剂、四环素类及甲硝唑

E.^{13}C和^{14}C呼气试验

52.在发展中国家，幽门螺杆菌感染的血清学阳性率变化趋势

A.下降

B.升高

C.和之前一样

D.不清楚

53.男性，42岁，有上腹痛病史，辅助检查示便OB（+），胃镜示十二指肠溃疡，Hp（+），下面均为根治Hp有效方法除了哪一项

A.阿莫西林联合左氧氟沙星治疗10d

B.奥美拉唑、克拉霉素及甲硝唑三联治疗2周

C.奥美拉唑、克拉霉素及阿莫西林三联治疗2周

D.奥美拉唑、铋剂、四环素类及甲硝唑四联治疗2周

E.奥美拉唑、阿莫西林联合治疗5d，后奥美拉唑、克拉霉素及甲硝唑联合治疗5d

54.5个大学生外出露营，既往均体健，出现突发的（<8h）腹部痉挛性疼痛 、发热38.5℃，呕吐及腹泻（量多，无肉眼

血便）。因大量脱水为求进一步诊治入院，粪培养示沙门菌，下面关于此患者的临床描述不正确的是

A.不推荐抗生素治疗

B.菌血症发生率低，不到10%

C.最可能的传染源是未煎熟的鸡蛋

D.这种疾病无有效的疫苗

E.有肠源性发热[（伤寒）肠伤寒]

55.女性，36岁，从泰国旅游回来2d出现严重的腹部痉挛性头疼痛，发热、*T*max 40.0℃，恶心，乏力，次日开始出现腹泻、为黏液脓血便，腹痛及发热进行性加重。旅游期间，患者曾在曼谷季风泛滥时食用小摊上的淡水食品。粪常规可见大量中性粒细胞，粪培养示福氏痢疾杆菌，关于此患者描述正确的是

A.外出旅游者应该注射疫苗（针对该疾病目前已有有效疫苗）

B.抗生素会延长患者携带状态的时间，因此一般不用抗生素治疗除非有菌血症

C.抗胃肠动力药可减轻患者脱水症状

D.环丙沙星治疗

E.此疾病应和耶尔森菌感人鉴别，因为二者都出现发热

56.威斯康星洲大学一32岁的研究生、既往体健，近2d出现发热、肌痛、头痛，后出现腹痛、腹泻，大便约每天10次，为黏液脓血便。此患者3d前参加了教会的野餐，其中有几个人也出现了同样的腹泻症状。既往无消化道疾病病史，近半年无外出旅游史。查体：T 38.8℃，弥漫性腹部压痛，余（-）；实验室检查血WBC轻度增高、ESR增快；粪便瑞氏染色可见中性粒细胞；结肠镜可见病变肠黏膜中性粒细胞、单核细胞及嗜酸性粒细胞浸润，上皮细胞损害、黏液减少、腺体变性及隐窝脓肿，此患者最可能感染的病原体是

A.弯肠杆菌

B.大肠埃希菌

C.诺瓦克病毒

D.轮状病毒

E.金黄色葡萄球菌

57.上述病例（56题）最合适的治疗是

A.阿奇霉素

B.头孢曲松

C.对症止泻

D.甲硝唑

E.替硝唑

58.一19岁患者出现如下所示的水样便（图B-2），患者目前有轻度低血压、心动过速，无发热，腹部无压痛，下面关于此患者疾病描述错误的是

A.抗生素治疗可缩短疾病病程，加速病原体清除

B.是否有菌血症及多器官衰竭决定了此疾病的病死率

C.行病原体相关的抗原检测

D.腹泻是毒素介导的

E.除了美国，疫苗在其他国家是中度有效的

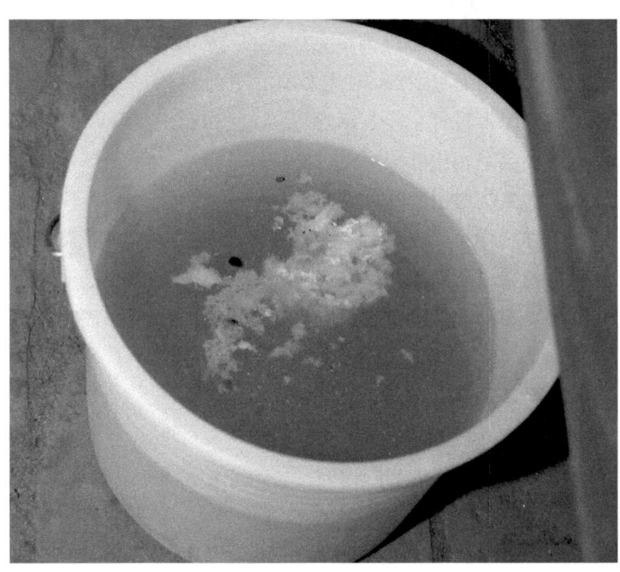

图B-2 水样便

59.下面关于诺瓦克病毒引起的胃肠炎错误的是

A.发热很常见

B.潜伏期为5~7d

C.诺瓦克病毒感染在世界范围内都比较常见

D.它是美国非细菌性腹泻最主要的原因

E.通过粪-口传播

60.下面关于轮状病毒胃肠炎错误的描述是

A.超过25%的患者出现发热

B.炎症性腹泻是轮状病毒和诺瓦克病毒的鉴别点

C.它是发展中国家儿童腹泻死亡最主要的原因

D.恶心症状突出

E.在美国，所有的儿童都推荐注射疫苗

61.一45岁搬运工（原籍为墨西哥）因右上腹痛、发热、肝曲压痛10d就诊，无腹泻 、血便；腹部CT示肝一巨大脓肿。患者近10年体健，一直久居美国。下面哪种检查可以明确诊断

A.便滋养体检查

B.肝活检

C.便弯曲杆菌PCR检测

D.双碘喹啉治疗有效

E.肠组织阿米巴血清学抗体检测

62.下面哪种原虫感染可用大便虫卵及寄生虫检测诊断

A.隐孢子虫

B.环孢子虫

C.鞭毛虫

D.等孢子球虫

E.微孢子虫

F.以上都是

63.女性，17岁，因阴道瘙痒、恶露就诊。既往曾与多名性伴侣发

生关系（有多位性伴侣）；患者行性传播疾病相关检查，用生理盐水直接涂片观察，可见到毛滴虫；下面关于阴道毛滴虫的感染描述正确的是

A.大部分女性感染都是无症状的

B.此疾病有自限性，因此无须治疗

C.此患者性伴侣不需治疗

D.阴道毛滴虫感染可通过性传播

E.滴虫病对甲硝唑敏感率达100%

64.一19岁大学生因进行性加重的痉挛性腹痛、水样泻3d来急诊；患者最近刚从墨西哥旅行回来，旅行过程中患者无不适，既往体健。便检查可见大量含4个胞核的小囊胞，便鞭毛虫抗原检测阳性，下面最合适的治疗是

A.阿苯达唑

B.克林霉素

C.鞭毛虫感染是自限性的，不需抗生素治疗

D.巴龙霉素治疗

E.替硝唑治疗

65.女性，28岁，因腹痛、体重下降、脱水入院；既往诊断AIDS 2年，但未遵医嘱抗病毒治疗，有口腔念珠菌感染及卡氏肺囊虫肺炎病史。患者近2周出现大量水样泻；常规粪便虫卵及寄生虫检测（-），粪便抗原检测示隐孢子虫感染。下面最合适的治疗是

A.甲硝唑

B.硝唑尼特

C.不需治疗，因为此腹泻为自限性

D.无有效的治疗

E.替硝唑

66.乔治亚州大学开学后，几个同学在乔治亚州南面的一个村庄进行了5d的划艇、露营活动；几周后，其中一个露营者臀部出现了边缘不规整、凸出皮面的红斑，伴瘙痒；大便检测发现类圆线虫，另外3个露营者无临床症状，大便检测也发现了同样的病原体。关于这些无症状携带者的治疗正确的是

A.氟康唑

B.依佛霉素

C.甲苯咪唑

D.甲氟喹

E.仅出现症状者需治疗

67.下面关于蛔虫感染的临床表现错误的是

A.可有无症状携带者

B.发热、头痛、畏光、颈项强直、嗜酸性粒细胞增多

C.干咳、嗜酸性粒细胞增多性胸膜炎

D.右上腹痛、发热

E.小肠梗阻

68.一密西西比州21岁大学生来咨询蛔虫感染的相关治疗。此患者在一所初中从事教育工作、每周工作1d，近3个月很多学生被诊断蛔虫病。患者无不适主诉，大便检测可见蛔虫卵，下面正确的建议是

A.阿苯达唑

B.乙胺嗪

C.氟康唑

D.甲硝唑

E.万古霉素

69.女性，38岁，因严重腹痛来急诊。既往无特殊病史及手术史。此次发病前无腹部不适、腹泻 、黑粪、血便、恶心呕吐等。3h前患者在一家秘鲁餐馆食用酸橘汁腌鱼（一种在石灰中浸泡的生鱼）。查体：痛苦面容 、口唇干燥，T37.6℃、HR 126/min，BP 174/92mmHg，腹部压痛、反跳痛、肌紧张明显，肠鸣音活跃，直肠检查（-），愈创木脂试验（-），妇科检查无异常。血常规示WBC 6.738×10^9/L，Hct 0.42，脂肪酶、淀粉酶均正常。下一步应采取的措施是

A.腹部CTA检查

B.妇科超声

C.应用PPI，观察

D.右上腹超声检查

E.超声内镜

70.肝疾病最常见的症状或体征是

A.乏力

B.皮肤瘙痒

C.黄疸

D.恶心

E.右上腹痛

71.女性平均每天摄入乙醇量达多少才会导致慢性肝疾病的发生

A.1杯（10g）

B.2杯（20g）

C.3杯（30g）

D.6杯（60g）

E.12杯（120g）

72.下面指标的升高都可以预测肝疾病除了

A.5-核苷酸酶

B.ALT

C.结合胆红素

D.未结合胆红素

E.尿胆红素

73.主治医师发现一26岁男性眼睛发黄。仔细询问病史，此患者既往体健，但当压力过大或饮酒超过4～5两时会出现皮肤黄染，2d后恢复正常，故一直未就诊。否认呕吐、腹痛、尿色加深、大便颜色变浅、皮肤瘙痒及体重下降。查体：BMI 20.1kg/m^2，生命体征平稳，巩膜黄染，无蜘蛛痣、皮疹等，腹软、无抵抗，肝叩诊上下径8cm，深触诊可及肝下缘、光滑，脾未触及；辅助检查：TBIL 51.3μmol/L（3.0mg/dl），DBIL 3.4μmol/L（0.2mg/dl），余正常；ALT，AST，ALP，LDH，Hct及结合珠蛋白均正常。此

患者最可能的诊断是

A.自身免疫性溶血性贫血

B.1型Crigler–Najjar综合征

C.胆总管结石

D.Dubin–Johnson综合征

E.Gilbert综合征

74.对于73题中的患者来说，下一步应该进行什么样的评估和处理

A.基因型检测

B.外周血涂片

C.泼尼松

D.安慰

E.右上腹超声

75.一位34岁男性因主诉巩膜黄染就诊。在过去1周中，他自觉不适，表现为纳差、低热（约100° F，即37.8℃）、乏力、恶心，偶有呕吐。他注意到自己黄疸出现时伴有右上腹疼痛。近期他曾服用过大麻和摇头丸，且此前有可卡因注射史。虽无其他病史，但他4年前曾献血被拒，具体原因不详。个人史中引人注意的是他是一名兽医助理。在冶游史方面，他自诉在过去的6个月中有5名男性性伴侣，且他并不是一直使用安全套。体格检查方面，他病态面容，巩膜黄染，叩诊肝上下界为15cm，触诊肝右肋下6cm可及，边缘光滑，质地柔软，脾不大。患者并没有慢性肝病相关的临床表现与体征。他的谷草转氨酶（AST）：1232U/L，谷丙转氨酶（ALT）：1560U/L，碱性磷酸酶（ALP）：394U/L，总胆红素（TBil）：229.1μmol/L（13.4mg/dl），直接胆红素（DBil）：208.6μmol/L（12.2mg/dl）。国际标准化比值（INR）：2.3，活化部分凝血酶时间（APTT）：52s。肝炎病毒血清学：甲型肝炎IgM（–），甲型肝炎IgG（–），乙型肝炎核心抗体IgM（+），乙型肝炎核心抗体IgG（–），乙型肝炎表面抗原（+），乙型肝炎表面抗体（–），乙型肝炎e抗原（+），乙型肝炎e抗体（–），丙型肝炎病毒抗体（+）。造成该患者目前临床表现的原因是什么

A.急性甲型肝炎病毒感染

B.急性乙型肝炎病毒感染

C.急性丙型肝炎病毒感染

D.慢性乙型肝炎病毒感染

E.药物性肝炎

76.在75题描述的情景下，以下哪项是防止慢性肝炎进展的最佳方案

A.使用抗甲肝病毒IgG

B.使用拉米夫定

C.使用聚乙二醇干扰素α+利巴韦林

D.以每天1mg/kg为起始剂量使用泼尼松

E.不干预仅密切观察，因为99%的该疾病患者可自愈

77.由下列哪种肝炎病毒引起的急性肝炎最有可能在孕妇中导致暴发性肝炎

A.甲型肝炎病毒

B.乙型肝炎病毒

C.丙型肝炎病毒

D.丁型肝炎病毒

E.戊型肝炎病毒

78.一名16岁女性1个月前就诊，当时她有黄疸、呕吐、乏力和纳差等症状。她的另外两个家庭成员也患病，且与她有相同的症状。病毒血清学检查的结果中包括抗甲型肝炎病毒（HAV）–IgM（+），据此做出甲型病毒性肝炎的诊断。进行非手术治疗1周以后，该患者似乎达到了完全的康复。今天她再度求诊，主诉1个月前相同的症状。她仍有黄疸，初步的实验室检查提示转氨酶再次升高。下列哪项对患者经历的变化提供了最合理的解释

A.同时感染丙型肝炎

B.初始治疗的不当

C.初始诊断不正确；病人可能是乙型肝炎

D.再次感染甲型肝炎

E.甲型肝炎复发

79.一名26岁女性来咨询备孕相关事宜。她在疫苗接种问题上寻求建议，还特别提到了乙肝疫苗。她是当地一家企业的前台，否认滥用乙醇或非法药物，并坚持单一性伴侣关系。下列哪项关于乙型肝炎疫苗描述是正确的

A.乙肝疫苗由2个肌内注射剂量构成，接种时间间隔1个月

B.只有存在明确风险因素的患者才需要接种疫苗

C.妊娠并不是接种乙肝疫苗的禁忌证

D.这名患者在接种疫苗前应该先完善肝炎病毒血清学检测

E.2岁以下的幼儿不应接受疫苗接种

80.一名18岁男性就诊于一家乡村诊所，他表现为恶心、呕吐、纳差、腹部不适、肌痛、黄疸。他表示自己偶有饮酒，性行为活跃，自述“过去有数次”海洛因和可卡因使用史。他在当地一家餐厅做快餐厨师。他看起来一脸病容，从他最近一次就诊至今，体重减轻了15.5kg。体格检查提示巩膜黄染，肝右侧肋下可触及，质地柔软。关于急性肝炎，下列哪种说法是正确的

A.不能仅使用临床标准来进行病毒病因学鉴别

B.根据患者年龄和危险因素推测，他有可能发生了乙肝病毒感染

C.他没有感染戊肝病毒，因为这种病毒仅感染孕妇

D.这名患者不可能是丙型肝炎，因为他发病太急

E.这名患者不是甲型肝炎，因为他的临床表现太重了

81.一名36岁男性，表现为乏力、茶色尿5d。体格检查提示黄疸，肝大，触诊质地软，其余无特殊。实验室检查突出表现为谷草转氨酶（AST）：2400U/L，谷丙转氨酶（ALT）：2640U/L，碱性磷酸酶（ALP）：210U/L。总胆红素（TBil）：147.1μmol/L（8.6mg/dl）。结合患者临床表

现和实验室检查异常结果，下列哪项诊断最不可能

A.急性甲型肝炎病毒感染

B.急性乙型肝炎病毒感染

C.急性丙型肝炎病毒感染

D.对乙酰氨基酚过量

E.巴德-基亚里综合征（Budd-Chiari syndrome）

82.下列哪种药物对肝细胞有直接的毒性作用

A.对乙酰氨基酚

B.氯丙嗪

C.氟烷

D.异烟肼

E.瑞舒伐他汀

83.一名32岁女性在过量服用对乙酰氨基酚药物且同时摄入乙醇后被送至重症监护室。据称在来诊之前大约4h，她还是神志清醒，反应良好的。彼时她与男友吵架，男友离家出走。当6h后男友回到家中，他发现一个对乙酰氨基酚胶囊（每粒500mg）的空药瓶和一个空的伏特加酒瓶。那药瓶中的准确药片数量并不清楚，但满瓶装为50粒胶囊。她的男友发现患者呼之不应，并有曾经呕吐的迹象，就拨打了911。到达急诊时，患者处于昏迷状态。其生命体征如下：脉搏109/min，呼吸频率20/min，血压96/52mmHg，血氧饱和度（空气）0.95。体格检查提示：触诊腹部有轻度非特异性的疼痛，肝不大。初步实验室检查提示血常规、电解质和肾功能正常。AST：68U/L，ALT：46U/L，ALP（碱性磷酸酶）：110U/L，TBil：20.5μmol/L（1.2mg/dl）。血糖和凝血功能检查均正常。血清中乙醇含量为210g/dl。对乙酰氨基酚水平是350μg/ml。对于患者的下一步治疗，下列哪一项是最合适的

A.使用药用炭或考来烯胺

B.初始剂量N-乙酰半胱氨酸140mg/kg，然后70mg/kg，4h1次给药，共15~20剂

C.如果肝功能、血糖、凝血功能等检查结果开始变化，那么服用N-乙酰半胱氨酸，并继续每4小时1次监测上述指标及给药

D.患者无须处理，因为肝功能与凝血检查正常提示患者仅摄入少量药物

E.开始行血液透析清除毒素

84.一名38岁女性，在人寿保险的常规体检时发现转氨酶升高，来诊进行评估。她祖籍泰国，10年前移民美国。她与一名美国人结婚已有12年，当时她丈夫因商务事宜侨居泰国。她先前在泰国工作时，担任政府的旅游部长助理，但现在已不复供职。她过去没有重大病史。她在22岁时曾有过一次无并发症的妊娠史。当被问及有无肝疾病的危险因素时，她否认乙醇摄入及药物滥用史。她从未接受过输血治疗。她回忆起15年前曾有过一次黄疸发作但未做相关评估，后来自发缓解。目前她自我感觉好，而她丈夫希望将她纳入自己的人寿保险范畴中。她没有慢性肝病相关的临床表现与体征。其实验室检查提示：AST：346U/L，ALT：412U/L，ALP（碱性磷酸酶）：98U/L，TBil：25.6μmol/L（1.5mg/dl）。进一步评估还包括下列病毒学检查：HAV-IgG（+），HBsAg（+），HBeAg（+），HBcAb-IgG（+），HCV-IgG（-）。HBV-DNA 4.8 $\times 10^4$IU/ml。你会向这位患者推荐进行下列哪项治疗

A.恩替卡韦

B.聚乙二醇干扰素

C.聚乙二醇干扰素+恩替卡韦

D.没有治疗的必要

E.A或者C

85.一名46岁的男子，已知罹患慢性丙型肝炎病毒感染。他既往有超过20年的静脉毒品注射史，目前已戒断1年。他前来咨询其丙型肝炎病毒感染是否需要接受治疗。他曾经有乙型肝炎病毒（HBV）感染史，乙型肝炎表面抗体是阳性的。3年前他曾经接受过三尖瓣感染性心内膜炎的治疗。除此之外，他没有其他既往病史。他不记得自己什么时候感染了丙型肝炎病毒。实验室检查提示：HCV-IgG抗体（+），病毒载量超过10^6拷贝。该病毒基因型为1型。AST：62U/L，ALT：54U/L。他完成了肝活检，提示存在中度的桥接纤维化。关于他疾病进展的可能性和相关治疗的选择，医生会告诉他什么

A.因为他感染了（丙型肝炎病毒）基因1型，对聚乙二醇干扰素和利巴韦林的治疗应答率可能<40%

B.经过12周的治疗，可以预期病毒载量将检测不到

C.鉴于他的实验室检查提示肝酶正常，他不太可能出现进行性肝损伤

D.如果患者选择接受治疗，对于（丙型肝炎病毒）基因1型的患者来说，聚乙二醇干扰素加利巴韦林治疗24周是最佳方案

E.肝活检提示桥接纤维化的存在，这是提示其在未来10~20年后进展为肝硬化的最准确预测因素

86.一名34岁的女性因疲劳、全身乏力、关节痛、体重下降（过去6~8周体重下降10 lb）来接受评估。她没有既往病史。从她感觉不适开始，她平均每天服用1~2片的对乙酰氨基酚（每片500mg）。体格检查方面，她的体温是37.9℃（100.2°F），呼吸频率为18/min，血压为100/48mmHg，心率为92/min，血氧饱和度（空气）为0.96。巩膜黄染。肝右侧肋缘下3cm可触及，边缘光滑，质软，脾脏不大。她有轻度的双手小关节滑膜炎。AST：542U/L，ALT：657U/L，ALP（碱性磷酸酶）：102U/L，TBil：90.6μmol/L（5.3mg/dl），DBil：82.1μmol/L（4.8mg/dl）。在目前诊断下，下列哪项检查出现阳性结果的可能性最小

A.抗核抗体（均质型）

B.抗肝/肾微粒体抗体

C.抗线粒体抗体

D.高丙种球蛋白血症

E.类风湿因子

87.在慢性乙型肝炎病毒（HBV）感染时，乙型肝炎e抗原（HBeAg）阳性意味着下列哪一项

A.肝纤维化正进一步发展导致肝硬化

B.该主导病毒株的致病性和传播性较弱

C.未来1~2周出现急性暴发的可能性增加

D.病毒正在复制

E.消除感染

88.一名32岁的女性因发热、腹痛、黄疸入院。她每天大约喝6瓶啤酒，而最近其乙醇摄入量增加，每天超过12瓶啤酒。她既往没有药物滥用史，也没有酒精性肝病或胰腺炎病史。无任何长期服药史。体格检查方面：病态面容，头发凌乱，呼气中有水果味。生命体征如下：心率122/min，血压95/56mmHg，呼吸频率22/min，体温为38.4℃（101.2°F），血氧饱和度（空气）为0.98。巩膜黄染，躯干上可见蜘蛛痣。肝下缘右肋缘下10cm可触及，边缘光滑，质软，脾肋下未触及。无腹水或下肢水肿。实验室检查示：AST：431U/L，ALT：198U/L，胆红素：147.1μmol/L（8.6mg/dl），ALP（碱性磷酸酶）：201U/L，淀粉酶：88U/L，脂肪酶：50U/L。总蛋白：62g/L，白蛋白：28g/L。PT（凝血酶原时间）：28.9s。对于这名患者的最佳治疗方案是什么

A.静脉补液，加用维生素B_1及叶酸，观察患者临床表现和实验室检查结果有无改善

B.在等待血培养结果的同时，予静脉补液，加用维生素B_1及叶酸、亚胺培南

C.加用每天40mg泼尼松，持续4周后开始减量

D.外科会诊评价急性胆囊炎手术指征

E.行腹部增强CT以评估坏死性胰腺炎

89.一名48岁女性主诉疲劳和皮肤瘙痒来诊。她在过去的6个月中一直有疲劳症状，近来出现弥漫性皮肤瘙痒，夜间加重，间断发作。她注意到在热水泡澡或淋浴时瘙痒并未加重。既往史方面，她仅因甲状腺功能减退而服用左旋甲状腺素125μg/d。体格检查方面，她有轻度黄疸及巩膜黄染。触诊肝界增大至15cm，边界可于右侧肋缘下5cm触及。双肘可见黄色瘤。在躯干及手臂皮肤有抓痕脱屑处可见色素沉着。实验室检查如下：WBC：8.9×10^9/L，HGB（血红蛋白）：133 g/L，Hct（血细胞比容）：0.416，Plt：160×10^9/L。Cr：106μmol/L（1.2 mg/dl）。AST：52 U/L，ALT：62 U/L，ALP（碱性磷酸酶）：216 U/L，TBil：54.7μmol/L（3.2 mg/dl），DBil：49.6μmol/L（2.9 mg/dl）。TP（总蛋白）：82 g/L，Alb：3.9 U/L。TSH（促甲状腺激素）：4.5 U/ml。AMA（抗线粒体抗体）阳性。P-ANCA 和C-ANCA均阴性。下列哪一种疾病最有可能造成该患者的目前症状

A.淋巴瘤

B.真性红细胞增多症

C.原发性胆汁性肝硬化

D.原发性硬化性胆管炎

E.未控制的甲状腺功能减退

90.一名63岁男性，因呕血就诊于急诊。他呕吐起病突然，没有腹痛或其他前驱症状。他描述自己呕吐了大约500ml的鲜血，无黑粪或鲜红色血便。他自知有酒精性肝硬化病史，每天仍旧饮啤酒至少12瓶。他没有寻求正规的治疗，也没有行内镜筛查静脉曲张的情况。当他到达急诊进行初始评估时，心率为125/min，血压为76/40mmHg。给予生理盐水1L静脉输注后，患者血压升至92/56 mmHg。到达急诊后他又再度呕血300ml。初始血细胞比容为0.32。以下措施除了哪一项，都是该患者应接受的初始治疗

A.以100μg/h速度静脉持续输注奥曲肽

B.服用普萘洛尔10mg，4/d

C.消化科急会诊行上消化道内镜检查

D.持续使用生理盐水和浓缩红细胞行容量复苏以维持合适的血压

E.在肘窝或大的中心静脉建立粗内径的静脉通道

91.一名42岁男性，因丙型肝炎和酗酒而患有肝硬化。患者目前有腹水而需要频繁大量的腹腔穿刺引流。下列措施除哪一项外，对患者均有治疗指征

A.限制入量<2L/d

B.呋塞米40mg/d

C.限制钠摄入量<2g/d

D.螺内酯100mg/d

E.如果药物治疗失败可行经颈静脉肝内门体分流术

92.下列关于心源性肝硬化的叙述，哪项是正确的

A.患者的AST和ALT水平可以像急性病毒性肝炎时一样，达到非常高的水平

B.巴德-基亚里综合征（Budd-Chiari syndrome）从临床表现上难以与心源性肝硬化区分

C.超声心动图是诊断缩窄性心包炎的金标准，该病是肝硬化的一个原因

D.右心衰竭造成的长期被动充血，最初使得汇管区淤血、坏死，进而导致肝纤维化

E.静脉闭塞性疾病往往容易和心源性肝硬化混淆，而对于经历肝移植的患者来说，前者是其致残和致死的主要原因

93.你应邀会诊一名因瘙痒4个月来诊的62岁白种人女性。她近期乏力明显，且进行性加重，体重下降5 lb。她间断有恶心症状，但不伴呕吐，否认排便习惯改变，无饮酒史、输血史及滥用非法药物病史。患者孀居，平生有过2名异性伴侣。她既往的重要病史主要是甲状腺功能减退，并因此服用左旋甲状腺素片。其家族史无特殊。体格检查方面，她有轻度黄疸，体表可见蜘蛛痣，右肋下缘2cm可触及肝边缘，表面结节感。其余无特殊。右上腹超声检查结果证实

了肝硬化的猜测。已为患者开具血细胞计数和生化全项检查。下一步最适合的检查是

A.24h尿铜

B.抗线粒体抗体（AMA）

C.内镜逆行性胆胰管造影（ERCP）

D.乙型肝炎血清学检测

E.血清铁蛋白

94.一名刚被诊断为肝硬化的58岁男性为求评估入院。他既往有糖尿病、高三酰甘油血症、高血压病史。他长期服用吡格列酮、瑞舒伐他汀、赖诺普利、阿替洛尔。他从未吸烟或尝试静脉注射毒品。他大约每周喝一杯葡萄酒。他承认在20多岁时，有4～8年的时间里，每周末狂欢时他要喝12～18瓶啤酒，但他已经很多年每周最多喝2杯葡萄酒了。他否认输血史，坚持单一性伴侣关系已经30年，没有肝疾病家族史。他在一家飞机引擎制造厂里担任机械师，否认化学品暴露史。体格检查方面最引人注意的是他的BMI高达45.9kg/m^2。他有蜘蛛痣和海蛇头等慢性肝病相关的临床表现与体征，存在中度腹水。现有检查没有找到病毒性肝炎、血色病、威尔逊病（Wilson Disease）、自身免疫性肝炎或α_1抗胰蛋白酶缺乏症的证据。患者接受了肝活检，提示纤维化主要分布在小静脉周围和肝窦周围。下列关于患者肝硬化的病因的说法，哪项是正确的

A.与那些仅仅罹患代谢综合征的患者不同的是，这类患者并没有表现出严重的胰岛素抵抗

B.这类患者谷草转氨酶水平常常升高超过谷丙转移酶的2倍以上

C.肝活检缺乏脂肪性肝炎的表现可以排除此患者肝硬化的病因是非酒精性脂肪性肝病的可能

D.这种疾病轻型的发病率在欧美可达10%～20%，同时在一些研究系列中，其中多达10%～15%的受累患者可最终发展为肝硬化

E.服用熊去氧胆酸和羟甲基戊二酰辅酶A（HMG-CoA）还原酶抑制药已经被证明可以改善这种疾病的结局

95.一名44岁妇女因主诉腹痛就诊。她描述其腹痛为餐后烧灼样疼痛，进食辛辣或油腻食物时加重，服用抑酸药后可缓解。她被诊断为胃溃疡，并开始了规范的抗幽门螺杆菌治疗。在对腹痛进行评估的过程中，患者的右上腹超声提示存在胆结石。经过抗幽门螺杆菌治疗，患者的症状得到缓解。她询问医生是否需要治疗胆石症。经再次阅读超声报告发现，胆囊中有大量胆石，包括胆囊颈结石。其中最大的石头测量直径达2.8cm。关于并发症风险和是否需要进行根治性治疗，医生会给患者什么样的建议

A.考虑到胆石的数量和大小，推荐预防性胆囊切除术

B.除非患者频繁出现胆绞痛症状且严重到影响患者的生活，否则没有治疗的必要

C.发展为胆源性胰腺炎或胆管炎是行胆囊切除术的唯一理由

D.发展为急性胆囊炎的风险大约是每年5%～10%

E.应给予熊去氧胆酸以溶解胆石，剂量为10～15mg/(kg·d)，疗程至少6个月

96.一名62岁男性因车祸导致多发长骨骨折和急性呼吸窘迫综合征，入住医院重症监护室治疗3周。他曾缓慢恢复，但一直依赖机械通气。他目前仍发热、低血压，需要升压药维持。他已经验性加用头孢吡肟和万古霉素抗感染，多次血培养结果阴性。胸片未见新发浸润或渗出影。他的实验室检查提示肝功能异常，胆红素和碱性磷酸酶均有升高，淀粉酶和脂肪酶均正常。右上腹超声提示胆囊内淤泥样回声，未见结石。胆管无扩张。对于这个患者的下一步检查和治疗，下列哪项是正确的

A.停用头孢吡肟

B.开始使用林可霉素

C.开始使用甲硝唑

D.行核素肝胆显像

E.考虑剖腹探查

97.下列除了哪一项外，均与胆石症风险增加有关

A.慢性溶血性贫血

B.女性

C.高蛋白饮食

D.肥胖

E.妊娠

98.下列关于肝移植的说法哪项是正确的

A.胆管癌患者应尽早接受肝移植

B.活体肝移植仅在儿童中进行

C.在接受肝移植的乙型肝炎患者中，35%甚至更多的患者可能二次感染乙肝病毒

D.原位肝移植患者5年生存率约50%

E.最常见的肝移植适应证是慢性乙肝病毒感染

99.一名患肝硬化的55岁男性，近期因自发性细菌性腹膜炎住院，本次前来诊所随诊。他康复良好，且完成了抗生素治疗的疗程，目前正继续服用普萘洛尔和乳果糖。除了终末期肝病的并发症，他还患有糖尿病，目前控制良好，5年前曾行基底细胞癌切除术。他肝硬化的原因考虑与酗酒有关，他最后一次饮酒是2周前。他和妻子询问他是否将来需要肝移植。医生会给他什么样的建议呢

A.因为他曾患皮肤癌，所以他无法进行肝移植

B.因为他患糖尿病，所以他无法进行肝移植

C.他适合做肝移植，而且应该立即被列入候选名单

D.因为他有酒精依赖史，所以他无法进行肝移植

E.他目前还无法列入肝移植后选名单，但如果他能确定成功戒酒，并经过一段持续禁酒期后还是有可能的

100.一名27岁女性，因急性发作的右上腹痛来医院就诊，腹痛剧烈，放射至后背，腹痛持续，禁食或排便无法缓解。实验室检查提示：淀粉酶、脂肪酶均显著升高，诊断为急性

胰腺炎。首选下列哪一项检查最有助于揭示她急性胰腺炎的病因

A.右上腹超声

B.血清酒精水平

C.血清三酰甘油水平

D.锝-二甲基亚胺二乙酸(HIDA)扫描

E.尿中药物检测

101.一名严重酗酒的58岁男性，因急性胰腺炎入院。他出现症状已有3d，仍连日豪饮。患者来诊时吐个不停，直立位出现头晕。体格检查发现患者痛苦面容，上腹部及右季肋区显著压痛，肠鸣音减弱。脐周皮肤可见灰蓝色改变。这一发现意味着什么

A.腹部CT可能提重度坏死性胰腺炎

B.腹部平片可能提示胰腺钙化

C.需要除外伴发阑尾炎

D.他可能存在胰-主动脉瘘

E.可能存在胰腺假性囊肿

102.一名36岁男性因急性胰腺炎入院。为了评估疾病严重程度及死亡风险，可以计算急性胰腺炎严重程度床旁指数(BISAP)得分。下列变量中除了哪一项外都可用来计算该评分

A.年龄超过60岁

B.BUN超过35

C.精神状态异常

D.胸腔积液

E.白细胞计数超过15 000/μl

103.一名54岁男性，因重症胰腺炎入重症监护病房。他的身体质量指数(BMI)高达30以上，既往有糖尿病病史。腹部CT检查提示重度坏死性胰腺炎。他目前没有发热。下列哪种药物已被证明对治疗急性坏死性胰腺炎有效

A.降钙素

B.西咪替丁

C.胰高血糖素

D.亚胺培南

E.以上均不是

104.关于急性胰腺炎的肠内营养，下列哪项是正确的

A.如果患者CT证实急性发病2周后仍然持续存在胰腺坏死的证据，那么患者应继续保持肠道休息

B.对于所有淀粉酶、脂肪酶升高，且CT存在胰腺炎证据的患者都应该进行禁食，直至淀粉酶和脂肪酶恢复正常

C.在对急性胰腺炎患者的治疗中，通过鼻空肠管行肠内营养已被证明比全肠外营养出现感染并发症的风险小

D.胰腺假性囊肿感染需要手术切除的患者，应给予全肠外营养治疗

E.对急性胰腺炎患者来说，全肠外营养提示有维持肠道屏障完整性的作用

105.一名47岁女性前来急诊就诊，患者主诉中腹部剧烈疼痛并放射至后背。疼痛起病甚急，表现为锐痛，而非绞痛或胀痛。腹痛开始后她已2次呕吐胆汁样物质，但疼痛无缓解。以10分制计算，她评价目前的疼痛程度为10分，且疼痛在仰卧位时加重。在过去几个月里，她有间断发作的餐后右上腹和中上腹痛，几个小时后可自行好转，可伴有肠胀气的感觉。她否认酗酒史，既往没有高血压或高脂血症病史。体格检查方面：她疼得翻来覆去并有轻度发汗。生命体征如下：心率127/min，血压92/50mmHg，呼吸频率20/min，体温37.9℃，血氧饱和度(空气)为0.88。她的身体质量指数(BMI)为29kg/m^2。心血管检查提示心律规整，心动过速。胸部检查提示双肺底叩诊呈浊音，伴有少量散在的爆裂音。腹部检查方面，视诊未见皮疹或瘀斑，无黄疸表现。触诊腹部有肌紧张，脐周和上腹部压痛明显，无反跳痛。叩诊肝上下界为10cm。听诊肠鸣音减弱。淀粉酶750U/L，脂肪酶1129U/L。其他实验室检查包括：谷草转氨酶(AST)：168U/L，谷丙转氨酶(ALT)：196U/L，总胆红素(TBil)：39.3μmol/L(2.3mg/dl)，碱性磷酸酶(ALP)：268U/L，乳酸脱氢酶(LDH)：300U/L，肌酐(Cr)：168μmol/L(1.9mg/dl)。血细胞比容(Hct)：0.43，白细胞(WBC)：11.5×10^9/L，中性粒细胞：0.89。动脉血气分析：pH 7.32，PCO_2：32mmHg，PO_2：56mmHg。超声证实胆总管扩张，伴有胰腺水肿、增大等胰腺炎表现。CT扫描没有提示胰腺坏死的证据。给予生理盐水3L静脉补液后，她的血压升至110/60mmHg，心率为105/min。下列哪种说法对该病的病理生理过程进行了最合理的描述

A.消化酶在胰腺内激活，出现胰腺组织自我消化与腺泡细胞损伤

B.中性粒细胞的趋化效应，并继发浸润和炎症反应

C.远处器官受累及全身炎症反应综合征与活化胰酶和细胞因子的释放有关

D.以上都是

106.一名25岁患有肺囊性纤维化的女性患者被诊断为慢性胰腺炎。她有较大风险出现下列所有并发症，除了

A.维生素B_{12}缺乏

B.维生素A缺乏

C.胰腺癌

D.烟酸缺乏

E.脂肪泻

107.一名64岁男性因慢性腹泻而就诊于其社区医师寻求病情评估。他自述每天排大量稀便2~3次，粪便有显著恶臭味，如厕冲水后，水面可泛油花。他还注意到，自己通常是在大餐后出现上述大便情况，如果他禁食或吃低脂食物，大便则会较为成形。在过去的6个月里，他体重下降了18kg。在这种背景下，他自诉自己的腹痛间断发作，发作

时疼痛可以十分剧烈。他描述腹痛属于锐痛，位于中上腹部。他之前从未寻求对这种疼痛进行评估，而当疼痛发作时，他会主动限制自己经口摄入的食物量，并服用非甾体抗炎药来治疗疼痛。他注意到疼痛持续不会超过48h，且与进食无关。既往病史中较为突出的有周围血管疾病及吸烟史，目前每天吸烟1包，饮啤酒2～6瓶。在过去的一段时间里，他已经停止饮酒长达1周，且没有戒断症状。他当前的用药包括每天服用阿司匹林81mg，按需吸入沙丁胺醇定量气雾剂。体格检查方面：患者一般状态可，体型偏瘦，身体质量指数（BMI）：18.2kg/m^2。生命体征平稳。心肺查体无特殊。腹部查体：上腹部轻压痛，无反跳痛和肌紧张。叩诊肝上下界达12cm，右肋缘下2cm肝可触及。脾不大，未及腹水。双下肢动脉搏动减弱。腹部X线平片提示上腹部钙化，CT扫描证实这些钙化主要位于胰体部，未见胰管扩张。淀粉酶32U/L，脂肪酶22U/L。对于患者诊断和处理患者主诉方面，下列哪项是最为合适的做法

A.建议患者彻底戒酒并为其处方胰酶

B.建议患者彻底戒酒，并为其处方麻醉镇痛药和胰酶

C.行血管造影以评估缺血性肠病

D.处方促动力药物以改善胃排空

E.转诊患者以行内镜逆行性胆胰管造影（ERCP），从而行括约肌切开术

答案

1.答案是B。

（见第8章和第45章）患者临床表现与胆汁淤积的临床图景相一致。无痛性黄疸常需要更为广泛的检查，这是因为其背后的病理很多是不好的，而早期发现并干预通常是良好预后的唯一希望。胆囊没有结石的证据，临床诊断胆囊炎依据也不足，因此，肝胆二甲基亚胺二乙酸（HIDA）扫描没有指征。同理，目前使用抗生素也没有必要。胆汁淤积的临床背景下，肝功能检查并未出现转氨酶显著升高，急性肝炎的诊断可能性不大。抗线粒体抗体在原发性胆汁性肝硬化（PBC）的病例中是升高的，其患者可有类似表现。然而，原发性胆汁性肝硬化（PBC）在女性中远较男性中常见，平均发病年龄在50—60岁。CT扫描中未见明确病变并不能除外胆道系统内来源的胆汁淤积。胆管癌和壶腹周围癌等恶性病因，硬化性胆管炎和先天性肝内胆管囊性扩张（Caroli disease）等非恶性疾病。可能只能通过内镜逆行性胆胰管造影术（ERCP）在直视下检出。内镜逆行性胆胰管造影术（ERCP）是集诊断和治疗于一体的一种检查方法，可同时通过置入支架来减轻梗阻。

2.答案是A。

（见第9章和第36章）诊断性腹腔穿刺是腹水患者常规评估的重要组成部分。腹水检查包括腹水外观、蛋白含量、细胞计数和分类以及白蛋白。当怀疑感染或肿瘤时，应进行细胞学检查和病原学培养。血清–腹水白蛋白梯度（SAG）与肝门静脉压力有良好的相关性。高血清–腹水白蛋白梯度（SAG>11 g/L）是非复杂性肝硬化腹水的特征，而且在超过95%的病例里，可用于将门脉高压性腹水与非门脉高压性腹水相鉴别。造成梯度降低的情况则包括那些显得更具"渗出性"的过程，如感染、肿瘤和炎症。同样地，充血性心力衰竭和肾病综合征可引起梯度升高。本例患者的血清–腹水白蛋白梯度（SAG）是15g/L，提示为高梯度。白细胞和多形核细胞计数降低提示细菌或结核感染的可能性较小。乳糜样腹水的常见特征表现为不透明的乳浊液，其中三酰甘油水平超过11.3mmol/L，而且其血清–腹水白蛋白梯度（SAG）是低的。

3.答案是E。

（见第10章）非自愿性体重下降（IWL）多见于老年人，影响25%以上的超过65岁的体弱老年人。临床上有意义的体重下降定义为体重下降超过自身体重的5% 或6～12个月体重下降超过5kg。在老年人群中，体重下降与髋骨骨折、压疮、功能状态下降和死亡相关。很多原因可以引起IWL，最常见的包括恶性肿瘤、慢性炎症或感染性疾病、代谢紊乱和精神疾病。在老年人群中，还需密切关注神经系统疾病，包括卒中导致的吞咽困难、进行性失明和痴呆。IWL可以是阿尔茨海默病（Alzheimer disease）最早的临床表现之一。当然还有我们忽视的可能导致IWL的原因，如缺乏获得食物的渠道或因失去支付能力而无法获得食物。当我们对IWL的患者进行评估时，应该进行完整的体格检查，包括牙科检查，以评价可能导致体重下降的器质性病因。药物也可能导致食欲改变或体重下降。患者还应进行适龄肿瘤筛查。简易精神状态检查表、简易营养评估表以及日常活动能力测试可能对评估老年人都是有用的，而观察患者的饮食情况也同样重要。老年人抑郁症也可能表现为食欲下降，故也需要进行相关评估。实验室检查需要包括全血细胞计数、生化全项、甲状腺功能、血细胞沉降率和C反应蛋白。如果提示有感染人免疫缺陷病毒（HIV）相关风险，HIV筛查也是有指征的。

4.答案是E。

（见第13章）内镜，也被称为食管胃十二指肠镜（EGD），是用于评价近段胃肠道的最佳方法。通过高品质的成像，能够很容易地显示黏膜形态不规则和颜色异常，如巴雷特食管异型增生（Barrett metaplasia）。内镜对于检出黏膜病变的敏感性要优于钡剂造影。而由于内镜工作钳道的存在，极大方便了活检取材和进行狭窄部位的扩张治疗。相比之下，钡剂造影唯一的好处是不需要对患者进行镇静，这对于一些进行清醒麻醉有风险的患者而言，是十分重要的考量。

5.答案是E。

（见第13章）间歇性固体食物吞咽困难是舍茨基环（Schatzki ring）的经典症状，该病患者会在食管鳞柱状上

皮交界处出现下食管环。这些环的起源是未知的，在普通人群中，内径超过13mm的小环是很常见的（超过15%）。当其内径<13mm时，就可能出现吞咽困难。舍茨基环（Schatzki ring）常发生于40岁以上的人群中，进食的肉类食物经过这个环被卡住时，就会造成所谓的“牛排馆综合征”，这类食管环很容易通过扩张疗法得到治疗。普卢默-文森综合征（Plummer-Vinson syndrome）也涉及食管环，但这类食管环往往发生在近段食管且与缺铁性贫血相关，好发于中年妇女。贲门失弛缓症表现为同时对固体和液体出现吞咽困难，常伴有反流。腺癌后期常表现为固体和液体的吞咽困难。而大多数食管憩室是无症状的。

6.答案是B。

（见第13章）除了胃食管反流病（GERD）本身引起的不适和局部并发症外，不少胃肠外部位也可能会出现其相关的并发症。已明确与GERD相关的症状包括慢性咳嗽、喉炎、哮喘和龋齿。还有其他一些疾病提示GERD可能是其发病的潜在促进因素，但GERD在其中的作用尚未完全明了。这些疾病包括咽炎、肺纤维化、慢性鼻窦炎、心律失常、睡眠呼吸暂停和反复发作的吸入性肺炎。

7.答案是A。

（见第13章）这位患者具有食管炎的症状。而对于人免疫缺陷病毒（HIV）感染的患者而言，很多种感染均可导致该病，包括单纯疱疹病毒（HSV）、巨细胞病毒（CMV）、水痘-带状疱疹病毒（VZV）、念珠菌和人免疫缺陷病毒（HIV）本身。没有鹅口疮并不能排除念珠菌感染是引起食管炎的原因，故内镜检查对于诊断是必需的。巨细胞病毒（CMV）感染往往表现为远端食管出现匐行性溃疡，这些溃疡可以融合形成巨大溃疡。仅用刷片来诊断是不够的，必须要进行活检。活检显示在大的纤维细胞和血管内皮细胞中有增大的细胞核，其核内及胞质中可见包涵体。鉴于她吞咽困难症状突出，静脉输注更昔洛韦是一种治疗选择。缬更昔洛韦是一种有效的口服制剂。膦甲酸则用于治疗更昔洛韦耐药的巨细胞病毒（CMV）感染。单纯疱疹病毒表现为食管黏膜水疱和钻孔样病变，活检病理的特征性表现为黏膜细胞气球样退变，细胞核磨玻璃样改变。可采用阿昔洛韦或膦甲酸来治疗耐药病例。念珠菌性食管炎表现为黄色结节样斑块，周围伴有红斑。常用氟康唑进行治疗。最后，人免疫缺陷病毒（HIV）本身就能引起食管炎，且治疗反应相当差。在内镜下表现为深溃疡或线性溃疡。治疗采用沙利度胺或口服糖皮质激素，同时还应考虑高效联合抗反转录病毒治疗。

8.答案是D。

（见第13章）该患者有十二指肠溃疡。尽管有少数病例报道提示服用非甾体类抗炎药（NSAID）可以是促进溃疡发生的因素或是唯一导致溃疡的原因，但在绝大多数情况下还是由幽门螺杆菌感染造成的。该患者服用的对乙酰氨基酚，并不是传统的NSAID，故幽门螺杆菌相关的消化道溃疡是可能性最大的。幽门螺杆菌感染与高龄、社会经济地位差和受教育水平低下密切相关。初次感染后，最为常见的是胃窦炎，在部分病例中则会出现十二指肠或胃溃疡。而这些疾病状态与胃癌或黏膜相关性淋巴样组织（MALT）淋巴瘤的发生存在一定关系。尽管胃溃疡癌变并不罕见，但十二指肠溃疡极少癌变。在发现溃疡后，一线治疗是幽门螺杆菌根除加上抑酸治疗。

9.答案是D。

（见第14章）当患者有一些提示性症状，而又缺乏其他内镜指征（如消化道出血、症状不典型等）时，推荐采用无创性方法来检测幽门螺杆菌感染。不少检测方法都有良好的敏感性和特异性，包括血清幽门螺杆菌抗体检测，^{14}C或^{13}C标记的尿素呼气试验以及粪便幽门螺杆菌抗原检测。血清抗体检测方法的敏感性和特异性分别超过80%和90%，而尿素呼气试验和粪便抗原检测的敏感性和特异性都超过90%。血清抗体检测不适用于治疗完成后的早期随诊，因为其抗体滴度在治疗后的下降需经历几周到几月的时间。尿素呼气试验的原理是靠幽门螺杆菌分泌产生的尿素酶来实现的。当患者咽下含放射性核素的尿素，被尿素酶分解，并释放含有^{14}C或^{13}C的二氧化碳。这种方法简单而快速，且适合早期的随诊，因为只有活菌才能分泌尿素酶并导致阳性的试验结果。此检查的局限性包括需要摄入放射性物质（尽管剂量较小），近期服用质子泵抑制药（PPI）、抗生素或铋剂可能造成假阴性结果等。粪便抗原检测便宜且方便，但是不能作为根除的证据。

10.答案是A。

（见第14章）对于已被证实的消化性溃疡病患者，不论其发作次数、严重程度、是否伴有混杂因素（如服用NSAID）或是否有相关症状，都应该进行根除幽门螺杆菌治疗。有效根除幽门螺杆菌和复发率降低与症状改善呈正相关。对胃食管反流病（GERD）患者进行长疗程抑酸，以及根除幽门螺杆菌在胃癌预防中的作用都是存在争议的。14d疗程的根除方案多数情况下都是有效的。就当前可用的这些药物而言，短疗程的根除方案往往出现高复发率。二联疗法的根除率<80%，目前不再推荐。有多种药物组合可供选用（表14-4）。三联疗法（一种抑酸药加两种抗生素）疗程14d，根除率达85%~90%。在依从性好的患者中，抗生素耐药是最常见的根除失败的原因。遗憾的是，目前尚无可用的检测方法来评判幽门螺杆菌对于直接治疗的敏感性。对经过有效的初始疗程，但根除失败的患者，四联疗法可保留作为后续手段。

11.答案是C。

（见第14章）空腹胃泌素水平在许多条件下可以升高，包括萎缩性胃炎（伴或不伴恶性贫血）、G细胞增生和抑酸治疗（胃泌素水平增高是由于负反馈消失导致的结果）。对于经过优化治疗仍有顽固性溃疡的患者，诊断要考虑卓林格-艾利森综合征（Zollinger-Ellison syndrome，ZES）。由于在许多条件下胃泌素水平都可能升高，故该结果尚不足以去做出诊断。基础泌酸水平升高也是符合ZES表现的，但高达

12%的消化性溃疡病患者基础泌酸水平可高达15mmol/h。因此，需要做更多的检查来诊断。胃泌素水平在餐后可以上升（>200%），但该测试不能区别G细胞高分泌和ZES。这种情况下最好的检查方法是促胰液素激发试验。静脉1次推注2μg/kg的促胰液素，在15min内胃泌素水平上升超过200pg，此试验结果对于ZES诊断的敏感性和特异性均超过90%。一旦促胰液素激发试验结果阳性，超声内镜对于胃泌素瘤的定位诊断是十分有用的。基因检测筛查有无编码多发内分泌肿瘤蛋白（menin protein）的基因突变，有助于从胃泌素瘤患者中发现一部分Ⅰ型多发内分泌肿瘤，即韦尔默综合征（Wermer syndrome）患者。而胃泌素瘤正是其表现之一。胃泌素瘤在该综合征中属于第二常见的肿瘤，仅次于甲状旁腺腺瘤，而其发病高峰主要在30岁左右。

12.答案是B。

（见第15章）该患者表现为非特异性的胃肠道症状，但体重下降提示存在吸收不良综合征。乳糖不耐受患者通常能够将自己的症状与进食奶制品联系起来，而且往往会提供腹部绞痛和腹胀的病史。因此，去乳糖饮食可能帮助不大。该患者没有夜间腹泻的表现，夜间腹泻伴粪便漂浮是脂肪泻的特点。由于缺乏提示脂肪吸收不良的症状，故粪便脂质测定不应成为首选检查。由于该患者出现体重下降，肠易激综合征可能性不大，增加膳食纤维的摄入可能也没什么用。最后，她的症状其实是可以符合乳糜泻的。抗麦胶蛋白抗体、抗肌内膜抗体和抗组织转谷氨酰胺酶抗体的技术已经得到普及，可以在外周血中很容易进行检测。抗肌内膜抗体的敏感性和特异性都达到了90%~95%，使得对于有症状的患者而言，抗肌内膜抗体检测已经成为合理的首选检查。然而，抗体的存在并不能直接确诊，而是推荐进一步行十二指肠活检。十二指肠活检可表现为绒毛萎缩，绒毛变短甚至消失，肠上皮细胞立方样改变，固有层淋巴细胞和浆细胞增多等。这些改变通过完全的去麸质饮食治疗可以恢复。

13.答案是B。

（见第15章）短肠综合征是一个描述性术语，用于描述切除不同长度的小肠后可能会造成的多种临床并发症。极少数情况下，这些并发症可能由小肠先天异常造成。在成年人中，短肠综合征最常见于肠系膜血管疾病、原发性黏膜或黏膜下疾病（克罗恩病）和无小肠基础疾病而行手术（如创伤）。多种因素可以导致腹泻和脂肪泻，包括胃酸高分泌，小肠重吸收能力下降或缺失造成结肠内胆汁酸增加，胃酸分泌增加引起的乳酸不耐受。非肠道症状可能包括肾脏草酸钙结石，这是由于大肠对草酸重吸收过多导致高草酸尿症所致。而这又是由于结肠中脂肪酸增加并与钙结合，因此肠道中的钙不能与草酸结合，从而使得游离的草酸被大肠所吸收。胆汁酸池的规模增加导致胆固醇结石从胆囊中饱和的胆汁里析出。胃的高泌酸现象已被很好地解释，通常认为是由于短肠分泌抑制性激素的功能缺失，导致胃酸分泌缺乏抑制。冠状动脉疾病并不是短肠综合征的并发症。

14.答案是E。

（见第15章）该患者表现出来的症状提示惠普尔病（Whipple disease），惠普尔病为慢性疾病，多系统受累，常表现为腹泻/脂肪泻、游走性关节痛、体重下降，以及中枢神经系统或心脏方面的问题。通常起病隐匿，而痴呆则属于晚期表现，且为预后不良标志。这类疾病主要发生于中年白种人男性患者。诊断需要行小肠活检，病理表现为小肠上皮内可见过碘酸雪夫染色（PAS）阳性的巨噬细胞。常可见小杆菌存在，即可诊断惠普尔病。类似的巨噬细胞可在其他受累的器官中被发现，如中枢神经系统。扩张的淋巴管可见于小肠淋巴管扩张症。黏膜固有层单核细胞浸润常提示患者罹患热带口炎性腹泻，而扁平绒毛伴隐窝增生则是乳糜泻的标志。

15.答案是D。

（见第15章）该患者的粪便渗透压差（粪便渗透压实测值-粪便渗透压计算值）<50 mmol/L，提示是分泌性腹泻而不是渗透性腹泻。分泌性腹泻原因包括毒素介导的腹泻（霍乱、肠毒素型大肠埃希菌）和肠肽介导的腹泻，其主要病理生理学机制是管腔内或循环中促分泌因子增多。分泌性腹泻和渗透性腹泻的区别有助于鉴别诊断。分泌性腹泻禁食后腹泻不会减轻，粪便渗透压差较低。渗透性腹泻禁食后腹泻通常减轻，粪便渗透压差较高（>50 mmol/L）。乳糜泻、慢性胰腺炎、乳糖酶缺乏和惠普尔病都可引起渗透性腹泻。

16.答案是E。

（见第15章和第16章）维生素B_{12}吸收不良可由从胃到回肠等多个解剖部位的病变造成。在过去，希林试验（Schilling test）被用来评估维生素B_{12}的吸收情况，然而这一检查目前尚未普及及商业化。维生素B_{12}主要存在于肉类中，但除了严格的素食者，很少因饮食原因导致缺乏。食物中的维生素B_{12}在胃中与R-结合蛋白相结合，该蛋白是由唾液腺和胃合成的。维生素B_{12}-R结合蛋白复合物的形成需要酸性环境。因此，任何原因引起的胃酸缺乏症都可能导致维生素B_{12}无法从食物中分离并与R-结合蛋白结合。维生素B_{12}的吸收完全依赖内因子的作用，内因子促使维生素B_{12}在回肠中通过特定受体摄取。内因子由胃壁细胞生成并释放。因此，恶性贫血，即壁细胞出现自身免疫性萎缩，是维生素B_{12}吸收不良的一个原因。胰蛋白酶可以分解维生素B_{12}-R结合蛋白复合物，使得维生素B_{12}在近段小肠释放并与内因子结合，以利于其在回肠被吸收。因此，胰酶缺乏，如慢性胰腺炎，可以导致维生素B_{12}吸收不良。最后，维生素B_{12}-内因子复合物在回肠需要通过完整的肠上皮吸收。炎症（克罗恩病）或回肠缺如（手术切除）可以造成维生素B_{12}吸收不良。大肠并不参与维生素B_{12}的吸收；因此，发病局限在大肠的溃疡性结肠炎并不会造成维生素B_{12}吸收不良。

17.答案是D。

（见第17章）炎症性肠病的发病率很大程度上受种族特点、地理位置和环境因素的影响。两种疾病发病率最高的地区都在在英国和北美，高峰发病率随年龄增长呈双峰分布，分别是15—30岁和60—80岁。溃疡性结肠炎和克罗恩病都是在德系犹太人中发病率最高。发病率在以下人群中则依次下降：非犹太裔白种人、非裔美国人、西班牙裔和亚裔人群中逐渐减少。吸烟与溃疡性结肠炎发病率降低相关，但可能诱发克罗恩病。口服避孕药与克罗恩病发病率轻度升高有关，对溃疡性结肠炎没有影响。克罗恩病在同卵双胞胎中的发病情况高度一致，而溃疡性结肠炎却没有这种情况。

18.答案是C。

（见第17章）年轻患者慢性腹泻，血便为主，伴有体重下降和全身症状，高度提示炎症性肠病。手术病理可见节段性病变，正是典型的克罗恩病的表现。与此相反，溃疡性结肠炎主要影响直肠，并倒灌发展直至炎症消失处，其间不可见正常黏膜。肠腔狭窄和裂隙样溃疡进一步支持了克罗恩病的诊断，而这些都不符合溃疡性结肠炎的特点。显微镜下观察，溃疡性结肠炎和克罗恩病都可以出现隐窝脓肿。尽管克罗恩病更容易出现透壁性病变，但溃疡性结肠炎也可能出现全肠壁增厚。克罗恩病的标志性特点是可能贯穿肠壁的肉芽肿性病变，并可累及淋巴结、肠系膜、腹膜、肝和胰腺。尽管对于克罗恩病具有特征性的诊断价值，但肉芽肿性病变仅在一半左右的手术患者中出现。扁平绒毛在这两种疾病中都不常见，更多时候单独出现在乳糜泻中。

19.答案是D。

（见第17章）炎症性肠病（IBD）有多种皮肤表现，而每种类型的炎症性肠病的皮肤病变有其特殊倾向。这位患者有坏疽性脓皮病。坏疽性脓皮病可见于高达12%的溃疡性结肠炎患者。其皮损最初表现为脓疱，此后向心性进展并包绕正常皮肤。皮损形成溃疡，边缘隆起呈紫色，周围有红斑，多见于下肢。这类皮损治疗起来往往非常困难，结肠切除术对此效果欠佳；同样，结肠切除术也无法预防坏疽性脓皮病。治疗方法通常包括静脉使用抗生素、糖皮质激素、氨苯砜、英夫利昔单抗和其他免疫调节药。结节性红斑更常见于克罗恩病，发作常与肠道症状相伴，皮损典型表现为是多发质软红色结节，皮温高，直径在1~5cm，分布与小腿和手臂。银屑病更常见于溃疡性结肠炎。最后，增生性脓皮病则是一种罕见疾病，见于皮肤摩擦部位，也是炎症性肠病的皮肤表现。

20.答案是D。

（见第17章，Cochrane Database Syst Rev 2007 Oct 17；[4]）尽管作为临床实体，炎症性肠病（IBD）被描述已经超过1个世纪，但其病因仍然未知。目前理论认为IBD与炎症刺激因子和基因易感人群相互作用有关。近来研究发现，有一组基因或基因多态性可能增加IBD的患病风险。多种微生物因素，包括某些肠道“正常”菌群，可能通过触发炎症反应而引起IBD。厌氧微生物（如拟杆菌和梭状芽胞杆菌属），可能易诱发炎症反应。其他一些微生物则可能有相反的作用，个中原因不详。这些“益生菌”包括乳酸杆菌属、双歧杆菌属、猪带绦虫、布拉酵母菌。志贺菌属、大肠埃希菌属和弯曲杆菌属则被认为会促进炎症。益生菌治疗在成年人和儿童IBD患者中的相关研究则表明，其在降低患者病情活动方面可有潜在获益。

21.答案是D。

（见第17章）甲氨蝶呤、硫唑嘌呤、环孢素、他克莫司和抗肿瘤坏死因子（TNF）抗体都是治疗克罗恩病（CD）患者合理选择，这种选择取决于宏观病变的范围。肺炎是应用甲氨蝶呤治疗时罕见却十分严重的并发症。原发性硬化性胆管炎是炎症性肠病（IBD）的肠外表现之一。胰腺炎则是服用硫唑嘌呤的少见并发症。而且，服用硫唑嘌呤治疗的IBD患者，其发展为淋巴瘤的风险是普通人群的4倍。抗TNF抗体治疗往往伴随着结核、播散性组织胞浆菌病和其他一些感染性疾病风险的升高。

22.答案是C。

（见第18章）肠易激综合征的特征如下：反复发作的下腹痛伴大便习惯的改变，症状持续一段时间，且不会进行性加重。症状多于压力或情绪不安时开始，不伴其他全身系统症状（如发热和体重下降），大便量不多且无出血证据。报警症状可能意味着其与肠易激综合征以外的疾病有关，这些症状包括老年患者初次发病，起病后病程呈进行性加重趋势，48h禁食试验后仍有顽固腹泻，出现夜间腹泻或脂肪泻。选项中的每位患者，除了患者C外，均有报警症状需要行进一步评估。

23.答案是C。

（见第18章）虽然患者的症状和体征符合肠易激综合征（IBS）的表现，但仍需要进行大量的鉴别诊断。如果患者有典型的IBS症状且没有报警症状，只需要进行少量检查即可。此患者的报警症状包括贫血、血细胞沉降率（ESR）加快、大便中出现白细胞（WBC）。出现报警症状需要进一步完善检查以除外其他胃肠道疾病，如结肠病变（包括憩室病或炎症性肠病）。对这个病例而言，行结肠镜以评估肠腔病变和黏膜特征是下一步较为符合逻辑的选择。在存在报警症状的情况下，这时候针对IBS进行经验性治疗略显草率。如果患者确实患有IBS，可考虑的治疗措施包括安慰、大便膨松剂和抗抑郁药。

24.答案是D。

（见第18章）高达80%的肠易激综合征（IBS）患者同时也表现出异常的心理学特点；然而，并没有某种单一的精神科诊断可以一语以毕之。目前该病的机制并不是完全清楚，可能与疼痛阈值的改变有关。尽管这些患者对结肠刺激高度敏感，但这一结论并不能推广到外周神经系统。脑功能成像显示有不同部位的活化，如扣带回皮质。但大脑解剖无法区分IBS患者与非IBS人群。有报道认为既往性虐待史与IBS发生有关。而没有任何报道认为其可能与性传播疾病相关。IBS患者自身免疫病的发病率没有升高。

25.答案是B。

（见第19章）患者有憩室炎的典型表现，包括发热、腹痛（通常为左下腹痛）、纳差或顽固性便秘，以及白细胞增多。这种疾病最常发生于老年患者。患者可能因穿孔而表现为急腹症，尽管这种情况发生率<25%。腹部平片的帮助不大，但在极少数情况下会发现左下腹气液平，提示一个巨大憩室穿孔在即。口服对比剂CT可用于下列情况的诊断：乙状结肠憩室，结肠壁增厚超过4mm，肠周间隙的炎症表现（伴或不伴对比剂或液体积聚）。如果存在脓肿，CT也可显示。要避免在急性憩室炎中进行钡灌肠和结肠镜，因为注气或注入对比剂可能会导致穿孔。尽管憩室疾病可能会导致血便，但是血便一般情况下不会马上联系到憩室炎。

26.答案是B。

（见第19章）药物治疗适合广大单纯性憩室疾病患者。单纯性憩室疾病表现为发热、腹痛、白细胞增多以及纳差/顽固性便秘，而复杂性憩室疾病表现则包括脓肿形成、穿孔、狭窄或瘘管形成。单纯性憩室疾病至少占到所有憩室病的75%。药物治疗一般包括肠道休息和抗生素，常用复方磺胺甲噁唑或环丙沙星联合甲硝唑来覆盖需氧革兰阴性杆菌和厌氧菌。以前认为，对于憩室炎发作超过2次的患者需要进行外科手术，但更新的数据表明，这些患者的穿孔风险并未增加，可以继续药物治疗。而对于接受免疫抑制治疗、慢性肾衰竭或胶原血管病的患者而言，在憩室炎复发期间，其穿孔风险为原先的5倍。手术治疗适用于手术低风险的复杂性憩室疾病患者。

27.答案是B。

（见第19章）痔可以在（直肠）内或外；然而，其通常在内部，可以脱出至外部。痔可按以下方法进行分期：Ⅰ期，肿大且出血；Ⅱ期，脱出可自行还纳；Ⅲ期，脱出后需要手法还纳；Ⅳ期，脱出后不能还纳。Ⅰ期，即本例患者的情况，治疗上可给予纤维补充剂、可的松栓剂和（或）硬化治疗。Ⅱ期，可以用纤维和可的松栓剂治疗。Ⅲ期患者可采用以上3种治疗，以及胶圈套扎或外科痔切除术。Ⅳ期患者可通过纤维和可的松栓剂治疗获益，其疗效和外科痔切除术相近。虽然大量的上消化道出血可能导致血便，但患者缺乏大出血的提示性症状/体征，而内痔又较符合目前临床表现，故上消化道内镜检查并无指征。

28.答案是A。

（见第19章）肛门直肠脓肿是肛门直肠区域的一种不正常的含液脓腔。肛门直肠脓肿是由直肠肛管周围腺体感染所致。这种疾病好发于男性，其发病年龄高峰在30—50岁。糖尿病，炎症性肠病或免疫抑制状态的患者，罹患该病风险增高。排便时肛周疼痛和发热是其常见的临床症状。

29.答案是C。

（见第19章）这位患者有脱垂（直肠脱垂）的症状（包括社交孤立）、体征（体味难闻）、危险因素（多胎产史），以及大便失禁的表现。脱垂的发生在女性中远多于男性，且常与盆底功能障碍有关。这些患者常因为大便失禁而变得离群索居并罹患抑郁。体味难闻是由于直肠脱垂导致肛周卫生差造成的。尽管老年人抑郁是一个很重要的健康问题，但对此患者的目前评估还太过粗略，故尚不能开始抑郁症的药物治疗。隐匿的恶性肿瘤和甲状腺功能异常均可能引起大便失禁和抑郁，但通过体格检查足以诊断，由此可避免其他昂贵的检查。通常患者比较担忧自己是否被查出直肠肿块或是肿瘤。而灌肠检查后往往使脱垂更加明显。药物治疗局限于大便膨松剂或纤维，手术矫正是主要的治疗方法。

30.答案是E。

（见第19章）对于所有手术低风险的患者而言，复杂性憩室炎是手术治疗的指征。出现至少2次憩室炎发作，需要住院治疗的患者，药物治疗无效或出现腹腔内并发症的患者，均需考虑复杂性憩室炎的诊断。造成这位患者反复发作憩室炎很有可能是因为存在一个肠膀胱瘘，并导致气尿。研究表明，年轻患者（<50岁）较年老患者而言，可能病情进展更具侵袭性。故不推荐年轻患者等待病情发作2次以上才考虑手术。利福昔明是一种肠道不吸收的广谱抗生素，当与富含纤维的食物联合服用时，有助于减少单纯性憩室病症状发作。气尿意味着急诊手术的潜在可能，不可与蛋白尿混淆。

31.答案是A。

（见第20章）肠系膜缺血是一种相对少见而高病死率的疾病。急性肠系膜缺血通常是由于动脉栓子（通常来自心脏）或病态部位的血管床血栓形成。主要危险因素包括年龄、心房纤颤、心脏瓣膜病、近期动脉插管和近期的心肌梗死。当内脏循环无法给肠道提供充分灌注时，即导致缺血。肠道血供有广泛的侧支，可以接收多达30%的心排血量，故其不易出现低灌注事件。急性肠系膜缺血患者常常会表现为与其初诊体格检查不成比例的腹痛。由于缺血持续存在，腹膜刺激征和循环衰竭会随之出现，该病死亡率超过50%。虽然放射影像可提示缺血，但剖腹探查术才是诊断的金标准。

32.答案是C。

（见第22章）阑尾管腔梗阻被认为是导致阑尾炎的典型原因。粪石由粪质积累、浓缩，并由植物纤维包绕形成，尽管粪石是梗阻最常见的原因由粪便引起，但也有报道描述了其他潜在原因。这些其他潜在原因包括与病毒感染（如麻疹病毒）相关的淋巴滤泡增大、钡剂浓缩、寄生虫（如蛲虫、蛔虫、绦虫），肿瘤（如癌或类癌）。胆石症是急性胰腺炎的常见原因。

33.答案是E。

（见第22章）耶尔森菌感染有潜在可能导致阑尾炎，常见于发生阑尾梗阻后。在已被证实的急性阑尾炎病例中，高达30%的患者中出现高滴度补体结合抗体。而在慢性阑尾炎中则十分罕见，但其可能由结核病、阿米巴病和放线菌病引起。

34.答案是A。

（见第22章）该患者有急性阑尾炎的典型表现：纳差、转移性右下腹痛（由脐周模糊钝痛发展为可定位的右下腹痛）。低热和白细胞增多是常见表现。尽管急性阑尾炎主要是靠临床诊断，但由于症状往往不是很典型，经常需要进行影像学检查。除了不透光的粪石可在右下腹发现（<5%案例）外，腹部平片几乎没什么帮助。超声可能发现增粗的阑尾，其壁增厚，但其最重要的作用是排除卵巢病变、输卵管卵巢脓肿或者异位妊娠。近来已经证实平扫和增强CT都在诊断急性阑尾炎方面比超声或平片更具优势，其阳性预测值可达95%~97%，整体准确率可达90%~97%。其表现通常包括增厚的阑尾伴有阑尾周围条纹征，常可见粪石。即便在阑尾穿孔的病例里，游离气体也是很少见的。CT中阑尾不可见，术中往往发现这种情况98%的阑尾都是正常的。结肠镜对于急性阑尾炎的诊断没有什么作用。

35和36.答案分别是C和D。

（见第22章）这位患者上腹痛数月，进食后加重。其临床症状高度提示消化性溃疡，进食后加重则提示可能是十二指肠溃疡。该患者当前表现为急腹症合并膈下游离气体，可诊断为脏器穿孔。根据症状的进程特点和缺乏显著的全身表现来看，胆囊穿孔不太可能。由于患者相对年轻，且没有肠系膜缺血的危险因素，肠缺血坏死可能性极低。胰腺炎可有相似的临床表现，但胰腺无法发生穿孔并释放游离气体。腹膜炎通常与细菌感染相关，但也可由生理性液体异位造成，例如胃内容物、胆汁、胰酶、血液或尿液，或由异物造成。在这个病例中，腹膜炎最有可能是由十二指肠溃疡穿孔导致胃液及其他消化液离开肠腔进入腹腔引起的。

37.答案是B。

（见第23章）急性感染性腹泻在世界范围内仍然是人类的主要死因，尤其在年龄5岁以下的儿童中更是如此。急性腹泻疾病的主要分类包括非炎症性、炎症性和穿透性腹泻。霍乱弧菌（Vibrio cholerae）通过产生肠毒素造成腹泻，表现为非炎症性腹泻的特征。当大量摄入该菌（10^5~10^6）后，霍乱弧菌黏附于小肠上皮细胞刷状缘并产生霍乱毒素。合成毒素引起的腹泻，主要临床特征是大量非血性的水样便。在典型的非炎症性腹泻中，粪便常规中通常是不存在白细胞的。然而，粪便中乳铁蛋白可轻度增加，因为这一检查对于轻度炎症更具敏感性。其他常见引起非炎症性腹泻的病原体还包括产肠毒素的大肠埃希菌（Escherichia coli）、蜡状芽胞杆菌（Bacillus cereus）、金黄色葡萄球菌（Staphylococcus aureus）、病毒等。

炎症性腹泻的炎症部位常是结肠或远端小肠。在炎症性腹泻中，可见肠壁中白细胞浸润。炎症性腹泻的典型病原体是痢疾志贺菌。常可表现为血便，粪便中含大量的白细胞和粪便乳铁蛋白。其他可以引起炎症性腹泻的病原体包括沙门菌的大多数菌株、空肠弯曲菌、产肠毒素的大肠埃希菌和难辨梭状芽胞杆菌。

穿透性腹泻是由伤寒沙门菌或耶尔森菌引起的。穿透性腹泻的炎症部位位于远端小肠。在穿透性腹泻中，这些微生物在播散入血前，穿透小肠壁并在派氏结节（Peyer patch）和肠道淋巴结中大量繁殖。在临床上，穿透性腹泻表现为伤寒，包括发热、相对心动过缓、腹痛、白细胞减少和脾大。

38和39.答案分别是B和D。

（见第23章）旅行者腹泻常见于前往亚洲、非洲、中美洲和南美洲旅游的个体，可影响上述地区25%~50%的游客。大部分旅行者腹泻出现在到达后3~5d，且为自限性，持续1~5d。大部分患者为食用受污染的食物或水后出现旅行者腹泻。尽管部分微生物存在地理相关性，但产肠毒素和肠道聚集性大肠埃希菌则在全世界范围内广泛存在，也是旅行者腹泻最常见的原因。在亚洲，空肠弯曲菌也是常见的。本例患者的临床表现在志贺菌属感染中少见，因为该菌感染最常见的是引起血便。诺瓦克病毒感染则可能引起更为严重的腹泻，它是大型游轮上出现腹泻病例大规模暴发腹泻的致病微生物。蓝氏贾第鞭毛虫是一种寄生虫，5%或更少的旅行者腹泻是由它们引起的。旅行者腹泻的治疗方案需要根据患者个体症状的严重程度量身定制。通常情况下，大部分病例都是自限性的。只要患者可以保持足够的液体摄入，且每天不成形便最多1或2次，无腹部不适症状、血便或发热，那就不需要进行特殊治疗。在本例患者中，患者虽然排便量不大，但有腹部不适症状，可推荐服用次水杨酸铋或洛哌丁胺。若应用洛哌丁胺，起始剂量为4mg，之后每次排未成形便后可再用2mg。只有存在炎症性腹泻的证据（血便或发热）或不成形便超过每天2次时，才推荐抗菌治疗。抗菌药物通常选择氟喹诺酮类。环丙沙星单次剂量给药750mg或500mg，3/d，疗程3d往往有效。在泰国，空肠弯曲杆菌是腹泻常见的原因，且对氟喹诺酮类高度耐药。故对于去泰国旅游需要抗生素治疗的患者，推荐使用阿奇霉素，初始剂量为第一天口服10mg/kg，若腹泻持续，则序贯5mg/kg，2~3d。

40.答案是C。

（见第23章）急性细菌性食物中毒发生在摄入被污染食物后的1~6h，最常由金黄色葡萄球菌或蜡状芽胞杆菌污染引起。金黄色葡萄球菌感染常与进食那些烹调后长时间在室温保存的食物有关，这些食物包括火腿、家禽、土豆或鸡蛋沙拉、蛋黄酱，或奶油糕点。蜡状芽胞杆菌则常与被污染的炒饭相关。细菌性食物中毒的症状起病突然，出现恶心、呕吐、腹部绞痛和腹泻。然而，发热并不是它的一个常见表现，如果患者发热，应注意考虑有无其他导致呕吐和腹泻的原因。

41.答案是C。

（见第23章）本例患者最有可能是发生了食物中毒，其原因可能是摄入被蜡状芽胞杆菌污染的炒饭。煮沸之后，耐热的芽胞开始生发，这一毒素介导的疾病就会发作。在上菜之前翻炒可能无法破坏已然形成的毒素。进食后6h内可出现呕吐发作，病情往往可以自限。除非患者出现严重脱水，否则不必进行治疗。本例患者目前没有容量缺乏的症状；因此，她现在不需要静脉输液。结节病不会导致患者易患感染性疾病。

42.答案是E。

（见第24章）尽管难辨梭菌感染常有频繁非血性腹泻，但也可见其他临床表现，包括发热（28%患者中）、腹痛和白细胞增多。麻痹性肠梗阻在难辨梭菌感染中常可见到，在这种情况下白细胞增多可作为该菌感染的一个线索。在15%～30%的病例中，治疗后还将出现感染复发。

43.答案是D。

（见第24章）难辨梭菌感染可通过以下方法诊断：每天腹泻3次以上，持续2d以上，并排除其他原因，再加上①粪便中发现难辨梭菌毒素A或B；②通过聚合酶链式反应（PCR）检测粪便中有无产生毒素的难辨梭菌；③结肠镜下可见假膜。尽管有许多检查可行，但没有任意一种可以提供足够的敏感性以确切排除难辨梭菌感染。因此，对于某些有较大可能感染难辨梭菌的患者（如患者C），经验性治疗是比较合理的。

44.答案是C。

（见第24章）证据显示，该患者为复发性难辨梭菌感染，可见于高达30%的经治患者中。由于尚无证据表明它有严重感染，而且这是她的第一次复发，故推荐治疗为口服甲硝唑治疗。万古霉素可用于初发或复发的严重感染。粪便移植、静脉注射免疫球蛋白和口服硝唑尼特对于多次复发的患者都是治疗的潜在选择。

45.答案是E。

（见第24章）克林霉素、氨苄西林、头孢菌素（包括头孢曲松钠）过去是，现在也依然是抗生素中与难辨梭菌相关疾病发病密切相关的。最近，广谱的氟喹诺酮类抗生素（包括莫西沙星、环丙沙星等）都已经提示与难辨梭菌的爆发性感染有关，包括在某些地方，一类更致命的菌株已经在门诊的老年人群中导致了严重的疫情。由于某些尚不得而知的原因，除了较高几代的头孢菌素外，β-内酰胺类似乎致病风险较小。青霉素-β-内酰胺酶抑制药的组合抗生素与上文提到的其他药物相比，似乎导致难辨梭菌相关性疾病的风险较小。甚至有病例报道认为该疾病与甲硝唑和万古霉素的使用有关。尽管如此，对所有开始使用抗生素的患者而言，如果他们出现严重腹泻或者腹泻持续超过1d，都应注意前往医院就诊，因为所有抗生素都有引起难辨梭菌相关性疾病的风险。

46.答案是A。

（见第25章）原发性（自发性）细菌性腹膜炎（PBP）是在没有明确感染源的情况下，腹腔出现感染。PBP最常发生于肝硬化患者，且他们往往发病前持续有腹水存在。由于肝硬化患者的肝清除功能很差，使得细菌可能更容易侵入腹水。尽管发热可见于高达80%的病例，但常常没有腹痛、急性起病、腹膜炎体征等表现。患者可能只是表现为非特异性症状如乏力或脑病加重。腹水中中性粒细胞计数超过250×10^6/L具备诊断意义；而不是参考中性粒细胞分类比例的阈值。由于腹水培养结果常为阴性，故诊断通常较困难。血培养也可能提示致病微生物。最常见的微生物是肠道的革兰阴性杆菌，但也时常发现有革兰阳性球菌。厌氧菌较少见（注意与继发性细菌性腹膜炎相比较），故如果怀疑PBP不必经验性抗厌氧菌。三代头孢菌素或哌拉西林-他唑巴坦是初始经验治疗的合理选择。诊断需要排除腹腔内原发病灶感染引起的腹膜炎。

47.答案是D。

（见第25章）该患者为连续性非卧床腹膜透析（CAPD）相关性腹膜炎。与原发性或继发性细菌性腹膜炎不同，这种感染通常由皮肤微生物引起，最常见的为葡萄球菌属。这类微生物通过腹透装置迁移进入腹腔液体，很可能不是皮下隧道或出口部位感染。腹膜炎是导致CAPD中止的最常见原因。Y型连接管和智能技术有助于减少CAPD的感染风险。与PBP不同，而与自发性细菌性腹膜炎（SBP）相似，其症状起病时常表现为急性弥漫性腹痛和腹膜刺激征。透析液会变得浑浊，白细胞>100×10^6/L，中性粒细胞分类超过0.50。透析液应在血培养基中进行培养，通常有阳性结果，且结果常为1种微生物。当培养结果提示超过1种微生物时，需要立刻进行SBP的相关评估。对CAPD腹膜的经验性腹腔内抗生素治疗，应注意覆盖葡萄球菌，并根据当地流行病学调整。如果患者病情危重，还应加用静脉抗生素。如果4d内患者治疗反应欠佳，应考虑去除导管。

48.答案为D。

（见第25章）计算机断层扫描显示右叶较大的复杂肝脓肿。血源播散、胆道疾病（目前最常见）、门静脉炎或腹腔内邻近部位感染均可能导致肝脓肿。肝脓肿唯一常见的查体发现是发热。一半以上的患者可能不存在肝相关的症状或体征。非特异性症状常见，肝脓肿是老年人不明原因发热的一种重要病因。70%的患者出现碱性磷酸酶或WBC升高，是唯一可靠的异常血清检查。胸片上抬高的膈肌可能提示肝脓肿。在假定的胆道疾病中，最常见的致病菌是革兰阴性杆菌。除非怀疑盆腔或其他肠源性来源，厌氧菌感染不常见。接受化疗的免疫抑制患者发生真菌血症后可出现真菌性肝脓肿，常随着中性粒细胞恢复而出现症状。经皮穿刺引流是治疗的主要手段，一旦确诊即应考虑。

49.答案为C。

（见第25章）区分原发性（自发性）和继发性腹膜炎非常重要。原发性腹膜炎通常与肝硬化导致的长期腹水有关。关于其发病机制还了解甚少，可能为某种病原菌通过血行播散或易位穿过肠壁导致。继发性腹膜炎因空腔脏器破裂或邻近脓肿及化脓性感染刺激腹膜而引起。通常表现为腹膜刺激征，大多数情况下属于外科急症。肝硬化患者发生继发性腹膜炎时，依靠临床情况与原发性（自发性）腹膜炎很难区分。因为几乎总是缺乏典型的腹膜炎体征，经常被忽视，错失手术时机往往会致命。当腹水检查显示蛋白>10g/L、乳酸脱氢酶（LDH）大于其血清值、糖低于2.8mmol/L或多种微生物革兰染色阳性时，应怀疑此诊断。一旦怀疑此诊断，应行腹部影像学检查除外游离气体，及时请外科会诊是有必要的。与原发性（自发性）细菌性腹膜炎不同，在继发性腹膜炎的病例，抗生素应覆盖厌氧菌，且经常使用抗真菌药物。这些患者由于脓毒症导致低血压及心动过速，需要静脉补液。已显示Drotrecogin alfa（一种重组人活化蛋白C）可降低脓毒症患者的病死率，但存在血小板减少、肝硬化及腹水的患者不建议使用。

50.答案为B。

（见第26章）约50%的世界人口（发达国家30%，发展中国家>80%）存在幽门螺杆菌（*Helicobacter pylori*）定植。病原体在胃中导致直接的组织反应，有证据表明，无论有无症状，在定植个体中均存在单核细胞及多形核细胞浸润。胃溃疡及胃腺癌的发生与这种炎症相关。MALT是由*H.pylori*长时间激活胃内B细胞而导致的。虽然*H.pylori*未直接感染肠道，它确实可减少生长抑素合成，间接促成十二指肠溃疡的发生。*H.pylori*定植不会导致胃食管反流病。近期研究表明，一些*H.pylori*菌株的定植可能对食管腺癌及其癌前病变如Barrett食管的发生具有保护作用（比值比，0.2~0.6）。

51.答案为E。

（见第26章）患者持续存在的消化不良症状是否与治疗失败或其他原因导致的持续幽门螺杆菌（*Helicobacter pylori*）感染相关尚不得而知。一种寻找*H.pylori*存在的快速无创检测是尿素呼气试验。该检测可在门诊病人进行，而得到快速、精确的结果。检测同时患者不应服用任何质子泵抑制药或抗生素。如果尿素呼气试验不能做，可选择行粪便抗原测定。在一线治疗结束后1个月以上尿素呼气试验为阳性，可以考虑予以含质子泵抑制药、碱式水杨酸铋剂、四环素及甲硝唑的二线治疗。如果尿素呼气试验结果为阴性，残留症状不太可能与持续*H.pylori*感染相关。血清学仅对诊断初始感染有帮助，但可持续阳性，因此，在已清除*H.pylori*患者可能带来误导。

52.答案为A。

（见第26章）幽门螺杆菌（*Helicobacter pylori*）的感染率很高。在美国，随着生活标准的提高，其传播概率也有所降低。据预测，在未来10年中，非*H.pylori*因素（如使用非甾体抗炎药）引起十二指肠溃疡的百分比将增加。虽有争议，但越来越多的证据表明，*H.pylori*定植可能会对一些新近出现的胃肠道疾病，如胃食管反流病及其并发症、食管癌，提供一些保护。因此，根除*H.pylori*对健康的影响可能并不简单。

53.答案为A。

（见第26章）幽门螺杆菌（*Helicobacter pylori*）在体外对多种抗生素敏感。但因转运至定植生态位的抗生素不足及耐药性发生，不再建议单药治疗。目前所有方案包括质子泵抑制药（奥美拉唑或与其相当）、H_2受体阻滞药（雷尼替丁或与其相当）、铋剂。因其常见的耐药性及发生难辨梭菌结肠炎的风险，可能不再推荐含喹诺酮的方案。目前治疗方案的根除率为75%~80%（参见表26-2）。

54.答案为E。

（见第26章）肠炎沙门菌，与鼠伤寒沙门菌及其他菌株一样，可导致非伤寒沙门菌病（*nontyphoidal salmonellosis*，NTS）。肠热病（伤寒）由伤寒沙门菌或副伤寒沙门菌引起。近期很多NTS导致胃肠炎的病例与未做熟的或生的鸡蛋相关。与仅存在人类宿主的伤寒沙门菌及副伤寒沙门菌不同，NTS可在牲畜中定植，并通过污染水源而导致爆发感染（新鲜农产品、不熟的肉馅、奶制品）。NTS导致的胃肠炎临床上与其他肠道致病菌难以区分。腹泻为非血性，可能量较多。在健康人群中该病通常为自限性，抗生素不能缩短病程还可能导致耐药，因此不建议抗生素治疗。对更容易发展为菌血症的新生儿或体弱老年人，治疗可能是必要的。低于10%的病例会发生菌血症。可能会发生骨、关节及血管内装置的迁移性感染。NTS尚无疫苗。针对伤寒沙门菌有口服或注射疫苗。

55.答案为D。

（见第28章）在发展中国家，志贺菌病仍然是痢疾的病因之一，粪-口传播导致的散发性病例在发展中国家和发达国家均有发生。人体肠道是最常见的细菌储藏库。非常少的接种菌量，即可导致志贺菌感染相关的临床疾病。典型的志贺菌病通常包括4个时期：潜伏期、水泻期、痢疾期和感染后期。潜伏期常为1~4d，数小时至数日后出现痢疾。痢疾综合征与其他侵袭性肠道病原体（如弯曲菌属）难以区分，炎性肠病亦在鉴别诊断范围内。因为病原体为肠侵袭性，有抗生素治疗指征。除非没有药物或证实存在耐药，一般推荐使用环丙沙星。头孢曲松、阿奇霉素、匹美西林和一些最新的喹诺酮也有效。志贺菌感染通常不会导致致命性脱水。不建议使用抗动力药物，因为可能会延长全身症状并增加中毒性巨结肠和溶血尿毒综合征的风险。目前尚没有商业化的用于志贺菌感染的疫苗。

56.答案为A。

弯曲菌属是能动的、弯曲的革兰阴性杆菌。空肠弯曲菌是腹泻的主要病原体。该种病原体在许多被用于食品生产的动物胃肠道中被发现，经常通过生的或未煮熟的食物制品或直接接触受感染动物而传播给人类。一半以上病例是由未充分煮熟的污染家禽导致。在美国，弯曲菌感染是腹泻性疾病的常见病因。疾病通常发生在暴露于食物或水中的病原体后2~4d。受累患者的空肠、回肠或结肠活检的发现与克罗恩病和溃疡性结肠炎难以区分。虽然腹泻性疾病通常自限，它可能伴随全身症状，并持续1周以上，且5%~10%未经治疗的患者会复发。并发症包括胰腺炎、膀胱炎、关节炎、脑脊髓膜炎和吉兰-巴雷综合征。弯曲菌肠炎的症状与伤寒沙门菌、志贺菌属及耶尔森菌属感染导致的症状类似；所有这些致病菌都可导致发热、粪便中出现白细胞。通过从粪便中分离弯曲菌病原体（需要选择性培养基）可明确诊断。大肠埃希菌（肠中毒性）、诺瓦克因子和轮状病毒一般与粪便中出现白细胞无关。5%~10%未经治疗的弯曲菌肠炎患者会出现复发，这可能在临床上和病理上与炎性肠病混淆。

57.答案为A。

足够的容量复苏是治疗的关键，对所有的急性腹泻性疾病均是如此。很多轻度弯曲菌肠炎的患者会自发缓解，并非全部患者均可从治疗中获益。存在高热或持续发热、血性腹泻、严重腹泻、症状恶化或持续超过1周时，建议使用抗生素。5~7d疗程的红霉素、阿奇霉素（或其他大环内酯类）或环丙沙星有效。对氟喹诺酮和四环素的耐药率在增加。不推荐使用抗动力药物，因为他们与严重并发症（包括中毒性巨结肠和溶血尿毒综合征）的发生相关。替硝唑和甲硝唑用于治疗多种非细菌腹泻综合征，包括贾第虫病和阿米巴病。甲硝唑亦用于治疗难辨梭状芽胞杆菌相关结肠炎。

58.答案为B。

（见第30章）霍乱仍然是一个世界性问题，散发病例通常与接触粪便污染的水或海鲜相关。人类是霍乱弧菌的已知唯一宿主。大多数报道的病例在非洲或亚洲。时隔1个世纪，在最近的自然灾害和公共卫生设施故障后，霍乱重回海地。霍乱的水样腹泻由一种特殊的霍乱毒素介导，它结合于小肠上皮并导致大量液体分泌。霍乱的腹泻为无痛性、非血性，水样伴有黏液和很少的炎性细胞。“米汤”样腹泻是指淘米水样外观。霍乱的发病和病死率与其严重的容量不足有关。补液是必不可少的治疗。口服补液盐通过利用小肠的葡萄糖-钠共运输，起到了重要的治疗作用，可以在资源有限、无法静脉输液的条件下有效补液。诊断需通过培养或抗原检测试纸检查。对治疗而言，抗生素并非必需，但可缩短病程、减少体液丢失、加速粪便中病原体的清除。在无耐药地区，可使用多西环素单药治疗。环丙沙星或阿奇霉素可作为替代品。

59.答案为B

（见第31章）诺瓦克病毒是原型杯状病毒，可导致人类疾病。杯状病毒家族包括诺如病毒和札如病毒，其中许多可导致胃肠炎和腹泻，尤其是儿童。世界范围内，大多数成年人存在针对这些病毒的抗体。但是，这些病毒是全世界（腹泻）发病的主要原因，在美国是非细菌性腹泻暴发的常见病因。它们通过粪-口传播，致病所需的接种量低。在温带地区，趋向于在寒冷季节发病。潜伏期<3d，通常24h发病。起病迅速，发热、肌痛和头痛是常见症状。腹泻为非血性，粪便无白细胞。疾病为自限性，应给予支持治疗。

60.答案为B。

（见第31章）世界范围内几乎所有儿童到5岁时，均感染过轮状病毒。在发展中国家，它仍然是容量不足导致腹泻性死亡的主要原因。重复感染可导致症状复发，但严重程度减轻。青少年和成年人可在接触患儿之后发病，但少有病情严重者。疾病通常起病急骤，突发呕吐，之后腹泻。约1/3病例有发热。粪便通常不含血、黏液或炎性物质。疾病常在3~7d自限。因为轮状病毒是美国儿童住院和发病的主要原因，故建议所有美国儿童接种疫苗。在发展中国家因营养不良、共感染和合并症的发生率高，疫苗效果较差，但世界卫生组织建议全世界所有儿童接种疫苗。

61.答案为E。

（见第32章）在世界某些卫生条件差、拥挤的地区，溶组织内阿米巴是一种常见病原体。其为粪-口传播，主要表现是结肠炎，粪血红素常为阳性。肝脓肿为常见并发症，在病原体穿过结肠边界、通过门脉循环、最终在肝寄生后会发生。当出现肝脓肿时，原发的肠道感染通常已清除，粪便中不能发现病原体。溶组织内阿米巴血清试验结果阳性提示行影像学检查。当患者有诊断性影像学发现时，阿米巴血清学阳性结果对诊断阿米巴肝脓肿有高敏感性（>94%）和高特异性（>95%）。治疗阿米巴肝脓肿一般使用甲硝唑。肠腔内感染可用巴龙霉素或双碘喹啉治疗。弯曲菌是食源性感染性腹泻的主要原因。虽然通常自限，但可导致严重的肠炎和炎症性腹泻，但并非肝脓肿。

62.答案为C。

（见第33章）在列举的原生动物中，只有贾第虫感染可通过大便虫卵和寄生虫检查诊断。粪便抗原免疫检测可能用于诊断贾第虫和空肠弯曲菌。粪便抗酸染色可能用于诊断弯曲菌、等孢子虫属和环孢子虫属。小孢子虫需要特殊的粪便染色或组织活检来诊断。

63.答案为D。

（见第33章）毛滴虫病通过与受感染伴侣的性接触传播。许多男性是无症状的，但可能有尿道炎、附睾炎或前列腺炎的症状。多数女性有感染症状，包括阴道瘙痒、性交痛和恶臭分泌物。这些症状无法区分毛滴虫感染与其他形式的阴道炎，如细菌性阴道病。毛滴虫病非自限性感染，因其症状及公共卫生原因应予治疗。湿涂片法检验寻找游动的毛滴虫在常规检查中有50%~60%的敏感性。分泌物的直接免疫荧光抗体染色更敏感，亦可迅速进行。培养尚未广泛使用，需要3~7d。治疗应使用甲硝唑，单剂2g或500mg，2/d，共用7d；所有性伴侣均应治疗。对甲硝唑耐药的毛滴虫病已有报道，可增加甲硝唑剂量或使用替硝唑进行治疗。

64.答案为E。

（见第33章）通过检查粪便中寄生虫抗原或观察粪便或小肠中的包囊或滋养体，可诊断贾第虫病。该疾病尚无可靠的血清学检测。因为可导致腹泻性疾病的病原体多种多样，除病史和体格检查之外，尚需一定程度的诊断性检查以明确诊断。结肠镜检查不能诊断贾第虫感染。在有症状的患者，贾第虫病可能持续存在，应予治疗。在迁延不愈的病例可能出现严重症状，如吸收不良、体重下降、生长迟滞和脱水。此外，肠外表现如荨麻疹、前葡萄膜炎和关节炎与潜在的贾第虫病相关。据报道，单次口服2g剂量的替硝唑较5d疗程的甲硝唑更有效，两者治愈率均达90%以上。巴龙霉素，一种口服吸收差的氨基糖苷类，可用于妊娠期有症状患者的治疗，但其消除感染的有效性尚未知。克林霉素和阿苯达唑对治疗贾第虫病无效。持续性感染的难治性疾病，可用更长疗程的甲硝唑治疗。

65.答案为D。

（见第33章）在免疫功能正常的患者，隐孢子虫通常导致自限性腹泻病，但在严重免疫抑制的患者（如晚期HIV感染）可能导致严重的衰弱性疾病。摄入卵囊可导致免疫功能正常宿主的疾病暴发。感染性卵囊在人的粪便中排出，导致人–人传播。卵囊的水源性传播可导致旅行者患病和共同源暴发。卵囊可抵抗饮用/娱乐用水源的常规氯化消毒的杀灭作用。在免疫功能正常和免疫抑制宿主，感染可能是无症状的，腹泻通常为水样、非血性，可伴随腹痛、恶心、发热和厌食。在免疫功能正常的宿主，症状常在1~2周或以后消失，无须治疗。在晚期AIDS，CD4计数$<100\times10^6$/L，可能发生严重症状，导致明显电解质和容量丢失。硝唑尼特被批准用于治疗隐孢子虫，但迄今为止尚未证明对感染HIV患者有效。这些患者的最佳治疗为抗反转病毒治疗，以减轻免疫抑制。替硝唑和甲硝唑用于治疗贾第虫病和毛滴虫病，而非隐孢子虫病。

66.答案为B。

（见第34章）类圆线虫属是可在人类宿主体内繁殖、产生内源性感染的唯一蠕虫。粪便污染土壤中的幼虫刺破皮肤或黏膜时，会导致管圆线虫感染。幼虫可通过血流移行至肺部；突破至肺泡间隙；沿呼吸道上行；被吞咽下到达小肠，成熟为成年蠕虫。成年蠕虫可穿透小肠黏膜。管圆线虫是东南亚、撒哈拉以南非洲、巴西和美国南部的地方病。很多管圆线虫病的患者并无症状，或有轻度胃肠道症状或特征性皮损，本例所描述的患者则出现了幼虫移行导致的皮损。在早期严重感染者，可能发生小肠梗阻。各种临床表现的同时通常伴随嗜酸性粒细胞增多。在免疫功能受损，尤其糖皮质激素治疗的患者，可能发生严重感染或播散。这可能导致结肠炎、小肠炎、脑脊髓膜炎、腹膜炎和急性肾衰竭。因细菌通过破损肠黏膜移位，可能出现菌血症或革兰阴性菌败血症。因为重度感染风险，所有感染管圆线虫的患者，包括无症状携带者，均应使用伊维菌素治疗，比阿苯达唑更有效。氟康唑用于治疗念珠菌感染。阿苯达唑用于治疗鞭虫病、蛲虫病、蛔虫病和钩虫病。甲氟喹用于预防疟疾。

67.答案为B。

（见第34章）人蛔虫是人类最长的线虫属寄生虫（15~40cm）。它生活在热带和亚热带地区。在美国，大多数发现于东南部的农村。通过粪便污染的土壤传播。大多数情况，蠕虫负荷较低，不会引起任何症状。临床疾病与幼虫移行至肺部或胃肠道内的成年蠕虫相关。最常见并发症常因为胃肠道蠕虫负荷较重出现，可导致小肠梗阻（在小肠肠腔较窄的儿童最常见）或移行所致的梗阻性并发症如胆管炎、胰腺炎或阑尾炎。罕见地成年蠕虫可移行至食管，经口排出。在幼虫迁移至肺部的阶段（虫卵孵化后9~12d），患者可能出现干咳、发热、嗜酸性粒细胞增多和胸膜性胸痛。嗜酸性粒细胞肺炎综合征（Löffler综合征）的特点是相关症状和肺浸润。脑脊髓膜炎不是蛔虫病的已知并发症，但在免疫抑制宿主发生播散性管圆线虫病时可能出现。

68.答案为A。

（见第34章）蛔虫病均应治疗，即使是无症状病例，以预防严重肠道并发症。阿苯达唑、甲苯达唑和伊维菌素均有效。这些药物不应用于孕妇。萘酸噻吩嘧啶对孕妇是安全的。甲硝唑用于厌氧菌和毛滴虫感染。氟康唑主要用于治疗念珠菌感染。枸橼酸乙胺嗪（diethylcarbamazine，DEC）是活动性淋巴丝虫病的一线治疗。万古霉素对线虫无作用。

69.答案为E。

（见第34章）该患者最可能的诊断是异尖线虫病。这是一种线虫感染，人类为偶然宿主。在摄入寄生在鱼肉中的卵之后数小时或数日后发病。感染的主要危险因素是吃生鱼片。其表现类似急腹症。病史很关键，因为上消化道内镜检查既为诊断性，同时亦为根治性。线虫钻入胃黏膜，导致剧烈疼痛，必须以内镜手动取出，或在罕见情况下，需手术取出。没有已知的治疗异尖线虫病的药物。

70.答案为A。

（见第35章）肝病最常见和最具特征性的症状是疲劳。不幸的是，它也非常不特异，无特异诊断作用。肝病的疲劳似乎在早晨改善，在日间恶化，但可为间断的。黄疸是肝病的标志，更为特异。但是黄疸通常是更严重疾病的表现。瘙痒亦常为更严重疾病的症状，在胆汁淤积性肝病中更常见。严重疾病中经常出现恶心，可伴呕吐。右上腹痛是不太常见的症状，提示肝包膜的拉伸。

71.答案为B。

妇女更易受到对酒精肝的影响。平均而言，女性每日饮酒约2份（2 drinks，含乙醇约20g）可能导致慢性肝病，而男性大约需每日3份（含乙醇约30g）。在患酒精性肝硬化的个体，平均日乙醇摄入量通常更高，但是在发生肝病前一般有10年以上的大量饮酒史。

72.答案为D。

理解提示肝疾病的实验室异常的模式很重要。肝脏疾病实验室评估的方法可分为三大类：基于肝排泄功能的检查，肝生物合成活性的检查和凝血因子。最常见的肝功能检查大都属于肝解毒和排泄功能的检查范畴。这些包括血清胆红素、尿胆红素、血氨和肝酶水平。胆红素可以结合和非结合的形式存在。非结合形式的胆红素升高与肝疾病无关。最常见于溶血及一些良性遗传性疾病，如Gilbert综合征等。与之相反，结合型高胆红素血症几乎总是指示肝或胆道疾病。结合型胆红素是水溶性的，并在尿中排泄，但非结合型胆红素不溶于水。相反，它与血液里的白蛋白结合。因此，胆红素尿也意味着肝脏疾病。在血清酶学检查中，与肝细胞损伤或胆汁淤积相关的酶是对诊断肝疾病有帮助。丙氨酸和天冬氨酸氨基转移酶是提示肝细胞损伤的主要酶。碱性磷酸酶是胆汁淤滞时最常升高的酶，但骨病也可导致碱性磷酸酶升高。在一些病例，需要额外信息以判断碱性磷酸酶是否来源于肝或骨骼。在胆汁淤积性肝病中升高的其他检查为5'核苷酸酶和γ谷酰胺基转移酶。合成功能的主要检查是测定血清白蛋白。凝血因子可被直接测定，但是肝疾病中凝血因子合成受损主要由凝血酶原时间延长而推断。

73及74.答案分别为E和D。

（见第37章）该患者表现为无症状的轻度非结合型高胆红素血症，在应激状态、疲劳和减少热量摄入的一段时间内发生。这种表现是Gilbert综合征的特征（选项E），这是一种胆红素结合的遗传性疾病。Gilbert综合征中，编码胆红素UDP–葡萄糖醛酸转移酶的UGT1A1基因发生突变，导致酶活性下降至正常的10%～35%。该酶在胆红素的结合反应中至关重要。大多数时间无明显黄疸，因为结合胆红素的活性下降尚未达到导致胆红素升高的程度。但是在应激、疲劳、饮酒、热量摄入减少或并发疾病时，酶可能被抑制，导致轻度的高胆红素血症。除非个体处于患病或禁食状态，通常胆红素不超过68.4μmol/L（4.0mg/dl）。诊断通常在成年早期做出，其表现为自限性和良性。假如进行肝活检，肝组织学将是正常的。因为Gilbert综合征无长期后果，无须进行治疗，建议安慰病人。其他胆红素结合的遗传性疾病为Crigler–Najjar综合征Ⅰ型和Ⅱ型。Crigler–Najjar综合征Ⅰ型为先天性疾病，以更明显的胆红素升高［高至342～769.5μmol/L（20～45mg/dl）］为特征，常于新生儿期首诊并在整个生命期中持续存在。这种罕见疾病是致命的，因在儿童早期发展为胆红素脑病。但是通过光疗，现在个体能生存至成年，虽然神经功能缺损常见。Crigler–Najjar综合征Ⅱ型与Ⅰ型类似，但胆红素升高较少见。胆红素脑病少见。这是因为胆红素UDP–葡萄糖醛酸转移酶有一定的残留功能（<10%），而在Ⅰ型中活性完全丧失。溶血是导致非结合型胆红素升高的另一常见病因。许多因素可导致溶血，如药物、自身免疫病及遗传性疾病。但是，正常的血细胞比容、LDH及珠蛋白水平排除了溶血可能。Dubin–Johnson综合征是另一种先天性高胆红素血症。但是它主要为结合型胆红素升高，因肝细胞的胆汁排泄缺陷导致。阻塞性胆石症以右上象限腹痛为特征，脂肪餐可加剧腹痛。没有症状或其他肝功能检查（特别是碱性磷酸酶）异常，不考虑胆石症的诊断。

75.答案为B。

（见第38章）该患者表现为急性肝炎，这有很多病因。包括病毒、毒素/药物、自身免疫病、代谢性疾病、乙醇、缺血、妊娠及其他感染性病因如立克次体及细螺旋体病。在这个临床情境下，患者存在甲、乙、丙型肝炎感染的危险因素，包括与男子发生性关系及既往注射毒品史。所有的急性病毒性肝炎表现为相似的临床症状，虽然暴露后潜伏期不同。最常见的初期症状为疲劳、纳差、恶心、呕吐、肌痛和头痛。这些症状先于黄疸出现1～2周。一旦黄疸出现，前驱症状消退。体格检查方面，通常存在明显黄疸和肝的增大、压痛。可出现脾大。AST和ALT升高峰值可达400～4000U/L，碱性磷酸酶升高的程度较低。高胆红素血症（5～20mg/dl）以结合型胆红素升高为主。因此，识别病毒性肝炎中抗体合成方式是重要的。甲型肝炎病毒是一种RNA病毒，表现为急性感染，通过粪–口途径传播。在急性期，IgM会升高，在该患者未观察到。乙型肝炎病毒是一种DNA病毒，有3种常见抗原可经血清血检测以确定疾病时程。这些抗原是表面抗原、核心抗原和e抗原，e抗原是与核心抗原相同基因合成而来的核衣壳蛋白，但是免疫学上完全不同。可以观察到几种不同模式。急性乙型肝炎中，核心IgM及表面抗原和e抗原均为阳性，这即为本例所见。这时患者有高度传染性，体液（包括唾液）中可有病毒脱落。在急性感染晚期，核心IgG可能阳性，同时表面抗原及e抗原阳性。在慢性乙型肝炎，可观察到相同模式的血清学结果。如果患者既往感染未发展为慢性肝炎，核心IgG及表面抗体阳性。但是，当通过接种疫苗获得免疫力时，仅表面抗体（surface antibody, SAb）阳性；而e抗原和表面抗原阴性，因为患者从未感染。抗原–抗体阳性的变化情况在表38–5中列出。急性丙型肝炎经常在疾病早期转氨酶阳性时，使用现代免疫检测即可发现。因此，HCV抗体阳性可能提示个体的急性丙型肝炎。但是，鉴于他既往注射毒品的病史及不能献血，这可能提示慢性丙型肝炎病毒感染。在一些情况下，摇头丸被报道导致药物性肝炎，但是鉴于这个患者的病毒血清学，不考虑该病因。

76.答案为E。

（见第38章）大多数的急性乙型肝炎不推荐治疗，因为99%的受感染者不需治疗即可恢复。因此，不会期望患者将从治疗中有任何特殊获益。在重症急性乙型肝炎，已成功应用包括拉米夫定在内的核苷类似物治疗，虽然尚无临床试验数据支持此方案。但是对急性丙型肝炎而言，有越来越多的文献支持使用干扰素α以防止其发展为慢性丙型肝炎。在一项纳入44例患者的研究中，98%在3个月后持续存在病毒学应答，治疗共持续了24周。目前很多专家建议使用聚乙二醇化干扰素α加利巴韦林作为急性丙型肝炎的一种替代治疗，虽然缺乏支持该方案的临床试验数据。甲型肝炎是一种急性、自限性疾病，不会发展为慢性肝病。因此无须治疗。在已知的暴露后可预防性给予抗甲型肝炎病毒免疫球蛋白，以防止发病；但在已确诊病例无效。口服或静脉糖皮质激素对任何病因导致的急性病毒性肝炎均无效。它未表现出任何临床获益，并且可能增加发展至慢性疾病的风险。

77.答案为E。

（见第38章）大多数情况下，患任何形式急性病毒性肝炎的患者不会死于暴发型肝衰竭。但是，孕妇在发生急性戊型肝炎病毒感染时，相对容易进展为暴发型肝衰竭。该RNA病毒是一种肠病毒，在印度、亚洲、非洲、中东及中美洲流行，通过污染的供水系统传播。人–人传播罕见。一般来说，戊型肝炎感染的临床过程较轻微，暴发型肝衰竭的发生率1%～2%，但在孕妇为10%～20%。对甲型肝炎和丙型肝炎而言，暴发型肝衰竭的发病率为0.1%或更低。乙型肝炎略高为0.1%～1%。丁型肝炎作为乙型肝炎病毒的共感染出现，当同时感染两种病毒时，暴发型肝衰竭的发病率为5%或更低。但如果丁型肝炎在已有乙型肝炎的情况下感染，暴发型肝衰竭的发病率上升至20%。

78.答案为E。

（见第38章）甲型肝炎是一种急性、自限性病毒，几乎完全通过粪-口途径传播。它是与卫生条件差和过度拥挤相关的典型疾病。暴发疫情可追溯到受污染的水、牛奶、冷冻覆盆子和草莓、绿洋葱和贝类。感染多发生在儿童及青年成年人。它几乎无一例外地自发恢复，并获得终身免疫。暴发型疾病在0.1%或更少的病例中出现，并且无慢性形式（与乙型肝炎和丙型肝炎不同）。发现甲型肝炎病毒的IgM抗体阳性可诊断，正如本例所述。针对甲型病毒的IgG抗体反映既往感染或接种疫苗而获得的免疫力。从甲型肝炎病毒感染完全恢复后数周至数月，一小部分患者将经历复发性肝炎。这同样也是自限的。尚无批准用于甲型肝炎的抗病毒治疗。灭活疫苗降低了本病的发病率，建议全部美国儿童、高风险成年人和高发地区的旅行者接种疫苗。亦可使用免疫球蛋白进行被动免疫，在暴露前或潜伏早期使用可有效预防临床疾病发生。

79.答案为C。

（见第38章）目前的乙型肝炎疫苗为重组酵母源性乙型肝炎病毒表面抗原颗粒。只接种高危个体的策略在美国被证明是无效的，目前建议普遍接种乙型肝炎疫苗。妊娠并非接种疫苗的禁忌证。理想的疫苗接种在应婴儿期进行。常规检测肝炎血清学无成本-效益，并不推荐。疫苗分别在0个月、1个月、6个月分3次肌内注射给予。

80.答案为A。

（见第38章）病毒性病因的急性肝炎难以仅靠临床或流行病学特征而区分清楚。因其生活方式，该患者有多种肝炎的危险因素。鉴于他在食品服务行业，从公共卫生角度来看，准确诊断是重要的。必须获得血清学结果来进行诊断。而丙型肝炎病毒通常不会出现急性肝炎，但这不是绝对的。戊型肝炎病毒均等地感染男性和女性，在临床表现上类似甲型肝炎病毒。该患者应被问及静脉毒品使用的问题，除了肝炎血清学外尚应进行HIV检测。

81.答案为C。

（见第36和见38章）血清转氨酶极度升高的原因一般分为几大类，包括病毒感染、摄入毒物和血管/血流动力学病因。急性甲型肝炎和乙型肝炎感染可能以较高的转氨酶为特征。可能出现暴发型肝衰竭，特别是在慢性丙型肝炎病毒基础上发生急性甲型肝炎，或同时感染乙型肝炎及丁型肝炎。大多数成年人的急性甲型肝炎或乙型肝炎感染是自限性的。丙型肝炎病毒是RNA病毒，通常不会导致急性肝炎。但是发生慢性感染的可能性较高。因此，慢性丙型肝炎患者进展至肝硬化和肝癌的概率增加。极度升高的转氨酶不太可能出现在急性丙型肝炎。对乙酰氨基酚仍然是暴发型肝衰竭的主要病因之一，应及时给予N-乙酰半胱氨酸治疗。Budd-Chiari综合征的特征是肝后性血栓形成。经常表现为黄疸、痛性肝大、腹水和转氨酶升高。

82.答案为A。

（见第39章）肝是多种药物代谢的主要部位，易受药物和毒素相关的损伤。事实上，最常见的急性肝衰竭的病因是药物性肝损伤。总体来说，可将化学肝毒性分为两大类：直接毒性作用和特异性反应。导致直接肝毒性作用的药物或毒素，一般本身有毒或者代谢产物有毒。对肝细胞有直接毒性作用的物质，有可预见的、剂量相关的损伤模式，出现效应的时间相对短。导致直接肝细胞毒性最常见的药物是对乙酰氨基酚。治疗剂量下，对乙酰氨基酚并不导致肝损伤。但在更高剂量时，对乙酰氨基酚的一种代谢产物，N-乙酰基-p-苯醌亚胺（N-acetyl-p-benzoquinone-imine，NAPQI），可耗尽肝储存的将NAPQI转化为无毒代谢物所必需的谷胱甘肽，并导致肝细胞坏死。其他导致直接肝细胞损伤的药物或毒素为四氯化碳、三氯乙烯、四环素和鹅膏蕈菌。鹅膏蕈菌通常被称为鬼尾鹅膏菌，1枚蘑菇可即包含足以致命的肝毒素。特异性反应是少见和不可预测的，而且没有剂量依赖性，肝损伤时间与药物治疗持续时间的关联较小。多种药物产生特异性反应，通常很难知道什么时候特异性反应将导致更严重的肝衰竭。通常会出现轻微的转氨酶升高，但随着逐步的适应肝酶可恢复至正常水平。在有些情况下，特异性反应可导致暴发型肝衰竭。虽然罕见，但严重的肝反应可能导致药物退市。目前认为多种特异性反应与代谢产物导致肝损伤相关。然而，肝代谢的个体遗传变异很可能是主要原因，以我们目前的知识状态无法预测药物的影响。可导致特异性反应的常见药物包括氟烷、异氟烷、异烟肼、HMG-CoA还原酶抑制药（即他汀类）和氯丙嗪。

83.答案为B。

（见第39章）对乙酰氨基酚过量是导致急性肝衰竭最常见的原因，也是因药物性肝衰竭而行肝移植的常见原因。对乙酰氨基酚在肝中通过两个途径代谢。主要途径是Ⅱ相反应，产生无毒的硫酸盐和葡糖苷酸代谢物。次要途径通过Ⅰ相反应生成N-乙酰基p-苯醌亚胺（NAPQI）。该代谢物对肝细胞有直接毒性作用，可导致肝细胞坏死。治疗性应用的对乙酰氨基酚，肝中的谷胱甘肽可将NAPQI迅速转化为无毒代谢物，经尿排出。然而急性大量摄入、慢性乙醇中毒或增加对乙酰氨基酚的慢性摄入时，谷胱甘肽储存可能被耗尽。此外，因为乙醇上调代谢途径中的第一个酶，在酗酒者中NAPQI积累更快。鉴于对乙酰氨基酚乙知的肝毒性，美国食品和药品管理局建议每日最高剂量不超过3.25g，长期酗酒者的剂量更低。急性摄入10～15g对乙酰氨基酚足以引起肝损伤的临床表现，超过25g剂量可导致致命性肝坏死。急性摄入对乙酰氨基酚的病程有可预测的形式。恶心、呕吐、腹痛和休克发生在摄入后4～12h。在这段时间，肝酶和合成功能正常。在24～48h内，这些症状消失，继之以肝损伤的表现。转氨酶的最高值可达10 000U/L以上，可能到摄入后

4～6d才出现。必须密切注意这些患者，因为暴发型肝衰竭可能出现包括肝性脑病、脑水肿、明显凝血障碍、肾衰竭、代谢性酸中毒、电解质异常和难治性休克在内的严重并发症。对乙酰氨基酚的水平可预测肝毒性的发生。第一个水平应在已知摄入后4h内检测。数值应在将对乙酰氨基酚水平对应于摄入后时间的图上标出。如果4h对乙酰氨基酚水平高于300μg/ml，很可能出现明显肝毒性。在服药过量时，可能很难知道确切的剂量和摄入时间。对于本题临床场景中的患者，其对乙酰氨基酚水平高于300μg/ml，很可能与大剂量摄入相关，应立即开始治疗。对乙酰氨基酚过量的主要治疗为N-乙酰半胱氨酸。N-乙酰半胱氨酸可恢复肝的谷胱甘肽水平，并提供巯基以结合毒性代谢产物。N-乙酰半胱氨酸的通常剂量为140mg/kg负荷量，之后每4小时给予70mg/kg，共15～20次。该药物亦可通过静脉连续输注给药。仅在患者摄入药物后30min内就诊时，才给予药用炭或考来烯胺。血液透析不会加速对乙酰氨基酚的清除，对肝无保护作用。大多数暴发型肝衰竭的患者会发生急性肾衰竭，常需要血液透析。如果一名患者在对乙酰氨基酚过量后幸存，通常无慢性肝损伤。

84.答案为E。

（见第40章）在这种情况下，患者有慢性乙型肝炎病毒（hepatitis B virus，HBV）感染的证据。乙型肝炎e抗原（HBeAg）提示存在持续病毒复制，HBeAg阳性个体检测时通常存在高水平的HBV DNA。慢性乙型肝炎的临床感染谱非常多样，患者经常无症状而因其他原因检查发现肝酶升高。因此，治疗慢性HBV感染的决定不应以临床特征为根据。大多数专家建议治疗HBeAg阳性、HBV DNA水平在2×10^4 U/ml以上，且ALT升高>2倍正常上限值的慢性HBV感染。目前，HBV感染有多种治疗选择，主要分为两大类：核苷类似物和干扰素。虽然拉米夫定和干扰素曾经是治疗慢性HBV感染的首选药物，这些药物已基本被作为一线治疗的恩替卡韦、替诺福韦和聚乙二醇化干扰素替代。在选择这些药物时，可针对特定患者的情况调整治疗。聚乙二醇化干扰素可较快地达到HBeAg的清除，并不会导致病毒变异。但是它的全身不良反应较明显，许多人无法耐受并且要求每周皮下注射。相比之下，口服药物需要更长的治疗时间，耐受良好，可更明显地抑制HBV DNA。但是，使用这些药物可能出现病毒变异。联合治疗似乎不比单药治疗更有效。鉴于其持续病毒血症，患者的丈夫也应筛查乙型肝炎。

85.答案为E。

（见第40章）近几十年关于慢性丙型肝炎病毒（hepatitis C virus，HCV）感染的进展和治疗获得了很多信息。所有感染HCV个体中约85%发展为慢性肝炎，其中20%～25%将在约20年内进展至肝硬化。在感染HCV的个体中，约1/3的转氨酶水平正常或接近正常，虽然在多至一半患者的肝活检中显示活动性肝炎。此外，现在转氨酶水平正常的HCV感染个体中约25%后期会出现肝酶升高，进一步发生进展性肝病。因此，单一时间点的转氨酶水平正常无法明确排除发生肝硬化的可能。在高龄和感染持续时间更长、较高的组织学分期和分级、基因1型感染、更复杂的准种多样性、合并其他肝疾病、HIV感染和肥胖的慢性HCV肝炎患者，更可能进展为终末期肝病。在这些因素中，进展性肝病的最好预后指标是肝组织学。具体而言，存在中至重度炎症或坏死（包括间隔或桥接纤维化）的患者在10～20年期间发生肝硬化的风险最高。HCV的治疗指征包括可检测的HCV RNA水平，肝活检显示门脉或桥接纤维化，或肝活检显示中至重度肝炎。治疗禁忌证为年龄>60岁、肝活检显示轻度肝炎及严重肾功能不全。HCV的标准治疗为聚乙二醇化干扰素加利巴韦林。基因1型和4型的治疗应答率较基因2型和3型低，目前研究显示，基因1型和4型的应答率至少为40%。有趣的是，即使未显示病毒学或生化应答的患者，肝活检发现75%会出现组织学改善。基因型1和4的疗程至少48周，而基因2型和3型可治疗短至24周。一旦治疗开始，应在12周时重复检测HCV病毒载量。在这个时间点，期待出现病毒载量下降2log。未能实现这一水平的应答提示持续病毒学应答不太可能发生。而达到这种幅度的下降者，在治疗结束时出现持续病毒学应答的可能性是66%，如果12周时病毒载量检测不到，持续病毒学应答的机会超过80%。

86.答案为C。

（见第40章）基于临床和实验室特征，自身免疫性肝炎可分为3型。Ⅰ型自身免疫性肝炎是一种常见于年轻女性的疾病。其临床特征多种多样，从慢性肝炎至暴发型肝衰竭均可出现，许多特征难以与其他病因的慢性肝炎相区分。在一些个体，肝外表现，包括疲劳、乏力、体重下降、纳差及关节痛，可能会非常突出，肝酶可升高，但与疾病的临床严重程度可能不一致。在更严重的病例，可观察到血清胆红素升高至51.3～171μmol/L（3～10mg/dl）。晚期疾病可出现低白蛋白血症，高丙球蛋白血症非常常见（>25g/L）。自身免疫性肝炎的循环抗体谱一定程度上取决于肝炎的类型。几乎均存在均质型抗核抗体阳性，类风湿因子也很常见。核周型抗中性粒细胞胞质抗体可能阳性，但为一种不典型的方式。抗平滑肌抗体和抗肝肾微粒体抗体常见，但这些无特异性，因为其他病因导致的慢性肝炎也可能出现这些抗体阳性。因为缺乏特异性自身免疫谱，自身免疫性肝炎的诊断标准纳入了多种临床和实验室特征。不支持诊断的特异性特点包括碱性磷酸酶明显升高、存在抗线粒体抗体、病毒性肝炎指标阳性、服用肝毒性药物或过量饮酒史，及胆管损伤的组织学证据或非典型的活检病理特征（包括肝铁含量增多、脂肪浸润和病毒包涵体）。抗线粒体抗体通常见于原发性胆汁性肝硬化。

87.答案为D。

（见第40章）急性乙型肝炎的病程中，HBeAg阳性较常见且常为一过性。血清中HBeAg阳性持续存在超过3个月或更久提示发展为慢性乙型肝炎的可能性增加。在慢性乙型肝炎，血清中存在HBeAg提示持续的病毒复制和较强的传染性。它也是炎症性肝损伤的替代指标，而非代表纤维化。HBeAg抗体的出现（anti-HBe）提示HBV感染的非复制期。在这个时期，完整的病毒颗粒不进入循环，传染性较弱。目前，使用聚合酶链式反应定量HBV DNA可进行风险分层，因为病毒颗粒少于10^9/L是肝损伤和传染性的近似阈值。

88.答案为C。

（见第41章）该患者表现为重症急性酒精性肝炎。在其早期的表现中，酒精性肝病的显著特点是肝的脂肪浸润。在更多的急性酒精性肝炎中，肝细胞损伤表现为气球样变性及坏死。许多酒精性肝炎的病例是无症状的。但在本例中，严重的症状可包括发热、黄疸、蜘蛛痣及严重程度可类似于急腹症的腹痛。实验室检查方面，AST通常升高较ALT明显，虽然总转氨酶水平罕有超过400U/L。高胆红素血症可能会很显著，而碱性磷酸酶升高较少。低白蛋白血症和凝血异常提示预后不良。判别函数（discriminate function，DF）可计算为（4.6×凝血酶原时间较正常对照的延长值）+血清胆红素。DF>32与不良预后相关，是急性酒精性肝炎的治疗指征。终末期肝病模型（model for end-stage liver disease，MELD）评分亦可用作急性酒精性肝炎的预后判断，评分>21分亦为治疗指征。该患者的判别函数为73，提示疾病非常严重且预后不良。完全戒酒是必须的。应开始泼尼松40mg/d（或泼尼松龙32mg/d），治疗4周。激素可在4周的初始治疗后逐渐减量。作为另一选择，也可使用己酮可可碱400mg，3/d，治疗4周。

89.答案为C。

（见第42章）临床表现与胆汁淤积的特点一致，可表现为无痛性黄疸和瘙痒。瘙痒可较突出，诊断时有50%的个体存在该症状。瘙痒通常间断出现，夜间加重。该症状无其他明确相关性，例如像真性红细胞增多症那样发生在热水浴或淋浴之后。除胆汁淤积外，其他导致瘙痒的病因包括淋巴瘤和未控制的甲状腺功能减低症/甲状腺功能亢进症。但该患者的实验室检查清楚地表现为碱性磷酸酶和胆红素升高的胆汁淤滞。较原发性硬化性胆管炎而言，临床特点更常见于原发性胆汁性肝硬化，因为患者为中年女性且抗线粒体抗体阳性。相反，原发性硬化性胆管炎患者中65%存在核周型抗中性粒细胞胞质抗体阳性，而且50%有溃疡性结肠炎病史。

90.答案为B。

（见第42章）在门脉高压条件下产生的食管静脉曲张，最常与肝硬化性疾病相关。近年来，肝硬化患者普遍通过内镜筛查静脉曲张，约33%在检查时发现静脉曲张。而且，据估计静脉曲张患者中1/3会出血。因为该患者未经医疗诊治，是否存在静脉曲张尚不明确，但因患者发生较大量的出血，经治医师应假定其存在静脉曲张出血并采取相应措施。首先治疗任何急性消化道出血的患者均应建立大口径静脉通路，优选粗大的中心静脉或肘窝静脉，并开始容量复苏。容量复苏应使用生理盐水，有条件时应给予血制品。一旦开始容量复苏，应联系消化科急会诊评估内镜指征。内镜下治疗可考虑食管套扎，但在急性期，硬化剂治疗可用来控制局部出血，而在未来的某个时间再进行套扎。如果无法选择急诊内镜，可放置Sengstaken-Blakemore管（即三腔二囊管）或Minnesota管以压迫止血。此外，可使用血管收缩药以减少内脏血流。起初血管加压素为首选药物，但消化道出血时大剂量使用可导致心血管缺血。目前首选的药物为持续输注奥曲肽或生长抑素。非选择性β受体阻滞药如普萘洛尔或纳多洛尔可用于静脉曲张出血的一级或二级预防，但在急性期不应给予，因为这些药物可能使低血压恶化。

91.答案为A。

（见第42章）腹水管理的基础是限制钠摄入，少于2g/d。一个常见的误解是开始同时限制水的摄入。然而，这既无效亦无必要。如果每日钠限制为2g，可以妥善地治疗大多数轻度腹水。如果仅限钠无法纠正腹水，则需要开始利尿药治疗。螺内酯100～200mg/d是治疗腹水的初始用药，若耐受可能滴定至400～600mg/d的高剂量。袢利尿药可联合螺内酯使用。通常的药物是呋塞米40～80mg/d起始，最大剂量为120～160mg/d。一定要小心避免袢利尿药相关的肾功能不全，更大的剂量可能难以耐受。如果这些治疗尚难治疗腹水，可考虑经颈静脉肝内门体静脉分流（transjugular intrahepatic portosystemic shunts，TIPS）。这种治疗自肝静脉经肝组织向门脉中置入可膨胀的金属支架，创造直接的门-腔静脉分流。因此，TIPS可降低门脉压力以减少腹水和静脉曲张出血风险。然而，TIPS后肝性脑病通常恶化。

92.答案为A。

（见第42章）严重右心衰竭可导致慢性肝损伤和心源性肝硬化。静脉压力升高导致肝窦、中央静脉及小叶中心肝细胞淤血。出现小叶中心纤维化，并自中心静脉开始向外扩展，而不是从汇管区开始。肝的大体检查显示“槟榔肝”外观。虽然转氨酶通常轻度升高，严重缺血、尤其伴低血压时，可能导致AST和ALT 50～100倍或以上的明显升高。Budd-Chiari综合征，或肝静脉或下腔静脉闭塞，可能与充血性肝病混淆。然而，Budd-Chiari综合征患者无充血性心力衰竭的症状和体征，临床上较易与心力衰竭患者区分。肝放疗及造血干细胞移植准备时的大剂量化疗，可能导致静脉闭塞性疾病。这通常不是肝移植的并发症。虽然超声心动图是评估左右心室功能的有用工具，但缩窄性心包炎患者的结果可能并不引人注意。高度怀疑缩窄性心包炎（例如既往心包炎、纵隔放疗）时，应行右心导管检查以发现“平方根征”，也即右心室充盈压力受限，提示为限制性心肌病。心脏磁共振也可能有助于确定哪些患者应进行心脏手术。

93.答案为B。

（见第42章）无病毒或酒精性肝硬化危险因素的老年女性出现肝硬化应警惕原发性胆汁性肝硬化（primary biliary cirrhosis，PBC）的可能性。它的特点是慢性炎症及肝内小胆管的纤维性闭锁。病因不明，但有自身免疫假说，因为与其他自身免疫病相关，如自身免疫性甲状腺炎、CREST综合征及干燥综合征。绝大多数有症状的患者为女性。抗线粒体抗体

(anti-mitochondrial antibody, AMA)检测在超过90%的PBC患者为阳性，在其他情况下罕见阳性。这使它成为对PBC诊断最有用的初筛检查。因为存在假阳性，若AMA阳性则须进行肝活检以确诊。24h尿铜收集有助于诊断Wilson病。Wilson病导致肝衰竭通常在50岁前发生。血色病可能导致肝硬化。铁蛋白水平通常升高，最有提示意义的实验室检查异常是转铁蛋白饱和度升高。虽然血色病是本例的可能诊断，根据临床场景，PBC可能性更大。虽然慢性乙型肝炎和丙型肝炎肯定在鉴别诊断范围内且必须排除，因为患者的病史及缺乏危险因素，考虑可能性不大。

94.答案为D。

（见第44章）该患者有非酒精性脂肪性肝病(nonalcoholic fatty liver disease, NAFLD)，已进展至肝硬化。现在普遍认为，很多既往确定为隐源性肝硬化的患者，NAFLD为其终末期肝病的原因。随着美国和欧洲肥胖发病率升高，NAFLD有望继续增长。目前NAFLD的患病率估计在14%～20%。在这些人中，30%～40%的非酒精性脂肪性肝炎将进展为纤维化，10%～15%将发展为肝硬化。大多数诊断为NAFLD的患者是无症状的，因其他原因检查偶然发现肝酶升高。ALT通常稍高于AST，这两种酶均为轻度升高。在大多数情况下，ALT和AST仅为正常上限值的1.5～2倍。NAFLD常伴有代谢综合征的其他表现，这些表现均与胰岛素抵抗有关。诊断NAFLD需要仔细采集病史和查体以除外其他疾病。乙醇摄入量应少于20g/d。综合检测应包括病毒性肝炎的血清学、铁代谢检查、铜蓝蛋白、α_1抗胰蛋白酶水平及自身免疫血清学。肝活检最常表现为大疱性脂肪变性伴以小叶分布的混合性炎症浸润。发生纤维化的特征为分布于小静脉周围和肝窦周围。在肝硬化患者，可能观察不到脂肪变性，但在移植后可能复发。唯一已知有效的治疗方法是减重和运动。鉴于对胰岛素抵抗的影响，噻唑烷二酮类药物目前正在研究中。此外，正在进行关于他汀类和熊去氧胆酸的研究，但在目前对NAFLD患者没有具体用药的建议。

95.答案为B。

（见第45章）在全国健康和营养检查调查中，美国的胆石症发病率为男性7.9%，女性16.8%。虽然疾病相当普遍，但并非所有胆石症患者均需胆囊切除手术。据估计每年1%～2%的无症状结石症患者将发生需要手术的并发症。因此，知道哪些无症状结石的患者需转诊手术很重要。首先考虑的因素是患者是否存在胆结石导致的症状，症状是否足够频繁和严重而有必要手术。胆石症的典型症状为胆绞痛，为右上象限腹痛及胀满感，症状可突然发生、持续长至5h。发作时可伴恶心和呕吐。餐后出现的胃脘胀满、消化不良、胃胀气等非特异症状不应视为胆绞痛。建议行胆囊切除术需考虑的第二个因素是患者是否有胆石症并发症的病史，如胰腺炎或急性胆囊炎。最后一个建议胆囊切除的原因是存在增加并发症可能性的解剖因素，例如瓷胆囊或先天性胆道异常。有很大结石(>3cm)的人也需要认真考虑切除胆囊。某些情况下可使用熊去氧胆酸溶解胆结石。其作用是降低胆汁中胆固醇饱和度，亦可通过形成层状晶体相使胆固醇从结石分离。然而，这仅对<10mm的射线可透性胆结石有效。

96.答案为D。

（见第45章）危重患者治疗原发病过程中出现肝功能失代偿而无其他明确感染灶时，医师需要高度警惕非结石性胆囊炎。非结石性胆囊炎的一些诱发因素包括严重创伤或烧伤、产程延长的产后、长时间静脉高营养及骨科或其他重大外科操作术后。非结石性胆囊炎的临床表现与结石性胆囊炎相同，但更难诊断。超声和CT扫描通常仅显示胆泥，有可能显示张力较大的胆囊。肝胆显像往往延迟或无胆囊排空。成功的治疗有赖于准确和及时的诊断。在危重患者中，经皮胆囊造口可能是最安全的措施，可即时为感染胆囊减压。一旦患者稳定，应考虑尽早行胆囊切除术。应加用甲硝唑覆盖厌氧菌，但这不足以解决根本问题。

97.答案为C。

（见第45章）胆结石很常见，尤其在西方国家。胆固醇结石占胆石症病例的80%；胆色素结石占剩余的20%。胆固醇是不溶于水的，在胆固醇代谢平衡被影响时可形成结石。肥胖、高胆固醇饮食、高热量饮食和某些药物会影响胆汁排泌胆固醇。某些人群的内在基因突变可能影响肝对胆固醇的加工和分泌。妊娠期末3个月的胆固醇饱和度增加，胆囊排空能力下降，容易形成结石。慢性溶血、肝硬化、Gilbert综合征和肠肝循环中断的患者中，胆色素结石增多。虽然快速减肥和低热量饮食与胆结石相关，尚无证据表明高蛋白饮食增加胆石症风险。

98.答案为C。

（见第46章）在美国每年超过6000人进行肝移植。然而，器官需求远超过供给，排队等待的人数超过16 000人。肝移植最常见的原因是酒精性肝硬化和慢性丙型病毒性肝炎。评估肝移植时，确保患者是一个合适的候选人很重要。对酒精性肝硬化的个体而言，需要确定其持续戒酒和康复，虽然移植后的再饮酒率可高达25%。肝移植的绝对禁忌证包括未控制的感染、药物或酒精滥用、肝外恶性肿瘤（不包括非黑色素瘤皮肤癌）、转移至肝的恶性肿瘤、AIDS或危及生命的或晚期全身疾病。胆管癌在肝移植后几乎总会复发，因此目前被认为是移植的禁忌证。因为尸体器官难以获得，以前主要在儿童进行的活体供体移植现在成年人也逐渐开展起来。在活体供体移植中，通常从合适的健康供体取得肝的右叶。目前，活体供体移植占所有肝移植的4%。这当然也是有风险的，健康供者平均将被手术影响至少10周，其死亡风险为0.2%～0.4%。在过去几十年间，证实了接受各种形式肝移植的人生存期增加。目前的5年生存率超过60%。然而移植后可能出现排异、感染和原发病复发。对慢性乙型肝炎而言，移植后再感染经常发生，但移植后使用乙型肝炎免疫球蛋白治疗可能将再感染率降低至35%。丙型肝炎的再感染普遍存在，导致20%～30%患者在5年内发生移植后肝硬化。自身免疫病也可能在肝移植后复发，虽然很难区分自身免疫病和排异反应。然而Wilson病和α_1抗胰蛋白酶缺乏在移植后不会复发。

99.答案为E。

（见第46章）患者为晚期肝硬化，死亡风险高，出现自发性细菌性腹膜炎即为证据。他的糖尿病及远隔部位的皮肤癌（因为是基底细胞癌，而非黑色素瘤）并非肝移植的绝对禁忌证，但活动性酗酒是肝移植的禁忌。其他移植的绝对禁忌证为危及生命的全身疾病、未控制的感染、既往存在的晚期心肺疾病、转移性恶性肿瘤及危及生命的先天性恶性疾病。持续的毒品或酒精依赖是绝对禁忌证，除此之外均无禁忌的患者应立即转诊至合适的咨询中心戒酒。如果在可接受的时间范围内完成戒酒，则可以考虑移植。实际上，酒精性肝硬化在接受肝移植的患者中比例较高。

100.答案为A。

（见第48章）在美国，急性胰腺炎最常见的病因是胆结石所致的胆总管阻塞。虽然锝HIDA显像可能显示胆管阻塞，右上腹超声因其便利更为常用，可显示胆囊内胆结石及阻塞的胆管。乙醇是第二常见的病因，第三常见的病因是内镜逆行胆胰管造影（endoscopic retrograde cholangiopancreatography, ERCP）的并发症。1%～4%的急性胰腺炎是由高三酰甘油血症导致，三酰甘油水平常超过11.3mmol/L（1000mg/dl）。胰腺炎的其他可能病因包括外伤、术后状态、药物（如丙戊酸、抗HIV药物、雌激素）和Oddi括约肌功能异常。此外，还有一些罕见病因曾被报道过。最明智的首要措施是评估胆结石，在排除最常见的病因后继续寻找更多的罕见病因。

101.答案为A。

（见第48章）急性胰腺炎患者不适症状明显，体格检查通常可发现低热、心动过速和低血压。腹部压痛及肌紧张经常存在，程度不同。Cullen征是脐周的浅蓝变色，可能是腹腔积血的结果。Turner征是胁部的蓝-红-紫色或绿-棕色，为组织分解血红蛋白所致。这两个体征均提示重症坏死性胰腺炎。

102.答案为E。

（见第48章）因为既往评分系统较不灵活并需要收集大量临床和实验室数据，BISAP（Bedside Index of Severity in Acute Pancreatitis）评分最近代替了Ranson评分和APACHE Ⅱ评分，作为评估胰腺炎严重程度的推荐方法。此外，APACHE Ⅱ和Ranson的评分方法在预测重症急性胰腺炎时，没有可接受的阳性和阴性预测值。BISAP评分纳入5个变量以确定严重程度：BUN高于12.5mmol/L（35mg/dl），神志异常、存在SIRS，年龄>60岁及影像学显示存在胸腔积液。这些因素中存在3个以上与住院死亡风险明显升高相关。最初预测严重程度的其他危险因素还包括BMI在30以上和合并其他疾病。

103.答案为E。

（见第48章）前几十年中，一些研究显示，预防性抗生素在间质性或坏死性胰腺炎的治疗中无作用。仅建议对就诊时可能感染的患者在等待培养结果时使用抗生素。若培养阴性，则应停用抗生素以减少发生真菌双重感染的风险。同样，一些药物被用于治疗急性胰腺炎，但评估发现其无效。这些药物包括H_2受体阻滞药、胰高血糖素、降钙素、非甾体抗炎药和lexipafant（一种血小板激活因子抑制物）。最近关于生长抑素、奥曲肽和抗蛋白酶甲磺酸加贝酯治疗急性胰腺炎的荟萃分析提示奥曲肽治疗可降低病死率，但并发症的发生率无变化，而加贝酯对病死率无影响但可减少胰腺损伤。

104.答案为C。

（见第48章）在急性胰腺炎发作后，胰腺的持续炎症变化可能持续数周至数月，淀粉酶和脂肪酶升高的时间可能也较长。在本例中，CT的持续变化或持续升高的胰酶并不能影响对饥饿的急性胰腺炎患者进行鼻饲。虽然既往观点认为对胰腺炎患者进行鼻饲可能加重胰腺炎症，但这个观点一直没有得到证实。相反，已经发现通过鼻空肠管为急性胰腺炎患者行肠内营养，较全肠外营养患者的感染率更低。因此，鼻胃管是急性胰腺炎营养支持的首选方法。且肠内营养亦有助于维持急性胰腺炎时胃肠道的完整性。

105.答案为D。

（见第48章）急性胰腺炎的病理生理过程包括3个阶段。在初期，胰腺损伤导致胰腺内激活，随后出现自身消化和腺泡细胞损伤。腺泡损伤主要因溶酶体水解酶导致的消化酶原激活所致，尤其是胰蛋白酶原。一旦胰蛋白酶原被转化为胰蛋白酶，活化的胰蛋白酶进一步激活其他酶原并导致自身消化。胰腺内酶原激活所致的炎症，在局部产生将中性粒细胞激活和滞留在胰腺的趋化因子，导致急性胰腺炎的第二阶段。研究证据提示中性粒细胞炎症可导致胰蛋白酶原的进一步激活，导致腺泡损伤加剧的瀑布反应。急性胰腺炎的第三阶段反映了炎症细胞因子及活化的蛋白酶原释放入循环后导致的全身反应。这个过程可能导致全身炎症反应综合征伴急性呼吸窘迫综合征、第三间隙液体大量积聚及多脏器衰竭。

106.答案为D。

（见第48章）在反复发作急性胰腺炎的患者群体中，特别在酒精依赖、胰腺分裂及囊性纤维化患者中，慢性胰腺炎是一种常见疾病。该疾病以胰腺的内分泌和外分泌功能均发生障碍为特点。通常糖尿病因胰岛细胞功能丧失而发生；虽然为胰岛素依赖型（糖尿病），但不像其他类型糖尿病那样，一般无糖尿病酮症或高渗昏迷的倾向。因为胰酶对脂肪的消化至关重要，缺乏胰酶将导致脂肪吸收不良和脂肪泻。此外，脂溶性维生素（A，D，E和K）的吸收受影响。维生素A缺乏可导致神经病变，经常会出现维生素B_{12}缺乏。有推论认为，正常情况下可以被胰酶消化的维生素B_{12}结合蛋白，在慢性胰腺炎时与内因子竞争结合了过多的维生素B_{12}，从而导致了维生素B_{12}吸收障碍。随餐口服胰酶的替代物可纠正维生素缺乏和脂肪泻。慢性胰腺炎患者中，胰腺腺癌的发病率会增高，20年累积发病率达4%。该疾病中，慢性腹痛几乎普遍存在，麻醉药滥用常见。烟酰胺是一种水溶性维生素，其吸收不受胰腺外分泌功能异常的影响。

107.答案为A。

（见第48章）该患者很可能存在与长期饮酒相关的慢性胰腺炎，在美国这是最重要的成年人慢性胰腺炎的病因。每日消耗至少50g乙醇（相当于30～40 oz啤酒）的人极可能发生慢性胰腺炎。患者对于其松散大便的描述与脂肪泻一致，而反复发作的腹痛可能与其胰腺炎相关。在大多数患者中，腹痛是最突出的症状。然而，多至20%的慢性胰腺炎患者仅表现为消化不良的症状。慢性胰腺炎的评估应包括将胰腺炎根据其特征分为大导管或小导管疾病。大导管疾病在男性中更多见，且更有可能与脂肪泻相关。此外，大导管疾病与胰腺钙化和胰腺外分泌功能异常相关。女性出现小导管疾病的可能性更大，胰腺外分泌功能和腹部X线正常。在小导管疾病中，进展至脂肪泻较罕见，疼痛对胰酶治疗有反应。该患者的CT和腹部X线的特点符合慢性胰腺炎的特征，不应继续检查而推迟胰酶治疗。使用口服胰酶治疗将改善消化不良症状并增加体重，但不太可能让症状完全消失。慢性胰腺炎患者因为反复严重疼痛发作，常出现阿片依赖。然而，因为该患者的疼痛为轻度，故目前时间点尚不需处方阿片类药物。可能需考虑ERCP或磁共振胆胰管造影（magnetic resonance cholangiopancreatography，MRCP）以评估是否存在需要治疗的狭窄。然而，括约肌切开术是由ERCP进行的操作，可能有助于治疗慢性胰腺炎相关的疼痛，但在该患者无指征。因为患者的症状不符合肠绞痛，不需要进行评估缺血性肠病的血管造影术。缺血性肠病时可出现体重下降，患者经常以餐后腹痛为主诉，且疼痛程度与体格检查不成比例。促胃肠动力药可能只会加重患者的消化不良症状，不建议使用。

（张慧敏　张晟瑜　王聪玲　译
赖雅敏　王　强　郑威扬　校）

彩　图

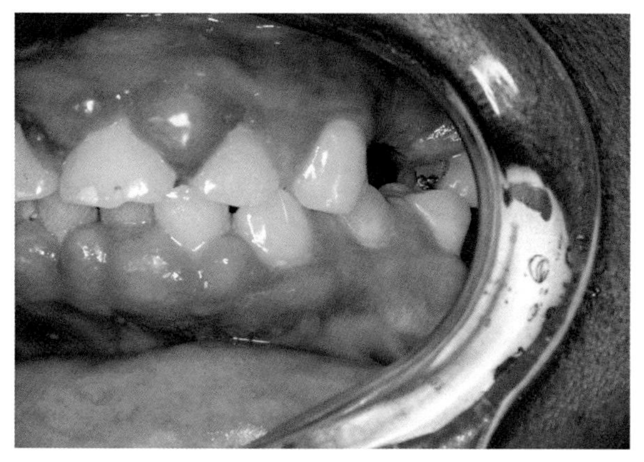

图3-1　继发于钙通道阻滞药的牙龈增生

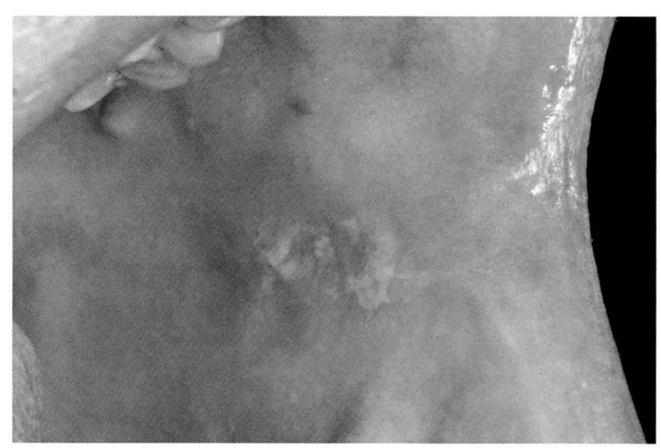

图3-2　口腔扁平苔藓

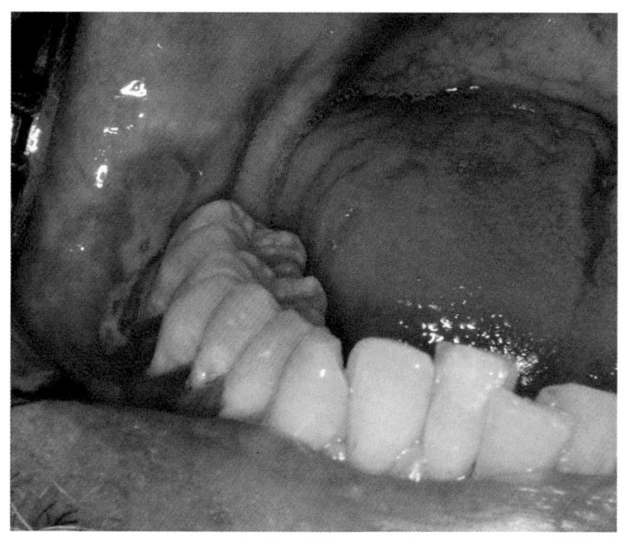

图3-3　糜烂性扁平苔藓

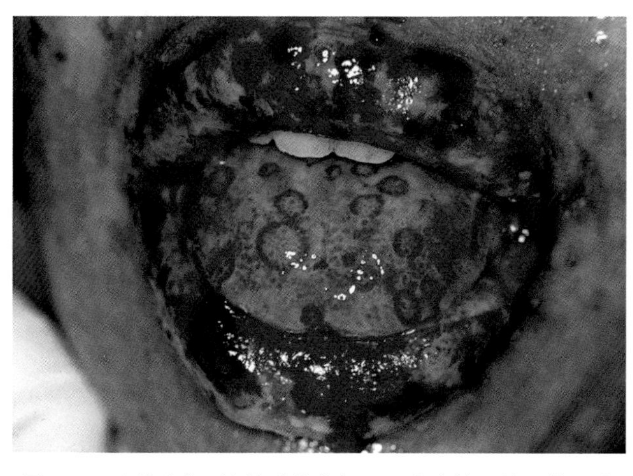

图3-4　史蒂文斯-约翰逊综合征——奈韦拉平的用药反应

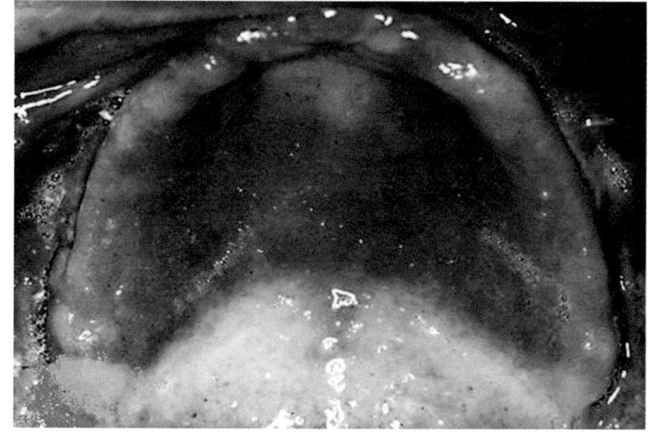

图3-5　牙托下的红斑性念珠菌病（即该患者应接受抗真菌治疗）

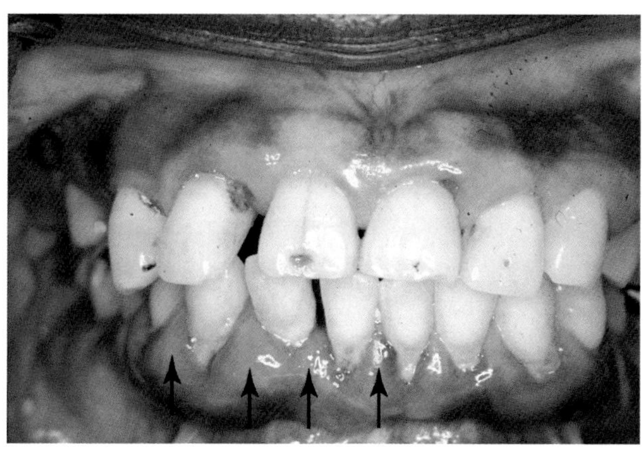

图3-6　重度牙周炎

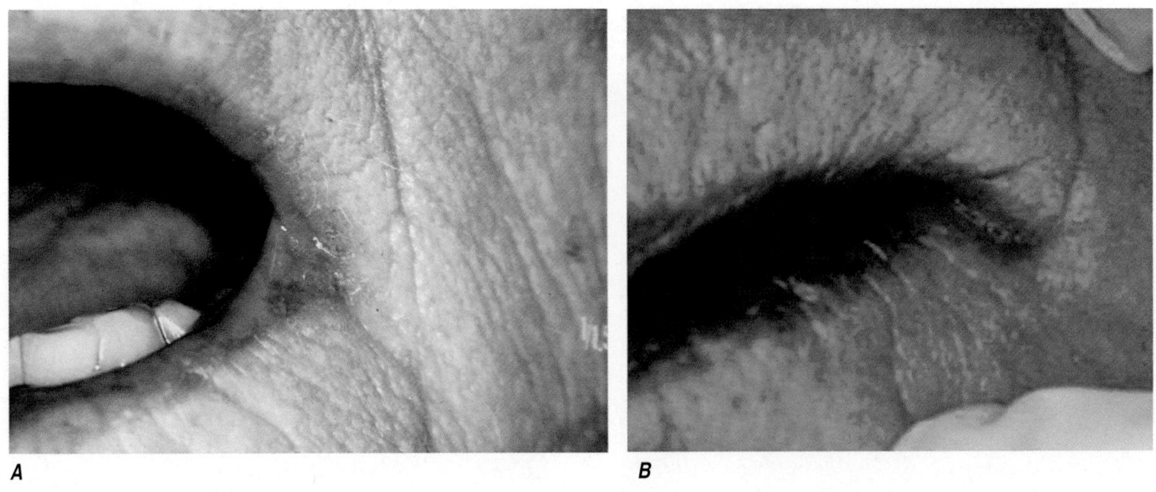

图3-7　口角干裂

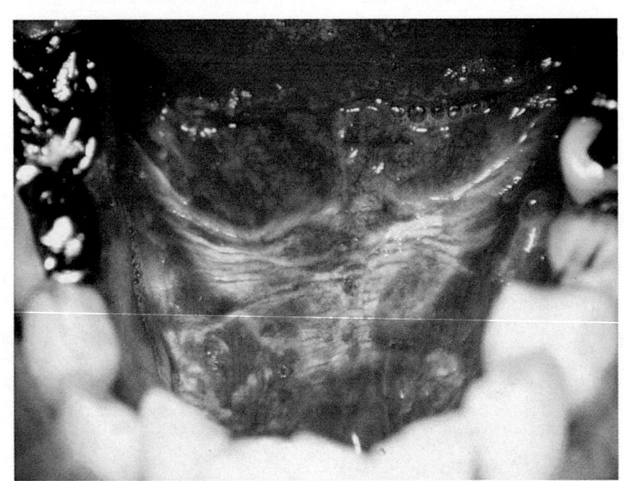

图3-8　舌下黏膜白斑病

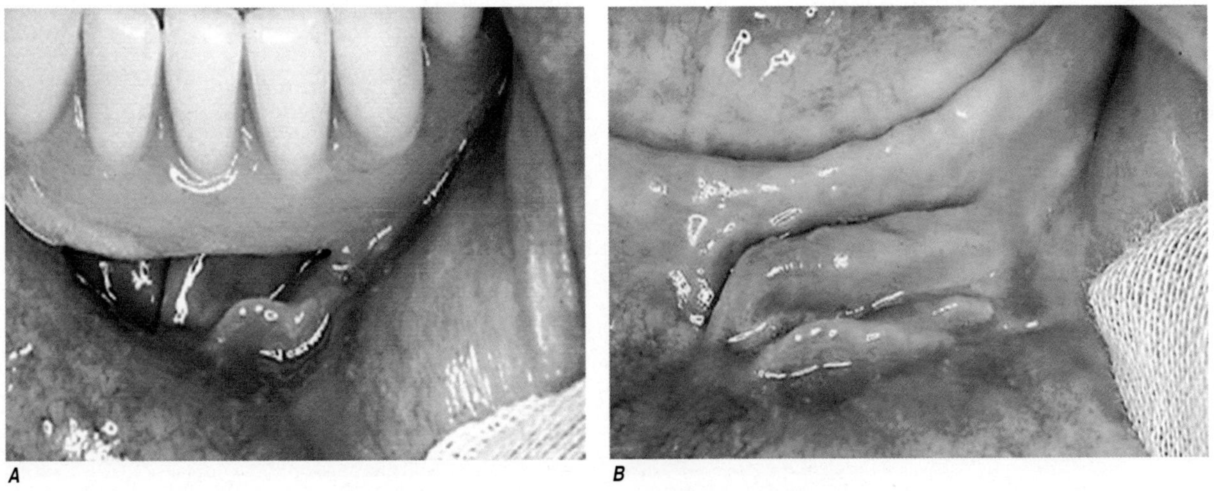

图3-9　A.牙托下龈瘤（牙龈增生）；B.缝龈瘤

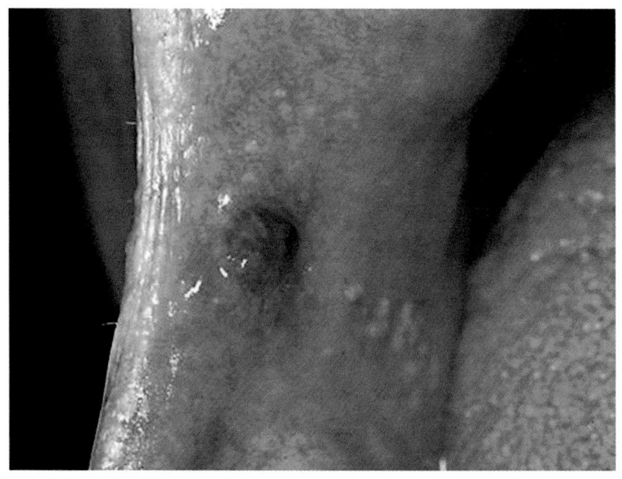

图3-10　颊内侧外伤性病灶

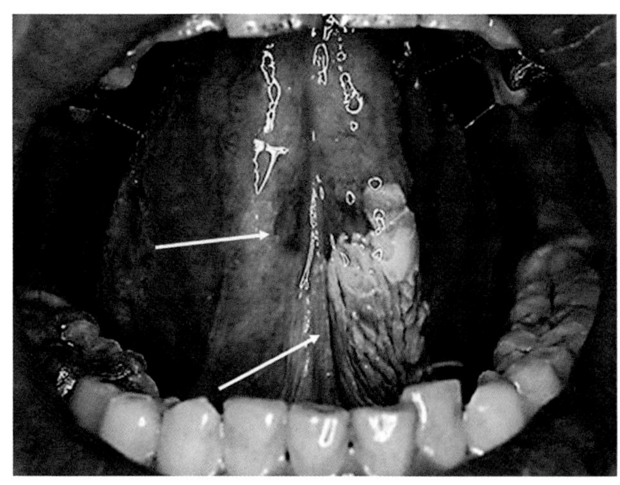

图3-11　口腔黏膜白斑病，均质亚型

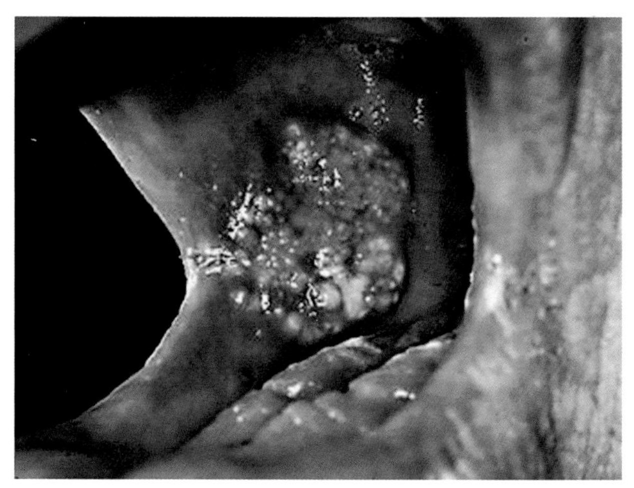

图3-12　口腔癌

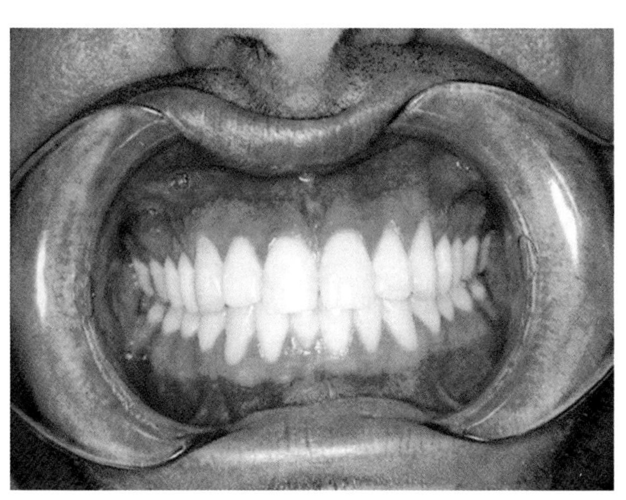

图3-13　健康口腔

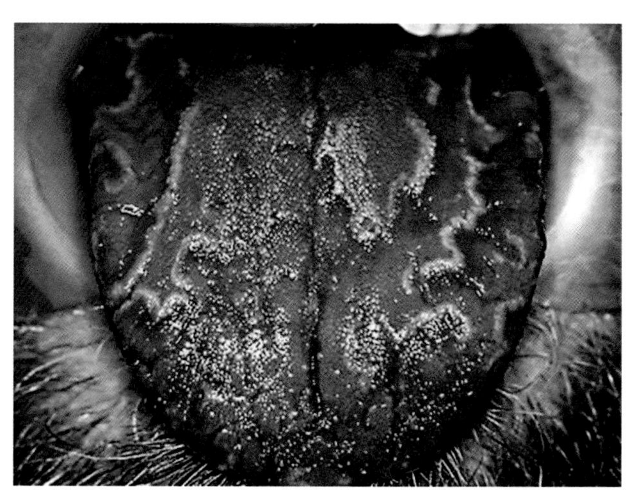

图3-14　地图样舌

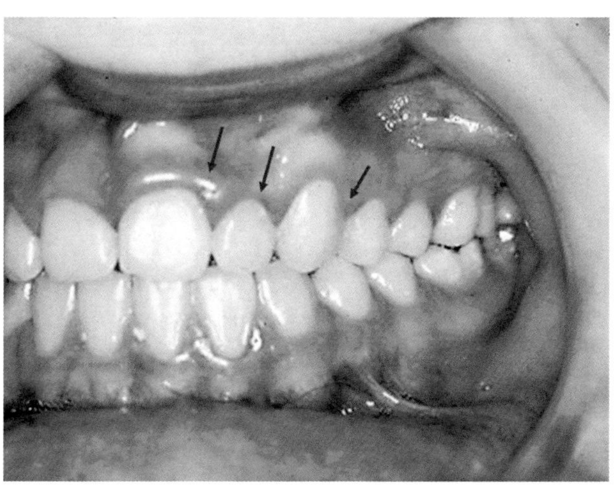

图3-15　中度牙龈炎

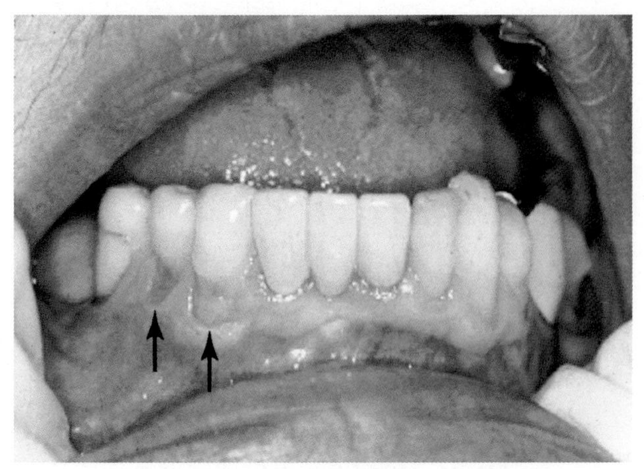

图3-16　牙龈萎缩

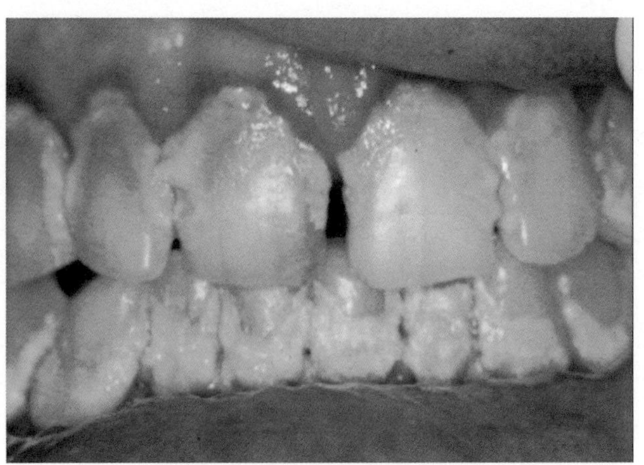

图3-17　严重牙石和牙龈炎症

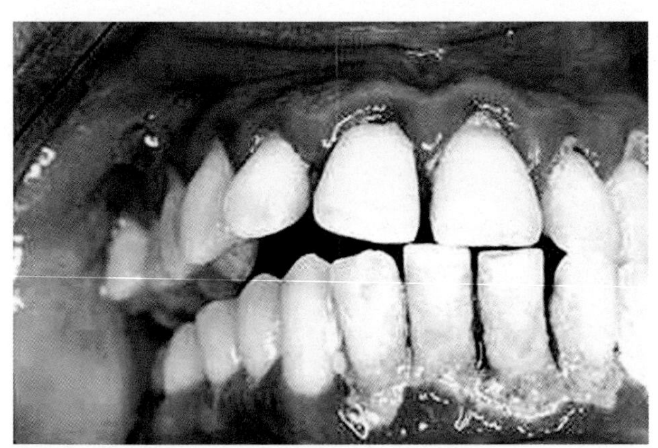

图3-18　重度牙龈炎症和严重牙石

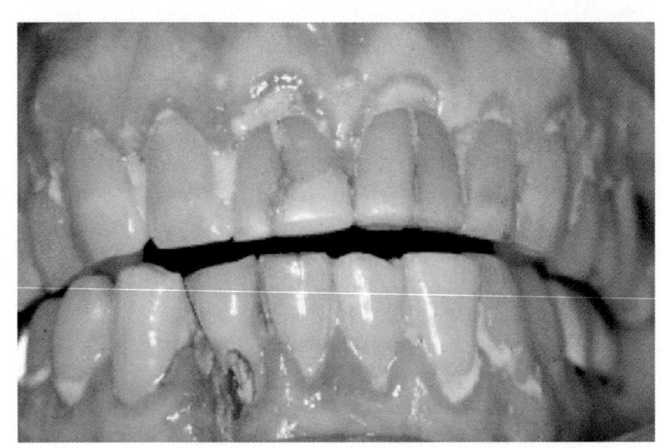

图3-19　重度牙周疾病下的牙根腔

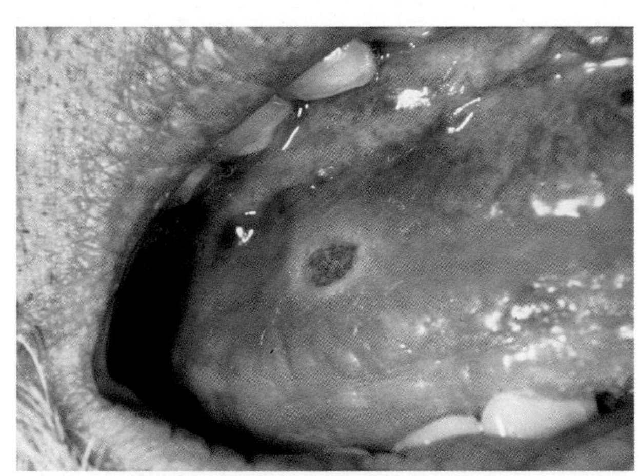

图3-20　舌侧边上的溃疡——潜在癌

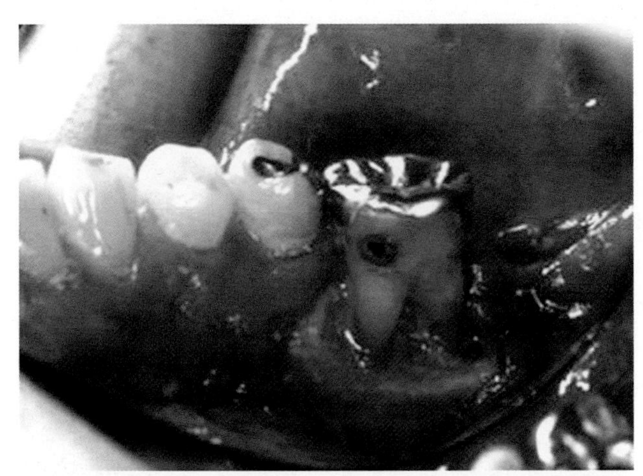

图3-21　骨坏死

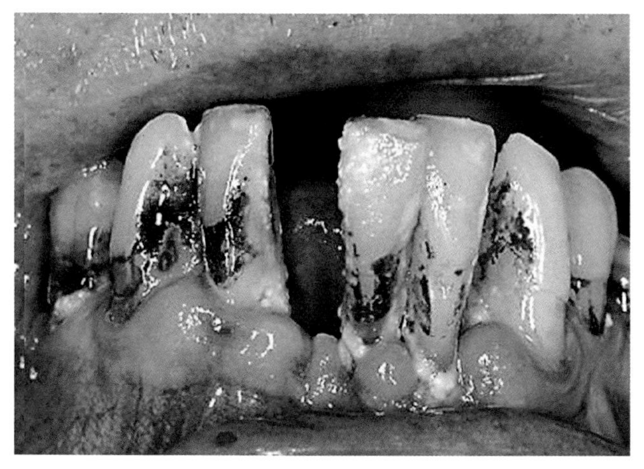

图3-22　严重牙周疾病、牙缺失、牙齿严重松动

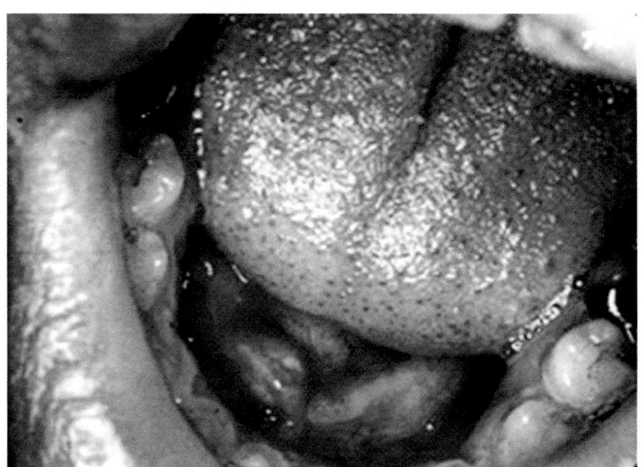

图3-23　涎石

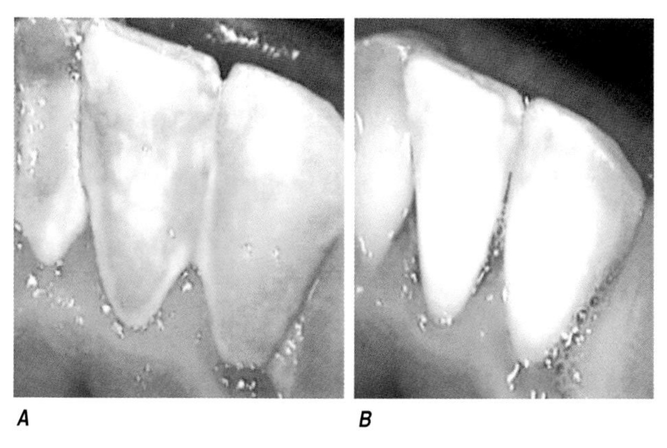

图3-24　A.牙石; B.清洁后的牙齿

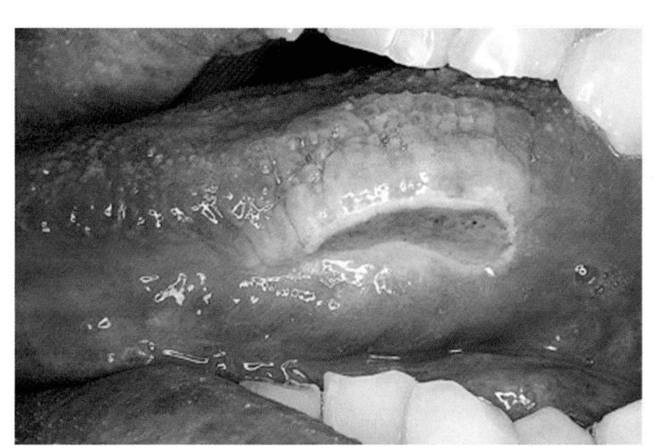

图3-25　创伤性溃疡

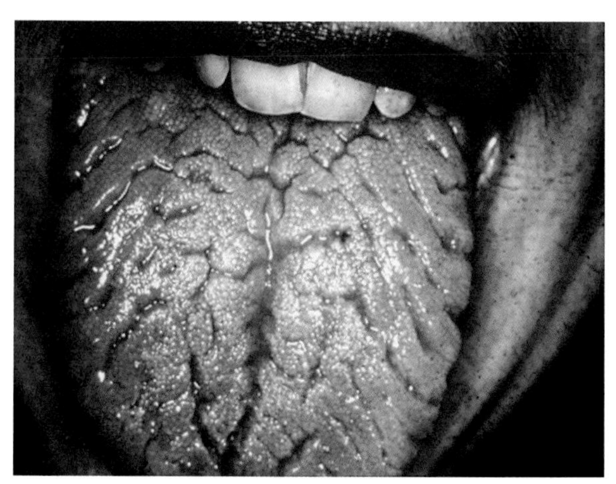

图3-26　裂纹舌

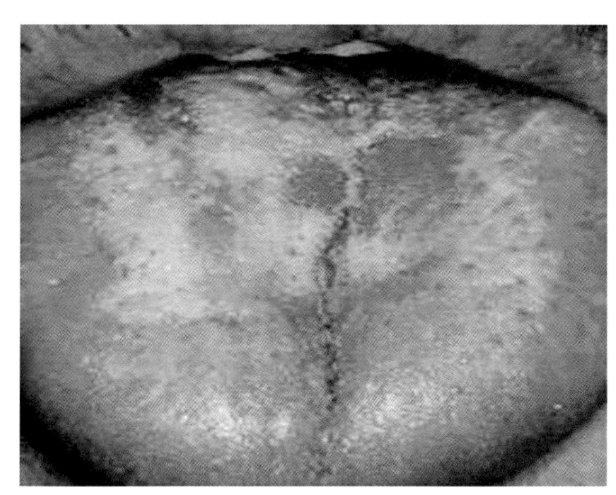

图3-27　舌白苔——念珠菌病可能

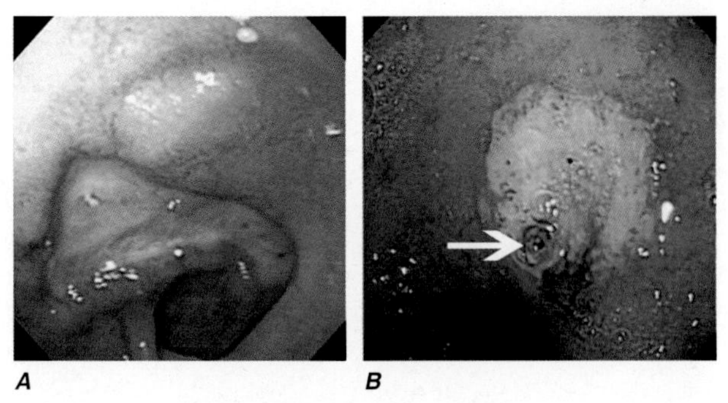

图12-1　十二指肠溃疡

A.溃疡基底干净；B.一例近期出血患者的溃疡可见血管（箭头）

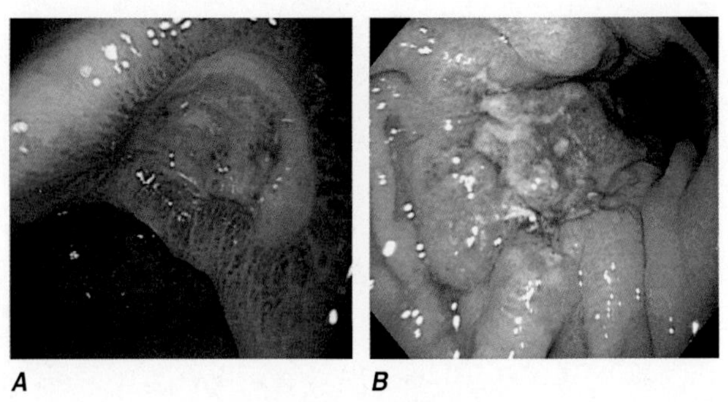

图12-2　胃溃疡

A.良性胃溃疡；B.胃大弯受累的恶性胃溃疡

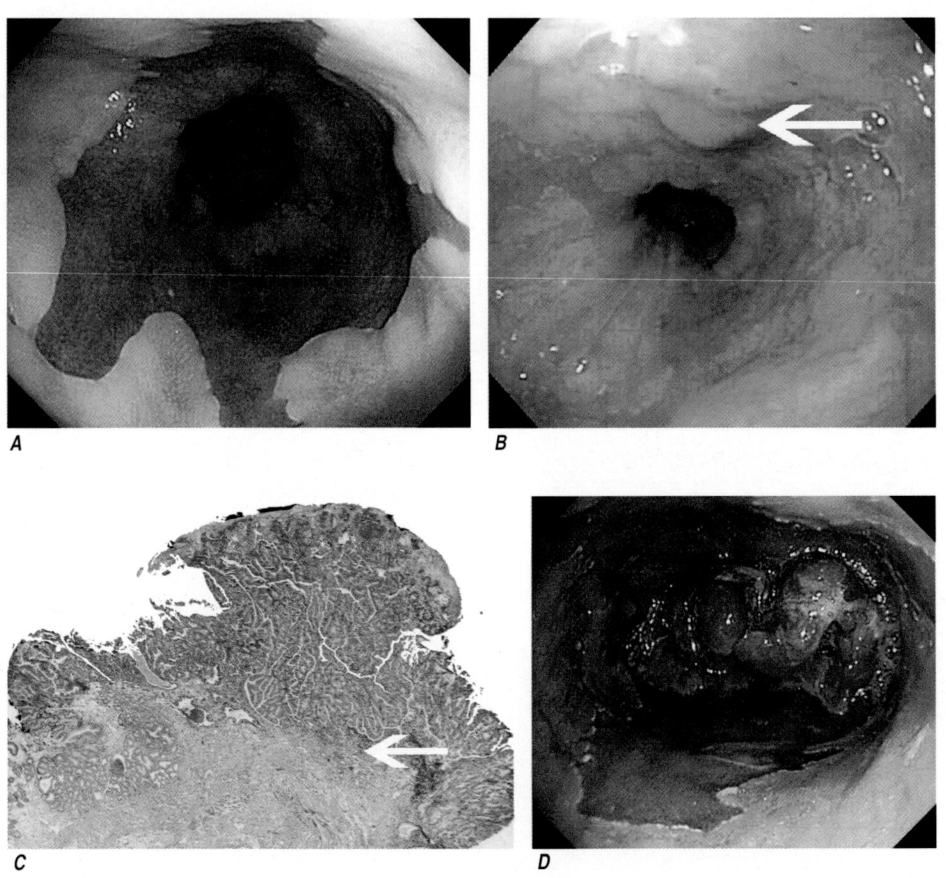

图12-3　Barrett食管

A.粉色舌状的Barrett黏膜从胃食管连接处向近端延伸；B.Barrett 食管内镜检测过程中见可疑结节（箭头）；C.内镜下切除的结节组织学检查见黏膜内腺癌。肿瘤侵犯食管黏膜下层（箭头）；D.Barrett食管伴局灶进展性腺癌

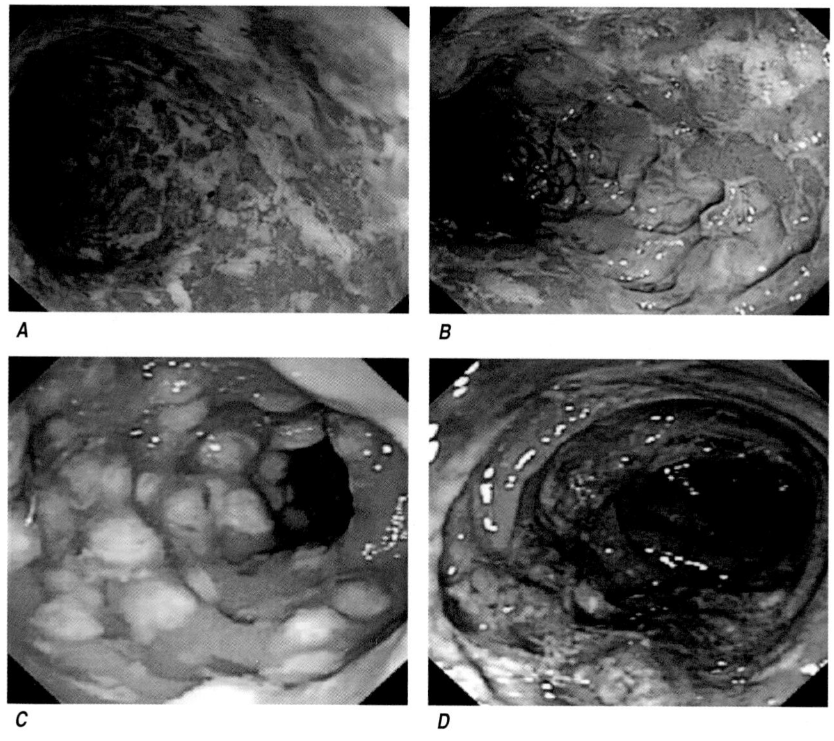

图12-4　结肠炎的病因

A.慢性溃疡性结肠炎，可见弥漫性溃疡和渗出；B.重症克罗恩病，可见深溃疡；C.假膜性结肠炎，可见黄色附着的假膜；D.缺血性结肠炎，可见簇状黏膜水肿，黏膜下出血和发绀

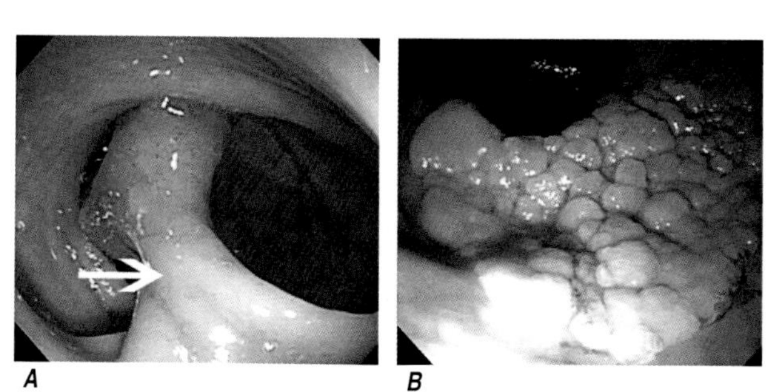

图12-5　结肠息肉

A.带蒂结肠息肉，其下方为正常黏膜覆盖的粗蒂（箭头）；B.无蒂直肠息肉

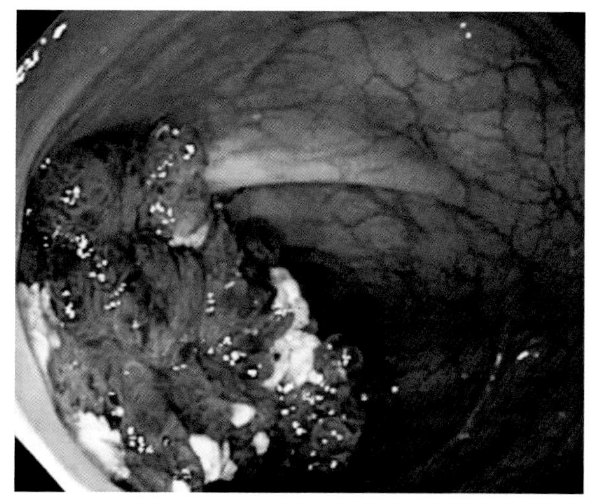

图12-6　向肠腔生长的结肠腺癌

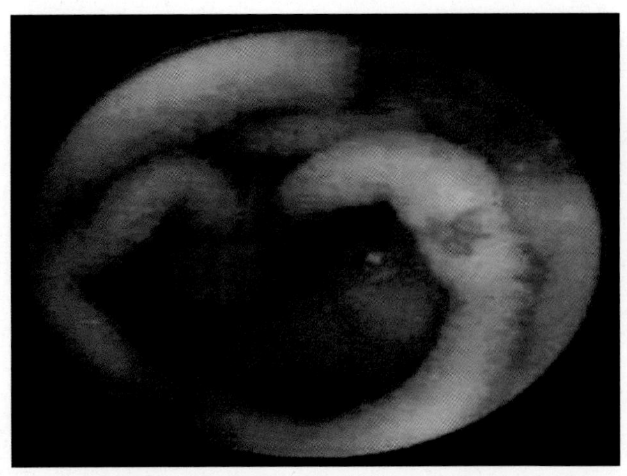

图12-7　空肠血管扩张的胶囊内镜图像

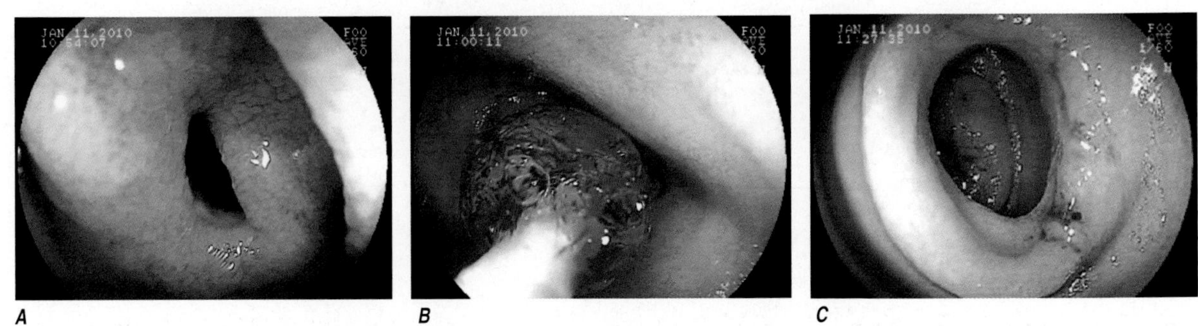

图12-9　双气囊小肠镜诊断非甾体抗炎药（NSAID）诱发的近端回肠狭窄

A.回肠狭窄引起梗阻症状；B.球囊扩张回肠狭窄部位；C.狭窄处扩张后的表现

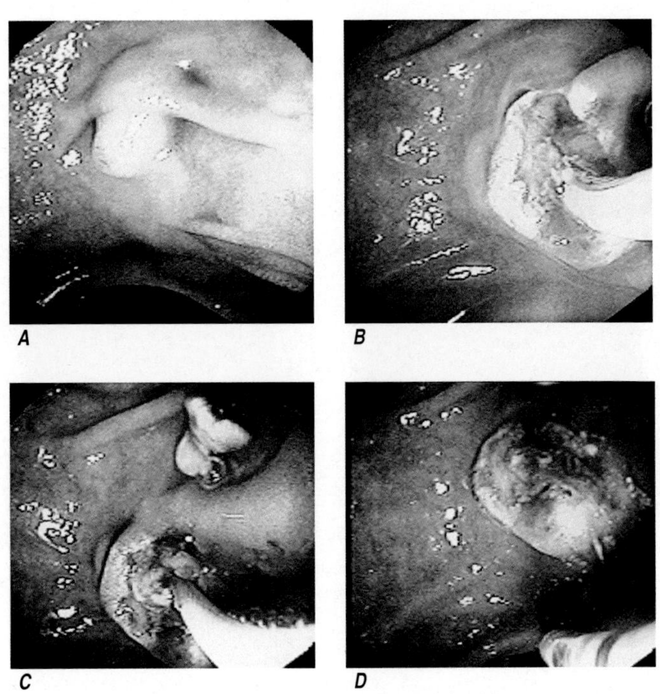

图12-11　内镜下括约肌切开术

A.正常外观的肝胰壶腹；B.电切行括约肌切开术；C.球囊导管取出胆管结石；D.括约肌切开术后的最终外观

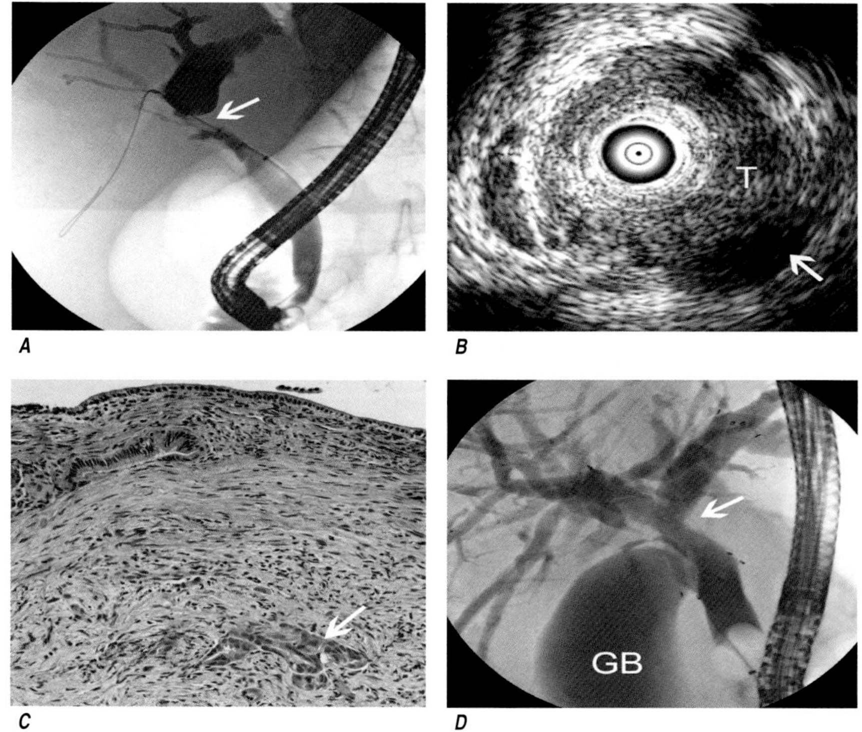

图12-12　肝门部胆管细胞癌的内镜下诊断、分期和姑息治疗

A.一例梗阻性黄疸患者的内镜下逆行胆胰管造影（ERCP）图像示肝管汇合处恶性狭窄并侵及左右肝内胆管；B.胆管狭窄处腔内超声示肿瘤（T）导致胆管壁明显增厚，并且部分包绕肝动脉（箭头）；C.ERCP过程中行胆管腔内活检表明恶性肿瘤细胞已浸润胆管壁黏膜下层（箭头）；D.内镜下放置胆管自膨胀金属支架（箭头）缓解了胆管梗阻；GB，胆囊（图像C经允许由Thomas Smyrk博士提供）

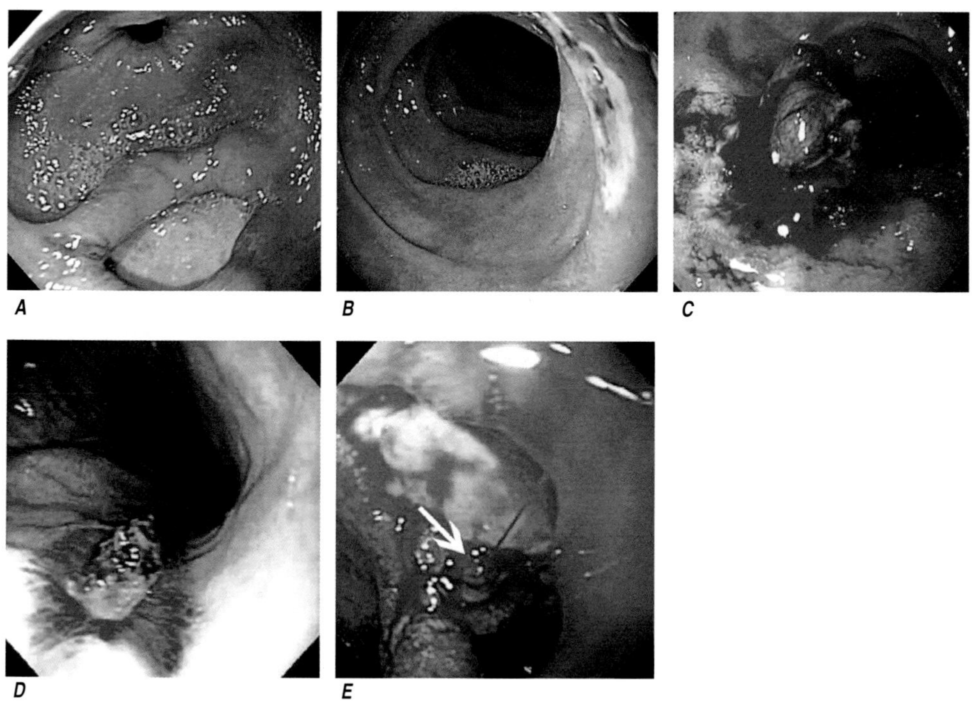

图12-16　消化性溃疡的出血征象

A.胃窦溃疡，基底干净；B.十二指肠溃疡，可见平坦红点；C.十二指肠溃疡，伴紧密附着的血凝块；D.胃溃疡，可见红色突起/血管；E.十二指肠溃疡，可见活动喷射性出血（箭头）

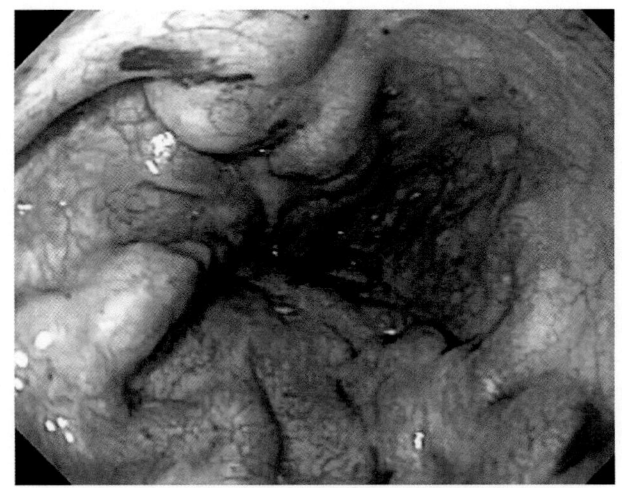

图12-17　食管静脉曲张

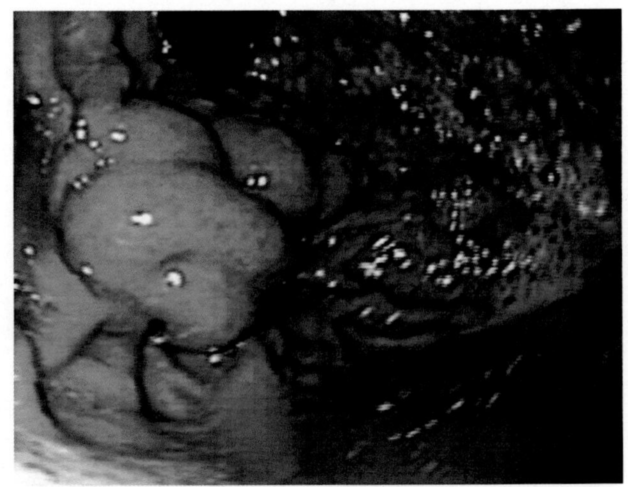

图12-18　胃底静脉曲张

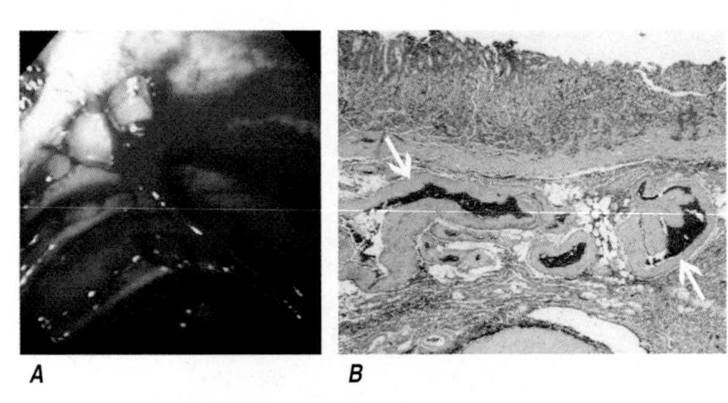

图12-19　Dieulafoy病变

A.空肠Dieulafoy病变，活动性喷射出血；B.胃Dieulafoy病变组织学改变，紧邻黏膜的胃黏膜下层可见恒径动脉（箭头）

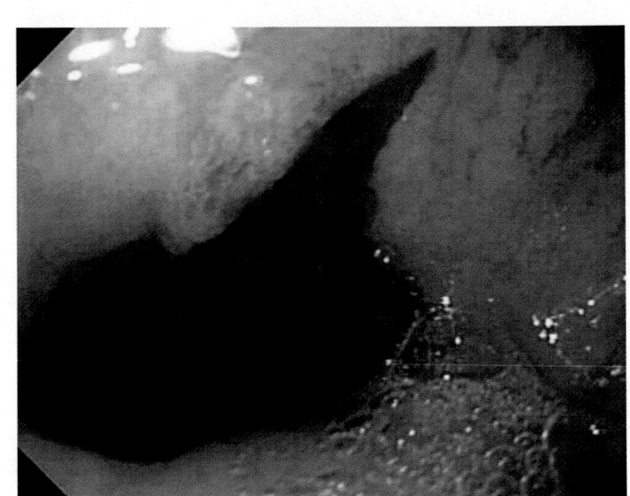

图12-20　胃食管连接处的Mallory-Weiss撕裂

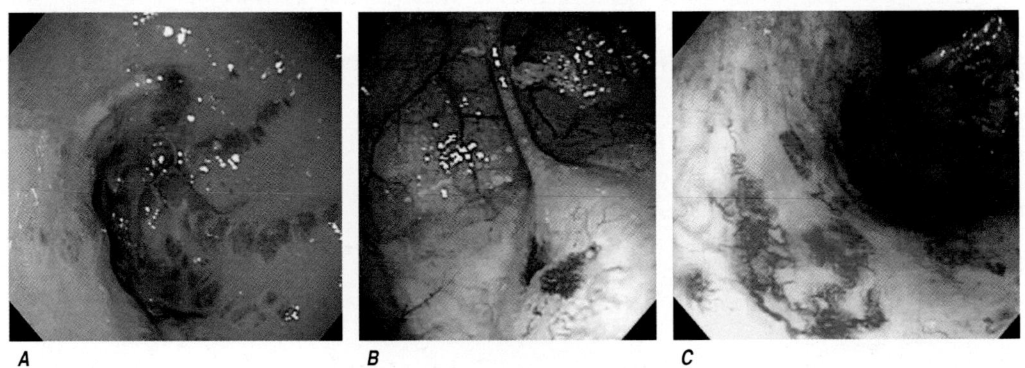

图12-21　胃肠道血管扩张症

A.胃窦血管扩张症（“西瓜胃”），可见特征性的平坦或隆起的条状血管扩张改变；B.盲肠血管扩张症；C.一例既往因前列腺癌接受过放射治疗而诱发的直肠血管扩张

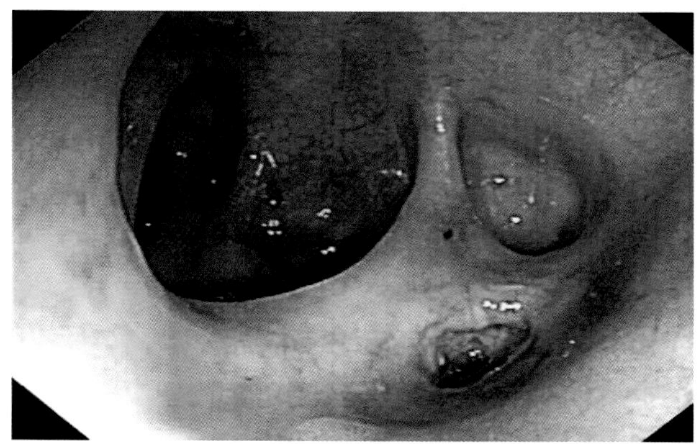

图12-22　结肠憩室

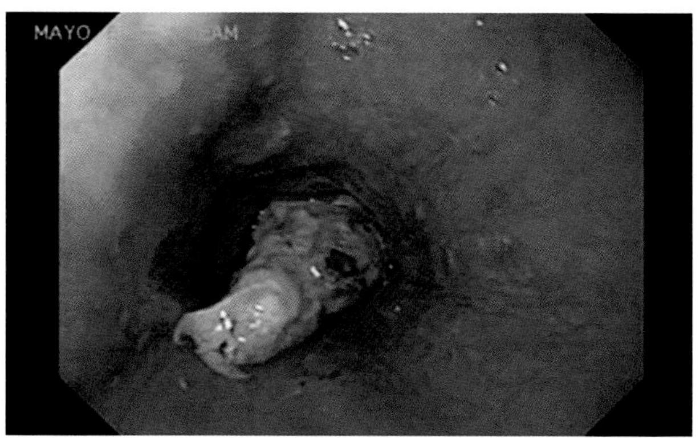

图12-23　食管食物（肉类）嵌顿

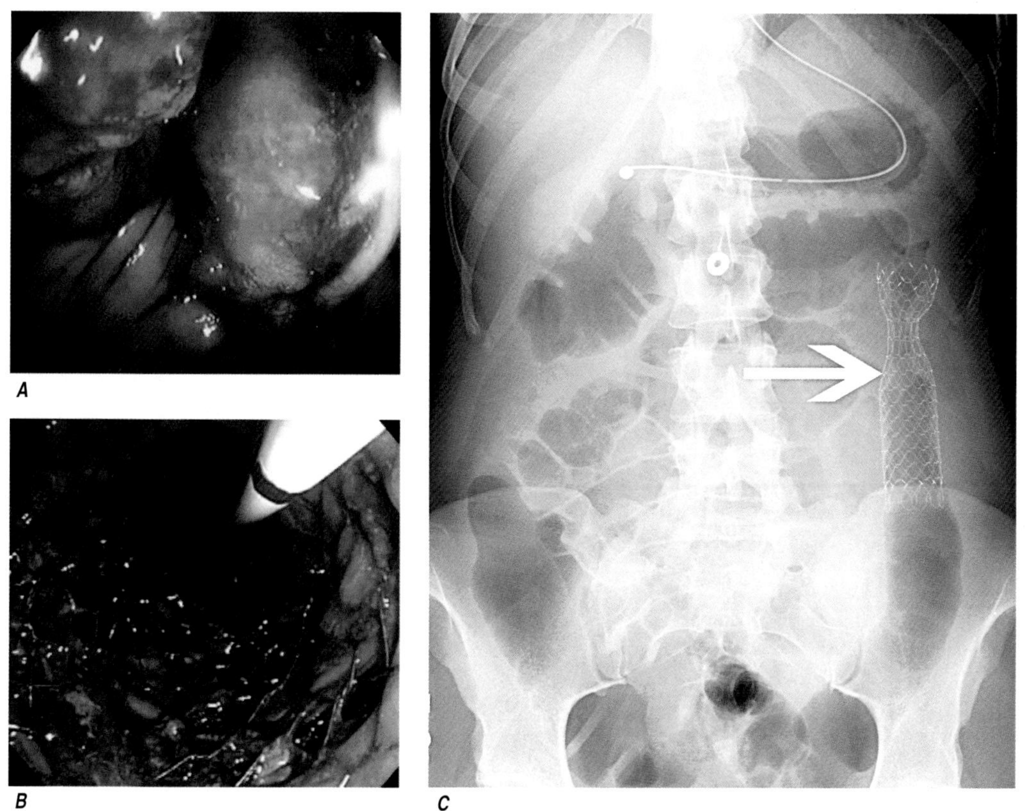

图12-27　梗阻性结肠癌

A.结肠腺癌造成降结肠肠腔明显狭窄；B.内镜下放置自膨式金属支架；C.X线平片示扩张的支架越过导致狭窄的肿瘤，支架腰部为狭窄病变处［（箭头）图像A经允许由Glenn Alexander博士提供］

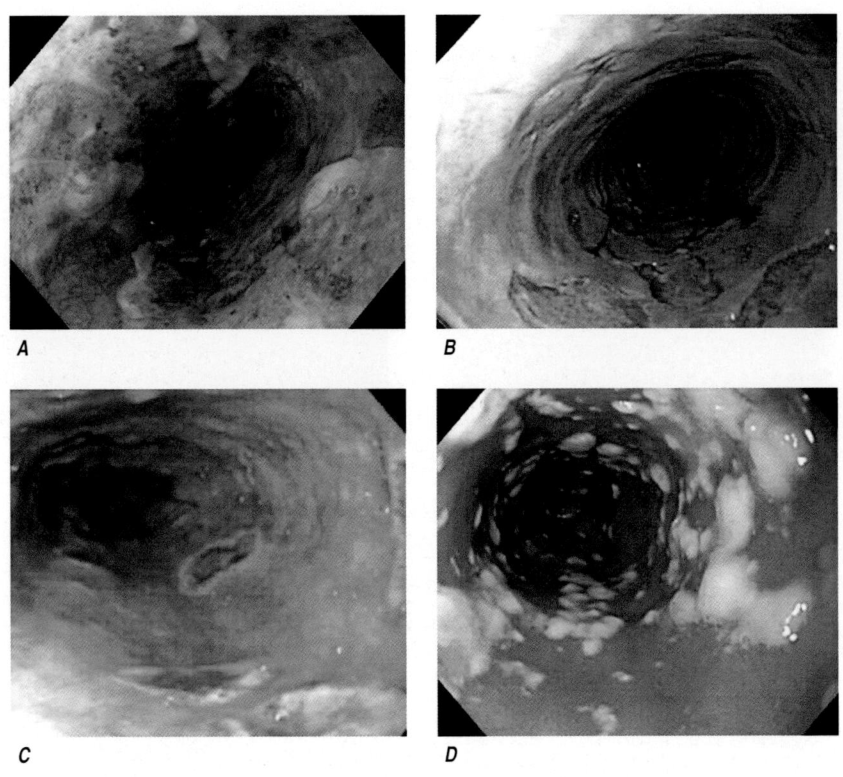

图12-29　食管炎的原因

A.重度反流性食管炎，可见黏膜质脆，有溃疡形成；B.巨细胞病毒食管炎；C.单纯疱疹病毒食管炎，可见靶状浅溃疡形成；D.念珠菌性食管炎，可见白色斑块附着于食管黏膜

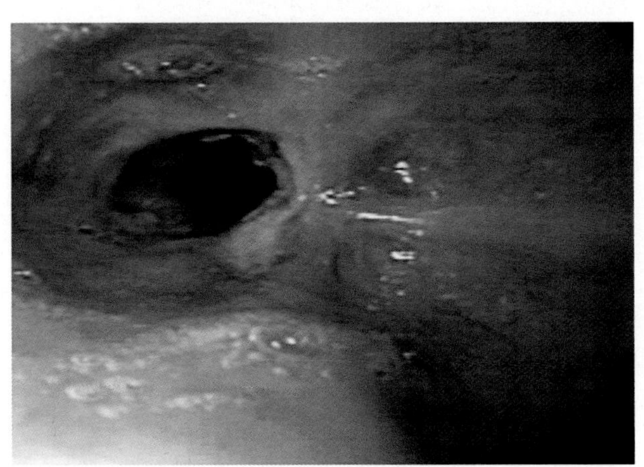

图12-30　与溃疡形成和远端食管瘢痕形成相关的消化性食管狭窄

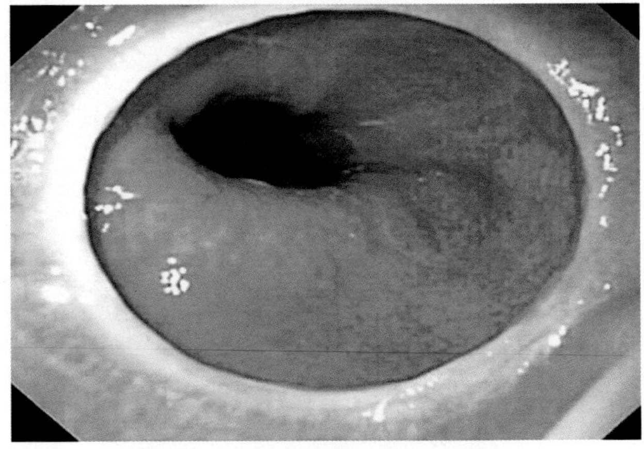

图12-31　胃食管连接处的Schatzki环

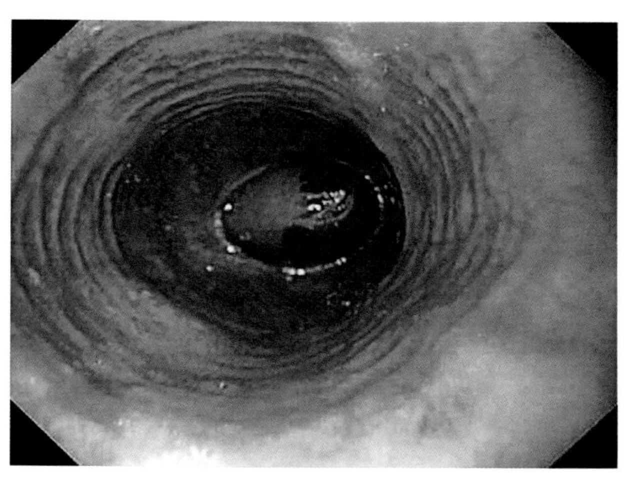

图12-32 嗜酸性食管炎，可见食管形成多个环状皱纹外观，狭窄的食管胃连接处可见嵌顿的葡萄。诊断依靠活检病理发现每高倍视野>15~20个嗜酸细胞

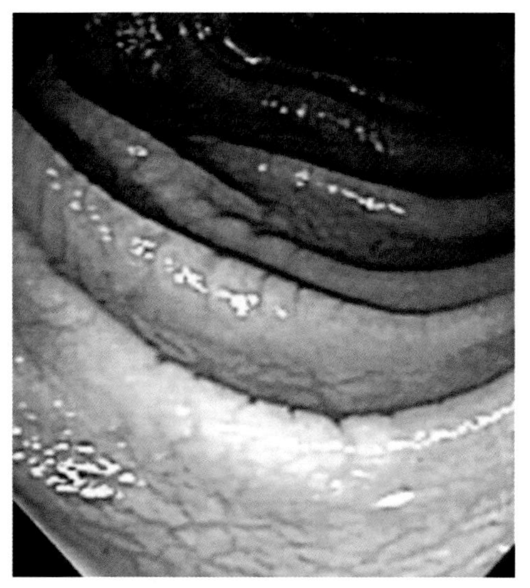

图12-33 乳糜泻患者扇贝样十二指肠皱襞

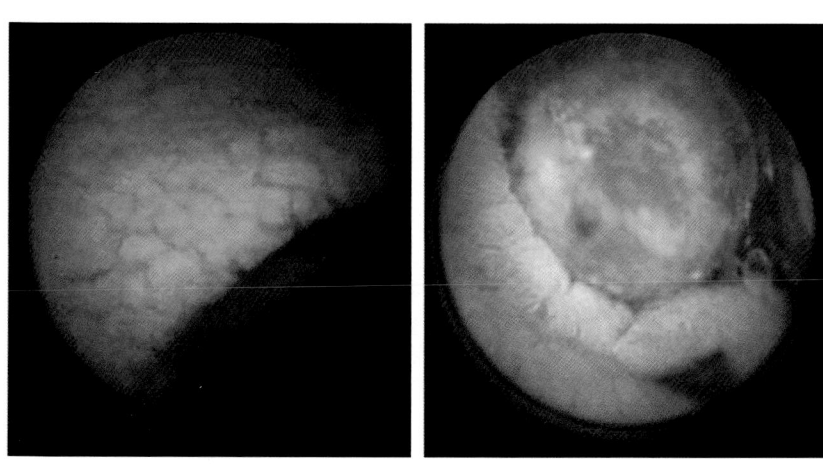

图12-34 胶囊内镜图像示乳糜泻患者轻度扇贝样空肠皱襞（左）和回肠肿瘤（右）

图片经允许由Elizabeth Rajan提供

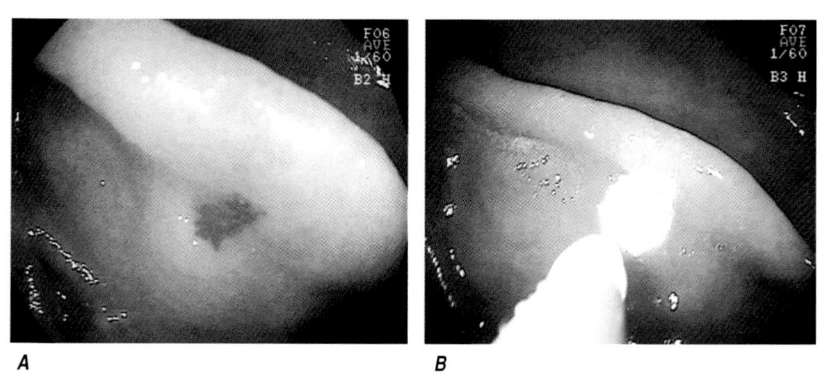

图12-35 A.双气囊小肠镜检查发现空肠中段血管扩张；B.氩离子凝固术消融血管扩张

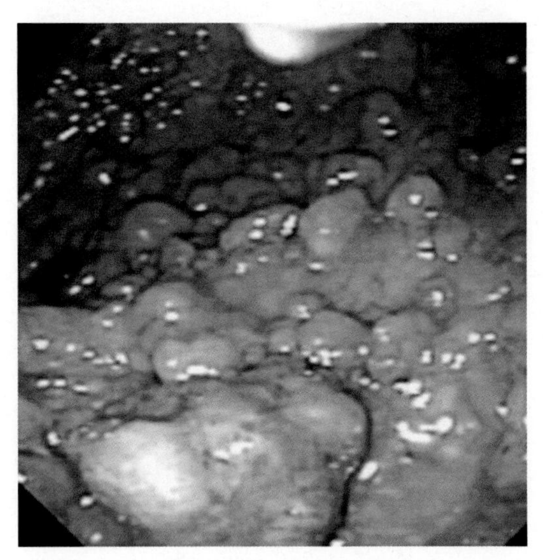

图12-36　一例家族性腺瘤性息肉病综合征患者大小不等、不计其数的结肠息肉

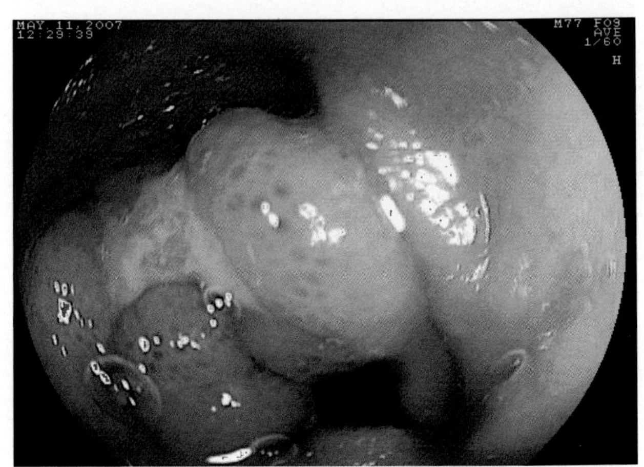

图12-38　回肠溃疡性类癌

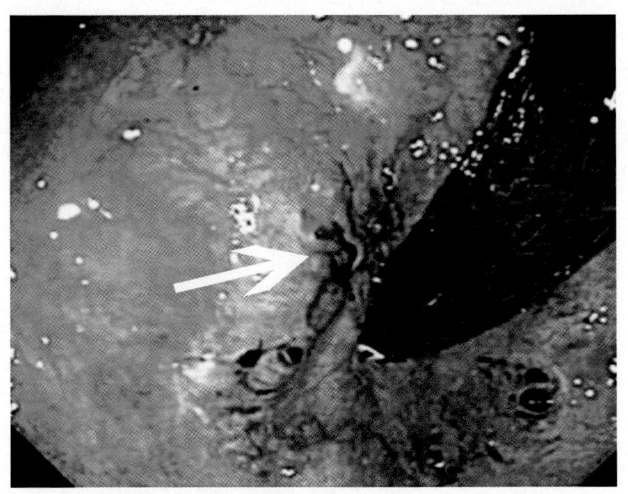

图12-39　翻转镜身观察直肠可见到内痔出血（箭头）

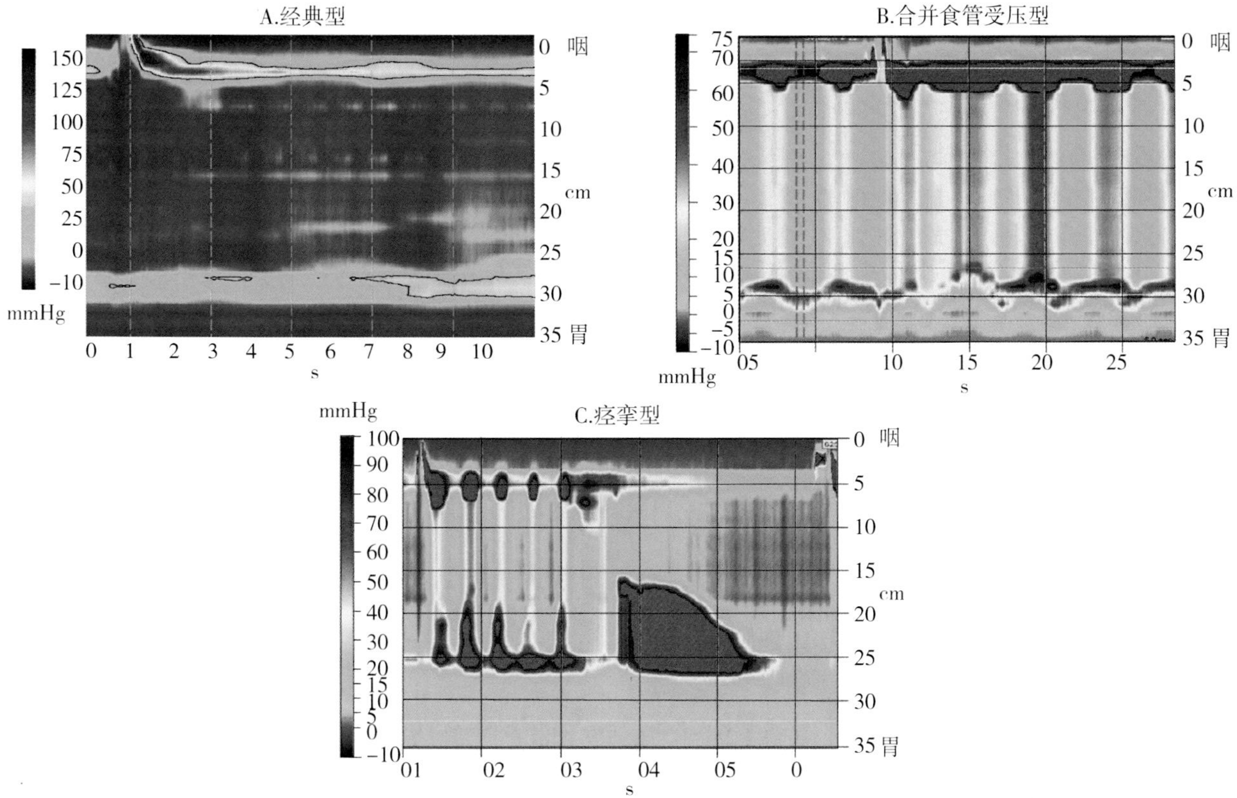

图13-6　通过压力图可将贲门失弛缓症分为3种类型，经典型（A型）、合并食管受压型（B型）和痉挛型（C型）

所有类型均存在食管下端括约肌松弛功能减弱和蠕动消失。经典型贲门失弛缓症中食管体部压力最低，而大量液体造成的压力导致食管受压，痉挛型贲门失弛缓症中可观察到食管痉挛性收缩

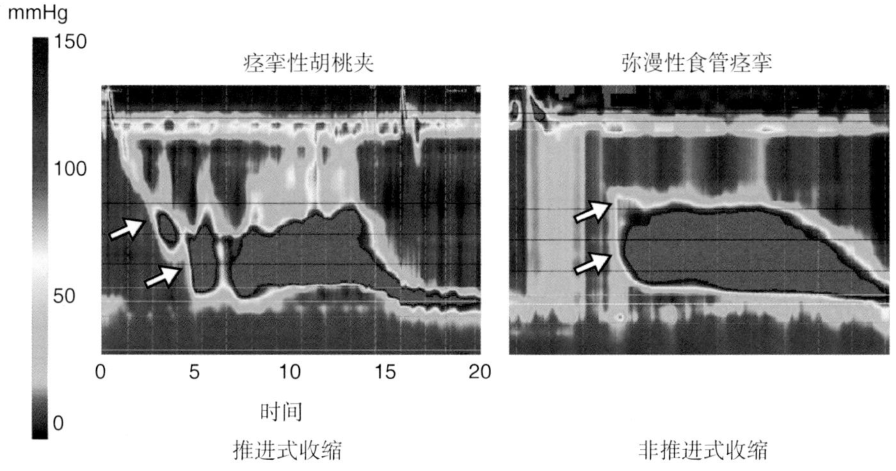

图13-8　两种主要食管痉挛的食管压力图：胡桃夹食管（左图）和弥漫性食管痉挛（右图）

胡桃夹食管是在正常蠕动存在情况下出现重复性的高幅蠕动收缩，弥漫性食管痉挛与之相似，但不同之处是在收缩时出现快速推进

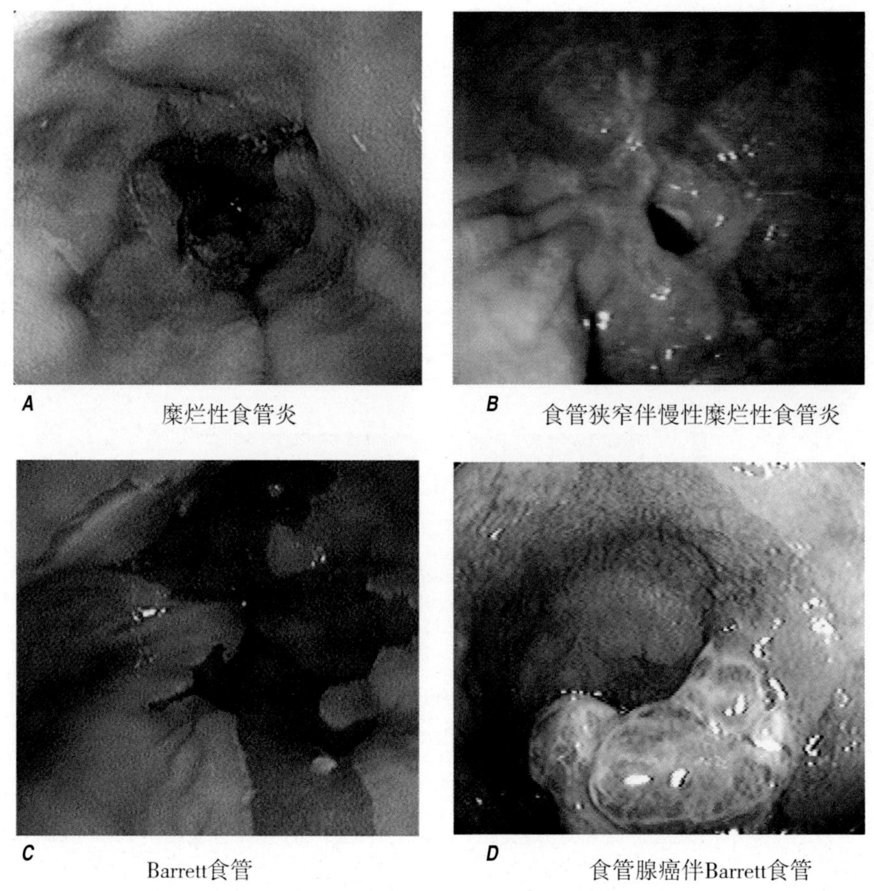

图13-9　内镜特征：溃疡性食管炎（A），溃疡导致的食管狭窄（B），Barrett增生（C），Barrett食管处进展为腺癌（D）

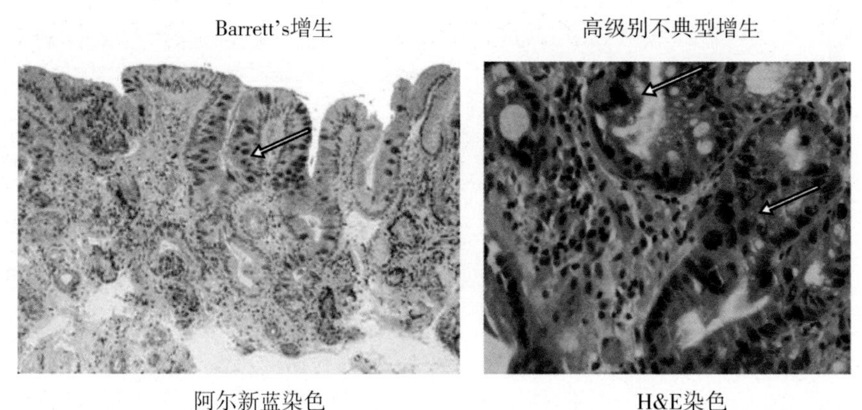

图13-10　Barrett增生和合并高级别不典型增生的Barrett食管的组织学表现

HE染色，苏木素-伊红染色

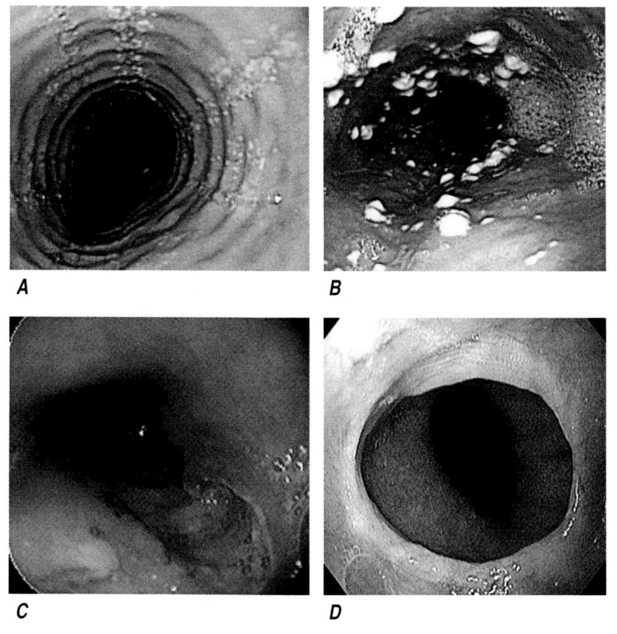

图13-11　内镜特征：嗜酸细胞性食管炎（A），念珠菌性食管炎（B），HIV感染患者的食管巨大溃疡（C），Schatzki环（D）

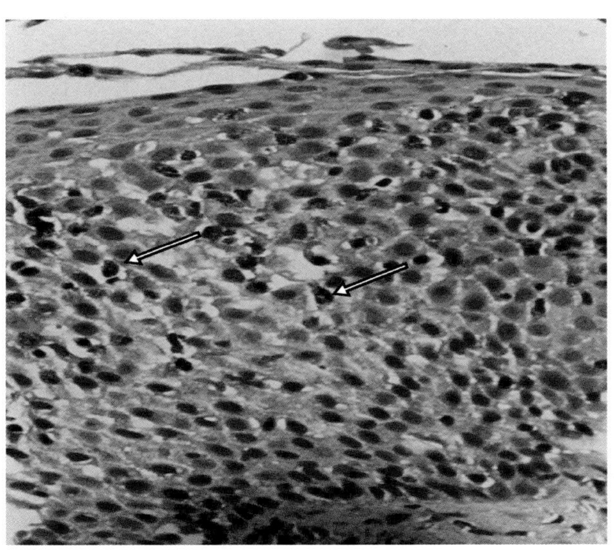

图13-12　嗜酸细胞性食管炎组织学表现为食管鳞状上皮深层的嗜酸细胞浸润

胃食管反流病中也可存在嗜酸细胞性炎症，嗜酸细胞性食管炎的诊断标准是每高倍镜视野的嗜酸粒细胞超过15个

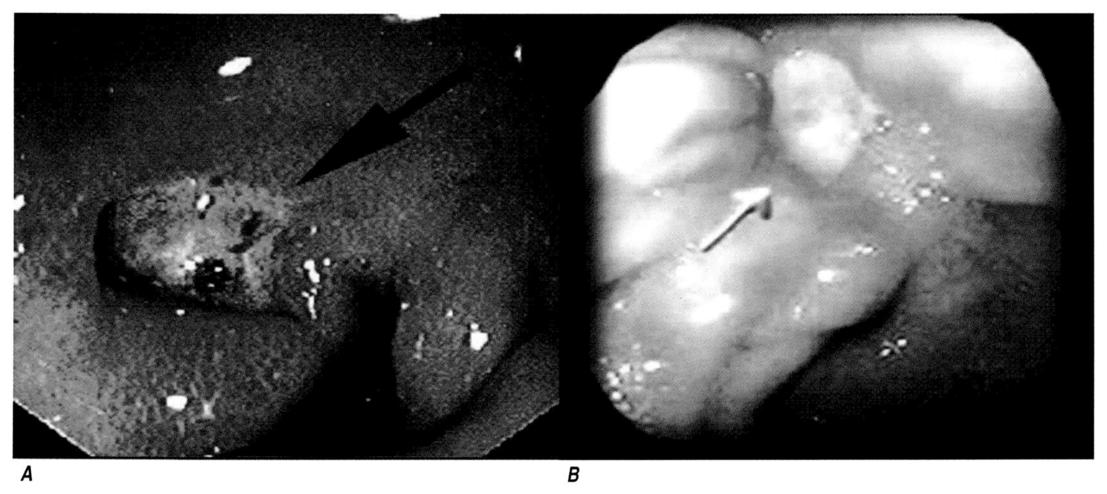

图14-11　消化内镜

A.良性十二指肠溃疡；B.良性胃溃疡

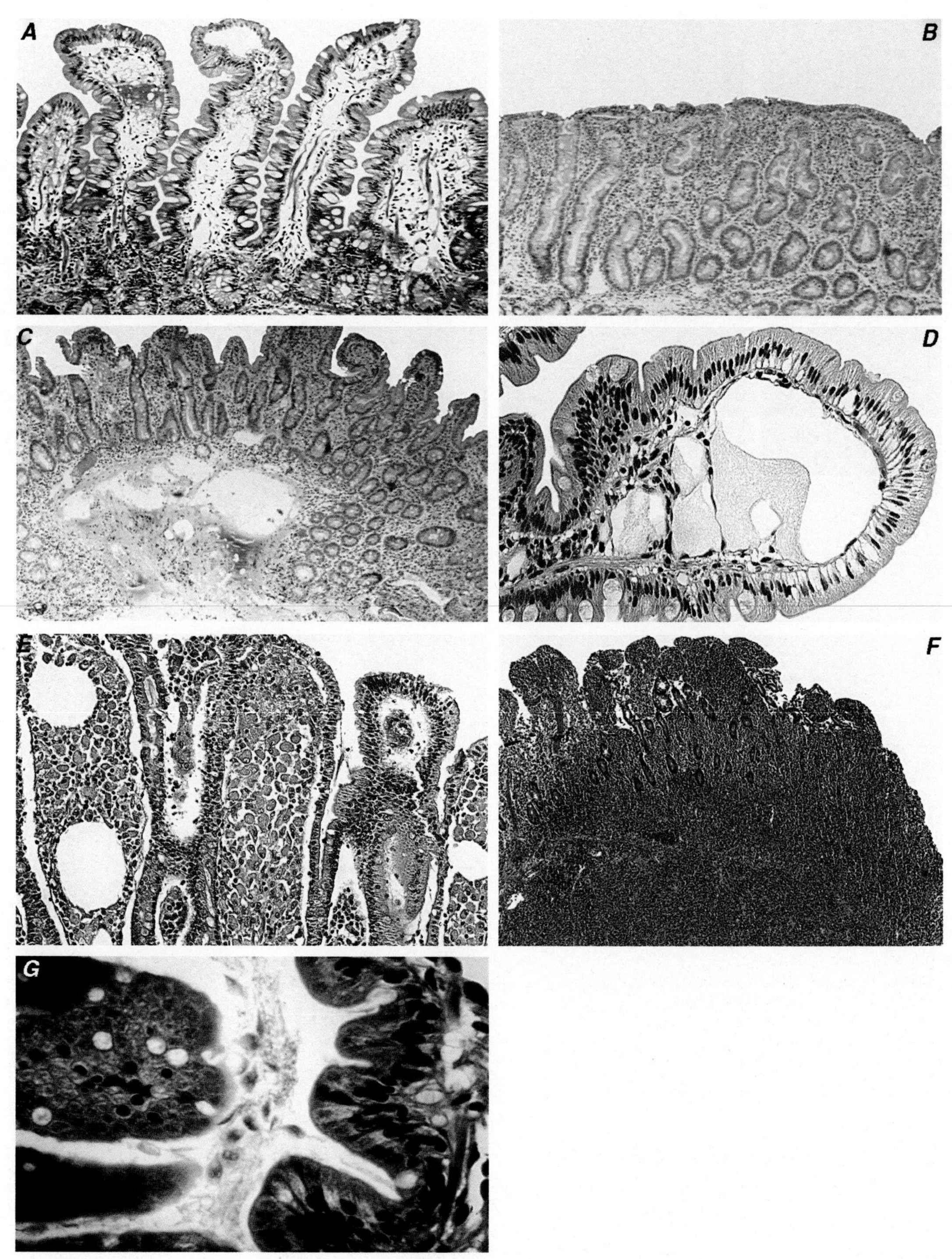

图 15-4 小肠黏膜活检

A.正常个体；B.乳糜泻治疗前；C.乳糜泻治疗后；D.小肠淋巴管扩张症；E.惠普尔病（Whipple disease）；F.淋巴瘤；G.贾第鞭毛虫病（Courtesy of Marie Robert， MD， Yale University； with permission.）

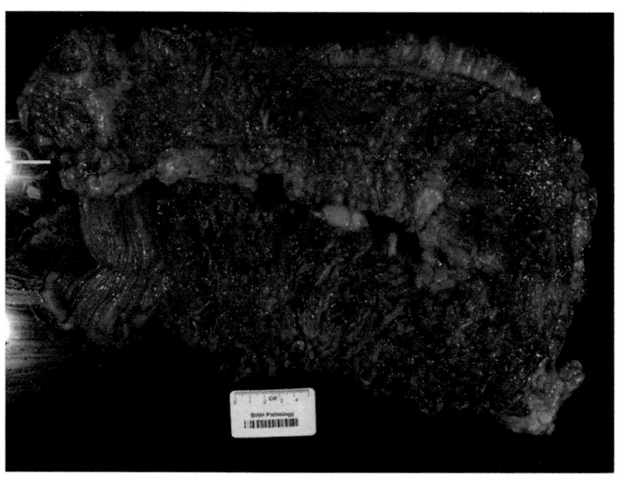

图17-1　溃疡性结肠炎大体观

弥漫（非节段性）的黏膜病变伴广泛溃疡。肠壁增厚不明显，亦无铺路石改变

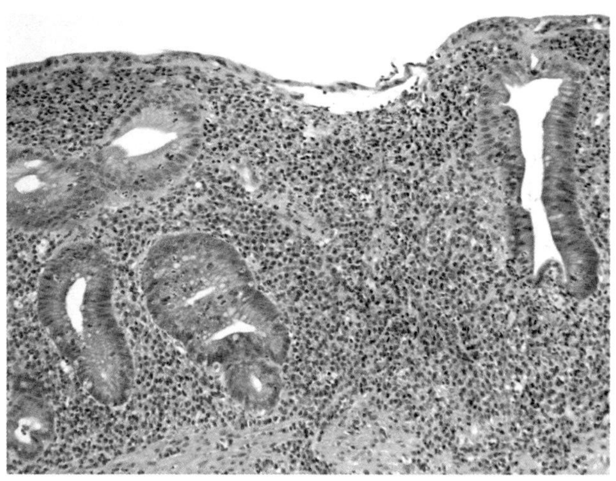

图17-2　溃疡性结肠炎结肠黏膜显微镜的中倍视野观

可见弥漫混合炎症，基底淋巴浆细胞浸润，隐窝萎缩、不规则，表浅病变。这些特征都是典型的慢性活动性溃疡性结肠炎的表现

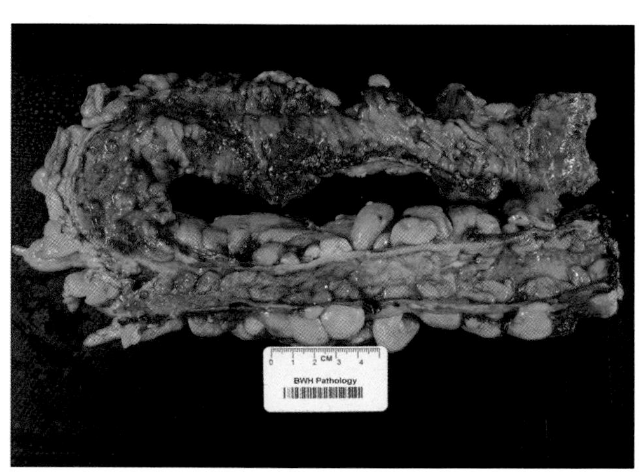

图17-3　克罗恩病的结肠大体观

可见肠壁增厚伴狭窄，线性匍匐溃疡，黏膜铺路石征

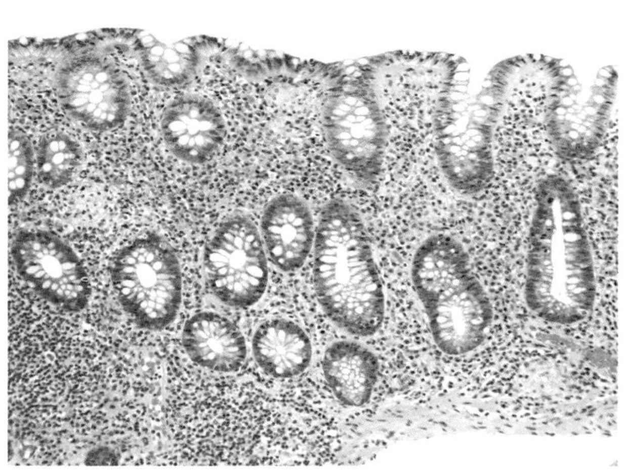

图17-4　克罗恩病结肠炎症显微镜的中倍视野观

可见急慢性炎症、隐窝萎缩、多发上皮样肉芽肿

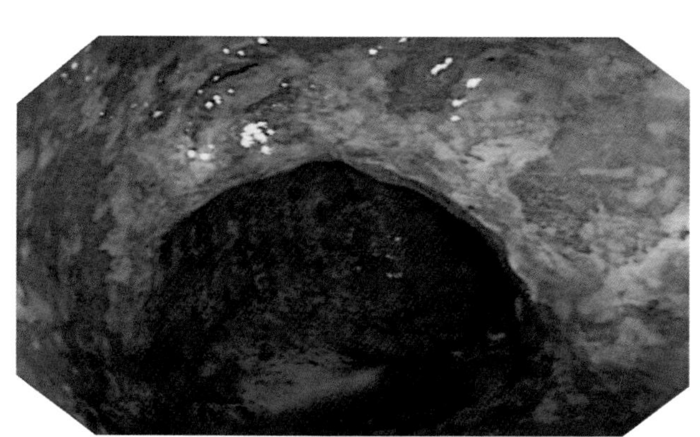

图17-5　溃疡性结肠炎急性期的结肠镜表现

重度结肠炎，伴红斑、易脆、渗出

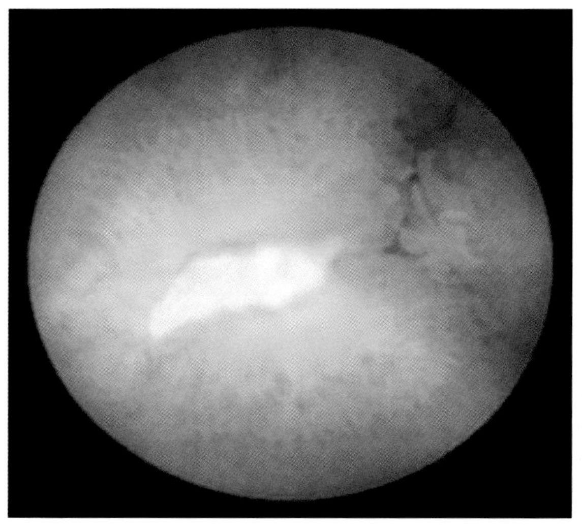

图17-6　克罗恩病胶囊内镜表现

回肠可见溃疡和肠腔狭窄

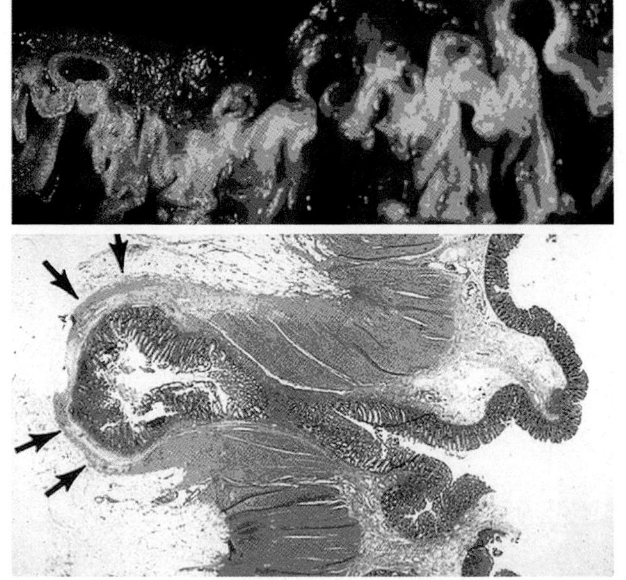

图19–1　乙状结肠憩室的大体和显微镜图像

箭头指示炎症憩室，憩室壁仅由黏膜构成

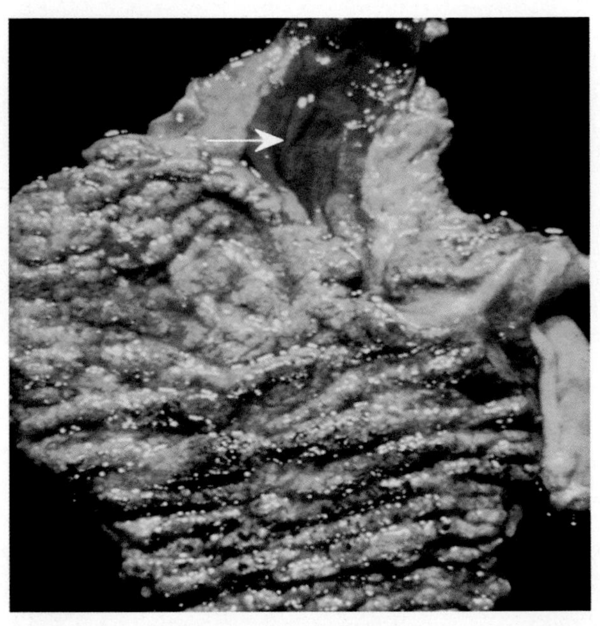

图24–1　尸检标本显示一例假膜性肠炎患者假膜铺满整个盲肠。末段回场亦有受累（箭头所示）

图27–1　伤寒沙门菌或副伤寒沙门菌所致肠热病的“玫瑰疹”

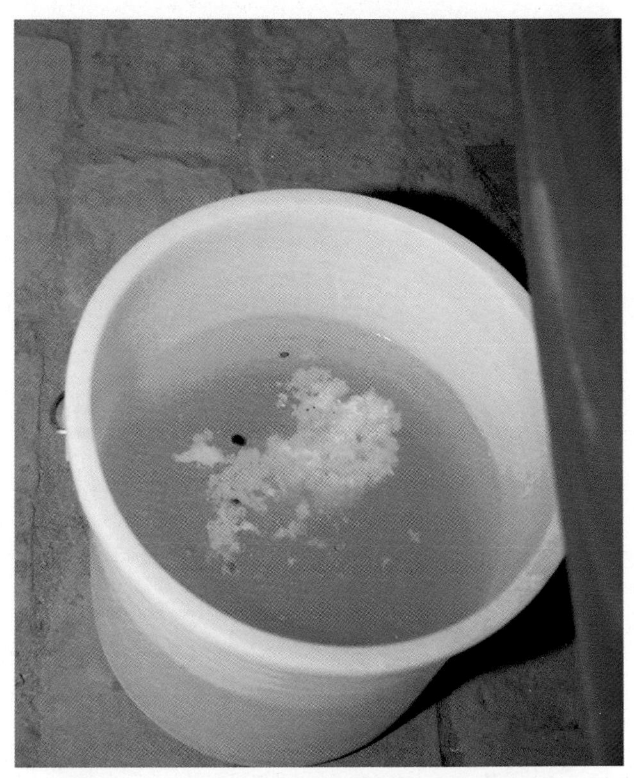

图30–1　霍乱的米泔水样大便，可见漂浮的黏膜和灰白色外观（经达卡国际腹泻疾病研究中心 Dr.ASG Faruque允许转载）

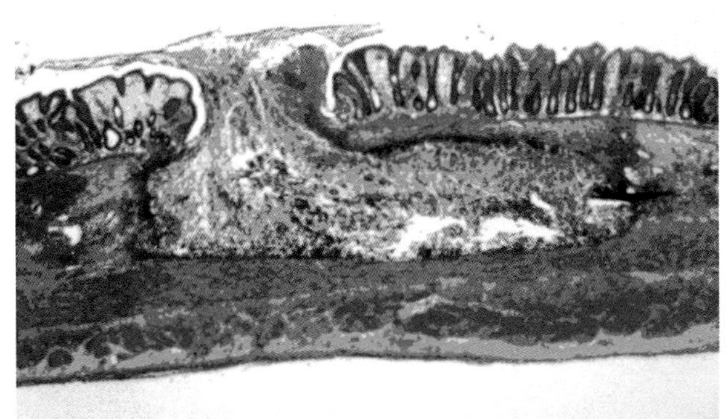

图32-3　溶组织阿米巴引起猫肠道烧瓶样溃疡（由疾病控制和预防中心Mae Melvin博士提供）

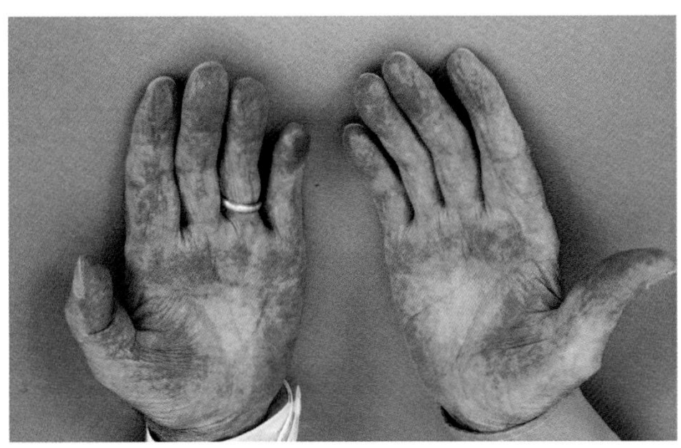

图42-1　掌红斑

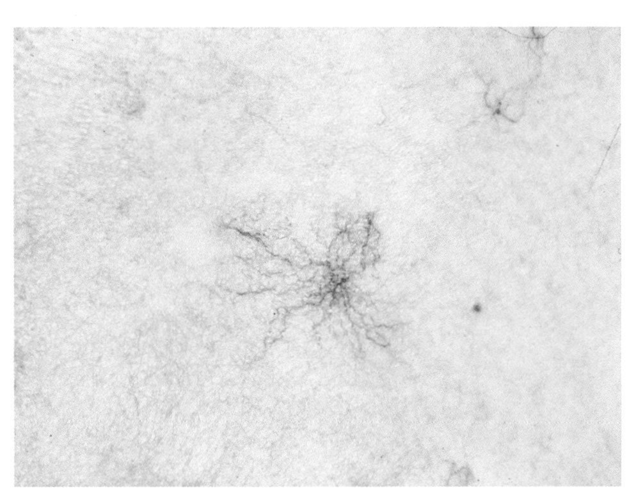

图42-2　蜘蛛痣

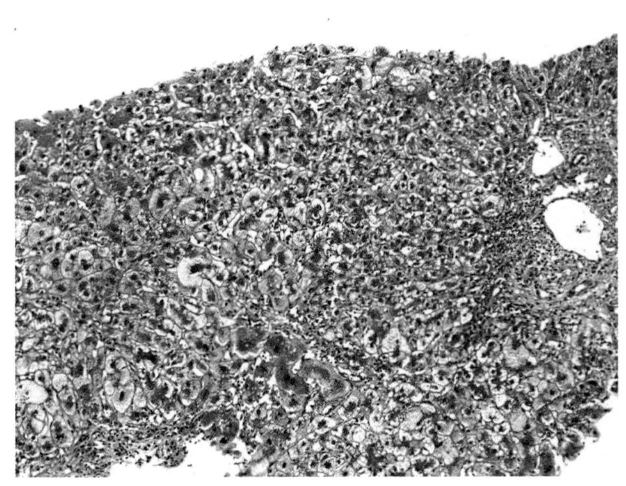

图43-2　急性肝炎，表现为肝小叶炎性变化和肝细胞水肿（H&E染色，10×）

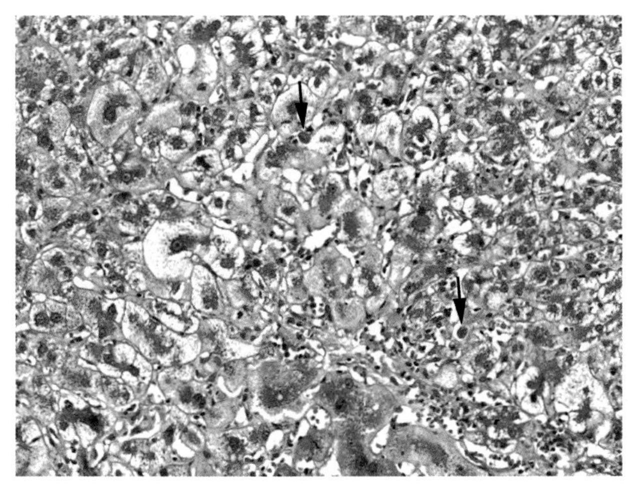

图43-3　急性肝炎，高倍镜下，显示肝小叶炎性变化、肝细胞水肿和嗜酸小体（箭头标示）（H&E染色，20×）

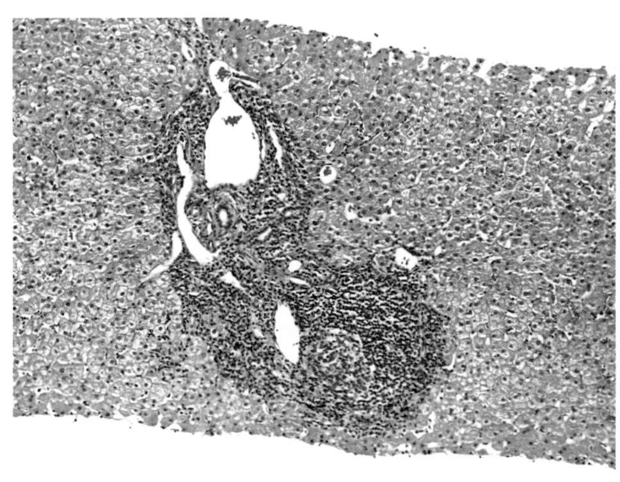

图43-4　慢性丙型肝炎，表现为门管区淋巴细胞浸润和含生发中心的淋巴滤泡（H&E染色，10×）

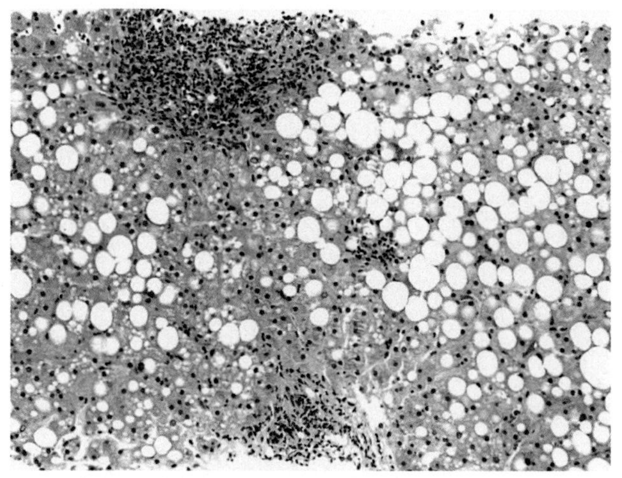

图43-5　慢性丙型肝炎，表现为门管区和小叶区的炎性变化和脂肪变性（H&E染色，10×）

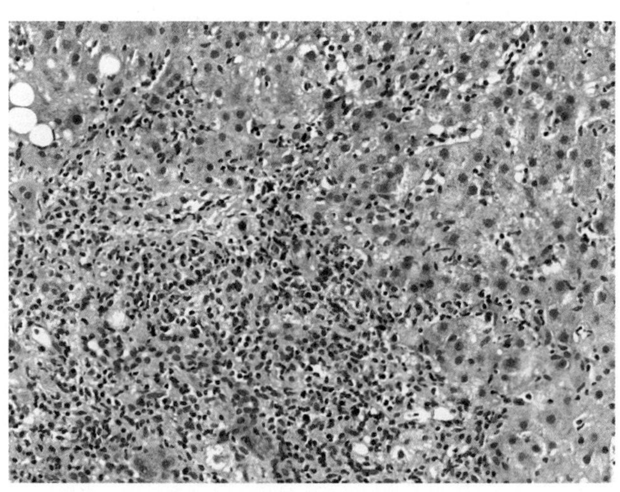

图43-6　慢性丙型肝炎，表现为门管区炎性变化和界面性肝炎（单核细胞浸润导致门管区周围界板的破坏）（H&E染色，20×）

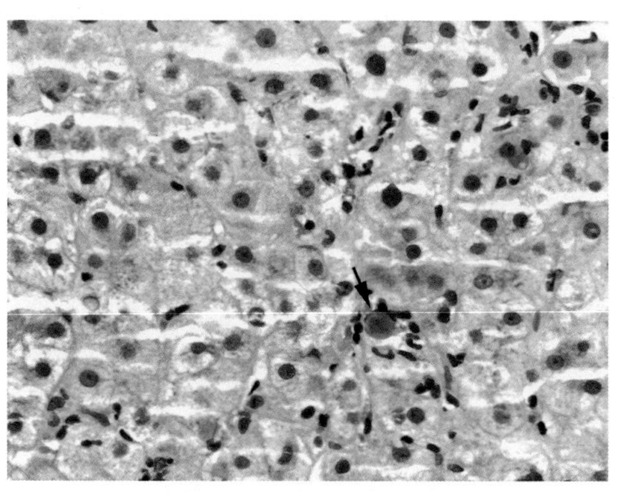

图43-7　小叶炎，表现为被淋巴细胞围绕的嗜酸小体（凋亡小体）（H&E染色，40×）

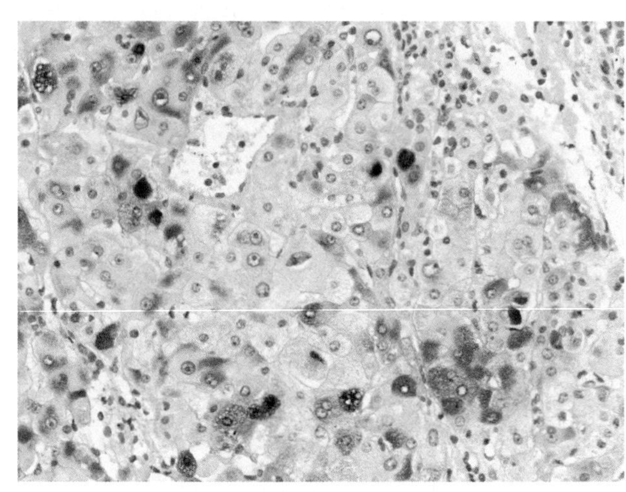

图43-8　慢性乙型肝炎，表现为肝细胞胞浆中抗乙型肝炎表面抗原染色阳性（免疫过氧化物酶染色，20×）

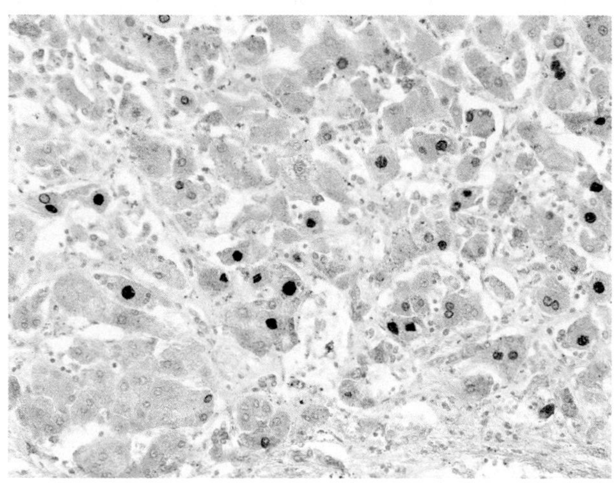

图43-9　慢性乙型肝炎，表现为肝细胞细胞核中抗乙型肝炎核心抗原染色阳性（免疫过氧化物酶染色，20×）

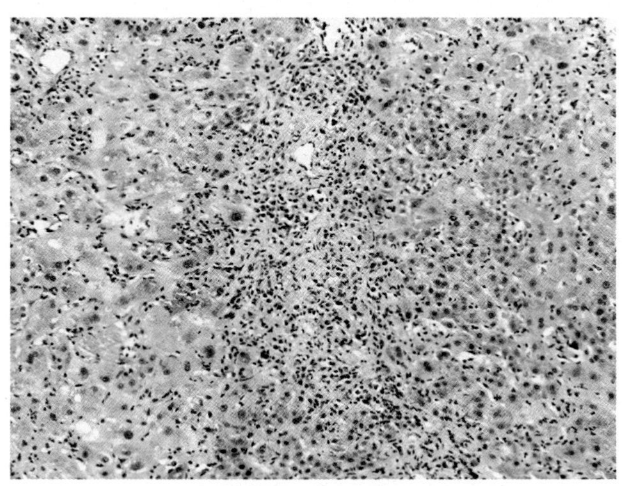

图43-10　自身免疫性肝炎，表现为门管区和小叶区的炎性变化、界面性肝炎和胆汁淤积（H&E染色，10×）

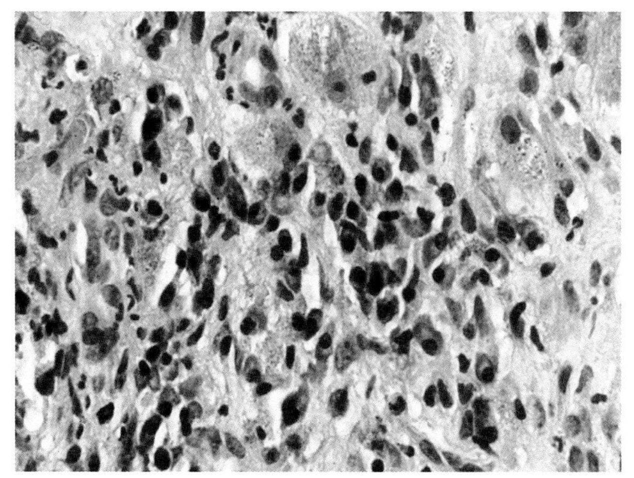

图43-11　自身免疫性肝炎，高倍镜下，显示门管区和门管区周围密集的浆细胞浸润（**H&E**染色，**40×**）

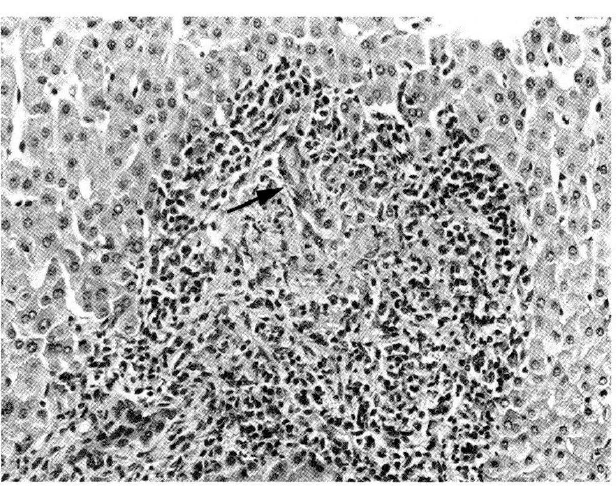

图43-12　原发性胆汁性肝硬化，表现为胆管上皮细胞坏死（“红色胆管损伤”）（箭头标示处），周围环绕上皮样肉芽肿反应和淋巴浆细胞性浸润（**H&E**染色，**40×**）

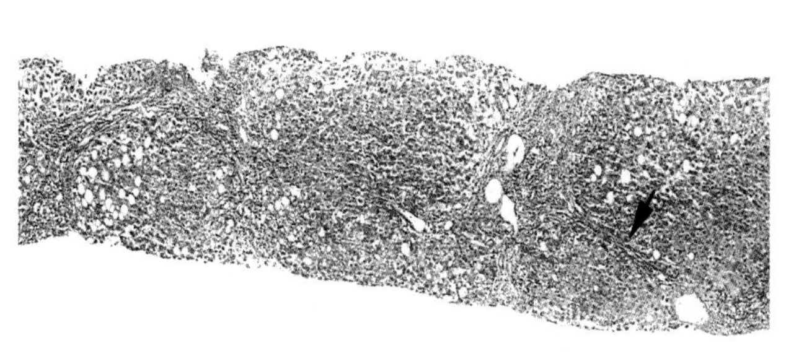

图43-13　慢性丙型肝炎，表现为纤维间隔［（箭头标示处）**Masson**三色染色法，**10×**］

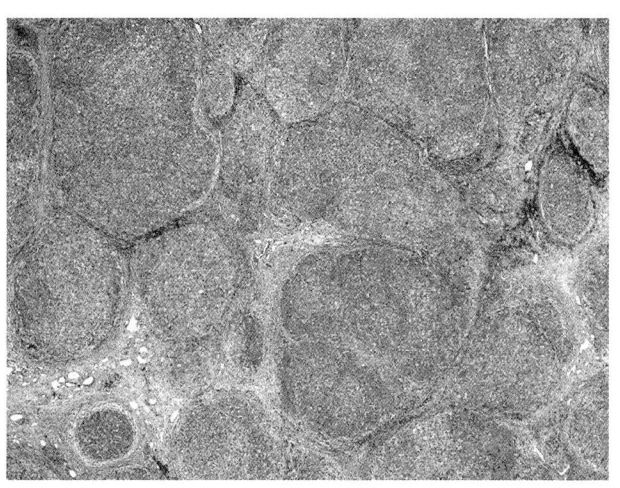

图43-14　肝硬化，表现为纤维化和肝细胞结节状再生导致的结构变化（**Masson**三色染色法，**2×**）

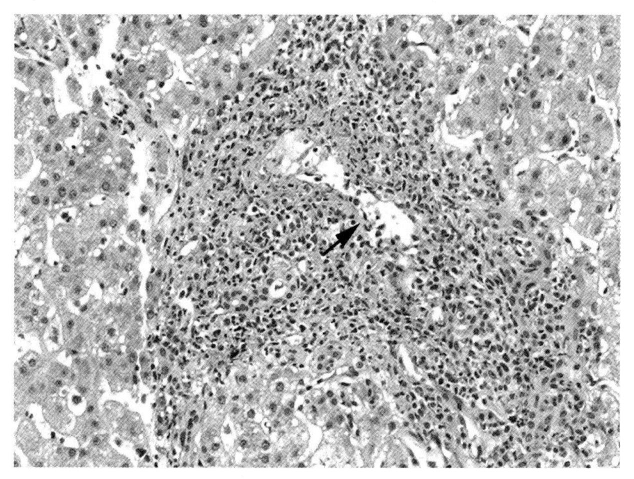

图43-15　原位肝移植的急性细胞排斥反应，显示门管束的混合性炎症细胞浸润（淋巴细胞、嗜酸性粒细胞、中性粒细胞），门静脉的内皮炎（箭头标示处）以及胆管损伤（**H&E**染色，**10×**）

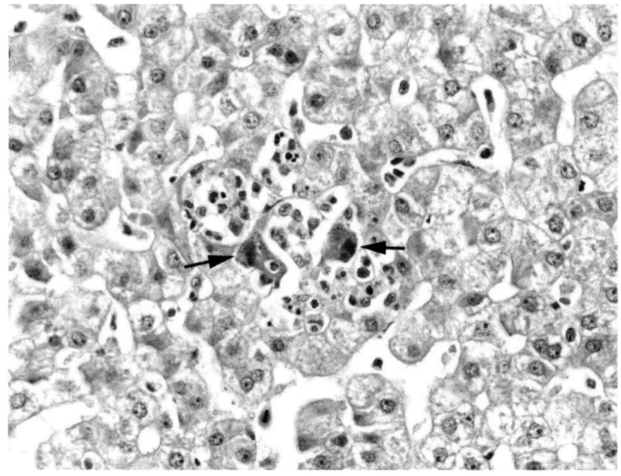

图43-16　发生巨细胞病毒感染的肝移植，显示被中性粒细胞和淋巴细胞浸润围绕的、含核内包涵体的肝细胞

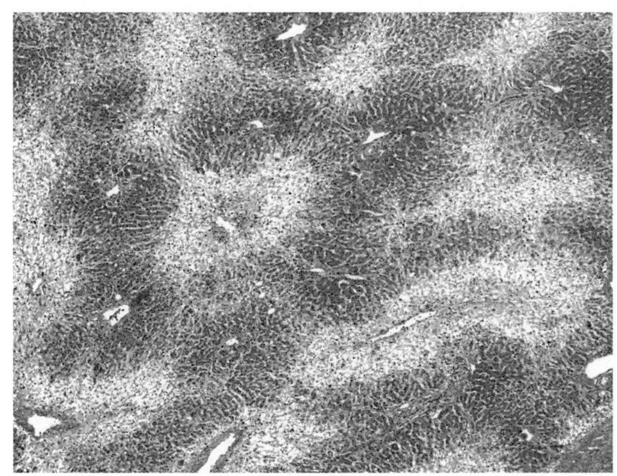

图43-17 对乙酰氨基酚中毒合并酒精性肝损伤，表现为广泛的小叶中心性坏死（**H&E**染色，**4×**）

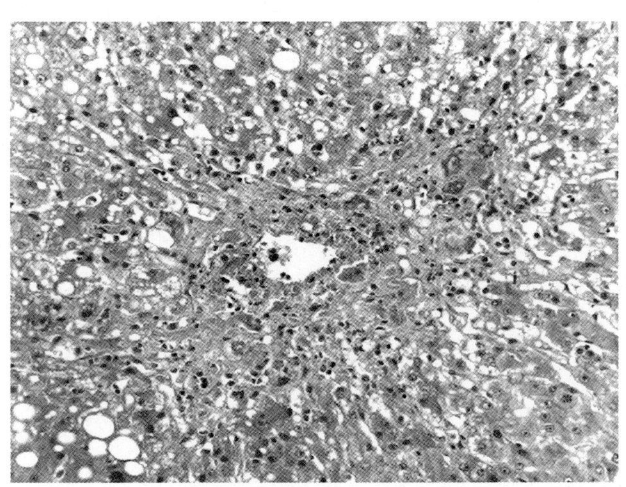

图43-18 对乙酰氨基酚中毒合并酒精性肝损伤，高倍镜下，小叶中心性坏死区域出现**Mallory**小体（**H&E**染色，**20×**）

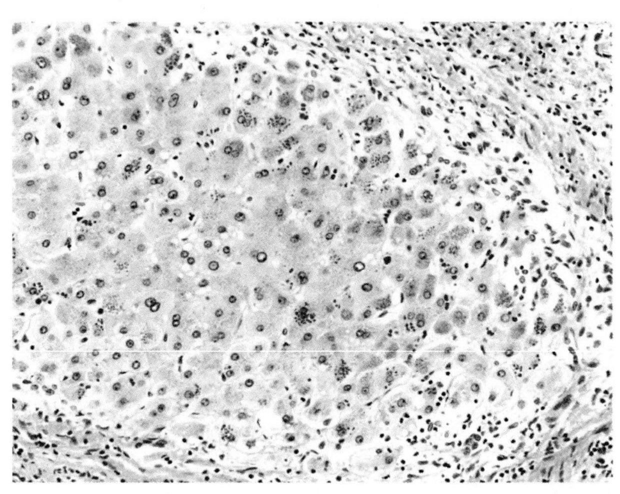

图43-19 α_1-抗胰蛋白酶缺乏症，表现为大量肝细胞中出现**PAS**染色阳性的、耐淀粉酶的球形沉积物，在硬化结节外周区域尤其明显（**PAS**染色，**20×**）

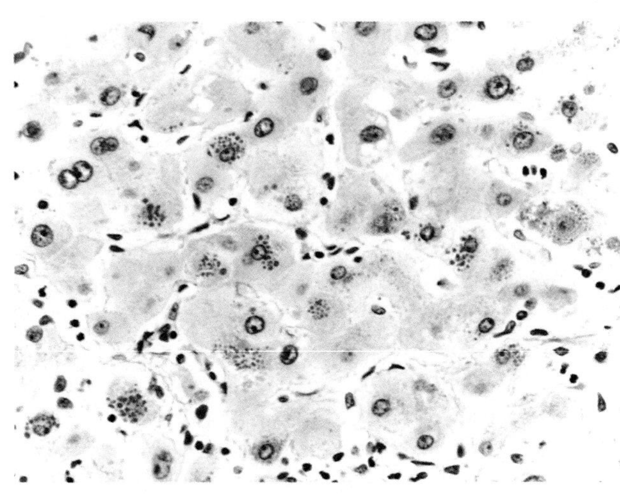

图43-20 α_1-抗胰蛋白酶缺乏症，高倍镜下，**PAS**染色阳性的、耐淀粉酶的球形沉积物（**PAS**染色，**40×**）

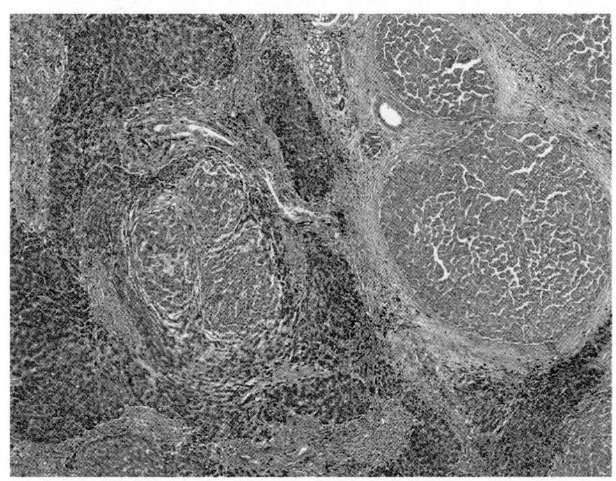

图43-21 继发于血色病合并肝细胞癌的肝硬化，褐色的含铁血黄素沉积（铁）出现在硬化的肝脏中，同时肝细胞癌结节无含铁血黄素（**H&E**染色，**4×**）

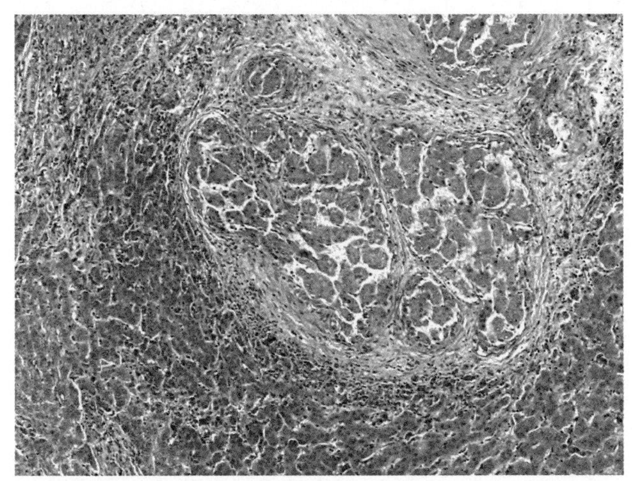

图43-22 继发于血色病合并肝细胞癌的肝硬化，高倍镜下，显示巨大的恶性细胞形成结节，结构高度紊乱（**H&E**染色，**10×**）

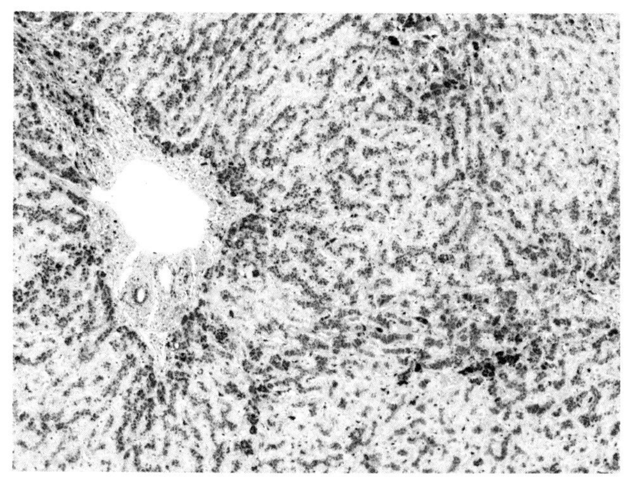

图43-23　血色病，铁染色显示出广泛的铁沉积和特征性的小管周围铁分布（铁染色，10×）

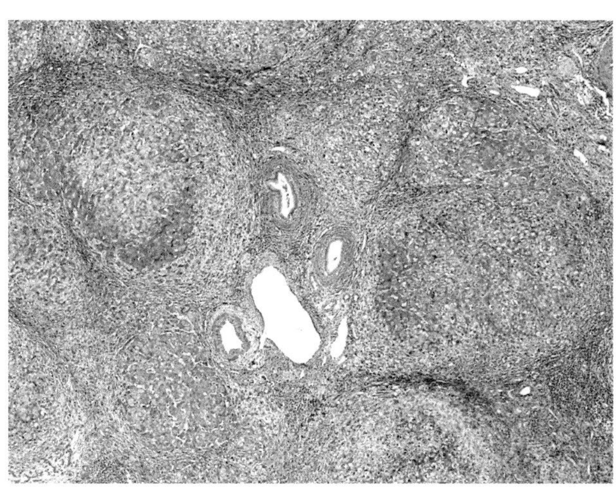

图43-24　原发性硬化性胆管炎，显示肝硬化和胆管周围纤维化（Masson三色染色法，4×）

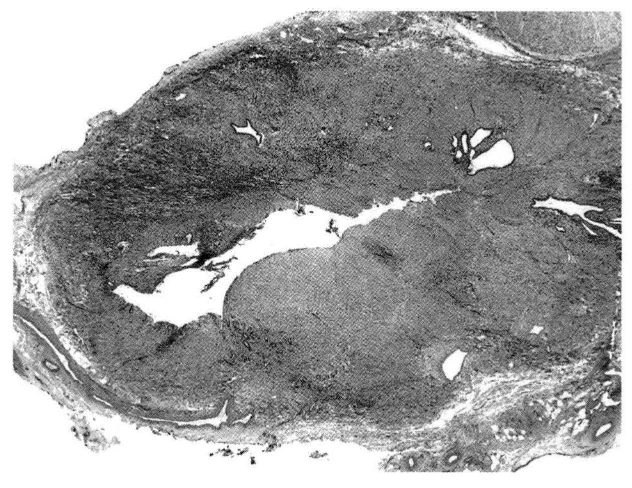

图43-25　原发性硬化性胆管炎，显示肝外胆管（取材自为原位肝移植进行的肝切除术）和胆管周围腺体出现显著的管壁慢性炎症和纤维化（H&E染色，2×）

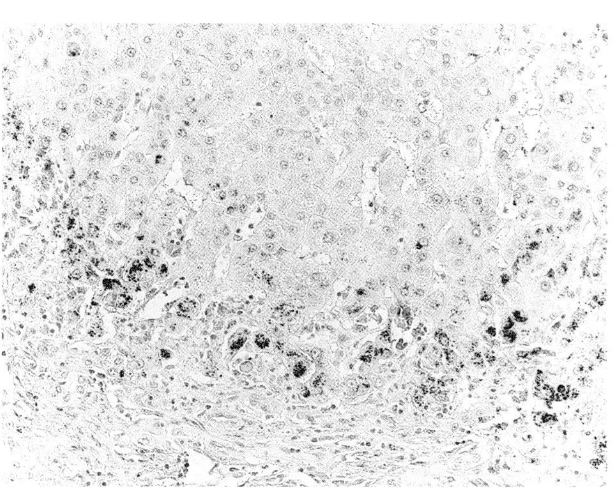

图43-26　原发性硬化性胆管炎，显示外周胆汁淤积（绿色）和肝细胞细胞质内被染成红色颗粒的铜（若丹宁铜染色，20×）

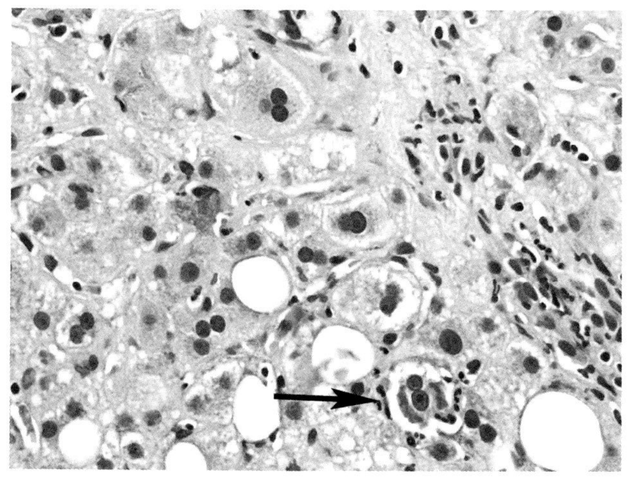

图43-27　非酒精性脂肪肝（NASH），显示脂肪变性、肝细胞气球样变和环绕多核白细胞的Mallory小体（箭头标示处）（H&E染色，20×）

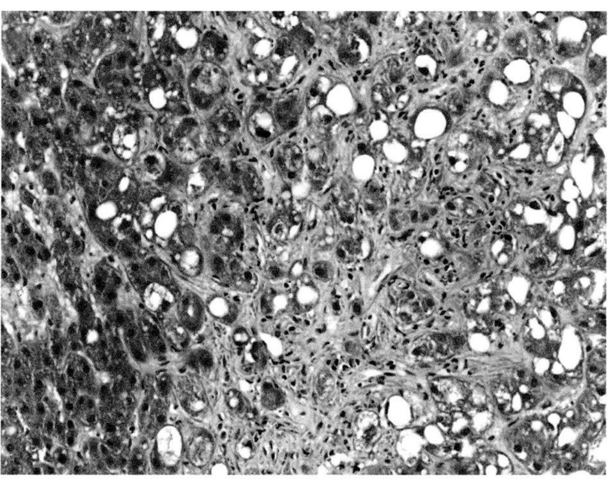

图43-28　非酒精性脂肪肝（NASH），显示脂肪变性、窦周隙和细胞周围纤维化（H&E染色，20×）

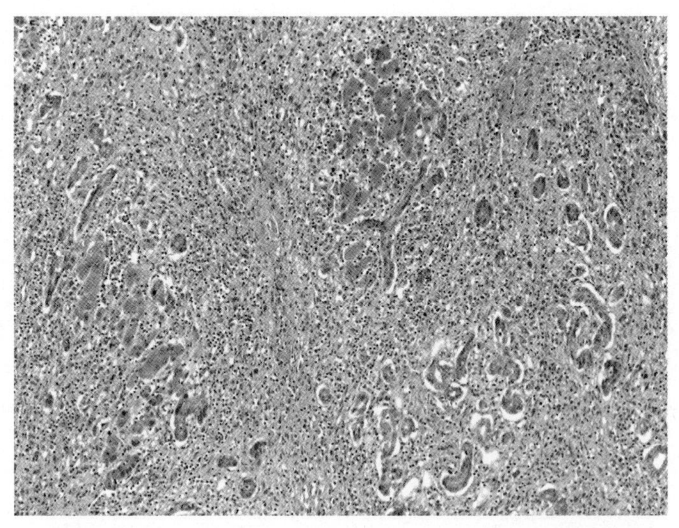

图43-29　次大面积肝坏死的急性肝炎，表现为显著的肝实质坏死崩塌、仅残余岛状排列的肝细胞和显著的胆管反应（**H&E**染色，**10×**）

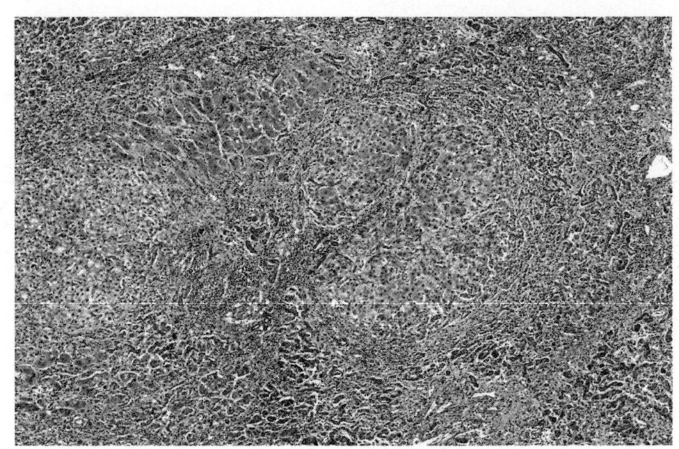

图43-30　**Wilson**病，显示一名急性、青少年患者的肝硬化、广泛的坏死崩塌和胆管反应（**H&E**染色，**4×**）

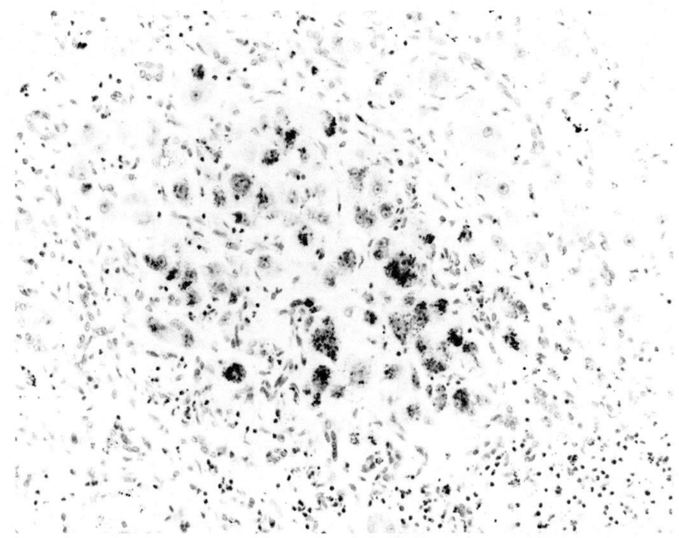

图43-31　**Wilson**病，显示一个硬化结节中大量肝细胞的胞质中含有染成红色颗粒的铜（若丹宁铜染色，**20×**）